Tecnologia Radiológica

Tecnologia Radiológica

Organizador

Marcelo Henrique Mamede Lewer

Médico Nuclear, Professor Titular da Faculdade de Medicina,
Universidade Federal de Minas Gerais.

Doutor em Medicina pela Universidade de Kyoto – Japão.

Pós-Doutor em Medicina Nuclear pelo National Institutes of Health (NIH) e
Harvard Medical School – EUA.

Research Fellow nas Universidades de Bologna e Roma – Itália.

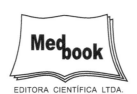

EDITORA CIENTÍFICA LTDA.

Tecnologia Radiológica
Direitos exclusivos para a língua portuguesa
Copyright © 2020 by MEDBOOK Editora Científica Ltda.

Nota da editora: O organizador e a editora não podem ser responsabilizados pelo uso impróprio nem pela aplicação incorreta de produto apresentado nesta obra.

Editoração Eletrônica: ASA Editoração e Produção Gráfica
Capa: Sérgio Melo

Reservados todos os direitos. É proibida a duplicação ou reprodução deste volume, no todo ou em parte, sob quaisquer formas ou por quaisquer meios (eletrônico, mecânico, gravação, fotocópia, distribuição na Web ou outros), sem permissão expressa da Editora.

CIP-BRASIL. CATALOGAÇÃO NA PUBLICAÇÃO
SINDICATO NACIONAL DOS EDITORES DE LIVROS, RJ

P952

Tecnologia Radiológica/organização Marcelo Henrique Mamede Lewer ; colaboração Adriana Maria Kakehasi ... [et al.]. – 1. ed. – Rio de Janeiro: MedBook, 2019.
    404 p. ; 28 cm.

   Apêndice
   Inclui bibliografia e índice
   ISBN 9788583690504

   1. Radiologia médica. 2. Diagnóstico por imagem. 3. Diagnóstico radioscópico.
I. Lewer, Marcelo Henrique Mamede.

19-59197   CDD: 616.0757
                                     CDU: 615.849

Leandra Felix da Cruz – Bibliotecária – CRB-7/6135

09/08/2019   15/08/2019

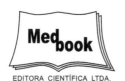

Avenida Treze de Maio 41/salas 803 e 804 – Cep 20.031-007 – Rio de Janeiro – RJ
Telefones: (21) 2502-4438 e 2569-2524 – **www.medbookeditora.com.br**
contato@medbookeditora.com.br – vendasrj@medbookeditora.com.br

Dedicatória

*À minha família,
pelo apoio e carinho incondicionais.
Aos alunos,
inspiração para a criação da presente obra.*

Colaboradores

Adriana Maria Kakehasi

Professora Associada do Departamento do Aparelho Locomotor da Faculdade de Medicina da Universidade Federal de Minas Gerais (UFMG).

Alessandra Rosado

Professora Adjunta do Departamento de Artes da Escola de Belas Artes – EBA/UFMG. Doutora e Mestre em Artes – UFMG. Especialista em Conservação-Restauração de Bens Culturais – CECOR/EBA/UFMG.

Alexandre Cruz Leão

Doutor em Artes, Tecnologia da Imagem – EBA/UFMG. Professor Associado do Departamento de Fotografia e Cinema – EBA/UFMG.

Alexei Manso Correa Machado

Doutor em Ciência da Computação – UFMG. Pós-Doutorado – Departamento de Radiologia – University of Pennsylvania, EUA.

Arnaldo Prata Mourão

Engenheiro Eletricista e Biomédico. Doutor em Ciências em Técnicas Nucleares – UFMG. Professor do Departamento de Engenharia Elétrica – Centro Federal de Educação Tecnológica de Minas Gerais – CEFET-MG. Professor do Programa de Pós-Graduação em Ciências e Técnicas Nucleares – UFMG.

Arnoldo Mafra

Médico Radio-oncologista do Hospital Luxemburgo e do Hospital Felício Rocho – Belo Horizonte-MG.

Beatriz Coelho

Professora Emérita e Titular da EBA/UFMG.

Cláudio Saliba de Avelar

Médico Radiologista. Mestre em Medicina (Patologia Investigativa) e Preceptor das Residências Médicas de Radiologia e Diagnóstico por Imagem, Mastologia e Ginecologia e Obstetrícia do HC-UFMG.

Críssia Carem Paiva Fontainha

Tecnóloga em Radiologia – CEFET-MG. Mestre em Ciências em Técnicas Nucleares – UFMG. Doutora em Ciências em Técnicas Nucleares – UFMG. Especialista em Proteção Radiológica com Ênfase em Raios X – FUMEC. Professora do Curso Superior de Tecnologia em Radiologia da UFMG.

Evelise Gomes Lara

Tecnóloga em Radiologia – CEFET-MG. Doutora em Ciências e Técnicas Nucleares – UFMG. Supervisora de Proteção Radiológica.

Giovanni Antônio Paiva de Oliveira

Tecnólogo em Radiologia – CEFET-MG. Mestre em Ciências e Técnicas Nucleares – UFMG. Especialista em Proteção Radiológica com Ênfase em Raios X – FUMEC. Professor do Curso Superior de Tecnologia em Radiologia da UFMG.

Henrique Pereira Faria

Título de Radiologista pelo Colégio Brasileiro de Radiologia. Professor Assistente da UFMG e da Universidade Federal de Ouro Preto (UFOP). Mestre em Ciências da Saúde – UFMG. Doutor em Radiologia – Universidade Federal do Rio de Janeiro (UFRJ).

Jesiana Ferreira Pedrosa

Médica Radiologista – HC-UFMG. Professora Assistente do Departamento de Anatomia e Imagem da FM-UFMG. Mestre em Ciências Aplicadas à Saúde da Criança e do Adolescente – FM-UFMG.

Jony Marques Geraldo

Graduado em Física (Bacharelado) – Universidade Federal do Ceará (UFC). Mestrado em Física de Nanoestruturas Semicondutoras – UFMG. Físico Médico – Associação Brasileira de Física Médica (ABFM). Supervisor de Radioproteção em Física da Radioterapia – Comissão Nacional de Energia Nuclear (CNEN). Supervisor de Radioproteção em Transporte de Materiais Radioativos – CNEN. Doutorando em Ciência dos Materiais – CDTN/CNEN. Físico Supervisor de Proteção Radiológica do Hospital Luxemburgo. Físico Médico do Hospital Alberto Cavalcanti. Professor Assistente do Departamento de Anatomia e Imagem (IMA) – FM-UFMG. Membro do NanoBioMedical Research Group.

Jovita Lane Soares Santos Zanini

Professora Assistente do Departamento de Anatomia e Imagem da FM-UFMG. Mestre em Ciências Aplicadas à Saúde da Criança e do Adolescente – FM-UFMG. Coordenadora do Serviço de Radiologia e Diagnóstico por Imagem do HC-UFMG/EBSERH. Supervisora de Proteção Radiológica do HC-UFMG/EBSERH.

Luciana Batista Nogueira

Tecnóloga em Radiologia – CEFET-MG. Mestre e Doutora em Ciências em Técnicas Nucleares – UFMG. Professora Adjunta do Departamento de Anatomia e Imagem da FM-UFMG.

Luciene das Graças Mota

Farmacêutica Bioquímica – UFMG. Doutora em Ciências e Técnicas Nucleares – UFMG. Professora Adjunta da FM-UFMG.

Luiz Antônio Cruz Souza

Doutor em Química, Laboratório de Ciências da Conservação – LACICOR/CECOR. Professor Titular do Departamento de Artes Plásticas da EBA/UFMG.

Manoel Moreira Silva Filho

Engenheiro Eletricista - Faculdade de Engenharia Industrial (FEI). HealthCare Information Solutions Specialist – Carestream Health Inc.

Manuel Schütze

Médico Radiologista. Membro Titular do Colégio Brasileiro de Radiologia e Diagnóstico por Imagem. Mestrado e Doutorado em Medicina Molecular – UFMG.

Márcio Alves de Oliveira

Físico. Mestre em Ciência e Tecnologia das Radiações, Minerais e Materiais. Especialista em Engenharia Biomédica e Supervisor de Proteção Radiológica em Radioterapia – CNEN. Físico do Hospital de Clínicas da Universidade Federal de Uberlândia (UFU).

Marden Chaves de Oliveira

Engenheiro Eletrônico e de Telecomunicação pela PUC-MG. HealthCare Information Solutions Specialist – Carestream Health Inc. Arquiteto de Soluções – Carestream Health Inc.

Maria José Neves

Mestrado e Doutorado em Fisiologia Humana - Faculdade de Medicina da USP-Ribeirão Preto. Pesquisador Titular do Laboratório de Radiobiologia do CDTN/CNEN.

Maria Regina Emery Quites

Doutora em História/Patrimônio. Professora Associada do Departamento de Artes Plásticas/CECOR/EBA/UFMG.

Paulo Márcio Campos de Oliveira

Mestre e Doutor em Ciências e Técnicas Nucleares – DEN/UFMG. Especialização em Proteção Radiológica com Ênfase em Raios X – FUMEC-MG. Especialização em Proteção Radiológica Industrial, Nuclear e Médica – Centro de Investigaciones Energéticas, Medioambientales y Tecnológicas – CIEMAT, Madri, Espanha. Tecnólogo em Radiologia – CEFET-MG. Chefe do Departamento de Anatomia e Imagem – UFMG.

Priscila do Carmo Santana

Bacharel em Física – UFMG. Tecnóloga em Radiologia – CEFET-MG. Mestre em Ciências e Técnicas das Radiações, Minerais e Materiais – CDTN/CNEN. Doutora em Ciências e Técnicas Nucleares – DEN/UFMG. Professora Adjunta do Departamento de Anatomia e Imagem – UFMG.

Priscilla Teixeira Aguiar

Médica Nuclear – Universidade Estadual de Campinas (UNICAMP). Especialista pela Sociedade Brasileira de Medicina Nuclear. Supervisora de Radioproteção do CNEN. Mestre em Medicina Molecular – UFMG.

Rodrigo Modesto Gadelha Gontijo

Tecnólogo em Radiologia. Mestre em Radioproteção, Proteção e Dosimetria e Doutorando em Ciências e Tecnologia das Radiações. Professor Assistente do Departamento de Anatomia e Imagem da FM-UFMG.

Samuel de Almeida e Silva

Médico Radiologista – HC-UFMG. Ex-Professor Assistente do Departamento de Anatomia e Imagem da FM-UFMG. Mestre em Ciências Aplicadas à Saúde do Adulto – FM-UFMG.

Silvia Maria Velasques de Oliveira

Graduação em Física – UFRJ. Doutorado em Biologia - Universidade do Estado do Rio de Janeiro (UERJ). Especialista em Segurança Nuclear – Argonne National Laboratory, Chicago University, EUA – e em Dosimetria Interna de Radiofármacos – International Center for Theoretical Physics – ICRP, Trieste, Itália. Pesquisadora aposentada da CNEN.

Tadeu Takao Almodovar Kubo

Físico Médico – Universidade de São Paulo (USP). Mestre em Radioproteção e Dosimetria – IRD/CNEN. Supervisor de Radioproteção em Medicina Nuclear – CNEN. Especialista em Física Médica da Medicina Nuclear – ABFM. MBA Executivo – Turma 111 – COPPEAD/UFRJ. Sócio Cofundador da PHYSRAD Assessoria em Física Médica.

Talita de Oliveira Santos

Tecnóloga em Radiologia, Mestre e Doutora em Ciências e Técnicas Nucleares. Professora Adjunta do Departamento de Anatomia e Imagem da UFMG.

Prefácio

Os fenômenos radioativos começaram a ser descobertos em 1896 por Antoine Henri Becquerel graças aos estudos sobre o raio-X desenvolvidos por Wilhelm Konrad Roentgen em 1895. Posteriormente, o casal Pierre e Marie Curie postulou as propriedades físicas do urânio em radioatividade e Marie Curie conduziu os primeiros estudos sobre o tratamento do câncer usando substâncias radioativas. Apesar dos avanços evidenciados naquela época, os efeitos da radiação são primariamente ressaltados pela possibilidade de produção de catástrofes, como a explosão da bomba nuclear em Hiroshima e Nagasaki, na Segunda Guerra Mundial, e de acidentes nucleares, como os de Chernobyl e Goiânia. Entretanto, o uso pacífico da radiação é bem evidenciado na saúde (medicina, odontologia, veterinária), mas também nas indústrias, na agricultura e nas artes. Uma das aplicações da radiação ionizante mais bem estabelecidas é para a formação de imagens médicas. O uso da imagem é imprescindível nas áreas da saúde, pois auxilia o diagnóstico, a avaliação e a definição de estratégias terapêuticas e o seguimento de pacientes que apresentam variadas patologias.

O conhecimento das técnicas de imagem é importante para o profissional que pretende trabalhar nessas áreas. Assim, o presente livro aborda os conhecimentos técnicos básicos da radiação ionizante (física das radiações, radiobiologia, dosimetria, proteção radiológica), sistemas de comunicação e arquivamento de imagens (PACS), radiofarmácia, aspectos técnicos de formação e processamento da imagem (radiologia e medicina nuclear), radioterapia, além do uso das radiações ionizantes nas restaurações de bens materiais, na indústria e nos alimentos e bebidas.

Agradeço a colaboração de todos os autores dos capítulos e de todas as pessoas envolvidas na realização desta obra, a qual espero que seja de grande valia para todos aqueles que trabalham ou pretendem trabalhar com as aplicações pacíficas da radiação ionizante.

Marcelo Mamede, MD, DMSc

Sumário

Capítulo 1
FÍSICA DAS RADIAÇÕES, 1
Arnaldo Prata Mourão
Priscila do Carmo Santana

Capítulo 2
RADIOBIOLOGIA, 19
Maria José Neves

Capítulo 3
PROTEÇÃO RADIOLÓGICA, 49
Paulo Márcio Campos de Oliveira
Márcio Alves de Oliveira

Capítulo 4
SISTEMA DE COMUNICAÇÃO E ARQUIVAMENTO DE IMAGENS (PACS) E FERRAMENTAS AVANÇADAS, 77
Manoel Moreira Silva Filho
Marden Chaves de Oliveira

Capítulo 5
RADIOFARMÁCIA, 95
Luciene das Graças Mota

Capítulo 6
BIODISTRIBUIÇÃO E DOSIMETRIA DE RADIOFÁRMACOS PARA DIAGNÓSTICO, 113
Silvia Maria Velasques de Oliveira

Capítulo 7
MEIOS DE CONTRASTE EM RADIOLOGIA, 129
Henrique Pereira Faria

Capítulo 8
RADIOLOGIA CONVENCIONAL: TECNOLOGIA ANALÓGICA E DIGITAL, 141
Críssia Carem Paiva Fontainha
Luciana Batista Nogueira
Arnaldo Prata Mourão

Capítulo 9
TÉCNICAS DE PROCESSAMENTO DE IMAGENS DIGITAIS, 161
Alexei Manso Correa Machado
Críssia Carem Paiva Fontainha

Capítulo 10
TÉCNICAS RADIOLÓGICAS SIMPLES E ESPECIAIS, 175
Luciana Batista Nogueira
Giovanni Antônio de Paiva Oliveira

Capítulo 11
EXAMES RADIOLÓGICOS CONTRASTADOS, 211
Jesiana Ferreira Pedrosa
Jovita Lane Soares Santos Zanini

Capítulo 12
MAMOGRAFIA, 231
Cláudio Saliba de Avelar
Márcio Alves de Oliveira
Talita de Oliveira Santos

Capítulo 13
DENSITOMETRIA ÓSSEA, 253
Adriana Maria Kakehasi
Rodrigo Modesto Gadelha Gontijo

Capítulo 14
TOMOGRAFIA COMPUTADORIZADA, 261
Arnaldo Prata Mourão
Samuel de Almeida e Silva

Capítulo 15
TOMOGRAFIA POR EMISSÃO DE PÓSITRONS (PET), 273
Tadeu Takao Almodovar Kubo
Priscilla Teixeira Aguiar

Capítulo 16
RADIOTERAPIA, 297
Arnoldo Mafra
Jony Marques Geraldo
Márcio Alves de Oliveira

Capítulo 17
APLICAÇÕES NÃO MÉDICAS DA RADIAÇÃO, 323
   Parte A – Radiografia Aplicada ao Estudo e à Preservação de Bens Culturais, 323
   Beatriz Coelho
   Maria Regina Emery Quites
   Alessandra Rosado
   Alexandre Cruz Leão
   Luiz Antônio Cruz Souza

   Parte B – Irradiação de Alimentos, 335
   Paulo Márcio Campos de Oliveira

   Parte C – Datação por Carbono-14, 345
   Paulo Márcio Campos de Oliveira

   Parte D – Radioatividade Natural, 349
   Talita de Oliveira Santos

   Parte E – Radiologia Industrial, 356
   Evelise Gomes Lara

Capítulo 18
PROCESSAMENTO AVANÇADO, 371
Alexei Manso Correa Machado
Manuel Schütze

ÍNDICE REMISSIVO, 383

Tecnologia Radiológica

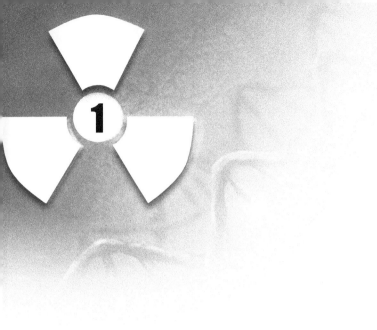

Física das Radiações

Arnaldo Prata Mourão
Priscila do Carmo Santana

INTRODUÇÃO

A Física das Radiações é a parte da Física que se ocupa do estudo das radiações ionizantes aplicadas à área médica e industrial. Além de ser uma área de estudos da Física, a Física das Radiações consiste também em uma área de conhecimento básico para a formação de profissionais nas áreas tecnológica, médica, industrial e nuclear.

Neste capítulo são apresentados conceitos básicos da Física das Radiações que visam ao entendimento dos fenômenos físicos cotidianamente presentes nas práticas dos profissionais da tecnologia em radiologia.

MODELOS ATÔMICOS

Desde a Antiguidade os seres humanos refletem sobre a constituição do Universo. Alguns pensadores e filósofos defendiam a ideia de que a matéria não era contínua, ou seja, a matéria poderia ser dividida inúmeras vezes até o ponto de se tornar invisível aos olhos e então se tornar indivisível. Para a menor parte da matéria foi dado o nome de átomo, que em grego significa indivisível.

Com base em experimentos realizados em todo o mundo, os modelos atômicos sempre buscaram explicar a constituição atômica e passaram por várias evoluções ao longo dos anos. Entre os modelos atômicos propostos, alguns se destacaram, como o modelo de Dalton, o modelo de Thomson, o modelo de Rutherford e o modelo de Bohr.

Modelo de Dalton

Professor da Universidade de New College em Manchester, na Inglaterra, John Dalton foi o criador da primeira teoria atômica moderna, no início do século XIX. O modelo atômico por ele proposto ficou conhecido como *teoria atômica de Dalton* ou, popularmente, *modelo da bola de bilhar*, retomando um antigo conceito atômico grego de que o átomo era indivisível e indestrutível.

Para Dalton, o átomo era uma esfera maciça que apresentava massa e propriedades específicas. Os átomos de um mesmo elemento químico seriam idênticos em massa e propriedades, não eram modificados ao sofrerem fenômenos químicos e somente poderiam se combinar com outros para formar novos compostos. Portanto, os principais postulados da teoria atômica de Dalton eram:

- A matéria é constituída por átomos, que são as partículas fundamentais;
- Todos os átomos de um mesmo elemento são idênticos, têm a mesma massa e as mesmas propriedades químicas;
- Átomos de elementos diferentes têm massa e propriedades diferentes;
- Os átomos são maciços, indivisíveis e indestrutíveis;
- Existem poucos átomos na natureza, e as reações químicas somente reorganizam os átomos existentes;
- Um composto químico é formado por dois ou mais átomos em razões fixas.

Modelo de Thomson

Joseph John Thomson, durante seus experimentos com tubos de raios catódicos submetidos a campos elétricos e magnéticos, conseguiu comprovar a existência de partículas com cargas negativas no interior do átomo. A partir dessa observação, concluiu que o átomo não era maciço como se acreditava anteriormente. Além da divisibilidade atômica, Thomson propôs que o átomo era composto de elétrons incrustados em uma massa de carga positiva distribuída de maneira uniforme, como as *passas* em um *pudim*. O átomo tinha a tendência de permanecer neutro, ou seja, a carga positiva de sua massa era igual à carga negativa das partículas incrustadas.

Esse modelo propunha a existência de configurações estáveis ao redor das quais os elétrons oscilariam. No entanto, segundo a teoria eletromagnética clássica, não é possível

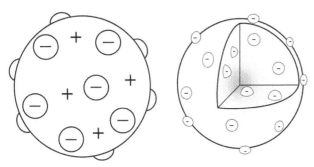

Figura 1.1 Representação do modelo atômico proposto por Thomson.

existir qualquer configuração de estabilidade em um sistema de partículas carregadas se a única interação entre elas for de caráter eletromagnético. Posteriormente, o modelo de Thomson foi abandonado principalmente em virtude dos resultados experimentais obtidos por Rutherford. A **Figura 1.1** apresenta o modelo atômico de Thomson.

Modelo de Rutherford

Ernerst Rutherford realizou suas pesquisas com uma fonte radioativa de polônio, emissora de partículas alfa. Utilizando uma fina folha de ouro e um anteparo com sulfeto de zinco (uma substância fluorescente), observou o comportamento das partículas alfa ao interagirem com a folha de ouro, verificando que, apesar de muitas partículas atravessarem a folha, algumas desviavam de sua trajetória, enquanto outras eram refletidas. A **Figura 1.2** apresenta o experimento realizado por Rutherford.

Assim, ao analisar os resultados de seu experimento, Rutherford propôs um novo modelo atômico. Esse modelo de átomo tem um núcleo com carga elétrica positiva de tamanho muito pequeno comparado ao do átomo, e esse núcleo continha praticamente toda a massa do átomo. Além disso, os elétrons, que tinham carga negativa, estariam em alta velocidade, descrevendo órbitas helicoidais ao redor do núcleo.

Contudo, o modelo de Rutherford não era capaz de explicar a teoria eletromagnética de que toda partícula com carga elétrica submetida a uma aceleração emite uma onda eletromagnética, reduzindo, portanto, sua energia cinética e potencial.

Nessa condição, caso o elétron perdesse sua energia, ele colidiria com o núcleo atômico. Assim, algumas dificuldades teóricas permaneciam, como a instabilidade dos elétrons orbitais e as dimensões dessas órbitas. Esses equívocos foram corrigidos no modelo proposto por Niels Bohr. A **Figura 1.3** apresenta o modelo atômico de Rutherford.

Modelo de Bohr

Após frequentar um curso experimental sobre medidas radioativas ministrado por Geiger no laboratório de Rutherford, Niels Bohr dedicou-se a analisar as dificuldades teóricas apresentadas pelo modelo atômico de Rutherford. Com o objetivo de resolver essas dificuldades, Bohr propôs que o átomo possuiria energia quantizada, ou seja, cada elétron poderia ter somente uma determinada quantidade de energia, valores múltiplos de um *quantum*. Essa proposição pode ser comparada às órbitas dos planetas do sistema solar. Assim, para um elétron saltar de um nível de energia para outro ele deveria absorver ou emitir energia com valores exatos da diferença de energia existente entre as órbitas. A **Figura 1.4** apresenta o modelo atômico de Bohr.

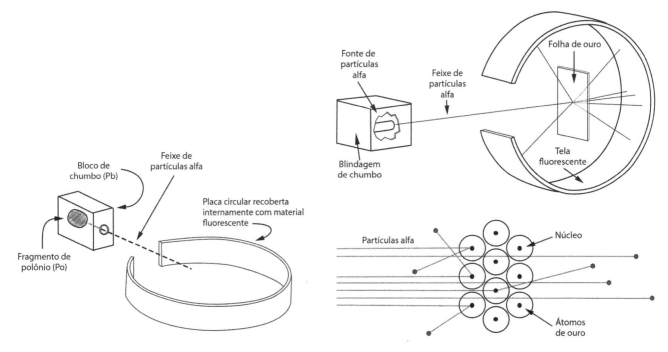

Figura 1.2 Experimento realizado por Rutherford que comprovou a existência do núcleo atômico.

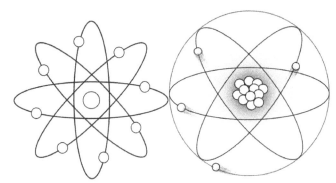

Figura 1.3 Representação do modelo atômico proposto por Rutherford.

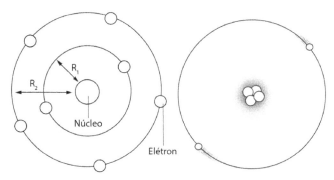

Figura 1.4 Representação do modelo atômico proposto por Bohr.

Outros modelos atômicos

Posteriormente, foram propostos modelos atômicos complementares às ideias de Bohr. O modelo de Sommerfeld surgiu após a observação de que elétrons em uma mesma camada quantizada apresentavam energia diferente. Nesse modelo, Arnold Sommerfeld sugeriu que as órbitas seriam elípticas, pois em elipses existem diferentes distâncias até o centro, o que, por consequência, iria gerar diferentes energias aos elétrons orbitais.

A contribuição ao modelo atômico de Erwin Schroedinger adveio da dificuldade em se calcular a posição exata de um elétron na eletrosfera. Por isso, Schroedinger desenvolveu uma equação de ondas com cálculos mais complexos que tornava possível determinar a probabilidade de se encontrar o elétron em uma dada região do espaço. Assim, foi possível determinar a região do espaço onde a probabilidade de se encontrar um elétron é máxima, denominada *orbital*. Schroedinger propôs ainda que cada elétron teria um conjunto de quatro números quânticos que determinariam sua energia e o formato de sua nuvem eletrônica (número quântico principal [n], número quântico de momento angular [l], número quântico magnético [m] e número quântico *spin* [s]).

Para o estudo introdutório da Física das Radiações o modelo de Bohr é, em geral, suficiente para dar suporte ao entendimento dos fenômenos físicos.

MATÉRIA E ENERGIA

Fisicamente, tudo pode ser classificado como matéria ou energia. Conceitualmente, matéria é tudo aquilo que ocupa lugar no espaço, tem forma e volume. Todos os corpos são dotados de matéria, o que lhes dá uma forma ou aparência. A quantidade de matéria em um corpo é denominada *massa*. Massa é o termo que descreve a inércia de um corpo, ou seja, a tendência de o objeto permanecer em repouso quando está parado ou de continuar se deslocando se estiver em movimento. A unidade da massa no Sistema Internacional (SI) é o quilograma (kg). Embora a massa de um corpo seja constante, não variando com a pressão, a temperatura ou a localização no espaço, ela pode ser transformada de uma forma física para outra, como acontece em processos físicos de ebulição, fusão etc.

A *energia* é a capacidade de um corpo realizar trabalho ou a capacidade de provocar mudanças. Entende-se por *trabalho* o movimento da matéria contra uma força que se opõe a seu movimento. Assim, tudo o que tem capacidade de movimentar ou parar a matéria possui energia. A unidade de energia no SI é o *joule* (J).

A energia pode existir de duas formas: a energia potencial (habilidade de se realizar trabalho em virtude da posição) e a energia cinética (energia que um corpo possui em virtude de seu movimento), e todas as outras formas de energia derivam delas.

No início do século XX, Albert Einstein publicou a teoria da relatividade composta por duas teorias científicas. Como uma consequência importante da teoria da relatividade especial, Einstein concluiu que matéria e energia são equivalentes. Tanto matéria como energia podem sofrer transformações de uma forma para outra. A matéria pode ser convertida em energia, e a energia pode ser convertida em matéria. Essas duas grandezas, massa e energia, se relacionam através da equação 1:

$$E = m.c^2 \quad (1)$$

onde E é a energia, m é a massa e c é a velocidade da luz no vácuo, que tem o valor de, aproximadamente, $3,0 \times 10^8$ m.s^{-1}. A unidade de energia joule, por ser uma unidade macroscópica, não é adequada para uso em fenômenos atômicos. Para esses fenômenos costuma-se utilizar a unidade elétron-volt (eV), definida como energia ou trabalho necessário para deslocar um elétron em uma diferença de potencial de 1 volt. A correlação entre as duas unidades é dada pela equação 2:

$$1 eV = 1,6.10^{-19} J \quad (2)$$

O ÁTOMO

De acordo com o previamente proposto pelos modelos atômicos, fica claro que o átomo é a menor parte de uma substância elementar. Todos os tipos de elementos químicos são constituídos de um único tipo de átomo com propriedades químicas semelhantes.

O átomo é constituído de um núcleo com carga positiva que contém os prótons e os nêutrons, também denominados núcleons. Ao redor do núcleo, em uma região chamada eletrosfera, encontram-se os elétrons. O núcleo é detentor de quase toda a massa do átomo, porém, em conjunto com os elétrons, ocupa pouco espaço do volume do átomo, que é praticamente vazio.

O tamanho de um átomo é algo difícil de ser definido, uma vez que a nuvem de elétrons na eletrosfera não apresenta bordas bem definidas. Elétrons podem ora passar próximo ao núcleo atômico e em outro momento se afastar. Exceto para alguns átomos mais leves, o raio atômico em média é aproximadamente o mesmo para todos os elementos: 2×10^{-10} m.

Os prótons e os nêutrons têm valores de massa muito próximos, porém os prótons têm carga positiva e os nêutrons não têm carga. Os elétrons são bem mais leves e têm um valor de massa 1.837 vezes menor que a massa dos prótons e nêutrons, apresentando carga negativa. A **Tabela 1.1** apresenta um resumo das massas e cargas das partículas atômicas.

Existem dois tipos de elétrons, um com carga negativa e o outro com carga positiva. Exceto pela diferença em suas cargas, essas duas partículas são idênticas. Os elétrons negativos, também chamados négatrons, constituem a forma mais comum. Já os elétrons positivos, ou pósitrons, são relativamente mais raros.

Os prótons são partículas com massa maior que a dos elétrons e apresentam o mesmo valor de carga, porém positiva. Os nêutrons têm massa pouco maior que a dos prótons, porém são eletricamente neutros. O nêutron não é uma partícula estável, exceto quando presente no núcleo atômico. Um nêutron livre sofre decaimento em aproximadamente 10 minutos.

Em seu estado fundamental, os átomos apresentam o mesmo número de prótons e elétrons. Como a carga é a mesma, o átomo em seu estado fundamental é eletricamente neutro. Os elétrons se movimentam ao redor do núcleo em camadas quantizadas, ressaltando-se que cada camada corresponde a um nível de energia permitido. Aqueles elétrons que se encontram mais próximos do núcleo estão mais atraídos do que aqueles que estão mais distantes. O núcleo com mais prótons atrai com mais força os elétrons ao seu redor. Assim, quanto mais próximo do núcleo, menor é a energia do elétron, porém maior sua energia de ligação. Para que um elétron mude de uma camada quantizada mais interna para uma mais externa do átomo, ele necessita absorver energia para vencer a força de atração do núcleo.

Quando absorve energia suficiente para mudar de camada, o elétron sofre um processo denominado *excitação*. A excitação não resulta em remoção dos elétrons do átomo. Como o átomo tende à menor configuração energética possível, os elétrons rapidamente retornam à sua camada de origem. No entanto, para que isso aconteça, em uma fração de milionésimos de segundo o elétron precisa liberar o excesso de energia absorvida, retornando à vacância existente e emitindo a energia eletromagnética que recebeu.

Átomos mais pesados, com maior número de massa, apresentam valores da energia da ligação dos elétrons com o núcleo também mais elevados e, portanto, os elétrons precisam de maiores quantidades de energia para mudar de uma camada mais interna para uma mais externa. Da mesma maneira, quando esse mesmo elétron retorna para sua camada de origem, irá emitir uma quantidade de energia eletromagnética maior, correspondente à energia que ele absorveu.

Caso a energia absorvida pelo elétron seja maior que a energia que o prende ao átomo, ocorre o processo denominado *ionização*. Em outras palavras, se um elétron absorver energia eletromagnética em uma quantidade muito grande, maior que a energia que o atrai ao núcleo do átomo (energia de ligação), esse elétron será então ejetado para fora da estrutura do átomo e se deslocará pela matéria com determinada velocidade (energia cinética). Durante seu deslocamento, o elétron ejetado pode sofrer colisões com outros elétrons e também arrancá-los de seus átomos. Assim, em sua trajetória pelo meio, o elétron vai perdendo energia até compor novamente uma camada de outro átomo que tenha uma vaga para acomodá-lo.

O átomo que perdeu o elétron deixa de ser neutro e se torna um íon positivo, quimicamente muito reativo, podendo causar alterações químicas no meio ou capturar outro elétron e retornar à estabilidade.

O núcleo atômico

O núcleo atômico é composto de prótons e nêutrons. O número de prótons existentes no núcleo determina seu número atômico, que é representado pela letra Z, enquanto o número de nêutrons é representado pela letra N. A soma do número de prótons e de nêutrons de um núcleo atômico corresponde ao número de nucleons (prótons mais nêutrons), recebe o nome de número de massa e é representada pela letra A, de acordo com a equação 3:

$$A = Z + N \qquad (3)$$

Um nuclídeo, que é um átomo X, com número de massa A e número atômico Z é simbolicamente representado como $^{A}_{Z}X$.

Tabela 1.1 Massas e cargas dos elétrons, prótons e nêutrons

Partícula	Massa (kg)	Carga elétrica (C)
Próton (p+)	$1{,}673 \cdot 10^{-27}$	$1{,}6 \cdot 10^{-19}$
Nêutron (n)	$1{,}675 \cdot 10^{-27}$	0
Elétron (e−)	$9{,}109 \cdot 10^{-31}$	$1{,}6 \cdot 10^{-19}$

O número atômico, ou número de prótons de um nuclídeo, determina as propriedades químicas desse nuclídeo. Elementos que recebem um próton a mais em sua constituição mudam suas propriedades químicas, ou seja, deixam de ser o elemento que eram. No entanto, caso seja acrescentado um nêutron, esse átomo continuará sendo quimicamente o mesmo, uma vez que seu número atômico (Z) permanece. A diferença, nesse caso, será seu maior número de massa, que resulta em um elemento mais pesado.

Átomos que têm o mesmo número atômico (Z) e diferentes números de massa (A), e consequentemente diferente número de nêutrons, são denominados *isótopos*. Todo elemento químico tem isótopos, mas alguns são mais frequentes na natureza do que outros.

Os nuclídeos com o mesmo número de massa e diferentes com números de prótons e nêutrons são denominados *isóbaros*. Os nuclídeos com o mesmo número de nêutrons, porém número de massa e número de prótons diferentes, são denominados *isótonos*. Nuclídeos que apresentam o mesmo número de massa e o mesmo número de prótons, porém em estado energético diferente, são chamados *isômeros*.

ESTABILIDADE NUCLEAR

A estabilidade dos elementos químicos segue algumas tendências. Medidas experimentais demonstram que, ao contrário do que se espera, a massa atômica dos elementos é menor que a massa total de suas partículas constituintes. Esse fenômeno que influencia a estabilidade nuclear é chamado de *defeito de massa*, que é a diferença entre as somas das massas dos nêutrons, prótons e elétrons que formam um átomo e a massa exata desse átomo. Como massa e energia são equivalentes, parte da massa dos prótons e nêutrons se transforma em energia de ligação das partículas elementares no núcleo e por esse motivo a massa de um núcleo é menor que o somatório das massas dos prótons e neutros que o compõem. Para determinar o defeito de massa de um núcleo utiliza-se a equação 4:

$$M = (Z \cdot m_H + N \cdot m_N) - M \quad (4)$$

onde Z é o número atômico, m_p é a massa do próton (usando a massa de hidrogênio, $m_H = 1.007825$ u, em vez da massa de prótons, podemos evitar a necessidade de subtrair a massa dos elétrons), N é o número de nêutrons, m_N é o número de nêutrons e M é a massa atômica do átomo. Uma indicação da estabilidade nuclear resultante da interação coulombiana repulsiva entre os prótons e da interação nuclear forte atrativa, ou seja, energia de ligação entre os nucleons, é dada pelo gráfico que correlaciona a energia de ligação por nucleon e o número de massa (A), o qual é apresentado na **Figura 1.5**.

Além da energia de ligação dos núcleos, outras características nucleares se relacionam com a estabilidade atômica. Para elementos leves, com número de massa até 20, os

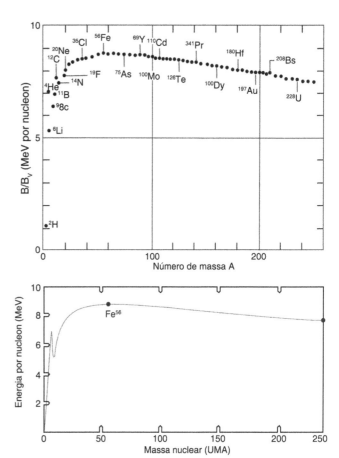

Figura 1.5 Curva característica de energia por nucleon pelo número de massa.

isótopos mais abundantes na natureza têm número de nêutrons igual ou próximo do número de prótons. A partir daí, até o último elemento natural, a proporção da quantidade de nêutrons em relação à quantidade de prótons para os átomos "mais pesados" vai se tornando cada vez maior. Um exemplo é o carbono-12 (^{12}C), que tem 6 prótons e 6 nêutrons, enquanto o urânio-238 (^{238}U) tem 92 prótons e 146 nêutrons.

Outra característica importante da estabilidade nuclear é a existência da *força nuclear forte*. O núcleo atômico contém cargas positivas em razão da existência dos prótons em sua constituição, porém, em virtude da existência da força coulombiana, era de se esperar que houvesse a repulsão entre essas partículas, pois cargas de mesmo sinal se repelem. No entanto, esse fenômeno não é observado, pois existe a força nuclear, ou força nuclear forte, que é de curto alcance, aproximadamente 10^{-15}m.

A força nuclear atua para a manutenção do núcleo atômico, sendo fortemente atrativa tanto para os prótons como para os nêutrons, desde que as partículas estejam bem próximas umas das outras. Normalmente, em um núcleo, essas forças compensam as forças elétricas de repulsão e o núcleo permanece estável. No entanto, à medida que o raio nuclear aumenta, pelo fato de a força nuclear ser de curto alcance, a força coulombiana passa a ter maior atuação, ocasionando a redução da estabilidade e, consequentemente, podendo resultar na emissão de partículas e na desintegração do núcleo atômico.

A paridade entre prótons e nêutrons também tem relação com a estabilidade nuclear. Para elementos com número de massa ímpar há somente um único isóbaro estável, exceto para os números de massa 113 e 123, em que há dois isóbaros, e para o número de prótons ímpar há no máximo dois isótopos estáveis. Quando o número de massa é par, existem um, dois ou três isóbaros estáveis, e para cada valor de número de prótons par pode haver muitos isótopos estáveis.

RADIAÇÃO

Radiação é a propagação de energia através do espaço, preenchido ou não por matéria. São exemplos de radiação: a luz, o calor, as micro-ondas, os raios gama, os raios alfa, os raios beta etc. Quanto à natureza da radiação, esta pode ser dividida em grupos, como radiação corpuscular e radiação eletromagnética ou radiação ionizante e não ionizante.

A radiação corpuscular é composta por partículas subatômicas se movimentando a altas velocidades. Em outras palavras, é energia se propagando através do espaço na forma de corpúsculos que têm massa diferente de zero quando em repouso. Esses corpúsculos podem ter carga negativa, positiva ou neutra e viajam a velocidades inferiores à da luz (2.99×10^8 m.s^{-1}). Feixes de nêutrons, prótons ou núcleos atômicos são exemplos de radiações corpusculares.

A radiação eletromagnética, ou radiação de natureza ondulatória, é energia se propagando através do espaço por meio de campos elétricos e magnéticos variáveis, ou seja, através de ondas eletromagnéticas. As radiações eletromagnéticas se caracterizam por não possuírem massa e se propagarem no vácuo à velocidade da luz. Esse tipo de radiação apresenta um comportamento duplo, chamado de dualidade onda-partícula, ou seja, elas se propagam como ondas, porém, quando interagem com a matéria, comportam-se como se fossem partículas.

As radiações eletromagnéticas exibem características corpusculares quando interagem com a matéria, uma vez que elas se propagam descontinuamente em pequenos pulsos de energia denominados fótons, que são pacotes de energia, sem carga ou massa, que viajam em linha reta à velocidade da luz. A energia eletromagnética pode ser obtida por meio da equação 5 ou 6:

$$E = h \cdot v \qquad (5)$$

$$E = \frac{h \cdot c}{\lambda} \qquad (6)$$

onde E é a energia, h é a constante de Planck ($4,14 \times 10^{-15}$ eV.s, ou $6,62 \times 10^{-34}$ J.s), v é a frequência da radiação eletromagnética, c é a velocidade da luz no vácuo e λ é o comprimento de onda da radiação eletromagnética.

Como as ondas eletromagnéticas se propagam no vácuo à velocidade da luz (c), suas características, como comprimento de onda (λ) ou frequência (v), podem ser determinadas através da equação 7:

$$c = \lambda \cdot v \qquad (7)$$

RADIAÇÃO IONIZANTE E NÃO IONIZANTE

Os átomos são eletricamente neutros em seu estado fundamental, ou seja, sua carga total é nula. Isso ocorre porque o número de prótons (cargas positivas) é igual ao de elétrons (cargas negativas). Se um átomo ganha ou perde um elétron, ele fica ionizado (ou eletricamente carregado).

A ionização é o processo pelo qual os átomos ganham ou perdem elétrons, tornando-se eletricamente carregados. Assim, se um átomo neutro perde um elétron, ele fica com uma carga positiva a mais, tornando-se um íon positivo. Caso ganhe um elétron, ele ficará com uma carga negativa a mais, tornando-se um íon negativo.

As radiações (corpusculares ou eletromagnéticas), ao interagirem com o meio, transferem energia para os elétrons desse meio. As radiações não ionizantes são aquelas que não têm energia suficiente para arrancar elétrons do átomo eletricamente neutro. A energia dessas radiações pode ser capaz apenas de excitar os átomos. Esse átomo excitado volta a seu estado fundamental, emitindo radiação eletromagnética de comprimento de onda característico.

No processo de ionização, a radiação, seja eletromagnética ou corpuscular, tem energia suficiente para alterar a massa ou a carga de um átomo ou molécula. Esse processo transforma átomos inicialmente neutros em ionizados. Nesse caso, a radiação origina um par de íons formado pelo elétron arrancado (íon negativo) e o átomo que ficou sem o elétron (íon positivo).

Resumindo, as *radiações não ionizantes* são aquelas que não contam com energia suficiente para causar ionização, podendo apenas causar excitação. Essas radiações têm energias menores que 12eV. São exemplos de radiações não ionizantes as ondas de rádio, as micro-ondas e a luz visível, entre outras. As radiações ionizantes são aquelas que têm energia suficiente para arrancar elétrons dos átomos ou ionizar o átomo. São exemplos de radiação ionizante, entre outros, os raios X, a radiação gama e a radiação alfa.

As radiações ionizantes podem ainda ser classificadas como direta ou indiretamente ionizantes. As *radiações diretamente ionizantes* são todas as partículas carregadas, que atuam principalmente pela ação de seu campo elétrico e transferem energia para muitos átomos ao mesmo tempo, podendo, assim, causar ionização e/ou excitação desses átomos – exemplos: prótons, elétrons (ou partículas beta), partículas alfa, íons positivos e negativos.

As *radiações indiretamente ionizantes* são todas aquelas que não têm carga elétrica e que por isso interagem individualmente, transferindo sua energia para elétrons que, por sua vez, podem provocar novas ionizações. Exemplos de radiações indiretamente ionizantes são as radiações ultravioletas energéticas (E ≥ 12eV), os raios X, os raios gama e os nêutrons.

RADIOATIVIDADE

O ser humano está permanentemente exposto às radiações ambientais, uma vez que existem na Terra, desde a sua criação, muitos radionuclídeos que estão constantemente emitindo suas radiações. Radionuclídeos estão presentes no solo e nas rochas, nas águas, no ar, na vegetação, enfim, em tudo que nos rodeia, inclusive no próprio organismo humano. Atualmente, além da radiação natural, também somos expostos às fontes artificiais de radiação.

Os radionuclídeos podem ser classificados de três maneiras de acordo com sua origem: radionuclídeos primordiais, radionuclídeos cosmogênicos e radionuclídeos antropogênicos.

Os *radionuclídeos primordiais* são aqueles presentes na Terra desde a sua formação, ou seja, desde os primórdios – exemplos: urânio-235 e 238 (^{235}U e ^{238}U), tório-232 (^{232}Th), potássio-40 (^{40}K) e rubídio-87 (^{87}Rb). Os *radionuclídeos cosmogênicos* são continuamente produzidos pela ação dos raios cósmicos – exemplos: carbono-14 (^{14}C), hidrogênio-3 (^{3}H), berílio-7 (^{7}Be) e sódio-22 (^{22}Na). Os *radionuclídeos antropogênicos* são originados pela ação humana, como, por exemplo, em explosões de armas nucleares, acidentes em reatores nucleares, na queima de combustíveis fósseis (como o carvão mineral e o petróleo), além dos produzidos para utilização na medicina, indústria, agricultura etc. – exemplos: césio-137 (^{137}Cs), iodo-125 e 131 (^{125}I, ^{131}I), estrôncio-90 (^{90}Sr) e cobalto-60 (^{60}Co).

Radiação natural e artificial

As fontes naturais de radiação geram a radiação de fundo, ou *background* (BG), que é a radiação comum ao ambiente. As principais fontes naturais de radiação de fundo são os raios cósmicos, a radioatividade terrestre, o radônio e seus produtos filhos e a radioatividade presente nos alimentos, na água e em nossos corpos.

Os raios cósmicos são partículas de alta energia emitidas principalmente pelo sol e constituídas especialmente de prótons (~ 79%), partículas alfa (~15%), fótons e elétrons de alta energia, e íons, que se propagam a velocidades próximas à da luz (~3 × 10^8 m.s^{-1}). A **Figura 1.6** mostra o espectro de radiação eletromagnética emitida pelo sol.

Os radionuclídeos cosmogênicos são produzidos quando os raios cósmicos de alta energia entram na atmosfera e se chocam com os gases que a compõem, originando nuclídeos radioativos, radiação gama e partículas secundárias, como prótons, nêutrons e elétrons. Assim, a atmosfera

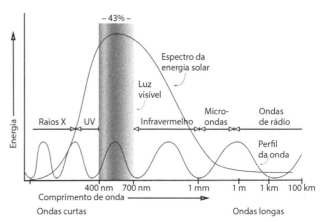

Figura 1.6 Espectro da radiação eletromagnética emitida pelo sol.

terrestre age como uma blindagem, atenuando e absorvendo parte da radiação cósmica.

Os moradores de regiões mais altas e os pilotos de voos intercontinentais e caças estarão mais expostos aos raios cósmicos do que os moradores e trabalhadores de regiões mais baixas. Da mesma maneira, quem mora mais próximo aos polos está mais exposto do que quem reside em regiões mais próximas à região equatorial.

A radioatividade terrestre corresponde às emissões da radiação gama provenientes, principalmente, do decaimento do urânio, do tório e de seus produtos filhos (rádio, polônio, actínio, protactínio etc.) presentes no solo e no subsolo.

No Brasil, as cidades de Guarapari (ES), Meaípe (ES) e Poços de Caldas (MG) apresentam alta radiação de fundo devido à presença de depósitos minerais que contêm tório e urânio. Esses minerais são também comumente encontrados em residências, pois estão presentes na composição de tijolos, concretos, granitos etc.

Na natureza existem três séries ou famílias radioativas naturais, conhecidas como *série do urânio*, *série do actínio* e *série do tório*. A **Figura 1.7** apresenta fluxogramas de decaimento das famílias radioativas do tório, urânio e actínio.

Um dos produtos filhos do decaimento do urânio e do tório é o elemento rádio, que também é instável e decai, formando um gás nobre radioativo chamado radônio. Por ser um gás, ao emanar das rochas que tenham alta concentração de urânio e tório, o radônio se propaga com o vento, a chuva e a poluição.

O radônio também é instável e decai, emitindo radiação alfa e gama e sendo nocivo à saúde quando inalado pelos seres vivos, pois poderá se desintegrar, irradiando os órgãos internos.

O ser humano constantemente respira radônio e seus produtos filhos, presentes no ar. No entanto, mais preocupantes do que a inalação do gás radônio em si, que por ser um gás nobre não permanece nos pulmões e é novamente expelido, são os efeitos dos "filhos" do radônio. Esses radionuclídeos se depositam nas paredes do trato respiratório e continuam decaindo e emitindo suas radiações.

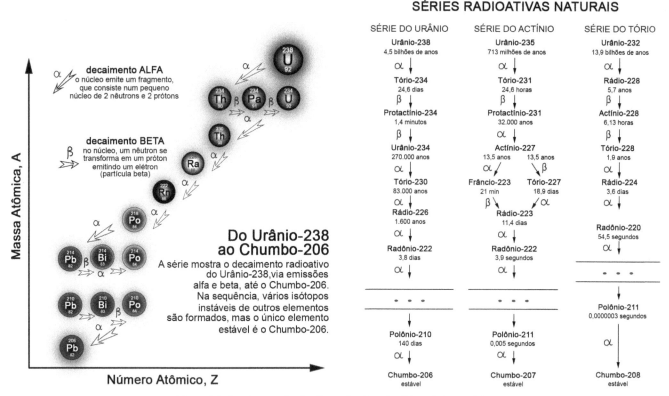

Figura 1.7 Decaimento das famílias radioativas do tório, urânio e actínio.

Em regiões de clima temperado, onde as casas permanecem fechadas e sem ventilação nos meses de inverno, pode haver acúmulo desse gás em virtude da contínua emanação a partir do solo sob a edificação. Do mesmo modo, ambientes pouco ventilados (como porões) são propensos a apresentar maiores concentrações de radônio e seus "filhos".

Além das radiações do ambiente, o ser humano incorpora átomos radioativos através do consumo de alimentos e de minerais que integram a dieta alimentar.

O potássio-40, o carbono-14 e o hidrogênio-3 (trítio), assim como o rubídio-87 e o rádio-226, são exemplos de elementos radioativos naturais presentes no corpo humano. Recentemente, alguns átomos radioativos artificiais, produtos de explosões atômicas ou acidentes com material radioativo, como o césio-137 ou o estrôncio-90, também passaram a fazer parte da dieta alimentar. No entanto, todos esses radioisótopos apresentam concentrações muito baixas no corpo humano.

Além das fontes naturais de radiação, o ser humano está exposto à aplicação de fontes artificiais que promovem benefícios significativos para a sociedade em vários aspectos. Na geração de energia elétrica, no diagnóstico e tratamento de várias doenças, na agricultura e no meio ambiente, na indústria e na pesquisa, grandes são os benefícios proporcionados pela utilização dos vários tipos de radiação.

As principais fontes artificiais de radiação ionizante são os raios X e os isótopos radioativos utilizados na medicina. A exposição a essas fontes é chamada de exposição médica e só deve ser consentida com justificativa médica. Dentre as exposições médicas estão a radiologia diagnóstica, a medicina nuclear, a radioterapia e as doses recebidas por indivíduos expostos nesses setores. As exposições por motivos médicos são as que mais contribuem para o aumento da dose relatado em virtude das fontes artificiais.

Desintegração radioativa

A tendência de todos os núcleos atômicos é atingir a estabilidade. Assim, quando contêm energia ou massa em excesso, os núcleos tendem a liberá-la de algum modo. A maneira que esses núcleos instáveis, ou radioativos, encontram para eliminar esse excesso de energia é emitindo, espontaneamente, partículas ou energia. A massa ou energia emitida pelo átomo ou núcleo instável é denominada radiação. Assim, os átomos radioativos, também chamados de radioisótopos ou radionuclídeos, são aqueles que se desintegram, decaem ou se transformam, liberando a energia em excesso na forma de radiação.

Todos os átomos contém pelo menos um radioisótopo. Todos os elementos, naturais ou artificiais, com número atômico maior que 84 contêm apenas isótopos radioativos.

Existem poucos isótopos naturalmente radioativos de elementos mais leves, mas é possível a produção artificial de núcleos instáveis, como o cobalto-60, usado na irradiação de alimentos, e o fósforo-32, o iodo-131, o flúor-18 e o tecnécio-99-metaestável, usados em medicina nuclear.

Visando à estabilidade nuclear, alguns fenômenos acontecem no núcleo atômico, entre os quais a desintegração radioativa, que se dá quando o núcleo, por conter muitos prótons e nêutrons, passa a ter o raio nuclear muito grande, aumentando naturalmente a distância entre os núcleons. Como a força nuclear atua mais intensamente quando os núcleons estão mais próximos, essa força começa a ser vencida pela repulsão elétrica entre os prótons. Em outras palavras, as forças no núcleo começam a ficar desbalanceadas. Essa condição faz com que os elementos pesados, com muitos prótons e nêutrons, tendam a ser radioativos.

Na tentativa de alcançar a estabilidade, equilibrando as forças dentro do núcleo, esses elementos emitem partículas. Esse processo de ajuste do núcleo que busca alcançar uma configuração mais estável, liberando o excesso de massa na forma de radiação, é chamado de *desintegração radioativa*. Caso a busca pela estabilidade ocorra através de um rearranjo dos prótons e nêutrons, o excesso de energia será emitido na forma de radiação eletromagnética e esse processo receberá o nome de *decaimento radioativo*. A radiação emitida no processo de desintegração radioativa pode ser corpuscular (partículas alfa e beta) ou eletromagnética (radiação gama).

A lei da desintegração radioativa define que, quando um núcleo se encontra com excesso de energia interna, ele é dito instável ou radioativo. Os componentes desse núcleo tendem a se acomodar em um estado de menor energia.

As diferentes espécies radioativas não se desintegram ou se transformam de um dia para o outro. Demoram determinado tempo. Assim, podem existir espécies radioativas que se transformam mais rapidamente e espécies radioativas que demoram mais para se transformar.

O período de *meia-vida* ($T_{1/2}$) de uma substância radioativa é definido como o tempo necessário para que a metade dos átomos radioativos presentes em uma substância decaia. Os valores de meia-vida podem variar de frações de segundo a milhões de anos, mas cada radionuclídeo tem um período de meia-vida característico.

Não é possível saber qual dos átomos de uma substância radioativa irá decair em um dado instante, mas é possível conhecer a probabilidade de qualquer átomo decair em dado intervalo de tempo. Essa probabilidade é denominada *constante de desintegração* (λ). A constante de desintegração λ é característica de cada espécie nuclear, isto é, tem valores diferentes para cada elemento radioativo. O valor dessa constante pode ser obtido por meio da equação 8:

$$\lambda = \frac{0{,}693}{T_{1/2}} \qquad (8)$$

Um átomo radioativo, em algum momento, vai se desintegrar e emitir radiação. Assim, ao se considerar uma substância com milhares e milhares de átomos radioativos, verifica-se que essa substância estará emitindo radiação continuamente. Isso ocorre porque há sempre elementos atômicos se desintegrando nessa substância. A velocidade com que os átomos radioativos presentes nessa substância se desintegram é chamada de *atividade* da substância radioativa. Portanto, a atividade de uma substância radioativa consiste no número de desintegrações que ocorrem nessa substância por unidade de tempo.

É fácil perceber que, quanto mais átomos radioativos estiverem na substância, maior será a atividade dessa substância. Se os átomos radioativos presentes nessa substância tiverem meia-vida curta, eles se desintegram mais rapidamente do que os átomos radioativos de meia-vida longa. Assim, quanto maior a constante de desintegração do elemento radioativo, maior será sua atividade. A atividade é proporcional ao número de átomos (N), e a constante de proporcionalidade é a constante de desintegração λ do elemento radioativo. Assim, considerando ΔN o número de átomos radioativos da substância que se desintegraram no intervalo de tempo Δt, a atividade da substância pode ser obtida por meio da equação 9:

$$A = \frac{\Delta N}{\Delta t} = \lambda.N \qquad (9)$$

A unidade de atividade no SI é o becquerel (Bq), que corresponde ao número de desintegrações por segundo (dps). A unidade antiga de atividade era o curie (Ci) que, segundo sua definição inicial, equivaleria ao número de desintegrações por segundo que ocorrem em um grama de rádio-226 (^{226}Ra), correspondendo a $3{,}7.10^{10}$ dps. Portanto, um curie corresponde a $3{,}7.10^{10}$ Bq.

Evidentemente, a quantidade de radiação emitida por uma substância depende do número de átomos radioativos presentes na substância. Assim, à medida que o tempo passa, o número de átomos radioativos vai diminuindo e com essa diminuição o número de radiações emitidas também vai se reduzindo. Portanto, a atividade da substância vai diminuindo com o passar do tempo.

A atividade (A) de uma dada substância pode ser determinada em qualquer instante (t), quando se conhece o valor do período de meia-vida ($T_{1/2}$) ou a constante de decaimento (λ) dos átomos radioativos presentes nessa substância e o valor da atividade inicial (A_o) em um dado instante (t), de acordo com a equação 10:

$$A = A_o.e^{-\lambda.t} \qquad (10)$$

Existem alguns mecanismos pelos quais os núcleos radioativos se desintegram ou decaem, reduzindo assim sua atividade radioativa. Os principais são a desintegração alfa, a desintegração beta, o decaimento gama, a emissão de nêutrons, a captura eletrônica, a conversão interna e a fissão

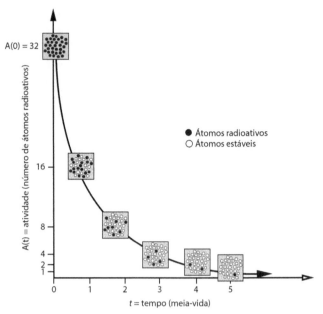

Figura 1.8 Gráfico de decaimento da atividade radioativa em função do tempo.

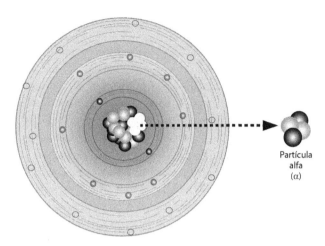

Figura 1.9 Representação da desintegração alfa.

nuclear. A **Figura 1.8** apresenta o gráfico que ilustra o decaimento da atividade radioativa em função do tempo.

De maneira geral, em um processo de desintegração radioativa, o núcleo de um átomo com massa m_i sofre transformações que resultam em um nuclídeo diferente e na emissão de uma ou mais partículas. Sendo m_f a massa total de todas as partículas, a desintegração só será possível se m_i for maior do que m_f, pois, de acordo com a lei de conservação de energia, a energia total antes da desintegração ($E = m_i \cdot c^2$) deve ser igual à energia após a desintegração ($E = m_f \cdot c^2$) somada a k_f, que é a energia cinética total das partículas.

Considerando Q como a energia liberada na desintegração radioativa, pode-se concluir que Q é igual a K_f. Para que a desintegração seja possível, Q deve ser maior que 0 ou m_i deve ser maior que m_f.

Desintegração alfa

Na desintegração alfa, o núcleo radioativo emite um conjunto de dois prótons e dois nêutrons, que corresponde exatamente ao núcleo de um átomo de hélio. Esse conjunto de quatro núcleons recebe o nome de partícula alfa (α) e tem um número de massa igual a 4 e carga igual a +2, apresentando, portanto, grande capacidade de ionização de um meio. Esse tipo de desintegração ocorre em átomos que contêm núcleos grandes, em elementos com número atômico maior que 83, e têm espectro discreto, ou seja, podem assumir valores específicos de energia.

As partículas alfa são emitidas do núcleo pelo efeito de tunelamento (efeito descrito em física quântica e calculado a partir da separação dos núcleos, do potencial nuclear atrativo e do potencial coulombiano repulsivo). Assim, quanto maiores a altura e a largura da barreira de energia, maior o tempo de meia-vida do elemento. A desintegração alfa, respeitando a lei de conservação de massa e energia, pode ser descrita de acordo com a equação 11. A **Figura 1.9** ilustra o decaimento alfa.

$$^{A}_{Z}X \rightarrow ^{A-4}_{Z-2}X + ^{4}_{2}\alpha + energia \quad (11)$$

Desintegração beta

A desintegração beta ocorre espontaneamente quando o núcleo se reorganiza e emite um négatron (partícula idêntica ao elétron) ou um pósitron (partícula idêntica ao elétron, com exceção de sua carga elétrica, que é positiva), também chamado elétron positivo. Tanto a desintegração beta menos (β^-) como a beta mais (β^+) ocorrem, normalmente, para núcleos de massa pequena ou intermediária.

É importante notar nesse tipo de desintegração que o elétron ou pósitron não provêm da eletrosfera (nuvem de elétrons situada em torno do núcleo), mas é emitido do próprio núcleo. Explica-se esse processo pela transformação de um nêutron em um próton ou de um próton em um nêutron.

Desintegração β⁻

Na desintegração β^-, conhecida como desintegração beta, o núcleo com excesso de nêutrons transforma esse nêutron em um próton e um elétron de acordo com a equação 12:

$$n^0 \rightarrow p^+ + \beta^- + \bar{\upsilon} \quad (12)$$

onde β^- representa a partícula beta ou elétron, chamada négatron (carga negativa e número de massa A igual a zero). As modificações nucleares após um decaimento β^- podem ser descritas através da equação 13. A **Figura 1.10** ilustra o decaimento β^-.

$$^{A}_{Z}X \rightarrow ^{A}_{Z+1}Y + \beta^- + \bar{\upsilon} \quad (13)$$

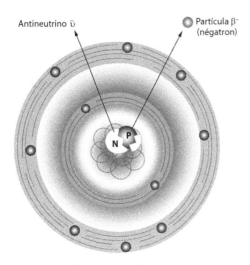

Figura 1.10 Representação da desintegração β⁻.

Desintegração β⁺

Na desintegração β⁺, o núcleo contém excesso de prótons e transforma esse próton em um nêutron de acordo com a equação 14:

$$p^+ \rightarrow n^0 + \beta^+ + \upsilon \quad (14)$$

onde β⁺ representa a partícula beta mais ou elétron positivo, chamado pósitron (carga positiva e A=0). As modificações nucleares após um decaimento β⁺ podem ser descritas através da equação 15. A **Figura 1.11** ilustra o decaimento β⁺.

$$^A_Z X \rightarrow ^A_{Z+1} Y + \beta^+ + \upsilon \quad (15)$$

Os dois tipos de desintegração beta são sempre acompanhados da emissão de uma outra partícula chamada *neutrino* ou *antineutrino* (υ e $\bar{\upsilon}$). Essa partícula não tem massa (valor desprezível) e não tem carga elétrica, de modo que sua interação com a matéria é muito pequena e sua capacidade de penetração é alta. Por apresentar essas ca-

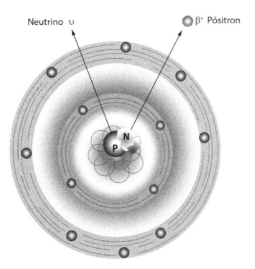

Figura 1.11 Representação da desintegração β⁺.

racterísticas, o neutrino ou antineutrino é uma partícula de difícil detecção. Essas partículas foram propostas inicialmente por Wolfgang Pauli em 1930 e introduzidas na teoria de decaimento β por Enrico Fermi, porém apenas em 1956 foram comprovadas experimentalmente.

Como o excesso de energia da desintegração beta é distribuído entre o elétron e antineutrino ou pósitrons e neutrinos, o espectro de energia desse decaimento é contínuo, uma vez que dependerá da fração de energia carregada por cada partícula.

Captura eletrônica

A captura eletrônica é uma emissão concorrente à desintegração β⁺. Nesse processo, o núcleo atômico apresenta excesso de prótons e, visando à estabilidade nuclear, captura um elétron normalmente orbital K, quando o elétron passa próximo ou "dentro" do núcleo. O elétron capturado irá se combinar com um próton, gerando um nêutron. Esse processo pode ser representado pela equação 16. A **Figura 1.12** ilustra o desenho esquemático do processo de captura eletrônica.

$$^A_Z X + e^- \rightarrow ^A_{Z-1} Y + \upsilon \quad (16)$$

A emissão β⁺, por ser um processo energeticamente mais favorável, tende a acontecer com maior frequência que a captura eletrônica.

Esse processo resultará em uma vacância na eletrosfera. Como o átomo sempre tende a apresentar menor configuração energética, outro elétron orbital, de uma camada mais energética, irá ocupar a vacância gerada. Durante a transição do elétron de uma órbita mais energética para a menos energética, haverá a produção de raios X característicos com a energia dada pela diferença das energias orbitais. Esses raios X característicos podem ser emitidos pelo átomo, porém, caso este encontre em sua trajetória outro elétron orbital, haverá a ejeção desse elétron, que receberá o nome de Auger, caracterizado por sua produção em processos secundários.

Decaimento gama

Depois de uma desintegração alfa ou beta, o núcleo pode se encontrar em uma situação metaestável/excitação, ou seja, seus prótons e nêutrons podem permanecer com excesso de energia. Assim, o núcleo precisa eliminar esse excesso reorganizando os núcleons (prótons e nêutrons). Nesse processo de organização dos prótons e nêutrons ocorre liberação de energia por meio da emissão de ondas eletromagnéticas de pequenos comprimentos de onda (próximo de $\lambda=10^{-15}$ m), denominadas radiações gama (γ). Apesar de terem a mesma característica eletromagnética, a radiação gama possui energia superior à radiação X e as origens dessas radiações são distintas, sendo a radiação gama

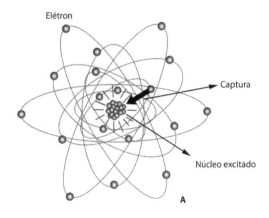
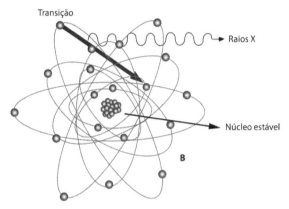
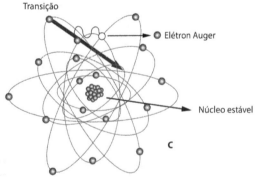

Figura 1.12 Esquema de decaimento por captura eletrônica. **A** Elétron capturado pelo núcleo. **B** e **C** Consequências das vacâncias causadas pela captura eletrônica.

proveniente de transições nucleares e a radiação X de fenômenos com origem na eletrosfera.

A energia liberada com a emissão de raios gama permite ao núcleo atingir uma estabilidade maior sem alterar seu número de prótons e nêutrons, ou seja, ocorre uma transição nuclear de um estado mais excitado para um de mais baixa energia. Nesse processo acontece apenas um rearranjo entre essas partículas, esquematicamente representado na equação 17. A **Figura 1.13** ilustra o decaimento gama de maneira esquemática.

$$^{A}_{Z}X^* \rightarrow ^{A}_{Z}X + \gamma \qquad (17)$$

onde $^{A}_{Z}X^*$ é o radionuclídeo em um estado metaestável ou excitado.

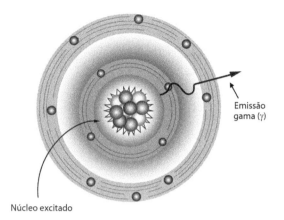

Figura 1.13 Representação da emissão γ.

Conversão interna

A conversão interna é um processo em que a energia de excitação do núcleo é transferida diretamente para um elétron orbital. O elétron receptor da energia é ejetado do átomo com a energia dada pela diferença entre a energia de excitação do núcleo e a energia de ligação do elétron.

Após o elétron ser ejetado do átomo, ocorrerá a produção de uma vacância na eletrosfera. Como o átomo sempre tende a apresentar menor configuração energética, outro elétron orbital, de uma camada mais energética, irá ocupar essa vacância gerada. Durante essa transição do elétron de uma órbita mais energética para a menos energética, haverá a produção de raios X característicos com a energia dada pela diferença das energias orbitais. Esses raios X característicos podem ser emitidos pelo átomo, porém, caso encontre em sua trajetória outro elétron orbital, haverá a ejeção deste elétron, que receberá o nome de elétron Auger, caracterizado por sua produção em processos secundários. A **Figura 1.14** ilustra o processo de conversão interna.

Fissão nuclear

A fissão nuclear é o processo em que ocorre a fragmentação do núcleo em dois núcleos de massa menor. Esse processo tem pouca probabilidade de acontecer de maneira espontânea, porém sua indução é mais provável.

A indução da fissão nuclear pode ocorrer quando o núcleo com número de massa alto receber energia de pelo menos 4MeV ou quando for bombardeado por nêutrons. Para o bombardeio com os nêutrons desencadear a fissão nuclear é necessário que ele seja capturado pelo núcleo e que a soma de sua energia cinética com sua energia de ligação com o núcleo seja maior que o limiar de energia para a fissão.

A fissão pode ser representada esquematicamente pela equação 18. O número atômico do núcleo fissionado é igual à soma dos números atômicos dos radionuclídeos gerados, conforme a equação 19, e o número de massa do núcleo fissionado é igual à soma dos números de massa dos

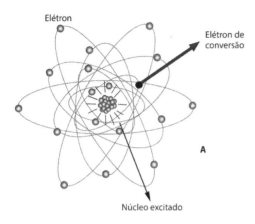

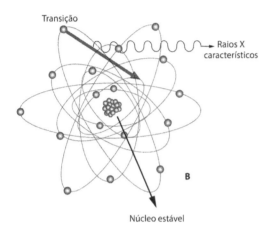

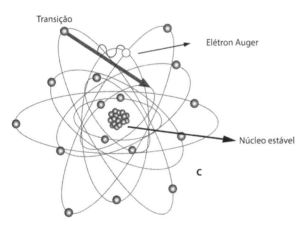

Figura 1.14 Esquema de decaimento por conversão interna. **A** Ejeção do elétron pelo efeito de conversão interna. **B** e **C** Consequências da vacância causada pela conversão interna.

núcleos gerados mais os nêutrons liberados na fissão (N), conforme a equação 20:

$$^{A}_{Z}X + energia \rightarrow {}^{A_1}_{Z_1}Y + {}^{A_2}_{Z_2}Z + N.n^0 + energia \qquad (18)$$

$$Z \rightarrow Z_1 + Z_2 \qquad (19)$$

$$A \rightarrow A_1 + A_2 + N \qquad (20)$$

Caso a fissão ocorra pela absorção de um nêutron pelo núcleo, serão emitidos, em média, mais de dois nêutrons ao final da reação. Se pelo menos um desses nêutrons pro-

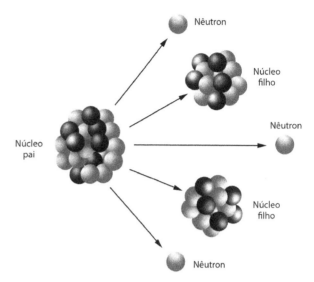

Figura 1.15 Representação do processo de fissão nuclear.

vocar outra fissão nuclear e assim sucessivamente, haverá a produção de uma reação em cadeia. Esse tipo de processo é utilizado para produção de energia em reatores nucleares, porém, nesse caso, o número de nêutrons disponíveis para novas fissões é controlado. Já em uma bomba atômica, o número de nêutrons para a ocorrência de novas fissões não é controlado; assim, o número de fissões cresce exponencialmente, resultando na liberação de uma quantidade de energia excessivamente alta, o que causa grandes estragos. A **Figura 1.15** ilustra de maneira esquemática o processo de fissão nuclear.

Emissão de nêutrons

Os núcleos radioativos tendem a emitir a energia excessiva, produzindo núcleos mais estáveis. Alguns núcleos que apresentam excesso de nêutrons tendem a emiti-los normalmente após uma fissão espontânea ou reações nucleares específicas. A probabilidade de ocorrer a emissão direta de um nêutron é muito pequena. A emissão de nêutrons pode ser representada pela equação 21. A **Figura 1.16** ilustra a desintegração por emissão de nêutrons.

$$^{A}_{Z}X \rightarrow {}^{A-1}_{Z}X + n^0 \qquad (21)$$

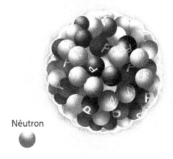

Figura 1.16 Representação esquemática do decaimento por emissão de nêutrons.

Um nêutron livre ou fora do núcleo é instável e tem meia-vida de aproximadamente 10 minutos. Ao decair, o nêutron dá origem a um próton, um elétron e um neutrino.

PRODUÇÃO DE RAIOS X

Os raios X foram descobertos em 1895 durante experimentos com tubos de raios catódicos realizados pelo físico alemão Wilhelm Conrad Roentgen. Os raios X são produzidos quando elétrons são acelerados, a altas velocidades, em direção a um alvo metálico. No choque do feixe de elétrons com o alvo (anodo) ocorre a transferência de toda a sua energia cinética para os átomos do alvo. A energia cinética transferida pelos elétrons ao alvo é transformada em energia térmica (calor) e energia eletromagnética (raios X). Cerca de 99% da energia cinética dos elétrons são transformados em calor e menos de 1% é transformado em raios X, sendo portanto um processo pouco eficiente.

A produção de calor se dá quando o elétron acelerado interage com os elétrons orbitais de camadas mais externas. A energia transferida excita os elétrons para um nível de energia mais elevado, porém rapidamente eles retornam a seus níveis de energia, liberando a radiação infravermelha.

O processo de produção de raios X pode ocorrer duas maneiras, dependendo do tipo de interação entre o elétron e o alvo: o fóton X característico e o fóton X de freamento ou *Bremsstrahlung*. Assim, cada espectro de raios X é a sobreposição de um espectro contínuo (raios X de frenagem) e de uma série de linhas espectrais do anodo (raios X característicos).

Raios X característicos

Quando um elétron do feixe acelerado se choca com um elétron orbital dos átomos do alvo, há a transferência de parte de sua energia cinética. Essa energia pode ser suficiente para arrancar o elétron do átomo.

Se o elétron acelerado arranca o elétron ligado, ele deixa o átomo com uma vacância na camada eletrônica. Na tendência de manter a configuração atômica de menor energia, essa vacância será ocupada por um elétron de uma camada mais externa. A diferença de energia entre as camadas será emitida na forma de raios X característicos, conforme ilustra a **Figura 1.17**.

Se o elétron acelerado atinge um elétron que está em uma camada com n=1, denominada camada K, forma-se uma vacância nessa camada. Um dos elétrons externos se move para preencher esse vazio; caso esse elétron seja proveniente da camada com n=2 (camada L), tem-se a emissão do pico de raios X denominado k_α; caso esse elétron seja proveniente da camada com n=3, ou camada M, tem-se o pico de raios X k_β. É claro que essas transições irão deixar um vazio na camada L ou M, mas este será preenchido por um elétron das regiões mais externas do átomo.

Radiação de frenagem

Quando um elétron do feixe acelerado passa próximo ao núcleo de um átomo do alvo, ele sofre atração pelo campo elétrico do núcleo, desde que o elétron possua carga negativa e o núcleo do átomo possua carga positiva. Essa atração faz com que o elétron seja desviado de sua trajetória, perdendo parte de sua energia cinética. Essa energia cinética perdida é transformada em raios X, chamados de raios X de frenagem ou *Bremsstrahlung*, como ilustrado na **Figura 1.18**.

Dependendo da distância entre a trajetória do elétron incidente e o núcleo, o elétron pode perder parte ou toda sua energia cinética. Isso faz com que os raios X gerados por frenagem apresentem valores de energias variados, desde valores mais baixos até a energia máxima, correspondente à energia cinética do elétron incidente.

INTERAÇÃO DA RADIAÇÃO COM A MATÉRIA

Resumidamente, as radiações ionizantes podem ser subdivididas em três conjuntos:

- Radiações eletromagnéticas com energia > 12eV (raios X ou raios gama).
- Partículas eletricamente carregadas.
- Nêutrons livres.

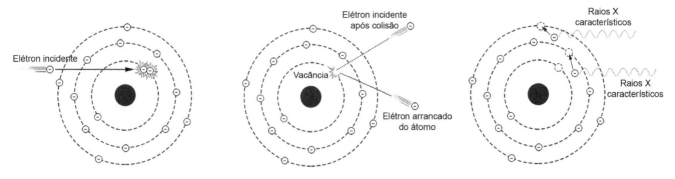

Figura 1.17 Representação da emissão de raios X característicos.

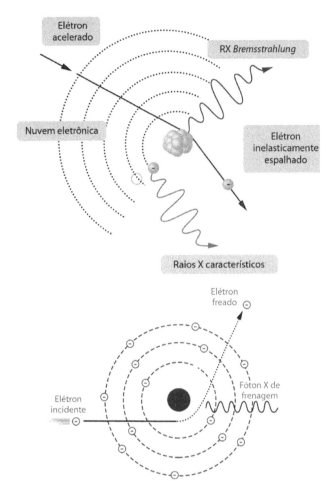

Figura 1.18 Representação da emissão dos raios X de frenagem ou *Bremsstrahlung*.

Ao se deslocarem através da matéria, as radiações transferem energia aos átomos desse material por meio de excitações, ionizações ou interações nucleares. As interações nucleares ocorrem, principalmente, quando a radiação que interage tem energia superior à energia de ligação dos núcleons que compõem os átomos desse material. Caso essas radiações tenham energia suficiente, elas podem provocar mudanças na estrutura nuclear dos átomos, tornando-os instáveis ou radioativos.

Os diferentes tipos de radiação interagem de várias maneiras com a matéria. A radiação eletromagnética interage pela ação de campos eletromagnéticos, atuando sobre partículas carregadas do meio; as partículas carregadas interagem com os elétrons do meio através de interações coulombianas consecutivas, e os nêutrons atuam sobre prótons e nêutrons do núcleo através da força nuclear forte.

Interações das radiações eletromagnéticas com a matéria

Os três principais mecanismos de interação das radiações X e gama com a matéria são: efeito fotoelétrico, espalhamento Compton e produção de pares, embora existam outros processos de interação.

Efeito fotoelétrico

O efeito fotoelétrico é caracterizado pela transferência total da energia da radiação X ou gama a um único elétron orbital, geralmente da camada K ou L. Nesse caso, o fóton X ou gama desaparece, doando energia aos elétrons, e um elétron será ejetado do átomo, como ilustrado na **Figura 1.19**. A energia cinética do elétron será a diferença entre a energia do fóton e a energia de ligação do elétron orbital. Assim, existe um valor mínimo de energia em que ocorre a liberação do elétron; se a energia for menor que a mínima, não ocorrerá a liberação do elétron.

A vacância deixada pelo elétron ejetado será preenchida por elétrons de camadas mais energéticas (mais externas), podendo resultar na emissão de raios X característicos.

Efeito Compton

O efeito Compton consiste em uma interação entre um fóton X ou gama e um elétron livre ou fracamente ligado ao átomo, como os elétrons das camadas menos energéticas (mais externas). A radiação incidente transfere parte de sua energia para os elétrons e um fóton com a energia restante é emitido, na maioria das vezes em sentido diferente do fóton incidente, como mostrado na **Figura 1.20**. Por essa razão, esse efeito é também conhecido como espalhamento Compton.

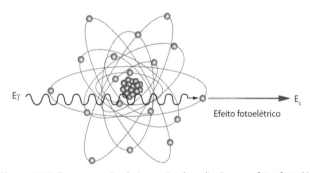

Figura 1.19 Representação da interação da radiação por efeito fotoelétrico.

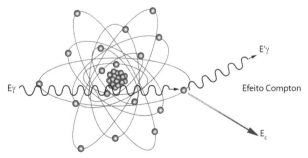

Figura 1.20 Representação da interação da radiação com a matéria por efeito Compton.

O efeito Compton é praticamente independente do número atômico do átomo envolvido e a probabilidade de sua ocorrência diminui com o aumento da energia do fóton. Nos tecidos humanos, esse é o efeito predominante na faixa de 100keV a 10MeV.

Espalhamento coerente (efeito Rayleigh)

Esse processo ocorre quando uma radiação eletromagnética é absorvida e reemitida pelo átomo, porém em uma direção diferente da incidente, como representado na **Figura 1.21**. Esse tipo de interação não é amplamente divulgado, pois no tecido biológico ou em materiais equivalentes é pequena a importância do espalhamento Rayleigh em comparação com outras modalidades de interação.

Produção de pares

O efeito de produção de pares é um tipo de interação que ocorre quando fótons de energia superiores a 1.022keV passam perto de núcleos de número atômico elevado, interagindo com o forte campo elétrico nuclear ou o campo elétrico de qualquer partícula carregada, incluindo os elétrons atômicos. No último caso, o elétron atômico também é ejetado, e o efeito é chamado de produção de tripletos.

No processo de produção de pares, o fóton tem toda sua energia convertida em massa de repouso e energia cinética de um par, uma partícula e uma antipartícula, um elétrons e um pósitron, como ilustra a **Figura 1.22**. Esse tipo de interação é predominante para fótons de radiação eletromagnética de alta energia.

As duas partículas geradas, o elétron e o pósitron, transferem sua energia cinética para o meio material, mas o pósitron volta a se combinar com um elétron do meio, dando origem a dois fótons, cada um com energia de 511keV. Esses dois fótons são chamados de radiação de aniquilação.

Reações fotonucleares

Essa reação ocorre quando um fóton com energia maior que a energia de ligação dos núcleons é absorvido pelo núcleo, resultando na liberação de um próton ou, com maior frequência, um nêutron com energia cinética suficiente para ser ejetado do núcleo. Como o núcleo atômico perde um núcleon, ele se transforma em outra espécie nuclear.

A **Figura 1.23** apresenta a probabilidade de ocorrência das interações da radiação eletromagnética com a matéria em função da energia de fóton. Os efeitos coerente e fotoelétrico ocorrem com maior probabilidade para fótons de baixas energias, enquanto o efeito Compton ocorre para energias intermediárias. A produção de pares e reações fotonucleares só acontecem acima de um limiar de energia. Para que ocorra a produção de pares o fóton deve ter no mínimo 1,022MeV de energia, equivalente massa de repouso de elétron e do pósitron, para que toda sua energia se converta em massa de repouso e energia cinética do pósitron e do elétron. Para que ocorram reações fotonucleares a energia do fóton deve ser superior à energia de ligação de núcleons (em geral, mais de 10MeV) para que um nêutron ou próton seja emitido do núcleo. As reações fotonucleares têm pequena probabilidade quando comparadas a outros efeitos e por isso geralmente não são apresentadas nas probabilidades de interação. No entanto, sua ocorrência é importante, pois os nêutrons produzidos podem ser um problema de proteção radiológica.

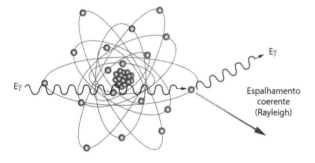

Figura 1.21 Representação da interação da radiação com a matéria pelo processo de espalhamento coerente.

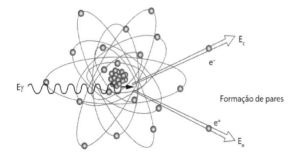

Figura 1.22 Representação da interação da radiação com a matéria pelo processo de produção de pares.

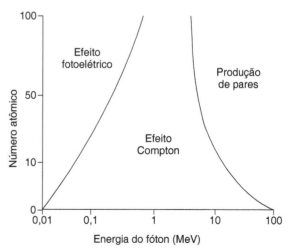

Figura 1.23 Probabilidade de ocorrência dos processos de interação dos fótons com a matéria em função da energia do fóton e do número atômico do meio natural.

Interações de partículas carregadas com a matéria

A partícula carregada, ao entrar em qualquer meio absorvedor, interage imediatamente com vários elétrons ao mesmo tempo. Isso ocorre porque a carga coulombiana é de longo alcance, sendo suficiente para excitar ou ionizar os átomos.

Em qualquer instante, a partícula carregada estará interagindo com muitos elétrons, de modo que sua velocidade vai diminuindo continuamente até que a partícula perca toda a sua energia cinética. A distância que a partícula carregada percorre no meio antes de parar é denominada *alcance*. Partículas carregadas, em razão de sua massa e carga, interagem muito intensamente com a matéria, apresentando alcance pequeno quando comparadas com a radiação eletromagnética.

A partícula alfa é relativamente pesada, já que contém dois prótons e dois nêutrons, e, por isso, ao interagir com a matéria, é pouco desviada da direção de emissão. O poder de penetração de uma partícula α na matéria depende da energia com que foi emitida. No ar, as partículas alfa percorrem cerca de 5cm e, nos tecidos do corpo humano, seu alcance é de aproximadamente 0,02cm. Por conter duas cargas positivas e massa relativamente alta, essa radiação é relativamente fácil de blindar, e uma simples folha de papel consegue barrar até as partículas α mais energéticas.

Como as partículas alfa não conseguem atravessar a pele, quando sua origem é externa ao corpo, elas não são capazes de provocar danos consideráveis ao organismo humano. No entanto, a introdução de material emissor de partículas α no interior do corpo, seja por ingestão, inalação ou injeção, é extremamente perigosa, pois sua capacidade de destruir os tecidos moles do corpo é muito grande.

Na interação com a matéria, as partículas β^+ e β^- seguem trajetórias bem menos retilíneas do que as das partículas alfa. Isso acontece porque sua massa é muito menor e, ao se chocarem com os átomos do meio, podem sofrer grandes desvios. A partícula beta tem um alcance superior ao da partícula alfa. Dependendo de sua energia, ela consegue atravessar aproximadamente 100cm de ar e 1,5cm de tecido mole. Assim, é possível blindar partículas β com placas de alumínio ou plástico com apenas alguns milímetros de espessura.

Uma das interações que podem acontecer com a partícula β^+ e o elétron é o processo chamado *aniquilação de pares*. Nesse caso, a partícula β^+, ao ser emitida, perde sua energia cinética durante o percurso e se combina com elétrons do meio, formando o positrônio que, após girar em torno de seu centro de massa por aproximadamente $1{,}25 \cdot 10^{-10}$ segundos, converte sua energia de repouso em dois fótons de aniquilação com energias de 511keV cada, emitidos em direções diametralmente opostas.

Ao interagirem com a matéria, os nêutrons podem sofrer espalhamento elástico ou inelástico com os núcleos atômicos, podem ser absorvidos e podem provocar reações nucleares. O espalhamento elástico acontece quando a energia do nêutron é suficientemente superior à energia cinética média dos átomos do meio; então, pode-se considerar em primeira aproximação que o nêutron colide com o núcleo parado, perdendo parte de sua energia. Após diversas colisões, o nêutron tende a perder progressivamente toda a sua energia, entrando em equilíbrio térmico com o meio. O espalhamento inelástico ocorre quando a energia do nêutron é suficientemente grande, ocasionando o recuo do núcleo, que passa para um estado excitado. Posteriormente, o núcleo desexcita, em geral emitindo radiação gama secundária. Com as perdas de energia em sucessivos choques inelásticos, o nêutron torna-se lento ou térmico. A **Figura 1.24** ilustra o alcance das partículas alfa, beta e nêutrons na matéria.

Por não terem carga elétrica, os nêutrons não são afetados por campos eletromagnéticos e são muito penetrantes, já que sua interação com a matéria se dá somente por meio da força nuclear forte. Os nêutrons podem se deslocar por vários centímetros através da matéria sem que ocorra qualquer tipo de interação. Ao sofrerem a interação com o núcleo do material absorvedor, os nêutrons podem arrancar núcleons (prótons ou nêutrons) ou podem, também, ser capturados pelos núcleos atômicos dos átomos, onde ficam retidos. Nesse caso, o excesso de energia é liberado por decaimento radioativo ou emissão de raios gama.

Alguns nuclídeos, como o urânio-235 (natural) e o plutônio-239 (artificial), ao interagirem com o nêutron, sofrem o processo de fissão nuclear e se dividem. Quando essa reação ocorre, há a liberação de grande quantidade de energia e, em geral, dois ou três novos nêutrons são liberados nesse processo de fissão nuclear.

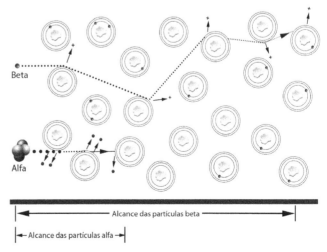

Figura 1.24 Alcance e interações das partículas alfa e beta com a matéria.

ATENUAÇÃO DOS FÓTONS COM A MATÉRIA

Quando interage com a matéria, um feixe de fótons tem sua intensidade diminuída, como ilustrado pela **Figura 1.25**. Quanto mais espesso o material atravessado pela radiação, menor será a energia da radiação após atravessá-lo, e quanto maior a energia da radiação, maior será sua capacidade de penetração no meio. A atenuação da energia das radiações segue a tendência exponencial em função da espessura do material absorvedor e pode ser descrita matematicamente pela equação 22:

$$I = I_0 \cdot e^{-\mu x} \quad (22)$$

onde I_0 é a intensidade da radiação incidente, I é a intensidade da radiação após atravessar o material, x é a espessura do material absorvedor e μ é o coeficiente de atenuação linear total e está relacionado com a probabilidade de interação da radiação com a matéria.

A espessura do material absorvedor capaz de reduzir a intensidade do feixe de fótons pela metade é denominada *camada semirredutora* (CSR) ou *Half Value Layer* (HVL).

A partir da equação de intensidade da radiação após atravessar um material que reduza a intensidade inicial à metade, obtém-se a equação que determina o valor da camada semirredutora de um material (equação 23):

$$CSR = \frac{\ln 2}{\mu} \quad (23)$$

A espessura necessária para reduzir a intensidade do feixe de radiação à décima parte recebe o nome especial de *camada decirredutora* (CDR) ou *Tenth Value Layer* (TVL) e é matematicamente descrita pela equação 24:

$$CDR = \frac{\ln 0}{\mu} \quad (24)$$

Outro parâmetro utilizado para estimativa da espessura atenuadora da radiação é o *fator de redução* (FR), definido pela equação 25 ou 26:

$$R = \frac{I_0}{I} = e^{(n.CSR.\mu)} \quad (25)$$

$$R = \frac{I_0}{I} = 2^n \quad (26)$$

onde n é o número de camadas semirredutoras.

Bibliografia

Bushberg JT, Seibert JA, Leidholdt EM Jr, Boone JM. The essential physics of medical imaging. 2. ed. Baltimore: Lippincott Williams & Wilkins, 2002.

Eisberg RM, Resnick R. Física quântica: átomos, moléculas, sólidos e partículas. 22. ed. Rio de Janeiro: Editora Campus, 1979.

Kaplan I. Física nuclear. 2. ed. Rio de Janeiro: Editora Guanabara Dois, 1978.

Lamarsh JR, Baratta AJ. Introduction to nuclear engineering. 3. ed. Prentice Hall, 2001.

Okuno E, Yoshimura E. Física das radiações. 1. ed. São Paulo: Editora Oficina de Textos, 2010.

Yoshimura EM. Física das radiações: interação da radiação com a matéria. Revista Brasileira de Física Médica 2009; 3(1):57-67.

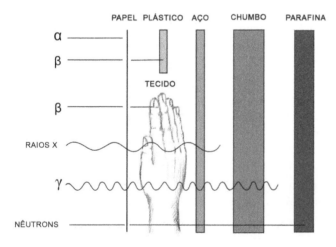

Figura 1.25 Representação da atenuação da radiação na matéria.

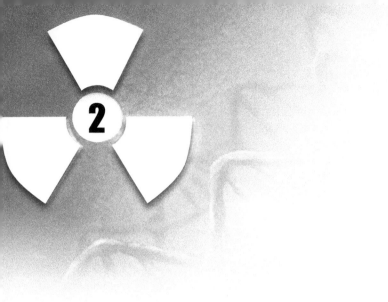

Radiobiologia

Maria José Neves

INTRODUÇÃO

Radiobiologia

A radiobiologia é o ramo da ciência que estuda a interação das radiações ionizantes com o ser vivo. Essa interação poderá se dar com o organismo inteiro, com um ou com determinados órgãos, com tecidos, células ou apenas com uma célula.

Radiações (o que são e quais os tipos)

Em um sentido amplo, radiação é tudo aquilo que irradia (que sai em raios). Na Física, o termo se refere a partículas e campos eletromagnéticos que se propagam (transferindo energia) no espaço (preenchido ou não por matéria). Portanto, para a Física, radiação é a propagação de energia por meio de partículas ou ondas, podendo ser de natureza particulada ou ondulatória, composta, respectivamente, por partículas ou por ondas eletromagnéticas.

O espectro eletromagnético

Como a radiação consiste em ondas eletromagnéticas ou partículas, estas podem ser ordenadas de acordo com a frequência ou o comprimento de onda. Esse arranjo ordenado é conhecido como *espectro eletromagnético*, ou seja, um intervalo contínuo de energia em comprimento de onda que pode variar desde angstrons (raios gama e X) até quilômetros (ondas de rádio) (**Figura 2.1**).

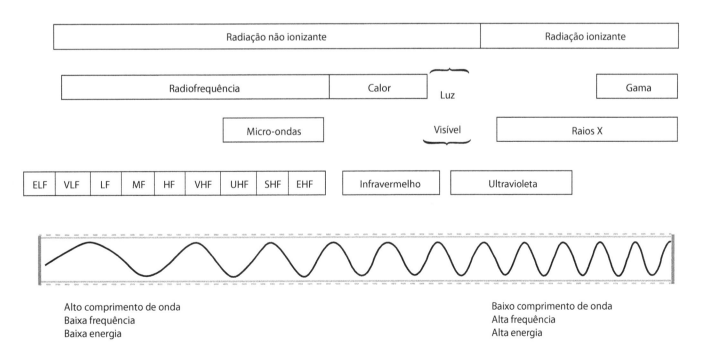

Figura 2.1 Características do espectro eletromagnético. Intervalo contínuo de energia mostrado como comprimento de ondas variando de quilômetros (ondas de rádio) a angstrons (raios X e gama).

A radiação de natureza particulada é caracterizada por carga, massa e velocidade: pode ser carregada ou neutra, leve ou pesada, lenta ou rápida. São exemplos de radiação particulada: prótons, nêutrons e elétrons ejetados de átomos ou núcleos atômicos.

Constituída por campos elétricos e magnéticos variando no espaço e no tempo, a radiação eletromagnética tem como característica a amplitude (tamanho) e a frequência (ou, alternativamente, o comprimento de onda) da oscilação. Não possui carga ou massa, mas carrega energia e momento. São exemplos de radiação eletromagnética: ondas de rádio, luz visível e raios X.

Ação da radiação ionizante

A ação da radiação ionizante em qualquer meio ou matéria é sempre a mesma, não importando se a radiação interaja com rochas ou com células, o que quer dizer que, se a radiação tem energia suficiente para interagir com os elementos químicos que compõem o material em questão, esses elementos podem se tornar íons, ou seja, ficam ionizados. Assim, os fenômenos associados à interação da radiação com a matéria são gerais no que diz respeito aos elementos químicos que formam o material irradiado, seja biológico ou não. Na interação da radiação com a matéria poderão ocorrer:

- **Ionização:** a radiação cede certa quantidade de energia a uma molécula, e essa energia pode ser suficiente para arrancar um elétron orbital e conferir-lhe energia, acarretando a ionização.
- **Excitação:** a radiação não tem energia suficiente para provocar ionização, mas consegue promover o elétron até um nível energético superior, acarretando a excitação ou *ativação*.

Existem situações em que a energia é muito baixa e apenas aumenta a velocidade de *rotação*, *translação* ou de *vibração* da molécula.

Radiação ionizante e não ionizante

Radiações que apresentam baixas frequência e energia e alto comprimento de onda, como luz visível, infravermelho, micro-ondas, frequência de rádio, radar, ondas curtas e ultrafrequências (celular), não têm energia suficiente para alterar os átomos, sendo conhecidas como *radiações não ionizantes*.

Radiações que apresentam níveis altos de energia podem alterar o estado físico do átomo, o que leva à perda de elétrons, tornando-os eletricamente carregados, ou seja, formando íons, processo chamado de ionização. Essas radiações são conhecidas como *radiações ionizantes*.

Mesmo depois de estabelecidas as diferenças energéticas e de frequência entre radiação ionizante e não ionizante (**Figura 2.1**), ainda é difícil definir a partir de qual energia uma dada radiação pode ser considerada ionizante. Um critério foi adotado para resolver essa questão: a energia de ionização da molécula de água. Para a escolha da molécula de água foi levado em consideração o fato de as células dos organismos vivos conterem cerca de 70% de água em sua composição. Assim, a radiação que carrega energia apenas para excitar a molécula de H_2O é considerada não ionizante, ao passo que a radiação que ioniza a molécula de H_2O é considerada ionizante. A energia de ionização da H_2O é assumida como 1.216kJ/mol; assim, considera-se que a radiação que carregue energia superior a 1.216kJ/mol pode remover elétrons da molécula de água, sendo, portanto, ionizante.

A linha divisória entre radiação ionizante e não ionizante no espectro eletromagnético cai na porção ultravioleta (UV), razão pela qual a radiação na região de alta energia do espectro UV pode ter efeitos tão nocivos sobre o organismo biológico quanto os raios X, uma conhecida radiação ionizante.

Como ressaltado anteriormente, ionizar significa tornar eletricamente carregado. Quando é atingida pela radiação, uma substância ionizável se torna carregada eletricamente. Quando a ionização acontece dentro de uma célula viva, a estrutura química de seus componentes pode ser modificada. A exposição à radiação ionizante pode levar à ionização de moléculas que constituem as células, alterando tanto o material genético como as reações químicas que ocorrem em seu interior.

Para o estudo dos efeitos da radiobiologia, ou seja, a interação da radiação com as células, interessam apenas os efeitos da radiação ionizante; assim, a partir deste ponto será usada apenas a palavra radiação para nos referirmos à radiação ionzante.

Radiação

Ao incidir sobre a matéria, a radiação se move de um ponto a outro e perde sua energia através das várias interações com os átomos presentes, ionizando-os. A ionização não se dará da mesma maneira, uma vez que dependerá do tipo de radiação (sua intensidade) e do meio no qual incide. Para descrever a intensidade da ionização foi criada a expressão *ionização específica*. Ionização específica é definida como o número de pares de íons formados por unidade de distância percorrida (**Figura 2.2**).

Assim, a taxa com que ocorre a perda de energia da radiação dependerá do tipo de energia da radiação e da densidade e composição atômica da matéria pelo qual ela passa. Com relação ao tipo de energia, as radiações são classificadas como se segue (**Figura 2.3**):

- **Radiação alfa ou partícula alfa:** esse tipo de radiação carrega dupla carga e apresenta baixa velocidade. São partículas com alta ionização específica e desenvolvem curta trajetória na matéria.

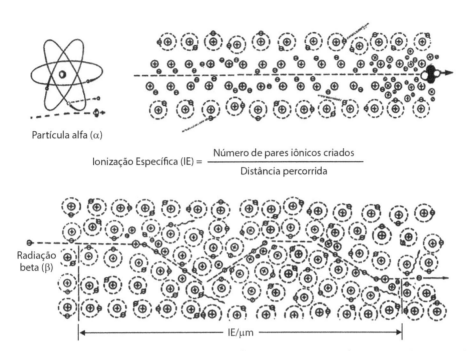

Figura 2.2 Ionização específica causada pela radiação α e β. Ionizações específicas (pares iônicos + e –) formados. A radiação α tende a acarretar ionizações em um eixo específico, enquanto a β apresenta movimento randômico.

- **Radiação beta ou partículas beta:** esse tipo de radiação apresenta muito menos ionização específica que a partícula alfa, mas percorre uma trajetória maior. Por exemplo, o fósforo-32 (^{32}P), uma partícula beta relativamente energética, tem trajetória máxima de 7m no ar e de 8mm no tecido.
- **Raios gama, raios X e nêutrons:** são referidos como radiação ionizante indireta, pois não têm carga e, portanto, não podem impulsionar diretamente os elétrons orbitais como as partículas alfa ou beta. Essas radiações atravessam a matéria e podem interagir com uma partícula. Se a partícula é um elétron, este pode receber energia suficiente para ser ionizado, o que causa outras ionizações por interação direta com outros elétrons. Como resultado, a radiação ionizante indireta (raios gama, X ou nêutrons) pode ocasionar a liberação de partículas diretamente ionizantes (elétrons) dentro de um meio.

AÇÃO DA RADIAÇÃO NO SISTEMA BIOLÓGICO

Qualquer efeito da radiação no organismo biológico dependerá da interação da radiação com os constituintes desse organismo. Entretanto, a interação da radiação é uma função probabilística, podendo acontecer ou não. Caso exista interação, a deposição inicial de energia será muito rápida (cerca de 10^{-17} segundos). Deve-se ter em mente que a interação da radiação com a célula (a menor unidade que compõe o organismo vivo) não é seletiva, isto é, a energia é depositada ao acaso na célula. As alterações que a radiação pode induzir nas células, tecidos ou órgãos não são características, ou seja, não é possível estabelecer se um determinado dano ocorreu devido à interação da radiação ou à interação de metais, poluentes químicos, industriais ou agrícolas com as células. Os exemplos citados são os mais frequentes no dia a dia, mas há muitos outros. Os efeitos da radiação só podem ser observados em condições controladas de laboratório ou em caso de altas doses acidentais. Por fim, é preciso considerar que as alterações

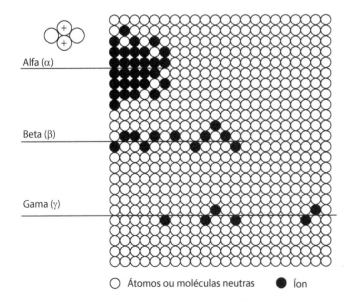

Figura 2.3 Poder de penetração e ionização das diferentes radiações ionizantes. O esquema mostra a interação da radiação com a matéria, a densidade de ionizações específicas e a penetração de cada tipo de radiação (veja o texto para mais detalhes).

Tabela 2.1 Efeitos conhecidos da radiação ionizante

Morte
Geração de radicais livres
Danos ao DNA
Aberrações cromossômicas
Mutação
Retardo ou interrupção do ciclo celular
Transformações malignas (câncer)
Efeito Bystander

biológicas em células e tecidos ocorrem após um período de latência que pode variar de minutos a semanas ou até mesmo anos. Assim, quando a radiação atravessa o sistema biológico, quatro situações podem ocorrer:

1. A radiação pode atravessar a célula sem causar dano algum; portanto, nenhum efeito será verificado.
2. A radiação pode danificar a célula, mas o problema pode ser reparado e, da mesma maneira, não serão observados efeitos.
3. A radiação pode causar danos que não são reparados ou são reparados erroneamente, mas, mesmo assim, a célula é capaz de reproduzir e criar réplicas defeituosas de si própria.
4. A radiação causa tantos danos que a célula morre.

Efeitos conhecidos da radiação ionizante

Os efeitos conhecidos da radiação estão listados na **Tabela 2.1**. Como se pode observar, a tabela lista uma série de efeitos diferentes que dependerão de fatores que influenciam a interação da radiação com o organismo biológico.

FATORES QUE INFLUENCIAM A INTERAÇÃO DA RADIAÇÃO COM O ORGANISMO BIOLÓGICO

A interação da radiação com a célula ou o organismo biológico dependerá fundamentalmente de três fatores: biológicos, físicos e químicos. A *conjunção dos três fatores* determinará a resposta à radiação. Por motivos didáticos, cada um fator será descrito isoladamente: os fatores biológicos são inerentes à célula (sensibilidade, fase do ciclo celular e reparo), os fatores físicos são inerentes à radiação (LET, taxa de dose) e, finalmente, os químicos são aqueles dependentes das condições químicas do meio irradiado (presença e/ou ausência de sensibilizadores e protetores).

Influência dos fatores biológicos na resposta à radiação

Sensibilidade

Em primeiro lugar, deve-se ter em mente que as células do organismo estão constantemente se dividindo, crescendo e morrendo. A simples observação da pele confirma que as células continuamente descamam e morrem e são substituídas por novas. Assim, o mesmo ocorre nas células presentes nos diferentes órgãos e tecidos. No entanto, algumas populações de células são fixas, como os neurônios, ou seja, não sofrem diferenciação durante a vida.

Lei de Bergonie e Tribondeau

As pesquisas iniciais com as radiações demonstraram que células diferentes apresentam variações na sensibilidade à radiação. Em 1906, dois radiobiologistas estabeleceram uma relação que apresenta uma predição satisfatória da sensibilidade relativa de dois tipos de células ou tecidos diante da radiação. Essa relação é conhecida como a Lei de Bergonie e Tribondeau. A relação considera que a sensibilidade relativa à radiação é diretamente proporcional à capacidade reprodutiva da célula e inversamente proporcional ao grau de diferenciação (ou especialização). Diferenciação é o processo a partir do qual células de um organismo sofrem transformações em sua forma, função e composição até alcançarem seu estado especializado. Células maduras são células que apresentam morfologia, composição e/ou funções definidas, sendo, portanto, diferenciadas.

A **Figura 2.4** apresenta um exemplo da diferenciação hematopoética, mas poderia ter sido mostrada a diferenciação de enterócitos, espermatozoides, óvulos, entre outros. Assim, observa-se que as células imaturas (não especializadas morfológica e funcionalmente) são mais radiossensíveis do que as células plenamente desenvolvidas. As células imaturas sofrerão várias divisões até se tornarem células totalmente diferenciadas; portanto, células imaturas, indiferenciadas, têm alta atividade mitótica. A grande exceção a essa lei são os linfócitos, que são células totalmente diferenciadas, sem qualquer divisão pela frente e sem qualquer atividade mitótica, sendo muito sensíveis à radiação.

Quanto maior a atividade reprodutiva de uma célula, mais nociva será a radiação. Células maduras e diferenciadas, ou seja, células especializadas no desenvolvimento de suas funções, são menos sensíveis à radiação. Enfim, a sensibilidade é uma característica da célula e não da radiação.

A radiossensibilidade, além de variar entre os diferentes tipos de célula de um organismo (veja na **Figura 2.5** diferentes tipos celulares de mamíferos), também varia de acordo com a espécie de organismo estudada e, em geral, quanto mais primitiva a forma de vida, mais resistente é o organismo.

Sensibilidade segundo Rubin e Casarett

Outra maneira de abordagem da sensibilidade celular foi adaptada da Lei de Bergonie e Tribondeau por Rubin e Casarett em 1968, que classificaram a sensibilidade não com base na célula individual, mas na população de células, ou seja, o tecido. Cabe lembrar que cada tecido é composto de no mínimo duas células: parênquima e estroma.

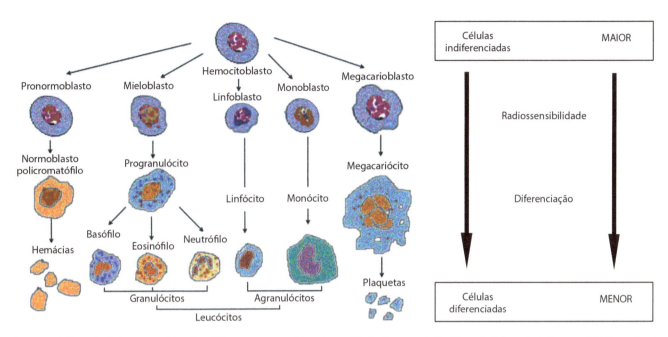

Figura 2.4 Diferenciação hematopoética. As células passam por várias etapas até atingirem o estado diferenciado (características morfológicas e funcionais próprias). As etapas finais, no exemplo leucócitos e plaquetas, não se dividem mais; assim, são mais resistentes à radiação, se comparadas aos estados iniciais. As poucas exceções à Lei de Bergonie e Tribondeau são representadas pelos linfócitos (células diferenciadas bastante sensíveis à radiação).

O parênquima consiste em células típicas do órgão ou tecido em questão, enquanto o estroma é a parcela que contém tecido conjuntivo, vasos e outras células. De acordo com os autores citados, o efeito clínico observado após o dano provocado pela radiação depende não somente da radiossensibilidade específica da célula, mas de sua função particular. Rubin e Casarett classificam as populações com relação à radiossensibilidade (**Tabela 2.2**).

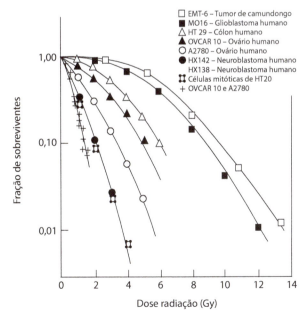

Figura 2.5 Radiossensibilidade diferenciada de células de mamíferos. Diferentes células de mamíferos (normais ou cancerígenas) foram irradiadas exatamente nas mesmas condições com doses crescentes de radiação.

As populações mais radiossensíveis são as linhagens celulares que se dividem regularmente e incluem as células-tronco mais primitivas. As mais radiorresistentes são as linhagens celulares que perderam a capacidade de divisão. O conceito é importante, pois derivou da prática clínica após observações histológicas da dose de radiação correlacionada ao efeito clínico específico. Essa classificação possibilitou uma melhor avaliação dos riscos associados.

A radiossensibilidade de um tecido ou órgão é dada pela presença da célula ou das populações celulares sensíveis. Assim, um tecido considerado relativamente radiorresistente, como o tecido muscular, tem a sensibilidade definida pelas células mais radiossensíveis que o compõem, no caso os vasos sanguíneos que o irrigam. A dose tolerada pelas células musculares é mais alta do que pelas células que constituem os vasos e pode levá-las à morte, impedindo a irrigação da parcela do músculo e provocando, como consequência, a falência deste (**Figura 2.6**).

Ciclo celular

Ciclo celular é o processo pelo qual uma célula replica seu material genético, reparte-o igualmente e o transfere para as células-filhas. Enfim, consiste no conjunto de mecanismos responsáveis pelo crescimento e desenvolvimento normais de um organismo e se divide em duas grandes fases: interfase e divisão. A interfase compreende três subfases: S, G1 e G2, ao passo que a divisão compreende a mitose com suas fases – prófase, metáfase, anáfase e telófase. Células que não apresentam divisão constante e continuada permanecem na fase G0

Tabela 2.2 Categorias de radiossensibilidade de células de mamíferos segundo Rubin e Casarett

Categorias de radiossensibilidade de células de mamíferos				
	Tipo celular	Propriedades	Exemplos	Sensibilidade
1	Células vegetativas intermitóticas	Dividem-se regularmente; sem diferenciação	Eritroblastos Células da cripta intestinal	Alta
2	Células intermitóticas diferenciadas	Dividem-se regularmente; alguma diferenciação	Espermátides Oócitos	
3	Células do tecido conjuntivo	Dividem-se irregularmente	Células endoteliais Fibroblastos	Baixa
4	Células pós-mitóticas reversíveis	Não se dividem regularmente	Pâncreas, fígado, glândulas salivares	
5	Células mitóticas fixas	Não se dividem; altamente diferenciadas	Neurônio, células musculares estriadas	

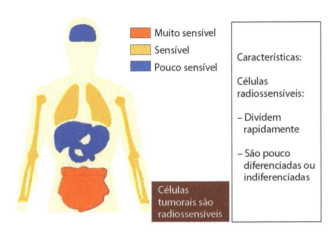

Figura 2.6 Radiossensibilidade diferenciada de tecidos e órgãos humanos. O esquema apresenta a radiossensibilidade de diferentes órgãos do corpo humano. Ao lado, observam-se as características das células que compõem os órgãos relativamente radiossensíveis. Células radiorresistentes apresentam características opostas (não descritas) àquelas observadas nas células radiossensíveis.

ou em repouso (é o caso dos neurônios, que não se dividem). O ciclo celular culmina na mitose para as células não germinativas (também denominadas somáticas). As células germinativas não apresentam processo cíclico no desenvolvimento celular, sendo a fase reprodutiva chamada de meiose.

Para se entender o ciclo celular é necessário considerar que toda célula se origina da divisão de outra célula preexistente. O processo que dá origem a novas células obedece a um padrão cíclico e tem início com o aumento quantitativo de moléculas e organelas constituintes da célula. Em seguida, os constituintes são separados e finalmente divididos, formando uma nova célula-filha idêntica à célula-mãe da qual se originou. O ciclo celular é de fundamental importância para a reposição das células constantemente destruídas e sua duração varia de acordo com o tipo de célula.

Todo o transcorrer do ciclo celular é controlado por diversas proteínas e enzimas que asseguram a ausência de erros. Essas proteínas garantem a duração específica de cada fase do processo e o tempo total necessário para que ocorra todo o processo. Uma pequena mutação em uma proteína ou enzima de controle pode ter consequências gravíssimas no ciclo celular, como no caso das células cancerígenas que, em geral, apresentam ciclo celular mais rápido que as células normais.

Superficialmente, pode-se considerar o câncer como a presença de células que não controlam o ciclo celular e se dividem inapropriada e ininterruptamente. Resumidamente, o câncer é uma doença do ciclo celular. A **Figura 2.7** mostra as fases do ciclo celular, as quais são descritas a seguir:

- **Fase G1:** todo o conteúdo (moléculas, organelas) é duplicado, com exceção dos cromossomos (DNA).
- **Fase S:** cada um dos 46 cromossomos é duplicado (o DNA é sintetizado).
- **Fase G2:** cromossomos duplicados – preparação para divisão.
- **Fase M – mitose:** a célula se divide.

As células apresentam radiossensibilidade diferenciada de acordo com a fase do ciclo celular em que se encontram (Figura 2.7). Assim, são mais sensíveis quando irradiadas em G2 ou M, menos sensíveis em G1 e mais resistentes em S. A resistência relativa na fase S está relacionada com o fato de que todos os mecanismos necessários para sintetizar o DNA ou repará-lo estão atuando integralmente e os cromossomos se encontram dispersos. Nessa fase, as células têm mais tempo para o reparo. Células em G2 ou M têm menos tempo para reparar os danos. Os cromossomos na fase M são condensados e, ao serem atingidos pela radiação, maior proporção pode ser danificada; além disso, a condensação dificulta os mecanismos de reparo, os quais normalmente ocorrem durante a fase de síntese do DNA, quando a dupla hélice se encontra aberta. Atraso na divisão celular é fator importante no reparo dos danos. Assim, a sensibilidade com relação à radiação obedece à seguinte ordem:

$$M \rightarrow G2 \rightarrow G1 \rightarrow S_{inicial} \rightarrow S_{final}$$

A sensibilidade diferenciada de cada fase do ciclo celular tem importância prática nos tratamentos radioterapêuticos a que são submetidos pacientes com câncer, como será visto mais adiante.

Pontos de checagem (*checkpoints*) do ciclo celular

Durante o ciclo celular, existem etapas internas em que se avalia se o prosseguimento do ciclo celular deve continuar.

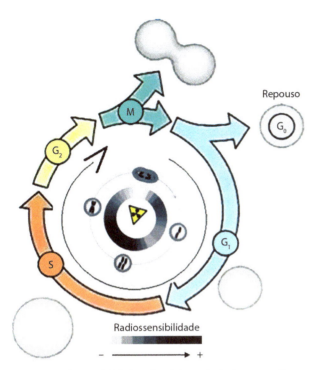

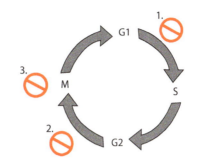

Figura 2.8 *Checkpoints* do ciclo celular.

Figura 2.7 Radiossensibilidade, ciclo celular e principais eventos. No esquema, a parte mais interna do ciclo mostra a radiossensibilidade (a escala de cor indo do branco ao preto representa a radiossensibilidade, sendo o preto a fase mais radiossensível e o branco a fase mais radiorresistente). A grande seta fina (localizada no meio) mostra a interfase. A parte externa do esquema mostra as fases do ciclo celular. Os desenhos externos representam as células e os principais eventos que ocorrem em cada fase: na fase G_1, todo o conteúdo (moléculas, organelas) é duplicado, com exceção dos cromossomos (DNA); na fase S, cada um dos 46 cromossomos é duplicado (o DNA é sintetizado); na fase G_2, cromossomos duplicados (preparação para divisão); na fase M, mitose (a célula se divide). (G_0: célula totalmente diferenciada.)

Essas etapas são como freios que podem parar o ciclo celular em pontos específicos: os *checkpoints* ou pontos de checagem (**Figura 2.8**). Os pontos de checagem impedem o início de eventos subsequentes até que o anterior seja executado com sucesso.

Existem três pontos principais de checagem, os quais são apresentados na **Figura 2.8**. O ciclo celular processa as seguintes verificações na célula:

- **G1-S:** quando se dá a verificação do tamanho da célula e do DNA a ser duplicado.
- **G2-M:** quando é realizada a verificação do DNA (se a duplicação foi correta e, no caso de danos, se foram reparados corretamente).
- **M:** verificação da formação de fusos e da correta ligação dos cromossomos.

Desse modo, antes de iniciar a divisão, a célula realiza a verificação do DNA sintetizado (fase S), assegurando que este foi corretamente duplicado. Se a avaliação efetuada foi positiva, as células prosseguem para a fase seguinte do ciclo celular, ou seja, realizam a mitose (que leva à formação de uma nova célula). Se o resultado da avaliação foi negativo, as células interrompem o processo de divisão e permanecem por tempo indeterminado ou até sua morte no estágio denominado G0. Caso existam erros, estes podem ser corrigidos; se a correção não for fidedigna, ocorrerá uma mutação.

Finalmente, caso os pontos de checagem descritos não sejam acionados, podem ocorrer mutações que levam à perda do controle do ciclo celular, ou seja, ao câncer.

Mecanismo de reparo do DNA

A evolução de uma espécie só ocorre devido às mutações genéticas; entretanto, a sobrevivência do indivíduo depende da estabilidade de seu genoma. A estabilidade do genoma é resultado de um acurado mecanismo de duplicação do DNA e da existência de mecanismos de reparo que corrigem os danos a que o DNA está continuamente submetido.

O mecanismo de reparo consiste na capacidade da maquinaria celular de corrigir os erros causados por mutações. Muitos erros podem ser corrigidos porque a informação genética é preservada em uma das duas fitas da dupla hélice que forma o DNA; assim, a informação perdida em uma fita pode ser obtida na fita complementar. Os mecanismos de reparo do DNA são universais, e uma célula tem vários sistemas capazes de atuar ao mesmo tempo no DNA.

O mecanismo de reparo do DNA é uma resposta hierárquica, isto é, uma série de passos sequenciais: inicialmente, proteínas sensoras reconhecem lesões ou alterações de cromatina; em seguida, proteínas transdutoras são acionadas para transmitir sinais para os efetores e, finalmente, os efetores executam o reparo.

O DNA é um polímero de nucleotídeos composto por açúcar (desoxirribose), quatro bases nitrogenadas (adenina, guanina, citidina, timina) e fosfato. Os componentes realizam ligações específicas, altamente ordenadas, e apresentam complementação entre as bases. O DNA contém uma estrutura de dupla hélice com duas fitas complementares. Dada a existência de dupla fita, quebras podem ocorrer em uma ou nas duas fitas; assim, existem reparos especializados para uma fita e para a dupla fita.

A exposição das células de mamíferos às radiações ionizantes resulta em resposta celular complexa que compreende a interrupção da progressão do ciclo, a ativação de mecanismos de reparo do DNA e a indução da morte celular programada. Todas essas respostas foram observadas isoladamente; entretanto, são a manifestação de um único processo genético fundamental, a ativação dos mecanismos de reparo do DNA, que é o resultado mais evidente da ação da radiação ionizante. Desse modo, as lesões radioinduzidas, como as quebras de dupla fita ou de fita única, estão na origem da cascata de eventos moleculares que levam ao bloqueio do ciclo celular.

Entre os danos ao DNA, as lesões de duplas fitas, que podem ser causadas por radioterapia ou quimioterapia, são os mais graves. Para diminuir os efeitos das lesões de dupla fitas as células rapidamente ativam a via de reparo DNA, que consiste na interrupção do ciclo celular, e durante esse período as células têm a oportunidade de reparar o dano ao DNA. Quando os danos não são reparáveis, existem mecanismos que eliminam a célula danificada. Se esses mecanismos falham, a célula continua se reproduzindo com alterações em seu genoma.

Em geral, a lesão de fita única é rapidamente reparada, pois a informação genética se encontra preservada na outra fita complementar à lesionada. Caso o reparo ocorra de maneira incorreta, acontecerá a mutação. Quebras de dupla fita em posições bem distantes uma das outras também são reparadas sem muito problema, enquanto as concentradas em parte do DNA são de difícil reparo, resultando na maioria dos insultos biológicos, incluindo a morte celular. Problemas no reparo das lesões de dupla fita levam ao acúmulo de rearranjos, o que pode acarretar a formação do câncer.

Além das quebras, a radiação pode levar à formação de dímeros, ligações cruzadas entre proteínas e o DNA, perda ou modificação de bases, ligações cruzadas intrafita, quebra de pontes H-H e quebra do açúcar.

A **Figura 2.9** resume os danos que a radiação pode induzir no DNA.

Reparo dos danos às bases

A grande maioria dos danos ao DNA provocados pela radiação envolve a modificação química das bases. Essas modificações afetam a estrutura do DNA mediante a introdução de ligações químicas impróprias que promovem a modificação da estrutura física do DNA. O dano às bases de uma única fita é facilmente reparado, uma vez que a sequência complementar sem danos está disponível na outra fita e será usada como molde. Os diferentes mecanismos de reparo de bases dependem da extensão das bases envolvidas, como o reparo por excisão de bases (do inglês *base excision repair* – BER).

No BER, uma enzima cliva o esqueleto açúcar-fosfato do DNA, outra enzima remove a base danificada, e nova base completar é sintetizada graças à fita que está sendo usada como molde. Finalmente, outra enzima liga as partes cliva-

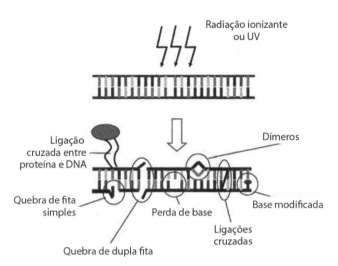

Figura 2.9 Danos ao DNA induzidos pela radiação.

das do DNA. O uso de radiação de alto LET pode danificar várias bases, que devem ser cortadas. Esse processo que envolve várias bases dispõe de um tipo específico de reparo, chamado reparo por excisão de nucleotídeos (do inglês *nucleotide excision repair* – NER). Esse reparo envolve nucleases que clivam um segmento do DNA que depois é refeito.

Reparo da quebra do esqueleto açúcar-fosfato

A radiação ionizante pode romper o esqueleto açúcar-fosfato, ocasionando a quebra de uma única fita (do inglês *single strand breaks* – SSB) ou da dupla fita (do inglês *double strand breaks* – DSB). Existe um processo de reparo específico para quebras em uma única fita. Por outro lado, a lesão das duas fitas é perigosa, pois não existe a fita molde complementar. Existem dois tipos de reparo para lesões na dupla fita: a recombinação homóloga (do inglês *homologous recombination* – HR) e a recombinação não homóloga de partes terminais (do inglês *non-homologous end-joining* – NHEJ). Na recombinação homóloga, o molde é a cromátide-irmã de outro cromossomo. Na recombinação não homóloga não existe molde, as partes finais são unidas, pedaços serão perdidos, e rearranjos cromossomais podem ocorrer. Este último tipo de reparo é o principal meio pelo qual são reparadas as quebras induzidas pela radiação ionizante.

Reparo das pontes de hidrogênio desfeitas

As pontes de hidrogênio unem os pares de bases. Como pontes de hidrogênio são ligações fracas, não covalentes, são facilmente rompidas e também facilmente refeitas.

Influência dos fatores físicos na resposta à radiação

Os fatores físicos que influenciam a resposta do organismo são decorrentes das características intrínsecas da radiação.

LET

Em contraste com toxinas e agentes químicos, que necessitam de receptores e transportadores, a radiação penetra todas as células indiscriminadamente; assim, a energia da radiação é depositada ao acaso. Apesar da deposição de energia ao acaso dentro da matéria, a distribuição de dose dependerá da fonte de radiação e do meio irradiado. Por esse motivo, as radiações são classificadas de acordo com a capacidade diferenciada em transferir energia. Essa capacidade é denominada *transferência linear de energia* ou LET (da sigla em inglês para *linear energy transfer*). Usado para descrever a densidade de ionização (ou ionização específica), o LET representa a energia perdida pelos diferentes tipos de radiação por unidade de distância percorrida e é expressa em keV/μm (1 elétron-volt [eV] corresponde à energia adquirida, no vácuo, por um elétron ao ser acelerado em uma diferença de potencial de 1 volt; então, 1eV corresponde à energia de $1,6 \times 10^{-19}$ joules).

Toda partícula carregada interage com a matéria via forças elétricas e perde energia cinética via ionização ou excitação. Excitação e ionização ocorrem quando partículas carregadas perdem energia por interagir com o elétron orbital. Na excitação não existe energia suficiente para arrancar o elétron, apenas para excitá-lo. O elétron excitado retorna ao nível energético mais baixo com emissão do excesso de energia na forma de energia eletromagnética ou elétrons Auger (processo conhecido como de-excitação). Se a energia transferida é maior que a energia de ligação, o elétron é ejetado e ocorre a ionização. Assim, LET é a quantidade de energia depositada por unidade de distância. A energia depositada dependerá da massa (m) da partícula e da carga da partícula (q). LET é inversamente proporcional ao quadrado da velocidade e diretamente proporcional ao quadrado da carga.

O LET de uma dada radiação descreve a densidade de energia depositada, e a energia depositada é por fim o que determina o efeito biológico da radiação. Em geral, quanto ao LET, as radiações são classificadas como de alto e baixo LET (Tabela 2.3).

Tabela 2.3 Classificação das radiações pelo LET

Alto LET	Baixo LET
Partículas α	Elétrons (e⁻)
Prótons	β⁺
	β⁻
	Raios X
	Raios γ

Quando uma partícula ou energia eletromagnética penetra na célula, uma ou diversas ionizações podem ocorrer. Não é possível precisar o local exato da ionização, pois se trata de um fenômeno ao acaso; entretanto, as ionizações tendem a ter distribuição ao longo de um eixo. A extensão das ionizações ao longo dessa trajetória tem relação inversa com a energia cinética da partícula ou fóton. Então, uma partícula alfa produz um número muito maior de ionizações comparadas aos fótons; pela mesma razão, o LET para o raio gama (γ) pode ser menor que o LET de um raio-X (Figura 2.10).

Radiações de baixo LET (raios γ e X)

Radiações de baixo LET produzem escassas ionizações separadas por distâncias relativamente largas, enquanto radiações de alto LET produzem ionizações densas em uma distância muito pequena, ou seja, depositam energia de uma maneira espacialmente concentrada.

O tecido irradiado com radiação de baixo LET apresenta ionizações relativamente distantes umas das outras, espalhadas pelas células, o que possibilita uma distribuição mais homogênea da dose pela célula. Como o alcance (em distância) das ionizações é maior, o dano celular pode ocorrer distante do local de deposição do radionuclídeo; portanto, essas emissões são apropriadas para tratamento de câncer com massa grande e pobre vascularização (Figura 2.10).

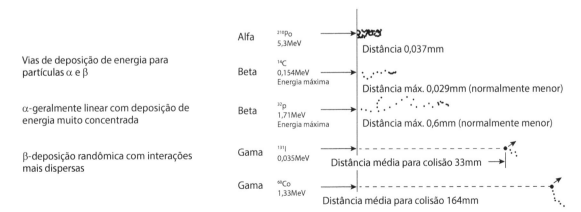

Figura 2.10 Deposição de energia e trajetória das radiações de diferentes LET. Os seguintes radioisótopos são representados: γ ²¹⁰Po, β ¹⁴C, β ³²P, γ ¹²⁵I e γ ⁶⁰Co. Observa-se que as partículas α têm uma trajetória muito curta e a deposição de energia, simbolizada por pontos negros (ionizações específicas), é bastante concentrada ao longo de um eixo. Compare com a distância percorrida (traços) e a deposição de energia (pontos) das outras radiações e a tendência randômica da deposição energética das radiações β e γ.

Radiações de alto LET (partícula alfa e prótons)

A partícula alfa contém massa e carga e interage fortemente com os elétrons orbitais. A cada interação da partícula alfa com o elétron orbital ocorre a perda de velocidade e de energia. Diminuindo a velocidade, a partícula alfa tem mais tempo para influenciar os átomos e grande oportunidade de atrair elétrons, deslocando-os (ionização) ou os movendo para um nível de energia mais alto (excitação). Como a trajetória da partícula alfa vai ficando lenta, a ionização específica aumenta ao máximo, até o ponto conhecido como pico de Bragg. Nesse ponto, a partícula alfa tem a maior capacidade de ionização. A partir desse ponto, a partícula perde a capacidade de ionização.

O pico de Bragg associado às partículas alfa tem aplicação na radioterapia. Ao redor do mundo, vários serviços contam com aceleradores de partículas alfa que possibilitam o ajuste de energia cinética da partícula, liberando grande dose de radiação em uma profundidade particular no tecido cancerígeno. Nesse caso, a dose para o tecido ao redor é baixa se comparada ao pico, sendo uma alternativa ao tratamento convencional por radioterapia ou excisão cirúrgica do câncer. A terapia com prótons e íons pesados fundamenta-se no uso prático do pico de Brag, não sendo usada no Brasil, uma vez que não contamos com nenhum centro de terapia com acelerador de partículas.

Emissões de alto LET dissipam energia no tecido próximo ao local onde o radionuclídeo foi depositado, apresentando, portanto, menor alcance em termos de distância, o que as torna efetivas no tratamento de câncer pequeno ou micrometástases (Figura 2.10).

As modificações químicas induzidas pela radiação (ionização e excitação) podem levar à morte da célula. Esse efeito biológico da radiação (morte celular) foi observado logo após a descoberta dos raios X por Roentgen.

A definição de morte celular tem grande importância na radiobiologia. A morte celular pode ser entendida como a perda da capacidade reprodutiva ou da capacidade funcional da célula. Note que tratamos de morte de células (não de indivíduos ou organismos). A morte de indivíduos ou órgãos será tratada quando forem abordados os efeitos determinísticos.

Células crescidas em cultura (em laboratórios, *in vitro*) são capazes de se proliferar indefinidamente e formar novas colônias a partir de uma simples célula. Essas células são chamadas de células clonogênicas. A viabilidade clonogênica é facilmente determinada em laboratório e usada, em modelos matemáticos, para descrever os danos radioinduzidos.

A determinação da viabilidade clonogênica se dá com a elaboração de uma curva de sobreviventes. Para realização da curva de sobreviventes é necessário o crescimento em placas, por um dado período, de um número conhecido de células; após tempo determinado, as células são coradas e novamente contadas. Nesse caso, assume-se que cada célula dará origem a uma colônia (ou clone, por isso clonogênica) ou um grupo de células visíveis. Em paralelo, é necessário inocular o mesmo número de células em diferentes placas. As placas são submetidas a doses diferentes de radiação e, após o tempo inicialmente determinado, são coradas, e as colônias são contadas.

Curvas de sobrevivência descrevem a relação entre a dose e a fração de células que sobrevivem a essa dose. Trata-se de gráficos que apresentam no eixo y, em escala log, a fração de sobreviventes e no eixo x, em escala linear, a dose de radiação usada. Existem basicamente dois tipos de curvas de sobrevivência: a linear e a que apresenta ombro (Figura 2.11).

Para a interpretação dos dois tipos de curva (Figura 2.11), vários modelos podem ser utilizados, como a teoria do alvo, o modelo linear-quadrático, o modelo do dano letal e potencialmente letal e o modelo de saturação de reparos. Uma descrição sumária contendo os principais parâmetros será realizada a seguir.

Teoria do alvo

A teoria do alvo tem como base a ideia de que as células contêm um número N de alvos críticos que devem ser atingidos para a ocorrência da morte celular. O conceito é antigo, passível de críticas, pois não é possível imaginar que a radiação tenha pontos específicos em mira, mas, após a construção das curvas de sobreviventes, possibilita o cálculo de parâmetros por meio dos quais se torne possível efetuar a comparação efetiva dos efeitos da radiação.

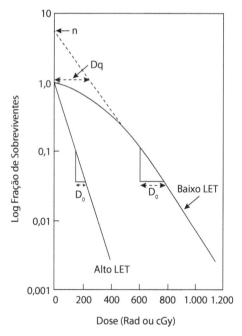

Figura 2.11 Curvas de sobrevivência de células expostas à radiação. No eixo Y, em escala logarítmica, a fração de sobreviventes e no eixo X, em escala linear, a dose. Possibilita o cálculo de três parâmetros: D_o = inclinação – portanto, só pode ser calculada na porção linear da curva; D_q = largura do ombro; n = número de extrapolação em linha reta do final do ombro até o eixo y.

Curvas de sobrevivência linear

A teoria assume que cada interação da radiação resulta na inativação (morte) da célula, razão pela qual a teoria é conhecida como uma interação, um alvo (do inglês *single-hit, single target*) e pode ser obtida experimentalmente usando radiações de alto LET (veja na **Figura 2.11** a curva usando a radiação de alto LET).

De acordo com essa teoria, a curva de sobrevivência linear é representada pela equação 1:

$$S = e^{-\alpha D} \quad (1)$$

Onde:
S é o número de células sobreviventes
α é a inclinação ou D_0
D é a dose de radiação usada

Definindo D_0 como igual a $1/\alpha$, a relação pode ser representada por: $S = e^{-D/D_0}$.

Se $D = D_0$, então $S = e^{-1} = 0,37$; portanto, D_0 é a dose em que 37% das células sobreviveram ou, dito de outro modo, 63% morreram.

Quando são usadas radiações de baixo LET, a curva de sobrevivência obtida muda de formato e passa a apresentar um ombro. Observe a representação na **Figura 2.10** com o uso de radiação de baixo LET. Assim, nessa situação, três parâmetros podem ser calculados:

- D_0: dose em que 37% das células sobrevivem.
- N: número de extrapolação.
- D_q: *quasithreshold* ou dose Dq ou dose subletal.

Curvas de sobrevivência com ombro

A curva de sobrevivência com ombro pode ser mais bem descrita quando se considera a seguinte situação: uma interação-múltiplos alvos (*single hit-mutitarget*). O número de interações nas células e o número de alvos são uma função probabilística descrita pelo modelo de Poisson, que fornece a probabilidade da ocorrência de um determinado número de eventos em dado período de tempo. O modelo de Poisson pressupõe também que cada evento é independente do tempo transcorrido desde o último evento.

O grande problema dessa teoria é que, de fato, não existem alvos específicos para a interação da radiação que, ao serem atingidos, acabem com a célula.

A interpretação usual da curva de sobrevivência para células expostas à radiação de baixo LET é a que se segue:

- Doses baixas de radiação empregadas na região inicial da curva resultam em uma fração menor de células mortas porque, à medida que a dose aumenta, a fração de células sobreviventes cai. A curva depois de determinada dose tende a se tornar linear. O parâmetro D_0 pode ser usado para caracterizar a radiossensibilidade dessa região da curva, lembrando que D_0 é a inclinação da reta, não sendo possível calculá-lo para a parte com ombro do gráfico.

- D_0 é a dose em que 37% das células sobreviveram ou a dose que matou 63% do número total de células. Quanto maior o valor de D_0 para um tipo de célula, mais radiorresistentes são essas células.

- O valor de n ou número de extrapolação é obtido extrapolando-se a parte linear da curva de sobreviventes até uma dose zero. O número é uma medida da largura do ombro inicial, isto é, pequenos valores de n correspondem a ombros estreitos e grandes valores correspondem a ombros largos.

- D_q é a dose necessária para ultrapassar a região do ombro da curva de sobrevivência e está relacionado com a capacidade da célula de reparar um dano causado por uma radiação subletal. D_q é a distância do ombro e indica que com o uso de doses baixas a grande maioria das células conseguiu se reparar após a irradiação; nesse caso, a morte celular é mínima, e o dano causado pela irradiação, muito limitado. Assim, o ombro (D_q) é a região onde as células realizaram o reparo dos danos ocorridos e foram capazes de sobreviver.

Por fim, curvas exponenciais podem apresentar uma espécie de "cauda" e são denominadas *curvas quebradas* (**Figura 2.12**). A obtenção de retas apresentando inclinações diferentes para o mesmo tipo celular sugere tratar-se de uma população heterogênea constituída de células com diferentes radiossensibilidades; assim, as mais sensíveis foram inativadas com doses menores, uma vez que, à medida que as doses aumentam, a população de células resistentes também aumenta e, consequentemente, a porção terminal da curva deve representar quase que exclusivamente a inativação da subpopulação radiorresistente.

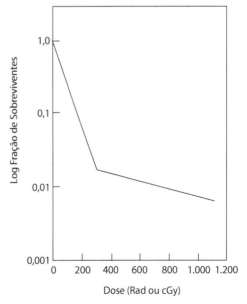

Figura 2.12 Curvas de sobrevivência de células submetidas à radiação. O gráfico apresenta retas de inclinações diferentes, podendo ser interpretado como sensibilidade diferenciada de uma população de células diante da radiação.

Modelo linear quadrático

Modelos matemáticos têm importância e utilização em estudos radioterapêuticos, pois descrevem a sobrevivência clonogênica, as probabilidades de controle do tumor e as probabilidades de complicação no tecido normal. O modelo mais usado para o estudo da sobrevivência das células é o modelo linear quadrático, o qual se baseia na observação de que, em gráfico, a fração de células sobreviventes é representada na escala log pela expressão S = N/N_0, onde N é o numero de células viáveis após a radiação e N_0 é o número de células antes da radiação *versus* a dose D, podendo ser descrita por um termo linear e outro quadrático (logS [D] = [-αD + βD^2]), deduzidos da equação 2:

$$S = e^{-(\alpha D - \beta D^2)} \quad (2)$$

Onde:
S é a fração de células sobreviventes
D é a dose
α e β são constantes

Com base nessa relação, podem ser calculados esquemas para hipo ou hiperfracionamento de doses. O modelo, uma evolução da teoria do alvo, pressupõe a existência de dois componentes responsáveis pela redução do número de células em uma amostra irradiada. Nesse caso, considera-se que as lesões responsáveis pela inativação da célula são resultantes das interações de sublesões. Pelo menos duas sublesões são necessárias para inativar a célula. Um dos componentes que causam a lesão é denominado α (a constante que descreve a inclinação inicial da curva de sobreviventes, ou seja, proporcional à dose onde a morte ocorre em função de um evento único). O outro componente, chamado β, é o componente quadrático da função morte celular (ou seja, proporcional ao quadrado da dose, onde a morte ocorre em eventos múltiplos). O gráfico que ilustra o modelo é apresentado na **Figura 2.13**.

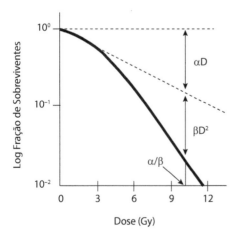

Figura 2.13 Curvas de sobreviventes no modelo linear quadrático. Para o cálculo dos parâmetros α e β é necessário construir o gráfico onde são representadas a fração de sobreviventes e a dose. A linha vertical é posicionada na dose que possibilitou igual morte celular (mesma altura para α e β).

Para obtenção gráfica dos parâmetros assinalados na figura é necessário traçar uma linha reta a partir do valor 100% de sobreviventes e, em seguida, extrapolar uma reta a partir do término do ombro. A linha vertical é posicionada na dose que permitiu igual morte celular (as alturas αD e βD^2 devem ser idênticas). Nesse modelo, o componente α representa a inclinação inicial da curva e apresenta variação linear com a dose. O provável significado biológico é a existência de danos letais, provavelmente lesão na dupla fita do DNA. São eventos que ocorrem especialmente com o uso de radiações de alto LET (densamente ionizantes). O componente β tem variação quadrática em função da dose. A interpretação aceita para esse evento é a de que o dano pode ser reparado; nesse caso, o dano foi provavelmente decorrente de lesões de uma única fita do DNA.

A razão α/β representa a dose na qual o componente linear do dano é igual ao componente quadrático. A razão α/β define a interpretação da curva de sobrevivência; assim, alta razão α/β significa presença de danos letais e curva linear na origem, enquanto baixa razão α/β significa que os danos podem ser reparados e a curva apresenta ombro inicial. Evidentemente, essa conclusão só pode ser obtida por meio da comparação com outro experimento.

Modelo de dano letal e dano potencialmente letal

Esse modelo apresenta muitas semelhanças com o modelo linear quadrático, mas leva em consideração que na irradiação de células com altas doses a forma da curva não é linear-quadrática, mas sim linear-quadrática-linear. Considera também que a curva de sobrevivência é diferente quando se usam células em diferentes fases do ciclo celular. O modelo é mais usado para previsões com relação às consequências de diferentes taxas de dose.[1]

Modelo de saturação de reparo

Segundo esse modelo, a forma da curva de sobrevivência é consequência da taxa de reparo celular. Considera que, a partir de determinada dose a célula não é mais capaz de reparar os danos induzidos pela radiação, ou seja, sua capacidade de reparo atingiu a saturação; nesse caso, a taxa de reparo não sofrerá modificações em função do aumento da dose.[2]

Eficiência biológica relativa (EBR) (do inglês relative biological efectiveness ou RBE)

Outro fator físico que influencia a resposta do organismo à radiação é a EBR. O conceito de EBR traz a ideia da eficácia de um tipo de radiação em produzir um dano biológico. Experimentalmente, verifica-se que doses iguais (isto é, energias absorvidas igualmente) de diferentes radiações não produzem efeitos idênticos. Se as mesmas células são submetidas a diferentes tipos de radiação, à medida

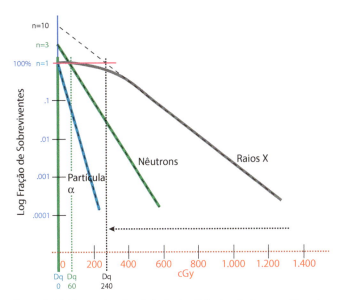

Figura 2.14 Curvas de sobrevivência de células irradiadas com diferentes LET. O mesmo tipo celular é submetido a diferentes esquemas de radiação. Os mesmos parâmetros D_0, N e D_q podem ser calculados. Variando o LET, de raios X (baixo LET) a α (alto LET), observa-se que os parâmetros mencionados são alterados (veja o texto para mais detalhes).

que o LET aumentar a curva de sobreviventes obtida apresentará duas grandes modificações:

- D_0 (inclinação na porção reta da curva) diminui com o aumento do LET e
- n (número de extrapolação) tende a 1 com o aumento do LET (**Figura 2.14**).

Observe na **Figura 2.14** que para uma mesma dose o uso de radiações de LET diferentes (α, nêutrons, raios X) resultou em diferentes respostas. Foram obtidas frações de sobreviventes com valores diferentes; portanto, doses iguais de radiações de diferentes LET produzem efeitos diferentes. Em outras palavras, doses iguais (isto é, iguais energias absorvidas) de diferentes radiações não produzem efeitos idênticos, ou seja, para uma mesma dose total a radiação de alto LET produz mais danos que uma de baixo LET. Cabe ressaltar que a EBR só pode ser estabelecida para doses totais com definição prévia do efeito a ser observado, e o efeito será uma escolha do observador.

Para a comparação dos efeitos causados por diferentes radiações foi necessário definir um padrão. Dada a facilidade, o padrão adotado foi o de raios X produzidos por uma ampola que funciona sob uma diferença de potencial de 250keV (isto é, produzindo raios X com uma energia máxima de 250keV). Com base nesse padrão define-se a EBR.

A EBR é a relação (razão) entre a dose (Gy ou rad) dos raios X de referência necessária para produzir um determinado efeito e a dose expressa na mesma unidade de outra radiação que produza efeito igual. Por exemplo, se uma dose de 1Gy da radiação de referência (raios X padrões) produz um efeito particular na taxa de sobreviventes, mas somente 0,05Gy de partículas α é necessário para produzir a mesma razão de sobreviventes, a EBR para a partícula α nesse experimento é de 20:

$$EBR = \frac{\text{Dose dos raios X padrão para produzir o efeito}}{\text{Dose experimental para produzir o efeito}}$$

$$EBR = \frac{1}{0,05} = 20$$

Para curvas de sobrevivência lineares o cálculo de EBR é simples (veja exemplo na **Figura 2.15A**); entretanto, se a curva apresenta ombro, o cálculo sofrerá variação, dependendo da região considerada da curva (se patamar inicial ou final – veja exemplo na **Figura 15B**, onde a porção reta da curva tem EBR = 1,6, ou seja, 800/500 = 1,6, e na porção inicial EBR = 3,0, pois 300/100 = 3). Nas condições do experimento descrito, a EBR para o nêutron será de 1, 6 ou 3.

A EBR tem relação estreita com o LET da radiação. Embora não seja estritamente linear, existe uma correlação positiva entre a EBR e o LET até valores de alto LET. Quando valores de LET muito altos são atingidos, a EBR não aumenta tão rapidamente. A EBR é inicialmente proporcional ao LET; assim, quando o LET da radiação aumenta, a EBR aumenta; entretanto, quando > 100keV (por unidade de tecido), a EBR cai com o aumento do LET. Em geral, a EBR tem valores altos para tecidos que acumulam e reparam danos subletais e valores baixos para aqueles que o fazem em menor proporção (**Figura 2.16**). Radiações com LET de cerca de 100keV/μm são interessantes para a radioterapia, pois produzem grande efeito biológico (provavelmente, quebras na dupla fita de DNA) de maneira mais intensa do que as radiações de baixo LET. A probabilidade de múltiplas quebras na dupla fita do DNA mediante o emprego de radiações esparsamente ionizantes, como raios X (baixo LET), também é menor e, assim, proporcional à baixa EBR.

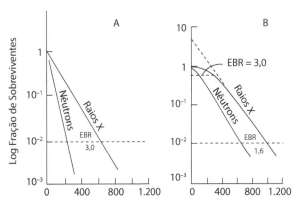

Figura 2.15 Curvas de sobrevivência de células irradiadas com diferentes LET. Curvas de sobreviventes linear (**A**) e não linear (**B**). A aplicação da expressão para cálculo de EBR é simples para curvas de formato linear. Para curvas que apresentam ombro é variável e dependerá da porção da parte linear que for usada para o cálculo.

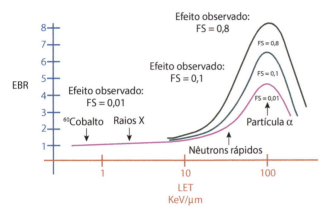

Figura 2.16 Relação entre LET e EBR. Com o aumento do LET (observe os diferentes tipos de radiação), diminui a FS, ou seja, aumenta a quantidade de células mortas e aumenta a EBR (embora não apresente correlação linear). Após 100keV, a EBR cai com o aumento do LET. Com o aumento do LET > 100keV, o número de sobreviventes tende a zero e a FS diminui. (FS = fração de sobreviventes).

Note que no primeiro exemplo, quando foi exemplificada a EBR, o valor encontrado para a partícula α foi de 20. Este é o mesmo valor recomendado para o fator de ponderação (W_R) para a radiação α usada para cálculos em radioproteção. Normalmente, os valores de EBR guardam estreita relação com o W_R ou fator de qualidade; entretanto, não são exatamente iguais. Os valores da EBR variam com a natureza da radiação, a dose, a taxa de dose, as condições da irradiação, o sistema biológico empregado e o efeito medido. Os fatores de ponderação são valores estabelecidos para serem aplicados com um tipo específico de radiação em qualquer situação.

Na radioterapia, o feixe de radiação deve produzir efeitos mais intensos nas células tumorais do que nas normais; assim, a EBR para a inativação das células tumorais deve ser maior que para as células normais.

Fatores de qualidade, taxa de dose e dose

Outros fatores físicos que influenciam a resposta da célula a uma dada radiação são os fatores de qualidade, a taxa de dose e a dose (total ou fracionada).

Os fatores de qualidade estão relacionados com o LET e com a capacidade de ionização. A capacidade de promover ionizações a partir de determinada quantidade de dose absorvida para um determinado tipo de radiação foi estabelecida pela International Commission on Radiations Units (ICRU) e definida de acordo com a efetividade dos diferentes tipos de radiação em produzir o efeito biológico (Tabela 2.4).

Os fatores de ponderação (W_R) são adimensionais (não possuem unidade); por isso, fundamentalmente, as unidades são as mesmas usadas para a dose absorvida (energia/massa).

Outro fator físico de grande importância na resposta da célula a uma dada radiação é a taxa de dose, a qual corresponde à variação de dose no tempo e costuma ser expressa em grays por hora (Gy/h). Enquanto a dose é a quantidade total de radiação emitida, a taxa de dose é a maneira como essa dose é distribuída ao longo do tempo. Por exemplo, a dose de 100Gy pode ser aplicada em diferentes períodos de tempo (1 minuto, 10 minutos, 100 minutos etc.), ou seja, com diferentes taxas (de 100/min, de 10/min, de 1/min etc.), apesar de em todos os casos a dose final de radiação emitida ser a mesma (100Gy). Taxas de doses mais baixas são menos eficazes quanto à produção de lesões do que as mais altas. Taxas de dose baixas tornam possível que o reparo aconteça antes que se tenham acumulado danos suficientes para causar a morte da célula.

Nas radiações de alto LET não existe influência da taxa de dose, pois a grande densidade das ionizações produzidas pelas radiações de alto LET danifica o mecanismo de reparo da célula, levando-a à morte.

Em radiobiologia, tanto a dose como a taxa de dose têm importância capital. Doses elevadas podem ter efeitos diminutos se aplicadas em taxas extraordinariamente diluídas. Por outro lado, taxas de dose reduzidas podem causar efeitos se administradas ao longo de extensos períodos.

Vale destacar também que a dose de radiação recebida é inversamente proporcional ao quadrado da distância em que a fonte se encontra do indivíduo, ou seja, à medida que um indivíduo se afasta da fonte de radiação, a dose recebida diminui.

A irradiação de uma população celular pode ser feita em uma *única exposição* ou a dose pode ser aplicada de maneira *fracionada* ao longo do tempo. O fracionamento da dose consiste na divisão da dose total em frações separadas durante determinado intervalo de tempo. Se uma dose total é dividida, por exemplo, em duas frações separadas por um intervalo de tempo, a fração de células sobrevivente será maior no regime fracionado se comparada com a fração de sobreviventes determinada com a dose total de uma única vez (Figura 2.17).

A análise da Figura 2.17 torna possível observar que a curva apresenta o mesmo ombro, a mesma inclinação e o mesmo número de extrapolação, indicando que as lesões

Tabela 2.4 Fatores de ponderação

Fatores de ponderação (WR) recomendados para cada tipo de radiação	
Tipo de radiação e energia	Fator de ponderação
Raios X e γ	1
Partículas β	1
Energia nêutrons > 10keV	5
> 10 a 100keV	10
> 100keV a 2MeV	20
> 2 a 20MeV	10
> 20MeV	5
Partículas γ	20

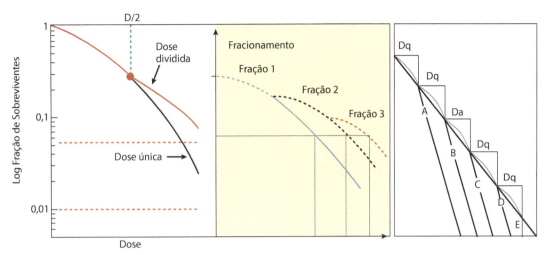

Figura 2.17 Influência do fracionamento de doses nos parâmetros n, D_0 e D_q da curva de sobreviventes. O mesmo tipo de curva de sobrevivência (veja a **Figura 2.11**) pode ser construído. Após fracionamento da dose, a nova curva apresenta os mesmos D_q (mesma largura do ombro), inclinação das retas (D_0) e N obtidos na primeira dose.

foram reparadas dentro de um mesmo período de tempo. A fração de células sobreviventes à primeira dose responde à segunda dose como células que não foram irradiadas, o que pode ser interpretado como a reparação das lesões sofridas entre a primeira e a segunda dose, evidenciando que as células têm a capacidade de se recuperar de danos subletais. Na maioria dos casos, a dose fracionada produz efeitos menores do que a aplicada de uma só vez. Com um fracionamento maior da dose, aumenta o tempo disponível para o reparo do dano subletal. Em regimes multifracionados, os parâmetros ombro, inclinação e número de extrapolação são mantidos (**Figura 2.17**), evidenciando a necessidade de uma dose mais alta para a produção da mesma resposta durante o fracionamento. O fracionamento de dose tem outras implicações de importância vital na radioterapia, o que será discutido posteriormente.

Influência dos fatores químicos na resposta à radiação

Vários fatores químicos podem alterar a resposta da célula à radiação. Algumas substâncias exercem um papel protetor e outras exercem função sensibilizadora. Diversos compostos químicos podem modificar a resposta das células à irradiação: os que intensificam a resposta são considerados radiossensibilizadores e os que a diminuem, radioprotetores.

O oxigênio tem efeito radiossensibilizador sobre todos os organismos. Como esse efeito é universal, o oxigênio é considerado o radiossensibilizador universal. Os primeiros relatos sobre o efeito do oxigênio remontam ao advento da radiobiologia. Em 1912, Swartz notou que o eritema da pele diminuía se a aplicação de rádio fosse realizada com um aplicador fortemente pressionado sobre a pele. Em 1936, Mottram[3] demonstrou a radiossensibilidade das células na presença de oxigênio e em 1950 trabalhos de Gray e cols.[4] mostraram a influência do oxigênio na radioterapia. A informação mais relevante desse período foi que para a obtenção da mesma fração de sobreviventes em condição de hipoxia (níveis baixos de O_2) seriam necessárias doses maiores de radiação em comparação com a dose usada em condições de oxigenação normal (normoxia). Foi então definido o conceito de OER (do inglês *oxygen enhancement ratio* ou, em português, índice de amplificação do oxigênio).

A OER é definida como a razão entre a dose hipóxica e a dose em oxigenação que produz o mesmo efeito biológico definido pelo observador (veja na **Figura 2.18** a curva ilustrativa do fenômeno). Tanto a presença com a ausência do oxigênio têm influência marcante no efeito biológico.

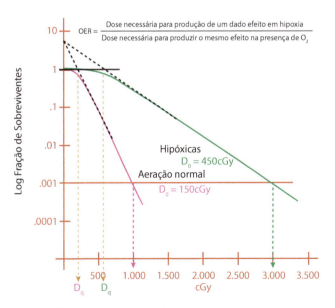

Figura 2.18 Curvas de sobreviventes após irradiação realizada em condições de aeração normal e hipóxicas com determinação de OER. Mesmo tipo de células irradiadas sob duas condições: aeração normal e hipóxicas (oxigênio abaixo do valor normal). Os parâmetros D_0 e D_q são alterados.

A presença de oxigênio (células irradiadas na presença do oxigênio normal da atmosfera) aumenta a efetividade da radiação em causar a morte celular. A ausência de oxigênio (células em hipoxia) resulta em radiorresistência aumentada.

Na **Figura 2.18** observa-se como na prática é realizado o cálculo da OER. OER é a razão entre a dose necessária para a obtenção do mesmo efeito, definido pelo observador, entre células hipóxicas e aeradas. No caso apresentado, para conseguir a mesma fração de sobreviventes (0,001) foram necessários 3.000cGy para as células em condições hipóxicas e 1.000cGy para as células sob condições de oxigenação normal. Portanto, OER = 3.000/1.000, ou seja, OER = 3. Em qualquer porção da parte linear da curva, a OER será 3; assim, para um mesmo tipo de radiação a OER é sempre a mesma, ou seja, é independente da dose e do número de sobreviventes. Na porção inicial da curva (região do ombro) haverá mudança da OER.

A OER de radiações de baixo LET (raios X e gama) é aproximadamente 3; com o aumento do LET, a OER diminui, sendo em geral de 1,6 para nêutrons rápidos e 1 para radiação de alto LET (radiação alfa).

A OER é influenciada por cinco parâmetros que serão estudados separadamente:

- Sensibilidade natural da célula.
- Natureza da radiação (LET).
- Pressão parcial de oxigênio (pO_2).
- Tempo de exposição na presença de oxigênio.
- Fase do ciclo celular.

Sensibilidade natural da célula

O efeito da sensibilidade será potencializado pela presença de oxigênio. Portanto, se células de linhagens sensíveis (células indiferenciadas com muitas meioses pela frente) são irradiadas em presença de oxigênio, a taxa de sobreviventes obtida será menor. Altos valores de OER são obtidos irradiando células radiossensíveis. Por outro lado, valores baixos de OER estão relacionados com células radirresistentes, ou seja, diferenciadas. Assim, quanto maiores forem a oxigenação e a sensibilidade das células, maior será o efeito biológico da radiação, fato especialmente verdadeiro para radiações de baixo LET.

Cabe lembrar que o conceito de radiossensibilidade é relativo, ou seja, o uso de termos como valores altos ou baixos, sensíveis ou resistentes só tem sentido em uma comparação, pois na comparação existe uma referência.

Natureza da radiação (LET)

O efeito do oxigênio tem extraordinária importância com radiações de baixo LET, ou seja, com o uso de radiações que geram ionizações esparsas. Para radiações de alto LET (ionizações densamente concentradas) o efeito do oxigênio tem pouca ou nenhuma influência (**Figura 2.19**).

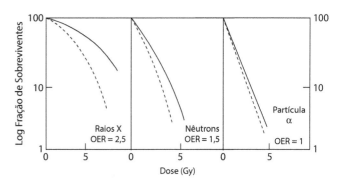

Figura 2.19 Curvas de sobrevivência para raios X, nêutrons e partículas α. As curvas com linhas tracejadas representam irradiações realizadas em condições de normoxia (presença de oxigênio na concentração encontrada na atmosfera). As curvas com linhas inteiriças representam irradiações realizadas em baixa concentração de oxigênio (hipoxia).

A OER dos raios X é cerca de 3 nas doses altas e cai para cerca de 2 nas doses de 1 a 2Gy (**Figura 2.20**). A OER diminui com o aumento do LET. Para radiações de alto LET o valor da OER se aproxima ou se iguala a 1, ou seja, quase não existe influência do oxigênio. Assim, quanto maior o LET, menor será a influência da OER.

Observe na **Figura 2.20** que com LET por volta de 150keV/μm a OER está em torno de 1, isto é, não tem influência. Provavelmente, os danos causados pelas densas ionizações advindas das radiações de alto LET são suficientes para causar a morte das células, não existindo mais células que possam ser mortas; assim, não há contribuição adicional do oxigênio.

A **Figura 2.21** mostra a influência do LET, da EBR e da OER. Observe que a OER tem valor entre 2 e 3 para radiações de baixo LET, diminui com valores de LET > ~30keV/μm e atinge o valor de 1 para LET de ~160keV/μm. Na medida em que a OER declina, a EBR aumenta até que seja atingido um valor de LET de ~100keV/μm, demonstrando que o processo de reparo não é significativo em alto LET.

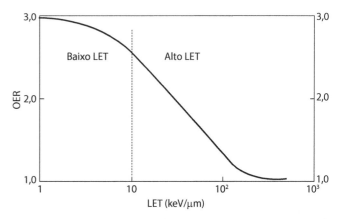

Figura 2.20 Influência do LET sobre a OER. Observe que com a radiação de baixo LET (até 10keV) a influência do oxigênio é máxima (até 3). Com aumento do LET a influência do oxigênio diminui e para radiações de alto LET (α) o oxigênio praticamente não tem influência.

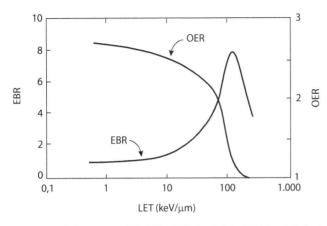

Figura 2.21 Relação entre EBR, LET e OER. O oxigênio (OER) tem influência máxima (3) para radiações de baixo LET. A EBR de radiação de alto LET declina a partir de 100keV e a OER é mínima.

A radioterapia no Brasil é realizada com fonte de cobalto-60 ou césio-134, ou seja, com radiações de baixo LET; assim, o efeito do oxigênio (OER) tem grande influência nos tratamentos radioterapêuticos para tumores. Este assunto será abordado mais adiante.

Pressão parcial de oxigênio (pO_2)

Se o efeito do oxigênio tem grande influência na radioterapia, é compreensível que a tensão de oxigênio tenha influência sobre a OER. A tensão de oxigênio é definida como a pO_2 no sangue e nos alvéolos pulmonares e expressa em milímetros de mercúrio (mmHg).

O ar que respiramos é constituído por aproximadamente 79% de nitrogênio, 21% de oxigênio e 0,03% de gás carbônico e apresenta pO_2 de 160mmHg quando inalado, caindo progressivamente à medida que o ar passa do pulmão (104 a 150mmHg) para a circulação sanguínea que irriga os tecidos e órgãos (4 a 20mmHg).

Experimentalmente, em condições de aumento da tensão de oxigênio, a OER ainda pode ser aumentada em relação às condições normais de oxigenação, como pode ser visto na **Figura 2.22**.

O oxigênio desempenha importante papel na radioterapia de tumores. Em tecidos normais, a distância média entre célula e capilar não ultrapassa 20μm, ordem de grandeza do diâmetro celular; desse modo, todas as células têm suprimento adequado de oxigênio e nutrientes. Entretanto, a rápida proliferação celular, característica do câncer, pode fazer com que essa distância aumente substancialmente, chegando a ultrapassar 200μm. Como a vascularização criada pelo tumor é deficiente, as células cancerígenas apresentam níveis baixos de oxigênio e nutrientes. Assim, a pO_2 de tumores malignos é muito baixa (cerca de 1 a 10mmHg) em comparação com os tecidos sadios.[5] Vale lembrar que, quanto menor o conteúdo de oxigênio, mais resistentes à radiação serão as células.

Tempo de exposição ao oxigênio

Pesquisas mostraram que o oxigênio teria de estar necessariamente presente simultaneamente com a irradiação, não apresentando efeito caso a oxigenação ocorresse antes ou depois da irradiação.[4] Nesse sentido, o efeito do oxigênio é dependente do tempo. A presença do oxigênio durante a exposição das células à radiação gera um grande número de radicais livres. A radiação ionizante (item 5) altera a molécula de água, formando os radicais livres. As células apresentam cerca de 70% de água em sua constituição; assim, é grande a probabilidade de que elétrons sejam arrancados da molécula de água quando da deposição da energia da radiação na célula. Várias reações podem ocorrer graças à combinação dos novos elementos gerados, o que leva à formação de diferentes espécies de radicais livres.

Influência da fase do ciclo celular

A OER também sofre influência da fase do ciclo celular em que a célula se encontra no momento da exposição à radiação. Células em fase S (final) são mais resistentes e células em G2/M são mais sensíveis. Se a OER é influenciada pela fase do ciclo celular que a célula apresenta, então a exposição da célula à radiação durante a radioterapia também sofre influência do ciclo celular.

Durante a radioterapia ocorre a irradiação de uma população de células. Nessa população, cada uma das células pode estar em diferentes fases do ciclo celular. A radiação será mais efetiva e matará inicialmente as células que estão na fase mais sensível do ciclo celular, isto é, células em G2/M. As células na fase S do ciclo, a fase em que as células são mais resistentes, morrerão em menor proporção quando comparadas àquelas

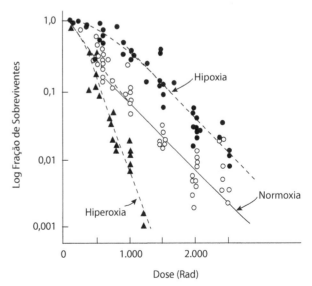

Figura 2.22 Efeito do aumento da oxigenação na curva de sobrevivência de uma cultura de células. Mesmo tipo de células irradiadas sob três concentrações diferentes de oxigênio: hiperoxia (acima da aeração normal), normoxia (pO_2 atmosférica) e hipoxia (pO_2 abaixo da normal).

células irradiadas em G2/M. Portanto, a exposição à radiação terá efeito diferenciado em cada célula que forma o câncer.

O efeito global resultante, após a primeira exposição à radiação, será a tendência à sincronização das células na mesma fase do ciclo celular. As células que sobreviveram à primeira exposição serão, em maior proporção, as da fase mais resistente do ciclo celular, ou seja, S. As células sobreviventes darão continuidade ao ciclo celular, saindo de S para outras fases e indo, portanto, em direção a fases mais sensíveis. Se novamente são submetidas à segunda dose do tratamento radioterapêutico fracionado, as células na fase mais sensível morrerão em maior proporção. A progressão do ciclo celular continua para as sobreviventes com tendência à repetição do fenômeno a cada exposição à dose no tratamento radioterapêutico.

Outros radiossensibilizadores

Além do oxigênio, o radiossensibilizador universal, várias substâncias são consideradas radiossensibilizadoras, as quais aumentam a radiossensibilidade das células quando presentes durante ou após a irradiação.

Existem vários tipos:

- **Análogos de pirimidina** (timina, citosina e uracila) são piridinas halogenadas, como 5ClDeoxiU, 5BrDeoxiU e 5IDeoxiU. As células incorporam esses compostos no lugar de timina, mudando a molécula do DNA e a deixando mais sensível às lesões. A grande diferença em relação ao O_2 é que os análogos de pirimidina devem ser incorporados ao DNA; assim, devem estar necessariamente presentes durante vários ciclos celulares anteriores à exposição à radiação (veja representação na **Figura 2.23**).

- **Análogos de purina**, ou seja, das bases nitrogenadas adenina e guanina, são compostos como 6-mercaptopurina, 2-aminopurina e 6-tioguanina que são poderosos radiossensibilizadores; entretanto, não são específicos como os análogos de pirimidina, pois podem ser incorporados tanto em DNA como em RNA.

- **Outros sensibilizadores:** actinomicina D e compostos que inibem a síntese de RNA mensageiro e com afinidade por elétrons (os eletroafins), como misonidazol (nitroimidazol 3 metoxi 2 propanol), desmetilmisonidazol, 5-nitromidazol, nitrofuran, entre outros, também designados como quimioterapêuticos.

Radioprotetores

Radioprotetores são compostos que reduzem o efeito da radiação na célula ou no organismo. Quando administrados antes da irradiação, é necessária uma dose maior para obtenção da mesma resposta (comparado à irradiação realizada na ausência de radioproteção). Assim, alguns compostos, quando presentes no momento da administração da dose, têm efeito protetor no organismo (veja a **Figura 2.24**). Quando administrados imediatamente após, não se observa nenhum efeito protetor. Esses compostos atuam reduzindo a dose efetiva de radiação que as células recebem, sendo também denominados modificadores da dose. Milhares de compostos já foram avaliados para desempenhar a função de radioprotetor; entretanto, apenas um composto, a aminofostine, tem uso clínico. Em geral, compostos com propriedades radioprotetoras contêm o grupo sulfidrila (SH), como o aminoácido cisteína. A cisteína e a cisteamina desempenham função radioprotetora,

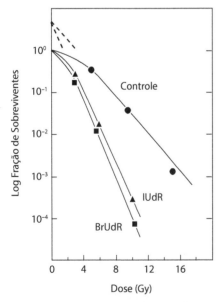

Figura 2.23 Presença de radiossensibilizadores e influência na curva de sobreviventes. Mesmo tipo de células irradiadas sob as mesmas condições, LET e OER iguais. Controle (sem adição). A adição de IUdR (iododesoxiuridina) e BrUdR (bromodesoxiuridina) tem efeito radiossensibilizador.

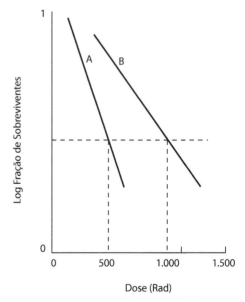

Figura 2.24 Presença de radiossensibilizador e influência na curva de sobreviventes. Mesmo tipo celular irradiado sob as mesmas condições experimentais. **A** Ausência do composto radioprotetor. **B** Presença do composto radioprotetor.

mas são tóxicos na concentração que seria necessária para radioproteção e causam náuseas e vômitos no paciente.

Os compostos considerados radioprotetores (*in vitro*) costumam ser menos eficientes com o aumento do LET.

O iodeto de potássio é considerado um bom radioprotetor da tireoide, sem muitos efeitos colaterais negativos, mas tem eficácia apenas no caso de exposição ao iodo radioativo.

CONTRIBUIÇÃO DOS FATORES BIOLÓGICOS, FÍSICOS E QUÍMICOS NA RESPOSTA CELULAR ÀS RADIAÇÕES (RADIOTERAPIA)

Após analisada isoladamente a contribuição dos fatores biológicos, físicos e químicos na resposta da célula à interação com a radiação, deve-se tentar integrar os três fatores para compreensão da resposta das células à radiação ionizante. Essa integração tem aplicação prática na radioterapia, que representa, na realidade, a principal utilidade das radiações nos organismos biológicos.

Estima-se que cerca de 50% dos pacientes com câncer sejam submetidos à radioterapia externa para tratamento, ou seja, a dose total é administrada em pequenas frações diárias, durante várias semanas, a despeito de na maior parte das situações doses fracionadas produzirem efeitos menores que a dose aplicada de uma única vez. O tratamento em doses fracionadas – em geral 5 dias por semana durante 6 semanas – surgiu da observação prática de que em pequenas doses se obtinha maior proporção de células mortas no tumor do que no tecido saudável vizinho. Dessa maneira foi sistematizado o conceito dos *4 R* da radiobiologia, que explica o uso de doses fracionadas na radioterapia: *Reparo*, *Redistribuição*, *Repopulação* e *Reoxigenação*, que integram os fatores que influenciam a resposta da célula à radiação.

Os 4 R da radiobiologia

Reparo

A exposição à radiação ionizante gera muitas quebras duplas no DNA de células tumorais e saudáveis. As rupturas das fitas do DNA podem ser refeitas por um sistema de reparo conhecido por *Non Homology End Junctions*, ou junção de partes terminais não homólogas (NHEJ), que possibilita a junção e, portanto, o *Reparo* das fitas quebradas. O tecido saudável precisa de um intervalo de tempo entre as frações para processar o reparo no DNA de suas células. Esse intervalo torna possível a regeneração. Evidentemente, haverá reparo nas células saudáveis e cancerígenas. Em geral, assume-se que as células normais ativem seus *checkpoints* e reparem o dano ao DNA. Como o câncer, também conhecido como a doença do ciclo celular, apresenta deficiência na ativação dos mecanismos de *checkpoint*, esses são menos propensos a reparar o dano ao DNA. Em síntese, múltiplos fracionamentos da dose de radiação podem possibilitar o reparo nas células saudáveis, enquanto as células tumorais podem ter mais dificuldades e continuar a ser expostas à radiação.

Redistribuição

As células dos mamíferos exibem diferentes níveis de radiorresistência durante a progressão do ciclo celular. A radiação fracionada mata preferencialmente as células na fase G2/M, a fase mais sensível à radiação ionizante, comparada à G1/S. O tempo decorrido entre duas frações possibilita que as células na fase S (mais resistentes à radiação) passem para as fases em que sejam mais sensíveis; assim, as células sofrem *Redistribuição* para outras partes do ciclo celular. A população sobrevivente tende a sincronizar em fases mais resistentes do ciclo celular, progredindo no ciclo até alcançar fase mais sensível. Por outro lado, as células normais estão em sua maioria em G0/G1 devido ao *checkpoint* em G1, sendo por isso menos sensíveis a esse tipo de ocorrência.

Repopulação

As células normais ou tumorais têm a capacidade de se dividir; no entanto, como mencionado anteriormente, as células normais têm mecanismos de controle que funcionam normalmente, o que poderá favorecer a repopulação da região com células sadias, fenômeno conhecido como *Repopulação*. A repopulação com células sadias, após a supressão do tumor, é um dos pontos-chave para o sucesso da radioterapia.

Reoxigenação

A massa tumoral é heterogênea e apresenta regiões com diferentes tensões de oxigênio. As regiões hipóxicas (regiões com baixa oxigenação ou menor quantidade de O_2) apresentam células mais resistentes à radiação. O uso de radiação de baixo LET na radioterapia determina que o oxigênio seja a molécula-chave para a indução da morte celular, uma vez que sua presença possibilita a formação de radicais livres responsáveis pela maior parte dos danos ao DNA induzidos pela radiação. Caso o tratamento radioterapêutico seja realizado com exposições fracionadas, as células hipóxicas serão *Reoxigenadas* por vários mecanismos.

Na exposição à radiação morrem prioritariamente as células que tenham maior suprimento ou disponibilidade de oxigênio. Em geral, trata-se de células localizadas na periferia do tumor, mais próximas de um vaso sanguíneo. As células no interior são mais resistentes, pois estão submetidas à hipoxia, a qual favorece a radiorresistência.

A inativação das células mais sensíveis vai facilitar a difusão do O_2, uma vez que o oxigênio não pode ser consumido por células inativadas. O O_2 se difunde a partir do vaso capilar e dificilmente chega às células localizadas a mais de 100μm de distância, a partir da qual surgem células hipóxicas, ainda viáveis, e células anóxicas, constituindo zona de necrose.

As células que durante a exposição anterior enfrentavam uma situação de hipoxia têm agora oxigênio disponível; portanto, podem ser eliminadas mais facilmente. O ciclo se repete e nos fracionamentos subsequentes há a oportunidade de reduzir o tamanho do tumor ou sua completa erradicação.[6]

Os quatro primeiros fatores foram descritos por Withers.[7] Em seguida, a lista foi aumentada em 1989 por Steel e cols.,[8] que acrescentaram o quinto R (relativo à Radiossensibilidade) com base em dados que comprovaram que a resposta de tumores à radioterapia está relacionada com a radiossensibilidade intrínseca das células *in vitro*. Os cinco fatores podem trabalhar em direção oposta, dependendo do tumor em questão. Por exemplo, se uma dose de radiação é dividida em frações diárias, a redistribuição e a reoxigenação facilitam o aumento da morte celular devido à redistribuição dos sobreviventes resistentes em fases mais sensíveis ao longo do tempo. Por outro lado, o reparo e a repopulação podem aumentar a sobrevivência graças à recuperação das células após doses individuais de radiação e tornar possível a proliferação entre as doses. Os esquemas atuais de fracionamento tentam usar esses efeitos para maximizar a morte das células cancerígenas e minimizar o efeito nas células saudáveis.

EFEITOS DIRETO E INDIRETO DA RADIAÇÃO

Para que exista qualquer efeito da radiação é necessária a interação da radiação com a célula. As células são formadas basicamente por ácidos nucleicos (DNA e RNA), proteínas, lipídios, carboidratos e água, que são as macromoléculas fundamentais de qualquer célula. A interação da radiação vai ocorrer com as moléculas citadas. Os efeitos da radiação só ocorrem após a interação da radiação com quaisquer das moléculas citadas. No entanto, como a informação genética, aquela que é usada para a geração de uma nova célula, fica armazenada no DNA, este servirá como padrão para a classificação do tipo de interação. Nesse sentido, a interação da radiação com a célula pode se processar de duas maneiras: direta ou indireta.

No efeito direto, o dano é resultado da deposição de energia em átomos de moléculas importantes do sistema biológico, causando a inativação ou alteração da molécula. No efeito indireto, o dano ocorre após a produção de radicais livres, os quais agirão nas moléculas importantes, e não a radiação, daí resultando um efeito biológico.

Efeito direto da radiação

No efeito direto, a radiação tem energia suficiente para quebrar diretamente uma ou mais ligações químicas, causando a ruptura das moléculas biológicas. Se a estrutura do DNA que é mantida pelas ligações químicas for rompida graças à ionização direta da radiação, surgirão quebras simples ou quebras na dupla hélice, interrompendo o DNA. Essas ligações químicas podem ser refeitas ou podem ocorrer ligações cruzadas entre as partes. Se a radiação deve ter energia suficiente para ionizar, então, a depender do LET da radiação, diferentes efeitos poderão ser obtidos.

A ação direta da radiação ocorre quando partículas α, β ou raios X ionizam o DNA, levando à quebra física da ligação dos açúcares ou fosfatos da cadeia polinucleotídica ou à retirada de uma das bases complementares que formam o DNA. Os pares das bases adenina-timina e guanina-citosina são mantidos juntos graças a pontes de hidrogênio, as quais são consideradas uma ligação química fraca; assim, essa ligação pode ser rompida pela ação direta da radiação ionizante, liberando as bases (veja a **Figura 2.25**).

As partículas α (alto LET) podem quebrar o esqueleto açúcar(desoxirribose)-fosfato, enquanto as partículas β quebram pontes de hidrogênio e os raios X danificam as bases. Assim, partículas α carregadas têm maior probabilidade de causar efeito direto quando comparadas às partículas β e aos raios X. Estes dois últimos têm maior probabilidade de ocasionar danos via efeitos indiretos.

Os potenciais danos ao DNA são: danos às bases, quebras entre o esqueleto açúcar-fosfato e quebras das pontes de hidrogênio. Danos ou lesões no DNA não significam mutação. Danos, em princípio, podem ser reparados, e somente em caso de reparo inapropriado ou inexistente é que a geração futura apresentará mutação.

Lesões ocorridas nas bases

A grande maioria de danos ao DNA envolve modificações químicas das próprias bases. Essas modificações introduzem na estrutura do DNA ligações químicas impróprias que distorcem a forma do DNA. Os danos a uma única base em apenas uma fita podem facilmente ser reparados, uma vez que a fita complementar do DNA tem a sequência para uso como molde. Existem diferentes tipos de reparos, dependendo da extensão do dano.

Lesão por ruptura entre o esqueleto açúcar-fosfato

Radiações de alto LET podem romper as ligações fosfoéster que unem o grupo fosfato e a pentose, ocasionando quebras em uma única fita do DNA (SSB) ou na fita dupla (DSB).

Lesão por ruptura da ponte de hidrogênio

A radiação ionizante pode quebrar a ligação entre as bases. As pontes de hidrogênio não são ligações fortes; portanto, podem ser quebradas e reatadas de maneira relativamente simples. A **Figura 2.26** resume os efeitos.

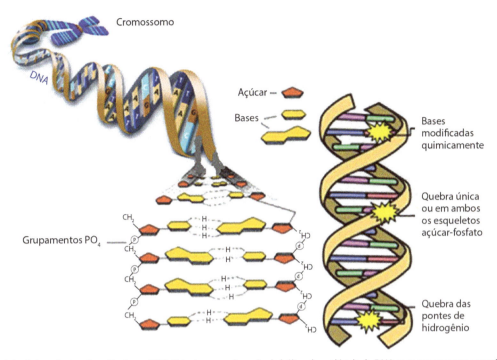

Figura 2.25 Potenciais efeitos diretos da radiação no DNA. Estrutura geral em dupla hélice da molécula de DNA com pareamento complementar das bases (A-T, C-G) unidas pelas pontes de hidrogênio, ligação entre o açúcar, ou seja, desoxirribose, bases, fosfato e possíveis efeitos diretos da radiação ionizante.

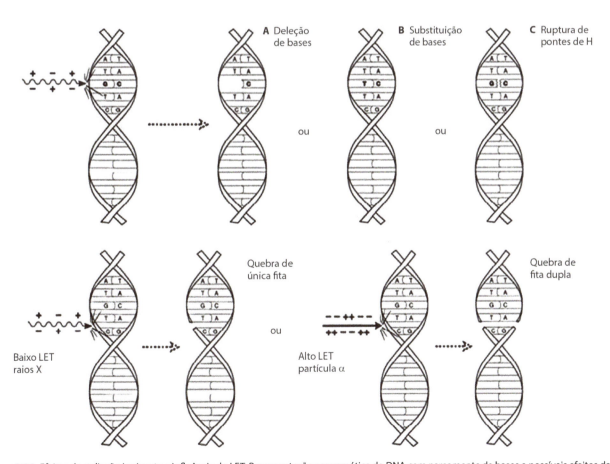

Figura 2.26 Efeitos da radiação ionizante e influência do LET. Representação esquemática do DNA com pareamento de bases e possíveis efeitos da radiação. Radiação de baixo LET pode acarretar deleção de bases (**A**), substituição de bases (**B**), ruptura de pontes de hidrogênio (**C**) ou quebra de uma única fita. Radiação de alto LET pode acarretar quebras na dupla fita do DNA.

Efeito indireto da radiação

O efeito indireto é aquele provocado pela ação da radiação sobre as moléculas de H_2O no interior da célula, quebrando-as e gerando os radicais livres que irão reagir com o DNA e outras moléculas.

Radicais livres ou espécies reativas do oxigênio são moléculas que apresentam em sua estrutura elétrons não pareados; por isso, são moléculas ávidas por capturar um elétron e, portanto, são extremamente reativas e podem oxidar diversas moléculas.

Radicais livres são moléculas geradas em qualquer organismo aeróbico graças à redução parcial do oxigênio, levando à formação de ânion superóxido ($O_2^{\cdot -}$), peróxido de hidrogênio (H_2O_2) e radical hidroxil ($OH^{\cdot}$), assim como metabólitos secundários, como peróxidos lipídicos, peroxinitrito ($ONOO^-$) e ácido hipocloroso ($HOCl$). Os radicais livres compreendem as chamadas formas radicalares ($O_2^{\cdot -}$, $OH^{\cdot}$) e não radicalares (H_2O_2); estas últimas, apesar de todos os elétrons estarem pareados, são consideradas espécies reativas do oxigênio. Algumas espécies são altamente oxidantes e/ou podem produzir radicais livres por reações em cadeia ($OH^{\cdot}$, $HOCl$, $ONOO^-$), enquanto outras apresentam médio ou fraco poder oxidante (H_2O_2).

A radiação ionizante, ao atravessar a célula, tem grande probabilidade de encontrar moléculas de H_2O, uma vez que 70% da composição da célula são constituídos de H_2O. Por meio de excitações ou ionizações, a radiação pode criar três espécies de partículas: elétron livre (e^-), $H_2O^{\cdot +}$ (H_2O ionizada) e H_2O^* (H_2O excitada).

A ionização direta da água retira um elétron dessa molécula, produzindo a molécula de $H_2O^{\cdot +}$ (H_2O ionizada) e 1 e^- (elétron livre):

$$H_2O \rightarrow H_2O^{\cdot +} + e^-$$

$H_2O^{\cdot +}$ pode se dissociar, formando o radical hidroxila ($OH^{\cdot}$) e o íon hidrogênio (H^+):

$$H_2O^{\cdot +} \rightarrow H^+ + HO^{\cdot}$$

A radiação pode transferir energia, produzindo uma molécula de água excitada (H_2O^*):

$$H_2O \rightarrow H_2O^*$$

As três partículas – e^-, $H_2O^{\cdot +}$, H_2O^* – vão se difundir e reagir umas com as outras, formando novas moléculas.

O elétron pode reagir com H^+ para formar um radical hidrogênio:

$$e^- + H^+ \rightarrow H^{\cdot}$$

$H_2O^{\cdot +}$ pode se dissociar, formando o radical hidroxila ($OH^{\cdot}$) e o íon hidrogênio (H^+):

$$H_2O^{\cdot +} \rightarrow OH^{\cdot} + H^+$$

A molécula de água excitada pode dissipar energia pela quebra de ligação, produzindo o radical hidroxila e o radical hidrogênio:

$$H_2O^* \rightarrow OH^{\cdot} + H^{\cdot}$$

Assim, as três espécies iniciais podem reagir e produzir espécies quimicamente reativas, como as apresentadas abaixo:

$OH^{\cdot} + OH^{\cdot} \rightarrow H_2O_2$ (peróxido de hidrogênio ou água oxigenada)
$OH^{\cdot} + e^- OH \rightarrow OH^-$ (ânion hidroxila)
$OH^{\cdot} + H^{\cdot} \rightarrow H_2O$ (água)
$H^+ + e^- H^{\cdot} \rightarrow$ (íon hidrogênio ou hidrônio)
$H^{\cdot} + H^{\cdot} H_2 \rightarrow$ (hidrogênio molecular)
$e^- + e^- + 2H_2O \rightarrow H_2 + 2OH^-$ (hidrogênio + ânion hidroxila)
$e^- + H^{\cdot} + H_2O \rightarrow H_2 + OH^-$ (hidrogênio molecular + ânion hidroxila)

Assim, a quebra da molécula de água pela radiação (radiólise da água) pode produzir radicais muito reativos, como $OH^{\cdot}$ (radical hidroxila) e $H^{\cdot}$ (íon hidrogênio), chamados de radicais livres e, após sofrer rearranjos, originar os compostos H_2 (hidrogênio molecular), H_2O_2 (peróxido de hidrogênio ou água oxigenada) e H_2O (água).

Note que o radical hidroxila ($OH^{\cdot}$) é diferente do ânion hidroxila (OH^-). O radical hidroxila ($OH^{\cdot}$), como todo radical livre, é representado pelo símbolo sobrescrito ($^{\cdot}$) e o ânion hidroxila (OH^-), por se tratar de um ânion (íon carregado negativamente), é representado pelo sinal –, também sobrescrito. Além disso, essas espécies químicas apresentam diferenças em sua composição eletrônica: o ânion hidroxila (OH^-) tem oito elétrons em sua última camada, sendo, portanto, uma molécula estável, enquanto o radical hidroxila ($OH^{\cdot}$) contém sete elétrons, portanto, um elétron desemparelhado, o que o torna extremamente reativo.

A interação física da radiação ionizante (radiação particulada ou eletromagnética) dissipa a energia através de excitações e ionizações de átomos ou moléculas, podendo convertê-las em radicais livres em questão de pico ou fentossegundos após a interação com os átomos. Os radicais livres têm vida extremamente curta e reagem quase que instantaneamente com outras moléculas.

Os radicais livres são compostos muito reativos que vão procurar sua estabilização através da captura de elétrons de moléculas vizinhas. Essas moléculas, no caso das células, serão DNA, proteínas ou lipídios, produzindo novos radicais secundários e alterando todo o processo metabólico através de reações de oxidação que estão na origem ou são a consequência de todos os processos patológicos, incluindo o câncer.

Os radicais livres ocasionam reações em cadeia, especialmente com lipídios, danificando a membrana através da peroxidação dos lipídios. A peroxidação de lipídios leva à alteração das funções da membrana ou até mesmo à sua ruptura. Radicais livres podem reagir com proteínas, ocasionando alteração na função ou a perda da atividade, caso a proteína em questão seja uma enzima.

Espécies reativas e radicais livres podem ser produzidas em consequência do metabolismo normal ou induzidas por fontes externas, como radiação ionizante, UV, pesticidas, poluição etc., representando um desafio constante para os organismos que vivem em presença de oxigênio, pois podem reagir e causar danos ao DNA, às proteínas e aos lipídios.

O oxigênio molecular (O_2) é o mais importante aceptor de elétrons (em virtude de sua natureza birradical), rapidamente aceitando elétrons e dando origem a uma série de espécies parcialmente reduzidas, coletivamente chamadas de espécies reativas de oxigênio. A **Figura 2.27** apresenta o esquema de formação das espécies reativas de oxigênio.

Para contornar a situação de contínua geração de radicais livres, as células aeróbicas desenvolveram as defesas antioxidantes que mantêm a concentração de radicais livres em valores estritamente controlados. São exemplos de enzimas antioxidantes: superóxido dismutase (SOD), catalase (CAT) e glutationa peroxidase (GPX), e de moléculas antioxidantes: glutationa e vitaminas C e E. Quando as células excedem sua capacidade antioxidante, apresentam uma condição conhecida como estresse oxidativo. A sobrevivência da célula ou do organismo depende da capacidade de adaptar ou resistir ao estresse oxidativo e reparar ou remover da célula as moléculas danificadas.

Algumas espécies reativas, como H_2O_2 e $O_2^{\cdot-}$, além de potencialmente reagirem com qualquer molécula no sentido de alterá-la negativamente, podem também desempenhar a função de mensageiras e agir em vias de sinalização da proliferação celular, diferenciação e migração. A compreensão do papel das espécies reativas na sinalização tornou possível o desenvolvimento do conceito da sinalização redox, que significa o processo de regulação normal ou sua alteração, possibilitando o desenvolvimento de doenças como o câncer e o envelhecimento.

Exemplo de regulação redox, o nível intracelular de H_2O_2 é determinado por sua síntese; no entanto, a produção excessiva resultará em sobrecarga do sistema com progressiva inativação de enzimas redutoras. A excessiva produção será uma situação extrema quando for atingido o estresse oxidativo, porém o fenômeno tem início com os níveis de H_2O_2 aumentando progressivamente. Assim, níveis acima de um determinado patamar (porém longe de serem excessivos) modificam fatores de transcrição, aumentando a síntese e a transcrição de genes como o da catalase, enzima responsável pela quebra de H_2O_2. Desse modo, o aumento controlado de H_2O_2 serviu como sinal para o DNA aumentar a expressão do gene que codifica para a enzima catalase que ao final, após transcrição e tradução, produzirá mais enzima catalase e, assim, diminuirá os níveis de H_2O_2, trazendo-os para a normalidade.

Acúmulo de evidências indica que o desenvolvimento do estresse oxidativo e o aumento dos radicais livres cumprem importante papel na carcinogênese. Os pacientes com câncer frequentemente apresentam níveis aumentados de espécies reativas de oxigênio que atuam em vários oncogenes, aumentando, por sua vez, os danos ao DNA e produzindo mais radicais livres. Até o momento, o uso de antioxidantes para combater os radicais livres nos casos de câncer foi um fracasso, mas isso não elimina o fato de que os pacientes com câncer apresentam níveis aumentados de espécies reativas do oxigênio que facilitam sua proliferação.

Consequências dos efeitos direto e indireto da radiação

Os danos diretos ou indiretos podem levar à diminuição do número de cópias de DNA sintetizado; assim, as células sofrem um atraso na divisão e na formação de nova célula. Esse atraso na divisão se deve à parada da progressão do ciclo celular. A parada do ciclo celular é usada para promover o reparo. Assim, a célula progride até uma nova divisão ou, se o reparo não é eficiente, duas situações podem ocorrer: ou a célula morre, diminuindo assim a taxa de proliferação, ou sofre mutação e continua se dividindo com erros, levando à transformação celular e ao câncer.

Tipos de morte celular

Como salientado anteriormente, a morte celular é um processo de fundamental importância a ser considerado na radiobiologia. Genericamente, a morte pode ser reprodutiva, ou seja, a célula não é mais capaz de processar a divisão e

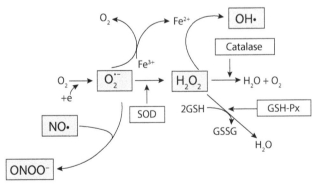

Figura 2.27 Formação de espécies reativas do oxigênio pela adição de elétrons e defesas antioxidantes. Elétrons liberados pela radiação podem ser captados pela molécula de O_2, dando origem ao $O_2^{\cdot-}$. A ação da enzima SOD adiciona outro elétron, formando H_2O_2. H_2O_2 pode ser quebrada pela enzima catalase, gerando H_2O e O_2. H_2O_2 em presença de Fe^{+2} gera $OH\cdot$ (reação de Fenton) altamente nocivo à célula e não apresenta nenhuma enzima antioxidante que o utilize. $O_2^{\cdot-}$ e NO podem formar $ONOO^-$ e e^+ (elétron), $O_2^{\cdot-}$ (ânion superóxido), H_2O_2 (peróxido de hidrogênio), $OH\cdot$ (radical hidroxila), GSH (glutationa reduzida), GSSG (glutationa oxidada), NO (óxido nítrico), $ONOO^-$ (peróxido nitrito), SOD (superóxido dismutase), catalase e GSH-Px (glutationa peroxidase).

formar nova célula, ou funcional, quando a célula não pode mais executar sua função (não pode sintetizar um produto, uma enzima, um hormônio).

Existem vários tipos de morte, ou seja, existem várias maneiras para uma célula morrer. Os tipos de morte são classificações fundamentadas em critérios morfológicos, metabólicos ou imunológicos. Uma das classificações mais utilizadas, a morfológica, considera que existem pelo menos cinco tipos de morte: necrose, apoptose, autofagia, senescência e catástrofe mitótica. Ao ser adotada outra classificação, outros tipos são observados. A seguir, serão descritas resumidamente as principais características das mortes segundo o critério morfológico.

Necrose

O tipo de morte chamado necrose ocorre quando as células não conseguem manter processos vitais em razão de lesões físicas ou químicas causadas por fatores externos, como temperatura extrema, radiação, traumas, produtos tóxicos ou falta de oxigênio (como nos casos de infarto e gangrena). A necrose é visível ao microscópio eletrônico: observa-se um inchaço devido à perda de controle no fluxo iônico e a célula aumenta de volume; portanto, aparece inchada com organelas também inchadas, especialmente a mitocôndria, porém não existem alterações no núcleo. Graças ao descontrole iônico, a célula arrebenta e libera todo o seu conteúdo na vizinhança, e os macrófagos são atraídos, o que causa uma intensa reação inflamatória.

Apoptose

Na apoptose, também designada de morte celular programada ou suicídio celular, os eventos são totalmente diferentes da necrose. Durante a execução da apoptose, a célula perde parte da água e diminui de volume, formando bolhas ou vesículas (*blebs*) na superfície (observação sob microscópio eletrônico). A membrana sofre alteração na disposição de seus componentes, mas permanece intacta. As alterações na membrana servem como sinal para os macrófagos, que fagocitam as células apoptóticas antes do derramamento do conteúdo intracelular, evitando a inflamação. A grande modificação se passa no núcleo: a cromatina, que normalmente está dispersa, fica aglutinada, formando aglomerados nas bordas internas da membrana nuclear.

Os tipos de diferentes morte celular são processos altamente regulados por diversos fatores de transcrição, genes, enzimas etc. A apoptose, por exemplo, apresenta um fator de transcrição chamado p53, que coordena os genes da parada do ciclo celular e reparo do DNA, desencadeando a apoptose. A p53 é considerada a "guardiã do genoma", e cerca de 50% de todos os cânceres humanos não têm cópias do gene p53 ou apresentam cópias alteradas; portanto, não codificam a proteína p53 ou codificam formas não funcionais devido à presença de mutações. Na ausência de p53, a célula defeituosa não é encaminhada para a morte e continua se reproduzindo, ou seja, tornou-se um câncer.

Diversos estudos mostram uma correlação positiva entre a resistência à rádio e à quimioterapia e o defeito ou a ausência do gene p53. Aparentemente, tanto a radiação como os agentes antitumorais danificam o DNA após ativação da p53. A morte da célula tumoral após rádio ou quimioterapia parece estar relacionada com a apoptose.

Autofagia

A autofagia consiste no processo de canibalização. As células envolvem parte do citoplasma ou organelas com membrana e em seguida as partes englobadas são consumidas nos lisossomos. Os produtos resultantes da digestão são agora substratos para o metabolismo celular, sendo usados para gerar energia ou construir novas proteínas. A autofagia preserva a saúde das células e tecidos porque retira componentes danificados e usa a matéria-prima para a fabricação de novas células. O lado negativo da autofagia é que células cancerígenas usam o mesmo mecanismo para sobrevivência em situações de escassez de nutrientes.

Senescência

A senescência consiste na perda permanente da capacidade proliferativa, a irreversível interrupção do ciclo celular que tem como consequência a impossibilidade da célula em processar a divisão e, portanto, gerar novas células-filhas. Esse tipo de morte está associado ao envelhecimento. As células normais limitam a proliferação graças à ativação continuada do *checkpoint* que ocasiona o bloqueio permanente do ciclo celular. As células senescentes não se dividem, mas permanecem metabolicamente ativas, podendo secretar fatores que suprimem ou promovem o câncer. Esses fatores permitem a comunicação entre a célula senescente e o microambiente, podendo exercer influências antagônicas. Podem promover a angiogênese (a formação de novos vasos), o crescimento celular e a invasividade, no caso da promoção do câncer, ou podem exacerbar a resposta inflamatória, no caso da supressão do câncer.

Catástrofe mitótica

Catástrofe mitótica é a expressão usada para descrever um tipo de morte que ocorre durante ou como resultado da mitose aberrante. Trata-se de uma morte induzida por agentes que danificam o DNA, incluindo a radiação. A célula entra prematuramente e de maneira aberrante em mitose. As células normais, em geral, apresentam um único núcleo com morfologia arredondada. Na mitose aberrante ocorre a segregação atípica de cromossomos, ou seja, a divisão celular com a formação de células gigantes que apresentam múltiplos núcleos e/ou vários micronúcleos. A catástrofe mitótica acontece na maioria das células tumorais (não hematopoéticas) em resposta à radiação, sendo considerada um tipo de morte

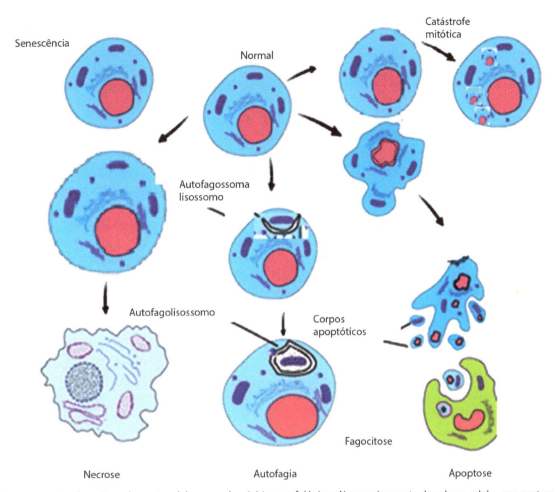

Figura 2.28 Esquema mostrando os tipos de morte celular segundo critérios morfológicos. Necrose (aumento do volume celular com ruptura da membrana) e apoptose (retração da membrana, alterações no núcleo, partes fagocitadas, no esquema, corpos apoptóticos). A explicação de cada fenômeno se encontra no texto.

"em atraso", pois ocorre dias após o início do tratamento, o que pode contribuir para a explicação da lenta regressão dos tumores sólidos. A **Figura 2.28** apresenta esquematicamente as diversas situações ocorridas em cada tipo de morte.

CLASSIFICAÇÃO DOS EFEITOS BIOLÓGICOS DA RADIAÇÃO

Os efeitos radioinduzidos podem receber denominações diferentes em função do valor da dose e do modo de resposta e de acordo com o tempo de manifestação e o nível orgânico atingido. Assim, em função da dose e do modo de resposta, são classificados em estocásticos e determinísticos; quanto ao tempo de manifestação, em imediatos e tardios; em função do nível de dano, em somáticos e genéticos (hereditários).

Efeitos estocásticos e determinísticos

Os efeitos estocásticos normalmente estão associados a exposições a níveis baixos de radiação durante longo período de tempo (p. ex., anos). O termo estocástico significa ao acaso, implicando que baixos níveis de radiação não produzirão necessariamente um efeito. A indução do câncer e efeitos genéticos são as consequências atribuídas ao efeito estocástico. A severidade ou gravidade do efeito estocástico não depende da dose absorvida, e o efeito pode ocorrer ou não. A severidade é constante e independente da dose. A representação gráfica desse efeito será uma curva sem qualquer limiar, onde a probabilidade de ocorrência de um efeito é proporcional à dose absorvida (veja a **Figura 2.29**).

Os efeitos estocásticos são difíceis de determinar experimentalmente em parte devido ao longo período de latência, podendo ser confundidos com qualquer outro carcinógeno (p. ex., poluentes ambientais, industriais, cigarro etc.).

Efeitos estocásticos podem estar ligados a uma alteração qualquer no DNA de uma célula que continua a se reproduzir, podendo levar ao câncer, ou existe a probabilidade de o dano ocorrer em célula germinativa, o que levaria a efeitos genéticos ou hereditários. Não existe nenhum limiar de exposição abaixo do qual a radiação seria segura.

Os efeitos estocásticos são aqueles de caráter probabilístico, ou seja, apresentam probabilidade de ocorrência

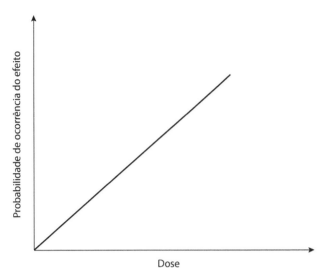

Figura 2.29 Efeitos estocásticos. Considera-se que qualquer dose, mesmo as menores, está associada a um possível efeito não determinado, e a probabilidade de esse efeito ocorrer aumenta linearmente com o aumento da dose.

diretamente proporcional à dose, o que significa que mesmo doses muito baixas, abaixo dos limites estabelecidos pela legislação, podem induzir efeitos indesejáveis.

Os efeitos determinísticos estão associados a níveis de exposição à radiação mais elevados, quando comparados ao efeito estocástico. Usualmente, ocorrem em curto período de tempo (de frações de segundos a, no máximo, alguns dias). Têm como base grande número de experimentos envolvendo animais ou pessoas (p. ex., os sobreviventes de Hiroshima e Nagasaki e outros acidentes nucleares) que levaram à conclusão de que a severidade de certos efeitos aumenta com o aumento da dose. Na representação gráfica do fenômeno, a curva apresentará limiar abaixo do qual o efeito não é observado (**Figura 2.30**).

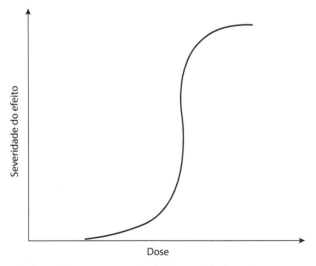

Figura 2.30 Efeitos determinísticos. O aumento da dose aumenta as consequências negativas, ou seja, a severidade. A partir de uma dada dose (ultrapassando o limiar), a severidade do efeito será observada.

Como a severidade depende da dose e aumenta em função desta, existe um limiar de dose para observação do efeito. Essas doses são estabelecidas pela International Commission on Radiological Protection (ICRP) e, quando atingidas, o efeito sempre ocorre e se agrava com o aumento da dose depois de ultrapassado o limiar (p. ex., a catarata no cristalino do olho, o eritema, a infertilidade [transitória ou definitiva], além das síndromes radiológicas).

Outro efeito determinístico da radiação é a esterilidade masculina e feminina que, devido às diferenças anatomofisiológicas entre os aparelhos reprodutores, apresenta respostas diferentes.

O espermatozoide, produto final do epitélio germinativo masculino, é produzido continuamente durante toda a vida adulta do homem. As células germinativas masculinas são submetidas a sucessivas divisões até atingirem a maturidade (a formação do espermatozoide leva cerca de 10 semanas no homem). Os efeitos da radiação na fertilidade masculina levam várias semanas para que sejam totalmente expressos. O espermatozoide, em relação às células primitivas da qual se originou, é relativamente radiorresistente. Doses baixas podem induzir a esterilidade temporária, mas para se atingir a esterilidade permanente são necessárias doses bem maiores.

A mulher já nasce com o número determinado de óvulos; assim, não irá produzir nenhum novo após o nascimento, o que significa que, com a exposição à radiação ionizante, a esterilidade será permanente. A esterilidade é acompanhada de bruscas mudanças hormonais similares às que ocorrem na menopausa. A indução da esterilidade feminina pela radiação, diferentemente da masculina, não apresentará nem período de latência nem esterilidade temporária.

Efeitos agudos (imediatos) ou crônicos (tardios)

Os efeitos prejudiciais da radiação dependem:

- da quantidade (dose),
- da duração da exposição e
- do grau de exposição.

Uma única dose rápida de radiação pode ser fatal, porém a mesma dose total aplicada ao longo de semanas ou meses pode não levar à morte. A dose total e o grau de exposição determinarão os efeitos imediatos sobre o material genético das células. Os efeitos da radiação dependem da porcentagem do corpo exposta (p. ex., a exposição à dose > 6Gy pode causar a morte da pessoa em caso de exposição do corpo inteiro). Em caso de exposição limitada a uma pequena área, como na radioterapia, a mesma dose pode ser aplicada três a quatro vezes sem que ocorram lesões graves no organismo.

Outro fator importante é a distribuição da dose pelo organismo. As regiões do corpo em que as células se multiplicam rapidamente (p. ex., intestinos e medula óssea) são lesionadas mais facilmente pela radiação do que aquelas onde a multiplicação celular é lenta (p. ex., músculos e tendões).

Altas doses de radiação podem causar efeitos sérios e imediatos, ou seja, efeitos agudos. A exposição a doses significativas de radiação atingirá muitos tecidos e órgãos do corpo, e os sintomas surgirão de acordo com a dose de radiação, a uniformidade da exposição no corpo, a idade e do estado prévio de saúde. Em caso de exposição do corpo inteiro a altas doses de radiação haverá a morte das células, principalmente das mais sensíveis, resultando em danos a determinados órgãos e sistemas e acarretando as chamadas síndromes da radiação. As síndromes de radiação aguda são a cerebral, a hematopoética e a gastrointestinal e, quanto menor o intervalo de tempo entre a exposição e o início do quadro clínico, mais graves serão os sintomas:

- **Síndrome cerebral:** os primeiros sintomas são náuseas e vômitos, seguidos por agitação, tremores, convulsões, incapacidade de locomoção e, algumas vezes, coma e morte. Provavelmente, esses sintomas são causados por inflamação cerebral.
- **Síndrome gastrointestinal:** é causada por doses totais menores do que as que provocam a síndrome cerebral, mas mesmo assim elevadas. Os sintomas são náuseas, vômitos, diarreia grave e desidratação intensa. Essa síndrome tem relação com a morte das células que revestem o trato gastrointestinal. Os sintomas são perpetuados pela destruição progressiva das células que revestem o trato gastrointestinal e posteriormente por infecções bacterianas, uma vez que a microbiota intestinal pode invadir em razão da perda da barreira. As células que absorvem os nutrientes são destruídas e ocorre o extravasamento de sangue para o interior dos intestinos. Novas células podem crescer, em geral, 4 a 6 dias depois da exposição à radiação. Caso ocorra o desenvolvimento celular, é provável que a pessoa morra de falência da medula óssea 2 ou 3 semanas mais tarde.
- **Síndrome hematopoética:** afeta a medula óssea, o baço e os linfonodos (os principais locais de hematopoese, ou seja, de produção de células sanguíneas). Causa anorexia (perda de apetite), apatia, náuseas e vômitos. Os sintomas mais graves aparecem de 6 a 12 horas após a exposição, podendo desaparecer por completo em cerca de 24 a 36 horas após a exposição. Durante o período assintomático, as células produtoras de sangue dos linfonodos, do baço e da medula óssea começam a morrer, diminuindo o número de eritrócitos e leucócitos. A falta de leucócitos (células que combatem as infecções) resulta em infecções graves.

Efeitos somáticos e genéticos (ou hereditários)

Os efeitos somáticos surgem de danos nas células do corpo e aparecem apenas na pessoa submetida à irradiação, não havendo interferência nas gerações futuras. A gravidade dos efeitos somáticos dependerá fundamentalmente da dose recebida e da região do corpo atingida, pois, como visto, diferentes regiões do corpo, constituídas por diferentes células, reagem de maneira diferente à radiação. Constituem exemplos de efeitos somáticos: eritema de pele, síndromes radioativas e catarata. Efeitos somáticos tardios são de difícil reconhecimento, pois, como o próprio nome indica, demoram a ocorrer e por isso mesmo podem ser confundidos com vários outros de origem não radioativa.

Os efeitos genéticos são observados apenas no descendente da pessoa irradiada, uma vez que resultam de danos às células dos órgãos reprodutores masculino ou feminino induzidos pela radiação ionizante.

A exposição à radiação pode resultar em efeitos adversos para a saúde da descendência devido a mutações em células germinativas. Essa exposição não resulta em novo ou único efeito hereditário. Todas as mutações induzidas pela radiação podem ocorrer naturalmente em um único gene ou no cromossomo (o conjunto de genes).

A exposição à radiação ionizante pode resultar em muitos diferentes tipos de aberrações, dependendo do tipo de célula e de sua posição no ciclo celular durante a exposição. As aberrações mais comuns nos cromossomos são a formação de anéis e dos dicentros, ambas as estruturas muito usadas para dosimetria biológica. Muitas outras aberrações podem ocorrer (a formação de micronúcleos é uma delas) e levar à morte da célula. As aberrações cromossômicas são visíveis à microscopia óptica.

RADIAÇÕES IONIZANTES: RADIOTERAPIA X CARCINOGENICIDADE

Convém compreender que a radiação ionizante é muito importante para matar células, o que pode ser facilmente observado na radioterapia largamente usada para o tratamento do câncer. Entretanto, a radiação não é um bom carcinogênico, especialmente em doses baixas. Os organismos biológicos contam com muitos mecanismos de reparo que podem lidar com os danos induzidos pela radiação, especialmente quando em dose baixa, o que foi amplamente demonstrado pelas áreas de radiação ambiental natural que não apresentam relação com a incidência aumentada de câncer.

CÂNCER

Câncer é o nome dado a um conjunto de mais de 100 doenças que têm em comum o crescimento desordenado das células. Esse crescimento desordenado pode levar à dispersão para outra região do corpo em um processo conhecido como metástase. Células tumorais ou cancerígenas são células que perderam o controle sobre o ciclo celular e se dividem ativamente, levando à formação de tumores ou neoplasias.

A origem e a progressão das células cancerígenas estão associadas ao desenvolvimento de várias características conhecidas como "marcas" do câncer, que diferenciam essas células de uma célula normal. As principais características do câncer foram sintetizadas em dois importantes trabalhos que sumarizam a origem multifatorial do câncer.[9,10] Assim, para o estabelecimento de um câncer é necessário que as células apresentam as seguintes características:

- Sensibilidade aos fatores de crescimento.
- Insensibilidade aos sinais que bloqueiam o crescimento.
- Evasão da apoptose.
- Promoção da angiogênese (formação de novos vasos).
- Ilimitado potencial replicativo.
- Capacidade de invadir tecidos (metastatizar).
- Reprogramação metabólica.
- Evasão da destruição pelo sistema imunológico.

As características listadas são propriedades de populações de células tumorais. Existe a concepção errônea de que a massa tumoral seria homogênea. Dentro do tumor existem diferentes tipos de células (p. ex., células cancerígenas, fibroblastos associados ao câncer, miofibroblastos, células endoteliais, células mesenquimais e células imunológicas). Além disso, um tipo individual de células também pode apresentar variações.

As seis primeiras características praticamente não exigem explicações, uma vez que os enunciados são autoexplicativos. É evidente que a célula deve ser muito sensível aos fatores de crescimento de modo a detectá-los e prontamente iniciar a divisão, ao mesmo tempo que os sinais que significam bloqueio do ciclo celular devem ser ignorados. A evasão da morte (por apoptose ou qualquer outro tipo) é uma necessidade para que continuem a ser geradas células-filhas com as mesmas características iniciais conservadas (sensibilidade aos fatores de crescimento, insensibilidade aos sinais de bloqueio). A capacidade de induzir a formação de novos vasos é vital para garantir nutrientes e oxigênio. A capacidade da célula de realizar divisões e gerar novas células deve ocorrer sem restrições e com a possibilidade de se desprender da massa original, trafegar pela circulação e se implantar em outro local (metástase).

Reprogramação metabólica

Em 1930, Otto Warburg observou que células cancerígenas apresentam metabolismo diferente de células normais. As células normais produzem energia (ATP) pelo catabolismo da glicose no ciclo de Krebs e fosforilação oxidativa na mitocôndria. Esse metabolismo dito respiratório (pois usam o oxigênio como aceptor final de elétrons) foi muito importante na evolução e torna possível que uma molécula de glicose, ao ser integralmente processada, produza 36 ATP. Warburg observou que as células cancerígenas não utilizam essa via: a glicose é quebrada no citoplasma pela via glicolítica, gerando apenas dois ATP. Essa via só costuma ocorrer na ausência de oxigênio, mas ela é preferencialmente ativada em caso de câncer. Warburg concluiu que as células cancerígenas apresentavam problemas nas mitocôndrias. Hoje se sabe que a grande maioria das células cancerígenas não apresenta nenhuma alteração mitocondrial; entretanto, a despeito disso, utilizam a glicólise que ocorre no citoplasma.

A ativação de genes glicolíticos vai resultar em diminuição do pH extracelular graças à grande produção de lactato e, por fim, em aumento da resistência à rádio e quimioterapia.

A instabilidade genômica característica do câncer é responsável pela ativação dos genes glicolíticos que induzem mudanças no metabolismo, como aumento da captação de glicose e do fluxo de glicose para lactato, diminuição do fluxo de acetil CoA para o ciclo de Krebs, síntese de lipídios via maior uso de acetil CoA derivado de glutamina que de glicose, diminuição do consumo de oxigênio, aumento da síntese de glicogênio e maior síntese de nucleotídeos via estimulação da via pentose-fosfato.

A grande avidez do câncer pela glicose é necessária para suprir seu crescimento e a formação de novas células, já que utiliza uma via metabólica que produzirá apenas dois ATP, mas, em compensação, é muito mais rápida e consegue produzir os intermediários para a síntese de lipídios e nucleotídeos para a formação de novas células. A captação aumentada da glicose pelo câncer é usada atualmente como método de diagnóstico do câncer via tomografia por emissão de pósitrons com FDG (^{18}fluorodesoxiglicose), um análogo não metabolizável da glicose marcada com um emissor de pósitron (^{18}F). O uso amplo dessa técnica diagnóstica só é possível porque os vários tipos de câncer consomem muita glicose graças à reprogramação metabólica.

A grande maioria dos cânceres realiza a reprogramação metabólica, mas não a totalidade. Outro fato a considerar é que, como na maioria dos casos o tem mitocôndria funcional, a via de fosforilação oxidativa também funciona em proporções variáveis, dependendo do tipo de câncer.

Vale lembrar, também, que a instalação de uma massa cancerígena necessita criar novos vasos para carregar O_2 e nutrientes para as células. A concentração de O_2 diminui à medida que se distancia do capilar. Exames macroscópicos do câncer mostram que células próximas ao capilar estão em expansão e a região central da massa tumoral é necrótica. Existe um gradiente de oxigênio que parte de células com boa oxigenação (normoxia), seguidas por células com graus diferentes e cada vez mais intensos de hipoxia, até o centro do tumor, onde estão as células anóxicas (mortas devido à ausência de O_2).

A variação na disponibilidade de oxigênio é um sinal que permite a síntese de diversos fatores de transcrição, entre os quais o fator indutor da hipoxia (em inglês *hipoxic inducer factor* – HIF). Os níveis de HIF são mais altos à medida que células viáveis se distanciam do vaso sanguíneo. A função do HIF é se ligar ao DNA e induzir uma série de genes, uma vez que se trata de um fator de transcrição. Os genes que estão sob o controle do HIF sinalizam para a síntese de fatores de crescimento, fatores angiogênicos (que levarão à síntese de novos vasos), inibição da apoptose, regulação do pH, estímulo à invasão/metástase e diversos genes do metabolismo glicolítico. A ativação de genes glicolíticos vai resultar em diminuição do pH extracelular e, por fim, no aumento da resistência à rádio e a quimioterapia.

A hipoxia intratumoral é observada em metade de todos os casos de câncer em humanos, sendo um prognóstico adverso independentemente de parâmetros como estádio, grau histológico e nódulos linfáticos (sistema TNM de classificação de tumores). Na maior parte dos tumores de mama, a pressão parcial de O_2 calculada é < 2,5mmHg, enquanto o pO_2 do tecido mamário normal se situa em torno de 65mmHg.

Além das implicações provocadas pelas modificações induzidas pela hipoxia, é forçoso observar que a deficiência de acesso do oxigênio está ligada à vascularização incipiente e irregular, o que implica que quimioterapêuticos introduzidos no paciente terão dificuldade em se difundir até essas células devido à inexistência de vaso próximo e que a radioterapia também será menos efetiva nas células que vivem em regime de escassez de oxigênio.

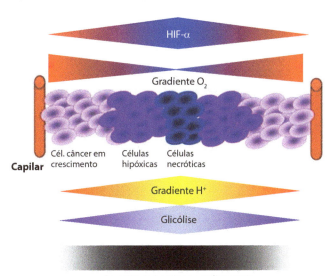

Figura 2.31 Influência da hipoxia nas células tumorais. As células próximas ao capilar sanguíneo recebem oxigenação relativamente adequada. O metabolismo glicolítico (glicólise) está presente em apenas algumas células. Afastando-se do vaso sanguíneo em direção ao interior, o ambiente apresenta diminuição de oxigênio, possibilitando a hipoxia ou a total ausência de O_2 (células necróticas). As células em hipoxia têm baixa oxigenação, e o metabolismo glicolítco passa a ser muito importante. Assim, grandes quantidades de lactato são produzidas, acidificando o pH extracelular. A deficiência ou ausência da vascularização tem influência direta na resposta à quimioterapia (pois não existem vasos capazes de levar o agente quimioterapêutico até as células tumorais) e à radioterapia, uma vez que quanto menor a concentração de oxigênio mais resistente é a célula à radiação. O aumento da intensidade da cor representa acentuação do efeito. (Adaptada de Brahimi-Horn et al.[11])

Evasão do sistema imunológico

Por fim, a última alteração presente em células cancerígenas é a capacidade de evasão do sistema imunológico, pois o câncer, assim como outras doenças (doenças autoimunes, infecções crônicas, doenças metabólicas), produz uma inflamação crônica, criando um ambiente supressivo (indução de citocinas, quimocinas e fatores angiogênicos) que suprime as funções imunológicas. Consequentemente, a doença progride porque o sistema imunológico não funciona a contento, impedindo a destruição de células lesionadas. Alem disso, as células cancerígenas produzem alguns antígenos em maior proporção que são usados para o diagnóstico (câncer de próstata) ou terapias.

EFEITO BYSTANDER DA RADIAÇÃO

O efeito Bystander da radiação consiste na resposta das células que não experimentaram a deposição da energia ionizante. Normalmente, essas células integram uma população de células irradiadas em que a energia da radiação foi depositada em alguns membros e não na totalidade.

Os efeitos da radiação sobre a célula são explicáveis pela teoria do alvo, que postula a necessidade de que um ou diversos alvos sejam afetados para que seja observado o efeito biológico. Esse postulado universalmente aceito e que é a base da radiobiologia tem sido desafiado nas últimas duas décadas por frequentes achados experimentais que indicam que em uma população de células irradiadas mudanças biológicas podem ocorrer em células não diretamente atingidas pela radiação. A literatura científica dá diversos nomes a essa resposta, como efeitos não alvo (*non target effects*) ou efeitos com doses baixas de radiação, ou ainda efeito Bystander.

Experimentalmente, para a observação do efeito Bystander são empregadas duas abordagens diferentes:

- Com o uso de uma complexa aparelhagem (*microbeam*) que usa partículas α, sendo capaz de entregar uma acurada dose predeterminada em uma célula específica ou em parte da célula (o experimentador pode escolher entre núcleo e citoplasma) ou
- Usando o meio irradiado, isto é, após a separação das células irradiadas do meio líquido e a colocação de novas células nesse meio.

Essas duas diferentes abordagens metodológicas tornam possível comprovar que células não irradiadas exibem efeitos similares aos observados nas células irradiadas como resultado de sinais recebidos destas. A técnica do *microbeam* fornece evidências claras de que a radiação que atingiu o citoplasma da célula resulta em mutação no núcleo dessa célula ou, no segundo caso, as novas células colocadas no meio irradiado respondem como se tivessem sido irradiadas.

Os efeitos Bystander induzidos pela radiação são diversos e dizem respeito aos danos ocorridos em células não

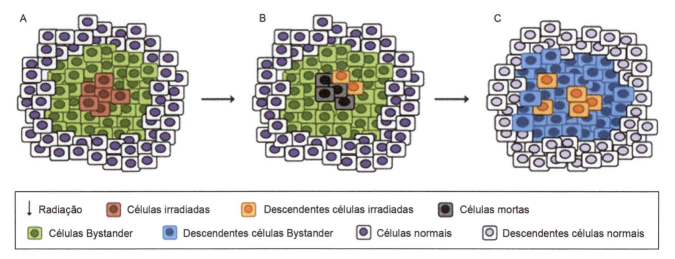

Figura 2.32 Efeito Bystander. **A** Algumas células de uma massa celular são irradiadas e várias células ao redor "testemunham" a irradiação (podendo ter sido comunicadas por moléculas solúveis que se difundiram) e apresentam alterações. **B** Algumas células que receberam diretamente a radiação morrem e são substituídas por outras que não tiveram contato com a radiação. **C** Passado certo período, várias células que não vivenciaram a radiação apresentam alterações. (Adaptada de Shim et al.[12])

irradiadas. Esses efeitos incluem rearranjo cromossomal, aberrações cromossômicas, micronúcleos, mutações, redução da sobrevivência celular, apoptose, danos ao DNA e alterações mitocondriais com aumento da produção de radicais livres.

Tem sido um grande desafio a caracterização dos efeitos Bystander induzidos com radiações de diferentes LET. A indução dos efeitos com radiação de alto LET está bem estabelecida (por experimentos normalmente usando a técnica do *microbeam*).

Os mecanismos pelos quais se comprova a ação dos efeitos Bystander não estão estabelecidos, mas está claro que o fenômeno tem importância em diversos fatores clastogênicos e moléculas sinalizadoras. As moléculas sinalizadoras são transferidas via a estreitíssima junção célula-célula quando estas estão em contato físico ou através da liberação de fatores solúveis que podem ser deixados no meio de cultura. No entanto, os efeitos das radiações de baixo LET não alcançaram consenso na literatura.

Cabe ressaltar que doses baixas de radiação caracterizam a situação mais próxima da realidade, encontrada em decorrência da radioatividade natural ou de aplicações médicas e industriais, de maneira que a compreensão dos efeitos Bystander da radiação se reveste de grande importância.

A variabilidade dificulta a obtenção de resultados, uma vez que é muito difícil a obtenção de dados reprodutíveis nesse tipo de experimento. Como não existem dados epidemiológicos que correlacionem as frações de dose ao câncer, o modelo conservador "linear sem limiar" dos efeitos da radiação é mantido por todas as agências regulatórias.

Os resultados, apesar de controversos, são importantes para todos aqueles que lidam com a radiação. A **Figura 2.32** mostra esquematicamente o efeito Bystander.

Referências

1. Curtis SB. Lethal and potentially lethal lesions induced by radiation – a unified repair model. Radiat Res 1986; 106:252-70.
2. Goodhead DT. Saturable repair models of radiation action in mammalian cells. Radiat Res Suppl 1985; 8:S58-67.
3. Mottram JC. A factor of importance in the radio sensitivity of tumours. Brit J Radiol 1936; 9:606-14.
4. Gray LH, Conger AD, Ebert M, Hornsey S, Scott OCA. The concentration of oxygen dissolved in tissues at the time of irradiation as a factor in radiotherapy. Brit J Radiol 1953; 26:638-48.
5. Brahimi-Horn MC, Pouyssegur J. Oxygen, a source of life and stress. FEBS Letters 2007; 581:3582-91.
6. Ng WL, Huang Q, Liu X, Zimmerman M, Li F, Li CY. Molecular mechanisms involved in tumor repopulation after radiotherapy. Transl Cancer Res 2013; 2(5):442-8.
7. Withers HR. The four R's of radiotherapy. In: Lett JT AH (ed.) Advances in radiation biology. Vol 5. New York: Academic Press, 1975:241-71.
8. Steel GG, McMillan TJ, Peacock JH. The 5Rs of radiobiology. Int J Radiat Biol 1989; 56:1045-8.
9. Hanahan D, Weinberg RA. The hallmarks of cancer. Cell 2000; 100: 57-70.
10. Hanahan D, Weinberg RA. Hallmarks of Cancer: The Next Generation. Cell 2011; 144:646-74.
11. Brahimi-Horn MC, Chiche J, Pouysségur J. J Hypoxia and cancer. Mol Med 2007; 85:1301-7.
12. Shim G, Ricoul M, Hempel WM, Azzam E, Sabatier L. Crosstalk between telomere maintenance and radiation effects: a key player in the process of radiation-induced carcinogenesis. Mutation Research-Reviews in Mutation Research 2014.

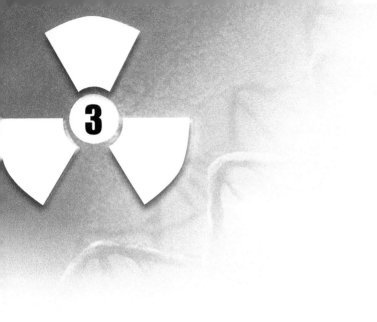

Proteção Radiológica

Paulo Márcio Campos de Oliveira
Márcio Alves de Oliveira

INTRODUÇÃO

Desde a descoberta das radiações X, por Wilhelm Conrad Roentgen em 1895, e da radiação natural, por Antoine Henri Becquerel em 1896, ficaram evidentes as grandes possibilidades de utilização das radiações ionizantes nas diversas áreas, principalmente na medicina.

Imediatamente os profissionais se deram conta dos benefícios da utilização dessas radiações e ao longo dos anos foram surgindo diversas aplicações práticas, principalmente com objetivos diagnósticos e terapêuticos, melhorando a qualidade dos serviços médicos prestados. Em consequência desse aumento na utilização das radiações, instantaneamente as exposições médicas também se tornaram um componente significativo da exposição radiológica das populações.[1]

Em contrapartida, nos anos seguintes às descobertas das radiações ionizantes foram registrados vários relatos de danos biológicos em pesquisadores e profissionais que trabalhavam com essas radiações.[2]

Thomas Casper Gilchrist publicou um relato de 23 casos de danos provocados pelos raios X no ano de 1897 (apenas 2 anos após sua descoberta), e em 1898 a Roentgen Society, fundada em 1897, criou um comitê para coletar dados sobre os efeitos danosos dos raios X. Naquele período eram observados apenas os efeitos deletérios imediatos das radiações, sendo necessárias mais de cinco décadas para que os efeitos tardios fossem descobertos (principalmente o câncer).[1]

As primeiras recomendações de segurança para trabalhadores foram publicadas em 1915 pela Roentgen Society, dando início à radioproteção e aos estudos sobre os efeitos nocivos das radiações ionizantes.[3]

Um médico brasileiro, chamado Álvaro Alvim, faleceu em 1928 após a amputação das duas mãos em decorrência de lesões causadas pela exposição às radiações. No mesmo ano foi criada a Comissão Internacional de Proteção Radiológica (ICRP – International Commission on Radiological Protection), que tinha como objetivos a criação e a recomendação de procedimentos padronizados de proteção para os indivíduos, sem limitar os benefícios das práticas que se utilizavam de exposição às radiações.[1]

Em 1936 foi criado o "Monumento aos Mártires dos Raios X e do Rádio", também pela Roentgen Society, incluindo os nomes de pessoas de 15 diferentes nações, que já em 1959 contava com 360 nomes, incluindo o de Marie Curie. A intenção era chamar a atenção para os efeitos nocivos à saúde provocados pelas radiações ionizantes.[1]

Em meados de 1950 a ICRP reconhece a existência dos efeitos estocásticos (probabilísticos) das radiações e em 1958 "aceita" que para a ocorrência desses efeitos não existe uma dose limiar de radiação, ou seja, quaisquer níveis de exposição podem ser suficientes para sua indução.

Diante desse panorama ficou demonstrada a importância da proteção radiológica na busca pela utilização segura das radiações, promovendo a diminuição dos riscos e a maximização dos benefícios em seus diversos campos de aplicação, como medicina, indústria, produção de energia e pesquisa.

FUNDAMENTOS BÁSICOS

Uma radiação é considerada ionizante quando libera energia mínima suficiente para arrancar um elétron de um átomo ou molécula; caso contrário, é denominada não ionizante. Na publicação 60, de 1998, a Comissão Internacional de Unidades e Medidas de Radiação (International Commission on Radiation Units and Measurements – ICRU) sugere que o limite entre radiação ionizante e não ionizante para ondas eletromagnéticas seja de 12,42eV, a energia máxima dos fótons de radiação ultravioleta.[4]

De acordo com a Comissão Nacional de Energia Nuclear (CNEN), pode ser considerado fonte de radiação ionizante qualquer equipamento ou material que emita ou seja capaz de emitir radiação ionizante ou de liberar substâncias ou materiais radioativos. A ICRP, por meio da publicação 103, de 2007, utiliza o termo *fonte* para indicar qualquer entidade física ou processo que conduza doses de radiação potencialmente mensuráveis em uma pessoa ou grupo de pessoas.[5]

Fontes de radiação ionizante

Os seres humanos estão imersos em um ambiente radioativo, uma vez que no planeta há dezenas de radionuclídeos presentes nos solos, nas rochas, na água, no ar, na vegetação, nos alimentos e até mesmo no corpo humano. Esses radionuclídeos podem ser classificados como primordiais, que são aqueles presentes desde a formação do planeta Terra (p. ex., urânio-235 e 238, tório-232, potássio-40 etc.), cosmogênicos, formados continuamente pela interação de raios cósmicos com a atmosfera (p. ex., carbono-14, hidrogênio-3, sódio-22 etc.), e antropogênicos, originados pela ação humana por meio de explosões nucleares, queima de combustíveis de reatores nucleares e aceleradores de partículas utilizados para produzir radionuclídeos (p. ex., cobalto-60, césio-137, iodo-131, estrôncio-90 etc.).

As principais fontes naturais de radiação ionizante que constituem a radiação de fundo (*background* – BG) são os raios cósmicos emitidos pelo sol e as estrelas, constituídos principalmente de prótons e partículas alfa e o restante de fótons e elétrons de altíssimas velocidades; a radiação terrestre, mediante a emissão de raios gama provenientes principalmente do decaimento do urânio, tório e seus produtos filhos; e os radionuclídeos radônio e torônio, que são gases inertes com massas atômicos elevadas (portanto, suas concentrações são maiores em níveis próximos ao solo). Esses gases são emanados de materiais como cerâmica, revestimento de pedra, granito, argamassa, concreto, gesso, entre outros, em virtude da significativa concentração de urânio e tório, que têm, entre seus radionuclídeos descendentes, o radônio e o tório, respectivamente.[6]

Além das fontes naturais citadas anteriormente, existe também a radioatividade presente nos alimentos, na água e nos organismos é que é incorporada ao corpo humano através da alimentação. Carbono-14, rádio-226, trítio (hidrogênio-3) e principalmente o potássio-40, responsável por quase 70% da exposição interna, são exemplos de radionuclídeos presentes no corpo humano. No entanto, é importante salientar que de todo potássio presente na natureza apenas 0,01% dos átomos se apresenta na forma do radioisótopo potássio-40. Portanto, uma pessoa que tenha tipicamente 140g de potássio em seu organismo terá em torno de 14mg de potássio-40.

As fontes artificiais de radiação ionizante promovem benefícios significativos para a sociedade através da geração de energia e de seu uso na medicina, agricultura, meio ambiente, indústria e pesquisa. As principais fontes artificiais são os raios X e os radionuclídeos utilizados na medicina para diagnóstico e tratamento de doenças. As exposições de pacientes e trabalhadores a essas fontes de radiação são classificadas, respectivamente, como exposições médicas e ocupacionais. Também são consideradas fontes artificiais de radiação ionizante os radionuclídeos liberados por instalações nucleares, testes com bombas nucleares realizados no passado e acidentes como os de Chernobyl e Goiânia.

A **Figura 3.1** apresenta a contribuição das fontes naturais e artificiais para a exposição humana a radiações ionizantes.

Quanto à contribuição da radiação natural (aproximadamente 70%) para a exposição humana, cerca de 40% se devem ao gás radônio e seus radionuclídeos filhos, 15% são provenientes da radiação terrestre, 10% provêm dos raios cósmicos e 5% de radionuclídeos incorporados ao organismo humano.[6]

Irradiação e contaminação

As pessoas leigas costumam confundir o conceito de irradiação com o de contaminação radioativa, pois a associam à presença de radiação ionizante, o que de certo modo não deixa de ser verdade. Entretanto, o termo *irradiação* é empregado para indicar a exposição a uma fonte externa ao corpo animado ou inanimado sem que haja o contato com o material radioativo ou a fonte de radiação. Já o termo *contaminação* implica o contato com o material radioativo mediante a absorção por ingestão, inalação ou deposição na superfície do corpo animado ou inanimado. Obviamente que na contaminação também há irradiação, pois se trata de um material radioativo que está liberando radiação ionizante.[7]

Cabe ressaltar que os equipamentos de raios X não utilizam materiais radioativos e sim energia elétrica para produzir

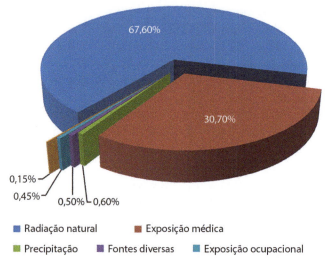

Figura 3.1 Exposição humana a fontes naturais e artificiais de radiação ionizante. (Tahuata et al., 2003.)

radiação. Portanto, não há contaminação nem muito menos raios X enquanto o equipamento permanece desligado.

Legislação nacional e internacional

Durante o Segundo Congresso Internacional de Radiologia, realizado em 1928 na cidade de Estocolmo, capital da Suécia, foi criado o International X Ray and Radium Protection Committee com o objetivo de elaborar normas de proteção radiológica para o estabelecimento de limites de exposição à radiação ionizante de pessoas ocupacionalmente expostas e do público em geral. Atualmente, seu nome é Comissão Internacional de Proteção Radiológica (International Commission on Radiological Protection – ICRP) e consiste em uma entidade sem fins lucrativos que trabalha em parceria com a ICRU, a Agência Internacional de Energia Atômica (IAEA), a Organização Mundial da Saúde (OMS), o Comitê Científico das Nações Unidas sobre os Efeitos das Radiações Atômicas (UNSCEAR) e a Organização Internacional do Trabalho (OIT), entre outras instituições.

Muito do que hoje se sabe sobre os efeitos biológicos decorrentes da radiação ionizante são provenientes de demasiadas exposições de profissionais da saúde e pacientes irradiados para o tratamento de diversas doenças durante as primeiras décadas do século XX. Além disso, também são estudados os efeitos em sobreviventes das bombas atômicas lançadas em Hiroshima e Nagasaki no ano de 1945 e do acidente com o reator nuclear de Chernobyl, em 1986.[8]

A primeira recomendação de proteção radiológica da ICRP foi a de número 1, de 1959, seguida, respectivamente, das recomendações de número 6, de 1964, 9, de 1966, 26, de 1977, 60, de 1990, e a mais recente, de número 103, de 2007. Essas atualizações são feitas com base em novas informações científicas a partir do aumento das estatísticas ou da introdução de novas tecnologias.[8]

No Brasil, a Comissão Nacional de Energia Nuclear (CNEN), autarquia federal criada em 1962 e vinculada ao Ministério da Ciência, Tecnologia e Inovação, tem as seguintes finalidades institucionais: colaborar na formulação da Política Nacional de Energia Nuclear; executar ações de pesquisa, desenvolvimento, promoção e prestação de serviços na área de tecnologia nuclear e suas aplicações para fins pacíficos; e regular, licenciar, autorizar, controlar e fiscalizar essa utilização.

Em 1973 a CNEN, com base nas recomendações internacionais, elaborou as normas básicas de proteção radiológica. A atualização mais recente é a norma nuclear CNEN-NN-3.01:2014: "Diretrizes Básicas de Proteção Radiológica", publicada no Diário Oficial da União em 11 de março de 2014 com o objetivo de estabelecer os requisitos básicos de proteção radiológica das pessoas em relação à exposição à radiação ionizante. Essa norma se aplica às práticas de manuseio, produção, posse e utilização de fontes, bem como transporte, armazenamento e deposição de materiais radioativos, abrangendo todas as atividades que envolvam ou possam envolver exposição.

Contudo, a CNEN-NN-3.01 exclui de seu escopo as práticas de radiodiagnóstico médico e odontológico, que são regulamentadas pela Portaria 453, de 1º de junho de 1998, do Ministério da Saúde, através da aprovação do Regulamento Técnico que estabelece as diretrizes básicas de proteção radiológica em radiodiagnóstico médico e odontológico, dispõe sobre o uso dos raios X diagnósticos em todo território nacional e dá outras providências.

Em medicina nuclear e radioterapia, além da CNEN-NN-3.01, a CNEN criou a norma CNEN-NN-3.05, de 2013: "Requisitos de Segurança e Proteção Radiológica para Serviços de Medicina Nuclear" e a Resolução CNEN 130, de 2012, que dispõe sobre os requisitos necessários para a segurança e a proteção radiológica em serviços de radioterapia. No entanto, para essas duas áreas da saúde, o Ministério da Saúde, por intermédio da Agência Nacional de Vigilância Sanitária (ANVISA), também regulamenta e fiscaliza através da RDC/ANVISA 38, de 2008, que dispõe sobre a instalação e o funcionamento de serviços de medicina nuclear *in vivo* e da RDC/ANVISA 20, de 2006, que estabelece o Regulamento Técnico para o funcionamento de serviços de radioterapia, visando à defesa da saúde dos pacientes, dos profissionais envolvidos e do público em geral.[9-13]

GRANDEZAS DE RADIOPROTEÇÃO

Uma grandeza é a propriedade de um fenômeno, corpo ou substância que pode ser expressa quantitativamente. Trata-se de fenômenos físicos que podem ser medidos direta ou indiretamente.

Existe uma infinidade de grandezas e unidades relacionadas com a radioproteção, e o organismo internacional que as define é a ICRU, que também tem como objetivo recomendar os procedimentos adequados para medição e aplicação dessas grandezas em radiodiagnóstico, radioterapia, radiobiologia, medicina nuclear, proteção radiológica, além de atividades industriais e ambientais. A ICRU fornece os dados físicos necessários à aplicação desses procedimentos de medição de modo a padronizar sua aplicação no mundo.[14]

A avaliação do nível de radiação recebido pelo ser humano é de extrema importância para propósitos de planejamento e atuação em termos de proteção radiológica, além do cumprimento da legislação introduzida em função da evolução dos conhecimentos adquiridos nessa área.[15]

Neste capítulo serão abordadas grandezas importantes para a compreensão de alguns conceitos básicos de proteção radiológica e radiobiologia. Nesse contexto, as grandezas podem ser classificadas em três grandes tipos: grandezas físicas (ou primárias), grandezas dosimétricas (ou de proteção) e grandezas operacionais.

Grandezas físicas ou primárias

Essas grandezas são diretamente mensuráveis e utilizadas para caracterização de campos de radiação. A partir das medidas dessas grandezas em um ponto é possível comparar a resposta de detectores de radiação padrão com outros dosímetros para fins de calibração.[15]

Exposição (X)

A grandeza *exposição* (X) é definida como o valor absoluto da carga total dos íons de mesmo sinal (dQ) produzidos em uma massa de ar (dm), quando todos os elétrons e pósitrons liberados pelos fótons no ar são completamente freados.[5,14] Essa grandeza pode ser calculada por meio da equação 1:

$$X = \frac{dQ}{dm} \quad (1)$$

Como a unidade de carga elétrica no Sistema Internacional de Unidades (SI) é o Coulomb (C) e a unidade de massa é o quilograma (kg), a unidade da grandeza *exposição* é o C/kg. A unidade antiga dessa grandeza era o Roentgen (R), e a relação entre as unidades é a seguinte (equação 2):

$$1R = 2{,}58 \cdot 10^{-4} C/kg \quad (2)$$

Dose absorvida (D)

A dose absorvida é definida como a energia média ($d\bar{E}$) depositada pela radiação na matéria de massa (dm), dada pela equação 3:

$$D = \frac{d\bar{E}}{dm} \quad (3)$$

A unidade de energia no SI é o Joule (J); assim, a unidade da grandeza *dose absorvida* é o J/kg, que recebe o nome especial de Gray (Gy). A unidade antiga dessa grandeza era o *rad* (*radiation absorbed dose* ou dose absorvida de radiação), que equivale a 0,01Gy, ou seja, 1Gy = 100rad.[5,14]

A dose absorvida deve ser definida no ponto de interesse, e a energia média depositada pela radiação é dada pela equação 4:

$$\bar{E} = R_{in} - R_{out} + \Sigma Q \quad (4)$$

Onde:

R_{in} é a soma de todas as energias das partículas ionizantes, com ou sem carga elétrica, que entram no volume;

R_{out} é a soma de todas as energias das partículas ionizantes, com ou sem carga elétrica, que saem do volume;

ΣQ é o somatório de todas as mudanças nas energias de repouso dos núcleos e partículas elementares que ocorrem no volume.

Kerma (K)

O kerma (*kinect energy released per unit of mass*) é definido como a soma das energias cinéticas iniciais de todas as partículas carregadas liberadas por partículas sem carga (dE_{tr}) na massa de um material (dm). Sua unidade de energia no SI também é o J/kg, que recebe o nome especial de Gray (Gy), sendo 1Gy = 100rad.[5,14] Pode-se dizer que o *kerma* está relacionado com a energia transferida por fótons e nêutrons à matéria.

A energia recebida pelas partículas carregadas em um meio material pode ser dissipada em colisões sucessivas com outros elétrons do meio ou mesmo na produção de radiação de freamento (*bremsstrahlung*) e radiação característica; portanto, desse modo (equação 5):

$$K = K_c + K_r \quad (5)$$

Onde:

K_c é denominado kerma de colisão e está relacionado com a energia dissipada pela radiação localmente por meio de ionizações e/ou excitações;

K_r é denominado kerma de radiação e está relacionado com a energia dissipada longe do local de interação das radiações, por meio dos raios X produzidos.

Há uma relação entre a dose absorvida e o kerma, pois a dose absorvida está relacionada com a energia depositada pela radiação na matéria, enquanto o kerma está relacionado com a energia transferida à matéria pela radiação. Desse modo, parte da energia total transferida ao meio material é dissipada em forma de radiação de freamento e característica. Portanto, para se estabelecer a relação entre a dose absorvida e o kerma é necessário um equilíbrio eletrônico (equilíbrio de partículas carregadas), que ocorre quando:

- a composição de átomos e a densidade do meio são homogêneas;
- o campo de radiação indiretamente ionizante incidente no meio é homogêneo;
- não existem campos elétricos ou magnéticos não homogêneos exercendo ação no meio.

Quando satisfeitos esses requisitos, diz-se que há equilíbrio eletrônico e, desse modo, a dose absorvida é igual ao kerma de colisão.[6]

Grandezas de proteção ou limitantes

Essas grandezas são indiretamente mensuráveis e têm a função de indicar o risco da exposição às radiações ionizantes. Na avaliação dessas grandezas deve ser considerado o nível de detrimento que pode ser causado pelos diversos tipos de radiação, além da sensibilidade dos diferentes órgãos ou tecidos do corpo humano às radiações.[15]

Essas grandezas podem ser avaliadas de algumas maneiras:

- Por meio de medidas indiretas em simuladores antropomórficos desenvolvidos com materiais equivalentes ao tecido humano, conforme ilustrado na **Figura 3.2**.

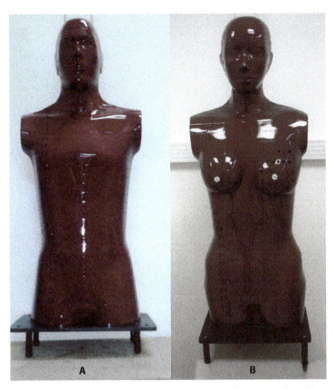

Figura 3.2 Exemplos de simuladores antropomórficos masculino (**A**) e feminino (**B**).

- Por meio de sistemas computacionais com simuladores antropomórficos matemáticos que, a partir dos diversos tipos de interação com a matéria e suas probabilidades, se utilizam do método de Monte Carlo para a avaliação.
- Por meio de dosimetria individual externa com detectores calibrados em termos de grandezas operacionais aplicáveis (que serão detalhadas mais adiante).

A legislação nacional limita a exposição de trabalhadores para fins regulatórios em termos dos níveis de algumas dessas grandezas, como a dose equivalente em um tecido ou órgão e a dose efetiva.

Dose absorvida em um tecido ou órgão (D_T)

A dose absorvida em um tecido ou órgão (D_T) é definida pela ICRU como a integral da dose absorvida (D) ao longo de todo o tecido (T) dividida pela massa desse tecido (m_T), como mostra a equação 6:

$$D_T = \frac{1}{m_T} \int_{m_T} D_T \cdot dm \qquad (6)$$

A D_T é também definida, segundo a ICRU, como a energia média depositada pela radiação ionizante (E_T) na massa do tecido ou órgão (m_T), de acordo com a equação 7:

$$D_T = \frac{E_T}{m_T} \qquad (7)$$

A dose absorvida média em um tecido ou órgão pode ser simplesmente referida como dose no órgão, e o índice "T" pode ser substituído pelo órgão específico, como, por exemplo, $D_{Pulmão}$ para se referir à dose absorvida no pulmão. É a grandeza recomendada pela ICRP como indicador dosimétrico da probabilidade de incidência de efeitos estocásticos, e sua unidade no SI também é o J/kg, que recebe o nome especial de Gray (Gy).[5,14]

Dose equivalente em um tecido ou órgão (H_T)

A probabilidade de incidência de efeitos estocásticos não depende exclusivamente da dose absorvida em um tecido, mas também do tipo de radiação incidente nesse tecido e de sua energia. Em consequência, para propósitos de proteção radiológica, a ICRP recomenda a ponderação da dose absorvida em função da qualidade da radiação, criando um fator de ponderação da radiação, w_R.[5,14]

Os valores de w_R foram definidos pela ICRP para serem representativos da eficiência biológica relativa (RBE) de tipos e energias específicas das radiações que incidem na superfície do corpo, podendo dar origem a efeitos estocásticos a baixas doses.

A H_T, portanto, é dada pela equação 8, onde $D_{T,R}$ é a dose absorvida no tecido D_T proveniente da radiação R:

$$H_T = \sum_R w_R \cdot D_{T,R} \qquad (8)$$

Na **Tabela 3.1** são mostrados os fatores de ponderação (w_R) recomendados pela ICRP para os diversos tipos de radiação.

Na **Figura 3.3** é mostrada a variação do w_R dos nêutrons em função de sua variação em energia.[14]

A unidade da grandeza H_T no SI é o J/kg, que recebe o nome especial de Sievert (Sv), e sua unidade antiga é o *rem* (*Roentgen equivalent man*), que equivale a 0,01Sv, ou seja, 1Sv = 100*rem*.[14]

Dose efetiva (E)

A relação entre a probabilidade do surgimento de efeitos estocásticos e a dose equivalente em um tecido ou órgão também depende da região do corpo irradiada. Portanto, é necessário que sejam combinadas as doses com os tecidos

Tabela 3.1 Tipos de radiação e seus w_R

Tipo de radiação	Fator de ponderação (w_R)
Fótons, elétrons, β⁻, β⁺ e múons	1
Prótons e píons carregados	2
Partículas alfa (α), fragmentos de fissão, íons pesados	20
Nêutrons	O w_R obedece a uma função contínua em relação à energia das partículas

Fonte: ICRU, 2011.

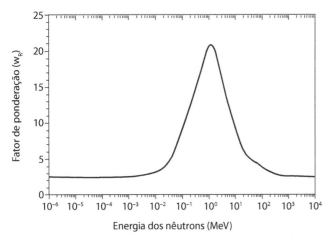

Figura 3.3 Variação do w_R dos nêutrons em função de sua energia.

ou órgãos irradiados, de tal modo que a probabilidade de surgimento dos efeitos seja mais bem correlacionada.[5,14]

Para propósitos de proteção radiológica dos indivíduos ocupacionalmente expostos – IOE (trabalhadores) – e dos indivíduos do público, a dose efetiva é definida como a dose equivalente em um tecido ou órgão ponderada pelo fator w_T, fator de ponderação para o tecido ou órgão. A dose efetiva é definida para exposições de corpo inteiro como (equação 9):

$$E = \sum_T w_T \cdot H_T \qquad (9)$$

Esses fatores de ponderação w_T são estimados em função de uma série de variáveis que levam em consideração a probabilidade de incidência de câncer no tecido T, seu tratamento e a probabilidade de cura, dentre outros fatores. Logo, o avanço tecnológico da medicina e da radiobiologia, entre outras, é fundamental para a estimativa dos w_T. Por conseguinte, à medida que o conhecimento científico na área evolui, são publicadas novas recomendações no sentido de atualizar os fatores que dão a ideia do risco da exposição às radiações em níveis baixos. Na **Tabela 3.2** são mostrados os valores dos fatores de ponderação para os tecidos ou órgãos (w_T) provenientes de três publicações da ICRP com espaço de no mínimo 16 anos entre elas.

A unidade da dose efetiva no SI é J/kg, que recebe o nome especial de Sievert (Sv), e a unidade antiga é o *rem* (1Sv = 100*rem*).[5,14]

Com base nos dados de w_T apresentados na **Tabela 3.2** é possível observar que a importância relativa das exposições nas gônadas reduziu cerca de 70% ao longo das publicações da ICRP, ou seja, sua contribuição no cálculo da dose efetiva deixou de ser tão significativa.

Já para a mama, o fator de ponderação sofreu redução de 66% entre as publicações de 1977[16] e 1991,[17] aumentando novamente na publicação de 2007.[5] Esse fato pode ser explicado pela alta incidência do câncer de mama no mundo e a maior incidência de cânceres em mulheres no Brasil, excluindo-se o câncer não melanoma.[18]

Tabela 3.2 Fatores de ponderação (W_T) publicados pela ICRP[5,16,17]

Tecido ou órgão	Fatores de ponderação (w_T)		
	ICRP 26 (1977)	ICRP 60 (1991)	ICRP 103 (2007)
Gônadas	0,25	0,20	0,08
Medula óssea	0,12	0,12	0,12
Cólon		0,12	0,12
Pulmão	0,12	0,12	0,12
Estômago		0,12	0,12
Bexiga		0,05	0,0,4
Mama	0,15	0,05	0,12
Fígado		0,05	0,04
Esôfago		0,05	0,04
Tireoide	0,03	0,05	0,04
Pele		0,01	0,01
Superfície óssea	0,03	0,01	0,01
Cérebro			0,01
Glândulas salivares			0,01
Restante*	0,30	0,05	0,12
TOTAL	**1,0**	**1,0**	**1,0**

* Os órgãos restantes são: glândulas suprarrenais, região extratorácica, vesícula biliar, coração, rins, nodos linfáticos, músculo, mucosa oral, pâncreas, próstata, intestino delgado, baço, timo e útero.

Grandezas operacionais

As grandezas operacionais são diretamente mensuráveis e foram definidas pela ICRU para avaliações do nível de radiação em indivíduos e no ambiente. São grandezas utilizadas de modo a possibilitar a estimativa de maneira suficientemente conservadora dos valores das grandezas limitantes (uma vez que estas últimas não são diretamente mensuráveis).[19]

As grandezas operacionais para avaliação dos níveis de radiação no ambiente são o equivalente de dose ambiental – H*(10) – e o equivalente de dose direcional – H'(0,07,Ω).

Já a grandeza operacional para avaliação dos níveis de radiação individuais é o equivalente de dose pessoal (H_p), que é definido como o equivalente de dose medido em um simulador ICRU (fabricado em polimetilmetacrilato, conforme recomendações da ICRU 47). Essa avaliação é feita em uma profundidade *d*, sob um ponto específico do corpo, que habitualmente pode ser o local onde é utilizado o dosímetro individual. Os três tipos de equivalente de dose pessoal utilizados são:

- **Hp(10):** com profundidade de avaliação de 10mm, é a grandeza utilizada para a estimativa da dose efetiva.

- **Hp (0,07):** com profundidade de avaliação de 0,07mm, é a grandeza utilizada para a estimativa da dose equivalente na pele, mãos e pés.
- **Hp (3):** foi proposta para avaliação de dose a uma profundidade de 3mm para estimar a dose equivalente no cristalino.[19]

Por meio da medida do kerma no ar (grandeza física) multiplicado por fatores de conversão para a grandeza de interesse, verifica-se a resposta de dosímetros através da utilização de simuladores padrão ICRU.

Nas avaliações dosimétricas de rotina, os valores mensurados dessas grandezas operacionais são suficientemente precisos na estimativa da dose efetiva e da dose equivalente na pele.[19]

Na **Figura 3.4** é mostrado um resumo das grandezas mais comumente utilizadas em proteção radiológica e suas relações.

PRINCÍPIOS DE RADIOPROTEÇÃO

As normas e regulamentos técnicos nacionais de proteção radiológica são fundamentados nas recomendações da Comissão Internacional de Proteção Radiológica, que determinam três princípios: justificação, otimização da proteção radiológica e limitação de doses individuais. Esses princípios estão inter-relacionados e, portanto, não devem ser tratados de maneira isolada.

Justificação

Com base nesse princípio básico de proteção radiológica se institui que nenhuma prática ou fonte associada a essa prática deve ser autorizada a menos que produza suficiente benefício para o indivíduo exposto ou a sociedade, de modo a compensar o detrimento que possa ser causado, levando em consideração fatores sociais, econômicos e outros pertinentes.

Nas exposições médicas (paciente) devem ser ponderados os reais benefícios do diagnóstico ou da terapia com radiação ionizante em comparação com possíveis técnicas alternativas disponíveis que envolvam menos ou nenhuma exposição.

De acordo com a CNEN-NN-3.01:

5.4.1.3 Com exceção das práticas com exposições médicas justificadas, as seguintes práticas não são justificadas, sempre que, por adição deliberada de substâncias radioativas ou por ativação, resultem em aumento de atividade nas mercadorias ou produtos associados:

a) as práticas que envolvam alimentos, bebidas, cosméticos ou quaisquer outras mercadorias ou produtos destinados a ingestão, inalação, incorporação percutânea ou aplicação no ser humano;

b) as práticas que envolvam o uso frívolo de radiação ou substâncias radioativas em mercadorias ou produtos, estando incluídos, desde já, brinquedos e objetos de joalheria ou de adorno pessoal;

c) exposições de pessoas para fins de demonstração ou treinamento.

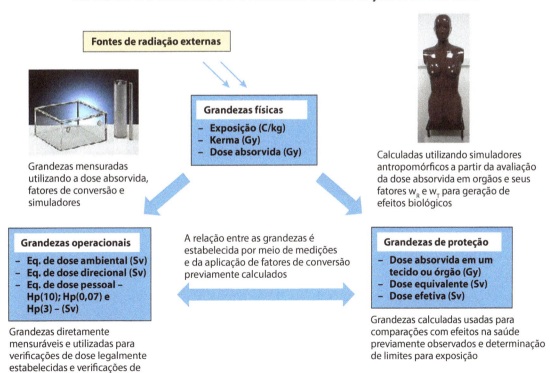

Figura 3.4 Esquema-resumo com as grandezas utilizadas em radioproteção e suas relações.

De acordo com a Portaria 453/98:

2.5 Fica proibida toda exposição que não possa ser justificada, incluindo:
a) Exposição deliberada de seres humanos aos raios X diagnósticos com o objetivo único de demonstração, treinamento ou outros fins que contrariem o princípio da justificação.
b) Exames radiológicos para fins empregatícios ou periciais, exceto quando as informações a serem obtidas possam ser úteis à saúde do indivíduo examinado, ou para melhorar o estado de saúde da população.
c) Exames radiológicos para rastreamento em massa de grupos populacionais, exceto quando o Ministério da Saúde julgar que as vantagens esperadas para os indivíduos examinados e para a população são suficientes para compensar o custo econômico e social, incluindo o detrimento radiológico. Deve-se levar em conta, também, o potencial de detecção de doenças e a probabilidade de tratamento efetivo dos casos detectados.
d) Exposição de seres humanos para fins de pesquisa biomédica, exceto quando estiver de acordo com a Declaração de Helsinque, adotada pela 18ª Assembleia Mundial da OMS de 1964; revisada em 1975 na 29ª Assembleia, em 1983 na 35ª Assembleia e em 1989 na 41ª Assembleia, devendo ainda estar de acordo com resoluções específicas do Conselho Nacional de Saúde.
e) Exames de rotina de tórax para fins de internação hospitalar, exceto quando houver justificativa no contexto clínico, considerando-se os métodos alternativos.

Otimização

O princípio da otimização da proteção radiológica, conhecido como princípio ALARA (*as low as reasonable achievable* – tão baixo quanto razoavelmente exequível), determina que as instalações e as práticas devem ser planejadas, implantadas e executadas de modo que a magnitude das doses individuais, o número de pessoas expostas e a probabilidade de exposições acidentais sejam tão baixos quanto razoavelmente exequíveis, levando em conta fatores sociais e econômicos, além das restrições de dose aplicáveis.

De acordo com a Portaria 453/98, a otimização deve ser aplicada nos projetos e construções de equipamentos e instalações e nos procedimentos de trabalho. Em radiodiagnóstico médico e odontológico deve-se dar ênfase aos procedimentos de trabalho em razão de sua influência direta na qualidade e na segurança da assistência aos pacientes. Portanto, as exposições médicas devem ser otimizadas a valores mínimos para obtenção do objetivo radiológico compatível com os padrões aceitáveis de qualidade de imagem.

De acordo com a CNEN-NN-3.01, as avaliações quantitativas de otimização devem ser feitas considerando que o valor do coeficiente monetário por unidade de dose coletiva não deve ser inferior, em moeda nacional corrente, a US$ 10.000/pessoa.Sv, lembrando que "dose coletiva" expressa a dose efetiva total recebida por uma população ou um grupo de pessoas, definida como o produto do número de indivíduos expostos a uma fonte de radiação ionizante pelo valor médio da distribuição de dose efetiva desses indivíduos. A dose coletiva é expressa em pessoa-sievert (pessoa.Sv).[9]

Limitação de doses individuais

Esse princípio estabelece limites de doses individuais, através de valores de dose efetiva ou equivalente, para exposições ocupacionais (trabalhador) e exposições do público decorrentes de práticas controladas, cujas magnitudes não devem ser excedidas.

Cabe salientar que as limitações de dose não se aplicam às exposições médicas (pacientes) e que não devem ser consideradas como uma fronteira de segurança, pois em proteção radiológica qualquer valor de dose representa um risco associado e, quanto maior a dose, maior será o risco. Desse modo, esses valores não devem ser utilizados como objetivo nos projetos de blindagem ou para avaliação de conformidade em levantamentos radiométricos.[20]

De acordo com a Portaria 453/98, a dose efetiva média anual não deve exceder 20mSv em qualquer período de 5 anos consecutivos, não podendo ultrapassar 50mSv em nenhum ano; a dose equivalente anual não deve exceder 500mSv para extremidades e 150mSv para o cristalino; para mulheres grávidas, a dose na superfície do abdome não deve passar de 2mSv durante todo o período restante da gravidez; menores de 18 anos não podem trabalhar com raios X diagnósticos, exceto em treinamentos; estudantes com idade entre 16 e 18 anos, em estágio de treinamento profissional, não devem exceder a dose efetiva anual de 6mSv, dose equivalente anual de 150mSv para extremidades e 50mSv para o cristalino; e fica proibida a exposição ocupacional de menores de 16 anos. Já para exposições do público, a dose efetiva anual não deve exceder 1mSv em decorrência de práticas que envolvam radiação ionizante.[20]

De acordo com a CNEN-NN-3.01, de 2014, os valores que diferem dos especificados na Portaria 453/98 são para doses equivalentes no cristalino, sendo de 20 e 15mSv/ano para exposições ocupacionais e do público, respectivamente. Além disso, é especificada uma dose equivalente de 500mSv/ano para a pele em indivíduos ocupacionalmente expostos e 50mSv/ano para o público em geral.[9]

CONTROLE DE ÁREAS DE SERVIÇO

O sistema de classificação de áreas é proposto para auxiliar o controle das exposições ocupacionais e do público. Para o radiodiagnóstico médico e odontológico essa classificação é determinada pelo Ministério da Saúde por intermédio da ANVISA (Portaria 453/98). As demais instalações que utilizam fontes de radiação ionizante são classificadas pela CNEN.

ANVISA

Os ambientes do serviço de radiodiagnóstico devem ser classificados como áreas livres ou controladas, segundo as características das atividades desenvolvidas em cada ambiente. Nas áreas controladas devem ser adotadas medidas específicas de proteção e segurança, como a utilização de barreiras físicas com blindagem suficiente para garantir a manutenção de níveis de dose tão baixos quanto razoavelmente exequíveis e dispor de restrição de acesso e de sinalização adequada, além de ser exclusivas aos profissionais necessários à realização do procedimento radiológico e ao paciente submetido ao procedimento, sendo excepcionalmente permitida a participação de acompanhantes.[20]

As salas de procedimentos radiológicos e a sala de comando dos equipamentos são classificadas como áreas controladas. Já suas circunvizinhanças são consideradas como áreas livres.

Para fins de planejamento de barreiras físicas de uma instalação e para verificação de adequação dos níveis de radiação em levantamentos radiométricos, os níveis de equivalente de dose ambiente adotados como restrição de dose são de 5,0mSv/ano em áreas controladas e de 0,5mSv/ano em áreas livres.[20]

CNEN

Para fins de proteção radiológica, os titulares dos serviços que utilizam radiação ionizante devem classificar as áreas de trabalho em áreas controladas, áreas supervisionadas ou áreas livres, conforme apropriado e devidamente descrito no Plano de Proteção Radiológica (PPR).

Uma área é classificada como controlada quando é necessária a adoção de medidas específicas de proteção e segurança, garantindo que as exposições ocupacionais normais estejam em conformidade com os requisitos de otimização e limitação de dose, bem como prevenir ou reduzir a magnitude das exposições potenciais. De acordo com a Posição Regulatória 3.01/004 de 2011, os valores de taxa de dose com base em uma fração do limite de dose podem ser definidos em 3/10 do limite de dose e devem estar sinalizados com o símbolo internacional de radiação ionizante, acompanhando um texto descrevendo o tipo de material, equipamento ou uso relacionado com a radiação ionizante.

Uma área é classificada como supervisionada quando, embora não exija a adoção de medidas específicas de proteção e segurança, devem ser feitas reavaliações regulares das condições de exposição ocupacional com o objetivo de determinar se a classificação continua adequada. Essa revisão torna necessária a adoção de um programa de monitoração rotineira de área e de indivíduos que nela trabalham. Além disso, devem ser devidamente indicadas em seus acessos.

Toda área que não é classificada como controlada ou supervisionada deve ser classificada como livre. Em condições normais de operação, a dose para indivíduos nas áreas livres não deve ultrapassar o limite previsto para indivíduos do público, isto é, 1mSv/ano.[9]

CONTROLE OCUPACIONAL

Os níveis de radiação recebidos por um IOE podem ser avaliados por métodos de monitoração individual ou por métodos indiretos, como a monitoração de área.[9,20]

Na monitoração individual externa o objetivo é avaliar, de modo direto, o nível de radiação do indivíduo por meio da utilização de dosímetros termoluminescentes ou filmes dosimétricos. A monitoração individual é realizada por empresas devidamente avaliadas e credenciadas pela CNEN.

Quase todos os profissionais que são ocupacionalmente expostos em radiodiagnóstico passam obrigatoriamente por monitoração individual, sendo excluídos dessa monitoração apenas os profissionais da área odontológica cuja carga de trabalho não exceda níveis especificados na Portaria 453 do Ministério da Saúde mediante ato normativo da autoridade sanitária local.[9,20]

Nos casos em que a monitoração individual não for aplicável, a avaliação do indivíduo tomará como base os resultados da monitoração de área e as informações sobre as atividades realizadas na área.[9]

Na monitoração de área são empregados métodos para avaliação dos níveis de radiação em locais críticos e estratégicos, de modo a tornar possível a associação com o nível de radiação que receberia um IOE presente nesse local. Essa avaliação é também obrigatória e deve constar dos procedimentos de proteção radiológica descritos no Plano de Radioproteção para as áreas de medicina nuclear, radioterapia, plantas industriais de irradiação e ciclo do combustível nuclear, além de constar do Memorial Descritivo de Proteção Radiológica para as atividades de radiodiagnóstico médico por raios X.[9,20]

Os titulares dos serviços devem estabelecer um programa de rotina de monitoração individual a fim de obter uma estimativa da dose efetiva e/ou da dose equivalente nas extremidades e no cristalino compatível com a atividade exercida, de modo a demonstrar conformidade com os requisitos administrativos e operacionais estabelecidos pelos serviços com base nas exigências da Portaria 453 e da CNEN 3.01.

O indivíduo ocupacionalmente exposto deve permanecer com o dosímetro durante toda a jornada de trabalho e enquanto permanecer em área controlada. O dosímetro deve ser posicionado na região mais exposta do tronco e, durante a utilização de avental plumbífero em radiodiagnóstico, o dosímetro deve ser posicionado sobre o avental, aplicando-se um fator de correção de 1/10 para estimar a dose efetiva. O dosímetro é individual, de leitura indireta e deve ser trocado mensalmente.[20]

Esse dosímetro deve ser utilizado apenas no serviço para o qual foi designado, permitindo que sejam avaliados os procedimentos de trabalho e os níveis de radiação liberados no indivíduo naquele serviço.

Durante a ausência do usuário, os dosímetros individuais devem ser mantidos em local seguro, com temperatura amena e baixa umidade, e afastados de fontes de radiação ionizante, juntamente com o dosímetro padrão, sob a responsabilidade do supervisor de proteção radiológica do serviço.

Em casos de exposição acidental, o dosímetro deve ser enviado para leitura em caráter de urgência e os titulares dos serviços de radiodiagnóstico devem providenciar a investigação dos casos de doses efetivas maiores que 1,5mSv, documentando os resultados da análise.

Resultados de dose efetiva mensais acima de 3/10 em relação ao limite anual (15mSv) devem ser comunicados à autoridade sanitária local pelos titulares do serviço de radiodiagnóstico juntamente com o relatório das providências adotadas.[20]

Quando os valores mensais de dose relatados forem superiores a 100mSv, os titulares do serviço deverão providenciar uma investigação especial e, havendo a possibilidade de exposição acidental do usuário, este deverá ser submetido a avaliação por dosimetria citogenética.

Os titulares de cada serviço devem adotar as medidas necessárias de modo a garantir que a soma das exposições ocupacionais de cada indivíduo não ultrapasse os limites estabelecidos na legislação para o caso de indivíduos ocupacionalmente expostos empregados em mais de um serviço.

Todo indivíduo ocupacionalmente exposto deve estar submetido a um programa de controle de saúde fundamentado nos princípios gerais de saúde ocupacional, o qual não pode substituir ou mesmo complementar o programa de monitoração individual de doses.

Os titulares e empregadores devem manter registros de exposição para cada IOE, incluindo informações sobre a natureza geral do trabalho, as doses e incorporações de radionuclídeos. Quando essas incorporações forem iguais ou superiores aos níveis de registro pertinentes, os dados e modelos que serviram de base para as avaliações de dose também deverão ser registrados.[9]

É direito do IOE o acesso aos dados de seus registros de dose, bem como à cópia do histórico de dose quando solicitado aos empregadores e titulares do serviço. Se o empregador ou o titular cessar sua atividade envolvendo a exposição dos IOE, deve providenciar meios para a guarda dos registros de doses anuais dos IOE em um órgão de registro oficial e comunicar esse fato à CNEN.

Os registros de dose para cada IOE devem ser preservados durante o período ativo do empregado até que ele atinja a idade de 75 anos. Esses registros devem ainda ser mantidos por pelo menos 30 anos após o término da ocupação do IOE, mesmo que já falecido.[9]

Os titulares e empregadores devem implantar um programa de saúde ocupacional para avaliação inicial e periódica da aptidão dos IOE com base nos princípios gerais de saúde ocupacional, tendo como referência o Programa de Controle Médico de Saúde Ocupacional.[9,21]

FATORES FÍSICOS DE RADIOPROTEÇÃO

O controle da exposição à radiação necessário para proteção radiológica e atendimento aos requisitos estabelecidos em normas fundamenta-se basicamente em três fatores físicos: tempo, distância e blindagem.

Tempo

Se uma pessoa é exposta à radiação ionizante, quanto mais tempo permanecer na presença da fonte, maior será a dose recebida, ou seja, a dose é diretamente proporcional ao tempo de exposição, como mostra a equação 10:

$$D = Taxa \cdot Tempo \qquad (10)$$

Para trabalhadores ocupacionalmente expostos, o recurso mais eficiente para a redução do tempo de exposição é o treinamento de suas práticas, levando à otimização de suas habilidades.

Distância

Para uma fonte puntiforme e isotrópica, ou seja, infinitamente pequena e emitindo radiação em todas as direções, a taxa de dose em uma determinada posição d_1 em relação à fonte é inversamente proporcional ao quadrado dessa distância, como mostra a equação 11:[6]

$$\frac{\dot{D}_1}{\dot{D}_2} = \frac{(d_2)^2}{(d_1)^2} \qquad (11)$$

Onde
$\dot{D}_1$ é a taxa de dose a uma distância d_1 da fonte e
$\dot{D}_2$ é a taxa de dose a uma distância d_2 da fonte.

Desse modo, o aumento da distância entre a fonte e o indivíduo exposto minimiza a taxa de dose que influencia diretamente a Equação 10.

Para exemplificar, considere uma fonte puntiforme e isotrópica com taxa de dose constante em determinado ponto; se a distância duplicar seu valor inicial, a taxa de dose reduzirá em quatro vezes.

Blindagem

Profissionais ocupacionalmente expostos bem-treinados e conscientes da aplicação dos fatores de tempo e distância dispõem de procedimentos e técnicas adequadas que minimizam exposições desnecessárias. Entretanto, em algumas situações esses dois fatores não são suficientes para proporcionar uma eficiente proteção radiológica. Nesse caso, o fator blindagem é extremamente necessário, pois se trata de uma barreira protetora constituída de material ou dispositivo interposto entre uma fonte de radiação e seres humanos ou meio ambiente com o propósito de atenuar parte da radiação.

Em práticas que se utilizam de feixes de radiação de alta energia, como a radioterapia, o comando é localizado fora da sala de tratamento, que geralmente é construída em formato de labirinto com paredes e portas espessas e de material de alta densidade.

No radiodiagnóstico, o profissional na maioria das vezes trabalha atrás de um anteparo: o biombo, que é normalmente constituído de chumbo e posicionado a uma distância adequada do equipamento de raios X, fornecendo proteção suficiente ao trabalhador, comprovada por meio do levantamento radiométrico. Em algumas situações, no entanto, não é possível posicionar-se atrás do biombo para a realização de um determinado procedimento. Nesse caso, o profissional deve utilizar vestimentas protetoras que podem ser constituídas de lâminas de chumbo ou confeccionadas com borracha enriquecida com chumbo. A espessura dessas vestimentas protetoras deve ter no mínimo o equivalente a 0,25mm de chumbo.[20]

NOÇÕES DE CÁLCULO DE BLINDAGEM PARA FÓTONS

O propósito das blindagens é reduzir a exposição dos IOE e indivíduos do público a níveis de dose aceitáveis em termos legais.

Quando ondas eletromagnéticas interagem com a matéria, elas se comportam como se fossem partículas, o que possibilita sua interação com elétrons, transferindo-lhes energia de modo a excitar e/ou ionizar os átomos.

Os modos de interação de fótons com a matéria já são bem conhecidos, e para os cálculos de blindagem os principais efeitos são o fotoelétrico, o Compton e a produção de pares. A probabilidade que o fóton apresenta de interagir por qualquer um desses efeitos, sendo atenuado, vai depender diretamente do número atômico do elemento no qual ele interage e de sua energia, como mostra a equação 12, onde I representa a intensidade do feixe após a atenuação, I_0 a intensidade inicial do feixe e µ o coeficiente de atenuação linear do fóton de uma dada energia em função do número atômico do material de espessura x:

$$I = I_0 \cdot e^{-\mu \cdot x} \qquad (12)$$

Essa equação traduz de maneira adequada o comportamento físico da atenuação de um feixe monoenergético de fótons interagindo em um material de espessura x, porém não expressa de modo adequado a variação da atenuação em função da densidade do material da blindagem, que é mais bem expressa através da equação 13, que substitui o coeficiente de atenuação linear µ pelo coeficiente de atenuação mássico μ/σ_{ref}, onde σ_{ref} representa a densidade de referência do material e σ_{mat} a densidade do material utilizado para atenuação do feixe:

$$I = I_0 \cdot e^{-\left(\frac{\mu}{\sigma_{ref}}\right)(\sigma_{mat} \cdot x)} \qquad (13)$$

Outro problema dessas equações reside no fato de se tratar de métodos matemáticos adequados para avaliação do comportamento físico de um feixe de radiação monoenergético, de modo que para um feixe heterogêneo em energias essa avaliação deixa de ser adequada.

Uma maneira de resolver esse novo problema se dá mediante a utilização do conceito de camada semirredutora (CSR), que é a espessura de um dado material que atenua o feixe de radiação à metade de seu valor inicial. Pode ser utilizado também o conceito de camada decirredutora (CDR), que é a espessura de um dado material que atenua o feixe de radiação à décima parte de seu valor inicial.

Tanto o valor da CSR como o da CDR dependem da energia do feixe, porém diversas organizações internacionais publicam tabelas dessas grandezas em função do radionuclídeo ou da tensão de utilização de um tubo de raios X, de modo a criar uma ferramenta para facilitar o cálculo de blindagem.

Desse modo, em virtude das diferenças entre as características de feixes de radiação produzidos por emissores gama em relação às características dos feixes emitidos por equipamentos de raios X, o cálculo das blindagens para ambos apresentará características particulares.[22,23]

DETECTORES DE RADIAÇÃO IONIZANTE

A presença de um campo de radiação não pode ser detectada através dos órgãos dos sentidos dos seres humanos, o que denota a importância da utilização de um instrumento que identifique e/ou quantifique esse campo.

Esses instrumentos têm por base efeitos que fótons ou partículas geram em seu interior sensível. Portanto, um detector de radiação é um instrumento que, quando posicionado em um campo onde exista radiação ionizante, é capaz de indicar sua presença e/ou medir sua intensidade.

Diversos efeitos possibilitam a detecção de um campo de radiação, como a produção de calor, a luminescência, a cintilação, a simples ionização em gases ou em alguns sólidos, a indução de radioatividade induzida etc.

O conhecimento das diversas características particulares ou similares em cada tipo de detector e do feixe de radiação possibilita que o profissional da proteção radiológica saiba selecionar adequadamente o instrumento, de modo a desempenhar seu trabalho com segurança, eficiência e competência.[6]

Características gerais dos detectores

A detecção da radiação se baseia nos efeitos físicos primários de ionização e excitação que ocorrem no interior do elemento sensível de um detector.

Esses detectores podem ter como finalidade, além da constatação da simples presença de um campo de radiação, a identificação do tipo de radiação detectada (fótons, partículas α e β, feixes de nêutrons etc.) e a determinação da energia da radiação e de parâmetros de intensidade dos feixes.

Um sistema de detecção é composto basicamente de dois itens: o elemento sensível, que é o detector propriamente dito, e o processador das informações.

Na **Figura 3.5** é mostrado um esquema simplificado do processo de detecção e análise do sinal gerado dentro do sistema de detecção.

O detector contém o meio no qual a radiação depositará sua energia, resultando em um sinal (I) que posteriormente deverá ser eletronicamente amplificado.

Com base no tipo de detector, deverá ser necessário processar o sinal gerado para que seja apresentada em um mostrador ou *display* (com escala apropriada) a grandeza radiológica para a qual o instrumento foi desenvolvido.[24]

Os detectores podem ser classificados com base em diversas características:

- **Classificação dos detectores com base em seu estado físico:**
  - **Detectores sólidos** (p. ex., cristal de germânio [Ge], cristal de iodeto de sódio [NaI] etc.).
  - **Detectores gasosos** (p. ex., trifluoreto de boro [BF_3] e metano [CH_4], utilizados para detecção de nêutrons, câmaras de ionização, detectores proporcionais, detectores Geiger-Müller etc.).
  - **Detectores líquidos** (p. ex., soluções cintiladoras).
- **Classificação dos detectores quanto ao tipo de efeito observado ou medido:**
  - **Detectores baseados em radioatividade induzida** (p. ex., folha de ouro [Au] para detecção de nêutrons).
  - **Detectores baseados na coleta de íons** (p. ex., câmaras de ionização, detectores proporcionais, detectores Geiger-Müller, cristais de germânio, telureto de cádmio [CdTe] etc.).
  - **Detectores baseados em mudanças químicas** (p. ex., filmes dosimétricos).
  - **Detectores baseados na luminescência** (p. ex., cristal de NaI, cristal de antraceno [$C_{14}H_{10}$] etc.).
  - **Detectores baseados em efeitos térmicos** (p. ex., termopares e microcalorímetros).

Os detectores podem também ser classificados com base no tipo de radiação detectada ou por sua aplicação, como detectores para monitoração de área, monitoração de contaminação de superfícies, monitoração individual, além de monitores padrões de laboratório.

Outra característica importante dos detectores é sua eficiência de detecção. Qualquer detector de radiação, a princípio, fornecerá um pulso para cada tipo de radiação que interaja em seu volume sensível. Após atravessar uma pequena fração de seu alcance, uma partícula carregada poderá formar pares de íons ao longo de sua trajetória, os quais produzirão um sinal no sistema de detecção. Se o detector tem a capacidade de contabilizar totalmente o sinal gerado por cada partícula que entra em seu interior, diz-se que tem uma eficiência de detecção ou eficiência de contagem de 100%.

Já radiações indiretamente ionizantes, como os fótons ou nêutrons, devem sofrer interação com o detector para possibilitar sua detecção. Uma vez que esses tipos de radiação têm um grande poder de penetração na matéria, sendo capazes de percorrer distâncias consideráveis entre as interações, a eficiência de contagem pode oscilar. Diante disso, torna-se necessária a obtenção de um valor preciso para a eficiência do detector, de modo a relacionar o número de pulsos contabilizados com o número de fótons ou nêutrons incidentes no equipamento.

Existem duas classes de eficiência, a absoluta e a intrínseca. A eficiência absoluta é definida como a razão entre o número de pulsos contados e o número de fótons e/ou partículas emitidas pela fonte radioativa, como mostrado na equação 14:

$$\in_{abs} = \frac{Quantidade\ de\ pulsos\ contados}{Quantidade\ de\ fótons\ ou\ partículas\ emitidos\ pela\ fonte} \quad (14)$$

Já a eficiência intrínseca é definida como a razão entre o número de pulsos contados e o número de fótons e/ou

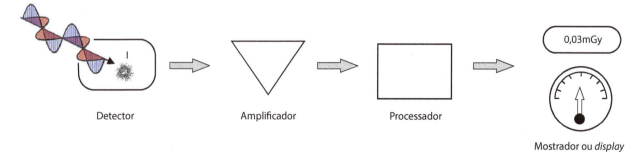

Figura 3.5 Esquema de um sistema de detecção de radiação ionizante.

chamado de região de saturação iônica, e a amplitude do pulso elétrico gerado não é dependente da tensão aplicada entre os eletrodos, porém o sinal gerado é muito baixo, necessitando de muita amplificação para torná-lo confiavelmente mensurável. Nessa região operam as câmaras de ionização.

Se o aumento da tensão continuar, partindo de V_2 até V_3, os elétrons arrancados dos átomos passarão a adquirir maior energia, de modo que consigam também causar ionizações secundárias no gás do detector. Os novos íons, por sua vez, poderão produzir ionização terciária e assim por diante até que os elétrons, que têm sua origem em uma ionização primária, cheguem ao anodo. Esse processo recebe o nome de *avalanche de Townsend* e tem como resultado, para cada elétron primário gerado pela radiação ionizante, a produção de muitos elétrons secundários, o que gera um pulso elétrico muito maior.

Esse intervalo é denominado *região proporcional*, pois existe uma proporcionalidade entre as energias das partículas incidentes e o número de íons coletados. Nessa região operam os detectores proporcionais.

Quando se aplicam tensões ainda mais elevadas, o processo de ionização secundária continua entre V_3 e V_4, porém sem a manutenção da proporcionalidade entre as energias das partículas e as amplitudes dos pulsos elétricos. Esse intervalo é denominado *região de proporcionalidade limitada*, e não há detectores que operam nessas tensões. Na **Figura 3.8** são mostrados o gráficos que representam esse comportamento para os dois tipos de radiação, E_1 e E_2, em função da tensão.

Entre V4 e V5, como mostrado na **Figura 3.9**, o número de elétrons secundários aumenta e, em razão de sua maior energia, são provocadas novas interações com os átomos do gás, o que resulta na emissão de fótons de baixa energia na região do visível e ultravioleta. Esses fótons atingem a parede do detector e liberam fotoelétrons, que são acelerados e produzem novas ionizações, gerando avalanches de elétrons. Esse fenômeno ocorre até que todo o gás presente no detector fique ionizado.

A magnitude dos pulsos produzidos passará então a ser independente da quantidade de ionização gerada pelo fóton ou partícula que chega até o detector, ou seja, independentemente da energia da radiação que gera a primeira ionização, todo esse processo é repetido. Por isso, não é possível discriminar a energia das partículas que atingem o gás, e esse intervalo recebe o nome de Geiger-Müller (G-M), e é nessa região que operam os detectores que recebem esse mesmo nome.

Caso a tensão continue a ser aumentada, ultrapassando V_5, arcos voltaicos poderão aparecer, ou seja, a rigidez dielétrica do gás é superada, levando ao surgimento de descargas elétricas através dos eletrodos, mesmo sem a presença de um campo de radiação, o que poderia gerar danos ao detector. Essa região também é chamada de região de descarga contínua.[6,24,25]

Os três tipos de detectores gasosos são, portanto, as câmaras de ionização, os detectores proporcionais e os detectores Geiger-Müller, que operam nas regiões II, III e V, respectivamente, e serão mais detalhados a seguir.

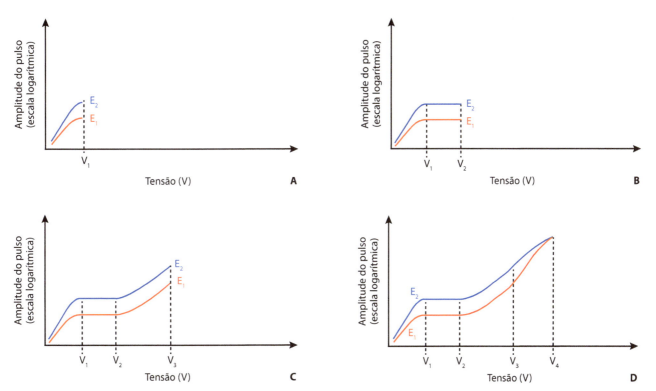

Figura 3.8A a D Amplitude do pulso em função da tensão de operação para duas radiações de energias distintas.

partículas que chegam até o detector, como mostrado na equação 15:

$$\epsilon_{intr} = \frac{Quantidade\ de\ pulsos\ contados}{Quantidade\ de\ fótons\ ou\ partículas\ que\ chegam\ ao\ detector} \quad (15)$$

A eficiência intrínseca está diretamente relacionada com o número atômico do elemento sensível do detector, seu estado físico, energia da radiação que chega até ele e espessura do detector na direção de incidência da radiação, ao passo que para a eficiência absoluta todos esses fatores influenciam, somados à geometria do sistema de detecção, da fonte e do posicionamento entre ambos.[24,25]

Desse modo, define-se a dependência energética de um detector como a variação de sua resposta, para um mesmo estímulo, em função da energia do feixe de radiação que o irradia. Alguns detectores têm alta dependência energética para fótons, ou seja, sua resposta apresenta grandes variações em função da energia do feixe de radiação, como, por exemplo, detectores Geiger-Müller. Outros tipos de detectores demonstram baixa dependência energética, pois para um grande intervalo de energia do feixe de radiação sua resposta apresenta pouca oscilação, podendo ser citadas como exemplos as câmaras de ionização, que apresentam variação de sua resposta relativa abaixo de 5% em uma ampla faixa de energia de fótons.

Detectores gasosos

Grande parte dos detectores utilizados é fundamentada em efeitos provocados no interior de um gás submetido a uma diferença de potencial, conforme esquematizado na **Figura 3.6**.

A radiação, ao interagir com o meio gasoso, pode ionizar os átomos, gerando pares de íons que serão formados pelos elétrons ejetados e pelos átomos carregados positivamente após a interação. Os elétrons arrancados serão atraídos para o eletrodo positivo e os átomos ionizados para o eletrodo negativo. Como os elétrons têm massa muito menor, irão alcançar o lado positivo com mais rapidez que os íons positivos (com velocidade cerca de 10^3 vezes maior que os íons positivos), gerando um pulso elétrico.[24]

Os efeitos observados no gás do detector em função da magnitude da tensão aplicada entre os eletrodos são os fatores que irão determinar as características dos detectores gasosos, viabilizando a fabricação de câmaras de ionização, detectores proporcionais ou detectores Geiger-Müller.

Para a determinação das características dos detectores gasosos deve ser avaliado o comportamento das radiações que interagem em um gás encerrado em um volume, submetido a uma diferença de potencial, conforme esquematizado na **Figura 3.7**.

Nesse esquema, duas radiações de mesma natureza, porém de energias distintas (E_1 e E_2), onde E_2 é maior que E_1, vão alcançar o interior do gás, e a amplitude do pulso elétrico coletado será medida em distintas situações em função da variação da diferença de potencial aplicada entre os eletrodos.

Quando a tensão entre os eletrodos do detector gasoso é aumentada, partindo de zero volt até um determinado valor, V_1, que varia em função de seu gás de preenchimento, os elétrons liberados serão recolhidos mais depressa, apresentando menos chances de recombinação (o que impede a coleta do elétron), e a intensidade da corrente elétrica produzida será cada vez maior.

Quando a tensão aplicada é aumentada entre os pontos V_1 e V_2, todos os elétrons liberados pelas partículas ou fótons que chegam até o gás são coletados pelos eletrodos, não havendo nenhuma ou quase nenhuma recombinação.

Como todos os elétrons estão sendo coletados, o aumento da tensão não é mais acompanhado pelo aumento da amplitude do sinal gerado. Portanto, esse intervalo de tensões é

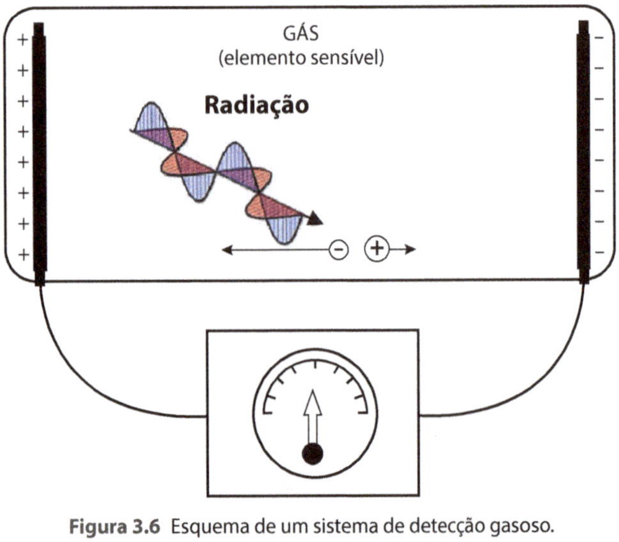

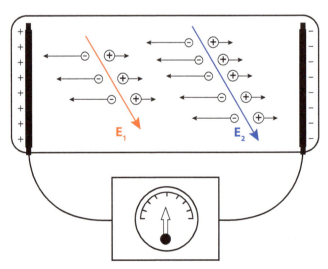

Figura 3.6 Esquema de um sistema de detecção gasoso.

Figura 3.7 Ionização gerada no sistema de detecção gasoso.

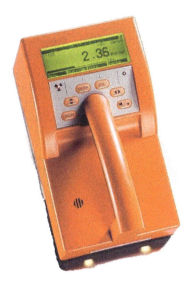

Figura 3.12 Exemplo de detector proporcional para avaliação de contaminação de superfície.

Detectores Geiger-Müller

Os contadores Geiger-Müller (G-M) estão entre os mais antigos detectores de radiação em utilização e datam de 1928. Um pulso típico de um tubo Geiger é produzido com uma considerável quantidade de carga elétrica, sendo formados cerca de 10^9 a 10^{10} pares de íons na descarga. Portanto, a amplitude do pulso de saída é a maior dentre os detectores gasosos, o que torna possível considerável simplificação na parte eletrônica associada ao processo, eliminando a necessidade de pré-amplificadores do sinal elétrico e reduzindo o custo desse tipo de equipamento.[24,25]

Dentre as principais desvantagens na utilização de contadores G-M estão a incapacidade de diferenciação de energias das radiações e o fato de apresentarem tempo morto mais elevado que qualquer outro detector de radiação.

O tempo morto é definido como o tempo mínimo de separação entre dois eventos, de modo que eles sejam registrados como dois pulsos separados. Em alguns casos, esse tempo se deve a processos no próprio detector e, em outros, às características da eletrônica associada ao sistema de detecção, porém todos os sistemas de detecção têm tempo morto, sendo o tempo morto do G-M o mais considerável.

Portanto, os detectores G-M são limitados a taxas de contagem relativamente baixas, e correções para o tempo morto devem ser aplicadas a situações em que a taxa pode ser considerada moderada (da ordem de centenas de pulsos gerados por segundo).[24,25]

O acúmulo de cargas positivas próximo ao eletrodo central do tubo Geiger, que interrompem a descarga elétrica, tem como consequência a necessidade de um tempo considerável antes que uma segunda descarga possa ser gerada no tubo. À medida que os íons positivos se dirigem radialmente, afastando-se desse eletrodo, a carga espacial no gás se torna mais difusa e o campo elétrico na região de multiplicação começa

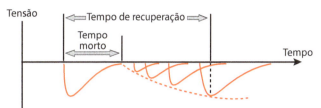

Figura 3.13 Representação dos pulsos em um tubo Geiger com o tempo morto e o tempo de recuperação.

a retomar seu valor inicial. Após os íons positivos atravessarem uma determinada distância, o campo terá se recuperado o suficiente para possibilitar uma nova descarga Geiger. Caso o campo não esteja totalmente restaurado, a descarga será menos intensa que a original, pois menos íons positivos serão necessários para completar a descarga. Portanto, os pulsos subsequentes ao original têm amplitude reduzida e podem ou não ser registrados pelo sistema de contagem, dependendo da sensibilidade. Esse comportamento é esquematizado na **Figura 3.13** e pode ser obtido experimentalmente mediante a utilização de um osciloscópio ligado ao sistema submetido a altas taxas de contagem. O tempo que o sistema leva para conseguir novamente um pulso completo é denominado *tempo de recuperação*.

Esses equipamentos apresentam como vantagens sua grande sensibilidade a campos de radiação, robustez e baixo custo, porém apresentam as desvantagens de alta dependência energética e impossibilidade de discriminação da energia da radiação incidente, além de poderem saturar a altos níveis de radiação.[6,24,25]

Na **Figura 3.14** são mostrados alguns exemplos de detectores G-M comercialmente disponíveis.

Esses detectores são muito utilizados como monitores de nível de radiação no ambiente em instalações industriais, na medicina nuclear e em radioterapia, além de aplicados para avaliação da contaminação de superfícies. Esse tipo de instrumento não é adequado para avaliação de

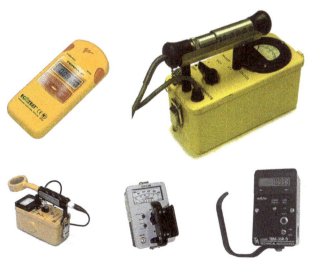

Figura 3.14 Detectores Geiger-Müller comercialmente disponíveis.

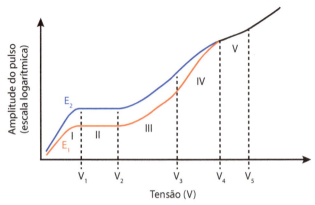

Figura 3.9 Zonas de atuação dos detectores gasosos de acordo com a amplitude do pulso em função da tensão de operação para duas radiações de energias distintas.

Câmaras de ionização

Esses detectores operam na região de saturação de íons, e a formação de cada par de íons constitui basicamente o sinal elétrico que se deseja medir, o qual, portanto, é muito baixo.

Como esse sinal é muito reduzido (da ordem de 10^{-12} amperes), o sistema exige uma eletrônica bastante sofisticada para viabilizar a pré-amplificação do sinal gerado, seguida de sua nova amplificação. Essa característica encarece esse tipo de detector.

A amplitude do pulso elétrico gerado é proporcional à energia da radiação que interage no meio gasoso e seu valor não depende da tensão de operação do detector dentro do intervalo de saturação. Portanto, pequenas variações na tensão não acarretarão variações no sinal coletado, dando a esse detector resposta extremamente estável.[24]

Com base nas características de intensidade e energia do feixe de radiação, para a construção das câmaras são usados vários materiais e diversos volumes sensíveis adequados à sua utilização. Na **Figura 3.10** são mostradas três câmaras de ionização utilizadas para avaliação do feixe primário de radiação em equipamentos de radioterapia, tomografia computadorizada e mamografia.

As câmaras de ionização são muito estáveis e mantêm suas características de resposta ao longo de vários anos, o que lhes confere ampla utilização como instrumentos-padrão (referência) para calibração de outros detectores de radiação. São utilizadas também para controle de qualidade em radiodiagnóstico, radioterapia e medicina nuclear, além de monitores para avaliação de níveis de radiação no ambiente e áreas de serviço.

Detectores proporcionais

Esses detectores operam na região proporcional e, em virtude do elevado valor de tensão entre seus eletrodos e a geração de elétrons secundários, a amplitude de pulso é consideravelmente mais elevada quando comparada à das câmaras de ionização.

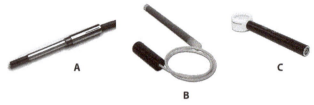

Figura 3.10 Exemplos de câmaras de ionização. **A** Utilizada para feixes de radioterapia. **B** Tomografia computadorizada. **C** Mamografia.

Nos detectores proporcionais, cada elétron ejetado pela radiação que interage com o detector leva a uma avalanche que é basicamente independente de todas as outras avalanches formadas pelos outros elétrons ejetados pela mesma radiação incidente. Como todas as avalanches são quase da mesma magnitude, a carga coletada permanece proporcional ao número de elétrons originalmente gerados.

Tipicamente, esses detectores são construídos com geometria cilíndrica, como mostrado na **Figura 3.11**. O anodo consiste em um fio delgado que é posicionado ao longo do eixo central do tubo e suas paredes internas funcionam como catodo, que fornece encapsulamento para o gás.

A polaridade da tensão aplicada é importante porque os elétrons devem ser atraídos para o centro do tubo. Essa polaridade na geometria cilíndrica possibilita que o valor do campo elétrico seja mais intenso na região da superfície anodo e que a multiplicação dos elétrons (produção dos elétrons secundários) seja uniforme para todos os pares de íons formados pela interação da radiação.

Com base nas diferenças entre as alturas de pulsos provenientes de partículas alfa e partículas beta em função da tensão entre os eletrodos, é possível que o detector proporcional faça a distinção entre o tipo de radiação que chega até ele.[24,25]

Esses medidores são amplamente utilizados para detecção de nêutrons em reações do tipo (n,p) e (n,α), assim como para espectrometria e avaliação de contaminação em superfícies, como exemplificado na **Figura 3.12**.

Esses detectores apresentam como desvantagem o fato de necessitarem de polarização com fonte de tensão muito estável, pois variações nas tensões causam variações nas amplitudes dos pulsos.

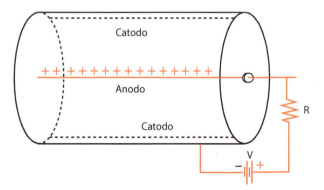

Figura 3.11 Esquema com elementos básicos de um detector proporcional.

níveis de radiação em instalações de raios X diagnósticos em virtude de sua alta dependência energética, tempo morto e tempo de resposta.

Cintilação

Alguns materiais, ao sofrerem um estímulo provocado por determinados processos, perdem seu estado de excitação por meio da emissão de luz visível, fenômeno chamado de *luminescência*. Nos detectores, esses processos que estimulam o meio são provocados pela interação da radiação ionizante.

Convém classificar a luminescência com base em algumas características importantes. Quando a emissão de luz ocorre quase imediatamente após o estímulo no material luminescente (da ordem de nanossegundos), o processo é denominado *fluorescência* e não é dependente da temperatura do meio. Materiais cujo tempo decorrido entre o aparecimento do estímulo e a emissão luminosa é mais elevado são denominados *fosforescentes*, e o fenômeno apresenta dependência com relação à temperatura do meio.

Existem duas classes principais de detectores que operam mediante a medição da intensidade de luz gerada pela interação da radiação com base na luminescência: os detectores cintiladores (fluorescência) e os detectores termoluminescentes (fosforescência).

Detectores cintiladores

Um dos métodos mais antigos de detecção da radiação se baseia na medida das emissões luminosas provocadas pela interação da radiação em materiais cintiladores. Essa avaliação da quantidade de emissões de luz era realizada a olho nu ou mediante a utilização de instrumentos ópticos inicialmente. Em 1911, usando uma placa cintiladora de sulfato de zinco (ZnS), Rutherford empregou esse método para avaliar o espalhamento de partículas alfa emitidas pelo polônio ao passar por uma fina lâmina de ouro, provando que os átomos não eram maciços.

A cintilação é um dos melhores métodos disponíveis para detecção e espectrometria das radiações por um material cintilador, que pode ser orgânico ou inorgânico.

Atualmente, sabe-se que para um material ser utilizado como detector cintilador é necessário que satisfaça algumas condições, como a conversão da energia cinética da radiação incidente em luz detectável com alta eficiência, e que essa conversão apresente linearidade, ou seja, a quantidade de luz produzida deve ser proporcional à energia da radiação incidente; o meio cintilador deve ser transparente ao comprimento de onda da luz produzida, de modo que não atenue o sinal produzido; o tempo entre a interação da radiação e a emissão de luz deve ser suficientemente curto e o pulso rapidamente gerado, de modo a possibilitar a identificação de duas interações distintas em curto espaço de tempo; o cintilador deve ser produzido com um material que possibilite a construção de detectores de dimensões adequadas e que conte com o índice de refração próximo ao do vidro (aproximadamente 1,5), pois desse modo é possível um bom acoplamento entre o cintilador e o instrumento que converte a intensidade de luz emitida em pulso elétrico (tubo fotomultiplicador).[24,25]

Para melhor compreensão, o modo de detecção apresenta a seguinte sistemática: grande parte da cintilação emitida pelo detector é direcionada, por meio de uma lente, para um fotocatodo de um tubo fotomultiplicador (**Figura 3.15**). Os elétrons emitidos do fotocatodo, também denominados fotoelétrons, são multiplicados em níveis mensuráveis através de diferenças de potencial aplicadas entre dinodos geometricamente distribuídos. A corrente elétrica resultante produz um pulso de sinal que é enviado à entrada de um pré-amplificador. Esse pulso é modelado e discriminado por um analisador de altura de pulso (multicanal – PMCA) e enviado a um *software*.

O pulso elétrico formado fornece informação sobre a energia transferida da radiação para o detector no processo de interação. Em razão do pequeno tempo morto da cintilação, o que predomina é o tempo morto do restante do sistema de aquisição (particularmente o tempo de conversão analógico-digital). Com esses dados se torna possível a realização da espectrometria do feixe de radiação incidente no detector cintilador. Na **Figura 3.16** é mostrado

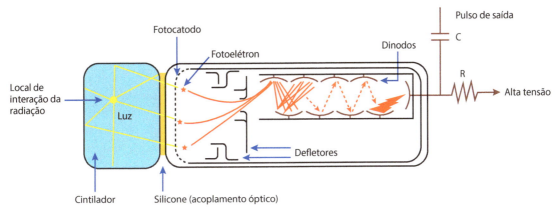

Figura 3.15 Esquema de detecção da radiação e formação do pulso em um detector cintilador.

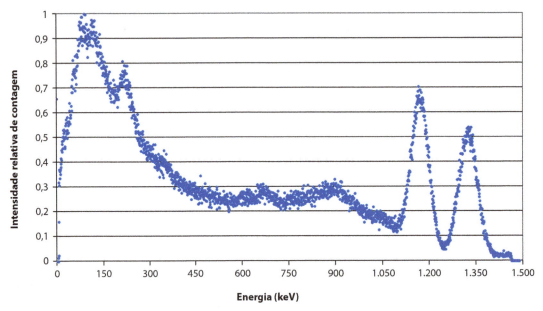

Figura 3.16 Espectro do cobalto-60 obtido com um cintilador orgânico.

um espectro experimental obtido com a utilização de um cintilador orgânico, sendo possível notar os dois picos de emissão gama de energias de 1,17 e 1,33MeV, o que permite afirmar que se trata do radionuclídeo cobalto-60.

Há também um importante aspecto a ser considerado na realização da espectrometria: a resolução do detector, que na prática está relacionada com a capacidade de distinção entre dois picos de contagens próximos em energia. A heterogeneidade do cristal, as variações na reflexão da luz e as dificuldades no acoplamento óptico entre o cristal e a fotomultiplicadora são fatores responsáveis pela variação da quantidade de luz incidente no fotocatodo do tubo. Isso produz pulsos de diferentes tamanhos de acordo com o local do cristal em que ocorreram as interações do raio gama. Há também a heterogeneidade do fotocatodo, que resulta em diferentes emissões de elétrons, dependendo da região do fotocatodo atingida pela luz. A soma de todos esses fatores gera sinais que flutuam em torno de uma média, influenciando a resolução do espectrômetro.[24]

Tipos de cintiladores

Cintiladores orgânicos

O processo de fluorescência nos materiais orgânicos surge de transições na estrutura do nível energético de uma molécula isolada. Essa característica torna possível que os detectores sejam construídos nos três estados físicos: sólidos, líquidos ou gasosos. Desse modo, o antraceno ($C_{14}H_{10}$) apresenta fluorescência enquanto material sólido policristalino, vapor ou mesmo em solução com outros componentes.

Soluções orgânicas líquidas são muito empregadas para detecção da radiação em atividades de pesquisa e avaliação de contaminação por radionuclídeos em indivíduos ocupacionalmente expostos, sendo um detector de cintilação líquida composto de duas partes básicas: um tubo translúcido com a amostra radioativa e o material detector e tubo(s) fotomultiplicador(es) acoplado(s) a um sistema eletrônico que lhe é associado.

O detector consiste na amostra radioativa misturada a um líquido cintilador dissolvido em solvente comum, de modo a se obter uma solução incolor (para que as cintilações não sofram interações no próprio detector). As moléculas cintiladoras atuam como detectores de radiação.[26]

Esse arranjo possibilita, por exemplo, a estimativa dos níveis de atividade de um determinado radionuclídeo incorporados por indivíduo após o preparo de suas excretas e, com base em um modelo biocinético de distribuição do elemento radioativo pelo organismo do indivíduo contaminado, a estimativa de sua dose efetiva comprometida durante determinado período de tempo.[26]

A mistura homogênea da amostra radioativa com o detector apresenta como vantagem o fato de que toda a amostra radioativa está completamente envolvida pelas moléculas cintiladoras, promovendo eficiência geométrica ao processo de quase 100% (chamada geometria 4π). Outra vantagem reside na ausência de barreiras entre a fonte de radiação e a solução detectora cintiladora, salvo algumas impurezas, reduzindo inclusive a perda de partículas como as beta.

O recipiente (em geral, pequenos tubos) contendo o detector e a fotomultiplicadora são colocados em compartimento vedado à luz para evitar sinais gerados por luminosidade externa. Arranjos modernos contam com dois ou mais tubos fotomultiplicadores, melhorando a eficiência de detecção.

Já os cintiladores plásticos são produzidos com a utilização de cintiladores orgânicos dissolvidos em um monômero que em seguida é polimerizado, obtendo-se o equivalente a uma solução sólida. Como exemplo pode ser citado um solvente constituído de estireno, no qual uma substância cintiladora é dissolvida e a solução é posteriormente polimerizada para formar o poliestireno. Os plásticos se tornaram uma forma muito útil de cintiladores orgânicos, uma vez que podem ser facilmente moldados, o que lhes confere diversas aplicações.[26]

Cintiladores inorgânicos

Em materiais inorgânicos, o mecanismo de cintilação vai depender dos estados energéticos que são determinados por sua estrutura cristalina. Desse modo, em materiais semicondutores, os elétrons apresentam apenas algumas bandas de energia disponíveis. A banda inferior é chamada de *banda de valência* e nela se encontram os elétrons mais ligados à rede cristalina. A banda superior é chamada de *banda de condução* e nela estarão os elétrons que têm energia suficiente para migrar através do cristal. Entre essas duas bandas existe uma intermediária, chamada *banda proibida*, na qual elétrons não são encontrados em cristais puros.

Quando recebe energia, um elétron pode sair de sua posição normal de valência, através do intervalo entre bandas, em direção à banda de condução, deixando um buraco (lacuna) na banda de valência. Em se tratando de cristais puros, o retorno do elétron à banda de valência (que gera a emissão de uma onda eletromagnética) é um processo pouco eficiente, e a emissão da energia geralmente ultrapassa o espectro visível. Portanto, pequenas quantidades de impurezas são adicionadas ao cristal cintilador, que deixa de ser puro, de modo a criar posições intermediárias de energia. Desse modo, aumenta a eficiência na emissão de luz visível no retorno dos elétrons excitados à banda de valência. Essas impurezas são ditas ativadoras ou dopantes e modificam a estrutura energética normal do cristal, antes puro, melhorando o processo de cintilação.[6]

Os cintiladores inorgânicos mais comuns são:

- **Iodeto de sódio ativado com tálio – NaI(Tl):** responde linearmente em um grande intervalo de energias para elétrons e raios gama. Trata-se de grandes cristais claros e higroscópicos; portanto, devem ser bem selados, sob risco de sofrer danos. Pode ser utilizado para detecção da radiação e avaliação dos espectros obtidos.
- **Iodeto de césio ativado com tálio ou com sódio – CsI(Tl) ou CsI(Na):** apresenta maior coeficiente de absorção em relação à radiação gama, possibilitando a construção de detectores mais compactos e resistentes. Também utilizado para avaliação espectrométrica de amostras radioativas.
- **Germanato de bismuto – $Bi_4Ge_3O_{12}$:** apresenta alta densidade e elevado número atômico, demonstrando maior probabilidade de interação por unidade de volume. Contudo, sua produção de luz é baixa (cerca de 10% a 20% daquela produzida, em iguais condições, pelo iodeto de sódio). Pode ser utilizado como detector de radiação em equipamentos de tomografia computadorizada.
- **Sulfeto de zinco ativado com prata – ZnS(Ag):** apesar da alta eficiência de cintilação, só se encontra disponível sob a forma de pó cristalino. Desse modo, sua transparência à luz emitida é baixa, o que restringe seu uso em telas finas. É utilizado para detecção de partículas alfa e produtos de fissão.

Na **Figura 3.17** é mostrado um detector cintilador utilizado para avaliação da contaminação em superfícies.

Na **Figura 3.18** é mostrado um antigo detector cintilador com alta dependência angular direcional, o que possibilita sua utilização para detecção do posicionamento de fontes perdidas.

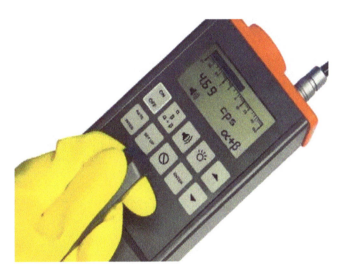

Figura 3.17 Detector cintilador para avaliação de contaminação de superfícies.

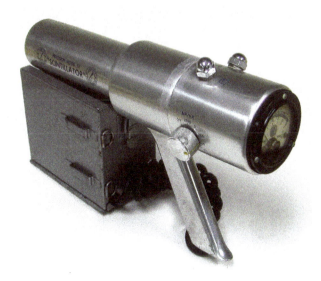

Figura 3.18 Antigo detector cintilador utilizado para busca de fontes radioativas. (Disponível em: http://www.orau.org/ptp/collection/surveymeters/precisiondeluxe.htm.)

Detectores termoluminescentes

Como revela o próprio nome, a termoluminescência (TL) é definida como um processo de emissão de luz após o aquecimento de determinado material. Esse fenômeno pode ser descrito em dois estágios: no primeiro há uma perturbação do equilíbrio do sistema, que passa a atuar em um estado metaestável; no segundo estágio há o retorno ao estado de equilíbrio por meio de estimulação térmica.[24,27]

No primeiro estágio é necessária a absorção da energia pelo meio material para que este seja levado a um estado metaestável de energia. No caso da TL, as fontes externas de energia são radiações ionizantes ou mesmo luz ultravioleta. O objetivo central da dosimetria TL é determinar o quanto de energia por unidade de massa foi absorvido pelo material durante todo o processo. Isso é alcançado mediante a liberação termicamente estimulada de luz durante uma fase de aquecimento do material TL (segundo estágio), que pode ser infravermelho, luz visível ou ultravioleta. Essa emissão luminosa é resultado da transição de cargas elétricas de um estado excitado de energia até uma configuração de menor energia.[27]

O processo físico da TL emprega o conceito de bandas dos sólidos com relação a seus níveis eletrônicos de energia. Quando um cristal termoluminescente é exposto à radiação ionizante, esta fornece energia a seus elétrons no estado fundamental, banda de valência, de modo que eles se tornam capazes de passar para a banda de condução, deixando um buraco (lacuna) na banda de valência. O elétron e o buraco se movem então através do cristal até que ocorram recombinações ou sua captura em estados metaestáveis de energia, normalmente denominados armadilhas e localizados na banda proibida, como mostrado na **Figura 3.19**. Essas armadilhas estão associadas a impurezas ou imperfeições da rede cristalina que criam poços de potencial locais.[24,27,28]

Quando aquecidos, os elétrons adquirem energia térmica suficiente para migrar livremente pelo cristal até que sejam capturados novamente por armadilhas ou recombinados com portadores opostos. Se a recombinação ocorre com a emissão de luz, uma curva de emissão TL pode ser observada. A curva de emissão TL de um material (também chamada *glow curve*) representa a luz emitida pelo cristal em

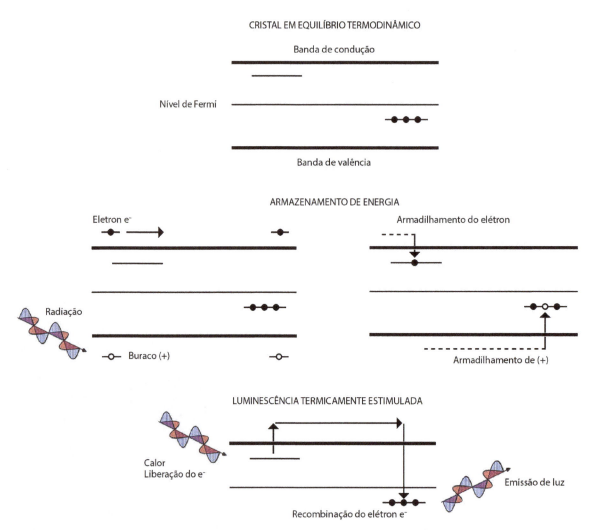

Figura 3.19 Modelo simplificado da termoluminescência no diagrama de bandas de energia dos elétrons nos sólidos. (Adaptada de Squair, 2008.)

função da temperatura ou do tempo de aquecimento, em geral consistindo em vários picos.[28]

Cada pico de emissão TL corresponde à energia necessária para a retirada do elétron de sua armadilha na rede cristalina do dosímetro. Em outras palavras, os picos provenientes de baixas temperaturas (o que confere pouca energia) representam a retirada de elétrons fracamente presos (p. ex., 1 e 2). Os picos de emissão de luz captados através do aquecimento do material às mais altas temperaturas representam a retirada dos elétrons de armadilhas nas quais são necessárias energias maiores (p. ex., 3 e 4), conforme esquematizado na **Figura 3.20**, onde são mostradas as curvas de emissão TL e logo abaixo a representação de quatro regiões de armadilhas, segundo a teoria das bandas dos materiais.

Os cristais termoluminescentes são produzidos com diversos materiais (fluoretos, óxidos, sulfatos e boratos), o que lhes confere características específicas em termos de sensibilidade, dependência energética, faixa de utilização etc. Em geral, são produzidos com dimensões bastante reduzidas, principalmente quando utilizados para dosimetria individual. Na **Figura 3.21** são mostrados alguns dosímetros termoluminescentes (TLD) comercialmente disponíveis para diversos tipos de dosimetria.

As curvas características de emissão de luz, bem como suas informações, são obtidas por meio da utilização de um equipamento (leitora termoluminescente) que fará o aquecimento dos cristais termoluminescentes e,

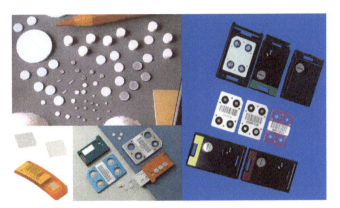

Figura 3.21 Exemplos de TLD comercialmente disponíveis.

concomitantemente, avaliará o nível de luz emitido em função do tempo e da temperatura de aquecimento do mesmo. O perfil de leitura está relacionado com a taxa de aquecimento, a temperatura máxima e o tempo de leitura. Esses parâmetros variam com o material do TLD, de modo a otimizar a emissão termoluminescente.[27]

Na **Figura 3.22** é mostrada uma leitora termoluminescente utilizada na rotina de dosimetria por TL, na qual os dosímetros são posicionados um a um, o que aumenta consideravelmente o tempo de trabalho dos profissionais envolvidos na avaliação de níveis de radiação. Atualmente, entretanto, o mercado já dispõe de leitoras automatizadas para redução do tempo de trabalho durante a leitura de grandes conjuntos de TLD.

O processo de leitura do dosímetro está esquematizado na **Figura 3.23** e consiste no posicionamento do TLD na placa aquecedora que, por meio de um termopar, terá sua temperatura elevada e será aquecido. Enquanto aquece, o TLD emite o sinal luminoso que é direcionado até um tubo fotomultiplicador, por meio de filtros ópticos, para conversão da luz em corrente elétrica. Após uma pré-amplificação, o sinal é novamente amplificado e o resultado é mostrado em um visor ou *display*, enquanto o dosímetro é resfriado com a utilização de nitrogênio até chegar à temperatura adequada para sua retirada da leitora termoluminescente.[6,27]

Para adequada utilização dos cristais termoluminescentes existe um preparo que deve ser executado de modo

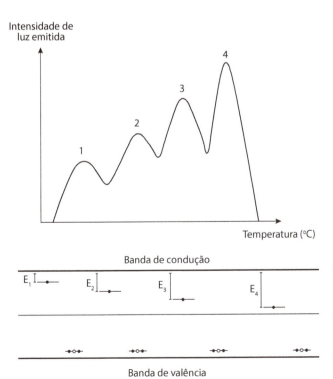

Figura 3.20 Curva característica da emissão termoluminescente de um dado material com o diagrama representando o nível de energia necessário para retirada do elétron de sua armadilha na rede cristalina do material.

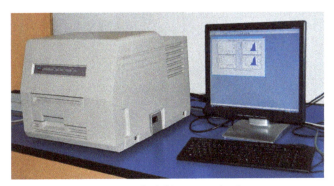

Figura 3.22 Exemplo de leitora termoluminescente.

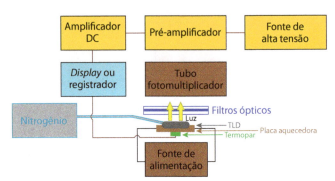

Figura 3.23 Esquema geral da leitura do sinal de um TLD.

a evitar o risco de leituras não condizentes com a real informação da deposição de energia pela radiação ionizante no material termoluminescente. Para isso, é realizado um tratamento térmico nos detectores, que consiste em seu aquecimento a uma determinada temperatura e durante um tempo para que elétrons presos nas armadilhas sejam liberados, fazendo com que não apareça leitura remanescente no dosímetro.

Alguns detectores necessitam de tratamento térmico após a irradiação, ou mesmo após a utilização pelo usuário, para diminuição do efeito de desvanecimento, que é definido como a perda não intencional do sinal em um detector. Para picos de emissão termoluminescentes a baixas temperaturas é possível que a temperatura ambiente durante um período de tempo seja suficiente para retirar elétrons de armadilhas menos energéticas. Portanto, em se tratando de dosimetria ocupacional, quando o detector fica de posse do usuário durante 1 mês, esse efeito pode se tornar significativo. Em alguns casos, a própria leitora termoluminescente pode realizar esse tratamento por meio de programas computacionais.

No entanto, o modo mais adequado, em se tratando dos cristais avulsos, é seu posicionamento em suportes adequados para aquecimento em fornos (**Figura 3.24**), uma vez que com um só processo de aquecimento o tratamento é realizado com vários detectores ao mesmo tempo. Na leitora, esse processo seria realizado de cristal a cristal, aumentando o tempo de leitura.

Na **Tabela 3.3** são mostrados alguns tipos de cristais utilizados para dosimetria termoluminescente com suas características de densidade, número atômico efetivo, temperatura em que o pico termoluminescente principal é emitido, intensidade relativa de emissão termoluminescente, faixa de utilização e desvanecimento.

Muitos compostos inorgânicos têm propriedades termoluminescentes, porém um fósforo poderá ser utilizado como dosímetro desde que preencha alguns requisitos, como:

- A quantidade de elétrons e armadilhas tem de ser suficiente para dar um bom nível de eficiência à emissão de luz termoluminescente.
- Os detectores devem ser estáveis de modo a minimizar o desvanecimento.
- Os cristais devem emitir um espectro luminoso para o qual o sistema de detecção apresente boa resposta e que sofra o mínimo de interferência proveniente da emissão de luz incandescente do próprio cristal e sistema de aquecimento, quando em temperaturas elevadas no ato da leitura termoluminescente.
- Os cristais não devem alcançar picos de emissão de luz a temperaturas demasiadamente elevadas, o que fato pode dificultar o tratamento térmico.
- Os detectores devem ser resistentes a fatores ambientais, como luz, umidade, gases etc.

Os detectores termoluminescentes apresentam como principal vantagem um grande intervalo de utilização, variando de alguns µGy até a faixa dos Gy. Seu tamanho reduzido pouco interfere no campo de radiação. São de fácil aquisição, tendo em vista o grande número de forne-

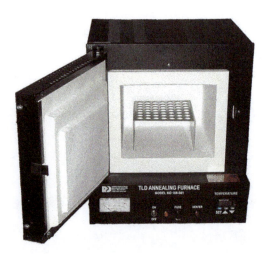

Figura 3.24 Forno para tratamento térmico de dosímetros termoluminescentes.

Tabela. 3.3 Características de alguns dos cristais termoluminescentes utilizados para dosimetria

Fósforo	LiF:Mg,Ti	CaF$_2$:Mn	Li$_2$B$_4$O$_2$:Mn	CaSO$_4$:M$_n$
Densidade (g/cm^3)	2,64	3,18	2,3	2,61
N^o atômico efetivo	8,2	16,3	7,4	15,3
Temperatura do pico TL principal (°C)	215	290	180	100
Emissão TL relativa (para E = 1,3MeV)	1,0	3	0,3	70
Faixa útil	10µGγ a 1Gγ	10mGγ a 1Gγ	10mGγ a 10Gγ	10nGγ a 0,1Gγ
Desvanecimento	<5% em 12 semanas	10% em 1 mês	10% em 1 mês	50% a 60% em 24 horas

cedores; além disso, o cristal apresenta baixo custo por ser reutilizável. Quando se escolhem os tratamentos térmicos adequados e se procede aos cuidados no manuseio, checando periodicamente sua resposta, além de outros procedimentos, os TLD podem ser reutilizados várias vezes, o que torna o sistema econômico a longo prazo.

Os TLD também apresentam as vantagens de compatibilidade com automação e a leitura sem envolvimento de processos químicos e geração de resíduos.

Como desvantagem pode ser destacada a falta de uniformidade de lotes de dosímetros. No entanto, essa deficiência vem sendo solucionada. O preço da unidade do cristal, quando se desejava comprar um lote de dosímetros homogêneos, costumava ser mais alto mas, devido à concorrência entre os fabricantes, já é possível a compra de lotes de dosímetros mais homogêneos a preços mais baixos.

Outras desvantagens são o grande desvanecimento, o que varia de composto a composto, a sensibilidade à luz e a perda do sinal, quando, após o aquecimento do dosímetro, as informações nele contidas são destruídas.

A falta de cuidados no manuseio dos dosímetros pode ocasionar arranhões, quebras das quinas e contaminação por poeira, entre outros prejuízos. Todos esses fatores podem acarretar o aparecimento de sinais termoluminescentes espúrios, ocasionando leituras errôneas do nível de radiação.[24,27]

Filmes dosimétricos

Os filmes dosimétricos mais comuns são os radiográficos, constituídos basicamente de duas partes: base e emulsão. A base é feita de poliéster transparente, flexível e resistente, e tem a finalidade de oferecer uma estrutura sobre a qual é depositada a emulsão. Além disso, a base apresenta propriedades essenciais para manter o tamanho, o formato e a integridade do filme durante o manuseio e o processamento. Já a emulsão é uma fina camada de cristais fotossensíveis de haletos de prata cuja interação com a radiação gera informações que devem ser posteriormente processadas. Essa camada de cristais é constituída tipicamente de 98% de brometo de prata e 2% de iodeto de prata.[29]

A **Figura 3.25** apresenta a composição de um filme radiográfico de dupla emulsão através de um corte longitudinal.

A interface adesiva tem a função de garantir a adesão uniforme da emulsão à base do filme, e a camada protetora ou de recobrimento, constituída de gelatina, ajuda a manter a integridade da emulsão, protegendo de arranhões, pressão e contaminação durante o manuseio. Além disso, a porosidade da gelatina possibilita que durante o processamento as substâncias químicas interajam com a emulsão.[29]

Para que os haletos de prata sejam sensibilizados pela radiação é necessária a existência de defeitos na rede cristalina. Esses defeitos são chamados de intersticiais, pois

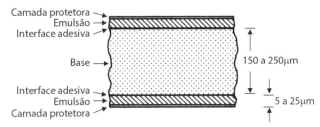

Figura 3.25 Composição de um filme radiológico de dupla emulsão. (Oliveira, 2012.)

alguns íons de prata se deslocam de suas posições originais para espaços intermediários na estrutura cristalina. Assim, durante a fabricação dos filmes são produzidas impurezas, como o sulfeto de prata, que se localizam na superfície dos cristais e são chamadas de manchas sensibilizadoras (*sensitivity speack*) que irão aprisionar elétrons liberados durante a interação da radiação com os haletos. Após o aprisionamento dos elétrons nas manchas sensibilizadoras, íons de prata se deslocam para essas regiões devido à atração coulombiana, formando a imagem latente que será processada quimicamente através de uma redução para gerar uma imagem visível ao olho humano.[30]

O processamento radiográfico consiste basicamente em três etapas: revelação, fixação e lavagem do filme. Após a lavagem, o filme é secado e está pronto para ser avaliado.[31]

Nas áreas sensibilizadoras onde foram produzidas as imagens latentes ocorre um processo de redução mediante a ação de agentes que fornecem elétrons aos íons de prata. Esses agentes (hidroquinona, fenidona) integram a solução reveladora e aumentam a quantidade de átomos de prata metálica ou enegrecida de modo a transformar a imagem latente em imagem visível.[32]

Entretanto, os agentes redutores também causam reação em cristais que não têm centros de imagens latentes; assim, a solução reveladora contém sais de bromo e compostos orgânicos que diminuem essas reações. Essas substâncias são denominadas agentes *antifog* ou antivelamento, sendo o velamento definido como aumento do grau de escurecimento do filme em virtude da revelação de cristais não expostos à radiação ou da exposição inadvertida do filme a qualquer tipo de radiação.[31]

Na segunda etapa do processamento é utilizada uma solução fixadora composta de um agente fixador (tiossulfato de amônio), que dissolve os cristais de haleto de prata da emulsão não revelados; um agente neutralizador (ácido acético), utilizado para paralisar a ação dos agentes redutores presentes no filme devido à etapa de revelação; o sulfito de sódio, utilizado para preservar o tiossulfato da ação de oxidação; e o sulfato de alumínio, que também está presente no agente revelador e cuja função é controlar o amolecimento da gelatina.[32]

A terceira etapa consiste na lavagem do filme para a remoção de resíduos de fixador da etapa anterior, os quais podem ter impacto na estabilidade e qualidade da imagem radiográfica a médio e longo prazo.

Após o processo de revelação do filme radiográfico, a dosimetria é feita com base no grau de escurecimento (enegrecimento) da película mediante a avaliação da densidade óptica (*DO*), definida como o logaritmo na base 10 da relação entre a intensidade da luz incidente e a intensidade da luz emergente de um dado material, como mostra a equação 16:

$$DO = \log \frac{I_0}{I} \quad (16)$$

Onde:

I_0 representa a intensidade de luz que chega até o filme radiográfico;

I representa a intensidade de luz que emerge do filme.

A DO é uma grandeza adimensional e deve ser medida por meio de um equipamento denominado densitômetro, como mostra a **Figura 3.26**. Quando o filme é processado sem ter sido exposto à radiação, a *DO* passa a ser conhecida como densidade de base mais velamento ou base mais *fog*.[31] Para determinação da dose utilizando um filme radiográfico é necessário conhecer a curva de calibração ou curva sensitométrica, como mostra a **Figura 3.26**: a primeira parte da curva (letra A) indica a região de base mais velamento; a parte representada pela letra B é a região linear da curva, que fornece a informação sobre o intervalo de utilização do filme (o tamanho dessa região linear varia de acordo com o fabricante e tipo de filme radiográfico);

a região C, conhecida como "ombro", corresponde ao início da zona de saturação e, quanto maior a exposição, menor será o aumento da DO correspondente até a ocorrência da saturação do filme, representada pela letra D.[32]

A relação de exposição e DO depende de características do filme, como o tamanho e a quantidade de cristais de haleto de prata, do processamento da imagem e da característica do espectro de radiação incidente no filme.[31]

A **Tabela 3.4** apresenta um resumo das vantagens e desvantagem dos filmes dosimétricos radiográficos.

Tabela 3.4 Algumas vantagens e desvantagens dos filmes dosimétricos radiográficos

Vantagens	Desvantagens
Resolução espacial: observação da distribuição espacial de dose e energia transferida	**Processamento químico:** o processo de revelação exige um cuidadoso controle para se obter uma reprodutibilidade adequada da densidade óptica, demandando tempo e custo
Leituras permanentes: registros permanentes que podem ser relidos	
Fácil aquisição: vários tipos e fabricantes	**Dependência energética:** a densidade óptica para uma mesma dose é extremamente dependente da energia da radiação incidente
Geometria: por serem planos e finos, podem ter uma grande área. Permitem uma simples utilização em mapeamento de feixes de radiação. Em virtude de sua flexibilidade física, podem acompanhar curvaturas cilíndricas	**Sensível a ambientes agressivos:** a utilização em ambientes com altas temperatura e umidade afeta a densidade óptica final
	Não é reutilizável
Linearidade x dose: possui uma resposta linear com a dose na faixa útil	
Baixo custo de aquisição	

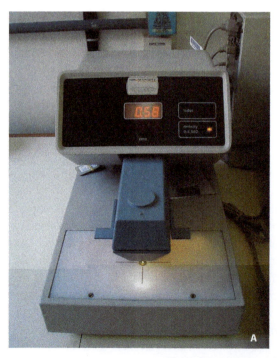
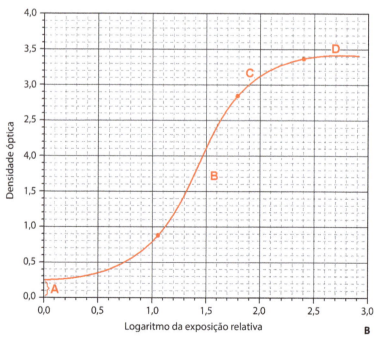

Figura 3.26A e B Densitômetro óptico e curva sensitométrica. (Oliveira, 2012.)

Detectores semicondutores

Os materiais semicondutores são pequenos cristais que respondem instantaneamente à radiação, produzindo sinais relativamente grandes com baixas quantidades de interação da radiação. Na rede cristalina desses materiais pode-se dizer de maneira simplificada que existem três bandas de energia em relação à condutividade de elétrons: a banda de valência (de baixas energias), onde os elétrons normalmente se encontram quando o material não está excitado, a banda de condução, por onde os elétrons migram normalmente, e uma banda proibida, local em que os elétrons não podem ficar.[6,24,25]

A "largura", em energia, da banda proibida de materiais semicondutores é o que determina se o material é um isolante, condutor ou semicondutor elétrico. Quando esse valor energético é muito grande (> 5eV), os elétrons têm grande dificuldade em sair da banda de valência e chegar à banda de condução, sendo caracterizados como isolantes elétricos. Quando esse valor de energia é muito pequeno, o material é condutor, e para alguns materiais esse intervalo de energia é tamanho que o material se comporta em determinado instante como isolante e em outro como condutor.

Quando a radiação interage com o semicondutor, elétrons são arrancados dos átomos, induzindo pares de lacunas ou buracos (átomos que se tornaram positivos pela ausência do elétron) e elétrons (–). Desse modo, quando aplicada uma diferença de potencial nesse material, os elétrons irão se mover em um sentido, ao passo que os "buracos" irão se mover no sentido oposto, criando um sinal elétrico. O tamanho do sinal gerado depende das propriedades ionizantes da radiação e de sua capacidade de penetrar no meio.[6,24,25]

Materiais que apresentam elevada diferença de energia entre as bandas de valência e de condução têm dificuldade em liberar seus elétrons para a banda de condução. Diante disso, a adição de algumas impurezas quimicamente adequadas, com excesso de elétrons, pode modificar essa condição. As impurezas com essas características são denominadas doadoras, pois o número de elétrons em sua última camada é maior que o da última camada do material semicondutor. Na **Figura 3.27** é mostrado um esquema que exemplifica um material doador de elétrons formado por um cristal de silício (Si), que contém quatro elétrons em sua última camada, dopado com átomos de fósforo (P), que contém cinco elétrons em sua última camada. Os quatro elétrons da última camada desses átomos efetuam ligações covalentes, deixando o quinto elétron do átomo do fósforo sem função de ligação. Esse cristal resultante dessa combinação é chamado de cristal ou material tipo N.

Impurezas com escassez de elétrons na última camada em relação ao material do semicondutor também podem ser adicionadas. As impurezas com essas características são denominadas receptoras, pois o número de elétrons em sua última camada é menor que o da última camada do material semicondutor. Na **Figura 3.27** é mostrado um esquema que exemplifica um material receptor de elétrons formado por um cristal de silício (Si), dopado com átomos de boro (B), que contém três elétrons em sua última camada. Nesse caso há a formação de três ligações covalentes, mas também a criação de uma lacuna em virtude da falta de um elétron para efetuar a quarta ligação. Esse cristal resultante dessa combinação é chamado de cristal ou material tipo P.

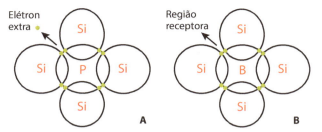

Figura 3.27 Exemplos de cristais tipo N e P.

Quando materiais do tipo P são combinados com materiais do tipo N, produz-se a chamada junção P-N, que inicialmente, antes do equilíbrio, apresentará uma região com avidez por elétrons e outra com excesso de elétrons desemparelhados. Após certo período de tempo, os elétrons migrarão da região doadora para a receptora, criando um lado negativo no cristal e, consequentemente, deixando a outra região repleta de lacunas até que se estabeleça um equilíbrio, criando uma região em que não há espaço para a movimentação de cargas elétricas no cristal, denominada região de depleção, conforme esquematizado na **Figura 3.28**.

Desse modo, o cristal prontamente conduz corrente elétrica, se polarizado de maneira direta, ou deixa passar pouca corrente elétrica, se polarizado de maneira reversa, o que aumenta a região de depleção, conforme mostrado na **Figura 3.28**.

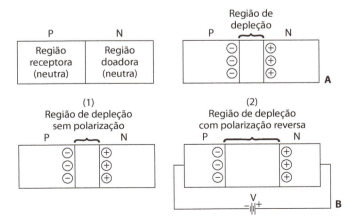

Figura 3.28 Junção P-N. **A** Junção P-N antes da difusão dos elétrons (1) e após a difusão dos elétrons (2). **B** Junção P-N antes da polarização (1) e após a polarização reversa (2).

Quando a radiação interage com esses cristais, arranca grande número de elétrons ao longo de sua trajetória, gerando vários pares de elétrons-buracos, os quais são coletados mediante a aplicação da diferença de potencial no semicondutor. Quando não há irradiação do diodo, termina a produção de íons em seu interior e este recupera seu estado original, à exceção das alterações permanentes nas propriedades estruturais de sua junção P-N, que podem ocorrer quando a taxa de interações é muito alta, como no caso dos cristais semicondutores de telureto de cádmio – CdTe.[33]

A energia média necessária para criação de cada par de elétron-buraco é chamada de energia de ionização e depende da energia e do tipo de radiação incidente. A grande vantagem de um semicondutor se deve à pequena energia necessária para sua ionização (em torno de 3eV para cristais de germânio, cerca de um décimo da energia média necessária para a formação de um par de íons em meio gasoso). Diante disso, radiações de iguais natureza e energia que interagem nos semicondutores produzem sinais aproximadamente dez vezes mais elevados que nos gases, o que propicia aos semicondutores menor flutuação estatística nas contagens, diminuindo o ruído eletrônico do sistema e aumentando a resolução em energia desses detectores.[6,24,25,33]

Outra vantagem reside na possibilidade de produção desse tipo de detector com dimensões bastante reduzidas, como mostrado na **Figura 3.29**. Na imagem é mostrado um instrumento em que fica situado o elemento sensível do detector (o cristal semicondutor de telureto de cádmio – CdTe) com dimensões de $3 \times 3 \times 1\text{m}^3$.

Na **Figura 3.30** é mostrado um exemplo de sistema de detecção com sensor semicondutor para monitoração de área (*A*) e monitoração individual (*B*).

Os semicondutores são muito utilizados como espectrômetros com diversas finalidades, como determinação de espectros de feixes de radiação X, análise de amostras de materiais, identificação de fontes radioativas em situações de contaminação etc. Podem ser utilizados como monitores individuais de leitura direta, além de outras aplicações para as atividades de rotina em áreas controladas.

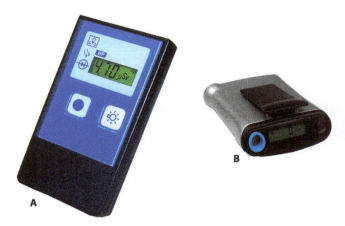

Figura 3.30 Instrumentos de monitoração com detector semicondutor comercialmente disponíveis para monitoração de área (**A**) e individual (**B**), ambos de leitura direta.

Referências

1. Navarro MVT, Leite HJD, Alexandrino JD, Costa EA. Controle de riscos à saúde em raiodiagnóstico: uma perspectiva histórica. História, Ciências, Saúde 2008; 15(4):1039-47.
2. Cuperschimd EM, Campos TPR. Primórdios do uso da radiação na medicina mineira. Revista Brasileira de Cancerologia 2008; 54(4):273-81.
3. Lima RS, Afonso JC. Raios-x: fascinação, medo e ciência. Quim Nova 2009; 32(1):263-70.
4. ICRU – International Commission on Radiation Units and Measurements. Report 60 – Fundamental Quantities and Units for Ionizing Radiation. Bethesda, USA (MD), 1998.
5. ICRP – International Commission on Radiological Protection. Publication 103 – The 2007 Recommendations of the International Commission on Radiological Protection. ICRP, 2007.
6. Tahuata L, Salati IPA, Prinzio R, Prinzio MARR. Radioproteção e dosimetria: fundamentos. Instituto de Radioproteção e Dosimetria. 5. rev. Rio de Janeiro(RJ): IRD/CNEN, 2003.
7. Xavier AM, Gaidano E, Moro JT, Heilbron PF. Princípios básicos de segurança e proteção radiológica. Universidade Federal do Rio Grande do Sul, Comissão Nacional de Energia Nuclear. 4. rev. Porto Alegre (RS): UFRGS, 2010.
8. Okuno E, Yoshimura EM. Física das radiações. 1. ed. São Paulo: Oficina de Textos, 2010.
9. Brasil. Ministério da Ciência e Tecnologia. Norma Nuclear CNEN-NN-3.01:2014 de 11 de março de 2014. Diretrizes Básicas de Proteção Radiológica. Brasília (DF): MCT, 2014.
10. Brasil. Ministério da Ciência e Tecnologia. Comissão Nacional de Energia Nuclear. Resolução CNEN nº 130. Requisitos Necessários para a Segurança e a Proteção Radiológica em Serviços de Radioterapia. 2012.
11. Brasil. Ministério da Ciência e Tecnologia. Comissão Nacional de Energia Nuclear. CNEN-NN 3.05. Requisitos de Segurança e Proteção Radiológica para Serviços de Medicina Nuclear. 2013.
12. Brasil, Ministério da Saúde. Agência Nacional de Vigilância Sanitária. Resolução RDC nº 38. Regulamento Técnico sobre a Instalação e o Funcionamento de Serviços de Medicina Nuclear "in vivo". 2008.
13. Brasil, Ministério da Saúde. Agência Nacional de Vigilância Sanitária. Resolução RDC nº 20. Regulamento Técnico para o Funcionamento de Serviços de Radioterapia. 2006.

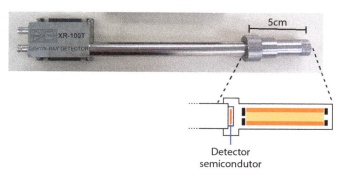

Figura 3.29 Esquema de um cristal semicondutor de telureto de cádmio de dimensões reduzidas.

14. ICRU – International Commission on Radiation Units and Measurements. Report 85a – Revised. Fundamental Quantities and Units for Ionizing Radiation. Bethesda, USA (MD), 2011.
15. Soares CMA. Caracterização de um dosímetro para medida do equivalente de dose pessoal [dissertação]. Belo Horizonte: Departamento de Engenharia Nuclear, Universidade Federal de Minas Gerais, 2001.
16. ICRP – International Commission on Radiological Protection. Publication 26. Recommendations of the International Commission on Radiological Protection. ICRP, 1977.
17. ICRU – International Commission on Radiological Protection. Publication 60. Recommendations of the International Commission on Radiological Protection. ICRP, 1990.
18. Brasil. Ministério da Saúde. Secretaria de Atenção à Saúde. Instituto Nacional do Câncer. Estimativa 2014: Incidência de câncer no Brasil. Rio de Janeiro: INCA, 2014.
19. ISO – International Standardization Organization. ISO 4037:1-4 – X and gamma reference radiation for calibrating dosemeters and doserate meters and for determining their response as a function of photon energy. Geneva, Suíça, 1996.
20. Brasil. Ministério da Saúde. ANVISA. Portaria SVS nº 453, de 1 de junho de 1998. Diretrizes de Proteção Radiológica em Radiodiagnóstico Médico e Odontológico. Brasília (DF): ANVISA, 1998.
21. Brasil. Ministério do Trabalho. Norma Regulamentadora nº 32, de 16 de novembro de 2005. Segurança e Saúde no Trabalho em Estabelecimentos de Saúde. Brasília (DF): TEM, 2005.
22. NCRP – National Commission on Radiological Protection. Report 147. Structual Shielding Design for Medical X-Ray Imaging Facilities, Recommendations of the National Council on Radiation Protection and Measurements, Bethesda, MD. NCRP, 2004.
23. NCRP – National Commission on Radiological Protection. Report 151. Structural Shielding Design and Evaluation for Megavoltage X- and Gamma-Ray Radiotherapy Facilities, Recommendations of the National Council on Radiation Protection and Measurements, Bethesda, MD. NCRP, 2005.
24. Knoll GF. Radiation detection and measurement. 2. ed. John Willey & Sons Inc., 1989.
25. Ouseph PJ. Introduction to nuclear radiation detectors. 2. ed. New York: Plenum Press, 1975.
26. Ramalio AT. Dosimetria citogenética. Instituto de Radioproteção e Dosimetria, Comissão Nacional de Energia Nuclear, 1993.
27. McKeever SWS, Moscovitch M, Townsend PD. Thermoluminescence dosimetry materials: properties and uses. Ashford, U.K. Nuclear Technology Publishing, 1995.
28. Squair PL. Caracterização de um dosímetro individual de extremidades para avaliação do equivalente de dose pessoal, HP(0,07), em campos de radiações X e gama. [dissertação]. Belo Horizonte: Departamento de Engenharia Nuclear, Universidade Federal de Minas Gerais, 2008.
29. Bushong SC. Ciência radiológica para tecnólogos: física, biologia e proteção. 9. ed. Rio de Janeiro: Elsevier, 2010.
30. Curry TS, Dowdey JE, Murry RCJ. Christensen's physics of diagnostic radiology. 4. ed. Dallas: Lippincott Williams & Wilkins, 1990.
31. Pina DR. Metodologia para otimização de imagens radiográficas [tese]. Ribeirão Preto: Faculdade de Medicina, Universidade de São Paulo, 2002.
32. Oliveira PMC. Avaliação de parâmetros da qualidade de imagem e dosimetria de pacientes submetidos a exames radiológicos de tórax [tese]. Belo Horizonte: Departamento de Engenharia Nuclear, Universidade Federal de Minas Gerais, 2012.
33. Krmar M, Shukla S, Ganezer K. Some aspects involving the use of cdte for finding end-point energies in diagnostic radiology. Appl Radiat Isotopes 2006; 64(5):584-7.

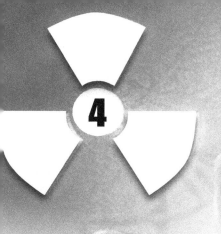

Sistema de Comunicação e Arquivamento de Imagens (PACS) e Ferramentas Avançadas

Manoel Moreira Silva Filho
Marden Chaves de Oliveira

PACS – UM POUCO DE HISTÓRIA

Quando se fala em imagens médicas radiográficas, a primeira lembrança que vem à mente é a grande evolução da antiga "chapa" radiográfica (ou filme de raios X) até o PACS[1] (*Picture Archiving and Communication System* – Sistema de Comunicação e Arquivamento de Imagens). O sistema PACS é uma tecnologia de armazenamento e distribuição de imagens radiológicas digitais que foi desenvolvida de maneira efetiva no final da década de 1980. Seu conceito foi definido pela American National Association of Electric Machines (NEMA), pela Radiology Society of North America (RSNA) e por algumas empresas e universidades dos EUA.

O PACS tem por função básica receber, armazenar e distribuir exames digitais das mais variadas modalidades/equipamentos existentes. Contudo, no início cada fabricante das diversas modalidades de imagem armazenava seus dados de modo individual, inviabilizando o entendimento entre as empresas. A essa forma de conversa é dado o nome de *protocolo de comunicação*. Assim, inicialmente surgiu a necessidade de se fazer com que os equipamentos digitais de diferentes fabricantes (p. ex., tomógrafos, ressonâncias magnéticas, ultrassons) pudessem concentrar suas imagens em uma única *estação de trabalho* (*Workstation*)[2], evitando que os estudos e suas imagens ficassem restritos ao local físico onde os equipamentos se localizavam, ou seja, que ficassem restritos ao equipamento onde foram gerados.

Dessa necessidade surgiu o *Digital Immaging and COmmunication in Medicine* (DICOM), que nada mais é do que um protocolo padrão que normatiza como deve ser realizada a troca de imagens radiográficas entre os diversos fabricantes de equipamentos. O padrão DICOM é composto por uma série de regras que fazem com que as imagens médicas e as informações a elas associadas sejam trocadas entre equipamentos de diagnóstico geradores de imagens.

O padrão estabelece uma linguagem comum entre os equipamentos de marcas diferentes, permitindo-lhes a troca de informações entre si e com qualquer sistema que também obedeça a esse protocolo. Um PACS deve ser capaz de abrir várias associações DICOM simultâneas, ou seja, deve estar capacitado para receber exames de vários equipamentos (modalidades) *ao mesmo tempo*. Isso determina até mesmo a robustez de um PACS no mercado de soluções.

Dentro do DICOM existem as *DICOM tags*, que são campos específicos que contêm as informações a respeito do paciente e do exame ao qual ele se submeteu. As DICOM *tag* sempre acompanham a imagem radiológica e contêm, por exemplo, nome, sobrenome, data de nascimento, sexo, número do prontuário, tipo de exame, região do corpo, espessura do corte etc., ou seja, todas as informações complementares às informações do paciente relativas às imagens radiológicas geradas a partir daquele paciente específico e assegurando que esse exame lhe pertence. Essa é uma preocupação constante da área médica, não se devendo poupar esforços para que a segurança seja sempre preservada, principalmente quando se conecta uma imagem a determinado paciente.

Cada fabricante ainda gera e guarda as imagens de seus equipamentos de modo proprietário, e, a princípio, não se tem acesso a essas imagens, porém, ao ser enviado um estudo que siga os padrões determinados pelo DICOM, essas imagens proprietárias são convertidas em formato comum, sem perda de qualidade, e acompanhadas dos "dados demográficos do paciente" a quem pertence a respectiva imagem (DICOM *tags*). Esses dados demográficos são chamados *metadados do paciente*.

Esses metadados garantem que a imagem observada pelo radiologista realmente pertença ao paciente em questão. Uma das principais premissas do PACS é a de que o diagnóstico das imagens do paciente seja feito em tela (*diagnóstico em tela*), pois com o PACS não é mais necessário que um filme radiográfico seja impresso antes do diagnóstico. Com o PACS, o filme radiográfico é apenas mais um meio de documentação do exame, sendo desnecessário, portanto, para o diagnóstico em tela, que, vale lembrar, é uma das características do PACS.

Retomando a linha histórica iniciada, saímos dos equipamentos com imagens digitais proprietárias, passamos para um protocolo (DICOM) que regra o modo como devem ser enviadas e recebidas essas imagens e chegamos à possibilidade de enviar para as estações de trabalho as imagens de diferentes equipamentos.

Quanto à infraestrautura *básica*, o sistema PACS necessita de uma rede de dados confiável (bem configurada), servidores, computadores (estações de trabalho), monitores para diagnóstico e, em alguns casos, até mesmo *storages* de armazenamento conectados ao sistema principal, o que possibilita o armazenamento de exames por mais tempo. O *core* do PACS ("coração do PACS") contitui-se basicamente de duas camadas:

- **A camada de aplicação:** responsável pela comunicação com as modalidades e distribuição de imagens aos usuários.
- **A camada de banco de dados:** responsável por gerenciar (em conjunto com a aplicação) o armazenamento dos exames e a alocação dos índices demográficos dos exames.

Quanto ao banco de dados do PACS, deve ser robusto e rápido, de modo que, em conjunto com a aplicação, possa oferecer um ambiente clínico adequado aos usuários. Por isso, é extremamente importante que o PACS conte com:

- uma boa camada de aplicação que, além de rápida, possa prover ferramentas diagnósticas avançadas aos radiologistas;
- um bom banco de dados que trabalhe de maneira dinâmica com a aplicação;
- servidores que atendam a demanda da instituição onde o sistema esteja instalado;
- uma boa rede de comunicação de dados;
- *workstations* de qualidade para os radiologistas e usuários em geral;
- monitores adequados para diagnóstico em tela.

O PACS ATUAL – EVOLUÇÃO

A abrangência do PACS aumentou e sua função básica incorporou outros conceitos e muitos recursos não previstos originalmente, os quais serão descritos em detalhes neste capítulo. Atualmente, um PACS precisa atender as necessidades básicas, tanto as ligadas aos hospitais como às clínicas de radiologia, mas não se restringir a essas. Em clínicas ortopédicas, por exemplo, o uso do PACS começa a ser disseminado, bem como em clínicas veterinárias.

Em clínicas ortopédicas, o uso do PACS tem sido evidenciado em virtude da facilidade de acesso às imagens pelos diversos ortopedistas em seus consultórios. Como cada ortopedista tem o conhecimento necessário para a interpretação das imagens radiográficas, ele ganha tempo ao avaliar as imagens logo após sua aquisição, bem como reduz a necessidade de impressões em película radiográfica, uma vez que as análises das imagens são feitas em tela e não mais na película em um negatoscópio.

O PACS deve ter a capacidade de oferecer os seguintes serviços:

- Redução dos custos operacionais decorrentes da redução de impressões de filmes, armazenamento e manuseamento.
- Maior disponibilidade de imagens, o que implica alta capacidade de gerenciar grandes volumes de dados em discos e unidades de armazenamento adequados.
- Redução do tempo médio de permanência do paciente.
- Aumento da produtividade do radiologista.
- Grande capacidade de reduzir a fila de espera de exames na recepção.
- Redução da dose de radiação por reexposição.
- Diagnóstico aprimorado com ferramentas que auxiliem o radiologista no momento do diagnóstico.
- Melhora na educação dos profissionais da radiologia e dos estudantes.
- Melhores práticas de diagnóstico com capacidade de detecção mais rápida de patologias.
- Vários acessos simultâneos às imagens, dentro e fora da instituição.
- Contar com portais de fácil acesso aos estudos dos médicos clínicos que solicitam os exames.
- Proporcionar acesso digital às imagens e aos estudos também para o paciente, que é o detentor dos exames realizados e que precisa ter acesso fácil e rápido às imagens.
- Ferramentas atualizadas e alinhadas com as novas tecnologias à medida que surgem no mercado.

Em termos de arquitetura, incialmente os sistemas de distribuição de imagens eram baseados na arquitetura CLIENTE-SERVIDOR, e alguns ainda o são, mas os sistemas PACS mais evoluídos são quase todos de arquitetura WEB. Em termos práticos, a arquitetura WEB trouxe mais liberdade ao usuário final, além de possibilitar uma carga menor de trabalho na estação CLIENTE.

Outro ponto importante na evolução do PACS está relacionado com as ferramentas de diagnóstico. O primeiro PACS tinha a única função de receber e distribuir exames. Em um segundo momento, surgiram as necessidades básicas de manipulação das imagens (p. ex., janelamento, *zoom*, brilho, contraste etc.) e, nos dias atuais, encontram-se disponíveis sistemas PACS que contêm um verdadeiro COMBO de ferramentas, permitindo ao radiologista trabalhar de modo avançado com quase todos os tipos de exame sem nenhuma dependência do filme. Por exemplo, no *Carestream Vue PACS* existem várias ferramentas nativas para processamento de reconstruções 3D, MIP/MPR, análise de vasos (*Vessel Tracking*), PET/NM-CT, *Volume Matching*, gerenciamento de lesões, *Power Viewer*, *Bookmarking*, registro, *Calcium Score*, análise de cárdio, mamo e tomossíntese etc. (**Figura 4.1**).

Contudo, além do tema "ferramentas" de diagnóstico, o PACS também evoluiu em seu conceito. O que antes era inicialmente um concentrador/distribuidor de imagens radiológicas evoluiu para o conceito de múltiplas soluções em um único sistema. Hoje o PACS evoluiu para *Super PACS*, *Cloud PACS* (PACS na nuvem), *Teleradiology PACS* (PACS para telerradiologia), VNA (*Vendor Neutro Archive*) e *Image Sharing* (compartilhamento de imagens) (**Figura 4.2**).

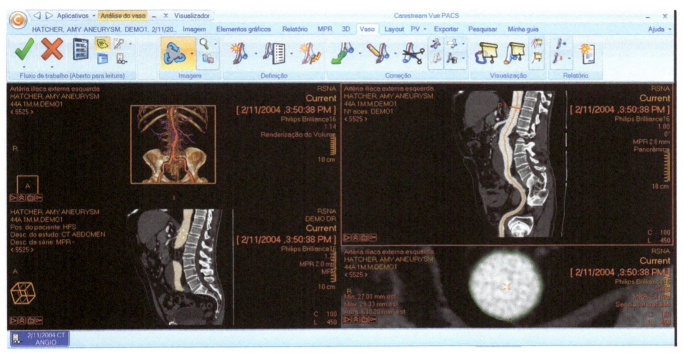

Figura 4.1 Ferramenta avançada de análise de vaso – *Carestream Vue PACS*.

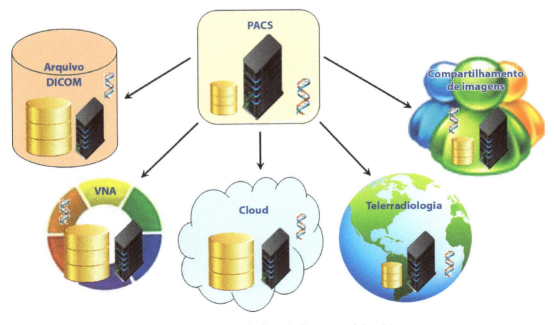

Figura 4.2 PACS – Múltiplas soluções em um único sistema.

O *Super PACS* traduz a capacidade do PACS em trabalhar em um ambiente *Multi Site*, ou seja, não importa se existe um PACS do fornecedor 1 na clínica 1 e outro do fornecedor 2 na clínica 2. O *Super PACS* deve ser capaz de tratar a origem da informação independentemente do fabricante do PACS. Seu conceito não se aplica a clínicas e hospitais que contam com várias unidades (onde o PACS comum pode gerenciar), mas a clínicas e hospitais diferentes que decidem integrar seus sistemas de imagens (p. ex., clínicas que se unem, mas cada uma trabalhando com seu próprio sistema). Assim, o *Super PACS* remove as barreiras de localização física das imagens e dos usuários, da velocidade da rede de dados, da diferença entre PACS de variados fornecedores e da integridade de dados entre os *sites* que participam do *Super PACS*.

Em termos práticos, o *Super PACS* torna possível a criação de uma central de laudos unificada através de uma lista de trabalho global referente aos estudos produzidos em um número infinito de *sites* que participam do sistema. A sincronização dos dados entre os vários *sites* participantes de uma rede *Super PACS* pode ser somente dos "dados demográficos" dos exames ou dos "dados demográficos + imagens". No caso de sincronização dos dados demográficos entre os vários PACS da instituição, o médico radiologista não tem a percepção de que a imagem de determinado paciente se encontra em outro local físico (outro PACS), pois o *Super PACS* é capaz de buscar esse exame em tempo real e disponibilizá-lo na tela do médico radiologista (**Figura 4.3**).

Como relatado previamente, o PACS necessita de um local físico para salvar as imagens. Isso acontece em discos rígidos de servidores e/ou *storages* de armazenamento dedicados e conectados ao PACS. Assim, se uma clínica ou hospital deseja guardar seus exames por X anos, a empresa fornecedora do PACS deve auxiliá-lo no cálculo do servidor e/ou *storage* para armazenar os exames durante todo o período desejado. Entretanto, duas situações estão sempre presentes no dia a dia dos gestores de clínicas e, muitas vezes, dependendo do modo como o PACS é administrado na instituição, surgem como "surpresa". Quando se alcança o limite de armazenamento estipulado inicialmente no projeto do PACS, a instituição deve expandir seu sistema ou se decidir pela exclusão gradual das imagens antigas, duas situações que têm sido cada vez mais comuns e acontecido com rapidez a partir da instalação do sistema.

No mercado radiológico atual, as instituições têm crescido cada vez mais e também têm trocado equipamentos antigos por mais novos com mais frequência (p. ex., *CT multislice* 16 cortes por *CT multislice* 128 cortes). Todos esses fatores têm impacto direto no cálculo de armazenamento do PACS devido ao número de imagens que poderá receber. Assim, são observados dois grandes impactos: nos custos de aquisição de um *storage* (que provavelmente não estava previsto no orçamento) e no possível "custo" de perda dos históricos dos pacientes, o qual, nesse último caso, está relacionado com a qualidade de diagnóstico com base em estudos anteriores (para um médico radiologista

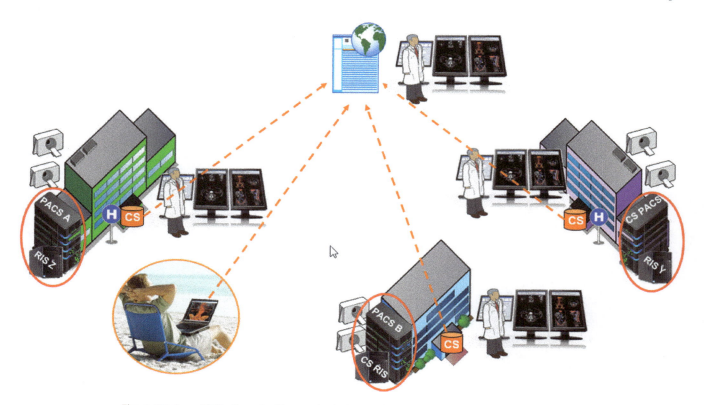

Figura 4.3 *Super PACS* – Conecta diferentes instituições independentemente do fornecedor do sistema.

é importante ter o histórico do paciente para comparação de evoluções clínicas e para o cliente da instituição é importante saber que todos os seus exames anteriores estarão disponíveis a qualquer momento). Conclui-se, então, que o PACS deve também ser bem administrado e acompanhado pela equipe da instituição e pelo fornecedor do sistema.

O *PACS Cloud* (ou PACS na nuvem) surgiu incialmente dessa necessidade de armazenamento de imagens a custos previsíveis. Um clínica pode, por exemplo, enviar todos os seus exames para o *Cloud* (*Datacenter*) de uma empresa e deixar de se preocupar com investimentos em *storage*, *backups* de exames, gerenciamento e perda de dados. Sempre que necessário, essa clínica poderá buscar (fazer o *retrieve*) dos exames de seus paciente que estão no *Cloud*. É importante também que o *Cloud* seja uma extensão do PACS local e não um "arquivo morto", onde o médico radiologista possa facilmente detectar e buscar um exame anterior de seu paciente que esteja armazenado na nuvem. Nesse ponto, o PACS deve oferecer ferramentas e facilidades, como indicar no miniarquivo do paciente que ele tem exames anteriores, indicar a disponibilidade dos estudos (local ou nuvem) e trabalhar com regras de *pre-fecth*. Para elucidar, o *pre-fecth* possibilita que o PACS busque um ou mais exames anteriores de um paciente cujas imagens estão na nuvem e os traga de volta ao PACS local antes mesmo de o médico radiologista requisitar esses estudos durante o laudo. Assim, quando ele for comparar os exames, todos os exames anteriores já estarão disponíveis, dando agilidade ao médico. Isso é uma ferramenta, mas qualquer exame na nuvem também pode ser requisitado durante o laudo (sob demanda). Na solicitação sob demanda, o PACS deve contar com algoritmos e protocolos que possibilitem o retorno dessas imagens.

O *Cloud* surge então como uma ferramenta de escalabilidade, controle de dados, segurança e previsibilidade de custos (pagamento por exame enviado). Algumas vezes, representa também a possibilidade de utilização *direta* do PACS da nuvem pelos médicos radiologistas da instituição contratante, os quais têm à disposição todas as ferramentas de diagnóstico avançadas diretamente na nuvem. Assim, não importa se um médico está utilizando o PACS local da instituição (tendo a nuvem como a extensão) ou se está utilizando diretamente o PACS da nuvem (**Figura 4.4**).

Outra evolução importante do PACS aconteceu em sua função como sistema para telerradiologia. Muitas clínicas e hospitais vendem laudos no mercado, pois contam em seus quadros com renomados profissionais em determinadas áreas. Em um outro exemplo, muitas clínicas menores acabam por não se utilizar de toda a capacidade de um equipamento por não contarem com um médico que possa emitir laudos para determinados tipos de exame. Assim, diante desses cenários, o PACS surge para auxiliar a telerradiologia, devendo ser capaz de receber exames pela internet, gerenciar conflitos de dados de pacientes (provenientes dos mais variados locais) e receber dados referentes ao paciente e à realização do exame (contraste, alergia, histórico, pedido médico digitalizado etc.), além de distribuir o resultado final (laudo médico) à clinica de origem.

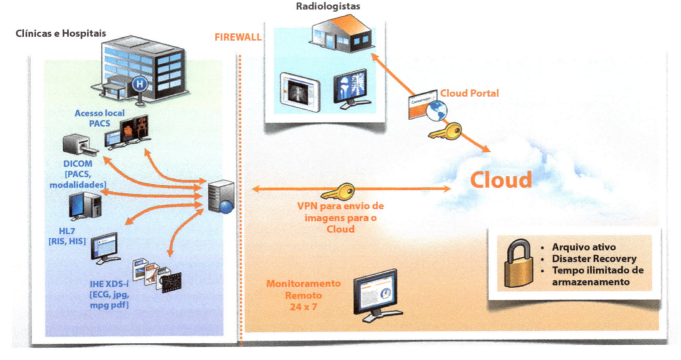

Figura 4.4 *PACS Cloud* ou PACS na nuvem – Novo conceito de armazenamento.

E por falar em telerradiologia, o VNA (*Vendor Neutror Archive*) surge como uma expansão do PACS, *Super PACS*, *PACS Cloud* etc., não se limitando apenas a armazenar exames de imagem radiológicos. Nesse caso, o PACS pode receber qualquer tipo de arquivo, em qualquer formato (*.pdf, *.jpeg, *.wav, etc.). Assim, o PACS passa a ser um gestor centralizado de todos os arquivos dos pacientes (p. ex., de cirurgias, endoscopias etc.).

Outro grande avanço do sistema PACS é o compartilhamento de imagens com médicos solicitantes e pacientes. Até certo tempo atrás, essa prática se baseava em filmes impressos e imagens salvas em CD/DVD. Com a evolução tecnológica muitos PACS passaram a dispor de portais dedicados a essas funções. Assim, pacientes e médicos solicitantes podem acessar os exames que fizeram naquela instituição.

CRITÉRIOS PARA ESCOLHA DE UM PACS

Para a escolha de um sistema PACS é necessário observar alguns requisitos mínimos para garantir a integridade das imagens, a continuidade do diagnóstico ao longo do tempo e, indo ainda mais longe, possibilitar integrações com outros sistemas de gestão de informações da instituição ou de outros departamentos envolvidos na cadeia de geração do laudo/diagnóstico.

Quando se pensa em adquirir um PACS, é preciso seguir alguns passos para que se possa assegurar que o capital investido na aquisição seja preservado ao longo do tempo e que seu uso seja democratizado por toda a instituição com máxima otimização do desempenho. Diversos são os PACS disponíveis no mercado brasileiro, desde os elaborados por renomadas empresas da área médica até os fornecidos por produtores locais. Entre as multinacionais atuantes no Brasil estão Carestream, Agfa, Fuji, General Electric (GE), Siemens e Philips, além de outras que oferecem somente parte da solução para o mercado nacional, como Toshiba e Terarecon. Todas são seguidas pelos fabricantes com representatividade apenas em território nacional, como Pixeon, Epeople, Microdata, Totvs, Optix, Wtt etc.

Outras empresas que têm PACS com relevância em território americano são: AMD Technologies Inc., Avreo Inc., BRIT Systems, Candelis, Cerner Corp., CoActiv Medical, DR Systems Inc., Infinitt North America, Integrated Modular Systems Inc., Intelerad, Intuitive Imaging Informatics, McKesson, Medweb, Merge Healthcare, Novarad Corp., PACSPlus, RamSoft Inc., ScImage, Sectra, Visage Imaging, Viztek e Voyager Imaging.

Para o entendimento e a organização das ideias alguns fundamentos imprescindíveis são apresentados a seguir.

DICOM

Como descrito previamente, o sistema PACS deve obedecer ao padrão DICOM. Todos os equipamentos que serão conectados ao PACS também devem ser DICOM, garantindo a integração de todo o sistema radiológico. Atualmente, encontra-se disponível a versão 3 desse padrão.

Classes de serviço DICOM

Classes de serviços são obrigatórias a qualquer sistema que obedeça ao protocolo DICOM. Portanto, os PACS e suas modalidades podem ser ora provedoras, ora usuárias do serviço DICOM. Uma analogia com o acesso à internet pode facilitar o entendimento da classe de serviço DICOM. Assim como para o acesso à internet é necessário um provedor do serviço de acesso à internet, com os serviços DICOM acontece a mesma coisa. Por exemplo, um tomógrafo DICOM precisa ter a classe de serviço USUÁRIO de armazenamento ativa para poder enviar os estudos para um PACS, o qual precisa ter obrigatoriamente a classe de serviço PROVEDOR de armazenamento ativa para poder receber os estudos. Em síntese, a comunicação DICOM só é possível entre um usuário e um provedor daquele determinado serviço DICOM. *Storage* é um dos serviços DICOM.

Storage (armazenamento)

O armazenamento é a classe de serviço dentro do protocolo DICOM que torna possível o armazenamento de imagens radiológicas e das respectivas *tags* (informações que correlacionam o exame ao paciente, dados demográficos do paciente e, ainda, detalhes do exame, como equipamento utilizado, quantidade de imagens, quantidade de séries etc.). Tecnicamente, esses serviços são chamados de *DICOM Storage Service Class Provider* e *DICOM Storage Service Class User*.

Worklist (lista de trabalho)

Lista de trabalho é a classe de serviço DICOM que possibilita enviar às modalidades a lista com os dados demográficos dos pacientes e as respectivas informações acerca dos exames agendados eletronicamente para a realização do exame. Com isso, a mesma informação digitada durante o agendamento eletrônico, normalmente feito na recepção da instituição por meio de algum Sistema de Informação Hospitalar (HIS) ou Sistema de Informação da Radiologia (RIS), é enviada a todas as modalidades nas quais o paciente fará exames, evitando a necessidade de redigitação desses dados, e os erros que essa intervenção humana pode causar, e garantindo que todos os exames do mesmo paciente apareçam para o radiologista sob um único cadastro (**Figura 4.5**).

Para a rastreabilidade e a segurança é extremamente recomendável que essa classe de serviços seja obrigatória em um ambiente PACS. Para que as modalidades possam receber esses dados provenientes do agendamento é necessário que sejam usuárias dessa classe, ou seja, sejam cadastradas no *DICOM Worklist Service Class User*.

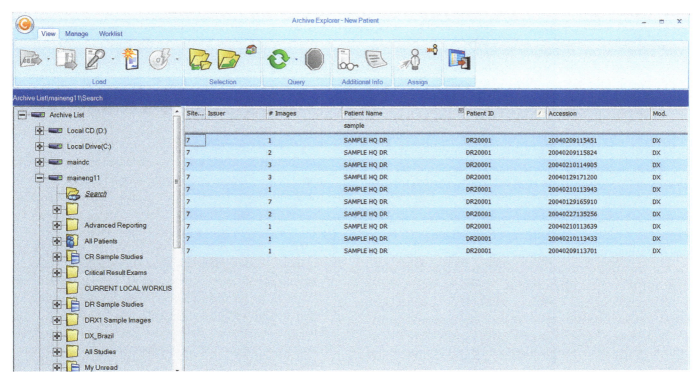

Figura 4.5 Lista de trabalho PACS.

Status de procedimento das modalidades (*Modality Performed Procedure Step* – MPPS)

O MPPS é uma classe de serviços utilizada para fechar o ciclo entre o sistema de informação, o PACS e as modalidades. A modalidade fornece informações sobre o *status* e os tempos de realização do exame (em andamento, interrompido, terminado etc.) e as encaminha ao PACS para atualização automática, possibilitando que o sistema tenha condições de cadastrar o exato momento das mudanças de *status*.

Printing (impressão)

Classe de serviços necessária para enviar imagens a um provedor de impressão DICOM (p. ex., impressoras *Dry*), esse serviço de impressão possibilita a calibração específica por modalidade com o objetivo de manter a fidelidade entre a imagem gerada nessa modalidade e a imagem impressa. Essa funcionalidade é conhecida tecnicamente como DICOM *Print*.

Health Level Seven (HL7)

O HL7 é uma das diversas organizações desenvolvedoras de *standards* (padrões) certificadas pelo ANSI que operam na área da saúde. Muitas produzem *standards* (muitas vezes chamados de especificações, protocolos ou padrões) para uma área específica da saúde, como farmácia, equipamentos médicos, imagens e transações de seguradoras. O HL7 é específico para dados clínicos e administrativos.

Como outras organizações ligadas ao ANSI, o HL7 é uma organização voluntária e sem fins lucrativos. Seus membros (desenvolvedores, vendedores, consultores, organismos governamentais e outros que têm algum interesse no desenvolvimento e aperfeiçoamento de protocolos clínicos e administrativos para a saúde) promovem o desenvolvimento de suas normas. O HL7 suporta funções como checagem de segurança, identificação de usuários, checagem de disponibilidades, mecanismos de negociação de trocas e, mais importante, estrutura de intercâmbio de informações. Em resumo, assim como o DICOM estabelece as regras para a troca de imagens entre diversas modalidades, o HL7 disciplina a troca dos metadados entre os sistemas. A **Figura 4.6** oferece um exemplo de informação HL7.

Radiology Information System (RIS) ou sistema de informação radiológica

O RIS é um sistema de gestão de documentos, procedimentos e dados informatizados utilizado pelos departamentos de radiologia para armazenar, manipular e distribuir dados acerca do paciente. O sistema geralmente consiste em

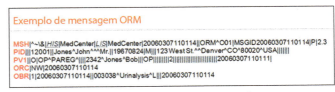

Figura 4.6 Exemplo de mensagem HL7.

acompanhamento de pacientes e agendamento, relatórios de resultados e capacidades de monitoramento de imagem. O RIS complementa o *Hospital Informmation Systems* (HIS ou Sistema de Informação do Hospital, ou sistema de gestão de todo o hospital) e é crítico para o fluxo de trabalho eficiente de práticas de radiologia.

O RIS é responsável por gerir todo o fluxo de informações do paciente dentro do departamento de radiologia. Composto por módulos de agendamento de exames, recepção de pacientes, preenchimento de anamneses, listas de trabalho, realização de laudos, revisão de laudos, impressão e relatórios gerais, também segue padrões internacionais de conectividade e segurança, visto que sua complexidade e responsabilidade no gerenciamento de informações atingem nível crítico.

Em um fluxo de integração completo, um médico pode, de dentro do sistema RIS, buscar um exame no sistema PACS por integração, não havendo a necessidade de se conectar ao PACS, procurar aquele exame em específico e mandar carregar as imagens. Assim, o RIS passa a ser o piloto do PACS durante o laudo. Todo o comando de abrir e fechar um exame ocorre em conjunto com o comando que o médico realiza no RIS para iniciar ou finalizar o laudo de um paciente. No entanto, como mencionado anteriormente, para que isso ocorra é necessário que os dados do RIS cheguem ao PACS pelo *worklist* das modalidades, onde os dados serão conciliados.

Há uma tendência no mercado atual de que alguns PACS também passem a ter essa função de confecção de laudos até mesmo com reconhecimento e comandos de voz. Um radiologista pode acessar o PACS, até mesmo pela internet, e realizar o laudo, anexando imagens-chave dos exames, reconstruções e gráficos, entre outros, e, após finalizado o laudo no PACS, o sistema devolverá automaticamente uma cópia para o RIS. Em síntese:

1. Como o PACS permite ao médico acessar qualquer estudo independentemente de onde ele esteja (dentro ou fora da instituição), estando o módulo de laudo dentro do PACS, o radiologista pode, além de ver, manipular e diagnosticar as imagens, também fazer o laudo no mesmo momento no próprio sistema.
2. O radiologista acessa um único sistema (no caso o PACS) para fazer o diagnóstico e confeccionar o laudo. Até esse momento era necessário acessar dois sistemas independentes para elaborar o laudo.
3. O radiologista utiliza um único *login* e senha.
4. Se o laudo estiver dentro do PACS, inicia-se uma nova geração de laudos digitais usando o conceito de laudos multimídia. Por estarem dentro do PACS, esses laudos contêm *links* no texto do laudo vinculados a uma imagem específica no estudo do paciente que está no PACS. Ao clicar no *link* do texto do laudo, o PACS mostra automaticamente a imagem com a patologia. Essa facilidade também se estende ao portal para distribuição dos estudos ao médico solicitante e ao próprio paciente (**Figura 4.7**).

Tanto no RIS como no PACS, os laudos podem ser realizados por:

- **Digitação direta:** o próprio radiologista digita o laudo diretamente em um editor de texto eletrônico (p. ex., *Microsoft Word*).
- **Ditado digital:** um arquivo com o áudio gravado pelo radiologista ditando o que deve ser escrito, que posteriormente é transcrito por um digitador (**Figura 4.8**).

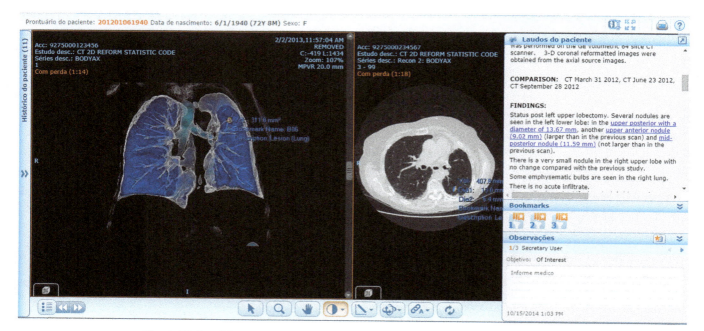

Figura 4.7 Portal *Carestream Vue Motion* – *Links* automáticos entre frases do laudo e imagens.

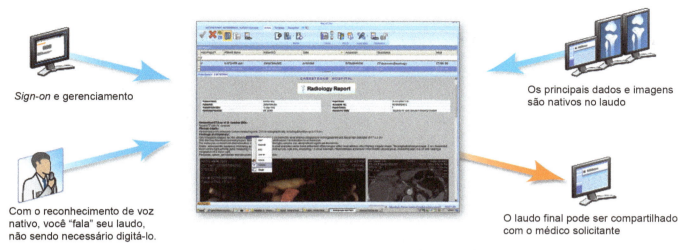

Figura 4.8 Laudos no própio PACS – Opção de reconhecimento de voz.

- **Reconhecimento de voz:** enquanto visualiza e manipula as imagens do estudo no PACS, o radiologista vai dizendo as frases que deseja que constem no laudo e um dispositivo, chamado "speech Mike", conectado ao sistema de reconhecimento de voz que armazena o laudo falado. O sistema de reconhecimento vai convertendo automaticamente a voz em um documento de texto, seguindo exatamente o que o radiologista está falando. Os sistemas de reconhecimento de voz normalmente utilizam as licenças de reconhecimento de voz da empresa NUANCE, detentora da patente, e sua solução é encontrada em 99% das soluções que utilizam reconhecimento de voz na área médica (PACS e RIS).

Essas licenças podem ser nomeadas (uma licença pode gravar tão somente um perfil de voz) ou concorrentes (uma única licença pode aceitar diferentes perfis de voz, porém apenas parte desses perfis ou usuários pode acessar de maneira concorrente – ao mesmo tempo – a licença para fazer o laudo). Exemplos:
  - **Licença nomeada:** um usuário grava seu perfil de voz e apenas ele pode usar o serviço.
  - **Licença concorrente 2:1:** dois usuários gravam seus perfis de voz, mas somente um pode usar o dispositivo. O segundo usuário deve aguardar o primeiro sair (desativar o uso da voz) para poder utilizar a licença.
  - **Licença concorrente 3:1:** três usuários gravam seus perfis de voz, mas somente um pode usar. Os outros usuários devem aguardar o primeiro sair (desativar o uso da voz) para que possam utilizar a licença.

As licenças da NUANCE permitem também a interpretação de comandos de voz que podem ser utilizados para trocas entre negrito/itálico/quebras de linha/pontos finais e dois pontos/vírgula/ponto e vírgula/assinar o laudo etc.

Nesse fluxo, cabe ao RIS (ou HIS) gerar uma solicitação eletrônica de exame e encaminhá-la ao PACS. A partir desse momento, o PACS tem a responsabilidade de prover as listas de trabalho às modalidades e dar prosseguimento à realização dos exames.

Para que seja viável um prontuário único dos pacientes, faz-se também necessária a integração dos sistemas RIS aos de gestão HIS, garantindo que em ambos exista sempre o mesmo número de registro e as informações possam ser totalmente compartilhadas entre eles (**Figura 4.9**).

Sistema de Informação Hospitalar (HIS)

Um HIS é um completo sistema integrado de informação desenvolvido para gerenciar os aspectos administrativos, financeiros e clínicos de um hospital. Isso abrange o processamento da informação sem suporte de papel, bem como máquinas de processamento de dados para todos os setores de um hospital, como internação, UTI, centro cirúrgico, materiais e medicamentos (MatMed), RH (recursos humanos), folha de pagamento, controle de ambulâncias etc.

O HIS pode ser composto de um ou mais componentes de *software* com algumas extensões da especialidade, bem como uma grande variedade de subsistemas em especialidades médicas (p. ex., LIS – Laboratório de Sistema de Informação; RIS – Sistema de Informação de Radiologia), entre outros. O sistema PACS deve ter suas integrações garantidas e executadas com os sistemas HIS e RIS com base em critérios exigentes, uma vez que afetam todo o fluxo de trabalho da instituição.

REGULAMENTAÇÃO

Obedecer às normas da Agência Nacional de Vigilância Sanitária (ANVISA) é essencial para esse tipo de solução utilizada na área médica: (RDC185 – registro de produtos na ANVISA); além disso, a instituição fornecedora do sistema PACS deverá ter certificado de boas práticas.

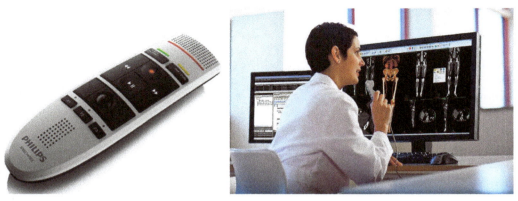

Figura 4.9 *Speech Mike* (microfone avançado para laudo com reconhecimento de voz) e *workstation* diagnóstica.

Nesse ponto, cabe um comentário adicional muito importante, surgido da preocupação da ANVISA com a quantidade enorme de empresas nacionais que passaram a criar suas próprias soluções de PACS, utilizando outras soluções embarcadas, estrangeiras, e sem normatização ou utilizando *softwares* "livres" disponíveis pela internet para configurar suas soluções, ofertando-as ao mercado médico nacional. Em 16 de outubro de 2013, a ANVISA publicou o ALERTA 1305, citando a não recomendação do uso de certos sistemas PACS por constituir infração sanitária e risco à saúde da população. O uso do sistema PACS pelas instituições deve ser acompanhado da responsabilidade na escolha, pois há normas rígidas para seu uso que visam garantir a saúde do paciente mediante a qualidade do diagnóstico.

Como medidas de boas práticas, apresentamos a seguir as recomendações de órgãos oficiais mundialmente aceitos e já consolidados:

ACR – American College of Radiology

O Colégio Americano de Radiologia entende que a adoção e a manutenção de protocolos e testes periódicos são a base da garantia da qualidade e do bom funcionamento do PACS. Para o ACR, a principal preocupação é com a garantia de reprodutibilidade de processos geradores de imagens diagnósticas, seja em sua origem, seja em sua documentação, uma vez que ela é a base da avaliação evolutiva de doenças e patologias diversas.

IHE – Integrating the Healthcare Enterprise

Em uma proposta para melhorar a integração dos diversos sistemas computacionais existentes dentro de uma instituição médica, o IHE também partiu para a definição de padrões que atendessem as seguintes especificações:

- Necessidades clínicas da instituição.
- Melhorar a eficiência e a eficácia da prática clínica diagnóstica.
- Prestar suporte ao paciente em suas necessidades decisórias quanto aos cuidados fundamentais em informações médicas oriundas de diagnósticos por imagens necessários a ele (paciente).
- Integração das soluções existentes.
- Prover melhor comunicação entre fornecedores de soluções e provedores de saúde para atender todas essas especificações.

O caminho escolhido por unanimidade consistiu na adoção de padrões ou protocolos (*standards*) considerados essenciais para garantir a credibilidade dos processos geradores de imagens, bem como a transmissão, o armazenamento e a documentação dessas imagens.

HIPAA – Health Insurance Portability and Accountability Act

As disposições da HIPAA abordam a segurança e a privacidade dos dados em saúde. As normas são destinadas a melhorar a eficiência e a eficácia do sistema de saúde, incentivando a utilização generalizada da transmissão eletrônica de dados:

- **Segurança administrativa:** políticas e procedimentos concebidos para mostrar claramente como a entidade vai cumprir as normas.
- **Segurança física:** controle de acesso físico para se proteger contra o acesso indevido a dados protegidos.
- **Segurança técnica:** como controlar o acesso aos sistemas de computação e possibilitar que as entidades abrangidas garantam que as comunicações transmitidas por via eletrônica através de redes abertas não sejam interceptadas por outra pessoa que não o destinatário pretendido.

TG-18 da AAPM – American Association of Physicists in Medicine

O grupo de trabalho número 18 reforça que a quantidade de tons de cinza e *pixels* de uma imagem DICOM em sua origem deve ser reproduzida com as mesmas qualidade e quantidade das informações para o diagnóstico, seja por meio da utilização de monitores diagnósticos, seja através de documentação impressa.

Todos os órgãos citados adotam os protocolos DICOM e HL7 como padrão internacional de comunicação para imagens médicas e dados demográficos do paciente, respectivamente.

Tempo de armazenamento

A prática usual consiste na entrega do laudo médico e dos filmes ao paciente para comprovação da realização do exame. Entretanto, o exame entregue é de extrema importância para garantir um laudo preciso ou uma decisão quanto à conduta médica a que o paciente estará sujeito ao se submeter a um tratamento prolongado.

Áreas críticas, como a mastologia (mamografia), a oncologia, a pediatria, a ortopedia e a cirurgia, necessitam obrigatoriamente do exame anterior para a análise e o acompanhamento da evolução clínica. Por esse motivo, as formas de armazenagem e documentação de um exame devem preservar a integridade da informação contida em uma imagem diagnóstica, bem como o histórico dos exames anteriores, em auxílio ao radiologista no momento do novo diagnóstico.

Uma questão que permanece em aberto no Brasil diz respeito ao período mínimo ou ideal para isso. O tempo de armazenamento ou preservação do exame radiológico não tem período mínimo definido legalmente. Em alguns países, uma instituição é obrigada a manter e garantir a integridade de um exame radiológico por períodos de 5 a 30 anos. Em especialidades como oncologia, psiquiatria, pediatria e criminalística exige-se a preservação por um prazo mínimo de 30 anos. Isso ocorre por questões referentes ao histórico do paciente e familiares, evolução de patologias e epidemiologia, entre outras. Para outras áreas médicas, é exigida a preservação por no mínimo 5 anos.

ARQUITETURA DO SISTEMA PACS

Uma solução PACS é composta de itens físicos e itens de sistemas para seu funcionamento. A adequada configuração de todos esses itens é a garantia de que suas funcionalidades e propósitos serão plenamente atendidos (**Figura 4.10**).

Itens físicos de *hardware*

Os itens físicos ou de *hardware* incluem os servidores (dedicados, com alta capacidade de processamento para possibilitar o gerenciamento de toda a solução, prover acesso a vários outros computadores/usuários, gerenciar unidades de armazenamento etc.), as unidades de armazenamento (responsáveis pelo armazenamento de curto, médio e longo prazo das imagens e bancos de dados relacionais), as estações diagnósticas

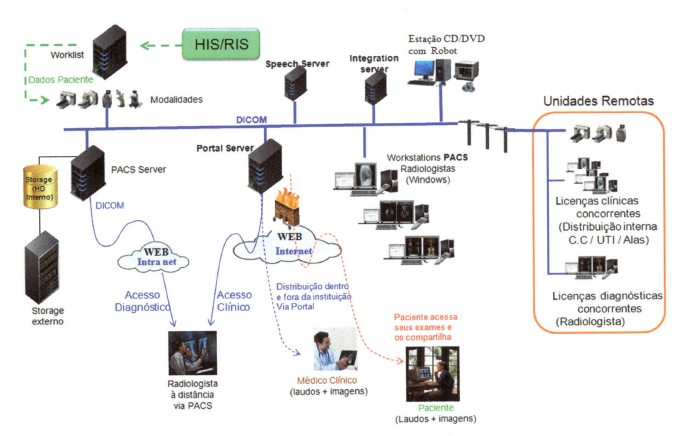

Figura 4.10 Exemplo de um "Ambiente PACS".

(computadores de alto desempenho e processamento para suportar grande quantidade de imagens e efetuar o pós-processamento sem perda de *performance* ao fluxo de diagnóstico), as estações clínicas (computadores que tornem possível realizar consultas de imagens ao servidor principal sem prejuízo de *performance*) e os monitores diagnósticos e clínicos, dentre outros.

Cabe lembrar que para garantir a qualidade necessária para o diagnóstico em tela os monitores devem ter uma resolução e qualidade mínima, aplicável a três grupos de acordo com o exame a ser diagnosticado:

- **Grupo 1 – tomografia, ressonância magnética e ultrassom:** monitores de 20 polegadas, LCD ou LED, coloridos, com resolução mínima de 2 megapixel (matriz de imagem 1.600 × 1.200 ou 1.960 × 1.024), de preferência calibráveis.
- **Grupo 2 – raios X:** monitores de 20 polegadas, LCD ou LED, branco & preto apenas, com resolução mínima de 3 megapixel (matriz de imagem 2.048 × 1.536), obrigatoriamente calibráveis.
- **Grupo 3 – mamografias:** monitores de 20 polegadas, LCD ou LED, branco & preto apenas, com resolução mínima de 5 megapixel (matriz de imagem 2.560 × 2.048), obrigatoriamente calibráveis.

O termo *calibrável* implica monitores mais sofisticados e mais caros, pois contêm internamente um conjunto de placas eletrônicas e sensores que possibilitam ajuste de luminância/crominância/gama, de modo a garantir que cada ponto do monitor apresente os mesmos níveis de intensidade dessas características. Com monitores calibráveis também é possível garantir que, quando se coloca mais de um monitor lado a lado, essas características de apresentação da imagem serão as mesmas. Tudo isso visa garantir ao radiologista a certeza diagnóstica em caso de diferença na tonalidade ou no nível de cinza no outro monitor, a qual não seja decorrente da calibração, mas da patologia.

Normalmente, os monitores de 3 e 5 megapixel vêm acompanhados de placas de vídeo especiais que visam garantir completamente o uso de altíssima resolução, aliada à qualidade das imagens e à característica de calibração dos monitores (**Figura 4.11**).

A solução PACS deve ser tratada como uma operação de missão crítica, visto que passa a realizar todo o fluxo das imagens dentro de uma instituição e opera de maneira ininterrupta. Os itens de *hardware* deverão estar ligados a um sistema de contingência de energia (*nobreak*) para que possam continuar sendo alimentados por algum tempo, em caso de queda de energia, para seu desligamento adequado ou até que a energia seja restabelecida. Além do *nobreak*, recomenda-se o uso de filtros de linha incorporados ao *nobreak* ou externos que protejam a linha de alimentação nas quais os servidores estarão conectados e alimentados, evitando picos decorrentes de variações de energia ou provocados por raios na rede elétrica.

É fundamental que os servidores e computadores utilizem componentes apropriados à demanda e garantam excelente desempenho para processamento de imagens e gerenciamento da solução. Entendam-se como quantidade e velocidade de processadores as placas de vídeo com a resolução apropriada para os monitores, quantidade de memória etc. A depender do fornecedor, a quantidade de equipamentos poderá variar de acordo com as diferentes arquiteturas de solução.

Itens de *software*

Os itens de sistema ou de *software* consistem nas licenças de sistemas operacionais homologadas, licenças de bancos de dados, licenças da solução PACS para gerenciamento dos servidores e suas respectivas funcionalidades para as estações de diagnóstico, clínicas e de visualização, ferramentas de pós-processamento de imagens etc.

A seguir serão apresentados os itens que compõem uma arquitetura padrão – funcional – de uma solução PACS:

- **Servidor PACS:**
  - Responsável pelas aplicações PACS.
  - Gerencia o acesso de usuários aos servidores.
  - Gerencia a base de dados (*database*) do sistema.
  - Gerencia o armazenamento de imagens de médio e longo prazo.

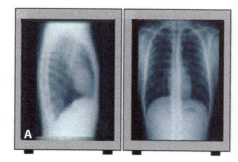
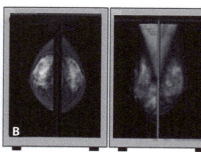
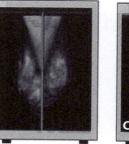
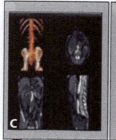
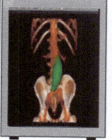

Figura 4.11 Monitores específicos para cada tipo de imagem.

- Provê serviços de conexão de LDAP (*login* único para os diversos sistemas existentes), autenticação, encriptação, administração de licenças, documentação e serviços Web de suporte para a integração dos elementos do sistema.
- Realiza a compactação *lossy* (com perda) ou *Lossless* (sem perda) das imagens de modo a tornar possível a realização de transmissões mais leves a usuários remotos ou de referência.

- **PACS broker ou Worklist PACS Server:**
  - Responsável pela integração dos protocolos dos sistemas RIS/HIS ao protocolo do sistema PACS que, segundo os padrões internacionais, são HL7 e DICOM, respectivamente.
  - Provê a lista de trabalho DICOM das modalidades.
  - Essencial para consolidar todos os estudos do mesmo paciente sob um único nome.

- **Unidades de armazenamento:**
  - Provê o armazenamento das imagens e banco de dados.
  - Provê o armazenamento das imagens para acesso imediato (*on line*) em dispositivos de armazenamento interno (no próprio do servidor) ou externos (DAS, NAS ou SAN) com tecnologia de segurança RAID.
  - Provê o armazenamento de imagens de médio (*near line*) e longo prazo (*off line*).

- **Estação de diagnóstico:** utilizada para visualização e tratamento de imagens digitais com compatibilidade DICOM geradas por equipamentos de tomografia computadorizada (TC), ressonância magnética (RM), ultrassom (US), radiologia computadorizada (CR) etc. Contém ferramentas básicas e avançadas de análise e pós-processamento. Entendam-se como funcionalidades básicas os seguites recursos mínimos:
  - Visualizar imagens de TC, RM, CR, XA, NM, US, DR, DX, MG e SC.
  - Miniarquivo do paciente (acesso ao histórico do paciente).
  - Filtro customizável para seleção de pacientes por ID, nome, modalidade e outros campos DICOM.
  - Gerenciamento configurável do ambiente de trabalho.
  - Explorador de arquivos altamente configurável por campos e colunas, contendo filtros que podem ser salvos.
  - Modo de exibição em árvore intuitivo (modelo *Windows Explorer*).
  - Seleciona, rearranja e redimensiona colunas.
  - Altera os cabeçalhos das colunas.
  - Filtros nos cabeçalhos das colunas.
  - Cria pastas públicas/privadas a partir do filtro.
  - Exclui/renomeia pastas.
  - Edita as propriedades e as permissões de pastas.
  - Navegação através de rolagem com *mouse* de roda no explorador de arquivos e no visualizador.
  - Títulos mais informativos de estudos e de grupos de estudos.
  - Categorização por estudo e por identificadores exclusivos de grupo.
  - Exibição de miniaturas para cada grupo de imagens.
  - Exportação de imagens nos formatos GIF, JPEG, TIFF, AVI e PPT.
  - Capacidade de marcar imagens importantes (*key images*).
  - Capacidade de exportar imagens "selecionadas" e não apenas as imagens abertas.
  - Medições de comprimentos, ângulos e áreas.
  - Recuperar imagens no formato DICOM a partir de um CD/DVD/*PenDrive* ou HD externo.
  - Teclas de atalho para as ferramentas mais importantes.
  - *Zoom* e lupa; esta última, combinada com teclas de atalho CTRL/SHIFT/ALT, possibilita alterar a imagem somente dentro da lupa (brilho/contraste; *zoom* e tamanho da lupa).
  - Torna possível a inversão dos tons de cinza das imagens (branco para preto e vice-versa) (**Figura 4.12**).

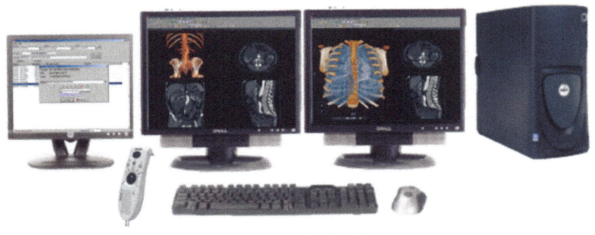

Figura 4.12 Estação de diagnóstico.

- Recursos avançados de manipulação e de pós-processamento de imagens, como:
  - Suporte a múltiplos monitores.
  - Ângulo Cobb – capacidade de medir a curvatura da coluna utilizando o método Cobb.
  - Capacidade para medições avançadas em ortopedia – gonometria/coxometria/medição pélvica.
  - *Smart Link* – capacidade de compensar espessuras diferentes de camadas ao comparar imagens entre séries.
  - Cine.
  - *ROI Zoom* – amplia apenas o ROI selecionado pelo usuário, ajustando-o à tela.
  - *Zoom* progressivo.
  - *ROI Automatic Windowing* – ajusta automaticamente o janelamento da imagem para melhor ajuste selecionado pelo ROI.
  - ROI (regiões de interesse) em seus diversos formatos e com suas respectivas medições.
  - Imagens de comprimento longo – suporte a imagens "emendadas" do sistema de radiografia computadorizada (CR).
  - Medições de diversos tipos, como áreas, ângulos, distâncias, textos e setas.
  - Medições aplicando "pan" às imagens no visualizador à medida que o usuário move a ferramenta de medição.
  - Suporte ao modo de ajuste ao imprimir, no qual as imagens são dimensionadas para se ajustarem ao tamanho da mídia disponível (mantendo a razão de definição da imagem original).
  - Impressão em tamanho real – as distâncias medidas em um filme impresso refletirão as distâncias reais (1cm em um filme impresso refletirá 1cm na vida real).
  - A seleção da opção "tamanho real" fará com que as imagens selecionadas sejam redimensionadas na janela do visualizador de filmes para refletir o que será impresso e na função "pan" disponível para posicionar a imagem fazendo com que a anatomia desejada seja mostrada no filme.
  - Legendas de "tamanho real" serão impressas em todas as imagens.
  - Impressão DICOM em *lasers* conectada à rede/impressão em papel (Windows) B&P e coloridas.
  - Impressão customizada: quadrática e não quadrática.
  - Impressão de imagens com inversão de tons de cinza (branco virou preto).
  - Impressão com *zoom* e ajuste de *zoom* dentro da tela de visualização de impressão.
  - As impressões contêm todos os dados demográficos relevantes, com identificação do paciente, do estudo e da instituição, podendo ou não conter seu logotipo.
  - Cabeçalho e rodapé do filme podem ser customizados para a instituição.
  - As imagens podem ser arrastadas diretamente do miniarquivo do paciente para o filme a ser impresso.
  - Fácil seleção das imagens a serem impressas.
  - *Film ROI* – pega o ROI selecionado na tela e o envia diretamente para o "*preview*" do filme a ser impresso.
  - *Crop Tools* – uma vez no "*preview*", o tamanho da imagem pode ser ajustado.
  - *Film Layout Optimization* – algoritmo automático que seleciona o melhor *layout* no filme que acomoda as imagens do estudo (maximiza o tamanho das imagens enquanto minimiza as áreas vazias).
  - Filtros de pesquisa do paciente customizáveis.
  - Possibilita a abertura simultânea de dois ou mais estudos com a finalidade de comparação.
  - Controle do *status* dos exames, indicando se já foram revisados ou não.
  - MIP (*Maximum and Minimum Intensity Projection*) – recurso que destaca os tecidos com densidades parecidas, traduzidos por tonalidades de cinza semelhantes, tornando-os mais visíveis que os tecidos vizinhos.
  - MPR (*Multi Planar Reconstruction*) – possibilidade de visualização de imagens em diversos planos, inclusive com a criação de planos curvos.
  - Reconstrução em 3D baseadas na renderização em volume com base na definição do tecido.
  - Análise de vasos, tornando possível dissecar digitalmente um vaso ou artéria, medir seu diâmetro, calcular os diâmetros máximo e mínimo, comparando-os com uma área normal do vaso ou artéria e mostrando isso em uma tabela comparativa.
  - Comparação em volume, onde uma série é comparada com outra, ambas utilizando o MPR e ao mesmo tempo.
  - Fusão de imagens, onde é possível fazer a fusão de dois estudos diferentes do mesmo paciente, seja TC-TC, TC-RM, RM-RM, PET-TC, aplicando uma cor diferente para cada estudo onde a fusão de cores evidencia as patologias.
  - Gerenciamento de lesão, que possibilita ao radiologista identificar e marcar uma lesão no estudo atual, guardando um *bookmark* do local e realizando medição de área, volume e diâmetros. Ao se fazer um novo exame de acompanhamento da evolução da patologia, normalmente após quimioterapia ou radioterapia, o novo estudo tem os mesmos pontos marcados e medidos com apenas um *click* do *mouse*.
  - Tomossíntese – aplicada aos estudos de mamografia feitos nos novos equipamentos de mesmo nome e que radiografam a mamografia em diversos ângulos. A ferramenta de tomossíntese torna possível sobrepor as diversas imagens visando ao

perfeito alinhamento e destaques excelentes de microcalcificações e de outras patologias.
- PET-TC – ferramenta avançada que, em cima de um estudo de PET-TC (*Positron Emission Tomography* – tomografia por emissão de pósitrons), permite ao radiologista fazer a fusão das duas imagens geradas (PET e TC), de modo que a imagem final mostre com diferença de cores a patologia identificada pelo PET em cima dos tecidos e órgãos evidenciados pela tomografia.
- *Push* – possibilita que o radiologista envie imagens/exames para si ou para outros radiologistas de seu grupo de trabalho para que possam ser analisados em suas residências. O carregamento das imagens pode ocorrer enquanto o médico se desloca da instituição até sua residência para que depois sejam revisados os exames e as imagens armazenados em cópia local em seu computador, garantindo a mesma velocidade de manipulação obtida na estação de trabalho do PACS dentro da instituição.
- Monitores com características específicas para diagnóstico de imagem, conforme descrito previamente.
- Conexão de monitor adicional para elaboração de laudos no RIS.
- Estações clínica e visualização – WEB: utilizadas para visualização de imagens digitais com compatibilidade DICOM, geradas por equipamentos de TC, RM, US, CR etc. Contêm as ferramentas básicas de análise e monitores com características específicas para visualização clínica das imagens.

DIAGRAMA DE FLUXO PACS

O fluxo padrão de um PACS consiste nas seguintes medidas:

- A entrada de uma solicitação de exame no PACS obedece a uma ordem eletrônica gerada através de um RIS ou HIS. Essa ordem é recebida através do *PACS Worklist Broker*, que imediatamente provê a lista de trabalho às modalidades, informando os dados demográficos a respeito do paciente e os dados do exame a ser realizado. Caso o sistema RIS ou HIS não esteja disponível, todo o cadastro dos dados demográficos e do exame deverão ser inseridos manualmente quando da realização do exame na modalidade.
- A modalidade recebe a lista de trabalho e executa o exame. Ao concluí-lo, encaminha imediatamente as imagens (DICOM sem compressão) e o *status* de finalização do procedimento ao servidor PACS, que guarda as imagens nas unidades de armazenamento e as disponibiliza para a realização do diagnóstico.
- Nessa etapa, nas estações de diagnóstico, os usuários (radiologistas) acessam as imagens e, com auxílio de ferramentas eletrônicas e de pós-processamento, podem proceder à interpretação do exame.
- Após a elaboração do diagnóstico, as imagens no servidor PACS ficam disponíveis para distribuição e consulta através de estações clínicas de visualização e portais para distribuição pela web. As imagens disponíveis nessas estações podem apresentar diferentes níveis de compactação (com ou sem perdas), uma vez que serão utilizadas como referência e não para o diagnóstico (**Figura 4.13**).

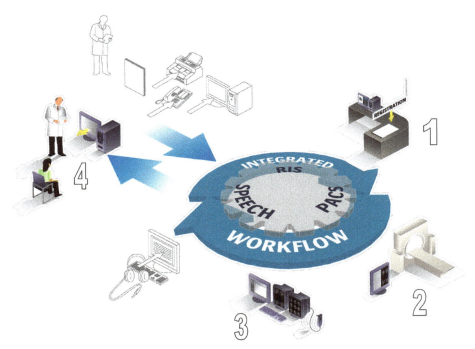

Figura 4.13 Fluxo PACS.

DIMENSIONAMENTO DO SISTEMA PACS

Para o dimensionamento de uma solução PACS, inicialmente é preciso entender profundamente as necessidades da instituição. São premissas para análise:

- Determinar/estimar o volume de exames, a quantidade de imagens geradas, a quantidade e quais equipamentos (marca/modelo) serão interligados ao PACS.
- Determinar/estimar a quantidade de usuários simultâneos de estações de diagnóstico.
- Determinar/estimar a quantidade de usuários simultâneos de estações de revisão clínica (visualização pela intranet ou internet).
- Determinar quantos usuários (radiologistas e clinicos) acessarão o sistema de maneira concorrente para realizar a análise das imagens.
- Determinar o prazo de armazenamento de curto, médio e longo prazo.

Com base nas informações obtidas, é possível determinar o volume de dados a ser gerenciado pelos servidores, a quantidade de licenças necessárias (bancos de dados, sistemas operacionais, licenças PACS) e a quantidade de estações, monitores, unidades de armazenamento etc. Assim, em um projeto de PACS, o fornecedor do sistema deverá trabalhar com a instituição de modo a melhor entender e propor uma solução que realmente atenda à realidade.

CONSIDERAÇÕES FINAIS

Não se recomenda a utilização de *softwares* livres em soluções PACS e RIS, nem como base de seus sistemas operacionais nem para banco de dados. Essa recomendação se fundamenta em aspectos técnicos e operacionais.

Os sistemas PACS e RIS em uma instituição hospitalar são os *softwares* que gerenciam todo o fluxo de trabalho no departamento de imagem – da recepção até a saída dos pacientes da instituição e o arquivamento de seu histórico médico – além do compartilhamento dessas informações com outros setores, como faturamento, estoque, farmácia, ambulatórios, centros cirúrgicos etc.

O prontuário médico (armazenado e gerenciado pelo RIS/HIS) e as imagens diagnósticas (armazenadas e gerenciadas pelo PACS) são dados críticos para o armazenamento, e a segurança em mantê-los sempre acessíveis e resguardá-los de falhas ou corrompimento, além da confidencialidade da informação, são vitais e de extrema responsabilidade. No gerenciamento de sistemas médicos não se pode correr o risco de perda de informação, seja imagem, laudo ou histórico, dentre outros. Por isso, é necessário ter à disposição soluções de *software*, como sistemas operacionais e banco de dados relacionais, que possam dar suporte e oferecer esse nível de confiabilidade.

Outros pontos importantes incluem o suporte técnico e operacional em caso de falha/corrompimento, o compromisso com *upgrades/updates* constantes para melhor estabilidade e aperfeiçoamento da solução e a escalabilidade ininterrupta em capacidade de armazenamento e sistemas *wordclass* (reconhecidos e utilizados mundialmente).

A grande maioria dos *softwares* livres não tem capacidade de atender totalmente a esses requisitos, mas podem ser utilizados para outros sistemas de nível não tão crítico (como o que se faz necessário para os sistemas médicos). Em termos práticos, a maior parte dos sistemas de bancos de dados que se utilizam de *software* livre (*open source*) pode apresentar as seguintes limitações:

- Tamanho limitado de informações que consigam gerenciar, reduzindo a quantidade de informações a serem armazenadas/indexadas.
- Quantidade de acessos simultâneos, o que restringe o compartilhamento de informações com muitos usuários.
- Integridade em relação a tabelas relacionais, o que possibilitaria a criação/migração de dois pacientes com o mesmo número de identificação.

Em relação aos sistemas operacionais:

- Permissão e gerenciamento de múltiplos usuários simultaneamente, mas com ID e preferências únicas.
- Desenvolvimento contínuo de *software* que torne possível sua utilização com novas tecnologias de *hardware* (p. ex., sistemas com *64bits*).
- Estabilidade na comunicação com os demais equipamentos em rede, locais ou WLAN, com outros *softwares* proprietários e de responsabilidade de terceiros (médicos solicitantes, usuários residenciais) que terão acesso à rede de imagens.

Em linhas gerais, algumas outras deficiências/dificuldades dos sistemas de *software* livre icluem:

- Curva de aprendizagem muito maior para sua utilização, pois não se trata de sistemas de uso mais comum.
- O *software* não tem a garantia do autor, o que também não garante sua *performance* e a integridade dos dados.
- No *software* livre, é necessário prever recursos financeiros e de pessoal para correções de erros, pois não existem atualizações constantes e esses sistemas se tornam obsoletos com relativa velocidade.
- Não existem empresas que ofereçam respaldo a essa tecnologia, o que impossibilita sua expansão ou novas funcionalidades.
- A maior parte da configuração do *hardware* não é intuitiva, dependendo de uma infraestrutura própria para satisfazer qualquer necessidade do usuário.

- Não existe qualquer suporte de programação ou aos usuários para sua utilização; os problemas técnicos e o treinamento dos operadores e usuários são de responsabilidade pessoal.
- O usuário deverá ter conhecimento razoável de informática para sua utilização, uma vez que nem todas as tarefas estão desenvolvidas, o que em ambiente hospitalar demanda o uso de ferramentas específicas e indispensáveis à área de saúde, diagnóstico, confiabilidade e integridade.
- Não oferece assistência técnica e, em caso de problemas, o sistema ficará parado até que uma equipe de desenvolvimento seja acionada para solucionar, através de tentativas e erro, seu restabelecimento. Em caso de queda do sistema, toda a unidade hospitalar envolvida ficará sem acesso a imagens ou dados dos pacientes.

Assim, como o PACS é fundamental para o diagnóstico médico, recomenda-se sempre trabalhar com *softwares* conhecidos e que tenham o compromisso com o cliente final e com a qualidade diagnóstica. O PACS tende a evoluir, e com isso sairão ganhando a qualidade do diagnóstico e, consequentemente, os pacientes.

Normatização Internacional

ACR American College of Radiology (www.acr.org)
FDA Food and Drug Administration (www.fda.gov)
EUREF European Reference Organization for Quality Assured Breast Screening and Diagnostic Services (HYPERLINK "http://www.euref.org"www.euref.org)
JISC Japanese Industrial Standards Committee (www.jisc.go.jp/eng)
JCI Joint Commission International (www.jointcommissioninternational.org)
JSA Japanese Standards Association (www.jsa.or.jp/)
IEC International Electrotechnical Commission (www.iec.ch)
NHS National Health System (www.nhs.uk)
CCHSA Canadian Council on Health Services Accreditation (www.accreditation.ca)
AAPM American Association of Physicists in Medicine (HYPERLINK "http://www.aapm.org"www.aapm.org)
NEMA HYPERLINK "http://www.nema.org/"National Electrical Manufacturers Association (www.nema.org)

Referências

1. Choplin R. Picture archiving and communication systems: an overview. Radiographics January 1992; 12:127-9.
2. Workstation – computador externo com software capaz de receber e mostrar as imagens geradas pelos equipamentos radiográficos.

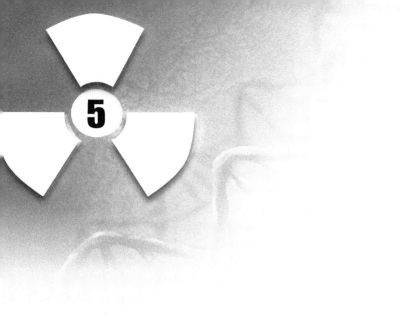

Radiofarmácia

Luciene das Graças Mota

CONCEITO

Em 12 de novembro de 1936, durante um almoço na Escola de Medicina de Harvard, Karl Compton, então presidente do Instituto de Tecnologia de Massachusetts, ministrava uma palestra sobre "O que a física poderia fazer pela biologia e medicina". Nessa palestra ele mencionou os isótopos radioativos e seu potencial para estudos de mecanismos metabólicos, despertando muito interesse na classe médica responsável por estudos da glândula tireoide. Em dezembro do mesmo ano, Compton declarou que poderia ser produzido um isótopo do iodo (iodo-128), com meia-vida física de 25 minutos, emissor de raios gama e beta. Durante os 6 meses seguintes, Compton e colaboradores trabalharam em um projeto para produção e uso de iodo radioativo para estudos da função tireoidiana. Surgia, então, o primeiro radiofármaco utilizado na clínica médica.

Com a evolução dos equipamentos de detecção da radiação (câmaras de cintilação ou cintiladores), desenvolveu-se a radiofarmácia, especialidade farmacêutica que elabora substâncias utilizadas em medicina nuclear, cujo principal marco histórico ocorreu em 1962, quando apareceram os geradores de tecnécio-99 metaestável (^{99m}Tc), hoje o isótopo de maior uso na medicina nuclear.

Segundo a Resolução RDC 63 da Agência Nacional de Vigilância Sanitária (ANVISA), de 18 de dezembro de 2009, radiofármacos são preparações farmacêuticas com finalidade diagnóstica ou terapêutica que, quando prontas para o uso, contêm um ou mais radionuclídeos. Compreendem também os componentes não radioativos para marcação e os radionuclídeos, incluindo os componentes extraídos dos geradores de radionuclídeos.

A riqueza da capacidade diagnóstica em medicina nuclear reside na diversidade dos radiofármacos disponíveis. O termo *traçador*, de certo modo, ilustra melhor a capacidade de estudar ou seguir um processo bioquímico e/ou molecular sem alterá-lo. E os radiofármacos, ou traçadores, têm a propriedade de não alterar a função dos órgãos estudados, ao contrário de outros fármacos diagnósticos, como os meios de contraste iodados, que são capazes de induzir sérios efeitos colaterais quando administrados por via intravenosa.

A maioria dos radiofármacos é formada pela combinação de um componente radioativo (radionuclídeo) que torna possível a detecção externa e um componente químico responsável pelo direcionamento do radiofármaco no organismo. Para alguns agentes, como os gases inertes radioativos, os radioiodos, o gálio-67 (^{67}Ga) e o tálio-201 (^{201}Tl), são os átomos em si que têm as propriedades desejadas para a localização, dispensando um componente químico maior. O radionuclídeo deve emitir uma radiação que seja facilmente detectável por um equipamento específico, além de expor o paciente a baixas doses de radiação.

Radiofármacos, normalmente, não apresentam efeito farmacológico por utilização em concentrações extremamente reduzidas (traços). Para que possam ser injetados em seres humanos, os radiofármacos devem ser estéreis, livres de pirogênio, e devem seguir todos os procedimentos de controle de qualidade de uma droga convencional.

Tendo em vista que os radiofármacos são administrados em humanos e que existem algumas limitações na detecção da radiação pelos equipamentos disponíveis, essas preparações devem apresentar algumas características importantes, como: fácil disponibilidade; baixo custo; meia-vida física curta, resultando em baixa dose de radiação; o radionuclídeo utilizado deve ser, preferencialmente, um emissor de radiação gama (γ), pois esta causa menos danos aos tecidos quando comparada com as partículas alfa (α) e beta (β); e devem ser emissores de radiação γ com energia entre 30 e 300keV. Acima ou abaixo desse valor, não se obtém uma colimação efetiva dos raios γ com os colimadores comumente utilizados. Entretanto, já estão disponíveis colimadores para energias de 511keV utilizados em imagens planares ou na tomografia por emissão de pósitrons (PET).

O radiofármaco ideal deve conter todas as características para fornecer a máxima eficácia diagnóstica e proporcionar a menor dose efetiva de radiação ao paciente. Entretanto, esses critérios são muito restritivos, e nenhum radiofármaco se revela ideal para todas as situações.

PRODUÇÃO DE RADIONUCLÍDEOS

Em 1896, Becquerel descobriu a radioatividade natural no sulfato de potássio e na uranila. Desde então, Pierre e Marie Curie, Ernest Rutherford e Frederick Soddy contribuíram imensamente para a descoberta de outros elementos radioativos. Os trabalhos de todos esses cientistas mostraram que todos os elementos encontrados na natureza com número atômico maior do que 83 são radioativos. A radioatividade artificial foi pioneiramente relatada por Irène Joliot Curie e Frederick Joliot em 1934. Esses cientistas irradiaram o alumínio com partículas α e observaram a emissão de pósitrons (partículas β+) a partir do alvo, mesmo após a remoção da fonte de partículas. Essa descoberta da radioatividade induzida ou artificial abriu um novo campo de extrema importância. Mais de 3.000 nuclídeos são conhecidos hoje e, destes, aproximadamente 270 são estáveis e os restantes são radioativos. Hoje, todos os radionuclídeos de uso clínico são produzidos no reator nuclear e/ou em cíclotrons ou outro tipo de acelerador.

Acelerador de partículas – Cíclotron

Aceleradores são máquinas elétricas que têm a função de acelerar partículas nucleares carregadas, com massa, colimando-as e direcionando-as contra um alvo estacionário. As partículas nucleares a serem aceleradas podem ser de várias espécies, como subpartículas, prótons, elétrons, íons monoatômicos, ou mesmo micropartículas com massas < 10^{-10}g. São gerados núcleos instáveis por excesso de prótons, que se desintegram por emissão de pósitron (β+) ou captura eletrônica (CE), com emissão de radiação γ.

Existem aceleradores lineares e cíclicos. Nos aceleradores lineares, as partículas aceleradas atingem baixas energias (0,1 a 10 milhões de elétron-volts ou MeV) e viajam por um caminho longo e retilíneo para então se chocar contra o alvo. Esses aceleradores são muito utilizados para radioterapia, não sendo o foco deste capítulo.

Já os aceleradores cíclicos são construídos para promover a trajetória curvada das partículas pela ação dos campos magnéticos em espiral ou circular. Eles se dividem em síncrotrons e cíclotrons. No síncroton as partículas aceleradas atingem as maiores energias, chegando a 12 giga elétron-volts (GeV) e podendo ser utilizadas na caracterização de materiais.

O cíclotron fornece partículas com energias intermediárias (10 a 100MeV). A parte principal do cíclotron é formada por um par de câmaras metálicas em forma de um semicírculo, algumas vezes denominadas "dês", por causa de seu formato. Em geral, os núcleos de hidrogênio (dêuterons) são as partículas usadas na aceleração. A fonte desses íons fica localizada perto do ponto médio de separação entre os "dês", os quais são ligados aos terminais de um circuito elétrico com corrente alternada de alta frequência. A aceleração é feita alternando-se, rapidamente, o potencial entre os "dês", alguns milhões de vezes por segundo, de modo que o campo elétrico na separação entre os "dês" seja dirigido primeiro para um e depois para o outro. No interior dos "dês" é criado um campo magnético intenso e perpendicular à sua superfície (**Figura 5.1**).

Quando um íon com carga positiva é emitido da fonte, ele é acelerado pelo campo elétrico entre os "dês" que é negativo naquele instante. Como existe um campo magnético uniforme agindo em ângulos retos com o plano dos "dês", o íon viaja em uma trajetória circular. Enquanto o íon está dentro do D, sua velocidade permanece constante, mas, após descrever um semicírculo através do D, o íon alcança a abertura entre os "dês", onde ele é novamente sujeito à ação da diferença de potencial aplicada. A partir do momento em que o íon é repelido por um D e atraído pelo D oposto, ele ganha mais energia cinética para acelerar e viajar por uma trajetória maior entre os "dês" e assim por diante. Já com sua energia aumentada, o íon acelerado é, então, direcionado para o núcleo-alvo. A probabilidade de ocorrer uma reação nuclear com partículas carregadas é altamente dependente da energia da partícula que bombardeará o núcleo-alvo. Dependendo de sua energia cinética, a partícula incidente pode ser completamente absorvida, depositando toda a sua energia, ou pode deixar o núcleo após a interação com um ou mais núcleons, deixando parte de sua energia no núcleo-alvo. Dependendo da energia depositada, vários núcleons podem ser emitidos, resultando na produção de diferentes radionuclídeos. Os radionuclídeos são separados do material-alvo por métodos químicos apropriados, como extração por solventes, precipitação, destilação, cromatografia ou troca iônica.

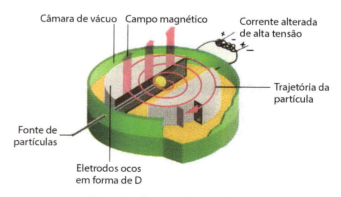

Figura 5.1 Esquema de um cíclotron.

Alguns radionuclídeos usados rotineiramente em medicina nuclear são produzidos em cíclotrons, como, por exemplo, o flúor-18 (^{18}F), de acordo com a reação abaixo (equação 1):

$$^{18}_{8}O + ^{1}_{1}p \rightarrow [^{19}_{9}F] \rightarrow ^{18}_{9}F + ^{1}_{0}n \qquad (1)$$

O ^{18}F é usado para a marcação de radiofármacos utilizados na PET, que será abordado posteriormente.

Reator nuclear

Logo após a descoberta da radioatividade foram encontrados nuclídeos radioativos naturais, como rádio-226 (^{226}Ra), tório-232 (^{232}Th) ou polônio-210 (^{210}Po), que são considerados boas fontes de partículas α. A reação dessas partículas α com determinados núcleos produz nêutrons, e quando esses nêutrons gerados foram estudados uma grande descoberta foi realizada. Para vários núcleos pesados (número de massa aproximadamente igual a 200), verificou-se que a captura de um nêutron, em vez de produzir um radionuclídeo mais pesado, resultou na produção de vários radionuclídeos, cujos números de massa eram cerca de metade da do nuclídeo-alvo. Por exemplo, no caso do urânio-235 (^{235}U), quando reage com um nêutron, são formados dois radionuclídeos mais leves com a emissão de mais quatro nêutrons, como mostra a equação 2:

$$^{235}_{92}U + ^{1}_{0}n \rightarrow ^{236}_{92}U \rightarrow ^{141}_{56}Ba + ^{91}_{36}Kr + 4^{1}_{0}n \qquad (2)$$

Esse processo de divisão de núcleos pesados em dois núcleos mais leves é chamado de *fissão nuclear*. O bário-141 (^{141}Ba) e o criptônio-91 (^{91}Kr) não são os únicos elementos formados por fissão. Atualmente, cada elemento, desde o zinco, com número atômico igual a 30 (Z = 30), até o disprósio (Z = 66), foi identificado na reação de fissão.

O reator nuclear é composto por barras de combustível que contêm átomos de grande porte, como ^{235}U, e plutônio-239 (^{239}Pu), os quais são inerentemente instáveis. Esses átomos são físseis, ou seja, são capazes de sofrer fissão quando bombardeados por um nêutron, ocorrendo a formação de elementos mais leves (produtos de fissão). Nesse processo são liberados de dois a três nêutrons acompanhados de uma quantidade de, aproximadamente, 200MeV de energia térmica. Os nêutrons emitidos em cada fissão podem causar a fissão de outros núcleos fissionáveis da barra de combustível, desde que existam condições adequadas para isso. Desse modo, inicia-se uma reação em cadeia que deverá ser controlada, removendo-se os nêutrons por meio da inserção de barras de controle compostas por cádmio, que é um excelente absorvedor de nêutrons de baixa energia. Entre os exemplos de produtos de fissão do ^{235}U que têm grande aplicação médica estão o iodo-131 (^{131}I) e o molibdênio-99 (^{99}Mo), produzidos conforme as reações nucleares abaixo (equações 3 e 4):

$$^{235}_{92}U + ^{1}_{0}n \rightarrow ^{236}_{92}U \rightarrow ^{131}_{53}I + ^{102}_{39}Y + 3^{1}_{0}n \qquad (3)$$

$$^{235}_{92}U + ^{1}_{0}n \rightarrow ^{236}_{92}U \rightarrow ^{99}_{42}Mo + ^{135}_{50}Sn + 2^{1}_{0}n \qquad (4)$$

Como salientado anteriormente, uma grande variedade de radionuclídeos é produzida no reator através da fissão nuclear. Entretanto, vários outros radionuclídeos são produzidos por ativação neutrônica, que também ocorre no reator nuclear. Na ativação neutrônica, o núcleo-alvo captura um nêutron livre no reator e emite raios γ, produzindo um isótopo desse elemento. O radioisótopo produzido geralmente é rico em nêutrons, decaindo, portanto, por emissão de partículas beta (β⁻). Alguns exemplos de reações de ativação neutrônica são apresentados nas equações 5 a 7:

$$^{98}_{42}Mo + ^{1}_{0}n \rightarrow ^{99}_{42}Mo + \gamma \qquad (5)$$

$$^{196}_{80}Hg + ^{1}_{0}n \rightarrow ^{197}_{80}Hg + \gamma \qquad (6)$$

$$^{50}_{24}Cr + ^{1}_{0}n \rightarrow ^{51}_{24}Cr + \gamma \qquad (7)$$

O ^{99}Mo tem grande importância dentro da medicina nuclear, pois, através de um sistema de separação por decaimento conhecido como gerador, dá origem ao ^{99m}Tc, que é muito utilizado na marcação de radiofármacos.

Gerador de radionuclídeos

O uso de radionuclídeos de meia-vida física curta tem crescido consideravelmente porque desse modo é possível administrar ao paciente maiores quantidades desses radionuclídeos com uma dose mínima de exposição à radiação e obter, ao mesmo tempo, imagens com excelente qualidade. Uma das dificuldades práticas que a medicina nuclear enfrenta consiste na utilização de radionuclídeos de meia-vida física curta e na concomitante necessidade de ter os radiofármacos entregues de maneira comercial em hospitais e clínicas.

Uma das alternativas encontradas para esse impasse foi a criação do sistema de gerador de radionuclídeos, o qual consiste em um radionuclídeo com meia-vida física longa, denominado radionuclídeo pai, que decai naturalmente, originando um radionuclídeo de meia-vida física mais curta (radionuclídeo filho). Essa combinação de radionuclídeos possibilita que o gerador seja entregue em locais distantes, solucionando o problema logístico da distância entre os centros de medicina nuclear e os centros produtores de radionuclídeos, como os reatores nucleares e cíclotrons.

O gerador de radionuclídeos deve apresentar algumas características, como ser capaz de produzir um isótopo filho com altas purezas radioquímica e radionuclídea, ser seguro e simples de manipular e fornecer uma solução estéril e livre de pirogênio, devendo ter uma meia-vida física entre 1 e 24 horas. As propriedades químicas entre o radionuclídeo pai e o radionuclídeo fillho devem ser totalmente diferentes, de modo que eles possam ser verdadeiramente separados.

Existem vários sistemas de geradores, mas somente alguns têm importância para a medicina nuclear, como pode ser visto na **Tabela 5.1**. O primeiro tipo de gerador (^{113}Sn/^{113m}In) é utilizado em regiões geograficamente remotas, onde a entrega frequente de radionuclídeos é um problema. O segundo gerador (^{68}Ge/^{68}Ga) é utilizado na realização de PET através do gálio-68 (^{68}Ga), sendo cada vez mais adotado. O terceiro gerador (^{82}Sr/^{82}Rb) produz o rubídio-82 (^{82}Rb), emissor de β$^+$ que pode ser utilizado na avaliação da perfusão miocárdica pelo PET. No entanto, o quarto gerador, o de ^{99}Mo/^{99m}Tc, é o mais importante, estando em toda parte na prática clínica.

Gerador de ^{99}Mo/^{99m}Tc

O ^{99}Mo é um radionuclídeo que decai por emissão β$^-$, com 87% desse decaimento indo para o estado metaestável (^{99m}Tc) e os 13% restantes para o estado fundamental (^{99}Tc). Emite também fótons γ de 740 e 780keV. O radionuclídeo filho, ^{99m}Tc, tem meia-vida física de 6 horas e decai para ^{99}Tc por transição isomérica (TI), emitindo fótons γ de 140keV. Cerca de 10% dessa conversão ocorrem por conversão interna (CI), logo, com emissão de elétrons *Auger*. No estado fundamental, o ^{99}Tc tem meia-vida física de $2,1 \times 10^5$ anos, decaindo por emissão β$^-$ e originando o rutênio-99 (^{99}Ru), que é estável (**Figura 5.2**). Em virtude da diferença de um fator de 11 entre as meias-vidas físicas do ^{99}Mo e do ^{99m}Tc, esses dois radionuclídeos se prestam para a construção de um gerador muito útil em medicina nuclear.

O gerador de ^{99}Mo/^{99m}Tc é um sistema separador constituído por uma coluna de vidro contendo material adsor-

Tabela 5.1 Tipos de geradores de radionuclídeos mais utilizados

Radionuclídeo pai	Radionuclídeo filho
$^{113}_{50}Sn$ decaimento por CE meia-vida física: 115 dias	$^{113m}_{49}In$ decaimento por TI (γ de 393keV) meia-vida física: 100 minutos
$^{68}_{32}Ge$ decaimento por CE meia-vida física: 271 dias	$^{68}_{31}Ga$ decaimento por emissão de β$^+$ meia-vida física: 68 minutos
$^{82}_{38}Sr$ decaimento por CE meia-vida física: 25 dias	$^{82}_{37}Rb$ decaimento por emissão de β$^+$ meia-vida física: 75 segundos
$^{99}_{42}Mo$ decaimento por emissão de β$^-$(87%) meia-vida física: 66 horas	$^{99m}_{43}Tc$ decaimento por TI (γ de 140keV) meia-vida física: 6 horas

CE: captura eletrônica; TI: transição isomérica.

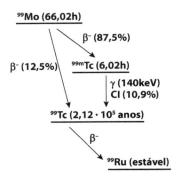

Figura 5.2 Esquema simplificado de decaimento do molibdênio-99.

vente, como o óxido de alumínio (Al_2O_3), que consiste em uma resina de troca iônica. A quantidade de alumina varia entre 5 e 10g, dependendo da atividade total de ^{99}Mo. A coluna de alumina é ajustada para um pH ácido para promover a ligação entre o alumínio e o ^{99}Mo. A carga positiva da alumina (Al^{3+}) promove uma ligação firme com o ^{99}Mo, que se encontra na forma química de molibdato, ou seja, $^{99}MoO_4^{2-}$. Tanto o radionuclídeo pai (^{99}Mo) como o produto de seu decaimento, o radionuclídeo filho (^{99m}Tc, na forma química de pertecnetato, $^{99m}TcO_4^-$), encontram-se ligados como ânions ao Al^{3+}, porém o ^{99}Mo se mostra mais fortemente fixado à resina. Após a adsorção de ^{99}Mo na alumina, a quantidade de ^{99m}Tc cresce de acordo com o decaimento de ^{99}Mo até que sua atividade máxima é atingida após, aproximadamente, quatro meias-vidas físicas do ^{99m}Tc (cerca de 24 horas). Em condições de equilíbrio, subsequentemente, a radioatividade do ^{99m}Tc segue a meia-vida física do ^{99}Mo.

A coluna carregada é então inserida em uma blindagem de chumbo para proteção contra a radiação emitida pelo sistema. Nessa coluna existem dois tubos inseridos em suas extremidades para possibilitar a eluição do gerador, a qual é realizada utilizando-se solução estéril de cloreto de sódio (NaCl) a 0,9% (p/v). Por se tratar de uma coluna de troca iônica e devido às consideráveis diferenças de afinidade pela coluna, o ânion pertecnetato ($^{99m}TcO_4^-$) pode ser substituído pelos ânions cloreto (Cl^-) da salina fazendo a extração do ^{99m}Tc sob a forma de pertecnetato de sódio ($NaTcO_4$), ou seja, o tecnécio está em seu estado de oxidação mais alto (+7), não sendo capaz de se ligar a agentes quelantes. A solução de $NaTcO_4$ eluída do gerador, denominada eluato, deve ser estéril e livre de pirogênios, sendo coletada em um frasco a vácuo adaptado ao sistema.

Após a eluição, a quantidade de ^{99m}Tc começa a crescer novamente dentro do gerador. Uma nova eluição poderá ser realizada, se necessário, antes mesmo que o equilíbrio seja atingido (24 horas). A quantidade de ^{99m}Tc obtida nesse caso vai depender do tempo decorrido entre as eluições anteriores e a presente, respeitando-se um intervalo mínimo de 4,5 horas entre as eluições. Obedecido esse período mínimo, é possível retirar 50% da atividade máxima que seria obtida em 24 horas de intervalo entre as eluições.

Ambos, o ^{99}Mo (em uma taxa de 13%) e o ^{99m}Tc, decaem para ^{99}Tc; portanto, no eluato do gerador estão presentes tanto o ^{99m}Tc como o ^{99}Tc. Em razão de sua meia-vida física relativamente curta, a fração de ^{99m}Tc no eluato diminui, enquanto a quantidade de ^{99}Tc aumenta com o tempo após a eluição. Isso ocorre também quando aumenta o período transcorrido entre as eluições. É necessário, portanto, considerar a atividade específica, a qual é definida como a relação entre a atividade da espécie radioativa ($^{99m}TcO_4^-$) e a massa total da espécie ($^{99m}TcO_4^- + ^{99}TcO_4^-$). Estudos demonstraram que para geradores não eluídos há 24, 48 e 72 horas a concentração total da espécie radioativa é de 28%, 14% e 7%, respectivamente. Como o ^{99}Tc se comporta quimicamente do mesmo modo que o ^{99m}Tc, ele pode prejudicar a marcação dos radiofármacos. Assim, com o uso de eluatos de geradores não eluídos há 72 horas existe grande possibilidade de ocorrerem marcações com baixa pureza radioquímica por causa das reações concorrentes de oxidação-redução e da complexação do fármaco com o isômero não radioativo (^{99}Tc). Dessa maneira, é recomendável que o gerador seja eluído em períodos de 24 horas ou em intervalos menores, mesmo se não for necessária a utilização do eluato.

Existem dois tipos básicos de gerador: o de leito seco e o de leito úmido. O sistema úmido (**Figura 5.3**) contém um reservatório de solução salina a 0,9% (p/v). A eluição é realizada com a inserção de um frasco estéril a vácuo na saída coletora do gerador. O vácuo força a passagem da solução salina pela coluna de alumina, facilitando a coleta do eluato no frasco a vácuo. No gerador de leito seco, a cada eluição do sistema, um frasco contendo um volume padronizado de salina estéril a 0,9% (p/v) é acoplado à extremidade de entrada, enquanto outro frasco a vácuo é acoplado

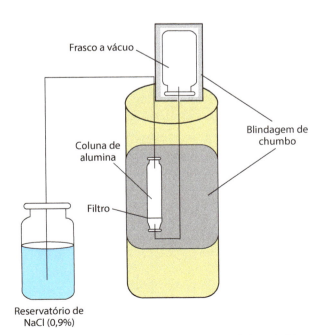

Figura 5.3 Sistema simplificado de um gerador de leito úmido.

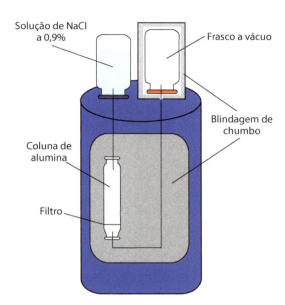

Figura 5.4 Sistema simplificado de um gerador de leito seco.

à extremidade de saída. O vácuo promove a passagem da solução fisiológica pela coluna de alumina, recolhendo no frasco a vácuo o $NaTcO_4$ formado no gerador (**Figura 5.4**).

Controles de qualidade do eluato

Como visto anteriormente, é extraída do gerador uma solução de $NaTcO_4$. Porém, algumas vezes, também são extraídos excessos de íons Al^{3+}, MoO_4^{2-} e compostos de tecnécio com outros estados de oxidação, que são considerados impurezas presentes no eluato e devem ser quantificados antes da utilização para que sejam respeitados os limites descritos nas farmacopeias. Logo, alguns testes são necessários para garantir a qualidade do eluato e, consequentemente, da marcação dos radiofármacos.

Eficiência de eluição

A eficiência de eluição é dada pela razão entre a atividade eluída e a atividade teórica esperada para determinado horário. Segundo a Farmacopeia Americana (*United States Pharmacopeial – USP*), a eficiência de eluição deve ser de, no mínimo, 90%. Rendimentos inferiores a 90% para geradores de leito seco podem indicar problemas no empacotamento da coluna, com consequente aumento nos índices de contaminação (equação 8):

$$Eficiência\ de\ eluição = \frac{Atividade\ eluída}{Atividade\ teórica} \times 100 \quad (8)$$

Pureza radionuclídea

O ^{99}Mo presente no eluato, considerado uma impureza radionuclídica, confere uma exposição desnecessária do paciente à radiação β^-, proveniente de seu decaimento, podendo também prejudicar a qualidade das imagens em função da emissão de radiação γ, com energia de aproximadamente 740keV. A pureza radionuclídea, segundo determinação da Farmacopeia Americana (USP 26) deve ser de, no máximo, 0,15µCi de ^{99}Mo para cada mCi de $^{99m}TcO_4^-$ eluído.

Esse teste é realizado mediante a detecção dos fótons γ de 740 e 780keV emitidos pelo ^{99}Mo. O frasco contendo o eluato deve ser inserido em um recipiente de chumbo com cerca de 6mm de espessura de modo que os fótons γ de 140keV do ^{99m}Tc sejam barrados e somente os fótons γ emitidos pelo ^{99}Mo sejam detectados. O frasco blindado deve ser então inserido em um calibrador de doses para a medida dos fótons γ emitidos pelo ^{99}Mo.

Esse teste deve ser realizado após cada eluição do gerador ou em eluatos com mais de 12 horas de eluição. Nessa condição, o valor de referência para a pureza radionuclídea passa a ser de 0,043µCi de ^{99}Mo/mCi de ^{99m}Tc.

Pureza radioquímica

A pureza radioquímica determina a quantidade de outras formas químicas do ^{99m}Tc, em outros estados de oxidação, presentes no eluato. A presença dessas formas químicas, consideradas impurezas radioquímicas, pode dar origem a compostos com características biológicas diferentes daquelas desejadas durante o processo de marcação dos radiofármacos.

Abranskin e cols. (1978) investigaram a influência da dose de radiação emitida pelo gerador no rendimento de sua eluição. A contribuição do ^{99m}Tc para a dose de radiação é pequena, ao passo que as partículas β$^-$ emitidas pelo ^{99}Mo contribuem com a maior parte dessa dose. Logo, quando uma alta atividade de ^{99}Mo/^{99m}Tc está presente na interface entre a alumina e a solução aquosa, pode ocorrer uma reação química induzida pela radiação. Por exemplo, a molécula de água é decomposta pela ação da radiação emitida pelo ^{99}Mo/^{99m}Tc, produzindo radicais livres e espécies químicas extremamente reativas ($H^\bullet$, $OH^\bullet$, H_2O_2, H_2), elétrons solvatados e assim por diante. Esses radicais livres e moléculas podem causar reações de oxidação-redução dos elementos do sistema do gerador. O principal exemplo disso é a redução do ^{99m}Tc^{7+} para estados de oxidação mais baixos, como o ^{99m}Tc^{4+} e/ou ^{99m}Tc^{5+}, levando à formação de um complexo insolúvel, como o tecnécio hidrolisado ($^{99m}TcO_2$), ou a espécies carregadas, as quais são fortemente aderidas à superfície da alumina. Essas impurezas podem ser detectadas por meios analíticos que serão abordados posteriormente.

Pureza química

A pureza química consiste na determinação da quantidade de íons Al^{3+} presentes no eluato e provenientes da coluna de alumina contida no gerador. A presença de alumínio pode ser determinada por método colorimétrico utilizando o sal de amônio do ácido aurintricarboxílico e quantificada por comparação com soluções padrões de alumínio.

Existem *kits* de ensaio disponíveis comercialmente para a quantificação de alumínio. Os *kits* fornecem pequenas fitas contendo o reagente colorimétrico juntamente com uma solução padrão de alumínio (10µg/mL). Em um teste de rotina, uma gota do eluato de $NaTcO_4$ e a solução padrão de alumínio são depositadas em uma fita do *kit* de ensaio e as intensidades das cores obtidas pelas respectivas soluções são comparadas visualmente. Se a cor obtida pela gota do eluato for mais intensa do que a cor da solução padrão, a quantidade de alumínio no eluato é considerada excessiva e o mesmo deverá ser descartado. Quantidades excessivas de alumínio no eluato indicam a falta de estabilidade da coluna de alumina.

Um eluato contendo quantidade inadequada de alumínio pode causar muitas alterações na qualidade dos radiofármacos, como, por exemplo, floculação do ^{99m}Tc-enxofre coloidal, levando à retenção do produto nos capilares pulmonares; formação de radiocoloide pela interação do íon Al^{3+} com os ^{99m}Tc-difosfonados, possibilitando a visualização da atividade hepática e esplênica; aumento no tamanho das partículas do ^{99m}Tc-macroagregado de albumina com consequente aumento da concentração do produto nos pulmões; dissociação do complexo ^{99m}Tc-DTPA, aumentando a concentração de tecnécio livre e, portanto, subestimando a taxa da filtração glomerular, dentre outras alterações.

Esse teste deve ser efetuado para cada eluição realizada no gerador.

pH do eluato

De acordo com a Farmacopeia Americana, o pH do eluato deve estar entre 4,5 e 7,5. Esse parâmetro pode ser medido quantitativamente por um peagâmetro ou qualitativamente por papéis indicadores de pH. No entanto, o que se observa em geradores de diferentes procedências são eluatos com pH em torno de 5,5. Provavelmente, eluatos com pH diferentes possam alterar o pH de marcação dos radiofármacos e consequentemente prejudicar a eficiência de marcação e sua biodistribuição.

PREPARAÇÃO DOS RADIOFÁRMACOS

Na medicina nuclear, a imagem do corpo é obtida mediante a detecção da radioatividade emitida pelo radiotraçador empregado. Essa técnica de diagnóstico é reconhecida pela capacidade de fornecer informações fisiológicas em vez de alterações anatômicas, que podem ser dadas com alta definição por outras modalidades, como tomografia computadorizada, radiologia convencional, ressonância magnética e ultrassom. A cintilografia, por sua vez, fornece um mapa funcional de processos fisiológicos. A medicina nuclear utiliza os radiofármacos ou radiotraçadores para a obtenção das imagens cintilográficas.

Um radiofármaco contém dois componentes: o radionuclídeo e um composto químico. A utilização desse radiofármaco é especialmente fundamentada nas características dos dois componentes. No desenvolvimento de um radiofármaco, o composto químico deve ser a primeira escolha, com base em sua localização em determinado órgão ou em sua participação em determinado processo bioquímico. Em seguida, deve-se pensar no radionuclídeo utilizado na marcação desse composto.

Durante a seleção de um composto químico, diversas informações deverão ser adquiridas no campo da farmacologia, pois um grande número de variantes físico-químicas determina ou afeta a distribuição e a localização do fármaco nos tecidos. Os três principais determinantes são a via de administração, o fluxo sanguíneo para o órgão ou para o tecido e a extração pelos tecidos. A maioria dos radiofármacos é administrada por via intravenosa, principalmente por ser esta a forma mais rápida de introdução do fármaco na corrente sanguínea. O fluxo sanguíneo ou perfusão (que pode ser afetado seriamente em algumas patologias) determina essencialmente a fração da dose administrada que deverá ser disponibilizada para determinado tecido/órgão durante o trânsito inicial (10 a 20 segundos). A extração do fármaco da circulação sanguínea e sua localização nos tecidos podem ocorrer por vários caminhos – simples difusão, filtração através de pequenos poros das membranas, transporte ativo, ligação a receptores e fagocitose são alguns exemplos.

A escolha do radionuclídeo para uso em imagens é determinada principalmente pela necessidade de minimizar a dose de radiação para o paciente e pela detecção, por instrumentos específicos, da radiação emitida. Para minimizar a dose de radiação para o paciente, o radionuclídeo deve ter meia-vida física curta e ser compatível com o processo biológico estudado. Sugere-se que a meia-vida física de um radionuclídeo deva ser aproximadamente $0,693 \times T_{obs}$, onde T_{obs} é o intervalo entre o momento da administração do radionuclídeo e o tempo em que foi medido ou em que a imagem foi obtida.

O radionuclídeo deve emitir, preferencialmente, fótons γ monoenergéticos (única energia) com energia entre 100 e 300keV. Como na medicina nuclear o paciente é a fonte emissora de fótons γ, estes devem ter energia suficiente para penetrar no corpo do paciente e serem detectados externamente. Entretanto, raios γ com energias abaixo de 100keV podem sofrer grande atenuação pelo paciente, dificultando sua detecção. Por outro lado, aqueles fótons com energias acima de 300keV são muito mais penetrantes; logo, um pequeno número desses fótons interage com o detector, reduzindo a sensibilidade do sistema.

Portanto, esses motivos limitam a energia dos fótons γ utilizados para fins diagnósticos em medicina nuclear. Outra questão a ser considerada é que o radionuclídeo utilizado para a marcação de radiofármacos deve ser facilmente disponível, economicamente acessível e em formas estéreis e livres de pirogênios.

MÉTODOS DE MARCAÇÃO

Na marcação de compostos químicos, átomos das moléculas a serem marcadas são substituídos por átomos radioativos similares ou diferentes. Em qualquer processo de marcação, uma variedade de condições físico-químicas pode ser empregada para que se obtenha uma adequada marcação da molécula.

Dentre os métodos de marcação, destacam-se os seguintes:

- **Substituição do isótopo:** reação em que um ou mais átomos da molécula a ser marcada são substituídos por isótopos do mesmo elemento, porém radioativos. Exemplos desse tipo de marcação são a ^{123}I-MIBG e os hormônios produzidos na tireoide, T3 e T4, marcados com iodo-125 (^{125}I). Átomos de iodo-127, estáveis, são substituídos pelos isótopos radioativos, o ^{123}I ou o ^{125}I.
- **Introdução do marcador radioativo na molécula:** nesse tipo de reação, o radionuclídeo é incorporado à molécula, a qual exerce uma função biológica conhecida, primariamente por ligações covalentes ou covalentes coordenadas. Em muitos compostos obtidos dessa maneira, a ligação química entre o radionuclídeo e a molécula é formada por quelação, isto é, mais de um átomo doa um par de elétrons para um átomo receptor, o qual, geralmente, é um metal de transição. Exemplos desse tipo de reação são os compostos marcados com ^{99m}Tc.
- **Uso de agentes quelantes:** reação em que um agente quelante é utilizado entre a molécula e o radionuclídeo. Essa reação é utilizada quando não é possível promover a ligação direta do radionuclídeo na molécula, sendo necessário um "ligante intermediário", o agente quelante, para que ocorra a marcação. Exemplo: peptídeos marcados com ^{99m}Tc, utilizando o HYNIC como agente quelante (^{99m}Tc-HYNIC-peptídeo).

Alguns fatores devem ser considerados para a marcação de um composto químico, como eficiência do processo de marcação, estabilidade química do produto, purificação do produto marcado e condições de estocagem, dentre outros.

MARCAÇÃO DE COMPOSTOS COM ^{99m}TC

Mais de 80% dos radiofármacos utilizados em medicina nuclear são compostos marcados com ^{99m}Tc. Isso se deve às suas características físicas favoráveis, como tempo de meia-vida física curto (6,02h), ausência de emissão de partículas primárias, sendo emitidos apenas fótons γ monoenergéticos (140keV), a ocorrência de uma pequena taxa de conversão interna dos fótons γ emitidos, além da facilidade de obtenção em uma solução estéril e livre de pirogênios através de um gerador de ^{99}Mo/^{99m}Tc. O ^{99m}Tc encontra-se em um estado excitado de energia e seu estado fundamental é o ^{99}Tc, que tem meia-vida física de $2,1 \times 10^5$ anos, como pode ser observado na **Figura 5.2**.

O ^{99m}Tc é um elemento químico artificial produzido pelo decaimento radioativo do ^{99}Mo. Está localizado na coluna VIIB da tabela periódica, sendo um metal de transição com número atômico 43 (Z = 43). Não existem na natureza isótopos estáveis do ^{99m}Tc. Esse elemento pode existir em oito estados de oxidação diferentes, de −1 a +7, o que possibilita sua ligação a diferentes compostos químicos. A estabilidade desses estados de oxidação depende do tipo de ligante e do ambiente químico onde ocorre a ligação.

A forma química do ^{99m}Tc fornecido pelo gerador de ^{99}Mo/^{99m}Tc é o pertecnetato de sódio ($Na^{99m}TcO_4$). O íon pertecnetato ($^{99m}TcO_4^-$) apresenta um estado de oxidação +7, sendo não reativo, ou seja, não é capaz de se ligar a nenhum composto químico por adição direta. Portanto, para a marcação de muitos compostos químicos é necessário que o ^{99m}Tc esteja em estados de oxidação mais baixos. Para promover a redução dos átomos de ^{99m}Tc podem ser utilizados vários agentes redutores (citrato de estanho, boroidreto de sódio, ditionito), porém o cloreto estanoso diidratado ($SnCl_2.2H_2O$), ou cloreto estanoso, é o mais empregado nos *kits* de radiofármacos comercialmente disponíveis.

A reação química que ocorre durante a redução do ^{99m}Tc pelo cloreto estanoso, em meio ácido, é mostrada na equação 9:

$$2^{99m}TcO_4^- + 16H^+ + 3Sn^{2+} \leftrightarrow 2^{99m}Tc^{4+} + 3Sn^{4+} + 8H_2O \quad (9)$$

Essa equação indica que o $^{99m}Tc^{7+}$ foi reduzido para $^{99m}Tc^{4+}$, porém outros estados reduzidos, como o $^{99m}Tc^{3+}$ e o $^{99m}Tc^{5+}$, podem ser obtidos sob diferentes condições físico-químicas.

A quantidade de átomos de ^{99m}Tc no eluato é muito pequena (~10^{-9} M); consequentemente, uma quantidade mínima de Sn^{2+} é necessária para promover a redução do ^{99m}Tc. A proporção de íons Sn^{2+} para átomos de ^{99m}Tc pode ser da ordem de 10^6.

As espécies de ^{99m}Tc reduzido são quimicamente reativas, combinando-se com uma grande variedade de agentes quelantes. Grupos químicos como COO^-, OH^-, NH_2 e SH podem doar elétrons para formar ligações covalentes coordenadas com o ^{99m}Tc reduzido.

Com exceção dos coloides radiomarcados, os radiofármacos marcados com ^{99m}Tc utilizados em medicina nuclear são complexos metálicos obtidos pela redução do $^{99m}TcO_4^-$ para estados de oxidação mais baixos. Nenhum estudo cinético quantitativo foi feito até então, mas conclusões qualitativas têm sido propostas para o mecanismo de redução do $^{99m}TcO_4^-$. Provavelmente, o primeiro passo é a redução para $^{99m}Tc^{5+}$, enquanto a redução para $^{99m}Tc^{3+}$ acontece em duas reações complementares sucessivas (equações 10 e 11):

$$^{99m}Tc^{7+} + Sn^{2+} \rightarrow {}^{99m}Tc^{5+} + Sn^{4+} \quad (10)$$

$$^{99m}Tc^{5+} + Sn^{2+} \rightarrow {}^{99m}Tc^{3+} + Sn^{4+} \quad (11)$$

Se a reação cessa nos estados de oxidação +5 ou +3 ou mesmo se ocorrem reações subsequentes, como, por exemplo, redução para +4, isso depende principalmente da natureza do composto a ser marcado, ou seja, do fármaco.

A disponibilidade de *kits* comerciais para a obtenção de muitos radiofármacos tem facilitado a prática da Farmácia Nuclear. Os *kits* têm uma vida útil longa, podendo ser facilmente comprados e estocados para utilização diária na rotina clínica. A marcação do radiofármaco pode ser realizada com a simples adição da solução de $^{99m}TcO_4^-$ aos *kits* comerciais. Os *kits* "frios" de radiofármacos contêm o composto químico a ser marcado e o agente redutor em proporções adequadas, estéreis, liofilizados e envazados sob atmosfera de vácuo ou nitrogênio. Podem conter também outros excipientes e aditivos, como antimicrobianos, antioxidantes, tampões etc.

Após a adição do $^{99m}TcO_4^-$ e a dissolução dos reagentes liofilizados, a incubação é um passo essencial para a obtenção do radiofármaco. É nessa fase que as reações de oxidação-redução e complexação tomam lugar, resultando na formação do composto radiomarcado. Se o período de incubação não for adequado, a reação poderá não ser eficiente e o radiofármaco não deverá ser administrado ao paciente. Cada *kit* exige condições específicas de incubação, mas, em geral, esse processo é realizado em temperatura ambiente, embora para alguns radiofármacos seja exigida a incubação em água fervente. Em todos os casos, a incubação deve ser executada cuidadosamente.

De qualquer maneira, na preparação de um composto marcado com ^{99m}Tc, três espécies de ^{99m}Tc estão presentes, como mostra a equação 12 a seguir:

1. Tecnécio livre, ou $^{99m}TcO_4^-$, o qual não sofreu redução pelo estanho.
2. Tecnécio hidrolisado, ou $^{99m}TcO_2$, o qual é obtido da reação do tecnécio reduzido com a molécula de água, não se ligando ao fármaco.
3. Fármaco marcado, que é o composto desejado formado pela ligação do tecnécio reduzido com o fármaco a ser marcado.

$$^{99m}TcO_4^- + \text{Fármaco} + Sn^2 \rightarrow {}^{99m}Tc - \text{Fármaco} + {}^{99m}TcO_4^- + {}^{99m}TcO_2 + Sn^{4+} \quad (12)$$

Nos *kits* comerciais, as quantidades de fármaco e agente redutor ($SnCl_2.2H_2O$) são muito importantes. Se a quantidade de estanho for muito pequena, a redução do $^{99m}TcO_4^-$ para estados de oxidação menores poderá ser incompleta, gerando menor quantidade de fármaco marcado e maior quantidade de tecnécio livre. Por outro lado, se na formulação houver grande quantidade de estanho, isso acarretará a formação de muitos átomos de tecnécio reduzido e, consequentemente, a formação de maior quantidade de tecnécio hidrolisado ($^{99m}TcO_2$). Portanto, para cada *kit* de radiofármaco é estabelecida uma proporção definida entre a quantidade de fármaco e a de agente redutor.

Nas preparações de rotina, espera-se que a maior quantidade de radioatividade seja devida ao fármaco marcado. As frações livre e reduzida são indesejáveis e devem estar presentes dentro de limites determinados, na menor quantidade possível, pois interferem significativamente no diagnóstico em questão.

A presença de oxigênio na reação, particularmente antes da adição do $^{99m}TcO_4^-$, pode causar a oxidação do íon estanoso (Sn^{2+}) para o íon estânico (Sn^{4+}), diminuindo assim a quantidade de íon estanoso disponível para promover a redução do ^{99m}Tc. Como resultado, tem-se um aumento da quantidade de tecnécio livre após a marcação do fármaco. Portanto, deve-se evitar a entrada de oxigênio antes e durante a marcação do fármaco com a solução de $^{99m}TcO_4^-$. O $^{99m}TcO_4^-$ é um ânion monovalente com características iônicas semelhantes às dos íons I^- e Cl^-. Por essa razão, quando administrado por via intravenosa, é transportado ativamente para a tireoide de maneira similar ao iodo (I^-) e, do mesmo modo, acumula-se na mucosa gástrica por ligação com o H^+, formando o ácido pertécnico ($HTcO_4$). Portanto, a presença em maior quantidade de tecnécio livre promove o aparecimento na imagem cintilográfica de captação em órgãos como tireoide e estômago.

A formação do tecnécio hidrolisado ($^{99m}TcO_2$) compete com a formação do fármaco marcado, sendo facilitada pela presença de água na preparação. A espécie hidrolisada, se estiver em grande quantidade, pode interferir no teste diagnóstico. Como toda a reação de marcação ocorre em meio aquoso, isso pode ser contornado mediante a diminuição do volume de solução de $^{99m}TcO_4^-$ adicionado à preparação. O $^{99m}TcO_2$ é uma espécie química coloidal que, quando presente no sangue, será fagocitada pelas células do sistema fagocitário mononuclear localizadas, principalmente, no fígado e no baço. Portanto, a presença de captação nesses dois órgãos em cintilografias que não sejam hepatoesplênicas denuncia a formação de $^{99m}TcO_2$ em quantidade maior do que o limite permitido.

Logo, é de extrema importância que as duas impurezas radioquímicas, $^{99m}TcO_4^-$ e $^{99m}TcO_2$, sejam quantificadas antes que o radiofármaco seja administrado ao paciente a fim de evitar erros no diagnóstico e/ou acúmulo dessas impurezas em órgãos indesejados. Essa quantificação é obtida por meio do teste de pureza radioquímica, que será abordado no tópico seguinte.

CONTROLES DE QUALIDADE DOS RADIOFÁRMACOS

Antes da administração de um radiofármaco em humanos, vários testes de controle de qualidade precisam ser realizados. Esses testes podem ser divididos em duas categorias principais: os testes físico-químicos, essenciais para determinar a química, a pureza e a integridade da formulação, e os testes biológicos, que estabelecem a esterilidade e a apirogenicidade dos radiofármacos.

Muitas vezes, os testes de controle de qualidade são realizados pelos fabricantes a partir do início da produção até a obtenção do produto acabado. No entanto, com a introdução dos *kits*, o aumento do uso de radionuclídeos de meia-vida física curta, como ^{99m}Tc, e a preparação do radiofármaco nas clínicas de medicina nuclear, tornou-se necessário que alguns testes de controle de qualidade sejam executados para todos os radiofármacos marcados antes que sejam dispensados para administração em seres humanos.

Portanto, este tópico abordará apenas os testes de controle de qualidade dos radiofármacos que devem ser realizados nas próprias clínicas de medicina nuclear, antes de sua administração ao paciente. São eles: teste de pureza radionuclídea (para quantificar o ^{99}Mo presente no eluato), teste de pureza química (para quantificar o Al^{3+} presente no eluato) e o teste de pureza radioquímica. Os dois primeiros testes já foram descritos no tópico referente ao controle de qualidade do eluato, sendo o último descrito em seguida.

Pureza radioquímica

A pureza radioquímica é a fração da radioatividade total que se encontra na forma química desejada no radiofármaco. As impurezas radioquímicas surgem de decomposição em decorrência da ação do solvente, de mudanças de temperatura ou pH, da luz, da presença de agentes oxidantes ou redutores e radiólise. Exemplos de impurezas radioquímicas são o tecnécio livre ($^{99m}TcO_4^-$) e o hidrolisado ($^{99m}TcO_2$) nos compostos marcados com ^{99m}Tc. A presença dessas impurezas em uma preparação de radiofármaco resulta na obtenção de imagens de baixa qualidade em razão da alta radiação de fundo dos tecidos circundantes e do sangue, além de oferecer uma dose de radiação desnecessária para o paciente.

A decomposição dos compostos marcados por radiólise depende da atividade específica do material radioativo, do tipo e energia da radiação emitida e da meia-vida física do radionuclídeo. A absorção da radiação pelas moléculas marcadas resulta na formação de radicais livres com elétrons desemparelhados, que, por sua vez, leva a uma maior decomposição de outras moléculas. Um processo secundário decorrente da radiólise produz H_2O_2 e $HO_2^{\bullet}$ da decomposição da água (solvente) que, por serem espécies muito reativas, decompõem as moléculas marcadas. As radiações particuladas são mais prejudiciais do que os raios γ em razão de seu curto alcance e da completa absorção local na matéria.

A estabilidade de um composto é dependente do tempo, da exposição à luz, da mudança na temperatura e da radiólise. Quanto mais tempo o composto é exposto a essas condições, mais ele tenderá a sofrer alterações. Por essa razão, à maioria dos radiofármacos é atribuída uma data de validade após a qual não é garantido seu uso para os fins pretendidos. Substâncias como ascorbato de sódio, ácido ascórbico e sulfito de sódio são muitas vezes adicionadas aos *kits* para manter a estabilidade dos radiofármacos. Alguns radiofármacos são armazenados em vidro âmbar e sob refrigeração para diminuir a degradação do material.

O método mais utilizado na rotina clínica de medicina nuclear para quantificar as impurezas radioquímicas é a cromatografia em camada delgada (CCD). O princípio desse método analítico é que uma fase móvel (solvente) se desloca ao longo de uma fase estacionária (papel ou sílica gel) em virtude de forças capilares. Durante o processo de cromatografia, diferentes componentes da amostra se distribuem entre o adsorvente (papel ou sílica) e o solvente de acordo com seus coeficientes de distribuição. Forças eletrostáticas da fase estacionária tendem a retardar a migração de alguns componentes, enquanto que a fase móvel promove o deslocamento de outros componentes ao longo da fase estacionária.

A polaridade do solvente utilizado também afeta a separação cromatográfica de componentes de uma amostra. Dependendo da distribuição dos componentes da amostra entre a fase estacionária e o solvente utilizado, cada componente migrará em uma velocidade diferente, sendo possível separá-los ao longo da fase estacionária. A distância percorrida por cada componente da amostra é expressa como valor de R_f, o qual é definido como a razão entre a distância percorrida pelo componente e a distância que o solvente avançou a partir do ponto inicial de aplicação do material de teste (equação 13):

$$R_f = \frac{Distância\ do\ componente\ a\ partir\ da\ origem}{Distância\ do\ solvente\ a\ partir\ da\ origem} \quad (13)$$

O valor de R_f varia de 0 a 1. Se o componente da amostra migrou com o solvente para o fronte da fase estacionária, o valor de R_f é igual a 1. Se o componente permanece no ponto de aplicação, o valor de R_f é 0.

Dependendo da movimentação do solvente, a CCD pode ser ascendente ou descendente. Na rotina de medicina nuclear, a CCD ascendente é mais comumente utilizada. Trata-se de um método relativamente rápido, podendo levar poucos minutos para ser executado.

Como mencionado anteriormente, três espécies químicas estão presentes em qualquer marcação de radiofármaco: $^{99m}TcO_4^-$, $^{99m}TcO_2$ e o composto marcado. As duas impurezas radioquímicas podem ser separadas do fármaco marcado por meio da CCD. A migração do $^{99m}TcO_4^-$ pode ser influenciada pela escolha das fases móvel e estacionária. Quando sílica gel ou papel são utilizados como fase estacionária, a migração do $^{99m}TcO_4^-$ depende de sua solubilidade no solvente utilizado como fase móvel. Em solventes polares, como salina (0,9%), metanol a 80%, acetona e metiletilcetona (MEK), o $^{99m}TcO_4^-$ migra com o solvente para o fronte da fase estacionária ($R_f = 0,6$ a 1). Em solventes apolares ou lipofílicos, como o etilacetato e o clorofórmio, o $^{99m}TcO_4^-$ permanece no ponto de aplicação ou de origem.

Espécies coloidais, como o $^{99m}TcO_2$, não migram em sistemas de CCD por serem espécies insolúveis, permanecendo no ponto de aplicação. A mudança de fase móvel e/ou estacionária não afetará as propriedades de migração das formas coloidais marcadas com ^{99m}Tc. Por essa razão, para radiofármacos coloidais (estanho coloidal, MAA, fitato de sódio) se utiliza apenas a acetona como solvente a fim de quantificar apenas o $^{99m}TcO_4^-$, visto que o $^{99m}TcO_2$ permanecerá na mesma posição dos radiofármacos testados, ou seja, no ponto de aplicação.

O material necessário para a CCD consiste em: duas fitas da fase estacionária (normalmente, papel *Whatman* nº 3) com dimensões de 1cm de largura e 10cm de altura, dois recipientes fechados para os solventes utilizados, seringas para medir o volume de solventes, pinça e tesoura, tubos para contagem da radioatividade e um detector de radiação, normalmente a câmara de ionização.

Para realizar a CCD, uma pequena gota do radiofármaco deve ser depositada na fase estacionária, a uma distância de 3cm acima da base da fita. Espera-se a gota secar e, em seguida, a fita cromatográfica é inserida em um recipiente contendo, aproximadamente, 1mL da fase móvel (solvente). Quando o solvente atingir o fronte da fita, esta deve ser retirada da cuba, e deve-se aguardar sua secagem. A fita cromatográfica deve ser cortada ao meio, e cada um dos segmentos deve ser inserido em um tubo de contagem. Em seguida, é feita a leitura da radioatividade presente em cada segmento da fita através da câmara de ionização. Todo esse procedimento deve ser realizado para todos os solventes utilizados.

De acordo com seu comportamento migratório, as atividades do tecnécio livre, do tecnécio hidrolisado e do composto marcado poderão ser medidas e suas porcentagens calculadas de acordo com as equações 14 a 16:

$$\%^{99m}TcO_4^- = \frac{Atividade\ da\ parte\ superior\ da\ fita}{Atividade\ da\ parte\ superior + parte\ inferior} \quad (14)$$

$$\%^{99m}TcO_2 = \frac{Atividade\ da\ parte\ inferior\ da\ fita}{Atividade\ da\ parte\ superior + parte\ inferior} \quad (15)$$

$$PR = 100 - \%^{99m}TcO_4^- - \%^{99m}TcO_2 \quad (16)$$

A Farmacopeia Americana estipula que a pureza radioquímica mínima de um radiofármaco para que seja administrado em seres humanos é de 90%, ou seja, 90% dos átomos de ^{99m}Tc, no mínimo, devem se ligar ao composto desejado.

A CCD é utilizada rotineiramente na Farmácia Nuclear para estimar a quantidade desses três componentes e, portanto, o rendimento de marcação. Todo o processo de realização da CCD está ilustrado na **Figura 5.5**.

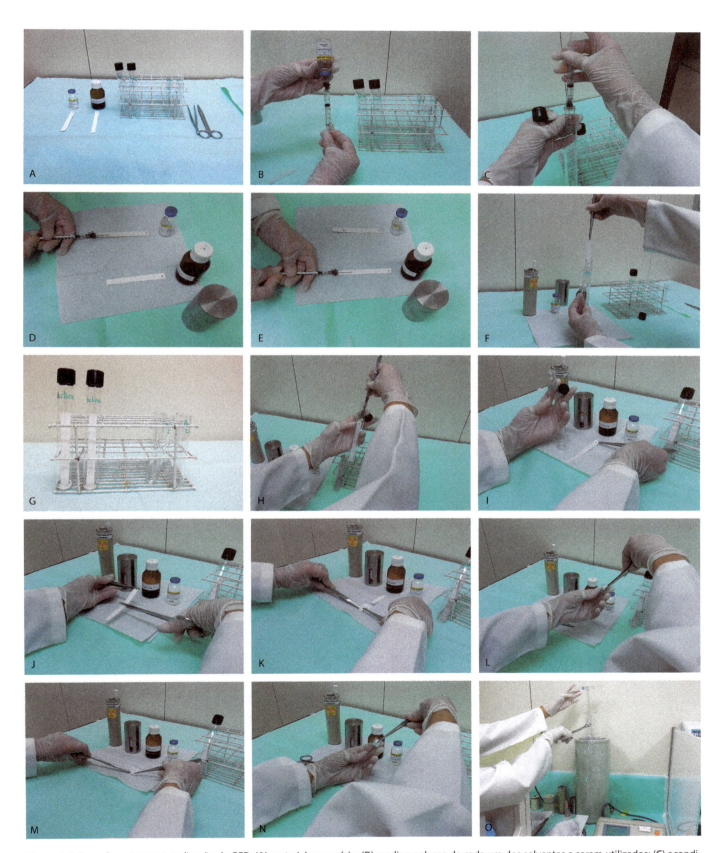

Figura 5.5 Procedimentos para realização da CCD: (**A**) material necessário; (**B**) medir o volume de cada um dos solventes a serem utilizados; (**C**) acondicionar os solventes, separadamente, nas cubas cromatográficas e fechá-las; (**D e E**) aplicar uma gota do radiofármaco 3cm acima da base de cada uma das fitas; (**F**) inserir as fitas nas respectivas cubas contendo os solventes; (**G**) aguardar o solvente atingir o fronte da fita; (**H**) retirar a fita cromatográfica da cuba; (**I**) esperar que a fita seque; (**J**) cortar a fita ao meio; (**K a M**) dobrar cada segmento da fita separadamente (**N**) inserir cada segmento em tubos de contagem diferentes; (**O**) contar a radioatividade presente em cada segmento em uma câmara de ionização.

A **Tabela 5.2** exemplifica os dados cromatográficos dos principais radiofármacos marcados com ^{99m}Tc e na **Tabela 5.3** estão listados os dados de outros radiofármacos utilizados em medicina nuclear.

CARACTERÍSTICAS DOS PRINCIPAIS RADIOFÁRMACOS MARCADOS COM ^{99M}TC UTILIZADOS EM MEDICINA NUCLEAR

Neste tópico serão descritos alguns aspectos, como preparação, estabilidade, condições de estocagem e outras características dos principais radiofármacos utilizados na rotina de medicina nuclear. Ressalte-se que todos os radiofármacos devem ser preparados, preservando-se a qualidade radiofarmacêutica. Para isso, as instruções de preparo descritas pelo fabricante devem ser rigorosamente seguidas e devem ser observados os cuidados necessários de assepsia para preparo de produtos injetáveis, evitando-se a entrada de ar ao retirar as doses do frasco de marcação. Além disso, é indispensável a realização do controle radioquímico antes da utilização de cada radiofármaco no paciente.

^{99m}Tc-DMSA

O ácido dimercaptossuccínico marcado com ^{99m}Tc (^{99m}Tc-DMSA), após ser administrado por via intravenosa, é excretado exclusivamente pela urina por filtração glomerular e secreção tubular, sendo um marcador de córtex renal. Sua ligação às proteínas plasmáticas é de aproximadamente 75% em 6 horas, sendo 37% desse radiofármaco excretados 24 horas após sua administração. Cerca de 60% a 70% do ^{99m}Tc-DMSA permanecem no córtex renal, alcançando o máximo de fixação dentro de 3 horas após a injeção, quando a imagem deverá ser adquirida.

O *kit* liofilizado deve ser mantido ao abrigo da luz e sob refrigeração (2° a 8°C), não devendo ser utilizado após a expiração do prazo de validade impresso no rótulo do produto. Após a marcação com ^{99m}Tc, o produto deve ser mantido em temperatura inferior a 25°C, podendo ser utilizado em até 4 horas após a marcação.

^{99m}Tc-DTPA

O ácido dietilenotriamino pentacético marcado com ^{99m}Tc (^{99m}Tc-DTPA) pode ser utilizado na cintilografia renal dinâmica, na determinação da filtração glomerular e no diagnóstico de hipertensão renovascular. Trata-se de um radiofármaco hidrofílico que alcança rapidamente o espaço extracelular (dentro de 4 minutos), sendo removido da circulação exclusivamente pelos rins através de filtração glomerular. Sua excreção é rápida: 50% da atividade administrada aparecem na urina 2 horas após a injeção e 96% são excretados em 24 horas. Após a filtração glomerular não

Tabela 5.2 Dados cromatográficos de compostos marcados com ^{99m}Tc

Radiofármaco	Fase estacionária	Fase móvel (solvente)	R_f $^{99m}TcO_4^-$	R_f $^{99m}TcO_4$	Complexo marcado
^{99m}Tc-DMSA	Papel Whatman 3	Acetona	1,0	0,0	0,0
	Sílica gel	Salina (0,9%)	1,0	0,0	1,0
^{99m}Tc-DTPA	Papel Whatman 3	Acetona	1,0	0,0	0,0
	Papel Whatman 3	Salina (0,9%)	1,0	0,0	1,0
^{99m}Tc-ECD	Sílica gel	Acetona	1,0	0,0	1,0
	Sílica gel	Salina (0,9%)	1,0	0,0	0,0
^{99m}Tc-Estanho coloidal	Papel Whatman 3	Acetona	1,0	0,0	0,0
^{99m}Tc-Fitato de sódio	Papel Whatman 3	Metanol: água (85:5 v/v)	1,0	0,0	0,0
^{99m}Tc-MAA	Papel Whatman 3	Metanol: água (85:5 v/v)	1,0	0,0	0,0
^{99m}Tc-MDP	Papel Whatman 3	Acetona	1,0	0,0	0,0
	Papel Whatman 3	Salina (0,9%)	1,0	0,0	1,0
^{99m}Tc-Sestamibi	Sílica gel	Acetato de etila:metanol (8:2 v/v)	0,0	0,0	0,8 – 1,0
^{99m}Tc-Tetrofosmin	Sílica gel	Acetato:diclorometano (35:65 v/v)	1,0	0,0	0,5

Tabela 5.3 Dados cromatográficos de outros radiofármacos utilizados em medicina nuclear

Radiofármaco	Fase estacionária	Fase móvel (solvente)	R_f Complexo marcado	R_f Impureza
^{67}Ga-citrato	Sílica gel	Clorofórmio:ácido acético (9:1 v/v)	0,1	1,0
^{18}F-FDG	Sílica gel	Acetonitrila:água (95:5 v/v)	0,4 a 0,6	0,0
^{131}I-MIBG	Sílica gel	Acetato de etila:etanol (1:1 v/v)	0,0	0,6 (I⁻)

ocorre reabsorção renal e não há fixação do radiofármaco no parênquima renal. Cerca de 4% do agente se ligam às proteínas plasmáticas.

O kit liofilizado deve ser mantido sob refrigeração (2° a 8°C), não devendo ser utilizado após a expiração do prazo de validade impresso no rótulo do produto. Após a marcação com ^{99m}Tc, o produto deve ser mantido em temperatura inferior a 25°C, podendo ser utilizado em até 4 horas após a marcação.

^{99m}Tc-ECD

O radiofármaco etilenodicisteína marcado com ^{99m}Tc (^{99m}Tc-ECD) é um complexo lipofílico neutro capaz de atravessar a barreira hematoencefálica, distribuindo-se por diferentes regiões do cérebro em função do fluxo regional, o que possibilita a visualização de anomalias do órgão. Já no interior do cérebro, por ação de enzimas catalíticas, o fármaco perde suas características lipofílicas, ficando retido nesse compartimento. A captação pelo cérebro é extremamente rápida, atingindo a concentração máxima dentro de 5 minutos após a injeção. É eliminado da circulação, preferencialmente pela via renal, sendo 74% da dose injetada excretados pela urina dentro de 24 horas após a injeção.

O kit liofilizado deve ser mantido sob refrigeração (2° a 8°C), não devendo ser utilizado após a expiração do prazo de validade impresso no rótulo do produto. Após a marcação com ^{99m}Tc, o produto deve ser mantido em temperatura inferior a 25°C, podendo ser utilizado em até 4 horas após a marcação.

^{99m}Tc-estanho coloidal

O estanho coloidal contém partículas com tamanhos que variam entre 0,2 e 0,8μm, as quais, quando administradas por via intravenosa, serão fagocitadas pelas células do sistema fagocitário mononuclear: 80% a 85% ficam retidos no fígado pelas células de Kupffer, 10% a 15% no baço e 5% na medula óssea. A velocidade de captação está diretamente relacionada com o grau de perfusão do órgão, a capacidade fagocitária e a permeabilidade celular. Portanto, esse radiofármaco pode ser utilizado nas cintilografias hepatoesplênicas e de medula óssea, assim como nos estudos de trânsito esofágico e refluxo gastroesofágico e na avaliação do esvaziamento gástrico.

O kit liofilizado deve ser mantido sob refrigeração (2° a 8°C), não devendo ser utilizado após a expiração do prazo de validade impresso no rótulo do produto. Após a marcação com ^{99m}Tc, o produto deve ser mantido em temperatura inferior a 25°C, podendo ser utilizado em até 6 horas após a marcação.

^{99m}Tc-fitato de sódio

O agente preparado com a adição de $^{99m}TcO_4^-$ ao kit liofilizado contendo ácido fítico e cloreto estanoso forma uma solução límpida e não coloidal de fitato de sódio marcado com ^{99m}Tc (^{99m}Tc-fitato de sódio). Esse radiofármaco, ao ser injetado na corrente sanguínea, age como uma micropartícula circulante (coloide), insolúvel, em razão da interação com o cálcio e metais pesados catiônicos do sangue, sendo rapidamente removido da circulação pelo sistema fagocitário mononuclear. O cátion é lentamente conjugado e secretado na vesícula biliar. Em pacientes normais, 85% da dose administrada são captados pelo fígado, enquanto o baço e a medula óssea acumulam 7% e 5%, respectivamente. O mecanismo é regido pelo sequestro pelas células de Kupffer do fígado e pelos macrófagos do baço e da medula óssea. Portanto, quando administrado por via intravenosa, o ^{99m}Tc-fitato de sódio pode ser utilizado na obtenção de cintilografia hepatoesplênica. Quando administrado por injeção intradérmica, esse radiofármaco possibilita o estudo do sistema linfático e a detecção do linfonodo sentinela.

Outra aplicação desse radiofármaco é no estudo da ventilação pulmonar, onde é utilizado na forma de aerossol produzido em um micronebulizador. As partículas de aerossóis de ^{99m}Tc-fitato de sódio são inaladas pelo paciente e, em virtude de seu tamanho reduzido (0,5 a 2μm), depositam-se no espaço broncoalveolar, tornando possível o estudo da árvore respiratória.

O kit liofilizado deve ser mantido sob refrigeração (2° a 8°C), não devendo ser utilizado após a expiração do prazo de validade impresso no rótulo do produto. Após a marcação com ^{99m}Tc, o produto deve ser mantido em temperatura inferior a 25°C, podendo ser utilizado até 6 horas após a marcação.

^{99m}Tc-MAA

O macroagregado de albumina (MAA) é obtido pela agregação de soro albumina humana, tendo partículas de tamanhos distribuídos entre 10 e 90μm. A seletividade orgânica do produto está diretamente relacionada com o tamanho das partículas, sendo esse radiofármaco utilizado nos estudos de perfusão pulmonar. Aquelas partículas com mais de 10μm são captadas pelo sistema fagocitário mononuclear e as de tamanhos variando entre 10 e 90μm se alojam nos capilares e nas arteríolas pulmonares por um mecanismo puramente mecânico. Imediatamente após a administração intravenosa de 100.000 a 400.000 partículas de MAA, cerca de 80% a 90% delas se alojam nas arteríolas e capilares pulmonares e, após 30 minutos, somente 1,5% se encontra no fígado. O número de partículas administradas é calculado para que apenas 0,1% dos capilares/arteríolas pulmonares fique temporariamente obstruído, de modo a não causar qualquer repercussão hemodinâmica para o paciente.

Os macroagregados são suficientemente frágeis para que a oclusão dos capilares seja temporária. A erosão e a fragmentação reduzem o tamanho das partículas, facilitando sua remoção pelos pulmões. Logo, os produtos de degradação de MAA voltam à corrente sanguínea sob a forma de microcoloide de albumina e são rapidamente removidos pela ação dos macrófagos do baço e do fígado. Cerca de 75% da dose injetada são excretados na urina em 24 horas.

Vale ressaltar que para crianças o número de partículas de MAA deve ser menor do que para adultos: cerca de 20.000 no neonato, 100.000 ao final do primeiro ano de vida, 200.000 aos 3 anos, aumentando gradativamente até os 8 ou 10 anos de idade, quando o número de capilares pulmonares se iguala ao dos adultos.

O *kit* liofilizado deve ser mantido sob refrigeração (2° a 8°C), não devendo ser utilizado após a expiração do prazo de validade impresso no rótulo do produto. Após a marcação com ^{99m}Tc, o produto deve ser mantido em temperatura inferior a 25°C, podendo ser utilizado em até 4 horas após a marcação.

^{99m}Tc-MDP

Os complexos difosfonatos marcados com ^{99m}Tc, como ^{99m}Tc-PYP, ^{99m}Tc-MDP e ^{99m}Tc-HDP, são utilizados para obtenção de imagens ósseas. Vários estudos evidenciam a superioridade de um desses radiofármacos em relação aos outros, mas, em geral, o ^{99m}Tc-MDP e o ^{99m}Tc-HDP apresentam comportamentos *in vivo* parecidos, enquanto o ^{99m}Tc-PYP fornece *scans* ósseos de pior qualidade. Na rotina clínica de medicina nuclear, o ^{99m}Tc-MDP é o mais utilizado.

O metileno difosfonato (^{99m}Tc-MDP) se aloja na superfície do tecido ósseo, em forma de cristais de hidroxiapatita, através de mecanismo de absorção química, valendo lembrar que nas áreas de osteogênese ativa a concentração do radiofármaco se encontra aumentada. A captação óssea do ^{99m}Tc-MDP é rápida, atingindo 50% de acúmulo no esqueleto dentro de 2 a 6 horas após sua administração por via intravenosa. O acúmulo máximo nos ossos ocorre 1 hora após a injeção, permanecendo constante por 72 horas. A principal via de eliminação é a renal, principalmente por filtração glomerular. Em pacientes com função renal normal, 50% a 60% da dose injetada são excretados em 24 horas. Duas horas após a injeção, sua ligação às proteínas plasmáticas é de 22%.

As imagens poderão ser adquiridas de 2 a 3 horas após a injeção do radiofármaco. A proporção do fluxo sanguíneo ósseo regional, a proporção de formação óssea e a eficiência de extração são os principais fatores que influenciam a captação de ^{99m}Tc-MDP nos ossos.

O *kit* liofilizado deve ser mantido sob refrigeração (2° a 8°C), não devendo ser utilizado após a expiração do prazo de validade impresso no rótulo do produto. Após a marcação com ^{99m}Tc, o produto deve ser mantido em temperatura inferior a 25°C, podendo ser utilizado em até 4 horas após a marcação.

^{99m}Tc-sestamibi

O metoxiisobutilisonitrila ou sestamibi é um complexo catiônico, lipofílico, que se acumula no miocárdio viável por difusão passiva, sendo um indicador de perfusão miocárdica. Aproximadamente 90% do fármaco presente no interior das células miocárdicas se encontram ligados às proteínas no interior das mitocôndrias. Após administração intravenosa, a depuração sanguínea desse radiofármaco é rápida (23% da radioatividade são medidos no sangue após 3 minutos, 9% após 5 minutos e 2,5% após 10 minutos) e somente 1% do radiofármaco injetado se liga às proteínas plasmáticas. Cerca de 75% da substância administrada têm como principal forma de excreção a via do sistema hepatobiliar para o trato gastrointestinal, e cerca de 37% são excretados pelo rim no período de 48 horas após a injeção. A captação miocárdica, a qual depende do fluxo coronário, é de 1,2% da dose injetada na etapa de repouso e de 1,5% da dose injetada na etapa de estresse. Cinco minutos após a injeção, cerca de 8% da dose injetada permanecem na circulação. Menos de 1% das proteínas plasmáticas se liga ao ^{99m}Tc-sestamibi.

A imagem miocárdica é obtida a partir da administração intravenosa do ^{99m}Tc-sestamibi em condições de repouso e estresse físico ou farmacológico. Enquanto a imagem de estresse poderá ser adquirida 15 minutos após a injeção do radiofármaco, a imagem do repouso deverá ser obtida 45 a 60 minutos após a injeção para garantir depuração adequada pelo fígado.

Outra indicação do sestamibi é na investigação de pacientes com câncer de mama, particularmente em pacientes com mamografia anormal ou massa mamária palpável. O mecanismo de localização em tumores de mama ainda não está bem estabelecido, mas se sabe que lesões malignas de mama apresentam alta captação de ^{99m}Tc-sestamibi.

Esse radiofármaco pode ser utilizado também em cintilografia das paratireoides para localização e identificação de adenomas hiperfuncionantes.

CARACTERÍSTICAS DE OUTROS RADIOFÁRMACOS UTILIZADOS EM MEDICINA NUCLEAR

^{18}F-FDG

O ^{18}F é produzido no cíclotron através da irradiação do ^{18}O da molécula de água com um próton, apresentando meia-vida física de 109,8 minutos, podendo ser utilizado na marcação de moléculas como glicose, diidroxifenilalanina (DOPA) e timidina.

A 2-[^{18}F]flúor-2-deoxi-D-glicose ou ^{18}F-fluordeoxiglicose ou ^{18}F-FDG é produzida em locais onde existe um cíclotron disponível, sendo utilizada em estudos de metabolismo cerebral e cardíaco e também na detecção de focos epilépticos e de vários tumores. Trata-se de uma molécula análoga da glicose, marcada com flúor-18, que atravessa a membrana celular por meio de um mecanismo de difusão com transportadores de glicose. Sob condições estáveis, a ^{18}F-FDG é captada pelas células em competição com outros açúcares. A ^{18}F-FDG é transportada via membrana celular de modo similar à glicose, mas sofre apenas a primeira etapa da glicólise, resultando na formação de fluordeoxiglicose-^{18}F-6-fosfato, que permanece na célula, não sendo metabolizada. A concentração celular de ^{18}F-FDG é, portanto, representativa do acúmulo do radiofármaco e da atividade glicolítica de glicose exógena.

O uso de ^{18}F-FDG em oncologia é fundamentado nas taxas diferenciais de metabolismo de glicose nos tecidos benignos e malignos. No entanto, a absorção da ^{18}F-FDG também é acelerada durante processos inflamatórios, assim como nas infecções, granulomas, abscessos e outros processos, o que conduz a resultados falso-positivos e de menor especificidade. Além disso, a absorção de ^{18}F-FDG é muito variável para diferentes tipos de tumores. Esse radiofármaco apresenta finalidade diagnóstica. Na concentração química utilizada para procedimentos diagnósticos, a ^{18}F-FDG parece não apresentar qualquer atividade farmacodinâmica.

Em indivíduos sadios, a ^{18}F-FDG é largamente distribuída no organismo, com particular incidência nas regiões cerebral e cardíaca e em menor extensão no pulmão e no fígado. A eliminação da ^{18}F-FDG é predominantemente renal, com 20% da atividade sendo excretada na urina em 2 horas após a administração. A ^{18}F-FDG atravessa a barreira hematoencefálica. Aproximadamente 7% da atividade injetada se acumulam no cérebro entre 80 e 100 minutos após a administração. A ^{18}F-FDG também se liga em menor extensão ao músculo ocular, à faringe e ao intestino. Uma fixação muscular mais importante pode ser notada em caso de esforço recente ou de tensão muscular durante o exame.

A manipulação e a armazenagem devem ser efetuadas em conformidade com as regulamentações nacionais relativas aos produtos radioativos. As precauções apropriadas de assepsia e de radioproteção devem ser respeitadas. O frasco intacto deve ser conservado em sua embalagem protetora de chumbo à temperatura ambiente. Antes da utilização, a atividade da amostra deve ser medida com a ajuda de um medidor de atividade. Todo o resíduo da solução deve ser eliminado. A eliminação de rejeitos radioativos deve ser feita de acordo com as regulamentações nacionais.

Citrato de ^{67}Ga

O ^{67}Ga é um isótopo produzido no cíclotron e utilizado em várias condições patológicas, incluindo inflamações, infecções e algumas desordens do esqueleto. O mecanismo preciso pelo qual o ^{67}Ga se acumula nos tecidos normais e patológicos não é completamente conhecido. Entretanto, sabe-se que o ^{67}Ga, por ser um análogo do ferro, liga-se à transferrina circulante na forma iônica e tem acesso às células por meio dos receptores de transferrina. No tecido inflamado, o ^{67}Ga é transferido à lactoferrina que é localmente excretada pelos leucócitos ou por sideróforos liberados por microrganismos.

A fixação fisiológica desse radiofármaco ocorre no fígado, no baço, na medula óssea e nos intestinos. Embora a técnica que utiliza o ^{67}Ga tenha alta sensibilidade e baixo custo, ela apresenta deficiências que limitam sua aplicação clínica. A especificidade da técnica é baixa em virtude da excreção fisiológica tanto pelo trato urinário como por via intestinal. O clareamento dos tecidos adjacentes é lento, criando a necessidade de imagens tardias de 24, 48 e 72 horas após a injeção. Suas características físicas são desfavoráveis: apresenta longa meia-vida física (78,3 horas), decaindo em sua totalidade por captura eletrônica para níveis excitados de alta energia (887,7, 393,5, 184,6 e 93,3keV) e para o estado fundamental do zinco-67. Na prática, é possível usar os três fotópicos mais baixos (393,5, 184,6 e 93,3keV); entretanto, o efeito Compton causado pelas energias mais altas degrada a imagem nas janelas mais baixas.

Iodo-131

O ^{131}I é produzido por extração a partir dos produtos obtidos da fissão nuclear do ^{235}U ou por bombardeamento com nêutrons do telúrio estável (^{130}Te) através de um reator nuclear. O ^{131}I tem meia-vida física de 8,04 dias, decaindo através da emissão de radiação β (191,6keV) e emitindo raios γ (364,5keV).

A ação do iodeto de sódio (^{131}I) é fundamentada nas funções normais da glândula tireoide, ou seja, a captação e a retenção de iodo necessário para a síntese de hormônios tireoidianos. Quando grandes doses de ^{131}I são administradas por via oral, é possível danificar ou destruir seletivamente o tecido tireoidiano, como exigido no tratamento do carcinoma da tireoide ou do hipertireoidismo. O tratamento com ^{131}I é utilizado para destruição da capacidade de síntese da glândula tireoide, produzindo intensa tireoidite secundária à radiação, seguida de progressiva fibrose intersticial e atrofia glandular. Esse tratamento é bem tolerado, exceto pela indução do hipotireoidismo iatrogênico transitório.

Cerca de 90% da dose inicial de ^{131}I administrada por via oral são absorvidos pelo trato gastrointestinal superior em aproximadamente 60 minutos após ingestão. Quatro horas após a administração ocorrem 100% de sua absorção. Após a absorção e a completa passagem para a corrente sanguínea, o iodeto é primariamente distribuído em todo o fluido extracelular, sendo incapaz de interagir com proteínas plasmáticas e predominantemente captado pela tireoide. Pequenas quantidades de iodeto são captadas pelas glândulas salivares, mucosa gástrica, placenta, plexo coroide e leite materno. Na tireoide, o ^{131}I é oxidado a iodina através da enzima iodo peroxidase e desse modo é incorporado aos resíduos de tirosina, que constitui parte da tireoglobulina, resultando em maior concentração de iodo na glândula tireoide (em torno de 500 vezes maior que a concentração sanguínea). O ^{131}I é excretado, principalmente, através do sistema renal (37% a 75%). Estudos demonstraram que 10% da dose administrada podem ser eliminados através da via biliar, sendo desprezível a fração eliminada pelo suor e 24 horas após a administração, mas aparecendo significativamente no leite materno.

O ^{131}I pode ser administrado como um traçador para o estudo da cinética do iodo no organismo. Utilizando-se esse radioisótopo como marcador, é possível estabelecer uma estimativa da captação e da meia-vida efetiva na tireoide e calcular a atividade necessária para a radioterapia com o ^{131}I. Em carcinomas da tireoide, o ^{131}I é usado para identificar a presença de tecido remanescente e metástase após a ablação da tireoide. O iodeto de sódio pode ser utilizado para avaliação da tireoide em condições benignas, a critério médico. O tratamento da tireoide com iodo radioativo está indicado para casos de doença de Graves, bócio tóxico multinodular ou nódulos autônomos e carcinoma papilar e folicular da tireoide, incluindo doença metastática. A terapêutica com ^{131}I é frequentemente associada à intervenção cirúrgica e à medicação antitireoidiana.

Tálio-201

O tálio-201 (^{201}Tl) é produzido em cíclotron, apresentando meia-vida física de 73 horas, decaindo por captura eletrônica para mercúrio-201 (^{201}Hg). Os fótons disponíveis para imagens são os raios X característicos do mercúrio (faixa de 69 a 83keV) e os fótons γ do ^{201}Tl (167 e 135keV).

O cloreto de ^{201}Tl é utilizado para a obtenção de imagens de perfusão miocárdica, pois se comporta no coração e nos tecidos de modo muito semelhante ao potássio (K$^+$), sendo ambos íons monovalentes e com raios iônicos similares. O clareamento do ^{201}Tl é rápido, e apenas 5% a 8% da dose permanecem no sangue 5 minutos após a administração. O pico de captação no miocárdio ocorre em 10 a 20 minutos após a dose.

A principal desvantagem do ^{201}Tl como agente radioativo é a ausência de um fotópico ideal para a imagem, pois os fótons γ de 135 e 167keV são pouco abundantes (2,5% e 10%, respectivamente). Na prática são usados os raios X do ^{201}Hg. Alguns serviços de medicina nuclear preferem usar o ^{201}Tl no lugar dos agentes de perfusão marcados com ^{99m}Tc por acreditarem que o primeiro se mostra superior na detecção de miocárdio viável sob condições de fluxo muito baixo.

Referências

1. Abass A, Staum MM, Shesol BF, Bloch PH. Technetium-99m stannous phytate as na imaging agent for lymph nodes. J Nucl Med 1978; 19:422-6.
2. Abrashkin S, Heller-Grossman V, Shafferman V, Davis MA. 99mTc generators: the influence of the radiation dose on the elution yield. Int J Appl Radiat Isot 1978; 29(6):395-9.
3. Banerjee S, Pillai MRA, Ramamoorthy N. Evolution of Tc-99m in diagnostic radiopharmaceutical. Semin Nucl Med 2001; XXXI(4): 260-77.
4. Bé MM, Chisté V, Dulieu C et al. Table of radionuclides – Monographie BIPM-5. France: BIPM, 2004.
5. Blaufox MD. Becquerel and the discovery of radioactivity: early concepts. Semin Nucl Med 1996; XXVI(3):145-54.
6. Bleeker-Rovers CP, Vos FJ, Corstens FHM. Scintigraphic detection of infection and inflammation. In: Biersack HJ, Freeman LM (eds.) Clinical nuclear medicine. New York (NY): Springer-Verlag, 2007: 347-59.
7. Brasil. Ministério da Saúde. Resolução RDC 63, de 18 de dezembro de 2009. Dispõe sobre as Boas Práticas de Fabricação de Radiofármacos. Brasília (DF): ANVISA, 2009.
8. Chandra R. Nuclear medicine physics: the basics. 7. ed. Philadelphia(PA): Lippincott Williams & Wikins, a Wolters Kluwer business, 2012.
9. Chianelli M, Mather SJ, Martin-Comin J, Signore A. Radiopharmaceuticals for the study of inflammatory processes: a review. Nucl Med Commun 1997; 18:437-58.
10. Conti PS, Lilien DL, Hawley K, Keppler J, Grafton ST, Bading JR. PET and [^{18}F]-FDG in oncology: a clinical uptake. Nucl Med Biol 1996; 23:717-35.
11. Deutsch E. Technetium chemistry and technetium radiopharmaceutical. In: Lippar SJ (ed.) Progress in inorganic chemistry. New York (NY): J Wiley & Sons Inc,1983:75-139.
12. Farmacopeia Americana. The United States Pharmacopeia, 35rd rev., and The National Formulary, 30th ed. Rockville: The United States Pharmacopeial Convention, 2012.
13. IPEN – Instituto de Pesquisas Energéticas e Nucleares. Disponível em: < https://www.ipen.br/sitio/?idm=115>. Acesso em: 14 abr. 2014.
14. Lazarus C. Techniques for dispensing of radiopharmaceutical. In: Sampson C (ed.) Textbook of radiopharmacy, theory and practice. New York (NY): Gordon and Breach Science Publishers, 1990:85-99.
15. Marques FLN, Okamoto MRY, Buchpiguel CA. Alguns aspectos sobre geradores e radiofármacos de tecnécio-99m e seus controles de qualidade. Radiol Bras 2001; 34(4):233-9.
16. Mazzi U. Technetium in medicine. In: Zolle I (ed.) Technetium-99m pharmaceuticals. New York(NY): Springer Berlin Heidelberg, 2007:7-58.
17. Millar AM. Documentation, labelling, packaging and transportation. In: Sampson CB (ed.) Textbook of radiopharmacy, theory and practice. New York (NY): Gordon and Breach Science Publishers, 1990:149-62.
18. Molinski VJ. A review of 99mTc generator technology. Int J Appl Radiat Isot 1982; 33:811-9.
19. Mota LG. Avaliação da potencialidade do tecnécio-99m-DTPA e do tecnécio-99m-fitato de sódio, livres e encapsulados em lipossomas, na identificação de processos inflamatórios [tese]. Belo Horizonte: Departamento de Engenharia Nuclear, Universidade Federal de Minas Gerais, 2011.
20. Perkins A, Frier M (eds.) Nuclear medicine and pharmaceutical research. 1. ed. Philadelphia (PA): Taylor & Francis, 2002.
21. Powsner RA, Powsner ER. Essential nuclear medicine physics. 2. ed. Malden (MA): Blackwell Publishing, 2006.

22. Saha GB. Fundamentals of nuclear pharmacy. 5. ed. New York (NY): Springer-Verlag, 2004.
23. Saha GB. Basics of PET imaging physics, chemistry, and regulations. 1. ed. New York (NY): Springer-Verlag, 2005.
24. Seok JW, Choi YS, Chong S et al. Sentinel lymph node identification with radiopharmaceuticals in patients with breast cancer: a comparison of ^{99m}Tc-tin colloid and ^{99m}Tc-phytate efficiency. Breast Cancer Res Treat 2010; 122:453-7.
25. Thrall JH, Ziessman HA. Medicina nuclear. 2. ed. Rio de Janeiro (RJ): Editora Guanabara Koogan, 2001.
26. Vallabhajosula S, Killeen RP, Osborne JR. Altered biodistribution of radiopharmaceuticals: role of radiochemical/pharmaceutical purity, physiological, and pharmacologic factors. Semin Nucl Med 2010; 40:220-41.
27. Zolle I (ed. Technetium-99m pharmaceuticals. New York (NY): Springer Berlin Heidelberg, 2007.

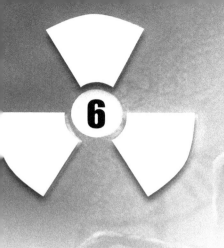

Biodistribuição e Dosimetria de Radiofármacos para Diagnóstico

Silvia Maria Velasques de Oliveira

DOSIMETRIA EM PROCEDIMENTOS DIAGNÓSTICOS

Em medicina nuclear, novos procedimentos e novos radiofármacos são introduzidos continuamente. Para conhecer a exposição de pacientes em diagnóstico torna-se necessário estabelecer estimativas de dosimetria razoavelmente acuradas para grupos representativos de pacientes para cada exame específico. Em terapias com radiofármacos, as aplicações exigem dosimetria individualizada com planejamento de doses tanto para os tumores como para os tecidos sadios.[1]

Os efeitos determinísticos, decorrentes da exposição às radiações ionizantes, ocorrem quando há perda da função do órgão ou tecido (por morte celular ou danos intracelulares) ou da capacidade de divisão de suas células (mitose). O número de células afetadas aumenta rapidamente com a dose de radiação, e a perda funcional do tecido se torna evidente acima de um limiar de dose que é específico para cada tecido. Para procedimentos diagnósticos, as doses estão abaixo dos limiares de dose para efeitos determinísticos. Para terapias com radionuclídeos, esses limiares podem ser propositalmente excedidos no tecido-alvo (tumor). Os efeitos determinísticos são influenciados pelas taxas das doses, de modo que taxas menores possibilitam tempo suficiente para ações de recuperação (mecanismos de reparo e repopulação celular). A medula óssea, as gônadas e as lentes dos olhos são os tecidos mais sensíveis aos efeitos determinísticos. Embora a pele não seja particularmente sensível, é de interesse porque existe a possibilidade de contaminação indesejável decorrente de um incidente ou acidente durante a administração do radiofármaco.[2]

Em procedimentos diagnósticos, a dosimetria do paciente pode ser confirmatória, visando corroborar as estimativas já publicadas para um procedimento conhecido, ou pode auxiliar a implantação de um novo protocolo.

A interpretação dos resultados da dosimetria deve considerar: (i) incertezas associadas à medida da atividade do radiofármaco; (ii) impurezas de sua produção; (iii) diferenças entre os modelos biocinéticos disponíveis; (iv) características físicas do paciente e suas condições clínicas.[2]

O serviço de medicina nuclear deve disponibilizar os valores representativos das doses absorvidas em órgãos e tecidos de pacientes típicos para cada tipo de exame realizado.

PROCEDIMENTOS COM RADIOFÁRMACOS PARA MULHERES EM IDADE REPRODUTIVA

Em casos especiais, como doses para embrião e feto, pode ser necessário o cálculo individual da dose. Para mulheres em idade reprodutiva deve ser verificado se estão grávidas ou em período de amamentação. Um teste de gravidez deve ser realizado em todas as mulheres fisicamente capazes de estar grávidas quando a dose potencial para o embrião ou feto excede 1mSv.[3] Antes de ser realizado, o procedimento diagnóstico deve ser explicado à paciente, porém não é necessária a assinatura do termo de consentimento para um procedimento padrão. Todos os procedimentos terapêuticos devem ter as doses individuais calculadas e registradas.[3] Os procedimentos terapêuticos não serão abordados neste texto.

Alguns radiofármacos, ao serem administrados, podem ser excretados no leite materno e transferidos para o bebê por essa via. Por essa razão, recomenda-se a interrupção do aleitamento por período compatível com a biocinética do radiofármaco e à atividade administrada. Quando a dose equivalente para a criança amamentada exceder 1mSv, o período de tempo no qual o aleitamento deve ser interrompido é calculado com base nas atividades administradas. Para a International Commission on Radiological Protection (ICRP),[4] a interrupção do aleitamento é recomendada por

3 semanas para todos os fármacos marcados com ^{131}I, exceto para o hipuran marcado (12 horas) e para o citrato de [67]Ga e o cloreto de [201]Tl. Para os fármacos marcados com ^{99m}Tc, é recomendada interrupção por 12 horas, exceto para hemácias marcadas, fosfatos e DTPA, quando a interrupção do aleitamento pode ser de 4 horas.[4]

Em algumas circunstâncias, as mulheres em idade reprodutiva são aconselhadas a não engravidar até que a dose potencial para o feto, em virtude da presença de radionuclídeos em seu corpo, não exceda 1mGy.[4] Em geral, as doses para o feto tendem a decrescer nos últimos meses de gestação em razão de o acréscimo da massa do feto ser maior do que o acréscimo da fração absorvida decorrente da irradiação dos órgãos maternos. Para procedimentos diagnósticos, as doses absorvidas pelo feto são inferiores a 10mGy. Para o citrato de ^{67}Ga, cloreto de [201]Tl e para pesquisas de corpo inteiro com ^{131}I-iodeto as doses excedem 10mGy.[4] O uso de atividades menores do que aquelas estabelecidas em protocolos médicos pode reduzir a dose absorvida para o feto sempre que a condição clínica da paciente possibilitar o uso de maiores tempos para aquisição das imagens. A alteração da sequência dos exames é outro recurso: no caso de estudos do pulmão, normalmente a ventilação pulmonar é realizada em primeiro lugar. Pode-se, ao contrário, realizar a perfusão pulmonar para descartar, quando possível, a necessidade de ventilação. Caso esta seja necessária, deve-se usar ^{133}Xe, porque o ^{99m}Tc-DTPA é absorvido e excretado através dos rins, causando irradiação da bexiga e, consequentemente, contribuindo para a dose no feto.[4]

GARANTIA DA QUALIDADE EM PROCEDIMENTOS DIAGNÓSTICOS

O programa de garantia da qualidade de um serviço de medicina nuclear deve incluir:[5]

- **Procedimento:** história do paciente, particularidades do diagnóstico, informação ao paciente e preparação do paciente.
- **Planejamento do procedimento:** fornecedores e materiais registrados, armazenamento e preparação dos radiofármacos, ambiente clínico, manipulação e preparação do paciente, desempenho do equipamento, protocolo de aquisição, protocolo de aquisição de imagens, disposição dos rejeitos radioativos.
- **Treinamento e experiência dos especialistas de medicina nuclear, físicos, técnicos/tecnólogos e outros profissionais envolvidos.**
- **Análise de dados:** protocolo de processamento, desempenho do equipamento, precisão e integridade dos dados.
- **Registros:** dados, laudos e recomendações.
- **Resultados gerais:** resultados clínicos, doses de radiação e satisfação do paciente e do médico requisitante.

O Sistema de Qualidade inclui ainda a identificação e a investigação de eventos médicos não planejados que possam acarretar desvios nos procedimentos de rotina. Devem ser investigadas quaisquer ocorrências que possam causar:[3]

- Qualquer tratamento dado ao paciente errado ou ao tecido errado, ou usando o radiofármaco errado, ou a dose substancialmente diferente dos valores prescritos pelo médico, ou que possam conduzir a efeitos secundários não desejados.
- Qualquer exposição diagnóstica substancialmente maior do que a pretendida ou resultando em doses repetidas e excedendo substancialmente os níveis de orientação (ou níveis de referência).
- Qualquer falha no equipamento, acidente, desvio, erro ou outra circunstância não usual com potencial para causar uma exposição do paciente significativamente diferente daquela pretendida.

MODELOS DE COMPARTIMENTOS

Os modelos de compartimentos são usados para o estudo da distribuição de substâncias em determinado meio com a finalidade de definir o número de interfaces existentes entre o compartimento principal e os adjacentes, bem como a quantidade de determinada substância que é trocada entre os compartimentos e os respectivos tempos de residência. Esses sistemas consistem em um número finito de compartimentos que trocam entre si substâncias de interesse. Em cada compartimento, a substância em estudo encontra-se distribuída homogeneamente.[6]

O fluxo F (em mol ou kg) de uma substância entre compartimentos, isto é, a quantidade transferida de um compartimento para outro, é diretamente proporcional à sua concentração no compartimento receptor (equação 1):

$$F = k\,Q \qquad (1)$$

Onde k é a constante de troca (litro/segundo) e Q é a massa trocada no tempo determinado (mol ou kg).

Os sistemas de compartimentos podem ser fechados, quando estão isolados dos demais, ou abertos, quando apresentam comunicação para o exterior, neste caso sem retorno (recirculação). As **Figuras 6.1A e B** mostram um conjunto fechado com dois compartimentos e a **Figura 6.1C** mostra um conjunto aberto intercomunicante a partir da bexiga.

Com o objetivo de se estudarem os parâmetros de troca entre os compartimentos, pequena quantidade do traçador é colocada em um compartimento e, em seguida, são coletadas amostras dos compartimentos para determinação de sua concentração, obtendo-se contagens em intervalos predeterminados em função do esperado decaimento radioativo (curva *atividade × tempo*).[6]

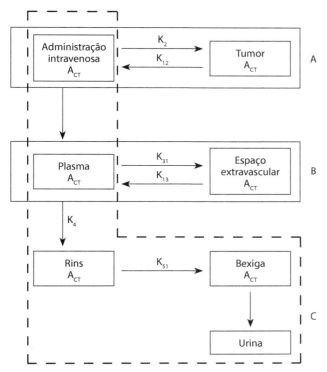

Figura 6.1 Diagrama de fluxo de um modelo típico multicompartimental do comportamento farmacocinético de um tumor marcado com radiofármaco. **A** e **B** Sistema fechado de dois compartimentos. **C** Sistema aberto de cinco compartimentos. Os órgãos e tecidos representados incluem plasma (A_{ap}), espaço extravascular (A_{he}), rins (A_{hk}) e bexiga (A_{ur}).

Em fisiologia, a análise de compartimentos tem possibilitado a definição de importantes parâmetros sobre certos compostos produzidos pelo organismo, como a creatinina, cujo estudo de sua biodistribuição tornou possível definir seu volume de distribuição e a taxa de eliminação do organismo (taxa de excreção urinária), a qual é usada até hoje para avaliar a função renal. O volume de distribuição (equação 2) pode ser calculado por:

$$V_d = A/C \quad (2)$$

Onde:

V_d: volume de distribuição; A: atividade do traçador administrada; C: concentração do traçador no compartimento onde foi administrado.

Os modelos não determinísticos podem utilizar a função *impulso × resposta* para estudar os parâmetros fisiopatológicos de interesse, expressas através de curvas de *atividade × tempo*. Pela deconvolução das curvas de *atividade × tempo* é possível determinar os parâmetros fisiológicos e realizar o diagnóstico de patologias (p. ex., no sistema urinário).[6]

As estimativas dos valores de volumes de sangue em diferentes órgãos e tecidos são necessárias para predizer a distribuição de radionuclídeos no sangue quando são utilizadas substâncias que permanecem na circulação (p. ex., hemácias marcadas e radionuclídeos ligados a macromoléculas – proteínas). Para a medula óssea vermelha e o osso mineral, o modelo da ICRP[7] assume que o volume de sangue por unidade de massa de tecido é cinco vezes maior na medula óssea vermelha do que no osso mineral. O hematócrito (fração celular do sangue) foi considerado constante para a circulação sanguínea através de todos os tecidos. Para crianças, assume-se que o conteúdo do sangue por unidade de massa em um órgão ou tecido relativo ao corpo inteiro é independente da idade. Segundo esse modelo, uma fração da atividade do sangue é adicionada à atividade daquele órgão para o cálculo da dose. Estudos realizados com animais e cadáveres mediram o tempo de trânsito entre a câmara cardíaca direita e a esquerda.[8] Foi demonstrado que os valores de referência para a circulação sanguínea para cérebro, fígado, pele, medula e osso diferem por um fator dois do Homem Referência.[9]

Modelo para rins-bexiga

Esse modelo é aplicado para todas as substâncias usadas para estudos da função renal e para outras substâncias com excreção urinária. Disso resulta uma significativa dose absorvida para a parede da bexiga, a qual deve ser estimada separadamente.[7] Conhecida a fração de excreção renal total nos rins e na bexiga e considerando o tempo de residência da urina na bexiga, a taxa com a qual a urina é excretada é determinada em função da quantidade total no corpo – A_{CT} (equação 3):

$$A_{CT} = \sum_i a_i \cdot (\lambda_{bi} + \lambda_f)^t \quad (3)$$

Onde:

λ_{bi}: constante de eliminação biológica para o órgão ou componente i; λ_f: constante de decaimento radioativo do radionuclídeo; a_i: fração da atividade administrada associada ao órgão ou componente i.

Para fins de simplificação, a atividade acumulada nos rins é a soma das atividades acumuladas no processo de excreção e da contribuição da atividade distribuída uniformemente nos tecidos e órgãos restantes, entre os quais os rins. Pelo modelo da ICRP,[9] o ciclo da urina na bexiga (enchimento e esvaziamento) é estimado em 3,5 horas para todas as idades. O tempo de permanência da urina nos rins é desprezível quando comparado com o tempo de permanência na bexiga. Para uma taxa de fluxo da urina variando entre 0,5 e 2 litros por dia, um período de 30 minutos a 8 horas e um conteúdo inicial na bexiga de 0 a 300mL, o valor estimado para a dose absorvida nas paredes da bexiga varia em torno de 25 vezes para radiofármacos que são rapidamente eliminados do aparelho urinário e cinco vezes para aqueles eliminados mais lentamente. Como o período de esvaziamento diminui, a simplificação do modelo ocasiona uma subestimação da dose absorvida, a qual, para um período de meia hora, pode ser de 25 vezes.

O modelo foi atualizado[10] para uma relação entre o tempo da passagem pelos rins e pela bexiga e a idade, em vez de um único tempo para todas as idades. Para adultos e jovens com 15 anos de idade, o tempo é de 3 horas e meia; para aqueles de 10 anos de idade é de 3 horas, e para crianças de 5 anos, 1 ano de idade e recém-nascidos o tempo de liberação é de 2 horas.[10]

Após administração intravenosa, há rápida distribuição inicial no fluido extracelular, e quando se considera que o radionuclídeo é excretado exclusivamente pelos rins, de acordo com o modelo rins-bexiga, podem ser admitidas duas situações:

1. Quando o funcionamento é normal, a retenção corporal pode ser descrita por uma função exponencial com meia-vida biológica de 100 minutos (a meia-vida física é pequena em comparação com a meia-vida biológica), sendo a fração excretada pelos rins igual a 1, e o tempo de trânsito renal é de 5 minutos.
2. Quando os rins não funcionam normalmente, assume-se uma meia-vida efetiva de retenção corporal aumentada para 1.000 minutos, e o tempo de trânsito renal é aumentado para 20 minutos.

Modelo para o trato gastrointestinal (TGI)

O modelo, usado para adultos e crianças, consiste em quatro compartimentos: estômago, intestino delgado, intestino grosso superior e intestino grosso inferior. É usado um tempo de trânsito de 24 horas para todas as idades, apesar da diferença entre 24 e 42 horas para crianças e adultos, respectivamente.[7] O modelo é modificado quando são usados radiofármacos com marcadores inertes não absorvíveis, alterando o tempo de permanência para 33 minutos para fluidos e 2,1 horas para sólidos.

Modelo para o fígado e as vias biliares

O radiofármaco é rapidamente absorvido pelo fígado através do sangue e, então, é em parte liberado para as vias biliares, sendo retido temporariamente na vesícula biliar antes de ser liberado para o intestino delgado, enquanto a outra parte é liberada diretamente para o intestino delgado sem passar pela vesícula biliar. A vesícula biliar é esvaziada periodicamente quando estimulada por alimentos ou medicamentos, o que ocorre da mesma maneira para todas as substâncias. O primeiro esvaziamento ocorre após 3 horas para aproximadamente 75% do material radioativo presente na vesícula. Para o material radioativo remanescente ocorrerá um segundo esvaziamento após 9 horas, para os 25% restantes liberados pela bile. Após esse tempo, se houver material radioativo, mesmo com essa estimulação, é excretado em 24 horas. Uma fração menor do radiofármaco pode ser eliminada pelo sistema urinário.[7]

Modelo para vesícula biliar

Substâncias usadas para estudos hepatobiliares são temporariamente retidas na vesícula biliar. Em casos patológicos, quando há obstrução do fluxo da bile procedente da vesícula biliar, o órgão aumenta sua massa para 200g, a qual é estimada em 56g em situação normal. Para radiação não penetrante, incluindo partículas beta, elétrons Auger, pósitrons e fótons com energias abaixo de 10keV, a irradiação tanto da vesícula biliar como do fígado é considerável. As seguintes hipóteses são assumidas: o fígado está em contato direto com três quartos da parede da vesícula biliar; a dose absorvida para a parede da vesícula biliar devido à radiação não penetrante localizada em seu interior é igual à metade da dose total da vesícula biliar; a dose absorvida nas paredes em contato com o fígado devido à radiação não penetrante localizada no interior do fígado é igual à metade da dose absorvida nesse órgão.[7]

Modelo para deposição óssea

Segundo a ICRP,[11] supõe-se que os radionuclídeos com meia-vida física inferior a 15 dias sejam depositados na superfície óssea e que aqueles com meia-vida superior a 15 dias sejam distribuídos uniformemente nos ossos trabecular e cortical. Para os radioisótopos usados em medicina nuclear (meia-vida < 15 dias), calcula-se a dose absorvida na superfície óssea total. A ICRP[12] introduziu as seguintes modificações no modelo adotado para o Homem Referência:[9]

- O sistema esquelético inclui osso, medula óssea, periósteo, todas as cartilagens do corpo, dentes e os vasos sanguíneos contidos nesses tecidos. Para o Homem Referência[9] o tecido periarticular foi considerado parte do esqueleto, com 900g dos 10kg do esqueleto do homem adulto, enquanto no novo modelo[12] o tecido periarticular foi excluído.
- Os valores de referência para indivíduos maduros (≥ 35 anos de idade) são: peso do esqueleto para os sexos masculino e feminino de 10,5kg e 7,8kg, respectivamente, e pesos da medula ativa e inativa de 1.170 e 2.480g, respectivamente, para o sexo masculino, e 900g e 1.800g para o feminino.
- Para um homem adulto, os valores de referência para volume e área da superfície óssea são, respectivamente, 2.710cm^3 e 17m^2.
- Para crianças, os valores de referência para peso do esqueleto de bebês, crianças e adolescentes são: 370g (recém-nascido), 1.170g (1 ano), 2.430g (5 anos) e 4.500g (10 anos) para os pesos da medula ativa e da inativa são, respectivamente, 150 e 20g (1 ano), 340 e 160g (5 anos) e 630g para ambas as medulas (10 anos).
- Para jovens (15 anos de idade), os valores de referência para pesos de esqueleto são 7.180g (sexo feminino) e

7.950g (sexo masculino); e para pesos de medula ativa e inativa são, respectivamente, 1.080 e 1.480g (sexo masculino) e 1.000 e 1.380g (sexo feminino).

Modelos sistêmicos para radiofármacos

Modelo biocinético para citrato de gálio (^{67}Ga)

A atividade é excretada através das fezes (9% da atividade administrada) após sair do intestino delgado. O tempo médio de permanência no intestino segue o modelo do sistema gastrointestinal (**Tabela 6.1**). Para crianças, o citrato de ^{67}Ga é absorvido também no timo. Contudo, ao contrário dos demais órgãos, o timo não é visualizado com o citrato de ^{67}Ga.[7]

Modelo biocinético para cloreto de tálio (^{201}Tl)

O íon monovalente tálio, administrado por via intravenosa, deixa rapidamente o sangue em razão da acumulação de células de todos os órgãos e tecidos. A distribuição é determinada, principalmente, pelo fluxo sanguíneo e a viabilidade celular, dependente do grau de atividade física. Comparada com o repouso (situação considerada no modelo), a acumulação em músculos aumenta de duas a três vezes durante o exercício com a correspondente redução de fluxo nos demais tecidos. Cerca de 20% do radiofármaco são excretados através do sistema gastrointestinal e 20% através do sistema urinário. A curva de retenção para o corpo inteiro é representada por uma função exponencial de meia-vida de 7 dias e 28 dias para, respectivamente, 63% e 37% da atividade administrada (**Tabela 6.2**). Considerado que todos os órgãos têm a mesma cinética de retenção, com exceção do coração, que mostra liberação inicial maior. Durante a preparação, o ^{201}Tl pode ser contaminado com ^{200}Tl e ^{202}Tl, tendo sido calculado fator de conversão de dose equivalente efetiva por atividade unitária de, respectivamente, 0,31 e

Tabela 6.1 Modelo biocinético para ^{67}Ga

Órgão(s)	F_s	T (h)	α	A_s/A_o
Corpo inteiro (exclui conteúdo do TGI e da bexiga)	1,0	30 604,8	0,17 0,83	88,56h
Suprarrenais	0,00053	30 604,8	0,17 0,83	2,8min
Osso	0,13	30 604,8	0,17 0,83	11,5h
Trato gastrointestinal (TGI)				
Intestino delgado	0,09			20,9min
Intestino grosso superior	0,09			1,01h
Intestino grosso inferior	0,09			1,54h
Rins	0,0084	30 604,8		44,6min
Fígado	0,050	30 604,8		4,42h
Medula vermelha	0,054	30 604,8		4,78h
Baço	0,0074	30 604,8		39,3min
Bexiga	0,91	30 604,8		20,8min

S: órgão ou tecido-fonte; F_s: fração de distribuição do radionuclídeo no órgão ou tecido-fonte S; T: meia-vida biológica para um tecido, órgão ou subórgão que capta ou excreta o radiofármaco; a: fração de F_s que é captada ou liberada com a meia-vida correspondente; A_s/A_o: atividade acumulada no órgão ou tecido-fonte por unidade de atividade administrada.
Fonte: ICRP, 1987.[7]

Tabela 6.2 Modelo biocinético para ^{201}Tl

Órgão(s)	F_s	T (h)	α	A_s/A_o (h)
Osso	0,06	168 672	0,63 0,37	4,9
Tireoide	0,002	168 672	0,63 0,37	0,16
Parede do coração	0,04	10 168 672	0,50 0,32 0,18	1,9
Pulmões	0,04	168 672	0,63 0,37	3,3
Rins	0,06	168 672	0,63 0,37	4,9
Fígado	0,09	168 672	0,63 0,37	7,3
Baço	0,007	168 672	0,63 0,37	0,57
Medula vermelha	0,06	168 672	0,63 0,37	4,9
Parede do estômago	0,006	168 672	0,63 0,37	0,49
Parede do intestino delgado	0,03	168 672	0,63 0,37	2,4
Músculos	0,41	168 672	0,63 0,37	33
Ovários	0,0003	168 672	0,63 0,37	0,024
Testículos	0,003	168 672	0,63 0,37	0,24
Outros órgãos e tecidos	0,19	168 672	0,63 0,37	16
Conteúdo do trato gastrointestinal				
Intestino delgado	0,80			0,77
Porção superior do intestino grosso	0,80			2,2
Porção inferior do intestino grosso	0,80			33
Conteúdo urinário da bexiga	0,20			
Adulto, 15 anos, 10 anos				0,087
5 anos				0,074
1 ano				0,050

S: órgão ou tecido-fonte; F_s: fração de distribuição do radionuclídeo no órgão ou tecido-fonte S; T: meia-vida biológica para um tecido, órgão ou subórgão que capta ou excreta o radiofármaco; a: fração de F_s que é captada ou liberada com a meia-vida correspondente; A_s/A_o: atividade acumulada no órgão ou tecido-fonte por unidade de atividade administrada.
Fonte: ICRP, 2008.[1]

0,8MBq/mSv para adultos, a qual deve ser adicionada à dose equivalente efetiva (ou dose efetiva, conforme aplicável) calculada para o cloreto de [201]Tl.[1]

Modelo biocinético para dimeretilcisteinato (ECD) marcado com [99m]Tc

O dimeretilcisteinato (ECD – comercialmente, Neurolite®) é um complexo lipofílico neutro que rapidamente atravessa a barreira do cérebro e é nele retido por longo tempo, tornando possível a realização de estudos tomográficos do fluxo regional cerebral. O radiofármaco é rapidamente eliminado do sangue após administração de injeção intravenosa. A acumulação no cérebro atinge o máximo de 4,9% a 6,5% dentro de 1 minuto e permanece relativamente constante por muitas horas. Imagens precoces de corpo inteiro também mostraram acumulação em pulmões, fígado, rins e tireoide. Para o modelo biocinético considera-se a acumulação celular imediata em cérebro (6%), pulmões (6%), fígado (20%), rins (10%) e tireoide (3%). A liberação da atividade no cérebro apresenta meia-vida e respectivas frações de permanência de 1 hora (40%) e 1,5 dia (60%). Em 48 horas, cerca de 80% do radiofármaco são excretados na urina e 20% nas fezes. Considera-se que, no fígado, é excretado através dos intestinos, parcialmente através da vesícula biliar, segundo o modelo previamente descrito para fígado e vias biliares. O restante é excretado através dos rins e da bexiga (**Tabela 6.3**). Para crianças, a fração da acumulação no cérebro é maior devido ao maior peso relativo do cérebro em relação aos adultos.[1]

Modelo biocinético para etoxietilfosfinometano marcado com [99m]Tc (Tetrofosmin®)

O etoxietilfosfinometano marcado com [99m]Tc é constituído de um composto comercialmente denominado Tetrofosmin® preparado com um congelado chamado Myoview®, utilizado para estudos de perfusão miocárdica. O radiofármaco se acumula no tecido do miocárdio viável, proporcional ao fluxo sanguíneo regional de maneira similar ao cloreto de tálio. Depois da injeção intravenosa, a substância é rapidamente eliminada pelo sangue (< 5% em 10 minutos) e depositada predominantemente em tecidos musculares (inclusive no coração), fígado, rins e glândulas salivares, com uma pequena quantidade na tireoide. A biodistribuição é similar à do ^{99m}Tc-sestamibi (Cardiolite®), mas ocorrem diferenças importantes na técnica de diagnóstico: o ^{99m}Tc-Tetrofosmin tem acumulação de 1,2% e é rapidamente liberado pelo fígado (< 4,5% em 1 hora) e os pulmões (**Tabela 6.4**); mais de 48% da substância são excretados em 48 horas, e a razão entre a excreta fecal e a urinária é de 54:46. Quando a substância é injetada em conjunto com uma droga para induzir o esforço cardíaco, há aumento considerável na acumulação nos músculos do esqueleto. As taxas de liberação na excreta são mais lentas do que no repouso, e a razão entre a excreta fecal e a urinária é de 46:54 (**Tabela 6.5**). A substância excretada pelo sistema hepatobiliar deixa o corpo através do sistema gastrointestinal e a excreção na urina segue o modelo rim-bexiga.[1]

Modelo biocinético para fosfatos e fosfonatos marcados com [99m]Tc

Esse grupo inclui fosfatos, como pirofosfato e polifosfato, e fosfonatos, como metilenodifosfonado (MDP) e outros compostos usados para a obtenção de imagens ósseas (HMDP, HEDP, EHDP, DPD, IDP). A semelhança cinética dessas substâncias torna possível agrupá-las em

Tabela 6.3 Modelo biocinético para ECD [99m]Tc

Órgão(s)	Fs	T (h)	α	A_s/A_o (h)
Cérebro		1,0	0,4	
		36	0,6	
Adulto	0,06			0,30
15 anos	0,10			0,50
10 anos	0,17			0,84
5 anos	0,23			1,1
1 ano	0,28			1,4
Tireoide	0,03	1,0	0,7	0,0093
		36	0,3	
Pulmões	0,06	0,25	0,8	0,082
		10	0,2	
Rins	0,10	0,50	0,9	0,13
		36	0,1	
Fígado	0,20	0,50	0,9	0,27
		36	0,1	
Outros órgãos e tecidos		1,0	0,7	
		36	0,3	
Adulto	0,577			1,8
15 anos	0,537			1,7
10 anos	0,467			1,5
5 anos	0,407			1,3
1 ano	0,357			1,1
Conteúdo da vesícula biliar	0,07			0,19
Conteúdo do trato gastrointestinal				
Intestino delgado	0,20			0,44
Porção superior do intestino grosso	0,20			0,58
Porção inferior do intestino grosso	0,20			0,28
Conteúdo urinário da bexiga	0,80			
Adulto				1,2
15 anos				1,2
10 anos				1,1
5 anos				0,92
1 ano				0,58

S: órgão ou tecido-fonte; F_s: fração de distribuição do radionuclídeo no órgão ou tecido-fonte S; T: meia-vida biológica para um tecido, órgão ou subórgão que capta ou excreta o radiofármaco; α: fração de F_s que é captada ou liberada com a meia-vida correspondente; A_s/A_o: atividade acumulada no órgão ou tecido-fonte por unidade de atividade administrada.
Fonte: ICRP, 2008.[1]

Tabela 6.4 Modelo biocinético para ^{99m}Tc-Tetrofosmin (repouso)

Órgão(s)	Fs	T (h)	α	A_s/A_o (h)
Tireoide	0,003	2,0	1,00	0,0064
Glândulas salivares	0,015	24	1,00	0,10
Parede do coração	0,012	4,0	0,67	0,055
		24	0,33	
Rins	0,07	1,0	0,70	0,21
		24	0,30	
Fígado	0,10	0,5	0,85	0,088
		2,0	0,15	
Outros órgãos e tecidos	0,80	0,33	0,15	4,8
		24	0,85	
Conteúdo da vesícula biliar	0,18			0,24
Conteúdo do trato gastrointestinal				
Intestino delgado	0,54			0,51
Porção superior do intestino grosso	0,54			0,67
Porção inferior do intestino grosso	0,54			0,33
Conteúdo urinário da bexiga	0,46			
Adulto, 15 anos, 10 anos				0,33
5 anos				0,28
1 ano				0,18

S: órgão ou tecido-fonte; F_s: fração de distribuição do radionuclídeo no órgão ou tecido-fonte S; T: meia-vida biológica para um tecido, órgão ou subórgão que capta ou excreta o radiofármaco; a: fração de F_s que é captada ou liberada com a meia-vida correspondente; A_s/A_o: atividade acumulada no órgão ou tecido-fonte por unidade de atividade administrada.
Fonte: ICRP, 2008.[1]

Tabela 6.5 Modelo biocinético para ^{99m}Tc-Tetrofosmin (esforço)

Órgão(s)	Fs	T (h)	α	As/Ao (h)
Tireoide	0,002	2,0	1,00	0,0044
Glândulas salivares	0,01	24	1,00	0,70
Parede do coração	0,013	4,0	0,67	0,060
		24	0,33	
Rins	0,05	1,0	0,70	0,15
		24	0,30	
Fígado	0,05	0,5	0,85	0,045
		2,0	0,15	
Outros órgãos e tecidos	0,875	0,33	0,05	5,8
		24	0,95	
Conteúdo da vesícula biliar	0,153			0,18
Conteúdo do trato gastrointestinal				
Intestino delgado	0,46			0,36
Porção superior do intestino grosso	0,46			0,46
Porção inferior do intestino grosso	0,46			0,23
Conteúdo urinário da bexiga	0,54			
Adulto, 15 anos, 10 anos				0,25
5 anos				0,22
1 ano				0,14

S: órgão ou tecido-fonte; F_s: fração de distribuição do radionuclídeo no órgão ou tecido-fonte S; T: meia-vida biológica para um tecido, órgão ou subórgão que capta ou excreta o radiofármaco; a: fração de F_s que é captada ou liberada com a meia-vida correspondente; A_s/A_o: atividade acumulada no órgão ou tecido-fonte por unidade de atividade administrada.
Fonte: ICRP, 2008.[1]

um modelo biocinético comum. A maior acumulação se dá nos ossos, com 50% da atividade injetados com meia-vida de 15 minutos e retidos por 2 horas (3%) e 3 dias (7%). Mais tarde ocorre acumulação nos rins, e a excreção se dá via sistema renal. Em crianças, a acumulação é predominante nas zonas de crescimento. A acumulação nos rins é de 0,02, e a retenção é idêntica à do corpo inteiro, com meia-vida de 0,5 hora (3%), 2 horas (3%) e 3 dias (4%). Em casos patológicos, pode ocorrer maior acumulação nos ossos, especialmente em casos de doenças renais. A retenção por 24 horas no corpo inteiro, que normalmente chega a 30%, aumenta para 40% na osteomalacia, 60% no hiperpatireoidismo primário, 60% na doença de Paget e 90% na osteodistrofia renal. De modo geral, para fins de cálculos da dose absorvida em casos patológicos, é considerada uma acumulação óssea média de 70% sem excreção[7] (Tabela 6.6).

Modelo biocinético para pertecnetato ($^{99m}TcO_4$)

Ocorrem captação inicial na tireoide, acumulação nas glândulas salivares e no estômago e acumulação tardia no cólon (Tabela 6.7). A fração restante da atividade administrada é uniformemente distribuída nos demais órgãos e tecidos (exceto o cérebro). A eliminação ocorre através dos rins e intestinos. O pré-tratamento é feito com agentes bloqueadores, como perclorato, ou iodeto, que inibe a captação ativa e diminui a retenção no corpo inteiro. Nesse caso, o modelo assume distribuição uniforme e a taxa de excreção renal é maior.[7]

Tabela 6.6 Modelo biocinético para fosfatos e fosfonatos marcados com ^{99m}Tc

Órgão(s)	F_s	T (h)	α	A_s/A_o
Captação e excreção normais				
Corpo inteiro (excluindo conteúdo da bexiga)	1,0	0,5	0,3	4,06h
		1	0,3	
		48	0,4	
Osso	0,5	0,25	−1,0	3,01h
		2	0,3	
		72	0,7	
Rins	0,02	0,25	0,3	7,5min
		2	0,3	
		72	0,4	
Conteúdo da bexiga	1,0			1,15h
Alta captação óssea e/ou função renal severamente comprometida				
Corpo inteiro	1,0			8,69h
Osso	0,7	0,25	−1,0	5,84h

S: órgão ou tecido-fonte; F_s: fração de distribuição do radionuclídeo no órgão ou tecido-fonte S; T: meia-vida biológica para um tecido, órgão ou subórgão que capta ou excreta o radiofármaco; a: fração de F_s que é captada ou liberada com a meia-vida correspondente; A_s/A_o: atividade acumulada no órgão ou tecido-fonte por unidade de atividade administrada.
Fonte: ICRP, 1987.[7]

Tabela 6.7 Modelo biocinético para pertecnetato administrado por via venosa com e sem o uso de bloqueadores tireoidianos

Órgão(s)	F$_s$	T (h)	α	A$_s$/A$_o$ intravenoso	A$_s$/A$_o$ oral
Sem administração de bloqueadores					
Tireoide	0,02	1 / 10	0,85 / 0,15	2,23min	1,47min
Glândulas salivares	0,03	1 / 10	0,85 / 0,15	3,35min	2,20min
Parede do estômago	0,20	1	1,0	14,9min	9,79min
Conteúdo do estômago	0,20			9,24min	59,9min
Conteúdo do intestino delgado	0,20			25,3min	56,0min
Parede do intestino grosso superior	0,15	3 / 10	–1,0	32,6min	21,4min
Conteúdo superior do intestino grosso	0,35			44,6min	1,34min
Conteúdo inferior do intestino grosso	0,35			21,8min	23,1min
Rins	0,65			2,00min	1,31min
Conteúdo da bexiga	0,65			20,7min	13,6min
Tecidos restantes	0,75	3 / 4 / 45	0,20 / 0,24 / 0,56	4,32h	2,84h
Com administração de bloqueadores					
Corpo inteiro	1,0	4 / 45	0,24 / 0,56	5,29h	
Rins	1,0			3,35min	
Tecidos restantes	1,0			40,8min	

S: órgão ou tecido-fonte; F$_s$: fração de distribuição do radionuclídeo no órgão ou tecido-fonte S; T: meia-vida biológica para um tecido, órgão ou subórgão que capta ou excreta o radiofármaco; a: fração de F$_s$ que é captada ou liberada com a meia-vida correspondente; A$_s$/A$_o$: atividade acumulada no órgão ou tecido-fonte por unidade de atividade administrada.
Fonte: ICRP, 1987.[7]

Tabela 6.8 Modelo biocinético para ^{99m}Tc-DMSA

Órgão(s)	F$_s$	T (h)	α	A$_s$/A$_o$
Corpo inteiro (excluindo conteúdo da bexiga)	1,0	2,0 / 43,2	0,25 / 0,25 / 0,50	6,77h
Rins (córtex)	0,50	1	–1,0	3,71h
Fígado	0,10	1,0 / 2,0 / 43,2	–1,0 / 0,5 / 0,5	25,1min
Baço	0,01	1,0 / 2,0 / 43,2	–1,0 / 0,5 / 0,5	2,5min
Conteúdo da bexiga	0,50			24min

S: órgão ou tecido-fonte; F$_s$: fração de distribuição do radionuclídeo no órgão ou tecido-fonte S; T: meia-vida biológica para um tecido, órgão ou subórgão que capta ou excreta o radiofármaco; a: fração de F$_s$ que é captada ou liberada com a meia-vida correspondente; A$_s$/A$_o$: atividade acumulada no órgão ou tecido-fonte por unidade de atividade administrada.
Fonte: ICRP, 1998.[10]

Tabela 6.9 Modelo biocinético para ^{99m}Tc-DTPA para função renal normal e anormal

Órgão(s)	F$_s$	T (h)	α	A$_s$/A$_o$
Função renal normal				
Corpo inteiro (excluindo conteúdo da bexiga)	1,0	1,67 / 168	0,99 / 0,01	1,97h
Rins	1,0			4,4min
Conteúdo da bexiga	1,0			1,51h
Função renal anormal				
Corpo inteiro (excluindo conteúdo da bexiga)	1,0	1,67 / 168	0,99 / 0,01	6,39h
Rins	1,0	168		6,8min
Conteúdo da bexiga	1,0			26,2min

S: órgão ou tecido-fonte; F$_s$: fração de distribuição do radionuclídeo no órgão ou tecido-fonte S; T: meia-vida biológica para um tecido, órgão ou subórgão que capta ou excreta o radiofármaco; a: fração de F$_s$ que é captada ou liberada com a meia-vida correspondente; A$_s$/A$_o$: atividade acumulada no órgão ou tecido-fonte por unidade de atividade administrada.
Fonte: ICRP, 1987.[7]

Modelo biocinético para ácido dimercaptossuccínico (DMSA)

A injeção intravenosa do DMSA marcado com ^{99m}Tc origina uma distribuição inicial no fluido extracelular, sendo metade depositada no córtex renal com tempo de retenção de 1 hora. Há recirculação para o fígado e o baço, porém a excreção ocorre exclusivamente por via renal. Cerca de 10% e 1% da atividade, respectivamente, são retidos no fígado e no baço com meia-vida de 1 hora e eliminados com meia-vida efetiva de 2 horas (50%) e 1,8 dia (50%)[10] (**Tabela 6.8**).

Modelo biocinético para ácido dietilenotriaminopentacético (DTPA)

Após a administração intravenosa do DTPA marcado com ^{99m}Tc, sua distribuição no fluido extracelular é seguida de excreção exclusivamente pelo sistema renal, de acordo com o modelo de substâncias com filtração glomerular e o modelo rins-bexiga. Nos casos em que os rins têm função normal, a meia-vida efetiva é de 100 minutos (99%) e 7 dias (1%) (**Tabela 6.9**). A excreção é realizada totalmente através dos rins, e o tempo de trânsito é de 5 minutos. Quando ocorre anormalidade no funcionamento dos rins, é assumida meia-vida efetiva de 1.000 minutos e o trânsito renal é aumentado para 20 minutos.[7]

Modelo biocinético para ^{18}F-fluoro-2-deoxi-D-glicose (FDG)

Após a injeção intravenosa, a maior parte do radiofármaco é eliminada rapidamente da circulação com meia-vida biológica de menos de 1 minuto, embora exista um componente de longo termo superior a 90 minutos. Dados obtidos por Hays et al. (2002) e Deloar et al. (1998) foram usados para estabelecer o modelo biocinético para análise de dose de pacientes com ^{18}F-FDG administrado, confirmando a hipótese da ICRP[7] de captação de 0,04 para a parede do coração, enquanto a captação no cérebro (0,07 a 0,1) é superior ao modelo do ICRP[7] (0,06). Adicionalmente, há indicações de captação significativa para fígado (0,05) e pulmões (1). É assumido que toda a atividade é excretada na urina e há captação inicial em coração (0,04), cérebro (0,08), fígado (0,05), pulmões (0,03) e todos os outros tecidos (0,8). A retenção em um órgão específico é considerada infinita (sem considerar captação tardia). Uma fração de 0,3 da atividade nos demais órgãos e tecidos considera excreção na urina com meia-vida biológica de 12 minutos (25%) e 90 minutos (75%), de acordo com o modelo rins-bexiga[1] (**Tabela 6.10**).

FATORES DE CONVERSÃO DE DOSES ABSORVIDAS EM ÓRGÃOS E TECIDOS

As doses absorvidas para cada órgão ou tecido com radiofármaco incorporado são estimadas utilizando curvas *atividade × tempo*. Entretanto, o método mais simples consiste em medir diretamente a atividade do radionuclídeo. Considerando que a maioria dos radiofármacos é administrada por via intravenosa, sendo rapidamente absorvida no órgão, assume-se que a acumulação é imediata, usando-se o modelo sistêmico.[7]

A dose absorvida média D_T por um órgão ou tecido-alvo (T) pode ser definida com a soma das contribuições criadas por transformações nucleares do radionuclídeo em vários órgãos-fonte – S (equação 4):

$$D_T = \sum_T D.(T \leftarrow S) \quad (4)$$

Os fatores de conversão de dose $S(T \leftarrow S)$ consideram todas as transformações físicas necessárias para um radionuclídeo específico. A dose absorvida D_T no órgão-alvo (T) devido a um radionuclídeo acumulado em um único órgão-fonte S é dada por (equação 5):

$$D_T = A_S . S(T \leftarrow S) \quad (5)$$

Onde:
A_S é o tempo integrado ou atividade acumulada, igual ao número total de transformações nucleares no órgão-fonte; $S(T \leftarrow S)$ depende do tipo de radiação, energia emitida por transformação, massa do órgão-alvo e geometria dos simuladores (chamados de "matemáticos" porque representam figuras geométricas e não indivíduos), representando adultos e indivíduos jovens de diferentes faixas etárias.

Para simular o tamanho e a composição dos órgãos do corpo humano foram construídos "simuladores" que representam indivíduos adultos com base em estudos anatômicos de populações do Hemisfério Norte. Os valores de massas de tecidos e órgãos são derivados do Homem Referência antropomórfico[9] e são utilizados para a construção de fatores de conversão de doses absorvidas em órgãos. Posteriormente foram criados simuladores que representavam um indivíduo adulto do sexo masculino e crianças de 1, 5 e 10 anos e adolescentes de 15 anos.[7] Desse modo, o método foi simplificado para calcular doses absorvidas decorrentes de incorporações de radiofármacos.[1,7,10] Na **Tabela 6.11** estão apresentadas as massas de órgãos em gramas para adultos (> 17 anos), jovens (15 anos) e crianças por faixas de idade (10, 5 e 1 ano).

Tabela 6.10 Modelo biocinético para ^{18}F-FDG

Órgãos(s)	Massa do(s) órgão(s) (g)				
	Adultos	15 anos	10 anos	5 anos	1 ano
Suprarrenais	14	10,5	7,22	5,27	3,52
Tireoide	20	12,4	7,93	3,45	1,78
Rins	310	248	173	116	62,9
Bexiga (conteúdo)	200	152	97,3	61,4	31,2
Bexiga (paredes)	45	36	23,2	14,5	7,7
Fígado	1.800	1.410	887	584	292
Pulmões	1.000	651	453	290	143
Baço	180	123	77,4	48,3	25,5
Pâncreas	100	65	30	23,6	10,3
Vesícula biliar (conteúdo)	56	49	39	20	4,8
Vesícula biliar (paredes)	11	9,3	7,3	3,7	0,9
Estômago (conteúdo)	250	185	126	71,3	34,4
Estômago (paredes)	150	118	85,1	49,1	21,8
Intestino delgado	1.040	795	441	261	131
Parede superior do intestino grosso (conteúdo)	220	167	92,5	55,0	27
Parede inferior do intestino grosso (conteúdo)	135	104	59	35	17
Músculo	28.000	15.000	6.500	2.000	1.200
Coração (músculo)	454	350	220	130	73
Coração (paredes)	316	240	150	93,0	51
Testículos	35	15,6	1,89	1,63	1,21
Ovários	11	10,7	3,13	1,73	0,714
Útero	80	79	4,16	2,7	1,45
Mama	361	361	2,6	1,53	0,732
Medula vermelha	1.500	1.050	610	320	150
Superfícies ósseas	120	91,8	55,6	32,5	13,7
Peso corporal (kg)	70.000	56.800	33.200	19.800	9.720
Volemia (sangue total em mL)	5.200	4.200	2.200	1.500	800

S: órgão ou tecido-fonte; F_S: fração de distribuição do radionuclídeo no órgão ou tecido-fonte S; T: meia-vida biológica para um tecido, órgão ou subórgão que capta ou excreta o radiofármaco; a: fração de F_S que é captada ou liberada com a meia-vida correspondente; A_S/A_o: atividade acumulada no órgão ou tecido-fonte por unidade de atividade administrada.
Fonte: ICRP, 2008.[1]

Tabela 6.11 Massa de órgãos (em gramas) para adultos e nas idades de 15, 10, 5 e 1 ano

Órgãos(s)	Dose absorvida por unidade de atividade administrada (mGy/MBq)				
	Adulto	15 anos	10 anos	5 anos	1 ano
Suprarrenais	1,3E-01	1,8E-01	2,6E-01	3,6E-01	5,7E-01
Bexiga	8,1E-02	1,1E-01	1,5E-01	2,0E-01	3,7E-01
Superfícies ósseas	6,3E-01	8,1E-01	1,3	2,2	5,2
Cérebro	5,1E-02	7,2E-02	1,2E-01	1,9E-01	3,4E-01
Mamas	4,7E-02	6,1E-02	9,3E-02	1,5E-01	2,9E-01
Vesícula biliar	8,2E-02	1,1E-01	1,7E-01	2,5E-01	3,5E-01
Trato gastrointestinal					
Estômago	6,9E-02	9,0E-02	1,4E-01	2,1E-01	3,9E-01
Intestino delgado	5,9E-02	7,4E-02	1,1E-01	1,6E-02	2,8E-01
Cólon	1,6E-01	2,0E-01	3,3E-01	5,4E-01	1,0
Porção superior do intestino grosso	1,2E-01	1,5E-01	2,5E-01	4,1E-01	7,5E-01
Porção inferior do intestino grosso	2,1E-01	2,6E-01	4,4E-01	7,1E-01	1,4
Coração	6,9E-02	8,9E-02	1,4E-021	2,1E-01	3,8E-01
Rins	1,2E-01	1,4E-01	2,0E-01	2,9E-01	5,1E-01
Fígado	1,2E-01	1,5E-01	2,3E-01	3,3E-01	6,1E-01
Pulmões	6,3E-02	8,3E-02	1.3E-01	1,9E-01	3,6E-01
Músculos	6,0E-02	7,6E-02	1,2E-01	1,8E-01	3,5E-01
Esôfago	6,1E-02	7,92E-02	1,2E-01	1,9E-01	3,5E-01
Ovários	8,2E-02	1,1E-01	1,6E-01	2,4E-01	4,5E-01
Pâncreas	8,1E-02	1,0E-01	1,6E-01	2,4E-01	4,3E-01
Medula vermelha	2,1E-01	2,3E-01	3,8E-01	7,1E-01	1,5
Pele	4,5E-02	5,7E-02	9,2E-02	1,5E-01	2,9E-01
Baço	1,4E-01	2,0E-01	3,1E-01	4,8E-01	8,6E-01
Testículos	5,6E-02	7,2E-02	1,1E-01	1,8E-01	3,3E-01
Timo	6,1E-02	7,9E-02	1,2E-01	1,9E-01	3,5E-01
Tireoide	6,2E-02	8,0E-02	1,3E-01	2,0E-01	3,8E-01
Útero	7,6E-02	9,7E-02	1,5E-01	2,3E-01	4,2E-01
Demais órgãos	6,1E-02	7,8E-02	1,2E-01	1,9E-01	3,5E-01
Dose efetiva (mSv/MBq)	1,0E-01	1,3E-01	2,0E-01	3,3E-01	6,4E-01

Fonte: ICRP, 1975.[9]

O método do *Medical Internal Radiation Dose* (MIRD), inicialmente proposto para dosimetria, apresenta limitações em virtude das seguintes hipóteses assumidas pelo modelo:[2]

- Os principais órgãos são considerados regiões-fonte e alvo.
- O radiofármaco é uniformemente distribuído no órgão-fonte.
- Os órgãos das regiões-fonte e alvo são homogêneos em composição.
- As radiações são divididas em duas categorias: não penetrantes (beta) com regiões-fonte e alvo tanto iguais ($\Phi=1$) como diferentes ($\Phi=0$) e penetrantes (fótons) $0 \leq \Phi \, 0 \leq$.
- A fração absorvida no órgão e sua massa são constantes em relação ao tempo.

A disponibilidade de dados acerca de indivíduos submetidos a tomografias tornou possível o cálculo das distribuições não uniformes dos radionuclídeos. Foram desenvolvidos diversos simuladores, chamados simuladores tridimensionais ou de volume (em inglês *phantoms voxel*, *voxel volume element*), que possibilitam representar indivíduos reais e não apenas um indivíduo médio dentro de uma população.[13]

Quando os valores de $S(T \leftarrow S)$ para determinado radionuclídeo não estão publicados, a dose absorvida por transformação nuclear pode ser calculada usando frações absorvidas φ_i (equação 6):

$$S(T \leftarrow S) = (c/m_T) \sum E_i \cdot Y \cdot \varphi \qquad (6)$$

Onde:
m_T: massa do órgão ou tecido irradiado (órgão-alvo); E_i: energia média por tipo de radiação (X, α; β ou γ); Y_i: campo de radiação de tipo i por transformação; φ_i: fração de absorção da energia do tipo de radiação i em um volume-alvo; c: constante, cujo valor depende das unidades utilizadas.

A atividade acumulada (A_s) em um órgão ou tecido depende da atividade administrada (A_o), da meia-vida física (T_f) e da biocinética do radiofármaco.

A_s é obtido integrando-se a atividade dependente do tempo. A atividade em um órgão ou tecido pode ser descrita como uma soma de exponenciais (equação 7):

$$A_s(t) = \sum k e^{-(\lambda_{bi} + \lambda_{fi})t} \qquad (7)$$

Onde:
k_i é uma constante utilizada para compatibilizar as unidades do SI; λ_b é a constante de eliminação biológica do componente exponencial i; λ_f representa a constante de desintegração radioativa do radionuclídeo.

Para o cálculo da dose absorvida em órgãos em decorrência dos radioisótopos, usa-se a meia-vida efetiva, que considera a meia-vida física e a biológica. As incertezas nas estimativas das doses absorvidas médias para órgãos e tecidos refletem incertezas no valor dos fatores de conversão de doses e na atividade acumulada. As variações na massa dos órgãos-alvo e, para radiações de fótons, as variações das distâncias entre o *órgão-fonte S* e o *órgão-alvo T* representam as maiores contribuições para as incertezas no valor dos fatores de conversão de doses.[13]

As validações experimentais das doses absorvidas realizadas mediante a aplicação do modelo da ICRP[7] indicaram concordância de 20% a 60%, com os pacientes que apresentaram diferenças consideráveis nas dimensões e formas corporais demonstrando as maiores variações. Essas variações são menores para substâncias marcadas com radionuclídeos de meia-vida mais rápida, como o tecnécio (^{99m}Tc).[7]

As variações nas estimativas de atividades acumuladas se originam nas incertezas quantitativas da acumulação, distribuição e retenção dos radiofármacos nos tecidos. A debilidade funcional de um órgão implica uma contribuição mais significativa para alterações na atividade acumulada do que variações na retenção de radionuclídeos no corpo como um todo, pois as últimas, na maioria das vezes, são limitadas pela meia-vida do radionuclídeo administrado.[2]

Apesar dessas limitações, para os radiofármacos mais usados em diagnóstico as tabelas de conversão de doses da ICRP têm sido úteis para se obter uma aproximação dos valores verdadeiros das doses absorvidas em órgãos e tecidos para grupos de pacientes com características similares (Tabelas 6.12 a 6.21). Nesse caso, para simplificação é assumida a hipótese de completa pureza radionuclídica e radioquímica dos radiofármacos. No entanto, sabe-se que na prática pode ocorrer contaminação durante o processo de produção do radioisótopo por diversos fatores, ocasionando a presença de radionuclídeos não desejados. Para o radioisótopo ^{99m}Tc, as impurezas são: ^{99}Mo (pai), ^{99}Tc (filho) e ^{131}I; para o radioisótopo ^{201}Tl: ^{200}Tl, ^{202}Tl e ^{203}Pb. Compostos químicos indesejados (impurezas), originados durante o processo de produção de radionuclídeos ou marcação de radiofármacos, podem alterar a distribuição e a cinética do radionuclídeo principal, modificando a biodistribuição conhecida do radiofármaco e aumentando as doses absorvidas em órgãos provenientes de outros isótopos radioativos presentes no composto.[7]

Na Alemanha, entre 2005 e 2012 foi realizado estudo sobre as doses de radiação em pacientes submetidos a estudos de miocárdio em 108 clínicas e hospitais.[14] Para o ^{201}Tl foi estimada a dose efetiva por unidade de atividade administrada de 0,22mSv/MBq e para compostos marcados com ^{99m}Tc, 0,008mSv/MBq para testes de esforço e 0,009mSv/MBq em repouso, ambos para o ^{99m}Tc-sestamibi. A dose efetiva para o ^{99m}Tc-Tetrofosmin foi ligeiramente inferior, mas considerada igual para a finalidade de cálculo.[14] No Brasil, em 2005 foi publicado um levantamento completo das doses absorvidas em órgãos e doses efetivas devido aos principais exames realizados em 16 serviços de três regiões brasileiras (Nordeste, Sudeste e Sul). Nos 10.599 pacientes estudados, as doses efetivas médias estimadas foram 9,7±1,2mSv e 26,9±3,8mSv para o ^{99m}Tc-sestamibi (protocolo de 1 dia) e para o cloreto de ^{201}Tl, respectivamente.[15]

Tabela 6.12 Fatores de conversão de doses absorvidas em órgãos para ^{67}Ga

Órgão(s)	F_s	T (h)	α	A_s/A_o (h)
Cérebro	0,08	∞	1,0	0,21
Parede do coração	0,04	∞	1,0	0,11
Pulmões	0,03	∞	1,0	0,079
Fígado	0,05	∞	1,0	0,13
Outros órgãos	0,80	0,20	0,075	1,7
		1,5	0,225	–
		∞	0,70	–
Conteúdo da bexiga	0,24			
Adultos, 15 anos, 10 anos				0,26
5 anos				0,23
1 ano				0,16

Fonte: ICRP, 1987.[7]

Tabela 6.13 Fatores de conversão de dose absorvida em órgãos para ^{201}Tl

Órgão(s)	Dose absorvida por unidade de atividade administrada (mGy/MBq)				
	Adulto	15 anos	10 anos	5 anos	1 ano
Suprarrenais	5,7E-02	7,0E-02	1,0E-01	1,5E-01	2,7E-01
Bexiga	3,9E-02	5,4E-02	7,9E-02	1,2E-01	2,2E-01
Superfícies ósseas	3,8E-01	3,9E-01	6,9E-02	1,2	1,9
Cérebro	2,2E-02	2,4E-02	3,6E-02	5,4E-02	1,0E-01
Mamas	2,4E-02	2,7E-02	4,4E-02	6,6E-02	1,3E-01
Vesícula biliar	6,5E-02	8,1E-02	1,3E-01	1,9E-02	3,1E-01
Trato gastrointestinal					
Estômago	1,1E-01	1,5E-01	2,2E-01	3,5E-01	7,3E-01
Intestino delgado	1,4E-01	1,8E-01	3,1E-01	5,0E-01	9,4E-01
Cólon	2,5E-01	3,2E-01	5,5E-01	9,2E-01	1,8
Porção superior do intestino grosso	1,8E-01	2,3E-01	3,9E-01	6,4E-01	1,2
Porção inferior do intestino grosso	3,4E-01	4,5E-01	7,6E-01	1,3	2,5
Coração	1,9E-01	2,4E-01	3,8E-01	6,0E-01	1,1
Rins	4,8E-01	5,8E-01	8,2E-01	1,2	2,2
Fígado	1,5E-01	2,0E-01	3,1E-01	4,5E-01	8,4E-01
Pulmões	1,12E-01	1,6E-01	2,3E-01	3,6E-01	6,9E-01
Músculos	5.2E-02	8,2E-02	1,6E-01	4,5E-01	7,6E-01
Esôfago	3,6E-02	4,2E-02	6,0E-02	9,0E-02	1,6E-01
Ovários	1,2E-01	1,2E-01	2,9E-01	4,9E-01	1,1
Pâncreas	5,7E-02	7,0E-02	1,1E-01	1,6E-01	2,8E-01
Medula vermelha	1,1E-01	1,3E-01	2,2E-01	4,5E-01	1,1
Pele	2,1E-02	2,4E-02	3,8E-02	5,8E-02	1,1E-01
Baço	1,2E-01	1,7E-01	2,6E-01	4,1E-01	7,42E-01
Testículos	1,8E-01	4,1E-01	3,1	3,6	4,1
Timo	3,6E-02	4,2E-02	6,0E-02	9,0E-02	1,6E-01
Tireoide	2,2E-01	3,5E-01	5,4E-01	1,2	2,3
Útero	5,0E-02	6,2E-02	9,9E-02	1,5E-01	2,7E-01
Demais órgãos	5,4E-02	8,2E-02	1,6E-01	3,4E-01	5,5E-01
Dose efetiva (mSv/MBq)	1,42E-01	2,0E-01	5,6E-01	7,9E-01	1,3

Fonte: ICRP, 2008.[1]

Tabela 6.14 Fatores de conversão absorvida em órgão para ^{99m}Tc-ECD

Órgão(s)	Adulto	15 anos	10 anos	5 anos	1 ano
Suprarrenais	2,5E-03	3,1E-03	4,5E-03	6,5E-03	1,1E-02
Bexiga	5,0E-02	6,2E-02	8,7E-02	1,1E-01	1,3E-01
Superfícies ósseas	3,5E-03	4,3E-03	6,4E-03	9,4E-03	1,5E-02
Cérebro	4,9E-03	8,0E-03	1,4E-02	1,9E-02	3,1E-02
Mamas	8,9E-04	1,1E-03	1,6E-03	2,4E-03	4,3E-03
Vesícula biliar	2,8E-02	3,2E-02	4,2E-02	7,3E-02	2,4E-01
Trato gastrointestinal					
Estômago	2,7E-03	3,5E-03	5,6E-03	8,3E-03	1,3E-02
Intestino delgado	1,2E-02	1,6E-02	2,5E-02	3,8E-02	6,8E-02
Cólon	2,1E-02	2,6E-02	4,3E-02	6,7E-02	1,2E-01
Porção superior do intestino grosso	2,3E-02	2,9E-02	4,8E-02	7,5E-02	1,4E-01
Porção inferior do intestino grosso	1,8E-02	2,2E-02	3,6E-02	5,6E-02	1,0E-01
Coração	1,6E-03	2,0E-03	2,9E-03	4,2E-03	7,2E-03
Rins	8,7E-03	1,0E-02	1,5E-02	2,1E-02	3,5E-02
Fígado	5,0E-03	6,3E-03	9,5E-03	1,4E-02	2,4E-02
Pulmões	2,1E-03	2,9E-03	4,0E-03	5,9E-03	1,1E-02
Músculos	2,2E-03	2,7E-03	3,8E-03	5,4E-03	8,7E-03
Esôfago	1,2E-03	1,5E-03	2,0E-03	3,0E-03	5,1E-03
Ovários	7,9E-03	9,9E-03	1,42E-02	1,9E-02	2,9E-02
Pâncreas	2,9E-03	3,7E-03	6,0E-03	9,0E-03	1,4E-02
Medula vermelha	2,4E-03	3,0E-03	4,2E-03	5,5E-03	8,9E-03
Pele	1,1E-03	1,3E-03	2,0E-03	3,0E-03	5,2E-03
Baço	2,0E-03	2,6E-03	3,9E-03	5,7E-03	9,5E-03
Testículos	2,7E-03	3,6E-03	5,8E-03	7,9E-03	1,1E-02
Timo	1,2E-03	1,5E-03	2,0E-03	3,0E-03	5,1E-03
Tireoide	6,1E-03	9,6E-03	1,52E-02	3,1E-02	5,8E-02
Útero	9,2E-03	1,1E-02	1,7E-02	2.2E-02	2,9E-02
Demais órgãos	2,8E-03	3,8E-03	6,8E-03	1,3E-02	2,1E-02
Dose efetiva (mSv/MBq)	7,7E-03	9,9E-03	1,5E-02	2,2E-02	4,0E-02

Fonte: ICRP, 2008.[1]

Tabela 6.15 Fatores de conversão de doses absorvidas em órgãos para ^{99m}Tc-Tetrofosmin (repouso)

Órgão(s)	Adulto	15 anos	10 anos	5 anos	1 ano
Suprarrenais	4,4E-03	5,5E-03	8,3E-03	1,2E-02	2,2E-02
Bexiga	1,4E-02	1,8E-02	2,7E-02	3,5E-02	4,9E-02
Superfícies ósseas	6,3E-03	7,5E-03	1,1E-02	1,6E-02	3,0E-02
Cérebro	2,7E-03	3,4E-03	5,5E-03	8,9E-03	1,6E-02
Mamas	2,3E-03	2,9E-03	4,3E-03	6,9E-03	1,3E-02
Vesícula biliar	2,7E-02	3,2E-02	4,2E-02	7,3E-02	2,3E-01
Trato gastrointestinal					
Estômago	4,6E-03	6,1E-03	9,8E-03	1,4E-02	2,4E-02
Intestino delgado	1,1E-02	1,4E-02	2,2E-02	3,4E-02	6,1E-02
Cólon	1,8E-02	2,2E-02	3,7E-02	5,8E-02	1,1E-01
Porção superior do intestino grosso	2,0E-02	2,5E-02	4,1E-02	6,5E-02	1,2E-01
Porção inferior do intestino grosso	1,5E-02	1,9E-02	3,2E-02	4,9E-02	9,2E-02
Coração	5,2E-03	6,5E-03	9,7E-03	1,5E-02	2,5E-02
Rins	1,0E-02	1,2E-02	1,7E-02	2,5E-02	4,3E-02
Fígado	3,3E-03	4,1E-03	6,3E-03	9,2E-03	1,6E-02
Pulmões	3,2E-03	4,2E-03	6,3E-03	9,6E-03	1,7E-02
Músculos	3,5E-03	4,3E-03	6,5E-03	9,9E-03	1,8E-02
Esôfago	3,3E-03	4,2E-03	6,2E-03	9,6E-03	1,7E-02
Ovários	7,7E-03	9,6E-03	1,4E-02	2,1E-02	3,6E-02
Pâncreas	5,0E-03	6,3E-03	9,8E-03	1,5E-02	2,5E-02
Medula vermelha	3,9E-03	4,7E-03	7,1E-03	1,0E-02	1,7E-02
Pele	1,4E-02	1,8E-02	2,4E-02	3,4E-02	5,2E-02
Baço	4,1E-03	5,2E-03	8,2E-03	1,2E-02	2,2E-02
Testículos	3,4E-03	4,3E-03	6,6E-03	1,0E-02	1,8E-02
Timo	3,3E-03	4,2E-03	6,2E-03	9,6E-03	1,7E-02
Tireoide	4,7E-03	6,8E-03	1,1E-02	2,0E-02	3,7E-02
Útero	7,0E-03	8,7E-03	1,3E-02	2,0E-02	3,2E-02
Demais órgãos	3,8E-03	4,9E-03	7,5E-03	1,2E-02	2,0E-02
Dose efetiva (mSv/MBq)	6,9E-03	8,8E-03	1,3E-02	2,1E-02	3,9E-02

Fonte: ICRP, 2008.[1]

Tabela 6.16 Fatores de conversão de doses absorvidas em órgãos para ^{99m}Tc-Tetrofosmin (esforço)

Órgão(s)	Dose absorvida por unidade de atividade administrada (mGy/MBq)				
	Adulto	15 anos	10 anos	5 anos	1 ano
Suprarrenais	4,4E-03	5,5E-03	8,3E-03	1,2E-02	2,2E-02
Bexiga	1,4E-02	1,8E-02	2,7E-02	3,5E-02	4,9E-02
Superfícies ósseas	6,3E-03	7,5E-03	1,1E-02	1,6E-02	3,0E-02
Cérebro	2,7E-03	3,4E-03	5,5E-03	8,9E-03	1,6E-02
Mamas	2,3E-03	2,9E-03	4,3E-03	6,9E-03	1,3E-02
Vesícula biliar	2,7E-02	3,2E-02	4,2E-02	7,3E-02	2,3E-01
Trato gastrointestinal					
Estômago	4,6E-03	6,1E-03	9,8E-03	1,4E-02	2,4E-02
Intestino delgado	1,1E-02	1,4E-02	2,2E-02	3,4E-02	6,1E-02
Cólon	1,8E-02	2,2E-02	3,7E-02	5,8E-02	1,1E-01
Porção superior do intestino grosso	2,0E-02	2,5E-02	4,1E-02	6,5E-02	1,2E-01
Porção inferior do intestino grosso	1,5E-02	1,9E-02	3,2E-02	4,9E-02	9,2E-02
Coração	5,2E-03	6,5E-03	9,7E-03	1,5E-02	2,5E-02
Rins	1,0E-02	1,2E-02	1,7E-02	2,5E-02	4,3E-02
Fígado	3,3E-03	4,1E-03	6,3E-03	9,2E-03	1,6E-02
Pulmões	3,2E-03	4,2E-03	6,3E-03	9,6E-03	1,7E-02
Músculos	3,5E-03	4,3E-03	6,5E-03	9,9E-03	1,8E-02
Esôfago	3,3E-03	4,2E-03	6,2E-03	9,6E-03	1,7E-02
Ovários	7,7E-03	9,6E-03	1,4E-02	2,1E-02	3,6E-02
Pâncreas	5,0E-03	6,3E-03	9,8E-03	1,5E-02	2,5E-02
Medula vermelha	3,9E-03	4,7E-03	7,1E-03	1,0E-02	1,7E-02
Pele	1,4E-02	1,8E-02	2,4E-02	3,4E-02	5,2E-02
Baço	5,1E-03	5,2E-03	8,2E-03	1,2E-02	2,2E-02
Testículos	3,4E-03	4,3E-03	6,6E-03	1,0E-02	1,8E-02
Timo	3,3E-03	4,2E-03	6,2E-03	9,6E-03	1,7E-02
Tireoide	4,7E-03	6,8E-03	1,1E-02	2,0E-02	3,7E-02
Útero	7,0E-03	8,7E-03	1,3E-02	2,0E-02	3,2E-02
Demais órgãos	3,8E-03	4,9E-03	7,5E-03	1,2E-02	2,0E-02
Dose efetiva (mSv/MBq)	6,9E-03	8,8E-03	1,3E-02	2,1E-02	3,9E-02

Fonte: ICRP, 2008.[1]

Tabela 6.17 Fatores de conversão de doses absorvidas em órgãos para ^{99m}Tc-fosfatos e fosfonatos

Órgão(s)	Dose absorvida por unidade de atividade administrada (mGy/MBq)				
	Adulto	15 anos	10 anos	5 anos	1 ano
Suprarrenais	2,1E-03	2,7E-03	3,9E-03	5,8E-03	1,1E-02
Bexiga	4,8E-02	6,0E-02	8,8E-02	7,3E-02	1,3E-01
Superfícies ósseas	6,3E-02	8,2E-02	1,3E-01	2,3E-01	5,3E-01
Cérebro	1,7E-03	2,1E-03	2,8E-03	4,3E-03	6,1E-03
Mamas	7,1E-04	8,9E-04	1,4E-03	2,2E-03	4,2E-03
Vesícula biliar	1,4E-03	1,9E-03	3,5E-03	4,2E-03	6,7E-03
Trato gastrointestinal					
Estômago	1,2E-03	1,5E-03	2,5E-03	3,5E-03	6,6E-03
Intestino delgado	2,3E-03	2,9E-03	4,4E-03	5,3E-03	9,5E-03
Cólon	2,7E-03	3,4E-03	5,3E-03	6,1E-03	1,1E-02
Porção superior do intestino grosso	1,9E-03	2,4E-03	3,9E-03	5,1E-03	8,9E-03
Porção inferior do intestino grosso	3,8E-03	4,7E-03	7,2E-03	7,5E-03	1,3E-02
Coração	1,2E-03	1,6E-03	2,3E-03	3,4E-03	6,0E-03
Rins	7E-03,3	8,8E-03	1,2E-02	1,8E-02	3,2E-02
Fígado	1,2E-03	1,6E-03	2,5E-03	3,6E-03	6,6E-03
Pulmões	1,3E-03	1,6E-03	2,4E-03	3,6E-03	6,8E-03
Músculos	1,9E-03	2,3E-03	3,4E-03	4,4E-03	7,9E-03
Esôfago	1,0E-03	1,3E-03	1,9E-03	3,0E-03	5,3E-03
Ovários	3,6E-03	4,6E-03	6,6E-03	7,0E-03	1,2E-02
Pâncreas	1,6E-03	2,0E-03	3,1E-03	4,5E-03	8,2E-02
Medula vermelha	9,2E-03	1,0E-02	1,7E-02	3,3E-02	6,7E-02
Pele	1,0E-03	1,3E-03	2,0E-03	2,9E-03	5,5E-03
Baço	1,4E-03	1,8E-03	2,8E-03	4,5E-03	7,9E-03
Testículos	2,4E-03	3,3E-03	5,5E-03	5,8E-03	1,1E-02
Timo	1,0E-03	1,3E-03	1,9E-03	3,0E-03	5,3E-03
Tireoide	1,3E-03	1,6E-03	2,3E-03	3,5E-03	5,6E-03
Útero	6,3E-03	7,6E-03	1,2E-02	1,1E-02	1,8E-02
Demais órgãos	1,9E-03	2,3E-03	3,4E-03	4,5E-03	7,9E-03
Dose efetiva (mSv/MBq)	5,7E-03	7,0E-03	1,1E-02	1,4E-02	2,7E-02

Fonte: ICRP, 1987.[7]

Tabela 6.18 Fatores de conversão de doses absorvidas em órgãos para pertecnetato

Órgão(s)	Dose absorvida por unidade de atividade administrada (mGy/MBq)				
	Adulto	15 anos	10 anos	5 anos	1 ano
Suprarrenais	2,9E-03	3,7E-03	5,6E-03	8,6E-03	1,6E-02
Bexiga	3,0E-02	3,8E-02	4,8E-02	5,0E-02	9,1E-02
Superfícies ósseas	4,4E-03	5,4E-03	8,1E-03	1,2E-02	2,2E-02
Cérebro	2,0E-03	2,6E-03	4,2E-03	7,1E-03	1,2E-02
Mamas	1,7E-03	2,2E-03	3,2E-03	5,2E-03	1,0E-02
Vesícula biliar	3,0E-03	4,2E-03	7,0E-03	1,0E-02	1,3E-02
Trato gastrointestinal					
Estômago	2,7E-03	3,6E-03	5,9E-03	8,6E-03	1,5E-02
Intestino delgado	3,5E-03	4,4E-03	6,7E-03	1,0E-02	1,8E-02
Cólon	3,6E-03	4,8E-03	7,1E-03	1,0E-02	1,8E-02
Porção superior do intestino grosso	3,2E-03	4,3E-03	6,4E-03	1,0E-02	1,7E-02
Porção inferior do intestino grosso	4,23E-03	5,4E-03	8,1E-03	1,1E-02	1,9E-02
Coração	2,7E-03	3,4E-03	5,2E-03	8,1E-03	1,4E-02
Rins	4,4E-03	5,4E-03	7,7E-03	1,1E-02	1,9E-02
Fígado	2,6E-03	3,4E-03	5,3E-03	8,2E-03	1,5E-02
Pulmões	2,3E-03	3,1E-03	4,6E-03	7,4E-03	1,3E-02
Músculos	2,5E-03	3,1E-03	4,7E-03	7,2E-03	1,3E-02
Esôfago	2,4E-03	3,1E-03	4,6E-03	7,5E-03	1,4E-02
Ovários	4,3E-03	5,4E-03	7,8E-03	1,1E-02	1,9E-02
Pâncreas	3,0E-03	3,9E-03	5,9E-03	9,3E-03	1,6E-02
Medula vermelha	2,5E-03	3,2E-03	4,9E-03	7,2E-03	1,3E-02
Pele	1,6E-03	2,0E-03	3,2E-03	5,2E-03	9,7E-02
Baço	2,6E-03	3,4E-03	5,4E-03	8,3E-03	1,5E-02
Testículos	3,0E-03	4,0E-03	6,0E-03	8,7E-03	1,6E-02
Timo	2,4E-03	3,1E-03	4,6E-03	7,5E-03	1,4E-02
Tireoide	2,4E-03	3,1E-03	5,0E-03	8,4E-03	1,5E-02
Útero	6,0E-03	7,3E-03	1,1E-02	1,4E-02	2,3E-02
Demais órgãos	2,5E-03	3,1E-03	4,8E-03	7,3E-03	1,3E-02
Dose efetiva (mSv/MBq)	4,2E-03	5,4E-03	7,7E-03	1,1E-02	1,9E-02

Fonte: ICRP, 1987.[7]

Tabela 6.19 Fatores de conversão de doses absorvidas em órgãos para ^{99m}Tc-DMSA

Órgão(s)	Dose absorvida por unidade de atividade administrada (mGy/MBq)				
	Adulto	15 anos	10 anos	5 anos	1 ano
Suprarrenais	1,2E-02	1,6E-02	2,4E-02	3,5E-02	6,0E-02
Bexiga	1,8E-02	2,3E-02	2,9E-02	3,1E-02	5,7E-01
Superfícies ósseas	5,0E-03	6,2E-03	9,2E-03	1,4E-02	2,6E-02
Cérebro	1,2E-03	1,5E-03	2,5E-03	4,02E-03	7,2E-03
Mamas	1,3E-03	1,8E-03	2,8E-03	4,5E-03	8,4E-03
Vesícula biliar	8,3E-02	1,0E-02	1,4E-02	2,2E-02	3,1E-02
Trato gastrointestinal					
Estômago	5,2E-03	6,3E-03	1,0E-02	1,4E-02	2,0E-02
Intestino delgado	5,0E-03	6,4E-03	1,0E-02	1,4E-02	2,4E-02
Cólon	4,3E-03	5,5E-03	8,2E-03	1,2E-02	2,0E-02
Porção superior do intestino grosso	5,0E-03	6,4E-03	9,5E-03	1,4E-02	2,3E-02
Porção inferior do intestino grosso	3,3E-03	4,3E-03	6,5E-03	9,6E-03	1,6E-02
Coração	3,0E-03	3,8E-03	5,8E-03	8,6E-03	1,4E-02
Rins	1,8E-01	2,2E-01	3,0E-01	4,3E-01	7,6E-01
Fígado	9,5E-03	1,2E-02	1,82E-02	2,52E-02	4,1E-02
Pulmões	2,5E-03	3,5E-03	5,2E-03	8,0E-03	1,5E-02
Músculos	2,9E-03	3,6E-03	5,2E-03	7,7E-03 / 5,4E-03	1,4E-02
Esôfago	1,7E-03	2,3E-03	3,4E-03	1,1E-02	9,4E-03
Ovários	3,5E-03	4,7E-03	7,0E-03	2,3E-02	1,9E-02
Pâncreas	9,0E-03	1,1E-02	1,6E-02	9,0E-03	3,7E-02
Medula vermelha	3,9E-03	4,7E-03	6,8E-03	4,5E-03	1,4E-02
Pele	1,5E-03	1,8E-03	2,9E-03	4,5E-03	8,5E-03
Baço	1,3E-02	1,7E-02	2,6E-02	3,8E-02	6,1E-02
Testículos	1,8E-03	2,4E-03	3,7E-03	5,3E-03	1,0E-02
Timo	1,72E-03	2,3E-03	3,4E-03	5,4E-03	9,4E-03
Tireoide	1,5E-03	1,9E-03	3,1E-03	5,2E-03	9,4E-03
Útero	4,5E-03	5,6E-03	8,3E-03	1,1E-02	1,9E-02
Demais órgãos	2,9E-03	3,7E-03	5,2E-03	7,7E-03	1,4E-02
Dose efetiva (mSv/MBq)	8,8E-03	1,1E-02	1,5E-02	2,1E-02	3,7E-02

Fonte: ICRP, 1998.[10]

Tabela 6.20 Fatores de conversão de doses absorvidas em órgãos para ^{99m}Tc-DTPA para função renal normal e anormal

Órgão(s)	Dose absorvida por unidade de atividade administrada (mGy/MBq)				
	Adulto	15 anos	10 anos	5 anos	1 ano
Suprarrenais	1,3E-03	1,7E-03	2,6E-03	3,8E-03	7,0E-03
Bexiga	6,2E-02	7,8E-02	9,7E-02	9,5E-02	1,7E-01
Superfícies ósseas	2,3E-03	2,8E-03	4,0E-03	5,5E-03	9,9E-03
Cérebro	8,4E-04	1,0E-03	1,7E-03	2,7E-03	4,8E-03
Mamas	7,1E-04	9,0 E-04	1,3E-03	2,1E-03	4,0E-03
Vesícula biliar	1,5E-03	2,0E-03	3,6E-03	4,6E-03	6,0E-03
Trato gastrointestinal					
Estômago	1,3E-03	1,6E-03	2,7E-03	3,7E-03	6,7E-03
Intestino delgado	2,5E-03	3,1E-03	4,5E-03	5,7E-03	9,8E-03
Cólon	3,0E-03	3,8E-03	5,4E-03	6,4E-03	1,1E-02
Porção superior do intestino grosso	2,1E-03	2,7E-03	4,0E-03	5,4E-03	9,0E-03
Porção inferior do intestino grosso	4,3E-03	5,3E-03	7,3E-03	7,7E-03	1,32E-02
Coração	1,1E-03	1,4E-03	2,1E-03	3,2E-03	5,8E-03
Rins	3,9E-03	4,7E-03	6,7E-03	9,6E-03	1,7E-02
Fígado	1,2E-03	1,5E-03	2,4E-03	3,5E-03	6,3E-03
Pulmões	9,9E-04	1,3E-03	1,9E-03	2,9E-03	5,3E-03
Músculos	1,6E-03	2,0E-03	2,8E-03	3,7E-03	6,7E-03
Esôfago	1,0E-03	1,3E-03	1,9E-03	2,9E-03	5,3E-03
Ovários	4,2E-03	5,3E-03	6,9E-03	7,8E-03	1,3E-02
Pâncreas	1,4E-03	1,8E-03	2,7E-03	4,0E-03	7,2E-03
Medula vermelha	1,4E-03	1,8E-03	2,6E-03	3,3E-03	5,6E-03
Pele	8,5 E-04	1,0E-03	1,62E-03	2,3E-03	4,3E-03
Baço	1,2E-03	1,6E-03	2,4E-03	3,6E-03	6,6E-03
Testículos	2,9E-03	4,0E-03	6,0E-03	6,9E-03	1,3E-02
Timo	1,0E-03	1,3E-03	1,9E-03	2,9E-03	5,3E-03
Tireoide	1,0E-03	1,3E-03	2,0E-03	3,2E-03	5,8E-03
Útero	7,9E-03	9,5E-03	1,3E-02	1,3E-02	2,2E-02
Demais órgãos	1,7E-03	2,0E-03	2,8E-03	3,7E-03	6,4E-03
Dose efetiva (mSv/MBq)	4,9E-03	6,2E-03	8,2E-03	9,0E-03	1,6E-02

A parede da bexiga contribui para 57% da dose efetiva
Dose efetiva caso a bexiga esteja vazia 1 ou 0,5 hora após administração:

1h	3,8E-03	4,8E-03	6,5E-03	7,7E-03	1,4E-02
30min	4,1E-03	5,3E-03	7,0E-03	7,9E-03	1,4E-02

Fonte: ICRP, 1987.[7]

Tabela 6.21 Fatores de conversão de doses absorvidas em órgãos para ^{18}F-FDG para função renal normal e anormal

Órgão(s)	Dose absorvida por unidade de atividade administrada (mGy/MBq)				
	Adulto	15 anos	10 anos	5 anos	1 ano
Suprarrenais	1,2E-02	1,6E-02	2,4E-02	3,9E-02	7,1E-02
Bexiga	1,3E-01	1,6E-01	2,5E-01	3,4E-01	4,7E-01
Superfícies ósseas	1,1E-02	1,4E-02	2,2E-02	3,4E-02	6,4E-02
Cérebro	3,8E-02	3,9E-02	4,1E-02	4,6E-02	6,3E-02
Mamas	8,8E-02	1,1E-02	1,8E-02	2,9E-02	5,6E-02
Vesícula biliar	1,3E-02	1,6E-02	2,4E-02	3,7E-02	7,0E-02
Trato gastrointestinal					
Estômago	1,1E-02	1,4E-02	2,2E-02	3,5E-02	6,7E-02
Intestino delgado	1,2E-02	1,6E-02	2,5E-02	4,0E-02	7,3E-02
Cólon	1,3E-02	1,6E-02	2,5E-02	3,9E-02	7,0E-02
Porção superior do intestino grosso	1,2E-02	1,5E-02	2,4E-02	3,8E-02	7,0E-02
Porção inferior do intestino grosso	1,4E-02	1,7E-02	2,7E-02	4,1E-02	7,0E-02
Coração	6,7E-01	8,7E-01	1,3E-01	2,1E-01	3,8E-01
Rins	1,7E-02	2,1E-02	2,9E-02	4,5E-02	7,8E-02
Fígado	2,1E-01	2,8E-01	4,2E-01	6,3E-01	1,2E-01
Pulmões	2,0E-02	2,0E-02	4,1E-02	6,2E-02	1,2E-01
Músculos	1,0E-02	1,3E-02	2,0E-02	3,3E-02	6,2E-02
Esôfago	1,2E-02	1,5E-02	2,2E-02	3,5E-02	6,6E-02
Ovários	1,4E-02	1,8E-02	2,7E-02	4,3E-02	7,6E-02
Pâncreas	1,3E-02	1,62E-02	2,62E-02	4,0E-02	7,6E-02
Medula vermelha	1,1E-02	1,4E-02	2,1E-02	3,2E-02	5,9E-02
Pele	7,8E-03	9,6E-03	1,5E-02	2,6E-02	5,0E-02
Baço	1,1E-02	1,4E-02	2,1E-02	3,5E-02	6,6E-02
Testículos	1,1E-02	1,4E-02	2,4E-02	3,7E-02	6,6E-02
Timo	1,2E-02	1,5E-02	2,2E-02	3,5E-02	6,6E-02
Tireoide	1,0E-02	1,3E-02	2,1E-02	3,4E-02	6,5E-02
Útero	1,8E-02	2,2E-02	3,6E-02	5,4E-02	9,0E-02
Demais órgãos	1,2E-02	1,5E-02	2,4E-02	3,8E-02	6,4E-02
Dose efetiva (mSv/MBq)	1,9E-02	2,4E-02	3,7E-02	5,6E-02	9,5E-02

Fonte: ICRP, 2008.[1]

Referências

1. International Commission on Radiological Protection. Radiation dose to patients from radiopharmaceuticals. Publication 106 Addendum to Publication 53, 2008.
2. International Commission on Radiation Units and Measurements. Absorbed-dose specification in nuclear medicine. ICRU Report 67, Journal of the ICRU, v. 2, n. 1, Nuclear Technology Publishing, 2002.
3. International Atomic Energy Agency. Radiation protection and safety of radiation sources: international basic safety standards. IAEA safety standards series. Vienna, 2014.
4. International Commission on Radiological Protection. Pregnancy and medical radiation. Publication 84, Annals of the ICRP, v. 30, n.1, Oxford Pergamon Press, 2000.
5. International Atomic Energy Agency. Nuclear medicine resources manual. IAEA, Viena, 2006.
6. Wagner HN, Szabo Z, Buchanan J. Principles of nuclear medicine. 2. ed. Saunders, 1995.
7. International Commission on Radiological Protection. Radiation Dose to patients form radiopharmaceuticals. Annals of the ICRP Publication 53, 1987.
8. Leggett RW, Williams LR. Suggest reference values for regional blood volumes in humans. Health Phys 1991; 60(2):139-54.
9. International Commission on Radiological Protection. Reference Man: anatomical, physiological and metabolic characteristics. Annals of the ICRP Publication 23, 1975.
10. International Commission on Radiological Protection. Radiation dose to patients form radiopharmaceutical. Addendum to Publication 53. Annals of the ICRP Publication 80, 1998.
11. International Commission on Radiological Protection. Basic anatomical and physiological data for use in radiological protection: Reference Values. Annals of the ICRP Publication 89, 2002.
12. International Commission on Radiological Protection. Basic anatomical & physiological data for use in radiological protection: The Skeleton. Annals of the ICRP Publication 70, 1995.
13. Stabin MG. Fundamentals of nuclear medicine dosimetry. Springer, 2008.
14. Lindner O, Bengel FM et al. Use of myocardial perfusion imaging and estimation of associated radiation doses in Germany from 2005 to 2012.Eur J Nucl Med Mol Imaging 2014; 41:963-71.
15. Velasques de Oliveira SM. Procedimentos, atividades e doses no ciclo da Medicina Nuclear no Brasil. [tese]. Rio de Janeiro: Instituto de Biologia, Universidade do Estado do Rio de Janeiro, 2005.

Meios de Contraste em Radiologia

Henrique Pereira Faria

MEIOS DE CONTRASTE IODADOS
Histórico

Após a descoberta dos raios X por Roentgen, em 1895, constatou-se que estruturas com opacidades semelhantes não eram diferenciadas, surgindo a necessidade de criação de métodos para aumentar o contraste entre as estruturas.[1]

Em 1896, Haschek e Lindenthal procederam à opacificação dos vasos sanguíneos de uma mão amputada utilizando o contraste de sulfureto de mercúrio e cal. Em 1900 teve início a aplicação *in vivo* dos produtos de contraste positivos, utilizados para opacificar cavidades viscerais, estruturas tubulares e trajetos fistulosos. Em 1905, Von Lichtenberg realizou a pielografia retrógrada e a cistografia utilizando o colargo como meio de contraste.[1]

Entre 1904 e 1950, os contrastes negativos (ar, oxigênio e dióxido de carbono) foram aplicados em inúmeras técnicas, nomeadamente cistografia gasosa, artrografia do joelho, pneumoperitônio diagnóstico e pneumorretro peritônio. Em 1918, Halsted e Dandy, ao observarem um politraumatizado, constataram a existência de ar nos ventrículos cerebrais, o que levou à criação da técnica de ventriculografia cerebral diagnóstica.[1,2]

Em 1951, Wallingford sintetizou o ácido benzoico tri-iodado, que foi usado como base para a sintetização do acetrizoato e de seus derivados, produtos de contraste hiperosmolares com osmolalidade cinco a oito vezes maior que a do plasma e que se tornaram uma referência nas duas décadas seguintes, sendo usados em urografias, angiografias e opacificação de cavidades orgânicas.[3]

Apesar dos avanços consideráveis, os produtos de contraste utilizados apresentavam inúmeros efeitos adversos, mais relevantes à medida que seu uso se tornava mais frequente. Esses efeitos adversos derivavam fundamentalmente de sua dissociação iônica após injeção intravascular, com a consequente criação de cargas elétricas e hiperosmolaridade.

Classificação

Os meios de contraste iodados são classificados com base em suas características físicas e químicas, incluindo sua estrutura química, osmolalidade, conteúdo de iodo e ionização em solução.

A estrutura básica dos meios de contraste iodados é formada por um anel benzênico, ao qual foram agregados átomos de iodo e grupamentos complementares onde se encontram ácidos e substitutos orgânicos. Podem apresentar apenas um anel benzênico, formando "monômeros", ou dois anéis benzênicos, os denominados "dímeros" (**Figura 7.1**).

Na molécula, o grupo ácido (H^+) é substituído por um cátion (Na^+ ou meglumina), dando origem aos meios de contraste iônicos, ou por aminas portadoras de grupos hidroxila, nesse caso não iônicos.[4]

Na prática clínica, a categorização com base na osmolalidade é a mais frequentemente utilizada.[2,3]

Meios de contraste hiperosmolares

Esses meios de contraste consistem em um anel de benzeno tri-iodado com duas cadeias orgânicas laterais e um grupo carboxil.[2] O ânion iodado, diatrizoato ou ioxitalamato, é conjugado com um cátion, sódio ou meglumina, resultando em um monômero iônico (**Figura 7.2**).

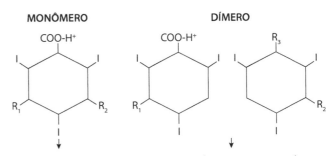

Figura 7.1 Estrutura química dos meios de contraste – monômero e dímero.

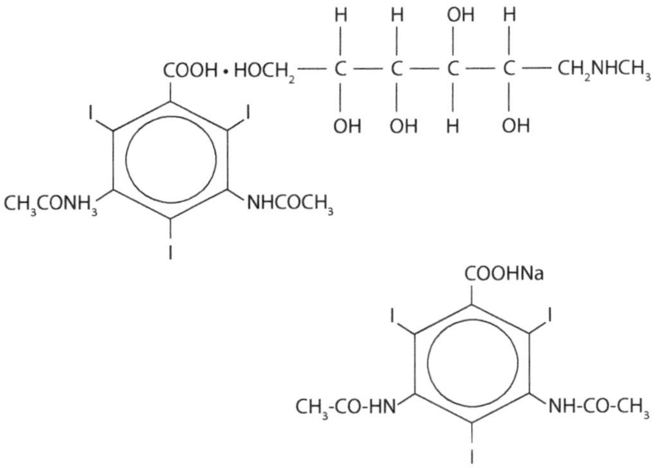

Figura 7.2 Estrutura química de meios de contraste iônicos monoméricos conjugados com os cátions meglumina e sódio.

A ionização na ligação carboxil-cátion torna o meio de contraste solúvel em água. Assim, para cada três átomos de iodo duas partículas estão presentes em solução (razão 3:2).

A osmolalidade da solução varia de 600 a 2.100mOsm/kg *versus* 290mOsm/kg do plasma humano, estando essa hiperosmolalidade relacionada com alguns de seus efeitos adversos.

Meios de contraste hipo-osmolares

Os meios de contraste hipo-osmolares podem ser de três tipos: monômeros não iônicos, dímeros iônicos e dímeros não iônicos.

Monômeros não iônicos

Os monômeros não iônicos apresentam um anel de benzeno tri-iodado que é solúvel em água devido à adição de grupos hidroxil hidrofílicos às cadeias orgânicas laterais das posições 1, 3 e 5 (**Figura 7.3**). Como não têm grupo carboxil, não se ionizam em solução.

Para cada três átomos de iodo apenas uma partícula está presente em solução (razão 3:1). Logo, a uma determinada concentração de iodo os monômeros não iônicos têm aproximadamente metade da osmolalidade dos monômeros iônicos em solução. Nas concentrações normalmente usadas (25% a 76%), a osmolalidade dos monômeros não iônicos varia entre 290 e 860mOsm/kg.[3]

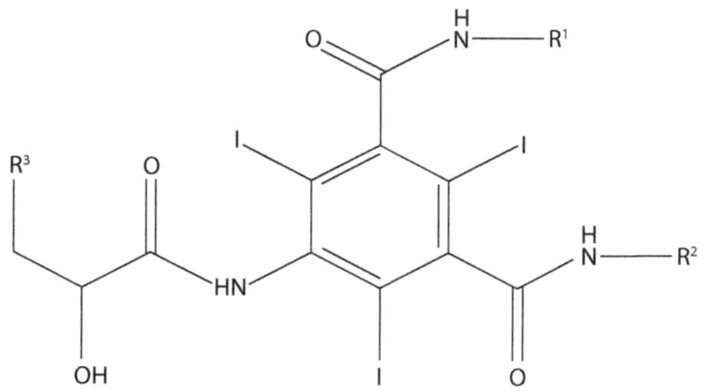

As grandes cadeias laterais aumentam a viscosidade dos monômeros não iônicos comparativamente aos iônicos. O aumento da viscosidade torna os monômeros não iônicos mais difíceis de injetar. Contudo, esse aumento não parece estar relacionado com o incremento da frequência de efeitos adversos.

Dímeros iônicos

Os dímeros iônicos são formados pela junção de dois monômeros iônicos com a eliminação de um grupo carboxil (**Figura 7.4**). Esses agentes contêm seis átomos de iodo para cada duas partículas em solução (razão 6:2) com concentração de 59% e osmolalidade de 600mOsm/kg.

Dímeros não iônicos

Os dímeros não iônicos consistem na junção de dois monômeros não iônicos (**Figura 7.5**). Essas substâncias contêm seis átomos de iodo para cada partícula em solução (razão 6:1). Apresentam, contudo, elevada viscosidade em virtude de sua dimensão.

Meios de contraste iso-osmolares

O iodixanol é um meio de contraste iso-osmolar lançado no mercado em 1996. Trata-se de um composto dimérico, não iônico. Os eletrólitos sódio e cálcio são adicionados ao iodixanol numa taxa equivalente ao sangue, fazendo dele uma solução iso-osmótica em relação ao sangue (290mOsm/kg H_2O) em todas as concentrações. Isso representa menos da metade da osmolaridade do agente não iônico monomérico de baixa osmolaridade (600 a 844mOsm/kg H_2O).

Propriedades físico-químicas

Osmolalidade

Todas as membranas biológicas têm uma propriedade conhecida como semipermeabilidade, que é a capacidade

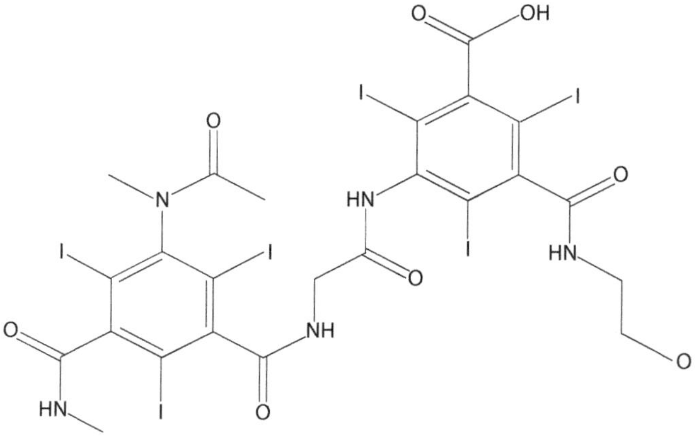

Figura 7.3 Estrutura química de meio de contraste monômero não iônico.

Figura 7.4 Estrutura química de meio de contraste dímero iônico.

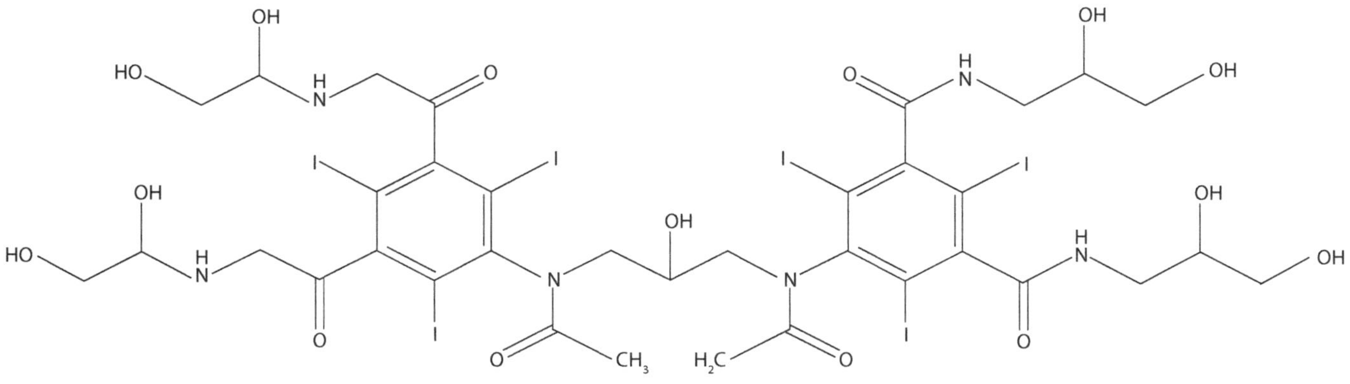

Figura 7.5 Estrutura química de meio de contraste dímero não iônico.

de permitir que a água e outras pequenas moléculas passem livremente através delas, não possibilitando a passagem de moléculas maiores em solução na água. Uma vez que a água pode passar livremente em ambas as direções, mas as moléculas grandes dissolvidas não, ela passa gradualmente de uma solução com menor concentração de um dos lados da membrana semipermeável para uma solução com maior concentração do outro lado. A solução com maior concentração atrai a água da solução com menor concentração. Esse processo é denominado osmose, e a força exercida é chamada de pressão osmótica. A pressão osmótica depende apenas da concentração de partículas dissolvidas ou da osmolalidade.[2,3]

A avaliação comparativa dos meios de contraste iônicos e não iônicos em termos de osmolalidade torna possível verificar que os iônicos se dissociam em solução; logo, 1 mol de meio de contraste iônico origina 2 moles quando dissolvido em água. Assim, teoricamente, a osmolalidade desse contraste em solução duplica, enquanto 1 mol de um meio de contraste não iônico não se dissocia em solução, ou seja, a osmolalidade se mantém em solução. Portanto, a osmolalidade de 1 mol de um meio de contraste iônico, quando colocado em solução, representa o dobro da de 1 mol de meio de contraste não iônico em solução (Tabela 7.1).

Viscosidade

A viscosidade depende do tamanho molecular, da estrutura/forma molecular, da concentração de iodo e da temperatura.

A importância prática da viscosidade de um produto de contraste está relacionada com a força necessária para injetá-lo através de uma agulha ou cateter. A elevada viscosidade impede também a mistura rápida no sangue, diminuindo a velocidade do contraste no interior dos pequenos vasos. Contudo, essa característica pode ser benéfica em termos de intervenção vascular ao promover maior duração do contraste nas arteriografias seletivas.[2,4]

Os dímeros, além de serem moléculas maiores, têm formato elipsoide, em contraste com os monômeros, que são esféricos, fato que acentua sua viscosidade. Pode-se reduzir a viscosidade ao diminuir a concentração de iodo do produto de contraste, o que muitas vezes é realizado com os dímeros, mas essa redução pode resultar em opacificação inadequada.

Como a viscosidade está inversamente relacionada com a temperatura, é possível resolver parcialmente esse problema mediante o aquecimento do contraste, embora apresente como inconveniente o fato de esse contraste só ser usado com seu efeito máximo imediatamente após ter sido aquecido.

Farmacocinética

Todos os meios de contraste iodados utilizados regularmente são muito hidrofílicos e têm baixa lipossolubilidade e pouca afinidade de ligação com proteínas e receptores de membranas. Distribuem-se no espaço extracelular sem ação farmacológica significativa.[4]

Dois a 5 minutos após a administração intravenosa do meio de contraste, ocorre difusão de 70% da dose injetada do plasma para o espaço intersticial. O equilíbrio completo entre o plasma e o espaço intersticial ocorre cerca de 2 horas após a injeção. As moléculas não são metabolizadas antes de sua eliminação, sendo sua principal via de eliminação a renal (99%), sem reabsorção tubular.[2] Apenas 1% dos meios de contraste apresenta excreção extrarrenal (biliar, lacrimal, sudorípara).

Se a função renal for normal, a meia-vida do contraste será de cerca de 2 horas. Em 24 horas, 98% do contraste já terão sido eliminados. Se houver insuficiência renal, com taxa de filtração glomerular reduzida, a excreção pode prolongar-se por semanas, ganhando relevância a eliminação extrarrenal, principalmente biliar e intestinal.

Tabela 7.1 Osmolalidade dos meios de contraste iodados

Tipo de contraste	Nome	Concentração (mOsm/kg)
Monômero iônico	Diatrizoato	1579
Monômero não iônico	Iopramida	600
Dímero iônico	Ioxaglato	600
Dímero não iônico	Iodixanol	300

Tabela 7.2 Farmacocinética dos meios de contraste iodados

Hidrofílicos
Baixa ligação proteica
Eliminação renal (99%) sem reabsorção tubular
Eliminação extrarrenal desprezível (< 1%)
Meia-vida de 2 horas
98% do contraste eliminados em 24 horas

Reações adversas

As reações adversas podem ser divididas em locais, renais e generalizadas, as quais podem ser subdivididas em reações idiossincráticas e não idiossincráticas. Apesar de as reações adversas renais serem reações não idiossincráticas quimiotóxicas, optou-se por sua descrição individualizada em razão de sua importância e frequência.

Reações adversas locais

Mais frequentes que as outras, as reações adversas locais são consequência de lesão vascular, extravasamento de contraste com lesão tissular (mais frequente com o contraste iônico) e formação de pequenos trombos.

O extravasamento do meio de contraste, a complicação local mais comum, tem aumentado de incidência, principalmente, em função do uso mais comum das bombas injetoras automáticas que podem realizar a injeção de grande volume em curto espaço de tempo. Outros fatores de risco são uso de contrastes hiperosmolares, pacientes que não podem se comunicar ou se comunicam com dificuldade e pacientes com fragilidade vascular.[3]

A maioria das lesões é menor, resultando em edema e eritema local, que podem ser apenas observados. Entretanto, grandes volumes (> 50mL) de meios de contraste hiperosmolares podem causar lesões importantes, como necrose de pele, ulcerações e até mesmo síndromes compartimentais.

Medidas conservadoras são suficientes na maioria dos casos e incluem elevação dos membros e aplicação local de gelo (crioterapia). Nas lesões de maior gravidade pode ser necessária a avaliação cirúrgica por cirurgião plástico.

Reações adversas renais

Com a difusão do uso de meios de contraste radiológicos em procedimentos diagnósticos e intervencionistas, a nefropatia induzida por contraste tornou-se uma importante causa de insuficiência renal aguda iatrogênica, sendo a terceira causa de insuficiência renal aguda em pacientes hospitalizados. Pode ser definida como deterioração da função renal manifestada por aumento absoluto da creatinina sérica de pelo menos 0,5mg/dL ou por um aumento relativo de 25% em relação aos valores basais prévios 3 dias após administração intravenosa (IV) do meio de contraste e na ausência de outro fator desencadeante (Thomsen, 2003; Murphy, 2000; Barrett, 2006).

A osmolaridade tem sido sugerida por muitos autores como fator importante na fisiopatogenia da nefropatia por contraste. Estudos clínicos e metanálises têm revelado que a utilização de meios de contraste de baixa osmolaridade promove redução substancial de nefropatia em pacientes de alto risco em comparação com o uso de meios de contraste de alta osmolaridade.[7,8]

Rudnick e cols., em estudo prospectivo randomizado de 1.196 pacientes submetidos à angiografia, não encontraram diferença na incidência de nefropatia em pacientes de baixo risco que receberam meio de contraste de baixa osmolaridade (780mOsm/kg H_2O) ou alta osmolaridade (1.870 mOsm/kg H^2O). Entretanto, os pacientes com função renal comprometida (creatinina sérica > 1,5mg/dL) apresentaram redução de 27% para 12,2% na incidência de nefropatia com o uso de contraste de baixa osmolaridade, enquanto nos pacientes diabéticos a redução foi de 47,7% para 33,3%.[9]

Ainda não está claro o papel dos meios de contraste iso-osmolares em termos de nefrotoxicidade.[10] Em 2003 foi publicado o resultado de um importante ensaio clínico que envolveu 129 doentes e que teve por objetivo comparar os dímeros não iônicos (iso-osmolares) com os monômeros não iônicos (hipo-osmolares) em relação ao risco de nefropatia. Os autores concluíram que os dímeros não iônicos seriam menos nefrotóxicos que os monômeros não iônicos em doentes considerados de risco – no caso, diabéticos com creatinina sérica entre 1,5 e 3,5mg/dL.[11] Uma grande metanálise publicada em 2009, envolvendo um número importante de doentes (n = 3.270), concluiu que o uso de meio de contraste iso-osmolar não está associado a risco menor de nefropatia que o uso de meio de contraste hipo-osmolar em geral.[12]

Recomendações foram elaboradas[3,6,13] para evitar a nefropatia em doentes com fatores de risco, definindo comportamentos perante os doentes de risco: assegurar boa hidratação de 4 horas antes até 24 horas depois (100mL/h VO ou IV – NaCl 0,9%); utilizar meios de contraste hipo ou iso-osmolares; interromper os fármacos nefrotóxicos durante 24 horas e considerar métodos de imagem alternativos que não necessitem de contraste intravenoso. Nesses doentes, não devem ser utilizados meios de contraste hiperosmolares ou doses elevadas de meios de contraste, diuréticos (sobretudo os de alça) ou manitol, e também não devem ser realizados múltiplos estudos com meios de contraste em curto período de tempo, sendo necessário aguardar no mínimo 2 a 5 dias.

Alguns fatores aumentam a probabilidade de o paciente apresentar valores séricos de creatinina elevados, como existência de doença renal ou cirurgia renal prévia, proteinúria, diabetes melito, hipertensão arterial, gota e uso de medicamentos nefrotóxicos (p. ex., anti-inflamatórios não esteroides). Os pacientes com fatores de risco ou que

Tabela 7.3 Recomendações para evitar nefrotoxicidade aos meios de contraste iodados (Thomsen, 2003)

Definição	Nefrotoxicidade induzida por meio de contraste consiste na piora da função renal (aumento da creatinina sérica > 25% PI 0,5mg/dL) que ocorre em até 3 dias após administração do meio de contraste sem outro fator de risco causal
Fatores de risco	Aumento nos níveis de creatinina sérica Desidratação Insuficiência cardíaca congestiva Idade > 70 anos Uso de drogas nefrotóxicas (p. ex., anti-inflamatórios não esteroides)
Em pacientes com fatores de risco	Hidratação (pelo menos 100mL/h VO ou solução salina IV), iniciada 4 horas antes e mantida até 24 horas após uso do meio de contraste Uso de meio de contraste hipo ou iso-osmolar Interromper uso de drogas nefrotóxicas pelo menos 24 horas antes do procedimento Considerar técnicas de imagem alternativas que não necessitam do uso de meio de contraste iodado
Medição de creatinina sérica nos últimos 7 dias	Procedimentos intra-arteriais Fatores de risco para nefropatia (doença renal ou cirurgia renal prévia, proteinúria, diabetes melito, hipertensão arterial, gota, uso de medicamentos nefrotóxicos)
Não necessitam da dosagem de creatinina sérica	Situações de emergência

serão submetidos a procedimentos intra-arteriais deverão submeter-se à medição da creatinina sérica nos 7 dias que antecedem a data de realização do exame. Nos doentes que não apresentarem fatores de risco deverá ser utilizada a medição da creatinina sérica dos últimos 6 meses. Em situações de emergência pode-se prescindir do valor da creatinina.[14]

Reações generalizadas idiossincráticas

A maioria das reações adversas não renais é idiossincrática. As reações idiossincráticas são imprevisíveis, independentemente da dose administrada. Uma reação idiossincrática grave pode ocorrer após a injeção de menos de 1mL de meio de contraste. O mecanismo dessas reações pode envolver a liberação de histamina e outros mediadores biológicos ativos, como serotonina, prostaglandinas, bradicinina, leucotrienos, adenosina e endotelina. Apesar de as reações idiossincráticas apresentarem as mesmas manifestações que as reações anafiláticas, não se trata de verdadeiras reações de hipersensibilidade, pois os anticorpos de IgE não estão envolvidos. A sensibilização prévia não é necessária nem as reações ocorrem de maneira consistente em um dado paciente.

As reações idiossincráticas se dividem em imediatas e tardias.

Reações idiossincráticas imediatas

As reações imediatas ocorrem logo após a injeção do meio de contraste (85% nos primeiros 5 minutos). Incluem desde reações leves com manifestações cutaneomucosas, como prurido, eritema, urticária localizada ou generalizada com ou sem angioedema, reações moderadas associadas a sinais cardiovasculares e respiratórios (hipotensão arterial, tosse, taquipneia e dispneia), reações graves, que incluem sinais cardiovasculares graves (hipotensão grave, taquicardia ou bradicardia), sinais respiratórios graves (broncospasmo grave e edema da glote) e sinais neurológicos (perda de consciência, crise convulsiva), até reações muito graves com parada cardiorrespiratória.[15]

Essas reações são mais frequentes em determinados grupos de risco, como doentes com reação generalizada moderada ou grave antes da injeção do contraste intravenoso, asma e reações alérgicas exigindo terapêutica.[3]

A incidência das reações leves é de cerca de 15% após o uso de meio de contraste iônico hiperosmolar e de 3% após o de meio de contraste não iônico hipo-osmolar. Reações graves e muito graves ocorrem menos frequentemente, com incidência de 0,22% e 0,04% após uso de meio de contraste hiperosmolar e 0,04% e 0,004% em doentes após uso de meios de contraste hipo-osmolares, respectivamente.[15,16]

A metanálise de Caro e cols.[17] avaliou o risco de morte e reações graves não fatais com os meios de contraste de alta e baixa osmolaridade. Os autores não encontraram diferenças no risco de morte entre os dois, sendo esse evento muito raro: 0,9 morte por 100 mil usos (IC95%: 0,3 a 2,6 por 100.000). Já o risco de reações graves com o uso de meios de contraste de alta osmolaridade é de 157 por 100 mil usos (IC95%: 144 a 172 por 100.000) e pode ser reduzido em 80% (redução de 126 por 100.000) com a aplicação de meios de contraste de baixa osmolaridade.

Lasser e cols.,[18] em estudo randomizado com 6.763 pacientes, encontraram redução da incidência de reações aos meios de contraste iônicos quando foi realizada a profilaxia com corticoides. Lasser e cols., em outro estudo randomizado com 1.155 pacientes,[19] relataram redução de 4,9% para 1,7% em todas as reações quando corticoides foram administrados antes do meio de contraste não iônico. A frequência de reações moderadas e graves após a corticoterapia foi também menor, porém sem diferença estatística significativa. Katayama e cols.[16] não relataram benefício com a corticoterapia profilática em pacientes em uso de meios de contraste não iônicos. Entretanto, os pacientes receberam corticoides intravenosos imediatamente antes da administração do meio de contraste; portanto, pode não ter havido tempo para que ocorresse o efeito desejado.

Wolf e cols.[20] relataram em um estudo que um meio de contraste não iônico é mais seguro do que um meio de contraste iônico com corticoides. No entanto, esses autores não avaliaram os efeitos quando foram utilizados meios de contraste não iônicos com corticoides. Dawson e Sidhu sugeriram que a profilaxia com corticoides deveria ser abandonada, o que gerou grande polêmica.[22-25] Atualmente, as opiniões a respeito do uso de corticoides antes de agentes não iônicos são divididas. Nos EUA e na Europa são utilizados diferentes regimes com doses variadas, quando o são.[3]

De acordo com as recomendações da Sociedade Europeia de Urorradiologia,[3] a pré-medicação com corticoterapia é recomendada em pacientes de alto risco (reação moderada/grave prévia, asma ou alergia com tratamento medicamentoso) quando são utilizados agentes iônicos. Entretanto, quando agentes não iônicos são utilizados, as opiniões se dividem. Os corticoides utilizados são a prednisolona 30mg via oral ou a metilprednisolona 32mg via oral, 12 e 2 horas antes do procedimento. Os corticoides não são efetivos quando utilizados menos de 6 horas antes do uso do meio de contraste. Anti-histamínicos H1 e H2 podem ser utilizados com corticoides, mas seu uso é controverso.[3]

Reações idiossincráticas tardias

Reações adversas tardias aos meios de contraste de uso intravenoso são definidas como reações que ocorrem em 1 hora a 1 semana após a injeção do meio de contraste. Sua prevalência permanece incerta e sua fisiopatologia não é completamente compreendida. Incluem sintomas como náuseas, vômitos, cefaleia, prurido, eritema, dor musculoesquelética, febre, dor abdominal e parotidite; contudo, uma proporção significativa dessas reações não está relacionada com o meio de contraste. Apenas as reações cutâneas do tipo alérgicas são reações adversas tardias bem documentadas aos meios de contraste, com incidência em torno de 2%.[3]

A incidência de reações tardias aos dímeros não iônicos parece ser maior que a de reações causadas por monômeros não iônicos e é provavelmente mediada pelas células T. Os doentes com risco elevado de reações adversas tardias cutâneas são aqueles com história de reação prévia ao meio de contraste ou medicados com interleucina 2. A maioria das reações adversas tardias é autolimitada com resolução em 1 semana, sendo a terapêutica sintomática.

Tabela 7.4 Recomendações para evitar reações generalizadas aos meios de contraste iodados (Thomsen, 2003)

Fatores de risco	Reações generalizadas prévias moderadas ou graves Asma Alergia que exige tratamento medicamentoso
Para reduzir o risco de reações generalizadas	Uso de contrastes não iônicos
Indicações de uso de pré-medicação	Se apresentar fatores de risco Se for usado meio de contraste iônico Se meio de contraste não iônico: controverso
Pré-medicação	Prednisolona 30mg ou metilprednisolona VO, 12 e 2 horas antes do uso do meio de contraste Anti-histamínicos H1 e H2: controverso

Meios de contraste iodados e o uso de metformina

A biguanida metformina é um agente oral hipoglicemiante usado por indivíduos portadores de diabetes melito não insulino-dependentes, sendo eliminada predominantemente por excreção renal. Aproximadamente 90% da metformina são eliminados por via renal dentro de 24 horas.

Os meios de contraste iodados podem resultar em acumulação e retenção de metformina nos tecidos, precipitando acidose lática grave, uma situação rara, mas por vezes fatal. Contudo, não existem evidências conclusivas de que o uso intravascular do meio de contraste iodado precipite acidose lática induzida pela metformina em doentes com níveis normais de creatinina. As complicações ocorrem quase sempre em doentes com diabetes que apresentam a função renal alterada (taxa de filtração glomerular < 70mL/min ou creatinina sérica > 1,6mg/dL) antes da injeção do meio de contraste iodado.

Em 2003 foram publicadas novas diretrizes pela Sociedade Europeia de Radiologia Urogenital[3] para o uso de meios de contraste iodados em doentes medicados com metformina. Segundo essas diretrizes, todos os pacientes diabéticos em uso da biguanida devem submeter-se à dosagem de creatinina antes da administração do meio de contraste, além de usarem agentes hipo-osmolares. Se a creatinina sérica for normal, a metformina deverá ser descontinuada no dia em que o meio de contraste iodado for injetado ou 48 horas antes, se a creatinina estiver alterada. Recomendam-se, ainda,

Tabela 7.5 Recomendações para diabéticos em uso de metformina (Thomsen, 2003)

Nível sérico de creatinina	Deve ser mensurado em todo paciente diabético em uso da medicação antes da administração IV do meio de contraste
Meio de contraste	Uso de contrastes não iônicos de baixa osmolaridade
Exames eletivos	Creatinina normal: uso de metformina interrompido no dia do exame com retorno 48 horas depois se os níveis séricos de creatinina permanecerem normais Creatinina elevada: o uso de metformina deve ser suspenso 48 horas antes, com retorno 48 horas depois se não houver mudança nos níveis séricos de creatinina
Exames de emergência	Creatinina normal: exame realizado conforme os casos eletivos Creatinina normal ou desconhecida: devem ser considerados os riscos e benefícios e as técnicas alternativas. Em caso de real necessidade, devem ser adotadas algumas precauções: Interromper o uso da metformina Hidratação (100mL/h VO ou IV) Monitorar níveis de creatinina, ácido lático sérico e pH sanguíneo Observar sintomas de acidose lática: vômito, sonolência, náuseas, dor epigástrica, anorexia, taquipneia, letargia e diarreia

que os níveis de creatinina sérica sejam medidos 48 horas após a injeção do meio de contraste e que a metformina deva ser reiniciada apenas se esses níveis estiverem normais ou inalterados.

Meios de contraste iodados e os métodos dialíticos

A hemodiálise e a diálise peritoneal podem remover os meios de contraste iodados com segurança.

Não estão bem estabelecidos os benefícios da hemodiálise em prevenir nefropatia em indivíduos que não a realizam rotineiramente. Os doentes em diálise podem receber meio de contraste intravenoso. As complicações que podem ocorrer nesses doentes são a sobrecarga hídrica e a lesão da função renal residual. Esses riscos devem ser ponderados com relação ao provável benefício diagnóstico do exame. A crença comum de que os doentes em diálise necessitam de diálise precoce pós-procedimento não é comprovada pelos ensaios clínicos. A diálise prévia ao exame pode ser desejável, particularmente quando se trata de procedimentos nos quais se prevê o uso de doses elevadas de meios de contraste ou em doentes com insuficiência cardíaca congestiva.[3]

MEIOS DE CONTRASTE EM RESSONÂNCIA MAGNÉTICA

Histórico

Lauterbur,[26] na década de 1970, foi pioneiro nos estudos com contraste em ressonância magnética ao utilizar sal de manganês em cães para diferenciar o miocárdio normal da área de infarto. Nos exames de ressonância magnética, o manganês se localiza preferencialmente no miocárdio normal.

Young, em 1981, realizou o primeiro estudo em humanos com agente paramagnético (cloreto férrico) por via oral para realçar o trato gastrointestinal.[27]

Em 1984, Carr e cols.[28] utilizaram pela primeira vez gadolínio como meio de contraste (gadopentetato de dimeglumina) em um paciente com tumor cerebral.

Suscetibilidade magnética

Suscetibilidade magnética é a capacidade de uma substância se tornar mais ou menos magnetizada sob a influência de um campo magnético externo. Toda e qualquer substância se magnetiza em graus variáveis quando colocada em um campo magnético. A suscetibilidade magnética de uma substância representa a medida de o quanto ela fica magnetizada e depende do número de elétrons não pareados na eletrosfera do átomo.

As substâncias podem ser classificadas, de acordo com a resposta ao campo magnético externo, em diamagnéticas, paramagnéticas, superparamagnéticas e ferromagnéticas.

Substâncias diamagnéticas

As substâncias diamagnéticas apresentam leve repulsão e não se magnetizam; portanto, sua suscetibilidade magnética é pequena e negativa, o que a torna basicamente não magnética, constituindo a maior parte dos materiais orgânicos, a madeira e alguns metais, como cobre, prata e ouro. As substâncias diamagnéticas não contêm elétrons orbitais não pareados.

Substâncias paramagnéticas

As substâncias paramagnéticas apresentam suscetibilidade magnética pequena e positiva e são fracamente atraídas pelo campo magnético externo. Elas induzem o campo magnético no mesmo sentido do campo magnético externo, ocasionando o aumento do campo magnético efetivo.

As substâncias paramagnéticas contêm elétrons orbitais não pareados, e o elemento da tabela periódica com maior número de elétrons não pareados é o gadolínio, que contém sete elétrons não pareados e é uma substância fortemente paramagnética. Alguns produtos de degradação da hemoglobina são paramagnéticos: a deoxi-hemoglobina contém quatro elétrons não pareados e a meta-hemoglobina, cinco elétrons não pareados. Outros exemplos de substâncias paramagnéticas são o magnésio e o lítio.

Substâncias paramagnéticas são utilizadas como meio de contraste, sendo o principal representante o gadolínio. Apresentam-se predominantemente com efeito T1 e com pequeno efeito T2 em altas concentrações.

Substâncias superparamagnéticas

As substâncias superparamagnéticas apresentam grande suscetibilidade magnética, muito mais forte do que as paramagnéticas. Essas substâncias se tornam magnetizadas quando submetidas a um campo magnético externo e induzem o campo magnético no mesmo sentido do campo, ocasionando o aumento do campo magnético efetivo. Como exemplos podem ser citados o óxido de ferro e a hemossiderina.

Substâncias ferromagnéticas

As substâncias ferromagnéticas apresentam grande suscetibilidade magnética (maior que a das substâncias superparamagnéticas). São fortemente atraídas por um campo magnético externo e ficam permanentemente magnetizadas (p. ex., ferro, cobalto e níquel).

Íon gadolínio

O gadolínio (Gd) é um elemento metálico do grupo das terras raras, série dos lantanídeos, com número atômico 64. Seu nome é uma homenagem a John Gadolin, químico finlandês (1760-1852). O óxido de gadolínio foi separado de outras terras raras pelo químico suíço Jean de Marignac em 1880.[29]

Na natureza, o gadolínio é um elemento químico de difícil extração da rocha que o contém e se apresenta como um cristal branco-prateado. Em temperatura ambiente, apresenta propriedades ferromagnéticas. O gadolínio é aplicado em fornos de micro-ondas, aparelhos de televisão e outros componentes eletrônicos.

O íon gadolínio não pode ser usado na forma pura em virtude de sua toxicidade, baixa tolerância e baixa solubilidade na água na faixa de pH neutro. O íon gadolínio é então ligado a complexos orgânicos de alta estabilidade, constituindo os quelatos de gadolínio.

Quelatos de gadolínio

O gadolínio é usado como meio de contraste em ressonância magnética na forma de um quelato, isto é, ligado a complexos orgânicos que são denominados quelantes. Os quelatos são compostos químicos formados por um íon metálico ligado por várias ligações covalentes a uma estrutura heterocíclica de compostos orgânicos. Desse modo, os íons metálicos ficam "aprisionados" no composto.

Os quelatos de gadolínio constituem a maior classe de meios de contraste utilizados na prática clínica. Na maioria das situações clínicas, os efeitos T2 não são significativos e os efeitos T1 são utilizados para se obter realce positivo variável.

Os quelatos de gadolínio podem ser classificados de acordo com sua distribuição nos tecidos ou pelo tipo de estrutura elementar.

Distribuição nos tecidos

Os gadolínios quelados podem ser classificados em extracelulares ou intravasculares de acordo com sua distribuição tecidual.

Os meios de contraste com gadolínios extracelulares apresentam rápida difusão através das paredes capilares e pouco tempo no compartimento intravascular A maioria dos contrastes à base de gadolínio usados na prática clínica é extracelular.

Os meios de contraste intravasculares se ligam a macromoléculas como albumina, lipídios e histaminas; portanto, apresentam tempo maior no compartimento intravascular. Os meios de contraste intravenosos são, tipicamente, substâncias que contêm ferro. Esses contrastes têm grande suscetibilidade magnética, o que distorce o campo magnético local nas adjacências do agente. Agentes em partículas com superóxido de ferro são usados como meio de contraste para o fígado, o baço e a medula óssea, pois são absorvidos pelo sistema reticuloendotelial desses tecidos.

Estrutura elementar

Quanto à estrutura química, encontram-se disponíveis comercialmente dois tipos de quelatos de gadolínio: lineares e macrocíclicos.

Os compostos lineares são moléculas cuja orientação tridimensional lembra uma linha com ângulo de ligação de 180 graus. No Brasil estão disponíveis na forma linear o gadopentetato dimeglumina (Magnevist®), a gadodiamida (Omniscan® – **Figura 7.6**) e a gadoversetamida (Optimark®).

Os compostos macrocíclicos são moléculas cíclicas e são considerados compostos heterocíclicos, ou seja, contêm um composto que tem um anel do qual fazem parte pelo menos dois tipos diferentes de átomos. No Brasil, o primeiro composto macrocíclico comercializado foi o ácido gadotérico (Dotarem® – **Figura 7.7**).

Propriedades físico-químicas

As propriedades físico-químicas mais importantes nos complexos de gadolínio são a relaxatividade ou relaxividade e a estabilidade. Outras propriedades, como viscosidade, osmolalidade e densidade, são menos importantes que nos contrastes iodados, principalmente em função do pequeno volume administrado. Os meios de contraste mais utilizados no Brasil são o gadopentato de dimeglumina, a gadoversetamida, a gadodiamida e o ácido gadotérico (**Tabela 7.6**).

Relaxatividade

A relaxatividade é composta por dois parâmetros, T1 e T2, que são característicos de cada tecido. Os meios de contraste que alteram a relaxatividade podem ser divididos em agentes de relaxamento positivo e negativo.

Os que alteram T1, chamados de agentes de relaxamento positivo, encurtam o T1, resultando em aumento da intensidade de sinal nas séries pesadas em T1 (**Figura 7.8**).

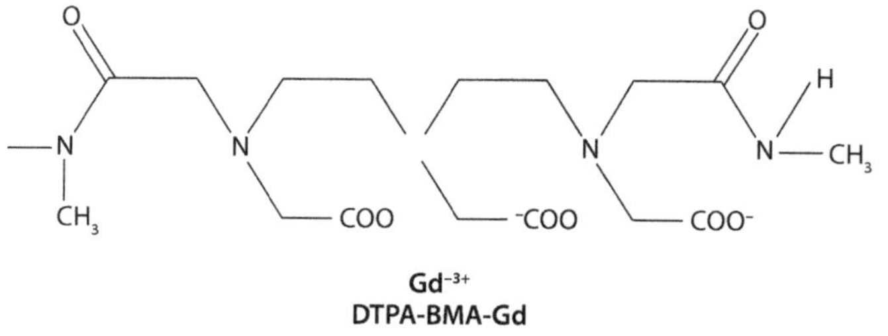

Figura 7.6 Estrutura química do composto linear gd-dtpa-bma (gadodiamida – Omniscan®).

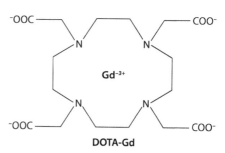

Figura 7.7 Estrutura química do composto macrocíclico gd-dota (ácido gadotérico – Dotarem®).

Tabela 7.6 Características de gadolínios mais comercializados no Brasil

Nomes comerciais	Magnevist®	Optimark®	Omniscan®	Dotarem®
Composição	Gadopentato de dimeglumina	Gadoversetamida	Gadodiamida	Ácido gadotérico
Fabricante	Bayer	Covidien	GE/Farmasa	Guerbert
Estrutura molecular	Linear	Linear	Linear	Macrocíclico
Concentração (mgf/mL)	469,0	330,9	287,0	278,3
Relaxamento T1 (L/mmol/s) 0,47 T, plasma	4,9	–	4,8	4,3
Constante de estabilidade (em pH 7,4)	18,1	15,0	14,9	18,8
Apresentação (mL)	10 e 15	10, 15 e 20	10 e 15	10, 15 e 20

Os que alteram T2, os agentes de relaxamento negativo, reduzem T2, levando à redução da intensidade de sinal em séries pesadas em T2 (**Figura 7.9**).

Estabilidade

A estabilidade de um meio de contraste com gadolínio mede a propensão de liberação do íon gadolínio a partir do complexo. Os macrocíclicos apresentam estabilidade maior e possivelmente menor incidência de fibrose nefrogênica sistêmica.

Farmacocinética

O íon gadolínio, quando livre na circulação, é bastante tóxico, apresentando meia-vida biológica de algumas semanas. Os compostos quelados de gadolínio apresentam meia-vida em torno de 24 a 48 horas. O íon gadolínio, quando quelado a uma molécula, tem sua farmacocinética alterada, acelerando sua depuração e, portanto, reduzindo acentuadamente sua toxicidade relativa. A eliminação fecal é desprezível.

Os compostos à base de gadolínio não são específicos e se distribuem pelo corpo inteiro, sendo hidrofílicos e com baixa ligação proteica. Consequentemente, não apresentam interação medicamentosa.[29] No sistema nervoso central, não se distribuem no cérebro ou medula normais em razão da presença de barreira hematoencefálica. Lesões que causem quebra da barreira hematoencefálica (p. ex., tumores e quadros infecciosos) apresentam realce intenso positivo, que é mais bem observado em séries pesadas em

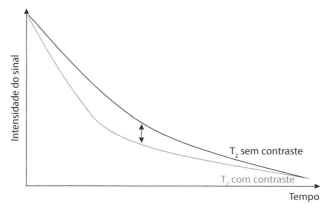

Figura 7.9 Gráfico da intensidade do sinal pelo tempo. Agentes de relaxamento negativo que encurtam o T2, diminuindo a intensidade de sinal nas ponderações T2 e T2*.

T1. Em tecidos fora do sistema nervoso central, o realce depende do acúmulo diferencial de meios de contraste entre tecido normal e anormal.

Reações adversas

Reações agudas

As reações adversas agudas aos meios de contraste em ressonância magnética são, em sua maioria, leves. Reações adversas agudas maiores, como laringoespasmo e choque anafilático, são raras. As reações menores gerais mais comuns são náuseas, vômitos, urticária e cefaleia, enquanto as locais são irritação, ardor e sensação de frio.[29-31]

Reações adversas após a injeção intravenosa de gadolínio são mais frequentes em pacientes que já tiveram reações prévias a qualquer tipo de contraste de uso interno. Pacientes com asma também têm maior probabilidade de apresentar apresentar reação adversa, assim como história de alergias. Pacientes com história prévia de alergia a qualquer tipo de contraste intravenoso ou de outras alergias podem se beneficiar da pré-medicação com corticoides e anti-histamínicos e devem ser acompanhados mais de perto durante a injeção do gadolínio, bem como ficar em observação por mais tempo após a injeção do contraste paramagnético.[32]

Aumento transitório nos níveis de ferro pode ocorrer com o Magnevist® e o Omniscan®, regredindo em 24 a 48 horas. Aumentos nos níveis de bilirrubina ocorrem em 3% a 4% dos

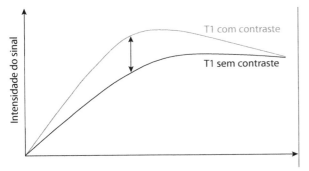

Figura 7.8 Gráfico da intensidade do sinal pelo tempo. Agentes de relaxamento positivo que encurtam o T1, resultando em aumento da intensidade de sinal.

pacientes que fizeram uso do Magnevist®, também regredindo completamente.[29-31]

Fibrose nefrogênica sistêmica

O primeiro caso de fibrose nefrogênica sistêmica foi reconhecido em 1997 e relatado na literatura pela primeira vez por Cowper e cols. no ano 2000.[33] Na ocasião, acreditava-se que o quadro se restringia à pele. Posteriormente, séries de necropsias revelaram fibrose do diafragma, músculo estriado, rins, testículos, osso, pericárdio, miocárdio, pleura, pulmão, dura, esôfago, fígado e mama, sugerindo que a doença fibrosante não estaria limitada exclusivamente à pele.[34,35]

Em 2006, a agência americana de regulação de drogas (FDA) realizou um anúncio público oficial em relação a uma possível associação entre o uso de meios de contraste à base de gadolínio e uma doença dermatológica rara que ocorre em pacientes com insuficiência renal, recomendando aos fabricantes o uso de uma uma tarja de aviso sobre a fibrose nefrogênica sistêmica.[35]

A fibrose nefrogênica sistêmica, anteriormente reconhecida como dermopatia fibrosante nefrogênica, é associada ao aumento da deposição tecidual de colágeno, ocasionando espessamento e endurecimento da pele em indivíduos com quadro de insuficiência renal. Envolve predominantemente as extremidades distais, mas ocasionalmente pode envolver o tronco. A fibrose pode acometer outras partes do corpo, incluindo diafragma, coração, vasculatura pulmonar e músculos das coxas. A doença é progressiva e pode ser fulminante em cerca de 5% dos casos, podendo levar o paciente ao óbito. A maioria dos casos foi descrita com o uso de gadolínio de estrutura linear não iônica.[37]

As bulas de contraste paramagnético recomendam evitar o uso de meio de contraste à base de gadolínio em pacientes com insuficiência renal. A FDA relata que os pacientes de maior risco são os que apresentam insuficiência renal grave aguda ou crônica (taxa de filtração glomerular menor que 30mL/min/1,73m^2) ou disfunção renal aguda relacionada com síndrome hepatorrenal ou no período perioperatório de transplante renal.[36]

As novas diretrizes de utilização do gadolínio variam de acordo com o grupo que avalia essas orientações: a escola norte-americana ou a europeia. Enquanto a norte-americana não leva em consideração o tipo de gadolínio que está sendo utilizado e determina condutas genéricas para o uso desse agente, a europeia tem normas variáveis que dependem do tipo de gadolínio que vai ser utilizado.[38]

Diretriz norte-americana para utilização do gadolínio[38]

Na recomendação norte-americana, é sugerido que a gadodiamida (Omniscan®) não seja utilizada nos pacientes com insuficiência renal (IR) graus 1 e 2 (*clearance* de creatinina entre 60 e 90mL/min/1,73m^2), devendo ser dada preferência aos gadolínios com estrutura macrocíclica.

Quando, apesar dos riscos, o paciente com IR grau 3 (*clearance* de creatinina estimado entre 30 e 59mL/min/1,73m^2) se benificia com a realização de ressonância magnética, deve ser considerada a utilização da menor dose possível que possibilite a obtenção de uma imagem com valor diagnóstico (se possível, meia dose). Em pacientes hemodialisados deve ser considerada a possibilidade de hemodiálise logo após a injeção do gadolínio e, se possível, repetir a hemodiálise após 24 horas.

Nos casos de pacientes com IR graus 4 e 5 (*clearance* de creatinina estimado menor que 30mL/min/1,73m^2), a administração de gadolínio é mais problemática, apresentando mais riscos do que benefícios. Nos pacientes dialíticos, quando o benefício é comprovadamente maior, recomenda o esquema de diálise semelhante ao dos pacientes com IR grau 3.

Nos pacientes com *clearance* de creatinina estimado menor que 15mL/min/1,73 m^2 deve ser evitada a injeção de gadolínio.

Diretriz europeia para utilização do gadolínio[38]

A European Society of Urogenital Radiology (ESUR) considera pacientes de alto risco para o uso de gadolínio aqueles com IR graus 4 e 5 (*clearance* de creatinina estimado menor que 30mL/min/1,73 m^2), incluindo os que precisam de diálise e com redução da função renal que foram ou serão submetidos a transplante de fígado. Pacientes com risco menor seriam aqueles com IR grau 3 (*clearance* estimado de creatinina entre 30 e 59mL/min/1,73 m^2) e crianças com menos de 1 ano de idade. A conduta varia em função do tipo de gadolínio.

Os contrastes à base de gadolínio gadodiamida (Omniscan®), gadopentetato dimeglumina (Magnevist®) e gadoversetamida (Optimark®) são contraindicados para os pacientes com IR graus 4 e 5, mesmo recebendo diálise, e aqueles com redução da função renal que foram ou serão submetidos a transplante de fígado. Esses contrastes devem ser utilizados com cautela nos pacientes com IR grau 3 e nas crianças com menos de 1 ano de idade. A ESUR recomenda que os níveis de creatinina sejam medidos em todos os pacientes antes da injeção desses três tipos de gadolínio.

Os contrastes que apresentam risco intermediário de fibrose nefrogênica sistêmica são: gadobenato dimeglumina (Gd-Bopta®), gadofosveset trissódico (Vasovist®) e gadoxetato dissódico (Primovist®). Podem ser utilizados com doses menores e a mesma eficácia, não sendo necessária a detecção dos níveis de creatinina para o uso desses agentes (exceto em IR graus 4 e 5).

Os contrastes contendo gadolínio de baixo risco para o desenvolvimento de fibrose nefrogênica sistêmica são o gadobutrol (Gadovist®), o gadoterado meglumina (Dotarem®) e o gadoteridol (Prohance®).

Pseudo-hipocalcemia

A pseudo-hipocalcemia não é uma hipocalcemia real, pois só é observada nos exames laboratoriais (calorimétricos), ocorrendo apenas dentro de 24 horas após a administração do contraste. A importância do reconhecimento desse problema está na possibilidade de que a pseudo-hipocalcemia seja interpretada como hipocalcemia real e o paciente seja tratado com reposição de cálcio.[31,39]

A pseudo-hipocalcemia tem sido descrita com o emprego de agentes gadolínios lineares, que são considerados menos estáveis do que os cíclicos.

Gravidez e lactação

Os efeitos dos meios de contraste paramagnéticos no feto são desconhecidos. A injeção na gestação não é recomendada e deve ser evitada no primeiro trimestre. Após esse período, devem ser avaliados os riscos/benefícios de seu uso. Caso se opte pela realização do exame contrastado, recomenda-se o uso de um agente macrocíclico estável.

Um quantidade muito pequena do quelato de gadolínio atravessa a placenta e é excretada no leite materno. O aleitamento pode ser continuado normalmente após a injeção do meio de contraste na mãe, sendo recomendado, contudo, o uso de um agente macrocíclico.[32]

Referências

1. Grainger RG. Intravascular contrast media – the past, the present and the future. Br J Radiol 1982; 55:1-18.
2. Santos AP, Gaivão AM, Tavares A et al. Produtos de contraste iodados. Acta Med Port 2009; 22:261-74.
3. Thomsen HS. Guidelines for contrast media from the European Society of Urogenital Radiology. AJR 2003; 181:1463-71.
4. Oliveira LAN. Assistência à vida em radiologia: guia teórico e prático. São Paulo: Colégio Brasileiro de Radiologia, 2009.
5. Barret BJ, Parfrey PS. Preventing nephropathy induced by contrast medium. N Engl J Med 2006; 354:379-86.
6. Murphy SW, Barrett BJ, Parfrey PS. Contrast nephropathy. J Am Soc Nephrol 2000; 11:177-82.
7. Barrett BJ, Carlisle EJ. Metaanalysis of the relative nephrotoxicity of high- and low-osmolality iodinated contrast media. Radiology 1993; 188:171-8.
8. Grynne BH, Nossen JO, Bolstad B et al. Main results of the first comparative clinical studies on Visipaque. Acta Radiol Suppl 1995; 399:265-70.
9. Rudnick MR, Goldfarb S, Wexler L et al. Nephrotoxicity of ionic and nonionic contrast media in 1196 patients: a randomized trial. The Iohexol cooperative study. Kidney Int 1995; 47:254-61.
10. McCullough PA, Bertrand ME, Brinker JA et al. A meta-analysis of the renal safety of isosmolar iodixanol compared with low-osmolar contrast media. J Am Coll Cardiol 2006; 48:692-9.
11. Aspelin P, Aubry P, Fransson SG et al. Nephrotoxic effects in high-risk patients undergoing angiography. N Engl J Med 2003; 348:491-9.
12. Heinrich MC et al. Nephrotoxicity of iso-osmolar iodixanol compared with nonionic low-osmolar contrast media: meta-analysis of randomized controlled trials. Radiology 2009; 250:68-86.
13. Morcos SK, Thomsen HS. Adverse reactions to iodinated contrast media. Eur Radiol 2001; 11:1267-75.
14. Thomsen HS, Morcos SK. In which patients should serum creatinine be measured befor iodinated contrast media administration? Eur Radiol 2005; 15:749-54.
15. Thomsen HS, Morcos SK. ESUR: Management of acute adverse reactions to contrast media. Eur Radiol 2004; 14:476-81.
16. Katayama H, Yamaguchi K, Kozuka T et al. Adverse reactions to ionic and nonionic contrast media: a report from the Japanese Committee on the Safety of Contrast Media. Radiology 1990; 175:621-8.
17. Caro JJ, Trindade E, McGregor M. The risks of death and of severe nonfatal reactions with high- vs. low-osmolality contrast media: a meta- analysis. AJR Am J Roentgenol 1991; 56: 825-32.
18. Lasser EC, Berry CC, Lee B et al. Pretreatment with corticosteroids to alleviate reactions to intravenous contrast material. N Engl J Med 1987; 317:845-9.
19. Lasser EC, Berry CC, Mishkin MM et al. Pretreatment with corticosteroids to prevent adverse reactions to nonionic contrast media. AJR 1994; 162:523-6.
20. Wolf GL, Mishkin MM, Roux SG et al. Comparison of the rates of adverse drug reactions: ionic agents, ionic agents combined with steroids and non-ionic agents. Invest Radiol 1991; 26:404-10.
21. Dawson P, Sidhu PS. Is there a role for corticosteroid prophylaxis in patients at increased risk of adverse reactions to intravascular contrast agents? Clin Radiol 1993; 48:225-6.
22. Dore C, Sidhu PS, Dawson P. Corticosteroid prophylaxis in patients at increased risk of adverse reactions to intravascular contrast agents (letter). Clin Radiol 1994; 49:583-4.
23. Lasser EC. Corticosteroid prophylaxis in patients at increased risk of adverse reactions to intravascular contrast agents (letter). Clin Radiol 1994; 49:582-3.
24. Lasser EC, Berry CC. Corticosteroid prophylaxis in patients at increased risk of adverse reactions to intravascular contrast agents (letter). Clin Radiol 1994; 49:584.
25. Lasser EC. Corticosteroid prophylaxis in patients at increased risk of adverse reactions to intravascular contrast agents (letter). Clin Radiol 1995; 50:199.
26. Lauterbur PC. Image formation by induced local interactions: examples employing nuclear magnetic resonance. Nature 1973; 242:190-1.
27. Young IR, Clarke GJ, Bailes DR et al. Enhancement of relaxation rate with paramagnetic contrast agents in NMR imaging. J Comput Tomogr 1981; 5:543-7.
28. Carr DH, Brown J, Bydder GM et al. Intravenous chelated gadolinium as a contrast agent in NMR imaging of cerebral tumours. Lancet 1984; 1:484-6.
29. Oliveira LAN. Assistência à vida em radiologia: guia teórico e prático. São Paulo: Colégio Brasileiro de Radiologia, 2009.
30. Li A, Wong CS, Wong MK et al. Acute adverse reactions to magnetic resonance contrast media – gadolinium chelates. Br J Radiol 2006; 79:368-71.
31. Elias JJ, Santos AC, Koenigkam-Santos M, Nogueira-Barbosa MH, Muglia VF. Complicações do uso intravenoso de agentes de contraste à base de gadolínio para ressonância magnética. Radiol Bras 2008; 41:263-7.

32. Gauden AJ, Phal PM, Drummond KJ. Journal of Clinical Neuroscience 2010; 17:1097-104.
33. Cowper SE, Robin HS, Steinberg HM et al. Scleromyxedema-like cutaneous disease in renal dialysis patients. Lancet 2000; 356:1000-2.
34. Gibson SE, Farver CF, Prayson RA. Multiorgan involvement in nephrogenic fibrosing dermopathy: an autopsy case and review of the literature. Archiv Path Lab Med 2006; 130:209-12.
35. Ting WW, Stone MS, Madison KC et al. Nephrogenic fibrosing dermopathy with systemic involvement. Archiv Dermatol 2003; 139:905-6.
36. FDA. Public Health Advisory – Gadolinium containing contrast agents for magnetic resonance imaging (MRI): Omniscan, OptiMARK, Magnevist, ProHance and MultiHance. [cited June 08, 2006]. Available: http://www.fda.gov/cder/drug/advisory/gadolinium_agents.htm.
37. Marckmann P, Skov L, Rossen K et al. Nephrogenic systemic fibrosis: suspected causative role of gadodiamide used for contrast-enhanced magnetic resonance imaging. J Am Soc Nephrol 2006; 17:2359-62.
38. Thomsen HS. How to avoid nephrogenic systemic fibrosis: current guidelines in Europe and the United States. Radiol Clin North Am 2009; 47:871-5.
39. Prince MR, Erel HE, Lent RW et al. Gadodiamide administration causes spurious hypocalcemia. Radiology 2003; 227: 639-46.

Radiologia Convencional: Tecnologia Analógica e Digital

Críssia Carem Paiva Fontainha
Luciana Batista Nogueira
Arnaldo Prata Mourão

SISTEMA DE GERAÇÃO DE RAIOS X

O sistema de geração de raios X consiste no tubo de raios X, que se encontra em um cabeçote, e no gerador de alta tensão que alimenta esse tubo. O aparelho de raios X é composto por um sistema alimentador que insere a alta tensão (kV) selecionada no painel de controle juntamente com um sistema retificador que converte a tensão alternada na entrada em contínua na saída, um cabeçote onde fica posicionado o tubo de raios X, um sistema de delimitação e filtração do feixe de radiação acoplado à saída do tubo, uma estativa que permite a movimentação do cabeçote, uma mesa para o posicionamento do paciente, um porta-bucky, logo abaixo da mesa, onde o filme radiográfico é colocado e onde se encontra a grade, além de um mural que possibilita a realização do exame em ortostatismo (paciente posicionado em pé ou sentado) e, por fim, um painel de controle para a seleção dos parâmetros de exposição (**Figura 8.1**).

Aparelho de raios X

Os componentes básicos do aparelho de raios X são: mesa de exame, mural *bucky*, estativas, painel de comando, cabeçote e gerador de raios X.

Mesa e mural

A mesa de exame tem por finalidade acomodar o paciente no posicionamento apropriado para os exames radiológicos, podendo ser fixa ou móvel. É composta por um *bucky* horizontal, que contém uma gaveta para posicionamento do receptor de imagem, e uma grade antidifusora. O centro da mesa tem uma linha longitudinal que serve como referência para centralização do paciente ou da região que deve ser radiografada. O alinhamento do raio central com a linha demarcada na mesa indica que o raio central incide no centro do filme radiográfico (**Figura 8.2A**).

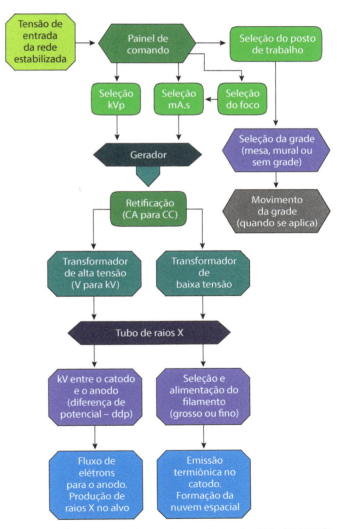

Figura 8.1 Fluxograma do sistema de geração de raios X. A alimentação de entrada que foi estabilizada alimentará o sistema do painel de comando e o gerador. Os parâmetros de seleção do painel de comando irão acionar os transformadores do gerador. O transformador de baixa tensão alimentará o filamento e o de alta tensão colocará a diferença de potencial entre o catodo e o anodo. A nuvem espacial de elétrons formada no catodo fluirá para o alvo, no anodo, e, ao interagir, produzirá os raios X.

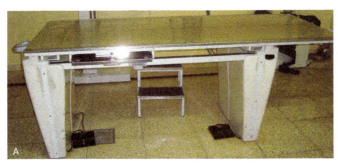

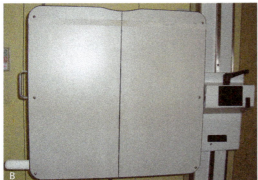

Figura 8.2A Mesa de exame. **B** Mural *bucky*.

O mural ou *bucky* vertical possibilita a realização de exames radiológicos com o paciente em posição ortostática ou sentado. Está afixado em uma estativa que conta com um sistema de movimentação vertical, o que torna possível ajustar o posicionamento do paciente. O mural é composto por uma gaveta para posicionamento do receptor de imagem e por uma grade antidifusora (**Figura 8.2B**).

Estativa

Trata-se de uma estrutura de suporte do cabeçote que possibilita o direcionamento do feixe de raios X para realização de exames radiológicos. O feixe pode ser direcionado para a mesa ou para o mural, ajustando a distância foco-receptor (DFR) do exame. Essa estrutura permite o direcionamento do feixe de raios X com a rotação do tubo em várias direções (**Figura 8.3**).

Painel de comando

O painel de comando tem por finalidade selecionar os fatores de exposição de acordo com o exame radiológico a ser realizado. Nesses painéis, o controle pode ser acionado por dispositivos analógicos ou digitais. Dentre os parâmetros que podem ser controlados, destacam-se: o ajuste da energia dos fótons de raios X, através do valor da tensão (kV); a quantidade da corrente é dada em amperes (A), e no tubo de fótons de raios X a corrente é dada em miliamperes (mA); o foco do tubo onde serão gerados os fótons, se grosso ou fino, e o tempo de exposição (s). Nos aparelhos de raios X utilizados para seres humanos, os valores de tensão variam entre 50 e 150kV com correntes entre 20 e 500mA e tempos

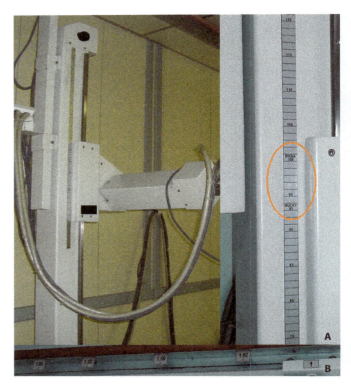

Figura 8.3 Equipamento de raios X. Réguas da estativa do braço do equipamento (**A**) e da estativa do teto (**B**), usadas para referenciar corretamente a distância entre o foco e o receptor de imagem. Em alguns equipamentos estão as marcações das referências para exames realizados com o filme sobre a mesa, sem grade, ou no porta-*bucky*, com grade. A régua do teto é importante para exames realizados no mural *bucky*.

de exposição entre 0,02 e 5,0s. Para o profissional da radiologia não se expor à radiação, o painel de comando deve estar associado a uma barreira absorvedora de radiação que se interponha entre o paciente e o operador do painel.

O comando dos raios X é realizado por um botão de preparo e por outro para o disparo do feixe de raios X. O botão de preparo deve ser acionado antes do disparador dos raios X, pois é responsável pela ativação de uma corrente elétrica que passa pelo filamento do catodo para aquecê-lo e iniciar a emissão termiônica e promove a aceleração do anodo giratório para que ele esteja em sua rotação nominal no momento em que forem gerados os raios X. A comprovação de exposição é observada por meio de uma lâmpada que se acende no painel quando ocorrem o preparo e o disparo dos raios X. O disparo dos raios X é bloqueado caso a seleção esteja acima da carga máxima permitida do tubo, que é definida em função dos parâmetros tensão (kV), corrente (mA) e tempo (s).

Cabeçote

O cabeçote é uma estrutura metálica onde fica acomodado o tubo de raios X. A região entre a estrutura do cabeçote e o tubo de raios X é preenchida com óleo refrigerante. Por ele são interligadas as conexões de alta tensão do gerador de alimentação do filamento do tubo de raios X e os conectores que interligam o sistema do óleo refrigerante.

O cabeçote contém uma janela radiotransparente, em geral de berílio (Z = 4), por onde são focalizados os raios X produzidos. Essa janela é denominada saída do tubo de raios X.

Gerador de raios X

Alguns conceitos são importantes para auxiliar a compreensão do sistema de geração de raios X e estão presentes tanto no gerador como no tubo de raios X, sendo responsáveis pelas características do feixe de radiação produzido.

A corrente elétrica, cuja unidade é dada em amperes (A), reflete o movimento ordenado de cargas elétricas em um condutor, podendo ser contínua ou alternada. A corrente alternada (CA) se propaga ora em um sentido, ora em sentido contrário, havendo uma alternância de polaridade dos terminais a cada instante. Já a corrente contínua (CC) se propaga em um único sentido, tendo sempre um terminal ou polo positivo e outro negativo.

A tensão é medida pela diferença de potencial (ddp) entre dois pontos em um condutor e sua unidade é dada em volts (V). Essa diferença de potencial define o fluxo das cargas no sistema.

A potência é a energia elétrica produzida ou consumida por unidade de tempo, resultante do produto corrente (A) e da tensão (V). A unidade da potência é o watts (W), correspondente a joules por segundos (J.s^{-1} = W).

Os transformadores (Trafo) são componentes elétricos que elevam e reduzem os níveis de tensão. Compostos por um núcleo de ferro, uma bobina de entrada (enrolamento primário) e uma bobina de saída (enrolamento secundário), transformam a tensão de saída em relação à de entrada em uma proporção definida pela relação entre o número de espiras do enrolamento primário e do enrolamento secundário (Vs/Vp = Ns/Np).

Os retificadores são componentes eletroeletrônicos que convertem a corrente alternada em corrente contínua. Esses dispositivos podem realizar a retificação de meia onda e a retificação de onda completa. Desse modo, a tensão alternada (V_{CA}) é retificada para contínua (V_{CC}).

Para alimentar o tubo de raios X o gerador precisa fornecer uma alta tensão, que será colocada entre os polos catodo e anodo, e aquecer o filamento do catodo a partir da energia de entrada da rede. Como a diferença de potencial necessária para a geração dos raios é da ordem de quilovolts (1.000 vezes a tensão da rede dada em volts) e o filamento deve ser aquecido por uma baixa tensão (em torno de 12V), ambas as tensões precisam ser reguladas por transformadores. Como o tubo de raios X trabalha apenas com tensão contínua, o gerador conta com um sistema de retificação constituído por diodos.

Em um equipamento de raios X, existem três tipos de transformadores. O transformador de alta tensão, que eleva a tensão de volts (V) para quilovolts (kV), objetiva alimentar o tubo de raios X (a ddp entre anodo e catodo). O transformador abaixador de tensão abaixa a tensão de entrada da rede para alimentar o filamento do catodo. O fator de Ripple (FR) é a diferença da variação da tensão máxima e mínima em relação à tensão máxima que alimenta o tubo de raios X, como indicado na equação 1. Se ocorrer uma grande variação na alta tensão que alimenta o tubo, maior será a variação da energia dos raios X que serão gerados. Assim, a eficiência do tubo é afetada diretamente pelo FR do gerador de alta tensão:

$$FR = \frac{(Vmáx - Vmín)}{Vmáx} \times 100\% \qquad (1)$$

Assim, o sistema do gerador de raios X está diretamente relacionado com a eficiência dos raios X produzidos no tubo, de modo que, em condições ideais, o fornecimento de uma alta tensão contínua seja o mais constante possível. Como há vários tipos de geradores, há, consequentemente, diferentes eficiências de sistemas.

Os retificadores monofásicos podem ser de meia onda e de onda completa, dependendo do sistema de diodos, que permite a passagem do sinal que alimentará o tubo de raios X.

No retificador de meia onda, ora há fornecimento de tensão, no ciclo positivo, ora não há, no ciclo negativo. No retificador de onda completa, a disposição dos diodos torna possível a retificação do sinal nos dois sentidos do ciclo, promovendo o fornecimento de tensão continuamente. O sistema conta com um FR de 100%, o que demonstra uma produção de raios X baixa e oscilante, de apenas 2 pulsos de radiação por ciclo (para uma frequência de 60Hz, são 120 pulsos por segundo).

Os retificadores trifásicos contêm três autotransformadores de rede e três bobinas no primário no transformador de alta tensão, eletricamente conectadas em Y (6 pulsos de radiação por ciclo = 360p.s ou 12 pulsos = 720p.s) com FR para o sistema de 6 pulsos de 13,5%.

Os geradores (multipulsos) de alta frequência consistem em um sistema de retificação convertido em um sinal de alta frequência (100kHz) através de um inversor de potência (oscilador). Trabalham na ordem de 200.000 ciclos (p.s^{-1}) com FR de aproximadamente 2%.

Os geradores de potencial constante consistem em um sistema de dois triodos (três eletrodos) ou um quatrodo (quatro eletrodos) que controlam tubos de vácuo na saída do transformador secundário ou usam transistores de efeito de campo (FET) de potência no lugar de tubos triodos ou quatrodos. Com FR próximo de zero, seu sinal de tensão de saída é praticamente contínuo (CC).

Quando se comparam os geradores de meia onda com os de onda completa, a qualidade da radiação não se altera porque ambos apresentam oscilações de 100% em seu sinal de saída, mas a quantidade é dobrada para os retificadores de onda completa, uma vez que em ambos os ciclos há fornecimento de tensão de saída. Quando se compara o sistema monofásico com os outros (trifásico e alta frequência), estes demonstram maiores qualidade e quantidade dos raios X. O gerador potencial constante seria o sistema mais próximo do ideal (**Figura 8.4**).

O número de pulsos por ciclo do transformador interfere na energia média do feixe de raios X produzidos. Considerando uma tensão aplicada (kV), quanto maior o número de pulsos por ciclo do transformador, maior será a energia média do feixe de raios X produzidos.

A Portaria 453/1998, de Diretrizes de Proteção Radiológica em Radiodiagnóstico Médico e Odontológico – em Características gerais dos equipamentos – regulamenta, no item 3.52, letra (i), que para uma tensão de tubo de 80kV o rendimento de um sistema com gerador trifásico ou multipulso com filtração apropriada deve estar no intervalo de 4,8 a 6,4mGy/mA.min.m^2 e para um gerador monofásico com retificação de onda completa deve estar entre 2,4 e 4,8mGy/mA.min.m^2. Também no Artigo 4.14, define que os sistemas de radiografia convencional devem conter gerador do tipo pulsado retificado ou de armazenamento de carga e que fica proibida a utilização de sistemas autorretificados ou retificação de meia onda. Essa proibição se justifica pelo fato de o retificador de meia onda não fornecer alimentação ao tubo de raios X em todos os seus ciclos, o que acarretaria ora ter, ora não ter a produção de raios X.

Tubo de raios X

Um tubo de raios X é um tubo de vácuo com invólucro externo, de vidro ou metal, contendo dois eletrodos em seu interior: o catodo e o anodo (**Figura 8.5**).

A tecnologia atual dos tubos de raios X é do tipo Coolidge, na qual seus componentes se encontram a vácuo. O vácuo promove maior eficiência na produção de raios X e uma vida mais longa ao tubo. Os tubos mais antigos, como os do tipo Crookes, contêm uma quantidade controlada de gás; no entanto, esse gás acarreta redução do fluxo de elétrons do catodo para o anodo, produzindo menor quantidade de raios X e maior geração de calor.

A estrutura externa de vidro do tubo é capaz de suportar temperaturas elevadas. No entanto, com o desgaste por tempo de uso do tubo de raios X, o material do anodo vaporizado (p. ex., tungstênio) pode ser depositado no revestimento interno do vidro, diminuindo seu isolamento elétrico, além de criar uma barreira adicional à passagem do feixe de raios X. Atualmente são usados tubos com estrutura externa de metal, ou metal com vidro, por apresentar vida útil mais longa.

Ao redor do tubo há um invólucro do cabeçote por onde é reduzida a saída da radiação produzida fora da janela por onde passa o feixe de radiação principal (feixe útil), além de promover um isolamento elétrico e térmico.

Catodo

Constituído por um ou dois filamentos, o catodo é o polo negativo do tubo de raios X, de onde os elétrons são emitidos. Quando existem dois filamentos, eles são utilizados de maneira alternada: um para o foco grosso e outro para o foco fino. Os filamentos de catodo são bobinas de fio de tungstênio responsáveis pela emissão de elétrons, quando aquecidos (emissão termiônica [**Figura 8.6**]).

Em torno do filamento de catodo existe uma capa focalizadora cilíndrica de metal colocada para evitar o espalhamento dos elétrons que formam a nuvem espacial por repulsão eletrostática. A capa tem um potencial maior que a própria repulsão entre os elétrons da nuvem, mantendo-os próximos ao filamento sem dispersar. Desse modo, essa capa focaliza o fluxo de elétrons até o anodo.

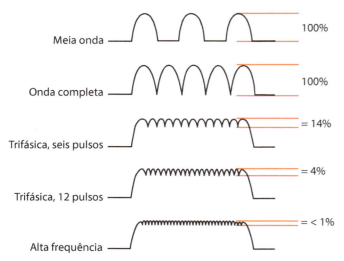

Figura 8.4 Formas de onda de tensão dos diferentes tipos de geradores: quanto maior a variação da ondulação, menor a eficiência na produção de raios X.

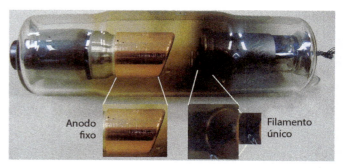

Figura 8.5 Tubo de raios X de baixa potência, usado em aplicações como na radiologia odontológica. O anodo é fixo, com uma pequena área do alvo, e há apenas um foco (filamento único).

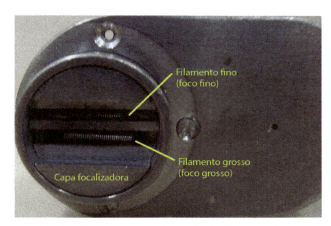

Figura 8.6 Foco fino e foco grosso do catodo. Os filamentos são colocados em uma capa focalizadora que manterá a nuvem espacial sem dispersão e focalizará o fluxo de elétrons para o anodo com menor espalhamento. Os filamentos, quando aquecidos, emitem elétrons (emissão termiônica).

Os tubos de raios X têm, em geral, dois filamentos de diferentes comprimentos. O filamento menor é utilizado para que os elétrons atinjam apenas uma pequena região do anodo; assim, os fótons de raios X são produzidos a partir de um ponto focal menor, conhecido como foco fino. O filamento maior estabelece uma região focal maior, denominada foco grosso. Por seu tamanho, o filamento grosso contém maior quantidade de elétrons disponíveis que o filamento fino, possibilitando que seja selecionada uma corrente maior.

O foco fino, por usar uma área menor na superfície do anodo, recebe um fluxo menor de elétrons que o foco grosso, cuja área de interação é maior. Sabe-se, portanto, que, quanto maior a interação dos elétrons no anodo, maior a produção de raios X. Por isso, a taxa de produção de raios X do foco fino é bem menor que a do foco grosso.

Os elétrons que vêm do filamento do foco fino atingem uma área menor no anodo, resultando em menor área de formação de raios X, o que gerará um menor borrão geométrico e, assim, maior nitidez da imagem gerada. O foco fino é recomendado para estruturas com espessuras e/ou densidades menores e para os exames que necessitam de maior detalhamento da imagem radiográfica.

Com o foco grosso é possível obter uma corrente maior e realizar um exame com tempo de exposição mais curto, possibilitando um menor borrão cinético por movimentação do paciente. Por isso, o foco grosso é mais indicado para pacientes mais debilitados ou não cooperativos. Assim, utiliza-se o foco grosso para estruturas de maior espessura e/ou densidade e para exames com menos tempo de exposição.

Nos filamentos do catodo ocorre a liberação dos elétrons mediante o fenômeno da emissão termiônica, a qual consiste na capacidade de um material de emitir elétrons quando aquecido. Desse modo, nos filamentos do catodo, os elétrons da camada mais externa dos átomos são liberados quando há corrente suficiente aquecendo o filamento. No entanto, essas emissões termiônicas podem ser limitadas para alta corrente em virtude do efeito de carga espacial. A carga espacial ou nuvem espacial é a concentração dos elétrons emitidos pelo filamento antes de serem acelerados para o anodo. Em razão da carga negativa dos elétrons, ocorre a repulsão eletrostática, controlada pela capa focalizadora. Justamente em virtude dessa repulsão eletrostática, alguns elétrons não conseguem mais ser liberados, o que se denomina efeito espacial de carga. A nuvem espacial já está com uma carga negativa tão grande que dificulta a emissão dos elétrons subsequentes pelo filamento.

A corrente de saturação é o valor máximo de corrente elétrica suportada pelo tubo quando todos os elétrons disponíveis já foram utilizados. Para cada valor de tensão (kV) aplicada há uma corrente máxima especificada pelo fabricante do tubo de raios X.

Anodo

O anodo é o polo positivo do tubo de raios X, podendo ser fixo ou giratório. O anodo giratório tem maior tempo de vida em razão da maior área do alvo. Por isso, é o tipo aplicado para os sistemas convencionais e de alta potência. Já o anodo fixo é utilizado em sistemas de baixa potência, como nos equipamentos odontológicos de raios X.

O alvo é a área do anodo atingida pelos elétrons provenientes do catodo. No alvo do anodo fixo existe uma placa de uma liga de tungstênio fixada em uma base de cobre. No alvo giratório, toda a superfície do disco é feita de tungstênio. Com o tempo de uso é possível perceber o desgaste da área do alvo devido à interação dos elétrons e pelo calor gerado na superfície do anodo (**Figura 8.7**).

O acionamento do anodo giratório é feito por um motor de indução com alta resistência mecânica para suportar os estresses da rotação de alta velocidade, que pode chegar a 3.600rpm, dependendo do tubo.

O foco determina o tamanho do feixe principal e sua projeção ao paciente. A angulação do anodo favorece o direcionamento dos raios X formados para a saída do tubo, diminuindo a dispersão do feixe.

O *ponto focal real* é a região do anodo onde os elétrons do catodo incidem, formando os raios X.

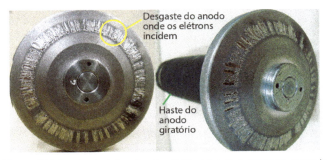

Figura 8.7 Anodo do tubo de raios X. Visualiza-se o desgaste causado pelo bombardeio dos elétrons no alvo. No anodo giratório, a área do alvo é maior e a haste do anodo de alta resistência chega, em geral, a 3.400rpm, aumentando a vida útil do anodo.

O *ponto focal efetivo ou aparente* é a região onde os raios X são projetados em direção ao paciente. Em virtude da angulação da região do alvo do anodo, onde é incidido o feixe de elétrons, o foco efetivo do feixe de raios X tem um tamanho menor que o alvo do feixe de elétrons.

Em virtude da produção isotrópica do feixe de raios X, a angulação da borda do anodo favorece uma maior geração de fótons para a saída do feixe útil. No entanto, parte dos fótons interage com o próprio material do anodo e é absorvida, resultando em menor intensidade do feixe no lado do que anodo que do lado do catodo.

Como se trata de um efeito inerente ao sistema, são utilizadas manobras de posicionamento que evitem saturações na imagem para estruturas de áreas maiores, uma vez que o efeito é mais perceptível nas extremidades, pois na região central do feixe a intensidade é praticamente uniforme (**Figura 8.8**).

Nas incidências de algumas regiões, como tórax, perna, fêmur e mama, posiciona-se o lado do catodo do tubo de raios X sobre a parte mais espessa da anatomia, uma vez que há maior intensidade de raios X, e o lado do anodo para a de menor espessura, proporcionando uma exposição mais uniforme à radiação no receptor de imagem.

Dentre os exemplos de aplicação está a radiografia do fêmur, para a qual o catodo deve estar voltado para a região coxofemoral durante a exposição, enquanto o anodo deve estar na direção do joelho. Já na radiografia de tórax, o catodo deve estar posicionado na parte inferior (diafragma) e, na incidência abdominal, o catodo deve estar na parte superior, sempre observando a região mais espessa.

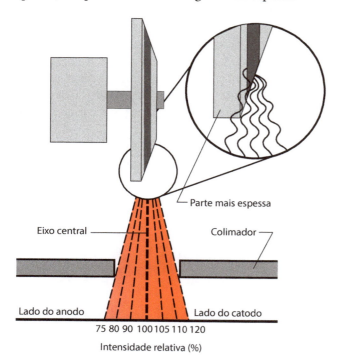

Figura 8.8 Ilustração do efeito anódico. A intensidade do feixe de raios X é maior do lado do catodo.

Sistema de refrigeração e de segurança

O sistema de isolamento e refrigeração no gerador pode ser a seco (ar) ou a óleo. Os sistemas convencionais e de alta potência utilizam o óleo em virtude de sua rigidez dielétrica maior que a do ar. A quantidade de calor produzida depende do tipo de gerador e, quanto maior a eficiência de produção de raios X do gerador, maior será a produção de calor.

A energia térmica medida nas aplicações de raios X é dada por unidades de calor (HU), que determinam a capacidade de armazenamento de calor do anodo e do tubo.

Em exames mais prolongados, como na radiologia intervencionista, ou com múltiplas exposições pode ser ultrapassada a capacidade térmica do anodo, sendo necessário esperar o sistema resfriar para continuar a exposição.

O espaço entre o tubo de raios X e a carcaça é preenchido por óleo, responsável pela transferência do calor gerado no tubo para o meio ambiente. Um dispositivo que atue como trocador de calor pode ser conectado para auxiliar a refrigeração do óleo.

Um dispositivo no tubo, conhecido como fole, possibilita que o óleo se expanda quando aquecido. Quando essa expansão é muito grande, ativa um microinterruptor que impede o uso do tubo até que atinja uma temperatura aceitável para continuar o trabalho. Durante o resfriamento do óleo, podem ser geradas bolhas de ar, o que implica a perda de isolamento elétrico e a diminuição na taxa de transmissão de calor. Por isso, as manutenções preventivas do sistema são importantes, visando à retirada de bolhas e, consequentemente, evitando o vazamento e a perda de óleo.

Formação dos raios X

A produção de raios X ocorre quando os elétrons emitidos pelo filamento do *catodo* são acelerados por uma alta diferença de potencial (ddp) em direção ao *anodo*. A energia cinética dos elétrons é convertida em raios X (cerca de 1%) e na forma de calor (em torno de 99%).

Os raios X produzidos no tubo podem ser originados pela radiação de frenagem (*Bremsstrahlung*), emitida em um espectro contínuo, e pela radiação característica, que apresenta um espectro de emissão discreto. No material-alvo do anodo, os raios X produzidos na camada K do tungstênio são os únicos raios X característicos com energia suficiente para serem úteis em radiodiagnóstico.

A maioria dos raios X é emitida com um terço da energia máxima. A média da energia do feixe de radiação produzida dependerá da tensão aplicada entre o catodo e o anodo, responsável pela energia dos elétrons que incidem no alvo, e do material que constitui o anodo, no caso, o tungstênio.

FILTROS, DELIMITADORES E GRADE

Para garantir o princípio da otimização da prática, sistemas de filtros, delimitadores e grade são usados para obter um feixe com fótons úteis à formação da imagem. Estes acessórios contribuem para a redução da dispersão geométrica e do espalhamento da radiação no paciente, resultando em maior qualidade de imagem e em menor dose no paciente, exceto a grade, cujas características distintas estão descritas mais adiante neste capítulo.

Radiação espalhada

Ao sair do tubo e interagir com o paciente, um feixe de raios X é parcialmente absorvido. Ao interagir com o paciente, parte dos fótons transmitidos pode sofrer uma mudança de direção e de energia devido ao espalhamento Compton. A radiação espalhada é a do feixe principal que, quando interage com os átomos da estrutura radiografada, muda seu sentido de propagação.

Fatores como energia média do feixe, área de incidência do feixe e espessura do objeto interferem na produção da radiação espalhada. A geração da radiação espalhada promove aumento da dose no paciente e reduz o contraste na formação da imagem, o que torna importante seu controle.

A diminuição da radiação espalhada pode ser realizada por meio de dispositivos limitadores do feixe e filtros responsáveis por diminuir sua formação, enquanto a grade antidifusora diminui a quantidade de radiação espalhada que atinge o filme radiográfico.

Sistema de filtragem

Dentre os tipos de filtragem, podem ser considerados a filtração inerente ao tubo de raios X, formado pelo cabeçote e o óleo, que acabam por formar uma barreira contra os fótons gerados, a filtração adicional do alumínio, para eliminar os fótons de menor energia, e o filtro compensador, utilizado em alguns exames para uniformizar o feixe que chegará à estrutura radiografada.

Filtro adicional

Como o feixe de radiação apresenta um espectro contínuo, uma grande quantidade de fótons de baixa energia será absorvida na entrada da pele do paciente, contribuindo apenas para aumentar a dose no paciente e não para a formação da imagem.

Apesar de os fótons de alta energia diminuírem o contraste da imagem, eles interagem menos com o paciente, reduzindo, portanto, a dose absorvida.

Adiciona-se um filtro de alumínio acoplado à saída do tubo de raios X para remover fótons X de menor energia. A quantidade dos fótons diminui, mas a qualidade do feixe aumenta, uma vez que há aumento da energia média do feixe.

Na Portaria 453/1998 – Diretrizes de Proteção Radiológica em Radiodiagnóstico Médico e Odontológico, o item 4.13, letra (c), determina que todo equipamento de radiodiagnóstico médico deve possuir filtração total permanente do feixe útil de radiação de, no mínimo, 2,5mm de alumínio.

Filtro compensador

Os filtros compensadores são colocados na saída do tubo de raios X e cumprem a função de manter o feixe de raios X mais homogêneo, compensando as diferenças das densidades radiológicas das estruturas.

O filtro compensador é aplicado em estruturas em que há grande diferença de densidade radiográfica, o que resulta em imagens saturadas, muito escurecidas de um lado e muito claras do outro lado da estrutura. Em estruturas de menor extensão, não se consegue aplicar a correção pelo efeito anódico, por se encontrarem na parte central uniforme do feixe útil, onde não há a percepção da variação da intensidade dos raios X nas laterais. Assim, a técnica de correção seria mais bem percebida pelo filtro compensador. Devido ao custo-benefício, esses filtros estão mais presentes em equipamentos de hemodinâmica, para exames intervencionistas, e em equipamentos de tomografia computadorizada.

Nos filtros compensadores, há maior espessura de um lado, voltado para a região da estrutura de menor espessura, e menor espessura de outro, voltado para a região de maior espessura, de modo que a quantidade de raios X que incidirá no receptor de imagem seja mais homogênea.

Quanto menor a diferença entre a borda e a região central da imagem gerada, melhor será o filtro compensador, resultando em maior uniformidade das diferenças radiográficas.

Delimitadores

Os delimitadores limitam a área de saída do feixe para o meio externo ao cabeçote do tubo de acordo com a região a ser radiografada:

- **Diafragmas de abertura:** lâminas de chumbo com aberturas retangulares, quadradas ou circulares.
- **Cones:** tubos metálicos de várias formas e tamanhos, podendo fornecer campos circulares ou retangulares.
- **Colimador:** lâminas retangulares ajustáveis de chumbo na saída do tubo de raios X.

A colimação da área de interesse está entre os protocolos de cada incidência radiográfica. Alinhado com o feixe de radiação, contém um campo luminoso para ajustar suas lâminas (**Figura 8.9**).

Na Portaria 453/1998 – Diretrizes de Proteção Radiológica em Radiodiagnóstico Médico e Odontológico, o item 4.13, letra (d), determina que é obrigatório ter à disposição um delimitador regulável com localização luminosa para limitar o campo de radiação à região de interesse clínico, exceto para equipamentos que operam com distância foco-receptor de imagem (DFR) fixa, desde que seja possível

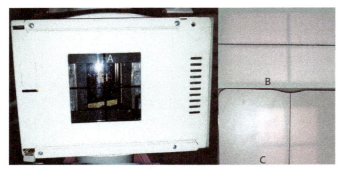

Figura 8.9 Sistema de colimação. **A** Lâminas de chumbo. **B** e **C** Projeções luminosas do colimador que servem para referenciar o ajuste de delimitação do campo da área que será irradiada. Em **B**, o campo está alinhado com a mesa e, em **C**, com o mural *bucky*.

variar e identificar os tamanhos de campo de radiação. Já o item 3.59 das Características Gerais dos Equipamentos rege que, após a troca de tubo ou colimador ou a manutenção do cabeçote, deve ser novamente comprovada a adequação da blindagem do cabeçote e do sistema de colimação.

Grade antidifusora

A grade antidifusora é um dispositivo posicionado após o paciente e antes do receptor de imagem, a qual já se encontra instalada no interior da estrutura do *bucky* do equipamento. Essa grade é composta por tiras finas e alternadas de chumbo e material espaçador radiotransparente.

O material espaçador (acrílico ou fibra de carbono) é radiotransparente e, por promover baixa absorção de raios X, possibilita a passagem da maioria dos raios X primários que saem do objeto radiografado em direção ao filme. As tiras de chumbo, por sua vez, são posicionadas de modo a absorver a maior parte da radiação espalhada que se propaga em direção ao filme radiográfico.

Como a grade antidifusora absorve grande parte da radiação espalhada e alguma porção da radiação primária, deve-se aumentar a exposição para compensar a perda do sinal, visando à manutenção da densidade na imagem.

As grades podem ser paralelas, cruzadas ou focalizadas. As grades fixas são de fabricação mais fácil, e as cruzadas são mais eficientes que as paralelas em razão da maior absorção de radiação espalhada. No entanto, a grande desvantagem das grades paralelas e cruzadas é o corte da grade, a atenuação que vai se aproximando da borda, reduzindo a densidade óptica (DO). Atualmente são utilizadas as grades focalizadas, que minimizam o corte de grade, de modo que suas tiras são projetadas para coincidir com o ângulo de divergência do feixe de raios X.

As grades também podem ser fixas ou móveis. Nas fixas, as sombras das tiras de chumbo aparecem na imagem útil e por essa razão as grades móveis são as encontradas nos aparelhos de raios X. Durante a exposição, a grade móvel sofre um rápido e pequeno deslocamento, impedindo o registro no filme radiográfico das lâminas de chumbo nela contidas.

O movimento da grade deve ser rápido e alternado para que as tiras passem de um lado ao outro do filme durante a exposição. Para que se consiga mover o suficiente, de modo a evitar a produção de listras no filme, o tempo de exposição não pode ser muito curto.

O uso da grade se encontra nos protocolos das incidências radiográficas e é recomendado para estruturas mais espessas ou com maior densidade. Essas estruturas produzem maior quantidade de radiação espalhada. Para os membros superiores, a grade é obrigatória a partir do úmero, e para os membros inferiores, a partir do joelho. Desse modo, pode-se diminuir a radiação espalhada que chega ao receptor, resultando em uma imagem de melhor qualidade.

FORMAÇÃO DA IMAGEM

A **Figura 8.10** exibe os fatores que interferem na formação da imagem.

Tensão

A tensão (kV) é a diferença de potencial aplicada entre o catodo e o anodo no tubo de raios X, fornecido pelo gerador, a partir da seleção no painel de controle. A expressão *tensão de pico* (kVp) se refere ao valor máximo aplicado, pois grande parte da energia é fornecida a um terço médio desse valor de kVp, dependendo do tipo de retificador utilizado e do fator de *Ripple*. A tensão é responsável pela:

- energia cinética dos elétrons no tubo de raios X;
- penetrabilidade (poder de penetração) dos elétrons e, consequentemente, dos raios X produzidos;
- qualidade do feixe de radiação produzido.

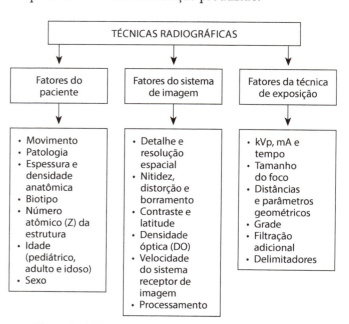

Figura 8.10 Fatores que interferem na formação da imagem.

Quanto maior a tensão, menor a interação dos fótons gerados com o paciente. Em contrapartida, quando se aumenta a tensão, aumenta também a probabilidade de efeito Compton e diminui o contraste da imagem gerada. Maior valor de tensão (kV) aplicada ao tubo de raios X produz uma escala longa de contraste, aumentando assim a latitude da imagem, o que resulta em baixo contraste. Menor valor de tensão (kV) produz uma pequena escala de contraste, que significa uma baixa latitude da imagem e uma maior diferença de densidade radiográfica, resultando em alto contraste.

Cada incidência tem um protocolo de tensão a ser usado como referência e que deve ser encontrado a partir da espessura da estrutura e da constante do equipamento.

Para se obter o valor de tensão mínimo para a realização de um exame radiográfico utiliza-se o espessômetro, dispositivo que contém uma escala e que torna possível medir a espessura de uma estrutura. Assim, antes de se realizar uma exposição, deve-se:

1. Medir a espessura da estrutura a ser radiografada com o espessômetro.
2. Multiplicar a espessura do paciente por 2.
3. Somar ao valor encontrado o valor da constante do equipamento, como determina a equação 2:

$$Tensão\ (kV) = 2 \cdot E + G \quad (2)$$

Onde E é a espessura da estrutura e G é a constante do gerador.

Para equipamentos novos, o valor da constante G é de 25 para geradores trifásicos e de 30 para geradores monofásicos, podendo variar com o tempo de uso do gerador em virtude da perda de eficiência do tubo de raios X. Assim, torna-se necessário redefini-lo sempre que houver perda considerável na eficiência do tubo de raios X.

Em geral, a tensão máxima dos equipamentos de raios X médicos é de 150kV. A quantidade de raios X com relação à tensão de pico pode ser dada pela equação 3:

$$\frac{I_1}{I_2} = \frac{(kVp_1)^2}{(kVp_2)^2} \quad (3)$$

Onde I_1 é a intensidade de radiação referente à tensão 1 aplicada (kVp_1) e I_2 é a intensidade de radiação referente à tensão 2 aplicada (kVp_2).

Corrente

A corrente está relacionada com o fluxo de elétrons do catodo em direção ao anodo, que, ao interagir com o alvo, irá produzir os raios X. A corrente do tubo, medida em miliamperes (mA), está diretamente relacionada com a quantidade de fótons X produzidos. A corrente é o fator primário da quantidade de radiação e, consequentemente, da taxa de dose e da exposição radiográfica. Como não está relacionada com a energia do feixe, não altera a qualidade da radiação.

Quando ocorre uma variação da distância, pela Lei do Inverso do Quadrado da Distância, a quantidade de raios X também se altera inversamente ao quadrado.

Tempo

O tempo de exposição é o tempo em que há fluxo de elétrons do catodo em direção ao anodo no tubo de raios X, ou seja, o tempo em que o tubo de raios X ficará alimentado, dado em milissegundos (ms). Assim como a corrente, também é responsável pela quantidade de raios X que atinge o receptor de imagem.

Recomenda-se trabalhar com o menor tempo possível para evitar o borramento da imagem pela movimentação do paciente.

No painel de comando pode ser selecionado o parâmetro do tempo, mas usualmente se trabalha com o parâmetro *corrente × tempo*, o produto da corrente pelo tempo (mA.s).

A quantidade de fótons produzidos é dada pelo produto corrente pelo tempo, como mostrado na equação 4:

Quantidade de raios X produzidos (mA.s) = $I(mA) \cdot t(s)$ (4)

Distância

A distância selecionada para realização dos exames radiológicos influencia diretamente o resultado da imagem, como citado previamente. Esse parâmetro é estabelecido pela Lei do Inverso do Quadrado da Distância, a qual determina que a intensidade da radiação emitida decresce proporcionalmente ao quadrado da distância da fonte emissora de radiação. Como o feixe de radiação se encontra no formato cônico, os feixes de raios X na região periférica de um plano transversal estão a uma distância maior que os feixes de raios X da região do raio central.

Na **Figura 8.11**, o objeto d1 encontra-se mais próximo da fonte, recebendo, portanto, maior fluxo de fótons X que o objeto d2. Se ambos fossem receptores de imagem analógicos, a imagem formada em d1 seria mais enegrecida, porque teria sensibilizado mais o receptor, que em d2, proporcionalmente ao inverso do quadrado da distância.

Parâmetros geométricos

Os fatores geométricos influenciam a formação da imagem radiológica, pois têm uma relação direta com as distâncias (D) entre o foco emissor de radiação (Fo), a região a ser radiografada ou objeto (O) e o filme (Fi) ou receptor de imagem (R). A região de penumbra ou *flou* geométrico corresponde à falta de nitidez da imagem. A magnificação ou ampliação da imagem está relacionada com o tamanho da imagem gerada dividido pelo tamanho do objeto em estudo, conforme definido pela equação 5:

$$\frac{Tamanho\ da\ imagem}{Tamanho\ do\ objeto} = \frac{DFoFi\ ou\ DFoR}{DFoO} \quad (5)$$

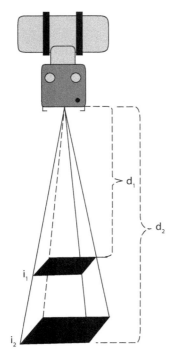

Figura 8.11 Lei do inverso do quadrado da distância.

DFoFi ou DFoR

A distância foco-filme (DFoFi) é a distância entre o foco emissor de radiação e o filme radiográfico. Essa expressão é usada normalmente para se referir ao sistema que possui a tecnologia analógica. A distância foco-receptor (DFoR) tem o mesmo significado da DFoFi, mas se refere a um sistema digital de geração de imagem. O mesmo vale para a distância objeto-filme (DOFi) ou a distância objeto-receptor (DOR).

A maioria dos exames radiológicos é realizada com uma DFoR de 1,00m, como no caso das extremidades. A DFoR de 1,00m é considerada a DFoR padrão. No entanto, na prática radiológica pode haver aumento da DFoR padrão de 1,00 para 1,20m com intuito de melhorar a resolução da imagem a partir da diminuição da ampliação e da distorção.

Em exames radiológicos do tórax, utiliza-se uma maior DFoR, conforme o protocolo, de 1,80m, para que resulte em menor ampliação do coração e de outras estruturas do tórax.

DFoO

A distância foco-objeto (DFoO) representa a distância entre o foco emissor de radiação e o objeto em estudo.

DOR

A distância objeto-receptor (DOR) é a distância entre o objeto em estudo e o receptor de imagem.

Na prática radiológica, quanto mais próxima a região a ser radiografada estiver do receptor de imagem, menores serão a ampliação e a distorção do objeto em estudo (efeito penumbra), o que resultará na melhora da resolução da imagem (**Figura 8.12**).

SISTEMA RECEPTOR DE IMAGEM

Os sistemas receptores de imagem podem ser analógicos ou digitais, cada qual com um tipo de processamento para geração das imagens.

Geração de imagem analógica

Filme radiográfico

O filme radiográfico é um receptor de imagem que, ao interagir sua emulsão com os fótons de raios X, forma uma imagem que, ao ser processada, se torna visível. Na radiologia convencional, o filme é composto por duas camadas de emulsão

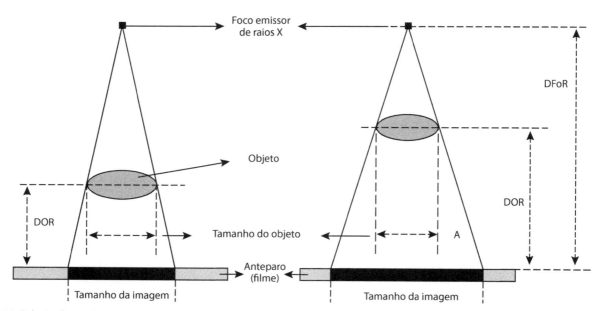

Figura 8.12 Relação dos parâmetros geométricos com tamanho do objeto radiografado. (A letra *A* indica a parte magnificada da imagem em relação ao tamanho original do objeto e o efeito penumbra resultante.)

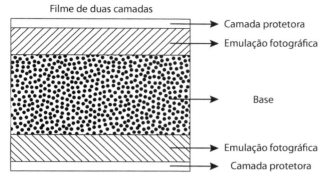

Figura 8.13 Estrutura do filme radiográfico de duas camadas utilizado na radiografia convencional.

separadas por uma base em geral de material polimérico transparente. A arquitetura pode variar de acordo com a aplicação, como na radiologia industrial ou na mamografia, que costuma possuir apenas uma emulsão (**Figura 8.13**).

Base do filme

A base do filme é a estrutura rígida do filme radiográfico para manuseio no negatoscópio. Além de ser flexível e resistente a fraturas, apresenta estabilidade dimensional que mantém seu tamanho e forma durante o processamento. A base do filme é formada de poliéster de cor azulada e homogeneamente transparente, o que evita o cansaço visual dos médicos radiologistas.

Emulsão

A emulsão é o material onde ocorre a interação dos raios X ou dos fótons de luz originados das telas intensificadoras, transferindo a informação. A emulsão é composta por uma mistura de gelatina fotográfica com uma suspensão de cristais de haleto de prata. A gelatina é responsável pela natureza higroscópica da emulsão, que contém certa umidade, variando de acordo com a umidade atmosférica.

A função da gelatina no processo de revelação é manter o composto de prata na forma de microcristais de haleto de prata uniformemente distribuídos e proteger a emulsão de arranhões, pressão e contaminação durante a manipulação do filme radiográfico. Outra função da gelatina é fornecer razoável durabilidade à emulsão antes e depois da revelação, tendo em vista que esta é relativamente estável, e permitir, em razão de sua permeabilidade, a penetração e atuação dos agentes químicos no processo de revelação.

No sistema convencional, o filme radiográfico possui dupla emulsão. O filme de dupla emulsão apresenta os dois lados da folha da base polimérica recobertos de emulsão. Em razão de sua dupla emulsão, não é necessária grande quantidade de raios X para a sensibilização, apresentando maior velocidade para a formação da imagem e resultando em menor exposição do paciente. Por esse motivo, o filme de dupla emulsão é usado no sistema convencional.

Camada de controle ou cobertura anti-halo

A camada de controle ou abertura anti-halo é um corante absorvedor que reduz a luz de cruzamento localizada na superfície da base oposta à tela intensificadora. Suas vantagens são: absorver a maior parte da luz de cruzamento, não se difundir na camada de emulsão, mantendo-se como camada separada, e ser removida durante o processo de revelação.

O cruzamento ou *crossover* consiste na exposição da emulsão pela luz originada na tela intensificadora do lado oposto. A luz emitida pela tela expõe a emulsão mais próxima, mas também atravessa a base e chega à emulsão que se encontra na outra superfície da base, aumentando o borramento da imagem. Para reduzir esse fenômeno, um filtro colorido é incorporado à emulsão e à base do filme, a denominada camada anti-halo.

Camada protetora

A camada protetora consiste em uma camada de gelatina transparente, muito fina, aderida à superfície da emulsão com a finalidade de proteger a emulsão fotográfica. Essa camada diminui a possibilidade de danos à superfície sensível do filme, exercendo também uma ação antiestática.

Características do filme radiográfico

Os filmes radiográficos apresentam três tipos de granulações:

- **Grãos finos:** produzem mais detalhes e aumentam o tempo de revelação; são considerados mais lentos, como os filmes de mamografia.
- **Grãos médios:** mantêm um equilíbrio entre o detalhe e a rapidez de revelação.
- **Grãos grossos:** têm maior sensibilidade, maior velocidade, menor detalhe e maior rapidez de revelação.

Os filmes radiográficos podem ser classificados em função de sua sensibilidade ao espectro de luz. O filme denominado não cromatizado tem sensibilidade limitada à faixa do ultravioleta ao azul, atingindo sensibilidade máxima no azul. O filme cromatizado tem sensibilidade espectral na faixa do verde-amarelo (ortocromático) ao infravermelho (pancromático – sensível a todo o espectro de luz). Os filmes verdes são mais sensíveis às condições de iluminação de segurança das câmaras escuras devido à proximidade entre o espectro verde e o vermelho; assim, os filtros de segurança das luminárias devem ser adequados (vermelho/âmbar) e a manipulação dos filmes deve ser rápida para não aumentar o véu da base.

O espectro de luz que sensibiliza o filme é chamado de resposta espectral. Quando a absorção espectral do filme é do mesmo espectro de luz emitido pela tela intensificadora, denomina-se casamento espectral, ou seja, a combinação do filme com a tela intensificadora.

O filme radiográfico apresenta uma resposta de sensibilidade à exposição e também uma resposta referente à velocidade de sensibilização do filme.

A sensibilidade do filme, ou seja, a resposta das emulsões às luminosidades recebidas, é inversamente proporcional à exposição, e quanto mais sensível for o filme menor será a luminosidade necessária para se obter um mesmo enegrecimento, ou seja, DO.

A velocidade do filme consiste na combinação tela-filme aos raios X e à luz. A velocidade está relacionada com o tamanho e a forma dos grãos dos cristais de haleto de prata. Assim, quanto maior o grão, maior a velocidade de sensibilização do filme e menor o detalhe da imagem e, quanto maior a concentração dos cristais de fósforo, maior a velocidade de sensibilização. A espessura do fósforo também afeta a velocidade de sensibilização: quanto maior a espessura do fósforo, maior a velocidade de sensibilização e menor o detalhe da imagem.

Telas intensificadoras

A tela intensificadora, ou écran, é uma placa flexível. Tem a função de emitir luz, através de material à base de fósforo, quando exposto à radiação. Essa propriedade é chamada de fluorescência. O écran é composto por uma base e duas ou três camadas (**Figura 8.14**).

Base

Em geral constituída de poliéster, a base serve de sustentação flexível para a camada de fósforo, sendo quimicamente inerte. Entre suas propriedades está a resistência à umidade, à radiação e ao tempo, bem como a ausência de impurezas para evitar artefatos de imagem.

Camada protetora

Encontra-se mais próxima da película radiográfica e é transparente à luz. Apresenta resistência à abrasão e a danos de manuseio. Essa camada elimina o acúmulo de eletricidade estática, possibilitando a limpeza rotineira sem dano ao fósforo.

Camada refletora

Constituída de material brilhante, está localizada entre o fósforo e a base, podendo ou não fazer parte de um écran. Tem a função de aumentar o rendimento luminoso do écran por meio da reflexão da luz emitida pelos cristais. Quando os raios X interagem com o fósforo, a luz é emitida isotropicamente; por isso, nem toda a luz é direcionada ao filme. A camada intercepta a luz dos outros sentidos e a reorienta para o filme. A camada reflexiva aumenta o número de fótons de luz que alcançam o filme, aumentando a eficiência.

Camada absorvente

Essa camada absorve a luz difusa emitida pelos cristais, o que, em geral, tende a ocorrer mais com fótons de menor energia. Assim, reduz a borrosidade na imagem, resultando em maior nitidez. Como reduz o número de fótons que sensibilizam o filme, a velocidade da tela intensificadora é reduzida.

Camada fluorescente

Considerada a camada ativa da tela intensificadora, é constituída de uma camada de cristais de um composto fluorescente suspenso em um material de ligação. Esse composto emite luz durante a estimulação por raios X, ou seja, por fluorescência. A fluorescência é um fenômeno da luminescência, no qual a luz é emitida apenas durante a estimulação do fósforo.

Dentre as vantagens do uso de telas intensificadoras de raios X, também conhecidas como écrans nas gerações das imagens radiológicas, estão o aumento da eficiência na formação da imagem e a redução da dose no paciente. Uma das desvantagens é a imagem ligeiramente borrada. Em telas modernas, o borrão é insignificante.

As telas intensificadoras (écrans) podem ser divididas em três tipos:

a. **Telas intensificadoras azuis:** confeccionados com o elemento químico tungstato de cálcio, que emite luz azul dentro do espectro visível quando da incidência de um fóton de raios X.

b. **Telas intensificadoras verdes:** confeccionados com o elemento químico oxissulfeto de gadolínio, que emite luz verde dentro do espectro visível quando da incidência de um fóton de raios X. Conhecidos também como écrans de terras raras.

c. **Telas intensificadoras assimétricas:** possuem o écran anterior um pouco mais fino que o posterior. Apresentam latitude estendida de alta resolução, representada por maior faixa de contraste visível em baixas densidades. Essa diferença em espessura é escolhida para igualar a absorção dos raios X e a saída da luz dos dois écrans para produzir efeitos iguais nas duas emulsões do filme de raios X, reduzindo assim a exposição. O écran anterior é mais fino e mais lento, porém promove alta resolução espacial e maior contraste. O écran posterior é mais espesso e mais rápido, porém exibe menor resolução espacial e contraste reduzido.

A combinação filme-écran deve ser observada para aumentar a eficiência na absorção da luminosidade gerada do écran durante a exposição radiográfica pelo filme, resultan-

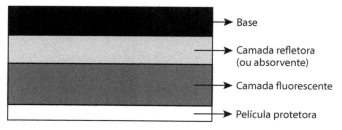

Figura 8.14 Écran com suas camadas.

do em melhor resolução espacial e em dose menor. A luz emitida pelo écran deve apresentar o mesmo espectro que sensibiliza o filme radiográfico. As combinações com écrans com emissão máxima no azul devem ser usadas com filmes não cromatizados sensíveis ao azul. Écrans com emissão máxima no verde-amarelo devem ser usados com filmes cromatizados, ortocromáticos, sensíveis ao verde.

A combinação do écran reforçador de terras raras, que emite luz verde, é mais luminescente com o filme de base verde. Apresenta maior sensibilidade, com rendimento superior ao sistema azul, resultando em maior redução da dose.

Receptor de imagem

No sistema analógico da radiologia convencional, o receptor de imagem encontra-se em um chassi que acopla a tela intensificadora (ou écran) que irá interagir com o filme radiográfico colocado para cada incidência do exame. O filme radiográfico é único para cada filme, não podendo ser novamente utilizado em exames radiográficos, mas o suporte do chassi com o écran acoplado pode ser reutilizado de acordo com sua vida útil e o cuidado com o manuseio.

A parte anterior do chassi é a região onde penetram os feixes de raios X. Essa parte é formada de material radiotransparente, como o alumínio, para diminuir a absorção do feixe de raios X e evitar a presença de artefatos. A parte posterior é a região por onde se abre e se fecha o chassi para carregamento de filmes radiográficos, a qual é formada por material rígido e contém uma face externa com presilhas que possibilitam o fechamento do chassi e uma face interna com uma fina folha de chumbo que absorve a radiação espalhada oriunda da parte posterior. Aderida à folha há um material flexível que possibilita um contato homogêneo entre a superfície do filme e o écran (**Figura 8.15**).

Vários tipos de chassis se encontram disponíveis no mercado, podendo ser sem janela ou com janela de identificação. A janela de identificação é retangular, não contém écran e fica localizada em um dos lados posteriores do chassi. Sua utilidade consiste em identificar radiografias com dados do exame radiológico, como data, nome do paciente e nome da instituição onde foi feito o exame.

Os chassis podem ter grade antidifusora ou não, sendo os sem grade antidifusora os mais utilizados. Os que contêm grade antidifusora são utilizados na realização de exames em leitos e blocos cirúrgicos. A grade antidifusora, nesse caso, é fixada na face externa do lado anterior do chassi. Os chassis podem ser classificados ainda de acordo com a quantidade de écran. Os com um écran são usados com filmes de uma emulsão e são fixados na parte interna de um dos lados do chassi. Os chassis com dois écrans são usados com filmes de dupla emulsão e são fixados nos dois lados da parte interna do chassi.

Formação da imagem latente

Na emulsão radiográfica se encontra o cristal de haleto de prata, o componente ativo na formação da imagem latente. Uma emulsão típica é constituída por 98% de brometo de prata (AgBr) e 2% de iodeto de prata (IAg). Também podem ser encontrados na rede cristalina na forma de íons (Ag^+, Br^-, I^-), que favorecerão o movimento de cargas.

No cristal há imperfeições na forma e na estrutura da rede cristalina do haleto de prata, formando o centro de sensibilidade do cristal. Essas imperfeições podem ser inerentes ao material e/ou ao processo de síntese ou podem ser produzidas intencionalmente.

Os centros de sensibilidade atraem os fotoelétrons e os íons de prata durante a exposição aos raios X, formando os centros de imagem latente de prata metálica.

Quando um fóton de raios X incide no cristal, interage primeiro com os íons de brometo (Br^-), por serem maiores e, portanto, de maior eficiência quântica de detecção (DQE). Os íons de brometo liberam elétrons e se tornam átomos de brometo. Os elétrons livres continuam se recombinando na rede cristalina, formando mais átomos de brometo, até serem capturados pelo centro de sensibilidade (sítio de imagem latente).

No sítio de imagem latente, os elétrons capturados doam uma carga negativa para o centro. O sítio negativamente carregado atrai íons de prata livre intersticial. Ocorre, portanto, um deslocamento do íon de prata livre em direção ao sítio carregado negativamente.

O sítio de imagem latente negativamente carregado, ao atrair íons de prata livre intersticial, torna-se neutralizado, precipitando-os como um átomo de prata metálica.

O número de cristais sensibilizados depende do número de fótons de raios X ou da luz que atingiram o receptor. O conjunto desses átomos de prata metálica nos sítios compreende a imagem latente. A imagem latente só poderá ser visualizada após a revelação.

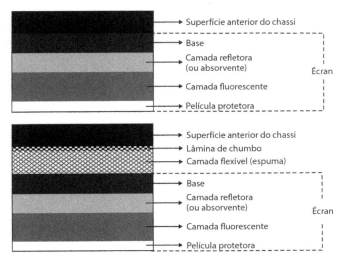

Figura 8.15 Chassi radiográfico, demonstrando o lado anterior e o posterior.

Processamento químico da imagem latente

O processamento químico tem por objetivo transformar a imagem latente invisível, formada durante o processo de exposição do filme, em imagem visível de prata metálica.

Os filmes radiográficos podem ser revelados de duas maneiras:

- **Processamento automático:** ocorre em quatro etapas: revelação, fixação, lavagem e secagem, o que pode ser designado como ciclo de revelação. Esse ciclo é efetuado mecanicamente por uma processadora automática que leva em média 90 segundos para realizá-lo. A processadora é constituída por um conjunto de tanques sequenciais, através dos quais os filmes são transportados por meio de quatro conjuntos de cilindros motorizados, denominados *racks*, um para cada tanque. O último conjunto serve à área de secagem, onde o filme é submetido a um fluxo de ar quente.
- **Processamento manual:** ocorre em cinco etapas: revelação, interrupção, fixação, lavagem e secagem. Os filmes são presos em colgaduras individuais e levados à mão de tanque a tanque. O processo tem em média 1 hora. A base para uma boa revelação é o controle da atividade da solução, da temperatura e do tempo de revelação.

O banho em água é uma etapa incorporada aos processos de revelação. No banho, a emulsão é inchada de modo que os banhos químicos subsequentes possam alcançar todas as partes da emulsão uniformemente. A água é usada como agente de umidificação por ser o solvente universal.

Os principais produtos químicos utilizados no processamento da imagem são o revelador e o fixador, cada um composto por alguns agentes químicos que apresentam certa função na etapa do processamento da imagem.

Formação da imagem visível

Em um filme radiográfico não exposto, o cristal de haleto de prata tem carga eletrostática negativa distribuída em toda a superfície. Em um exame radiográfico haverá haletos que serão e outros que não serão expostos, de acordo com a quantidade de radiação que atinge o filme. Um cristal exposto tem carga negativa distribuída em sua superfície, exceto no centro de sensibilidade, para onde migraram os íons de prata durante a formação da imagem latente.

Na etapa da revelação, o filme passa por agentes reveladores que contêm muitos elétrons para serem doados ao revelador, os quais irão interagir com o filme. Em virtude da repulsão eletrostática, essas cargas negativas do agente revelador terão dificuldade em penetrar no cristal em razão das cargas negativas existentes em torno de sua superfície. O agente revelador somente conseguirá penetrar pelo centro de sensibilidade dos haletos de prata que foram expostos, reduzindo os íons de prata restantes em prata metálica negra.

O revelador converte os cristais com prata metálica nos sítios de imagem latente em grãos de prata negra metálica, tornando-os visíveis.

Geração da imagem digital

Os sistemas digitais vêm sendo introduzidos no dia a dia da radiologia convencional e otimizando a rotina dos serviços. Apesar do alto custo de implantação dos sistemas digitais, a longo prazo esse custo poderá se tornar viável quando comparado com o do sistema gerador de imagem por filmes. Uma diferença a ser considerada na escolha do sistema de geração de imagem digital é a existência de ferramentas que possibilitam o pós-processamento da imagem, melhorando sua qualidade e recuperando imagens de qualidade não satisfatória, evitando a repetição da aquisição da imagem.

Com o advento da radiografia digital, os serviços de radiologia foram adquirindo novas tecnologias e substituindo a tecnologia analógica. Inicialmente, a CR (*computed radiography*) teve maior adesão em razão do custo menor de implantação, ao reaproveitar o sistema de geração dos raios X e trocar apenas o sistema de formação de imagem. No entanto, a DR (*direct radiography*) está a cada dia ganhando mais espaço em virtude da melhor qualidade da imagem.

A qualidade do sistema digital vai depender da resolução espacial da imagem (número de *pixels*) e da resolução de contraste (*bits* por *pixel*), além da razão sinal-ruído (SNR).

A tecnologia CR

A tecnologia CR pode ser implementada em qualquer sistema convencional com tecnologia analógica, substituindo apenas o sistema de geração da imagem radiográfica. Assim, a geometria dos raios X e as técnicas radiográficas também são as mesmas utilizadas para a aquisição com o sistema filme-tela intensificadora.

A tecnologia analógica e a CR têm receptores diferentes: o chassi com o sistema filme-écran trabalha com a formação da imagem latente por fluorescência, enquanto a placa geradora de imagem latente do sistema CR trabalha com a fosforescência para formar a imagem latente eletrônica.

A placa de fósforo, também conhecida como IP (*image plate*), é colocada em um cassete de aparência similar ao chassi do sistema filme-écran para realizar a exposição aos raios X. A IP não necessita ser carregada e descarregada em uma câmara escura, podendo ser manuseada à luz do dia (**Figura 8.16**).

A placa de imagem pode ser reutilizada em vários exames, de acordo com a recomendação do fabricante. Para a obtenção da imagem pelo sistema CR a placa IP é processada em uma leitora a *laser*.

A imagem digital poderá ser trabalhada pós-processamento com ferramentas que tornarão possíveis correções, ampliações e análises para diagnóstico médico (**Figura 8.17**).

O CR baseia-se no fenômeno chamado luminescência fotoestimulada (LEF ou PSL – *photostimulated luminescence*). A fosforescência é um fenômeno da luminescência em que a emissão de luz acontece após desaparecer a

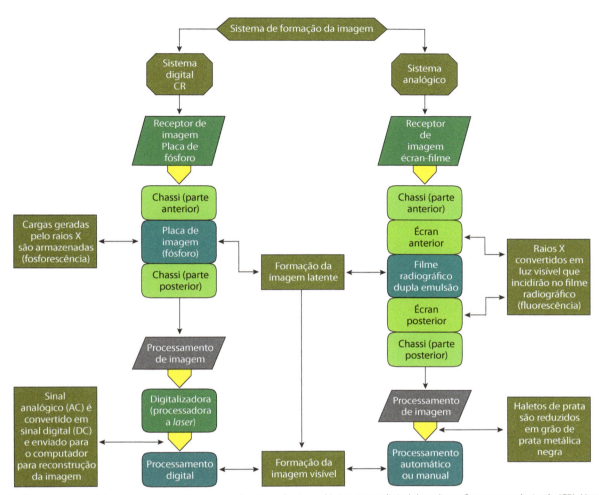

Figura 8.16 Fluxograma do sistema convencional, comparando a tecnologia analógica com a digital da radiografia computadorizada (CR). Na tecnologia analógica, formada pelo sistema écran-filme radiográfico, ocorre o fenômeno da fluorescência, que sensibilizará os haletos de prata e formará a imagem latente que posteriormente será processada e reduzida em prata metálica negra, tornando visível a imagem. No sistema CR, a placa de imagem é sensibilizada pelos raios X, que produzem um movimento de cargas que serão armazenadas no fósforo, o qual liberará o sinal durante a leitura da processadora a *laser*. A luz emitida pela placa (fosforescência) será lida pelo sistema de processamento e convertida em sinal digital que reconstruirá a imagem digital.

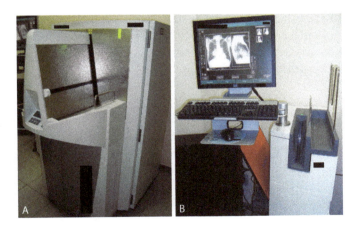

Figura 8.17 Digitalizador do sistema CR. **A** O chassi é inserido para que a placa de imagem seja retirada para escaneamento do *laser* ponto a ponto. O sinal emitido será enviado para o processamento digital. Ainda no digitalizador, após a leitura do *laser*, um banco de lâmpadas de alta intensidade limpa os sinais residuais da placa e ela é novamente colocada no chassi. Ao ser retirado do sistema, o chassi pode novamente ser utilizado. Estação de trabalho do sistema digital (*workstation*). **B** A imagem digitalizada pode ser visualizada para diagnóstico e tratamento em um monitor de alta resolução.

excitação. O sinal pode ficar armazenado no material e emitir a luz somente quando estimulado.

A emissão estimulável é induzida pelo fornecimento de energia ao material: calor (termoluminescência) ou fótons com comprimentos de onda específicos (fotoluminescência). Na LEF, essa energia pode ser liberada se for estimulada pela energia de uma luz adicional com um comprimento de onda específico. Muitos compostos apresentam propriedades de LEF, mas esses fósforos precisam atender aos seguintes requisitos:

- **Casamento espectral:** devem ser estimulados no comprimento de onda produzido pelo *laser* e emitir luz.
- **Resposta espectral:** a luz de emissão estimulada deve ser facilmente absorvida pelo tubo fotomultiplicador (PMT).
- **Baixo *fading*:** não devem apresentar perda significativa de sinal na retenção da imagem latente.

O fósforo composto de haletos de flúor bário dopado com európio é um dos mais utilizados atualmente no sistema CR. Dentre os compostos haletos de alcalino-terrosos comerciais estão o RbCl, BaFBr:Eu^{2+}, BaF(BrI):Eu^{2+}, BaFI:Eu^{2+} e BaSrFBr:Eu^{2+}.

Para que o sinal seja armazenado no fósforo é importante a presença de impurezas e/ou dopantes, em pequenas quantidades, que atuem como armadilhas para as cargas em movimento durante a exposição. Assim são formados os centros luminescentes, onde será armazenada a imagem latente eletrônica. O európio (Eu) é o material dopante mais utilizado nos compostos comerciais.

Durante a exposição, os raios X são transmitidos através do paciente e absorvidos pela placa de imagem. A energia depositada no material fósforo fotoestimulável faz com que os elétrons sejam elevados de seu nível de equilíbrio (estado fundamental) a um estado metaestável, onde os elétrons excitados são retidos em armadilhas. O fósforo fotoestimulável (FFE/PSP) armazena a energia dos raios X absorvidos nas armadilhas (centros de sensibilidade) da estrutura cristalina. Essa é a imagem latente eletrônica não observável, na qual o número de elétrons retidos em armadilhas é proporcional ao número de fótons de raios X incidentes na placa.

Com o passar do tempo, os elétrons do estado metaestável retornam ao estado fundamental, sendo importante, portanto, que a placa de imagem seja lida após a exposição porque a imagem latente vai desaparecendo, alcançando perda crítica do sinal depois de 8 horas.

Assim, após a exposição, a placa deve ser digitalizada ponto a ponto no leitor de escâner a *laser*. A luz *laser* com baixa intensidade e focalizada tem o comprimento de onda que estimula o retorno dos elétrons do estado metaestável para o fundamental com a emissão de luz complementar.

A placa de fósforo exposta deve ser lida para produzir a imagem; por isso, o cassete é colocado no digitalizador onde a placa exposta é removida e encaixada em um mecanismo de precisão que se move de maneira constante, bem lentamente durante a varredura, porque pequenas flutuações na velocidade podem resultar na geração de artefatos na imagem.

O polígono rotativo ou o espelho oscilante transmite o feixe sobre a placa, proporcionando uma varredura rápida. O tamanho do feixe de *laser* determina a alta resolução espacial.

Na varredura da placa, a intensidade da PSL será proporcional ao número de elétrons liberados. A luz emitida será opticamente filtrada da luz *laser*, antes da fotodetecção, de modo que nenhuma luz estimulante de comprimento de onda longa (*laser*) atinja o fotodetector e se sobreponha à luz emitida, já que a luz emitida é o sinal desejado e a luz estimulante do *laser*, o ruído. A PSL é então capturada por um sistema de guia de luz, que canaliza o sinal para dentro de uma montagem de fibra óptica, direcionando a luz para o fotodetector (**Figura 8.18**).

O tubo fotomultiplicador (PMT), localizado na saída do guia de luz, amplifica a PSL e a converte em sinal elétrico correspondente. Esse sinal analógico é convertido em um

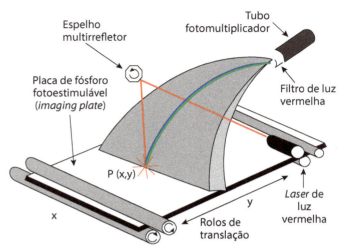

Figura 8.18 Sistema de leitura da placa de fósforo estimulada pelo comprimento de onda do *laser*. O sinal será filtrado e coletado por um sistema de fibras ópticas que o enviará para um sistema que amplificará o sinal e o converterá em sinal digital.

valor numérico por um conversor analógico-digital (ADC), que produz um número correspondente a um ponto específico da matriz digital. A imagem de *raw data* (dados brutos) gerada é posteriormente corrigida pelo pré-processamento da imagem, normalizando as variações do guia de luz e dos ruídos do sistema.

A informação da imagem latente residual é apagada da placa através de uma luz intensa projetada por um banco de lâmpadas fluorescentes com comprimento de onda que remove os elétrons que ainda ficaram armadilhados após a estimulação do *laser*. Após a limpeza, a placa retorna ao cassete pronta para ser reutilizada.

Se uma imagem latente residual permanecer, artefatos poderão aparecer na nova imagem registrada na IP. Os fabricantes recomendam, como parte da rotina do serviço de radiologia, a limpeza dos cassetes no digitalizador seja sempre feita no início do dia. Desse modo, será eliminado qualquer registro existente na placa, inclusive registros gerados pela radiação de fundo.

Tecnologia DR

Na tecnologia digital DR (*direct radiography*), o sistema de formação da imagem já está acoplado ao equipamento de raios X. Assim, não é possível aproveitar um aparelho de raios X já existente, o que aumenta o custo de implantação. No entanto, como não se faz necessário um sistema de processamento externo, os sistemas de detecção e processamento são acoplados. Consequentemente, com a redução de etapas do processo, ocorrem maiores eficiência e qualidade na transmissão e conversão do sinal para a formação da imagem.

O elemento de captura é o detector (*flat panel*) onde são capturados os raios X. No sistema DR utiliza-se o iodeto de césio (CsI), o oxissulfeto de gadolínio (GdOS) ou o selênio amorfo (a-Se). O elemento de acoplamento transfere o sinal gerado pelos raios X para o elemento de detecção. No DR é utilizada a camada de contato, como a do a-Se.

O elemento de detecção pode ser:

- dispositivos sensíveis à luz que detectam fótons, como o fotodiodo e o dispositivo de carga acoplada (DCA) ou
- um transistor de filme fino (TFF), dispositivo sensível à carga que coleta elétrons.

O dispositivo de carga acoplada (DCA/CCD) é um semicondutor à base de silício usado como receptor de imagem, presente no dia a dia com o advento das câmaras digitais. Na radiologia, o receptor CCD é usado em equipamentos de fluoroscopia e na radiologia intervencionista, acoplado a um tubo intensificador de imagem.

Dentre suas vantagens estão a alta sensibilidade de detecção e resposta, a resposta a uma faixa dinâmica de intensidade luminosa e uma resposta linear com a radiação.

Nos sistemas intensificadores de imagem acoplados com a câmara CCD, os raios X passam pelo intensificador de imagem, um dispositivo que os converte em luz, intensificando o sinal de entrada e o enviando para a entrada da câmara através de lentes convergentes, que aproximam os fótons de luz. Na entrada do intensificador, os raios X passam por uma placa fluorescente, onde são convertidos em luz, a qual atingirá um fotocatodo, gerando uma corrente de elétrons. Os fotoelétrons são acelerados em direção ao anodo e focalizados no fósforo de saída por lentes eletrostáticas, onde novamente serão convertidos em luz. Essa luz de saída, agora com intensidade maior, incidirá no detector da câmara CCD.

O semicondutor à base de silício é um elemento sensível à luz que converte esse sinal recebido em sinal elétrico. Essa conversão se baseia no efeito fotoelétrico, isto é, na formação de elétrons livres na região de silício incidida por fótons. Esses fotoelétrons produzidos se movimentam pela matriz do detector até serem aprisionados na fonte de potencial mais próxima. Essas cargas serão conduzidas para o sistema de acoplamento do processamento, o conversor analógico-digital. Nos sítios do silício da superfície focal, cada fóton incidido tem energia suficiente para deslocar um elétron para um canal estreito (colunas fotossensíveis) no semicondutor. A tensão de saída é proporcional à intensidade de luz incidente.

Radiografia digital indireta

A radiografia digital indireta também tem seu sistema integrado. No entanto, assim como no sistema intensificador de imagem com câmara CCD, os fótons de raios X são convertidos em fótons de luz antes de serem convertidos em corrente elétrica. O iodeto de césio (CsI) apresenta alta captura fotoelétrica. Quando os raios X incidem na matriz do detector CsI, eles são absorvidos e a energia absorvida gera fótons de luz pelo mesmo fenômeno da fluorescência aplicado nos écrans do sistema convencional e no intensificador de imagem. Sobre a janela de CsI é aplicada uma camada de silício amorfo (fotodiodos) em um arranjo de transistor de película fina (TFT) montado em forma de matriz. A luz gerada será detectada e armazenada pela matriz de fotodiodos de silício, onde será convertida em sinal elétrico. Esse sinal será transmitido para o conversor de sinal analógico-digital, formando as imagens radiográficas digitais indiretas.

Radiografia digital direta

Na radiografia digital direta não ocorre a conversão dos raios X em luz para depois serem transformados em sinal elétrico que será convertido em digital. O detector utilizado é uma película de selênio amorfo que, ao receber o feixe de raios X, cria pares de elétron-lacuna através da ionização direta do selênio, sendo essa carga armazenada pelo capacitor até ser chaveada para o TFT. Na matriz de selênio amorfo, os raios X incidentes são convertidos diretamente em sinais elétricos na janela de entrada sem a necessidade da geração intermediária de fótons de luz (**Figuras 8.19 e 8.20**). O detector de amorfo selênio é mais sensível à temperatura do que o detector de iodeto de césio.

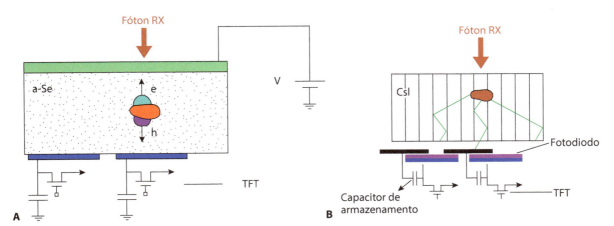

Figura 8.19 Sistemas da DR pelos métodos indireto e direto. No DR indireto (**A**), os raios X são convertidos em luz e posteriormente em sinal elétrico. No DR direto (**B**), os raios X são diretamente convertidos em sinal elétrico. Ambos os sinais elétricos serão convertidos em sinal digital.

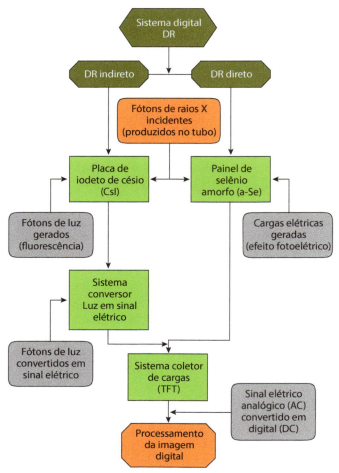

Figura 8.20 Fluxograma dos sistemas DR direto e indireto. No DR indireto há a cintilação e depois a formação de carga elétrica para coleta, ocorrendo, assim, perda de resolução, mesmo que mínima. No DR direto ocorre o efeito fotoelétrico, que já produz as cargas que serão coletadas. Em ambos os sistemas, as cargas coletadas passam por um sistema de conversão analógico em digital que formará a imagem digital.

DENSIDADE ÓPTICA

A DO consiste no grau de enegrecimento da imagem processada, sendo medida por meio de um aparelho denominado densitômetro, que contém uma fonte de luz focada através de um pequeno orifício e um sensor de luz. O filme é posicionado entre a fonte de luz e o sensor, que mede a quantidade de luz transmitida de cada degrau da imagem radiográfica. A partir dessa leitura, é gerada uma curva característica da densidade óptica em função da taxa de exposição.

A sensitometria é um método simples para controle de rotina da processadora e consiste na monitoração da DO em três degraus da escala sensitométrica, cada um correspondente a uma das três regiões que compõem a curva. Dessa maneira, são obtidas informações pertinentes à qualidade do processamento.

Em um filme radiográfico, a DO varia de 0 a 4. Quando uma radiografia é superexposta, a DO será maior que 3,0 e a imagem aparecerá escura. Quando uma radiografia é subexposta, a DO será menor que 0,2 e a imagem aparecerá clara. Uma radiografia de boa qualidade tem DO entre 0,4 e 2,0.

A curva característica de um filme diretamente exposto à radiação, ou seja, sem o écran, é uma parabólica ascendente. O feixe é pouco absorvido, e a DO máxima depende apenas da quantidade dos grãos de haleto de prata na emulsão fotográfica.

A curva característica de um filme exposto à luz pelo écran reforçador tem o formato de S: a parte horizontal representa a DO mínima do filme, também chamada de véu da base; a base da curva apresenta pequenas variações de DO, correspondente à parte ascendente da curva; a parte retilínea é a região de contraste máximo, onde se apresenta o rendimento ótimo do filme; e a curva na região superior representa a transição de contraste máximo, a saturação.

Um filme radiográfico não exposto e revelado tem uma DO pouco acima de zero, denominada véu da base do filme radiográfico. Esse valor está relacionado com o tipo de emulsão da base e as condições do processamento radiográfico. A DO do véu da base recomendada é menor que 0,15. Na Portaria 453/1998 – Diretrizes de Proteção Radiológica em Radiodiagnóstico Médico e Odontológico, o item 5.6, letra (a), determina que a câmara escura deve ser construída de modo a prevenir a formação de véu nos filmes; deve ser equipada com lanterna de segurança apropriada ao tipo de filme e possuir um sistema de exaustão adequado. O aumento do véu da base gera perda de contraste, ou seja, partes claras ficam acinzentadas e não brancas. Isso pode ser decorrente de temperatura alta do revelador, contaminação ou alta concentração do químico.

A densidade do velamento consiste na revelação dos grãos de prata que foram sensibilizados indevidamente. Resulta da exposição não intencional do filme durante o armazenamento, da contaminação química ou de processamento impróprio. A DO não deve exceder o valor de 0,1. A alta densidade de velamento reduz o contraste da imagem radiográfica.

A latitude do filme radiográfico (amplitude de luminosidade) corresponde ao intervalo de exposições de um filme radiográfico em que as DO máxima e mínima estão situadas na parte linear da curva característica. Refere-se à faixa de exposição sobre a qual os receptores da imagem respondem com DO na faixa útil de diagnóstico.

O contraste (gradiente) corresponde à diferença de DO máxima e DO mínima encontrada no filme radiográfico.

Um filme radiográfico de grande contraste apresenta latitude reduzida e pequena escala de cinza, enquanto o filme de baixo contraste tem latitude estendida e longa escala de cinza. Quanto maior a latitude, maior a escala de DO visualizada.

Fatores de controle da DO

O fator produto corrente-tempo (mAs) é responsável pelo controle de densidade óptica (DO) devido à quantidade de raios X produzidos pelo tubo durante a exposição, que sensibilizará o detector da imagem. A tensão de pico (kVp) também é um fator de controle da DO. Quanto maior o kVp, maior a quantidade de raios X de maior energia, o que resulta em raios X energéticos, que alcançam o filme com aumento correspondente em toda a densidade.

A distância entre o tubo de raios X e o filme também exerce efeito na densidade radiográfica de acordo com a Lei do Quadrado Inverso. Se a distância for duas vezes maior, reduz-se a intensidade da fonte de raios X para um quarto, o que diminui em quatro vezes a densidade radiográfica. A distância tem influência importante na densidade e por essa razão são utilizadas distâncias-padrão, de modo que o mAs seja usado tanto para aumentar como para reduzir a densidade.

Ao contrário da densidade do sistema analógico, a densidade do sistema digital não necessita de uma exposição mínima para obter uma resposta do filme. Uma menor exposição ao filme já possibilita uma resposta de DO no sistema digital.

Na imagem digital, a escala de cinza é normalizada e o brilho independe da dose. No entanto, se houver pouca radiação, o ruído quântico poderá aumentar.

A imagem com filme pode apresentar apenas 30 tons de cinza sobre um negatoscópio. Na imagem da CR podem ser obtidas escalas muito maiores de níveis de cinza, as quais serão analisadas pós-processamento.

Bibliografia

Biasoli J, Mendes A. Técnicas radiográficas: princípios físicos, anatomia básica, posicionamento. Rio de Janeiro: Livraria e Editora Rubio, 2006.

Brasil. Ministério da Saúde. Portaria 453, de 1º de junho de 1998. Dispõe sobre o Regulamento Técnico que estabelece as diretrizes básicas de proteção radiológica em radiodiagnóstico médico e odontológico. Brasília (DF): ANVISA, 1998.

Bushong SC. Ciência radiológica para tecnólogos. 9. ed. Rio de Janeiro: Elsevier, 2010.

Dantas MVA. Dose glandular e controle de qualidade da imagem em serviços de mamografia com sistema de radiografia computadorizada [dissertação] Belo Horizonte: Centro de Desenvolvimento da Tecnologia Nuclear, 2010.

Fontainha CCP. Síntese e caracterização de aluminas micro e nanoparticuladas dopadas com carbono (Al_2O_3:C) para aplicação em dosimetria das radiações [dissertação]. Belo Horizonte: Universidade Federal de Minas Gerais, 2010.

Mourão AP, Oliveira FA. São Caetano do Sul, SP: Difusão Editora, 2009.

Pistóia GD, Cerpa G, Pistóia AD, Neto MM, Kaizer MR. A imagem latente e a química do processamento radiográfico. Saúde 2004; 30(1-2):12-20.

Técnicas de Processamento de Imagens Digitais

Alexei Manso Correa Machado
Críssia Carem Paiva Fontainha

INTRODUÇÃO

Desde o surgimento das técnicas de visualização do interior do corpo humano de maneira não invasiva por meio dos raios X, a radiologia se encontra em constante evolução, possibilitando não apenas a avaliação das estruturas anatômicas de modo estático, mas o acompanhamento dinâmico de suas alterações funcionais, podendo estabelecer a associação de técnicas e contribuir para um diagnóstico mais preciso. O advento da radiologia digital e a evolução da tecnologia dos processos que envolvem a aquisição e o tratamento das imagens, em associação à informática na área médica, tornaram possível a ampliação de seu campo de aplicação.

CONCEITO DE IMAGEM

Imagens são representações gráficas de uma cena que podem ser analisadas de modo visual. Antes da revolução tecnológica proporcionada pela eletrônica e a informática, as imagens eram exclusivamente analógicas, ou seja, representadas em uma mídia de maneira contínua. Exemplos de imagens analógicas incluem as fotografias reveladas em filme e o aparelho de raios X tradicional. Após o desenvolvimento dos sistemas digitais, as imagens passaram a ser representadas de maneira discreta, como matrizes com um número finito de pontos e estes com variações finitas de intensidade. Na área de saúde, grande parte das imagens é não visual, ou seja, não resulta da reflexão da luz visível. As imagens não visuais retratam uma cena com base na física das radiações e em outros fenômenos.

IMAGENS DIGITAIS

Uma imagem digital é uma função que mapeia um domínio discreto do espaço ou do tempo para uma escala de intensidades também discreta. O domínio do espaço é representado pelas coordenadas x,y,z das partes constituintes do objeto. Algumas imagens de natureza dinâmica contam ainda com um componente relacionado com o tempo. A escala de intensidades é uma quantização do sinal analisado, podendo representar diversas grandezas físicas. Imagens digitais são armazenadas na forma de matrizes. O que diferencia uma imagem de uma matriz numérica é o modo como os valores são interpretados, uma vez que, sendo avaliados de maneira visual, sofrem a influência de aspectos subjetivos do observador.

As imagens digitais consistem na conversão do sinal analógico recebido pelo sistema receptor em um valor digital, ou seja, representado como sequências de dígitos binários (0 ou 1), denominados *bits*. A forma mais comum de obtenção da imagem digital é por meio do processo de varredura, onde o espaço da cena é percorrido de modo sequencial e o sinal amostrado em cada sub-região. A varredura da imagem pode ser feita de modo bidimensional ou tridimensional. No caso de o espaço ser bidimensional, cada amostra dará origem a um *pixel*, uma abreviação da expressão *picture element*. Na varredura tridimensional, a amostra recebe o nome de *voxel* (*volume element*). A matriz resultante é formada por valores inteiros não negativos, onde cada elemento corresponde à média dos valores amostrados na sub-região de varredura. Embora os *pixels* e *voxels* sejam representados sem unidades, correspondem à área ou ao volume da sub-região amostrada, estando associados ao tamanho da região correspondente. Quanto menor o tamanho dos *pixels* e maior seu número, maior será a quantidade de informação presente na imagem, apresentando-se mais próxima da cena real. Cada *pixel* está associado a uma cor ou intensidade de tom de cinza. Como a maioria das imagens radiológicas é não visual, as cores e tons de cinza são apenas representações simbólicas das grandezas mensuradas.

PERCEPÇÃO VISUAL

O processo de percepção transcende o estudo das sensações e implica uma série de interações de natureza fisiológica e psicológica que possibilitam ao ser humano compreender o mundo em que vive. O modelo do mundo que resulta da observação difere do mundo físico real em razão de uma série de alterações ocorridas durante o processo perceptivo. Nossos órgãos de sentidos não têm acuidade suficiente para registrar eventos físicos infinitamente grandes ou pequenos. Além disso, as sensações resultantes de um estímulo podem ser alteradas pela presença de outros estímulos, pelo estado psicológico e pela personalidade do observador, determinando uma variedade de interpretações para o mesmo conjunto de eventos.

Fisiologia da visão

A análise fisiológica da percepção visual revela aspectos importantes para a compreensão da interação entre os estímulos recebidos do mundo externo e sua subsequente interpretação. O olho tem uma estrutura semelhante à de uma máquina fotográfica. Trata-se de uma câmara fechada, envolvida por um tecido branco e opaco, a esclerótica, que reveste todo o globo, à exceção de uma pequena área transparente, denominada córnea, por onde a luz penetra. A quantidade de luz que chega ao interior do olho é controlada pela pupila, mediante a contração da íris, e em seguida pelo cristalino, onde o feixe luminoso é focalizado em direção à coroide. Protegida pela coroide está a retina, uma lâmina fotossensível constituída de três camadas de células nervosas sustentadas pela membrana glial (**Figura 9.1**).

Na primeira camada da retina encontram-se os receptores primários, divididos em cones e bastonetes. Os cones são responsáveis pela percepção da cor, sendo estimulados por diferentes comprimentos de onda. Eles se concentram na área central da retina, a fóvea ou mácula, região de máxima acuidade visual. Os bastonetes estão localizados predominantemente na periferia da retina, apresentando sensibilidade à intensidade luminosa. Acima das células receptoras está a camada de células bipolares, que realizam a sinapse entre os cones e bastonetes. A terceira camada da retina é composta pelas células ganglionares, que se ligam diretamente ao encéfalo a partir do ponto cego da retina através do nervo óptico.

O primeiro aspecto a ser observado diz respeito à correspondência entre as células receptoras e o feixe de neurônios que chega ao cérebro. O número de cones e bastonetes presentes na retina é de cerca de 125 milhões, enquanto o de fibras nervosas do nervo óptico é de apenas um milhão. Isso significa que as células receptoras não estão ligadas de maneira unívoca ao córtex. Na verdade, isso ocorre na região da fóvea, mas, à medida que se passa à periferia da retina, as células de cones e bastonetes se agrupam em sinapse a uma única célula bipolar e desta a uma célula ganglionar, cujo axônio compõe o nervo óptico.

A retina apresenta, ainda, uma estrutura celular de conexão entre as células bipolares e ganglionares que possibilita um grau elevado de integração das informações percebidas pelos receptores. As células horizontais e as células amácrinas são responsáveis pela interconexão das demais estruturas, o que confere à retina uma complexidade neuronal próxima à dos tecidos do córtex. Estudos comprovam que, apesar de a maior parte da atividade organizadora da visão ocorrer no córtex visual, o processo de combinação e organização das informações se inicia na retina.

Marr (1982) propôs que o olho humano seria capaz de realizar operações similares a filtros matemáticos, onde os sinais recebidos pelos cones e bastonetes seriam processados, resultando na suavização de ruídos e no realce das bordas dos objetos. Esse fenômeno foi comprovado com o auxílio de experimentos em que a retina de um primata foi submetida a estímulos na forma de uma borda que se movia. Os sinais de saída do nervo óptico, medidos com o auxílio de eletrodos, apresentaram notável semelhança com as funções matemáticas previstas por Marr. Essas funções são atualmente utilizadas por programas de processamento de imagens e serão abordadas mais adiante.

Adaptação ao brilho

Outro aspecto importante da percepção visual humana que tem impacto significativo na análise de imagens é o fenômeno da adaptação ao brilho. O ser humano é capaz de distinguir um número significativo de cores e tons de cinza, mas não simultaneamente. De fato, em uma imagem

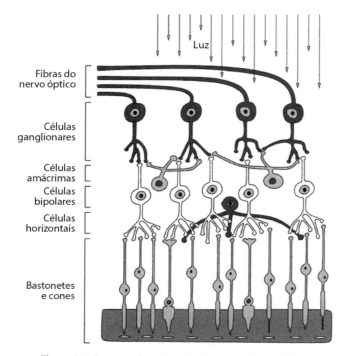

Figura 9.1 Estrutura da retina. (Modificada de Marr, 1982.)

monocromática são distinguidas apenas algumas poucas dezenas de tons ao mesmo tempo. Dois tons de cinza distinguíveis em uma posição da imagem podem não ser distinguidos em outra parte da imagem, dependendo da média e da variabilidade de tons de cinza presentes em cada região. Em virtude desse fenômeno, aplicativos de visualização oferecem funções de realce do contraste das imagens ou de partes delas. Essas técnicas serão abordadas neste capítulo.

Contraste simultâneo

Outro fenômeno característico da percepção visual humana é o contraste simultâneo. O brilho de uma cor ou tom de cinza é percebido de modo relativo, dependendo dos elementos que estão ao seu redor. Desse modo, a percepção de um tom de cinza não é absoluta, sendo influenciada por outros estímulos. A **Figura 9.2** exemplifica o contraste simultâneo. Os quadrados centrais da figura, embora tenham o mesmo tom de cinza, parecem mais escuros à medida que o fundo fica mais claro.

Bandas de Mach

Uma das funções da interligação entre os neurônios da retina é a detecção de bordas. Bordas são variações rápidas entre os tons de cinza de uma região da imagem. Uma técnica simples para a identificação de uma borda na imagem consiste em subtrair o valor do tom de cinza de um *pixel* pelo tom de cinza do *pixel* vizinho. Regiões homogêneas, sem variação de tom de cinza, resultam em diferenças próximas de zero, enquanto as regiões onde existe variação resultam em diferenças de maior magnitude, proporcionais ao contraste oferecido pela borda. Um fenômeno interessante da percepção visual é que a retina realça as bordas, ou seja, aumenta a sensação de contraste nas regiões onde existe variação de intensidades. Esse fenômeno, denominado banda de Mach, está exemplificado na **Figura 9.3**. A figura foi gerada através de uma variação suave em forma de rampa entre o tom de cinza mais claro da esquerda e o mais escuro da direita. No entanto, o olho humano percebe uma faixa de coloração ainda mais clara no início da rampa e outra mais escura em seu final, como seu houvesse bordas mais definidas nessas regiões.

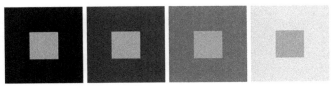

Figura 9.2 Exemplo de contraste simultâneo. Os quadrados centrais das figuras, embora tenham o mesmo tom de cinza, parecem mais escuros à medida que o fundo fica mais claro.

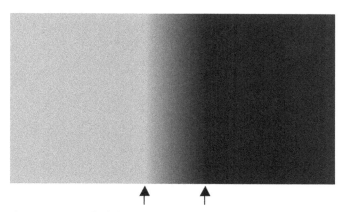

Figura 9.3 Exemplo de bandas de Mach. As regiões apontadas por setas são percebidas como mais claras (esquerda) ou mais escuras (direita) do que suas tonalidades originais.

AMOSTRAGEM E QUANTIZAÇÃO

O processo de geração de imagens digitais está estreitamente relacionado com o conceito de amostragem, uma vez que é necessário converter o domínio contínuo da cena para o domínio discreto de sua representação digital. A amostragem é realizada em duas etapas: a amostragem espacial e a espectral. A amostragem espacial está relacionada com o grau de subdivisão do espaço da cena, determinando o número de pontos da imagem digitalizada, ou seja, sua resolução. A amostragem espectral está relacionada com o grau de divisão dos valores da grandeza física medida, determinando o número de tons de cinza que podem ser atribuídos a cada ponto, ou seja, sua quantização. Quanto maior o número de tons de cinza amostrados, maior o número de *bits* necessários para representar cada *pixel*.

As taxas de amostragem espacial e espectral de uma imagem são fatores que determinam a qualidade da imagem digital. Quanto maior o número de pontos amostrados na imagem (resolução), maior sua capacidade de representar detalhes. Quanto maior o número de *bits* por *pixel* utilizados para representar o valor de um ponto (quantização), maior será a precisão do valor amostrado. A **Figura 9.4** exibe uma imagem de ressonância magnética com diversos valores de resolução, de 256 × 256 a 8 × 8. É possível notar que a qualidade da imagem se deteriora rapidamente à medida que sua resolução diminui. A **Figura 9.5** mostra um exemplo de variação do nível de quantização de 64 tons de cinza para apenas 2. A diminuição da qualidade da imagem é percebida de maneira mais branda, uma vez que o sistema visual humano só distingue poucas dezenas de tons de cinza simultaneamente. No entanto, como as imagens são processadas por equipamentos capazes de gerenciar um grande número de tonalidades ao mesmo tempo, é comum a utilização de milhares de tons de cinza em uma única imagem.

Um fenômeno muito frequente em imagens obtidas com baixas taxas de amostragem é o *aliasing*, que ocorre quando a taxa de amostragem é insuficiente para representar os detalhes

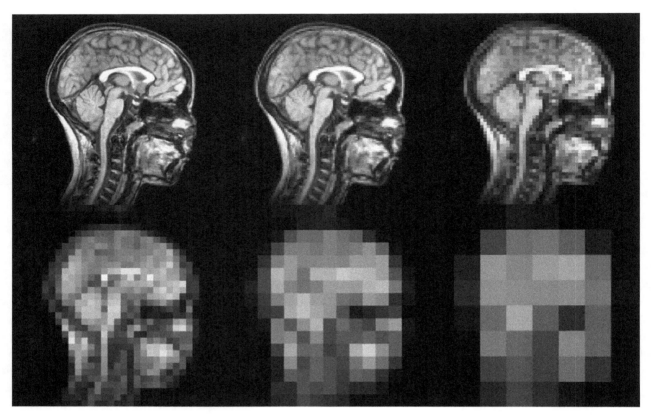

Figura 9.4 Imagem de ressonância magnética amostrada com diversos valores de resolução: de 256 × 256 (canto superior esquerdo) a 8 × 8 (canto inferior direito).

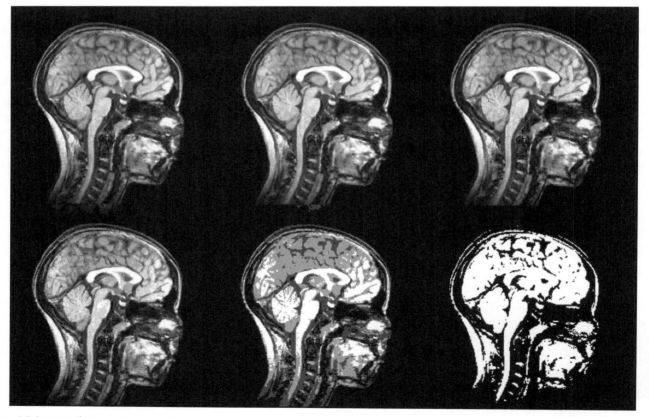

Figura 9.5 Imagem de ressonância magnética amostrada com diversos valores de quantização: de 64 tons (canto superior esquerdo) a dois tons de cinza (canto inferior direito).

da imagem original, resultando em perda de informação e surgimento de efeitos indesejados. A teoria de processamento de sinais determina que a taxa de amostragem tenha uma frequência duas vezes maior que a componente de maior frequência da imagem. A caracterização de frequência dos componentes da imagem será discutida mais adiante. Algumas técnicas de suavização dos efeitos de *aliasing* são possíveis mediante a aplicação de filtros de suavização. A **Figura 9.4** mostra um exemplo de *aliasing* resultante de baixa taxa de amostragem espacial. À medida que a resolução é reduzida para níveis muito baixos, alguns elementos da imagem, como as bordas mais visíveis, começam a apresentar um efeito de serrilhamento (efeito escada), ou seja, perdem sua suavidade para apresentarem uma aparência quadriculada.

Assim como existe o *aliasing* espacial, o *aliasing* temporal ocorre quando a taxa de amostragem temporal é muito baixa, isto é, quando o objeto se move mais rapidamente que a taxa de amostragem ou o número de quadros por segundo (fps) utilizado na aquisição.

CARACTERÍSTICAS DAS IMAGENS RADIOLÓGICAS

Alguns aspectos das imagens analógicas e digitais são comuns; portanto, a análise de fatores como o contraste se torna importante para a caracterização de ambas as modalidades. Fatores radiológicos relacionados com o paciente, como seu biotipo, assim como as técnicas radiográficas aplicadas, como tensão, corrente-tempo e distância, interferem na imagem gerada tanto nos sistemas digitais como nos analógicos. No entanto, o sistema digital tem a vantagem de facilitar correções posteriores à aquisição, o que otimiza o processo e evita repetições de exposição.

Contraste

O contraste radiológico é definido como a diferença de densidade radiográfica nas áreas adjacentes da imagem. Quanto maior for a diferença de densidade, maior será o contraste da imagem. O contraste pode ser influenciado pelo sistema receptor de imagem, isto é, o tipo de combinação tela-filme, e pelo controle de qualidade do processamento nos sistemas analógicos. Já para os sistemas digitais, a sensibilidade do detector de raios X, a eficiência da conversão do sinal analógico (AC) recebido para digital (DC) e os algoritmos utilizados para a reconstrução da imagem também influenciam o contraste. Características da estrutura radiografada, como sua espessura e composição, assim como a característica do feixe de raios X produzido e a energia dos fótons, interferem na atenuação dos raios X da anatomia de interesse.

O principal fator de controle para o contraste é a tensão de pico (kVp). Para exames de alta tensão (kV) haverá diminuição do contraste da imagem, uma vez que, mais penetrantes, os fótons interagirão menos com o paciente, chegando ao filme de maneira mais uniforme e diminuindo a variação da absorção diferencial entre os tecidos. O exame de tórax, por exemplo, é realizado com parâmetros que consideram alto tensão (kV) e baixo produto corrente-tempo (mAs), o que resulta em baixo contraste, tornando possível a visualização das tramas pulmonares muito tênues pela gradação de cinza. Para radiografias de alto contraste há uma pequena escala de cinza, enquanto para as de baixo contraste é produzida alta escala de cinza. Assim, com a alteração dos parâmetros de tensão e produto corrente-tempo é possível controlar a densidade radiográfica da imagem e, consequentemente, seu contraste.

Resolução

Resolução espacial

A resolução espacial é definida como a capacidade de uma imagem radiológica representar pequenos objetos de alto contraste. Como exemplos, podem ser citadas as radiografias de estruturas ósseas e suas articulações, assim como as microcalcificações no tecido mamário. Dentre os fatores que influenciam a redução da resolução espacial está a borrosidade dos sistemas que trabalham com a emissão de luz, como nas telas intensificadoras (radiografia analógica), nas placas dos sistemas digitais, nas placas *image plate* do CR (*computed radiography*) e no detector *flat panel* do DR (*direct radiography*), sendo maiores ou menores de acordo com a tecnologia. Para sistemas analógicos de maior velocidade da tela intensificadora a resolução espacial é reduzida. O movimento do paciente ou da estrutura radiografada, como a técnica da respiração incorreta, e os fatores geométricos da projeção dos raios X relacionados com as distâncias foco-receptor de imagem (DFoR) aplicadas incorretamente também resultam em menor resolução espacial. Nos sistemas analógicos, a resolução melhora com os cristais menores e camadas mais finas dos fósforos das telas intensificadoras. O mesmo se aplica ao fósforo da placa de imagem do sistema CR. Nenhum sistema de imagem da radiologia digital pode detalhar um objeto menor do que o tamanho do *pixel*.

Função de transferência de modulação

A função de transferência de modulação (MTF) descreve a capacidade de um sistema de imagem produzir objetos de tamanhos diferentes sobre uma imagem. A MTF está relacionada com a frequência espacial. Como a resolução espacial está relacionada com o menor objeto que pode ser visualizado, pode ser expressa pelo número de pares de linhas por milímetro (pl/mm). Quando a frequência espacial do objeto aumenta (objetos menores), a fidelidade da reprodução do objeto na imagem piora em razão da perda de contraste, tornando mais borrados os pares de linha. Já para baixas frequências espaciais (objetos grandes) há boa reprodução da imagem porque o contraste é preservado.

Resolução de contraste

A capacidade de distinguir estruturas anatômicas de contraste similar, como nas regiões abdominal e pulmonar, é definida como resolução de contraste. Uma resolução de contraste adequada identifica muitos tons intermediários entre o preto e o branco, definindo sua escala de cinza (densidade óptica), descrita como faixa dinâmica. No alto contraste é possível visualizar melhor objetos de tamanho menor do que em imagem de baixo contraste, como ocorre nas microcalcificações na mama, de alta densidade, nas imagens de mamografia. A faixa dinâmica da densidade óptica para radiografia convencional está entre 0 e 3,0 (faixa de 1.000). Já a faixa dinâmica no sistema digital é identificada pela capacidade de *bits* para cada *pixel*.

Resolução temporal

A resolução temporal é definida como a capacidade de captura de elementos que variam com o tempo. Por exemplo, o fluxo sanguíneo no coração pode ser observado nos exames de cateterismo cardíaco. Na fluoroscopia ou na radiologia intervencionista são obtidas imagens dinâmicas em dois modos de aquisição, conhecidos como modo fluoro, que possibilita a visualização da estrutura em movimento em tempo real, e modo cine, que não apenas visualiza, mas também armazena a imagem. A frequência dos quadros aparece em frações ou múltiplos de 30 (15, 30, 45, 60, 90 quadros por segundo), sendo possível encontrar configurações de 15 quadros por segundo para cine e 30 quadros por segundo para fluoro, com resolução espacial de 1.024 × 1.024 *pixels*. Nesses procedimentos, torna-se muito importante uma boa resolução temporal para aumentar a qualidade da imagem.

FORMATOS E COMPRESSÃO DE IMAGENS

Uma vez adquirida, uma imagem digital deve ser armazenada para futura análise, processamento ou comunicação. O formato de arquivo utilizado para representação determina a compatibilidade da imagem com aplicativos e sistemas, bem como o espaço necessário para seu armazenamento. Grande parte dos formatos disponíveis se utiliza de algum algoritmo de compressão, uma vez que as imagens radiológicas podem atingir tamanhos consideráveis, dependendo da modalidade de aquisição. A compressão é útil também para diminuir o tempo de transmissão de dados através de redes de computadores.

Tamanho de uma imagem sem compressão

O tamanho de uma imagem sem compressão é determinado por sua resolução e quantização. O número de linhas e colunas da matriz determina o número de *pixels* da imagem. Em imagens volumétricas ou variáveis no tempo (vídeos) é necessário considerar também o número de cortes (planos) e o número de quadros (*frames*). De modo geral, para o cálculo do número de elementos da imagem multiplicam-se os valores de todas as dimensões. Por exemplo, uma ressonância magnética dinâmica com resolução de 256 × 256 composta de 64 cortes e 16 quadros por segundo terá 256 × 256 × 64 × 16 = 6M elementos para cada segundo, sendo 1M = 2^{20}. A quantização determinará o número de *bits* necessários para a representação de cada elemento. O logaritmo na base 2 do número de níveis de cinza fornece o número de *bits* que, dividido por 8, resulta no número de *bytes* por elemento. Assim, uma imagem com 256 níveis de cinza requer 8 *bits* ou 1 *byte* para cada elemento. O tamanho total de *bytes* para o armazenamento da imagem é obtido multiplicando-se o número de elementos pelo número de *bytes* por elemento.

Como exemplo, considere um exame típico de cateterismo cardíaco onde são realizadas 8 cines (ou filmagens), com 7 segundos cada uma, em média. A taxa de amostragem temporal é de 30 quadros por segundo e a resolução de 1.024 × 1.024 *pixels* com 256 tons de cinza. Nesse caso, o espaço de armazenamento necessário por exame será de 8 cines × 7s/cine × 30 quadros/s × 256 × 256 *pixels*/quadro × 8 *bits*/*pixel* = 1,64GB.

Outra grandeza associada ao cálculo do tamanho da imagem é o campo de visão (*field of view* – FOV). Através do FOV é possível calcular o tamanho do *pixel*, que corresponde à razão do campo de visão pela dimensão da matriz quadrada. Por exemplo, em um exame de crânio em que se obteve um FOV de 250mm, em uma matriz de 512 × 512, cada *pixel* terá 250mm/512 = 0,5mm.

Compressão de imagens

A compressão é uma das técnicas utilizadas para redução do tamanho da imagem, diminuindo o espaço de armazenamento e o tempo de transmissão. Os algoritmos de compressão exploram a redundância das informações da imagem, resultando em arquivos menores. A redução do tamanho depende do tipo de compressão utilizado. Existem dois tipos principais de compressão de imagem:

1. **Compressão sem perdas (*lossless*)**: compressão na qual não é perdida nenhuma informação da imagem original, a qual pode ser completamente recuperada, apresentando exatamente o mesmo aspecto antes e depois da compressão.
2. **Compressão com perdas (*lossy*)**: compressão na qual alguns *bits* de informação são perdidos completamente durante o processo de compressão. No entanto, a perda é normalmente pequena e difícil de ser percebida pelo sistema visual humano.

A legislação que regulamenta a utilização de imagens médicas determina que as imagens sejam armazenadas e transmitidas com compressão sem perdas.

Formatos de imagem

Os formatos de imagem existentes estão relacionados com o modo de compressão dos dados. Dentre os formatos mais conhecidos, podem ser citados:

- *Analyze*: formato utilizado em um programa de tratamento de imagens com o mesmo nome. Em virtude de sua simplicidade, acabou sendo adotado por outros aplicativos. A imagem é armazenada como uma sequência de *voxels*, sem compressão, em um arquivo de extensão IMG. As informações sobre as dimensões da imagem são armazenadas em outro arquivo com o mesmo nome, mas extensão HDR.
- **DICOM:** com o objetivo de desenvolver uma comunicação padrão das informações que acompanham as imagens digitais, independente do fabricante, em 1983 foi organizado um comitê pelo American College of Radiology (ACR) e pela National Electrical Manufactures Association (NEMA). O padrão DICOM (*Digital Imaging and Communications in Medicine*), apresentado pelo comitê em 1993, possibilita a interconexão de equipamentos de aquisição de imagens médicas, integrando os sistemas de informação existentes, como o HIS (sistema de informação hospitalar), o RIS (sistema de informação em radiologia) e o PACS (sistema de comunicação e arquivamento de imagens). Os requerimentos de interface entre o arquivo de imagem no padrão DICOM e as redes de comunicação são estabelecidos e reúnem todas as modalidades de imagem por meio de aquisição modular, contendo um sistema de recuperação de imagens através da rede. Dessa maneira, a informação diagnóstica com imagens e registros pode ser adquirida, armazenada, recuperada, transmitida e impressa em qualquer local na rede. O padrão DICOM se diferencia dos formatos de imagens conhecidos, como JPEG, TIFF e GIF, por possibilitar que as informações dos pacientes sejam armazenadas juntamente com a imagem.
- **GIF:** o formato GIF (*Graphic Interchange Format*) se utiliza de um método de compressão de dados sem perda. As imagens são limitadas a 8 *bits* de profundidade (256 ou menos tons). O formato de compressão é mais eficiente para imagens com um grande número de regiões homogêneas, não se aplicando com a mesma eficácia para imagens com texturas granuladas.
- **JPEG:** o formato de compressão de imagem JPEG (*Joint Photographic Experts Group*), projetado para compressão de imagens em cores e em escala de cinza, não é muito eficaz para a compressão de imagens sem perdas. Seu algoritmo de compressão com perdas, fundamentado na transformação discreta de cossenos, causa um efeito quadriculado nas imagens, sendo útil apenas para visualização de imagens não usadas em processos de diagnóstico.
- **NIfTI:** formato em duas versões (NIfTI-1 para 32 *bits* e NIfTI-2 para 64 *bits*) derivado do *Analyze* versão 7.5. O formato aproveita o arquivo de cabeçalho HDR para armazenar mais informações sobre a imagem. O formato NIfTI também conta com uma versão em arquivo único com extensão NII.
- **TIFF:** a imagem TIFF (*Tagged Image File Format*) é um formato adotado para análise de imagens por ser robusto, flexível, multiplataforma e não apresentar perdas em sua compressão.

HISTOGRAMAS

Um histograma de tons de cinza consiste em um gráfico onde são representadas as frequências de ocorrência de cada tom de cinza na imagem. Ele fornece a probabilidade de um *pixel* aleatoriamente escolhido ter um determinado tom. Embora as informações relativas à posição dos *pixels* sejam perdidas, o histograma possibilita uma análise preliminar sobre a composição espectral da imagem. Imagens com pouco contraste, por exemplo, tendem a ter o histograma concentrado em uma pequena faixa de tons de cinza. O histograma pode ser facilmente computado, percorrendo-se a imagem e contando-se o número de *pixels* que apresenta cada uma das intensidades disponíveis. A **Figura 9.6** mostra o histograma de tons de cinza de uma imagem digital.

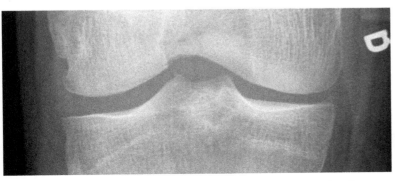
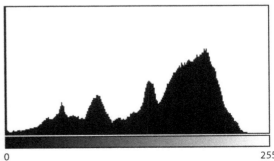

Figura 9.6 Exemplo de imagem radiológica digital e seu respectivo histograma de tons de cinza.

Transformação de histogramas

Embora as imagens originais obtidas pelos sensores devam ser mantidas inalteradas para arquivamento e eventual análise, sua visualização pode exigir um grau variável de processamento, de modo a possibilitar a identificação de detalhes pelo profissional de saúde. Isso é feito mediante a aplicação de técnicas de transformação de histograma, onde os tons de cinza da imagem original são mapeados para outros tons de cinza, facilitando a visualização de detalhes que de outra maneira ficariam obscurecidos pelas limitações do sistema visual. As técnicas mais utilizadas para esse propósito são o janelamento e a equalização de histogramas.

Janelamento

O janelamento (*windowing*) é uma técnica de transformação de histograma muito utilizada para realçar o contraste de uma faixa de tons de cinza da imagem. Possibilita que detalhes representados na imagem por tons de cinza muito próximos sejam visualizados com maior nitidez, neutralizando a deficiência do sistema visual humano em distinguir poucos tons de cinza simultaneamente. O janelamento torna necessária a definição dos valores de tons de cinza inicial, j_i, e final da janela, j_f, ou o tom de cinza central da janela e sua largura. Em seguida, os tons de cinza originais da imagem são transformados do seguinte modo:

- os tons com valores menores que j_i são convertidos para o valor de tom de cinza mínimo da imagem, *rmin*, frequentemente o preto;
- os tons com valores maiores que j_f são convertidos para o valor de tom de cinza máximo da imagem, *rmax*, frequentemente o branco;
- os tons com valores k entre j_i e j_f são linearmente interpolados para a faixa de valores entre *rmin* e *rmax*, da forma $rmin+(k-j_i)*(rmax-rmin)/(j_f-j_i)$.

A **Figura 9.7** mostra um exemplo de janelamento onde a imagem original da **Figura 9.6**, contendo 256 tons de cinza, é transformada com base em uma janela no intervalo [150,200]. Todos os *pixels* com tom de cinza menor que 150 passam a ter valor 0, os *pixels* com tom de cinza maior que 200 passam a ter valor 255 e os demais valores entre 150 e 200 são linearmente interpolados no intervalo de 0 a 255.

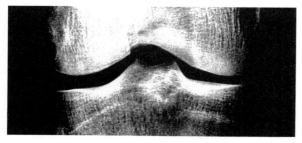

Figura 9.7 Exemplo da aplicação da técnica de janelamento na imagem da Figura 9.6.

Equalização de histograma

Outra transformação de histograma importante é a equalização. Nessa modalidade, o contraste da imagem é alterado como um todo com base na distribuição de tons de cinza da imagem original. O contraste será proporcionalmente maior para os *pixels* com tons de cinza mais frequentes. A motivação para a técnica é que os tons de cinza mais frequentes provavelmente estarão relacionados com elementos importantes na imagem, merecendo maior realce de contraste. Os tons de cinza originais da imagem são transformados por meio da função $r(k)=(rmax/n)*\sum_{i=rmin}^{k} H(i)$, onde k é o tom de cinza original, $r(k)$ o tom de cinza transformado, *rmin* o tom de cinza mínimo da imagem, *rmax* o tom de cinza máximo da imagem, n o número de *pixels* da imagem e $H(i)$ o valor do histograma original para o tom de cinza de valor i. A **Figura 9.8** apresenta o resultado da equalização de histograma aplicado à imagem original da **Figura 9.6** com o histograma.

RUÍDOS E ARTEFATOS

Ruídos e artefatos são alterações indesejadas no sinal da imagem que introduzem elementos ou características que não estão presentes no objeto do qual a imagem é adquirida. A aquisição é a fase do processo mais sujeita ao aparecimento de ruídos e artefatos, uma vez que os equipamentos utilizados são passíveis de variações em seu funcionamento e calibragem. A movimentação do paciente durante o exame, mesmo que resultante da respiração, pode ocasionar alterações no sinal registrado. Além disso, os algoritmos para a reconstrução de imagens tomográficas a partir de projeções não são perfeitos e introduzem erros no resultado final da aquisição. Toda modalidade de aquisição é passível de ruídos, embora algumas sejam mais propensas a esse problema. Um exemplo de modalidade de imagens com grande incidência de ruídos é a ultrassonografia. A ressonância magnética, por sua vez, resulta em imagens mais nítidas, não estando, no entanto, isentas de artefatos.

Ruídos podem ser divididos em elementos de alta ou baixa frequência. A frequência de um ruído está relacionada com a taxa de variação das intensidades no domínio do espaço, ou seja, com relação às coordenadas x, y e z. Ruídos de alta frequência se caracterizam por variações rápidas nos níveis de cinza de uma região, aparecendo na forma de "chuviscos". Um exemplo de ruído de alta frequência é o denominado "sal e pimenta", sendo o sal constituído de pontos claros em um fundo escuro e a pimenta de pontos escuros em um fundo claro. Esses ruídos são típicos em equipamentos descalibrados e são causados por variações na amostragem do sinal.

Ruídos e artefatos de baixa frequência são aqueles em que há variação mais suave nos tons de cinza de uma região, caracterizados por "sombras" ou "manchas". Um exemplo de artefato dessa natureza ocorre na modalidade de ressonância magnética. O campo magnético criado pelos magnetos do

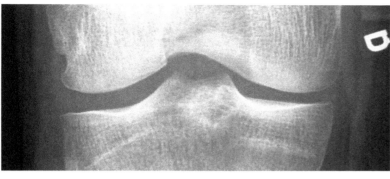
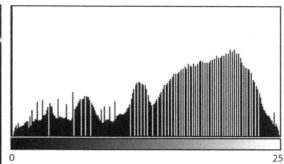

Figura 9.8 Exemplo da aplicação da técnica de equalização de histograma na imagem da Figura 9.6 e seu respectivo histograma de tons de cinza.

aparelho sofre uma distorção natural à medida que se aproxima de suas extremidades. Essa variação aparece como uma mancha na periferia da imagem. Outro exemplo de artefato de baixa frequência é o provocado pela movimentação do paciente durante o exame, ocasionando um borrão na imagem. A **Figura 9.9** mostra uma imagem de ressonância magnética com ruídos de alta e baixa frequência artificialmente introduzidos para exemplificar as características desses fenômenos.

Ruído radiográfico

O ruído radiográfico é caracterizado como uma flutuação na densidade óptica da imagem, aparecendo como manchas salpicadas no fundo escuro da radiografia. A presença do ruído diminui a resolução do contraste; portanto, deve-se buscar controlá-lo para que se obtenha uma imagem com melhor qualidade. Fatores inerentes ao receptor de imagem, como no sistema convencional, a distribuição espacial e o tamanho dos grãos de haleto de prata na emulsão do filme radiográfico e dos grãos do fósforo da tela intensificadora de imagem, influenciam a formação do ruído radiográfico, o qual é aumentado em telas rápidas com técnicas de kVp alto, diminuindo-se a resolução de contraste. O ruído é aumentado quando o sistema tem alta eficiência de conversão (CE) e/ou menor eficiência quântica de detecção (DQE). O modo como ocorre a interação dos raios X no sistema receptor de imagem define sua detecção, assim como a capacidade do sistema de converter esse sinal detectado dos raios X em luz define a CE. No caso do sistema convencional, a tela intensificadora, ao interagir com os raios X, os converte na luz que sensibiliza os haletos de prata na formação da imagem latente.

Outros fatores que causam o ruído, como a formação da imagem radiográfica com poucos raios X, definida como mancha quântica, e a radiação espalhada, podem ser corrigidos no momento da aplicação da técnica radiográfica. O ruído da mancha quântica resulta da baixa exposição aos raios X, formando imagens granuladas, manchadas e borradas. O problema pode ser diminuído quando se aumenta o número de fótons de raios X que irão formar a imagem, aplicando uma técnica com maior produto corrente-tempo (mAs). Sistemas com receptores de imagem com detectores mais sensíveis também podem aumentar a eficiência quântica de detecção (DQE) e reduzir o ruído.

Razão sinal/ruído

A razão sinal/ruído (CSR) é uma medida de qualidade do sinal da imagem digital que corresponde à proporção entre os raios X transmitidos ao receptor de imagem e aqueles fotoeletricamente absorvidos. Como a densidade óptica do sistema digital responde com a exposição independente dessa dose, qualquer intensidade de raios X gera uma resposta. No entanto, sua resolução de contraste está limitada pelo ruído ou CSR, sendo melhorada com o aumento da exposição, aplicando-se uma corrente-tempo mais alta. Um baixo valor da razão sinal/ruído pode comprometer o diagnóstico da imagem, sendo importante corrigi-lo. Nos sistemas convencionais, o trabalho com uma menor distância objeto-receptor e uma maior distância foco-receptor resulta em menor magnificação da imagem e menor efeito penumbra, assim como a seleção do foco fino, o que favorece a formação de uma imagem com maior nitidez.

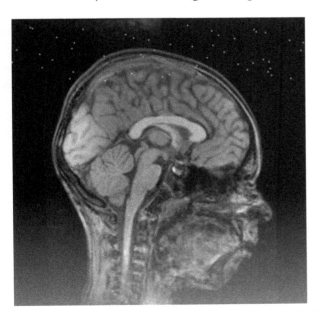

Figura 9.9 Exemplo de imagem de ressonância magnética acrescida de ruídos de alta (parte superior) e baixa frequência (parte inferior).

Detalhe

O detalhe da imagem radiográfica representa a nitidez das estruturas na imagem e a facilidade de observação das bordas de tecidos e das nuances das estruturas. O borramento na imagem representa a ausência de nitidez, o que é agravado pelo aumento da radiação espalhada. Fatores como colimação, grades e outros que previnem radiação espalhada favorecem a nitidez da imagem.

Nos sistemas convencionais, o trabalho com uma menor distância objeto-receptor e uma maior distância foco-receptor resulta em menor magnificação da imagem e menor efeito penumbra, assim como a seleção do foco fino, o que favorece a formação de uma imagem com maior nitidez.

Projeção da imagem radiográfica

A imagem radiográfica é representada por sombras de diferentes estruturas que são projetadas em um único plano do receptor. A superposição na radiografia pode ocorrer em estruturas com densidades semelhantes em planos distintos, conservando seus respectivos contornos. A somação das estruturas ocorre quando apresentam densidades semelhantes e se encontram em contato estreito no mesmo plano, havendo a superposição sem contorno.

Distorção

A representação incorreta do tamanho e formato da estrutura radiografada define o efeito de distorção. A distorção de uma estrutura depende de sua espessura, posição e caracterização anatômica. Estruturas de maior espessura tendem a sofrer maior distorção que as de menor espessura. Assim também, estruturas localizadas em planos não paralelos favorecem a distorção. Desse modo, deve-se atentar para o alinhamento do feixe de radiação com o receptor de imagem e a estrutura radiografada, alinhando o raio central (RC) do feixe com a região de interesse da estrutura. No exame radiográfico, a estrutura de interesse deve ser posicionada paralelamente ao receptor de imagem e o raio central deve incidir perpendicularmente ao receptor de imagem. No entanto, angulações são usadas no tubo de raios X quando se deseja corrigir uma estrutura não paralela ao filme ou retirar alguma superposição na estrutura. Assim, para minimizar a distorção na radiografia deve-se alinhar o receptor de imagem com o tubo de raios X e a parte anatômica de interesse.

Artefatos da imagem radiográfica

Qualquer irregularidade na imagem não causada pela adequada interação do feixe de raios X primário com o tecido, resultando em imagem de pouca qualidade, é definida como artefato. Artefatos radiográficos não devem ser confundidos com borramento, resultado de baixa resolução, ruído e baixa taxa de sinal/ruído. É importante que os objetos radiopacos na região a ser radiografada sejam retirados para se evitar a presença de artefatos nas imagens. Os artefatos podem apresentar-se como pontos, listas, manchas claras ou escuras ou regiões embaçadas. Problemas no sistema de aquisição, como a oxidação dos químicos no sistema convencional analógico, ou quando o receptor digital contiver *pixels* danificados, podem acarretar artefatos na imagem.

Na radiologia convencional, o sistema de formação de imagem analógico exige cuidados distintos do sistema digital ou computadorizado. No sistema analógico, as processadoras automáticas precisam ser lavadas para que os rolos sujos não causem marca ou arranhões no filme radiográfico, assim como suas soluções químicas precisam ser controladas em suas concentrações, e na regulação da umidade e temperatura. Quando a grade antidifusora e o sistema de colimação ou magnificação se encontram desalinhados, pode haver a geração de artefatos. O mau funcionamento da grade antidifusora proporciona uma imagem gradeada ou com cortes nas bordas. O cuidado ao se manusear o filme radiográfico, antes ou depois da revelação, no sistema convencional analógico, deve ser observado para que não ocorram dobras, amassamento ou excesso de pressão, evitando manchas claras ou escuras em forma de meia lua ou marcas de unha.

O armazenamento inadequado das caixas dos filmes radiográficos horizontalmente causa artefato por pressão, sendo importante colocá-los verticalmente na câmara escura, onde a luz de segurança e o filtro devem estar funcionando adequadamente. Ao se manusear o filme radiográfico, podem ocorrer artefatos causados por eletricidade estática. Apresentam-se em forma de árvore ou coroa, como pontos ou manchas na imagem. Recomendam-se, portanto, o uso de substâncias antiestáticas durante a limpeza dos *écrans* e o controle da umidade da câmara escura. A limpeza do chassi previne o acúmulo de partículas de material absorvente dos raios X, cuja presença nas superfícies pode levar à formação de pontos de imagem falsa (artefatos). Danos no chassi, como rachaduras ou amassamentos na superfície, danos nas dobradiças ou nos fechos e ar ou sujeira também geram artefatos.

Na radiologia convencional, o sistema digital (DR), seja direto ou indireto, assim como o sistema computadorizado (CR), estudados no Capítulo 8, contam com processo de limpeza e cuidados para evitar a formação de artefatos, dependendo de cada modelo de equipamento. Por isso, é importante observar as recomendações do fabricante. O mesmo cuidado deve ser estendido às outras modalidades da radiologia, como mamografia, tomografia computadorizada e equipamento de hemodinâmica.

FILTROS DE SUAVIZAÇÃO E REALCE

Filtros são operações matemáticas aplicadas às imagens com o objetivo de eliminar ou suavizar características indesejáveis e realçar características desejáveis. A definição do que é desejável depende da tarefa que se pretende realizar.

Por exemplo, para o diagnóstico de uma fratura em uma imagem radiológica o profissional da área de saúde pode necessitar realçar as bordas da imagem ou seu contraste. Características indesejáveis estão normalmente relacionadas com ruídos e artefatos.

Filtros por convolução no domínio do espaço

As operações realizadas no domínio do espaço, ou seja, utilizando-se diretamente os valores dos *pixels* da imagem, estão estreitamente relacionadas com a operação de convolução. A convolução pode ser vista como uma soma dos valores dos *pixels* de uma região ponderada por pesos especificados por uma máscara. A máscara é uma matriz com dimensões normalmente bem menores que as da imagem processada e previamente espelhada nas duas dimensões. O processo de convolução consiste em sobrepor a máscara no canto superior esquerdo da imagem e efetuar a soma ponderada dos valores dos *pixels*. Esse valor é escrito na imagem de saída. Em seguida, a máscara é deslocada uma coluna para a direita e o processo repetido. Ao final de cada linha da imagem, a máscara será posicionada no início da próxima linha e assim sucessivamente, até que toda a imagem tenha sido percorrida. A imagem de saída será a convolução da imagem de entrada pela máscara utilizada.

Um exemplo de convolução é mostrado na **Figura 9.10**, onde uma imagem 4 × 4 é convolucionada por uma máscara 3 × 3. O resultado é uma imagem 2 × 2, uma vez que a convolução fica indeterminada nas bordas da imagem original. Quanto maior o tamanho da máscara, mais linhas e colunas serão perdidas no processo. Entretanto, na maior parte das aplicações práticas as máscaras têm dimensões reduzidas.

Os principais filtros de convolução utilizados para o processamento de imagens são:

- **Filtro da média:** utilizado para suavizar ruídos de alta frequência. O filtro é composto por uma máscara $n \times n$, onde n é normalmente ímpar, contendo valores constantes iguais a $1/n^2$. Como o nome indica, o filtro calcula a média dos valores dos *pixels* da imagem que estão sobrepostos à máscara. Um efeito indesejado do filtro da média é que, ao mesmo tempo que suaviza os ruídos de alta frequência, ele suaviza também as bordas da imagem, produzindo um efeito de borramento. Quanto maior o valor de n, mais suavizada ficará a imagem de saída. A **Figura 9.11** mostra um exemplo da aplicação do filtro da média com diversos valores de n.
- **Filtro de Sobel:** utilizado para detectar as bordas da imagem. Na verdade, trata-se de um filtro passa-alta, que deixa passar as altas frequências, mas suaviza os elementos de baixa frequência. O filtro de Sobel é composto de duas máscaras que são convolucionadas com a imagem. Os valores absolutos do resultado das duas convoluções são então somados para se chegar à imagem de saída. As máscaras de Sobel são mostradas na **Figura 9.12**, juntamente com um exemplo de sua aplicação. Um efeito indesejado do filtro é que ele realça também os ruídos de alta frequência.
- **Filtro laplaciano:** utilizado para o realce das bordas da imagem. Esse filtro passa-alta tem seu resultado normalmente sobreposto à imagem original, de modo que os elementos de bordas são realçados sem que os elementos de baixa frequência sejam eliminados. O resultado é melhor que o obtido pelo filtro de Sobel, pois possibilita a análise da imagem como um todo. A máscara de convolução do filtro *laplaciano* é mostrada na **Figura 9.13** juntamente com um exemplo de sua aplicação.

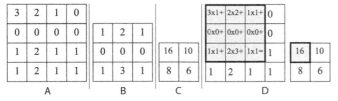

Figura 9.10 Exemplo de convolução. Uma imagem 4 × 4 (**A**) é convolucionada por uma máscara 3 × 3 (**B**). O resultado da convolução é mostrado em **C**. **D** Cálculos realizados para computar o valor do *pixel* superior esquerdo da imagem resultante.

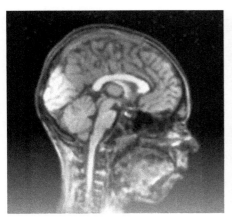
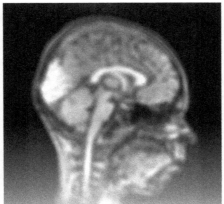
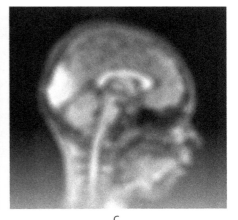

Figura 9.11 Exemplo da aplicação do filtro da média na imagem da Figura 9.9. Máscaras de tamanho 3 × 3 (**A**), 5 × 5 (**B**) e 7 × 7 (**C**).

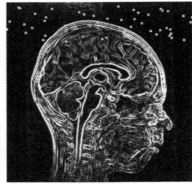

Figura 9.12 **A** Máscaras de Sobel. **B** Resultado da aplicação do filtro sobre a imagem da **Figura 9.9**.

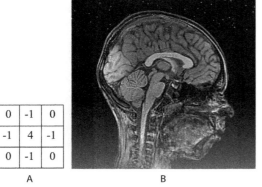

Figura 9.13 **A** Máscara de laplaciano. **B** Resultado da aplicação do filtro sobre a imagem da **Figura 9.9**.

Filtros estatísticos

Outra modalidade de filtros bastante útil é constituída pelos filtros estatísticos. Aqui, em vez de realizar a operação de convolução, a máscara serve apenas para delimitar uma região da imagem cujos *pixels* são considerados para o cálculo do valor de saída. Os principais filtros estatísticos no domínio do espaço são:

- **Filtro da mediana:** onde os valores dos *pixels* da região delimitada são ordenados e o valor mediano é utilizado como valor de saída. Diferentemente do filtro da média, o filtro da mediana consegue eliminar os ruídos de alta frequência sem causar a suavização das bordas, em grande parte dos casos. No entanto, pode fazer com que a imagem adquira uma aparência de aquarela, quando o tamanho da máscara for grande. A definição do tamanho da máscara é um problema sem solução geral, ou seja, não existe um tamanho ideal a ser utilizado em todos os casos. Com base nas características da imagem e em grande parte das vezes por meio de experimentação, o profissional de saúde deve ajustar esse parâmetro para obter os melhores resultados. A **Figura 9.11** mostra um exemplo da aplicação do filtro da média com diversos tamanhos de máscara.

- **Filtro do mínimo:** onde o menor dentre os valores dos *pixels* da região delimitada é escolhido como valor de saída. O filtro do mínimo causa um efeito de erosão na imagem, uma vez que os *pixels* mais claros nas bordas das estruturas tendem a ser substituídos por valores mais escuros. Por causa desse comportamento, o filtro do mínimo deve ser utilizado com cautela, sendo indicado para etapas posteriores do processamento, como nos problemas envolvendo a segmentação de objetos.

- **Filtro do máximo:** onde o maior dentre os valores dos *pixels* da região delimitada é escolhido como valor de saída. O filtro do máximo causa um efeito de dilatação na imagem, uma vez que os *pixels* mais escuros vizinhos às bordas das estruturas tendem a ser substituídos por valores mais claros. Assim como o filtro do mínimo, deve ser utilizado com cautela.

Filtros no domínio da frequência

Como ressaltado previamente, os ruídos de uma imagem podem ser caracterizados por sua frequência espacial, que está relacionada com a taxa de variação de tons de cinza em determinada região. É possível converter a imagem para uma representação na qual as frequências indesejadas sejam atenuadas de maneira direta. A fundamentação matemática que possibilita essa conversão foi proposta pelo cientista francês Jean-Baptiste Fourier, cujo importante teorema estabelece que qualquer sinal periódico pode ser descrito como uma soma de sinais senoidais de diferentes frequências e amplitudes. Por meio da Transformada de Fourier, uma imagem é decomposta em sinais senoidais representados como pontos no domínio da frequência. Nessa nova representação, as componentes de diferentes frequências podem ser facilmente atenuadas ou realçadas. A **Figura 9.14** mostra o espectro de potência da conversão da imagem da **Figura 9.9** para o domínio da frequência.

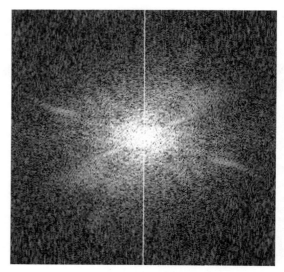

Figura 9.14 Espectro de potência da conversão da imagem da **Figura 9.9** para o domínio da frequência.

Os detalhes matemáticos da Transformada de Fourier estão fora do escopo deste livro, mas grande parte dos aplicativos para processamento de imagens oferece essa funcionalidade sem que sejam necessários conhecimentos teóricos avançados por parte do usuário.

Cada ponto do espectro pode ser interpretado como uma medida da importância da frequência correspondente na imagem. As baixas frequências estão representadas no centro do espectro, enquanto as altas se localizam na periferia.

A **Figura 9.15** mostra um exemplo de filtro passa-baixa, no qual apenas os pontos centrais do espectro são mantidos e aqueles relacionados com as componentes de alta frequência são anulados. O resultado é a suavização dos elementos de alta frequência da imagem, como os ruídos do tipo sal e as bordas. Já a **Figura 9.16** mostra um exemplo de filtro passa-alta, no qual são anuladas as componentes de baixa frequência. O resultado é semelhante ao obtido pelo realce de bordas no domínio do espaço.

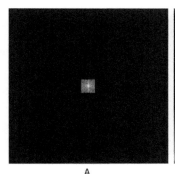 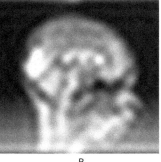

Figura 9.15 Exemplo de filtro passa-baixa no domínio da frequência. **A** O espectro de potência da **Figura 9.14** tem suas altas frequências anuladas. **B** Resultado do processo de filtragem.

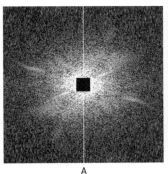 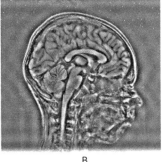

Figura 9.16 Exemplo de filtro passa-alta no domínio da frequência. **A** O espectro de potência da **Figura 9.14** tem suas baixas frequências anuladas. **B** Resultado do processo de filtragem.

Bibliografia

Bontranger KL, Lampignano JP. Tratado de técnica radiológica e base anatômica. 5. ed. Rio de Janeiro: Elsevier, 2001.

Bushong SC. Ciência radiológica para tecnólogos. 9. ed. Rio de Janeiro: Elsevier, 2010.

Castleman KR. Digital image processing. New York: Prentice Hall, 1996.

Conci A, Azevedo E, Leta F. Computação gráfica. Volume 2. Rio de Janeiro: Campus, 2008.

Biasoli J, Mendes A. Técnicas Radiográficas: princípios físicos, anatomia básica, posicionamento. Rio de Janeiro: Livraria e Editora Rubio, 2006.

Bontranger K L. Tratado de técnica radiológica e base anatômica. 5. ed. Rio de Janeiro, 2001.

Faria BM. e-Cath: um sistema de telemedicina para hemodinâmicas utilizando redes de baixas velocidades. Dissertação de mestrado do Departamento de Ciência da Computação. Universidade Federal de Minas Gerais, 2003.

Gonzalez R, Woods R. Processamento de imagens digitais. 3. ed. New York: Pearson, 2010.

Jain A. Fundamentals of digital image processing. New York: Prentice-Hall, 1989.

Krech D, Crutchfield RS. Elementos de psicologia. São Paulo: Livraria Pioneira, 1963.

Marr D, Vision WH. New York: Freeman & Company, 1982.

Monteiro DNB. Estudo sobre a visualização de imagens médicas obtida por exames virtuais. Dissertação de mestrado da Universidade Federal Fluminense. Niterói 2005.

Morgan CT. Psicologia fisiológica. São Paulo: Editora Pedagógica e Universitária, 1973.

Pedrini H, Schwartz W. Análise de imagens digitais. São Paulo: Ed. Thompson, 2008.

Scuri AE. Fundamentos da imagem digital. Rio de Janeiro: Tecgraf/PUC-Rio, 2002.

Soares F, Alphonsus AMN. Processamento digital de imagens. Instituto de Informática. Universidade Federal de Goiás, 2012.

Temponi C, Júnior D, Gomes F. "O Conceito de Imagem e os Principais Ruídos na Representação da Identidade Visual". RENEFARA 2012; 2(2):2236-8779.

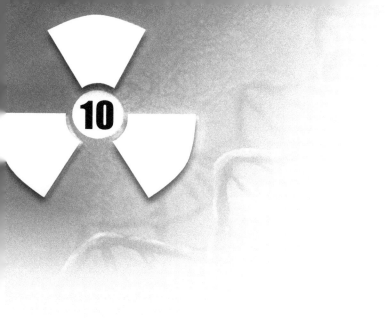

Técnicas Radiológicas Simples e Especiais

Luciana Batista Nogueira
Giovanni Antônio de Paiva Oliveira

INTRODUÇÃO

O propósito deste capítulo é transmitir conhecimento sobre a utilização das técnicas radiológicas simples *básicas* e especiais *complementares* quanto ao posicionamento e ao emprego adequado dessa arte centenária.

Após a descoberta dos raios X, a radiologia diagnóstica não sofreu modificações tão significativas em seu emprego quanto no momento atual. No Brasil, nos últimos 15 anos, aumentou muito a inserção de sistemas de aquisição de imagens digitais através do modo direto (DR) e/ou indireto (CR). Há quem afirme que o sistema convencional *analógico* está com seus dias contados e será substituído plenamente pela tecnologia dos *pixels* por tecnologia digital.

TERMINOLOGIA RADIOLÓGICA

Para melhor compreensão das técnicas radiológicas nos principais termos usados em radiologia com seus significados se encontram descritos a seguir:

- **Posição anatômica:** corpo humano em posição ereta com os braços aduzidos, as palmas das mãos voltadas para a frente, membros inferiores aduzidos para a frente e a cabeça com a face voltada para a frente.
- **Planos do corpo humano:**
  - **Plano sagital:** divide o corpo em partes direita e esquerda.
  - **Plano coronal:** divide o corpo em partes anterior e posterior.
  - **Plano axial:** divide o corpo em partes superior e inferior.
  - **Plano sagital mediano (PSM):** divide o corpo em duas partes iguais, direita e esquerda.
- **Termos de posicionamento:**
  - **Anterior:** parte anterior do corpo em relação à posição anatômica.
  - **Posterior:** parte posterior do corpo em relação à posição anatômica.
  - **Ortostática:** posição ereta ou em pé.
  - **Decúbito:** posição deitada.
  - **Decúbito ventral:** paciente deitado sobre a região anterior do corpo.
  - **Decúbito dorsal:** paciente deitado sobre a região posterior do corpo.
  - **Decúbito lateral:** paciente deitado sobre o lado do corpo, direito ou esquerdo.
- **Termos de relação:**
  - **Medial:** região mais próxima ao PSM.
  - **Lateral:** região mais afastada do PSM.
  - **Proximal:** região mais próxima da raiz do membro.
  - **Distal:** região mais afastada da raiz do membro.
- **Termos relacionados com os movimentos:**
  - **Flexão:** movimento que aproxima duas partes de uma articulação.
  - **Extensão:** movimento que afasta as partes de uma articulação.
  - **Adução:** movimento medial do braço ou da perna em direção ao PSM.
  - **Abdução:** movimento lateral do braço ou da perna de afastamento do PSM.
  - **Pronação:** rotação medial do antebraço e da mão.
  - **Supinação:** rotação lateral do antebraço e da mão.
  - **Eversão:** movimento lateral da sola do pé.
  - **Inversão:** movimento medial da sola do pé.
- **Posicionamento radiográfico**: é a posição do paciente ou da região anatômica do corpo em relação ao receptor de imagem para determinada incidência:
  - **Perfil direito:** região direita do paciente mais próxima do receptor de imagem.
  - **Perfil esquerdo:** região esquerda do paciente mais próxima do receptor de imagem.
  - **Perfil medial:** região medial do corpo mais próxima do receptor de imagem.

- **Perfil lateral:** região lateral do corpo mais próxima do receptor de imagem.
- **Oblíquas posteriores:** região posterior esquerda ou direita mais próxima do receptor de imagem.
- **Oblíquas anteriores:** região anterior esquerda ou direita mais próxima do receptor de imagem.
- **Incidência ou projeção:** é a relação entre o posicionamento do paciente e a incidência do raio central (RC) do feixe de radiação:
  - **Anteroposterior (AP):** paciente em posição posterior ao receptor de imagem com RC incidindo por sua região anterior.
  - **Posteroanterior (PA):** paciente em posição anterior ao receptor de imagem com RC incidindo por sua região posterior.
  - **Perfil mediolateral:** região em perfil lateral com RC incidindo pelo lado medial.
  - **Axial:** o RC percorre internamente o maior eixo da região a ser radiografada.
  - **Tangencial:** o RC penetra em uma estrutura superficial, curva ou plana a ser radiografada.
  - **Raios horizontais:** o RC incide paralelamente ao plano do chão.
  - **Cefálica (cranial):** o RC incide em direção à cabeça.
  - **Podálica (caudal):** o RC incide em direção aos pés.

ESQUELETO APENDICULAR
Técnicas radiológicas dos membros superiores (MMSS)

A distância foco-receptor (DFR) usada para as incidências do esqueleto apendicular é padronizada em 1m. O paciente deve permanecer imóvel e em apneia.

Técnicas radiológicas simples do primeiro dedo da mão – polegar

Primeiro dedo da mão – polegar – incidências AP ou PA, oblíqua e perfil

- **Objetivo do estudo:** demonstrar fraturas ou luxações, processos degenerativos, como osteoporose, e corpos estranhos.
- **Receptor:** 13 × 18 ou 18 × 24cm, dividido em terços transversais.

kV: 45 (± 5kV)
mAs: 4 (± 1mAs)
Foco fino: 50 a 100mA

- **Incidência AP ou PA – posicionamento do paciente:** paciente sentado próximo à extremidade da mesa com braços estendidos para a frente.
  - **Incidência AP – posicionamento da parte:** rotacionar medialmente a mão com os dedos estendidos até que a superfície posterior do polegar esteja em contato com o receptor de imagem.
  - **Incidência AP – raio central:** perpendicular ao receptor de imagem, incidindo na primeira articulação metacarpofalangiana (MCF) (**Figura 10.1**).
  - **Incidência PA – posicionamento da parte:** posicionar a mão em perfil interno, colocar apoio radiotransparente sob o polegar, para uma PA verdadeira.
  - **Incidência PA – raio central:** perpendicular ao receptor de imagem, incidindo na primeira articulação MCF.
- **Incidências oblíqua e perfil – posicionamento do paciente:** paciente sentado próximo à extremidade da mesa com antebraço apoiado na mesa e mão em PA.
  - **Incidência oblíqua – posicionamento da parte:** abduzir levemente o polegar até que seu eixo longitudinal esteja alinhado com o eixo longitudinal do rádio. Essa posição coloca o polegar naturalmente a uma angulação oblíqua em 45 graus.
  - **Incidência oblíqua – raio central:** perpendicular ao receptor de imagem, incidindo na primeira articulação MCF (**Figura 10.2**).
- **Incidência perfil – posicionamento da parte:** abduzir levemente o polegar até que seu eixo longitudinal esteja alinhado com o eixo longitudinal do rádio. Com os dedos ligeiramente arqueados (em concha), girar a mão medialmente até que o polegar fique posicionado em perfil.
- **Incidência perfil – raio central:** perpendicular ao receptor de imagem, incidindo na primeira articulação MCF (**Figura 10.3**).

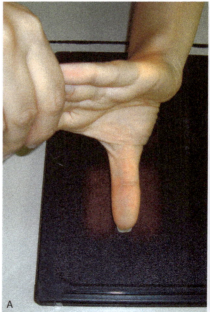
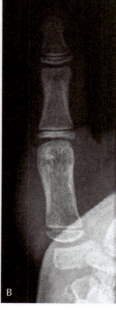

Figura 10.1 Radiografia do polegar. **A** Posicionamento radiográfico AP do polegar. **B** Anatomia radiológica AP do polegar.

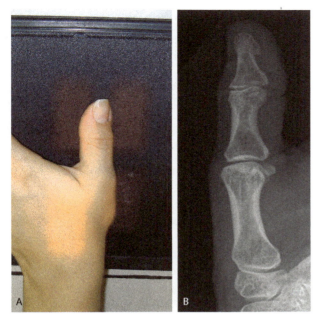

Figura 10.2 Radiografia do polegar. **A** Posicionamento radiográfico oblíquo do polegar. **B** Anatomia radiológica oblíqua do polegar.

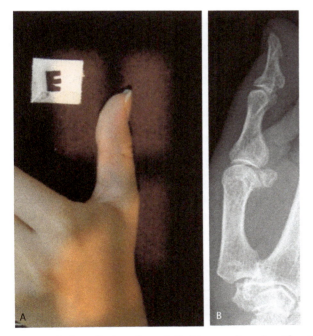

Figura 10.3 Radiografia do polegar. **A** Posicionamento radiográfico em perfil do polegar. **B** Anatomia radiológica em perfil do polegar.

Técnica radiológica especial do primeiro dedo da mão – polegar

Primeiro dedo da mão – polegar – incidência AP – método de Robert

- **Objetivo do estudo:** demonstrar fraturas ou luxações na primeira articulação carpometacarpiana (CMC). A base do primeiro metacarpo é mostrada para excluir fratura de Bennett.

- Receptor: 13 × 18 ou 18 × 24cm, sentido transversal.

$$kV: 45\ (\pm 5kV)$$
$$mAs: 4\ (\pm 1mAs)$$
$$\text{Foco fino: 50 a 100mA}$$

- **Posicionamento do paciente:** paciente sentado próximo à extremidade da mesa com a mão e o braço em extensão completa.
- **Posicionamento da parte:** rotacionar o polegar medialmente até que a superfície posterior do polegar esteja em contato com o receptor de imagem. Estender os dedos de maneira que os tecidos moles não se sobreponham à primeira articulação CMC. Se necessário, pedir ao paciente para segurar os dedos afastados com a outra mão.
- **Raio central:** proximalmente a 15 graus em direção ao punho, incidindo na primeira articulação CMC (**Figura 10.4**).

Técnicas radiológicas simples da mão

Mão – incidências PA e oblíqua

- **Objetivo do estudo:** demonstrar fraturas ou luxações, processos degenerativos, como osteoporose, e corpos estranhos da mão.
- **Receptor:** 24 × 30cm, sentido transversal, dividido pela metade.

$$kV: 50\ (\pm 5kV)$$
$$mAs: 5\ (\pm 2mAs)$$
$$\text{Foco fino: 50 a 100mA}$$

- **Incidências PA e oblíqua – posicionamento do paciente:** paciente sentado próximo à extremidade da mesa com o cotovelo flexionado a 90 graus e o antebraço apoiado na mesa.

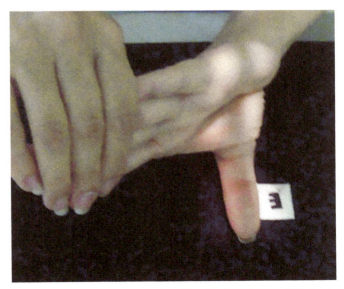

Figura 10.4 Posicionamento radiográfico AP do polegar – Método de Robert.

- **Incidência PA – posicionamento da parte:** mão pronada sobre o receptor de imagem com os dedos estendidos e um pouco afastados. O terceiro dedo deve estar alinhado com o antebraço.
- **Incidência PA – raio central:** perpendicular ao receptor de imagem, incidindo na terceira articulação MCF (**Figura 10.5**).
- **Incidência oblíqua – posicionamento da parte:** mão pronada sobre o receptor de imagem. Girar a mão lateralmente a 45 graus e sustentar com apoio radiotransparente, de modo que os dedos fiquem separados e paralelos. Se o interesse é apenas pelos metacarpos, pode ser feito o posicionamento com o polegar e a ponta dos dedos tocando o receptor de imagem.
- **Incidência oblíquas – raio central:** perpendicular ao receptor de imagem, incidindo na terceira articulação MCF (**Figura 10.6**).

Técnicas radiológicas especiais da mão

Mão – incidência perfil interno "em leque"

- **Objetivo do estudo:** demonstrar luxações, fraturas com desvio e localização de corpo estranho.
- **Receptor:** 18 × 24cm, sentido longitudinal.

kV: 60 (± 5kV)
mAs: 7 (± 1mAs)
Foco fino: 50 a 100mA

- **Posicionamento do paciente:** paciente sentado próximo à extremidade da mesa, cotovelo flexionado a 90 graus, com a mão e o antebraço apoiados sobre a mesa.
- **Posicionamento da parte:** mão e punho em perfil interno com o polegar para cima. Separar os dedos e o polegar na posição *em leque* e apoiar cada dedo em apoio radiotransparente, se necessário. Todos os dedos, incluindo o polegar, devem estar separados e paralelos ao receptor de imagem. Metacarpos em posição de perfil verdadeiro, sem rotação.
- **Raio central:** perpendicular ao receptor de imagem, incidindo em um ponto médio entre as articulações MCF do primeiro e segundo dedos (**Figura 10.7**).

Mão – incidência PA – estudo da idade óssea

- **Objetivo do estudo:** mensuração das placas epifisárias das mãos através da tabela de Creulich & Pyle (1959) com radiografia comparativa das mãos.
- **Receptor:** 24 × 30cm, sentido transversal (de acordo com o tamanho da mão).

kV: 50 (± 5kV)
mAs: 5 (± 2mAs)
Foco fino: 50 a 100mA

- **Posicionamento do paciente:** paciente sentado próximo à extremidade da mesa com antebraço apoiado sobre a mesa.

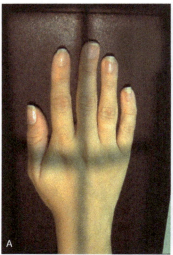
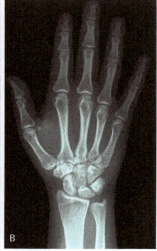

Figura 10.5 Radiografia da mão. **A** Posicionamento radiográfico PA da mão. **B** Anatomia radiológica PA da mão.

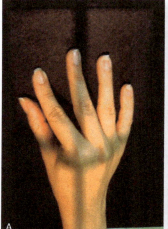
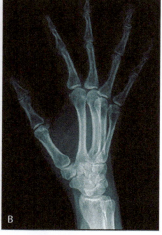

Figura 10.6 Radiografia da mão. **A** Posicionamento radiográfico oblíquo da mão. **B** Anatomia radiológica oblíqua da mão.

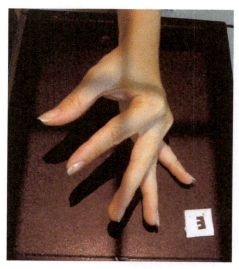

Figura 10.7 Posicionamento radiográfico em perfil interno da mão.

- **Posicionamento da parte:** mão esquerda pronada sobre o receptor de imagem com dedos estendidos e ligeiramente afastados uns dos outros.
- **Raio central:** perpendicular ao receptor de imagem, incidindo na terceira articulação MCF.

> **Obs:** posicionamento radiográfico e anatomia radiológica mostrados na incidência de mão em PA (veja a **Figura 10.5A** e **B**).

Técnicas radiológicas simples do punho (carpo)

Punho – incidências PA, oblíqua e perfil
- **Objetivo do estudo:** demonstrar fraturas da porção distal do rádio ou da ulna e dos processos estiloides e fraturas dos ossos individuais do punho.
- **Receptor:** 18 × 24cm, 24 × 30cm, sentido transversal, dividido em partes.
- **Incidências PA e oblíqua.**

kV: 60 (± 5kV)
mAs: 6 (± 1mAs)
Foco fino: 100mA.

- **Incidências PA e oblíqua – posicionamento do paciente:** paciente sentado próximo à extremidade da mesa com o cotovelo flexionado a 90 graus e o antebraço e o punho apoiados sobre a mesa.
- **Incidência PA – posicionamento da parte:** mão alinhada com o antebraço e pronada sobre o receptor de imagem. Flexionar levemente os dedos para colocar o punho em contato com o receptor de imagem.
- **Raio central:** perpendicular ao receptor de imagem, incidindo 1cm distal aos processos estiloides e centralizado no ponto médio do punho (**Figura 10.8**).
- **Incidência oblíqua – posicionamento da parte:** mão alinhada com o antebraço. Girar o punho e a mão lateralmente a 45 graus. Flexionar os dedos de maneira que as pontas descansem levemente sobre o receptor de imagem.

- **Raio central:** perpendicular ao receptor de imagem, intrando 1cm distal aos processos estiloides e centralizado no ponto médio do punho (**Figura 10.9**).
- **Incidência perfil.**

kV: 60 (± 5kV)
mAs: 7 (± 1mAs)
Foco fino: 100mA

- **Incidência perfil – posicionamento do paciente:** paciente sentado próximo à extremidade da mesa, cotovelo flexionado a 90 graus, mão alinhada com o antebraço e posicionada em perfil interno.
- **Incidência perfil – posicionamento da parte:** dedos estendidos e punho posicionado em perfil interno.
- **Raio central:** perpendicular ao receptor de imagem, incidindo no colo do escafoide, 1cm distal aos processos estiloides (**Figura 10.10**).

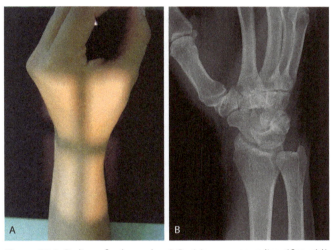

Figura 10.9 Radiografia do punho. **A** Posicionamento radiográfico oblíquo do punho. **B** Anatomia radiológica oblíqua do punho.

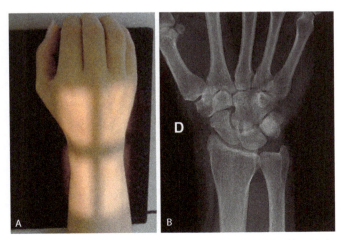

Figura 10.8 Radiografia do punho. **A** Posicionamento radiográfico PA do punho. **B** Anatomia radiológica PA do punho.

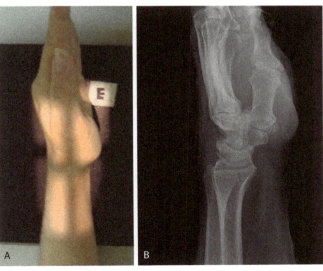

Figura 10.10 Radiografia do punho. **A** Posicionamento radiográfico em perfil do punho. **B** Anatomia radiológica em perfil do punho.

Técnicas radiológicas especiais do punho (carpo)

Punho – incidência PA do escafoide – desvio ulnar

- **Objetivo do estudo:** fraturas do escafoide.
- **Incidência PA do escafoide – desvio ulnar e desvio radial**
  - **Receptor:** 18 × 24cm – sentido transversal.

$$\text{kV: } 60 \, (\pm 5kV)$$
$$\text{mAs: } 6 \, (\pm 1mAs)$$
$$\text{Foco fino: } 100mA$$

- **Desvio ulnar e desvio radial – posicionamento do paciente:** paciente sentado próximo à extremidade da mesa com punho e mão sobre o receptor de imagem.
- **Desvio ulnar – posicionamento da parte:** a partir da posição em PA do punho, sem mover o antebraço, desviar a mão (em direção à ulna.
- **Raio central:** com angulação cefálica de 10 a 15 graus em direção ao escafoide, incidindo 2cm distal e medial ao processo estiloide radial. (O ângulo do RC deve ser perpendicular ao eixo maior do escafoide.)

Punho – incidência PA do escafoide – desvio radial

- **Objetivo do estudo:** fraturas dos ossos semilunar, piramidal, pisiforme e hamato do lado ulnar do punho.
- **Desvio radial – posicionamento da parte:** a partir da posição em PA do punho, sem mover o antebraço, inverter a mão (mover em direção ao lado do polegar).
- **Raio central:** perpendicular ao receptor de imagem, incidindo no centro do punho, 1cm distal aos processos estiloides (**Figura 10.11**).
- **Receptor:** 18 × 24cm, sentido transversal.

$$\text{kV: } 60 \, (\pm 5kV)$$
$$\text{mAs: } 6 \, (\pm 1mAs)$$
$$\text{Foco fino: } 100mA$$

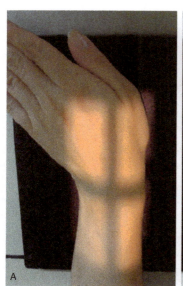
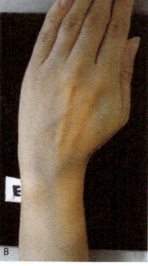

Figura 10.11 Radiografia do punho. Posicionamento radiográfico dos desvios ulnar (**A**) e radial do punho (**B**).

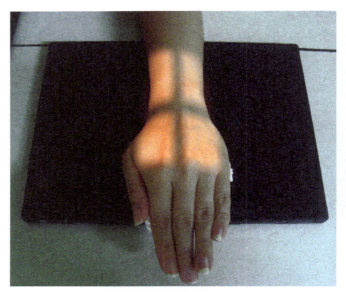

Figura 10.12 Posicionamento radiográfico desvio ulnar do punho – método de Stecher.

- **Posicionamento do paciente:** paciente sentado próximo à extremidade da mesa com cotovelo flexionado a 90 graus e punho e mão sobre o receptor de imagem.
- **Posicionamento da parte:** mão em pronação, elevada cerca de 20 graus, com auxílio de um apoio radiotransparente.
- **Raio central:** perpendicular ao receptor de imagem, incidindo 2cm distal aos processos estiloides, centralizado no ponto médio do punho (**Figura 10.12**).

Técnicas radiológicas simples do antebraço

Antebraço – incidências AP e perfil

- **Objetivo do estudo:** demonstrar fraturas, luxações do rádio ou da ulna e processos patológicos.
- **Receptor:** 30 × 40cm, em sentido longitudinal, dividido em partes.

$$\text{kV: } 60 \, (\pm 5kV)$$
$$\text{mAs: } 8 \, (\pm 2mAs)$$
$$\text{Foco fino: } 100mA$$

- **Incidência AP – posicionamento do paciente:** paciente sentado próximo à extremidade da mesa com braço, antebraço e mão estendidos.
- **Incidência AP – posicionamento da parte:** mão em supinação e alinhada com o antebraço. Inclinar o paciente lateralmente para colocar todo o antebraço em posição frontal verdadeira com o polegar apoiado no receptor de imagem.
- **Raio central:** perpendicular ao receptor de imagem, incidindo no centro do antebraço (**Figura 10.13**).
- **Incidência perfil – posicionamento do paciente:** paciente sentado próximo à extremidade da mesa, cotovelo flexionado a 90 graus e braço, antebraço e punho apoiados sobre a mesa.

Capítulo 10 Técnicas Radiológicas Simples e Especiais | **181**

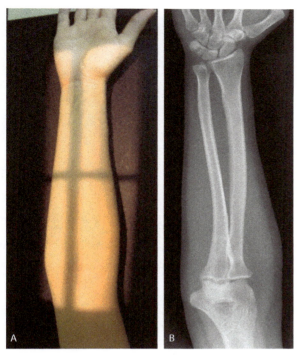

Figura 10.13 Radiografia do antebraço. **A** Posicionamento radiográfico AP do antebraço. **B** Anatomia radiológica AP do antebraço.

- **Incidência perfil – posicionamento da parte:** mão e antebraço alinhados e posicionados em perfil interno (superfície interna apoiada sobre o chassi).
- **Raio central:** perpendicular ao receptor de imagem, incidindo no centro do antebraço (**Figura 10.14**).

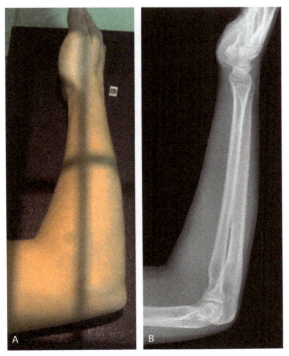

Figura 10.14 Radiografia em perfil do antebraço. **A** Posicionamento radiográfico em perfil do antebraço. **B** Anatomia radiológica em perfil do antebraço.

Técnicas radiológicas simples do cotovelo
Cotovelo – incidências AP e perfil

- **Objetivo do estudo:** demonstrar fraturas, luxações do cotovelo e processos patológicos.
- **Receptor:** 24 × 30cm, em sentido transversal, dividido em duas partes.

kV: 60 (± 5kV)
mAs: 8 (± 2mAs)
Foco fino: 100mA

- **Incidência AP – posicionamento do paciente:** paciente sentado próximo à extremidade da mesa com o cotovelo totalmente estendido.
- **Incidência AP – posicionamento da parte:** mão em supinação e alinhada com o antebraço. Se necessário, inclinar lateralmente o paciente para uma incidência AP verdadeira. Palpar os epicôndilos umerais para assegurar que eles estejam paralelos ao receptor de imagem.
- **Raio central:** perpendicular ao receptor de imagem, incidindo no centro da prega do cotovelo (**Figura 10.15**).
- **Incidência perfil – posicionamento do paciente:** paciente sentado próximo à extremidade da mesa, cotovelo flexionado a 90 graus e com braço, antebraço, punho e mão apoiados sobre a mesa.
- **Incidência perfil – posicionamento da parte:** mão e antebraço alinhados e posicionados em perfil interno com cotovelo em perfil. Girar a mão e o punho até uma posição lateral verdadeira com o polegar para cima.
- **Raio central:** perpendicular ao receptor de imagem, incidindo no meio da articulação do cotovelo (**Figura 10.16**).

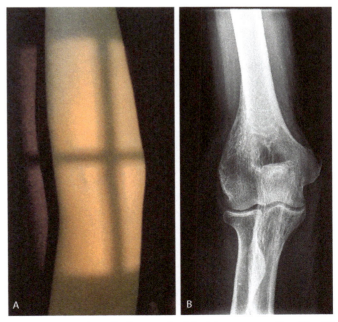

Figura 10.15 Radiografia do cotovelo. **A** Posicionamento radiográfico AP do cotovelo. **B** Anatomia radiológica AP do cotovelo.

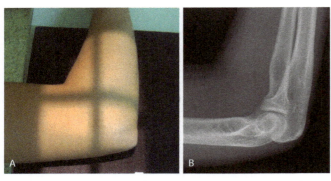

Figura 10.16 Radiografia do cotovelo. **A** Posicionamento radiográfico em perfil do cotovelo. **B** Anatomia radiológica em perfil do cotovelo.

Técnicas radiológicas especiais do cotovelo

Cotovelo – incidências semiaxial e axial – método de Jones
- **Objetivo do estudo:** demonstrar fraturas e luxações moderadas do cotovelo.
- **Receptor:** 18 × 24cm, em sentido transversal, dividido em duas partes.

kV: 65 (± 5kV)
mAs: 8 (± 2mAs)
Foco fino: 100mA

- **Incidências semiaxial e axial – posicionamento do paciente:** paciente sentado próximo à extremidade da mesa com o cotovelo flexionado a 45 graus e a superfície posterior do braço sobre o receptor de imagem.
- **Incidências semiaxial e axial – posicionamento da parte:** cotovelo posicionado com a superfície posterior sobre o receptor de imagem. Palpar os epicôndilos e assegurar que eles estejam em distâncias iguais do receptor de imagem e sem rotação.
- **Raio central semiaxial:** perpendicular ao receptor de imagem, incidindo 4cm acima da extremidade distal do olécrano.
- **Raio central axial:** perpendicular ao antebraço, direcionado a um ponto aproximadamente 5cm acima do processo do olécrano (**Figura 10.17**).

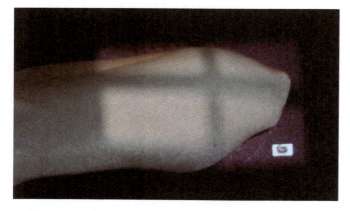

Figura 10.17 Posicionamento radiográfico semiaxial do cotovelo.

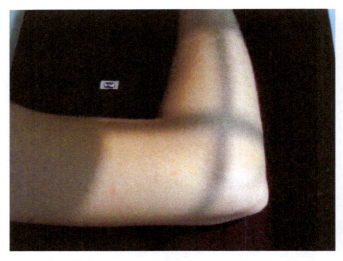

Figura 10.18 Posicionamento radiográfico para a cabeça do rádio do cotovelo.

Cotovelo – incidências axiais em perfil – método de Coyle
- **Objetivo do estudo:** demonstrar fraturas e luxações do cotovelo, especialmente da cabeça do rádio e do processo coronoide.
- **Receptor:** 18 × 24cm, em sentido transversal.

kV: 65 (± 5kV)
mAs: 8 (± 2mAs)
Foco fino: 100mA

- **Incidências axiais em perfil – posicionamento do paciente:** paciente sentado próximo à extremidade da mesa.
- **Incidência para cabeça do rádio – posicionamento da parte:** cotovelo flexionado a 90 graus e mão pronada.
- **Raio central:** direcionado a um ângulo de 45 graus em direção ao ombro, incidindo na cabeça do rádio (articulação do cotovelo).
- **Incidência para processo coronoide – posicionamento da parte:** cotovelo flexionado apenas a 80 graus a partir da posição estendida (porque quando acima de 80 graus pode obscurecer o processo coronoide) e mão pronada.
- **Raio central:** angulado a 45 graus a partir do ombro em direção ao centro da articulação do cotovelo (**Figura 10.18**).

Técnicas radiológicas simples do úmero

Úmero – incidências AP e perfil
- **Objetivo do estudo:** demonstrar fraturas, luxações do úmero e processos patológicos.
- **Receptor:** 30 × 40cm ou 35 × 45cm, sentido longitudinal.

kV: 65 (± 5kV)
mAs: 10 (± 2mAs)
Foco fino: 100mA

- **Incidências AP e perfil – posicionamento do paciente:** paciente em posição ortostática com o dorso torácico apoiado no *bucky*. Ajustar a altura do receptor de imagem

para incluir as articulações do ombro e do cotovelo. Rodar o corpo em direção ao lado afetado para colocar o ombro e o úmero em contato com o receptor de imagem.
- **Incidência AP – posicionamento da parte:** membro superior estendido ao lado do corpo com a mão em supinação e epicôndilos do cotovelo equidistantes. O úmero deve ser ligeiramente abduzido e alinhado com a linha central do *bucky*.
- **Raio central:** perpendicular ao receptor de imagem, incidindo no centro do úmero (**Figura 10.19**).

- **Incidência perfil – posicionamento da parte:** membro superior estendido ao lado do corpo com a mão em pronação e epicôndilos do cotovelo posicionados perpendiculares ao receptor de imagem. O úmero deve ser alinhado com a linha central do *bucky*.
- **Raio central:** perpendicular ao receptor de imagem, incidindo no centro do úmero (**Figura 10.20**).

Técnicas radiológicas simples do ombro
Ombro – incidências AP rotação interna, AP rotação externa e AP neutro
- **Objetivo do estudo:** demonstrar fraturas e luxações da porção proximal do úmero e da cintura escapular.
- **Receptor:** 24 × 30cm, sentido transversal.

kV: 65 (± 5kV)
mAs: 10 (± 2mAs)
Foco fino: 100mA

- **Incidências AP rotação interna, AP rotação externa e AP neutro – posicionamento do paciente:** paciente em posição ortostática com o dorso torácico apoiado no *bucky*. Se necessário, rodar o corpo em direção ao lado afetado para colocar o ombro em contato com o chassi.
- **Incidência AP rotação externa – posicionamento da parte:** membro superior estendido ao lado do corpo com a mão em supinação e epicôndilos do úmero paralelos ao receptor de imagem. O úmero deve ser ligeiramente abduzido e alinhado com a linha central do *bucky*. A articulação escapuloumeral deve estar no centro do receptor de imagem.
- **Raio central:** perpendicular ao receptor de imagem, situado cerca de 2cm inferior ao processo coracoide (**Figura 10.21**).

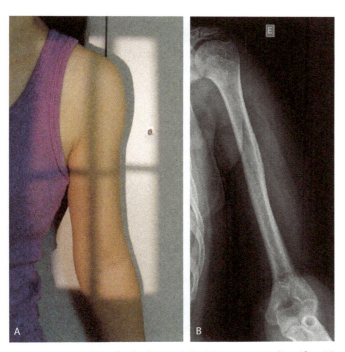

Figura 10.19 Radiografia do úmero. **A** Posicionamento radiográfico AP do úmero. **B** Anatomia radiológica AP do úmero.

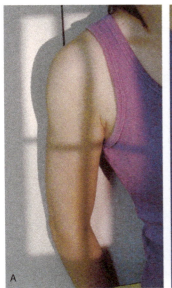 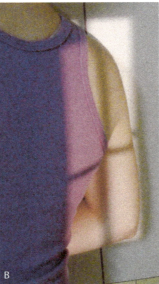 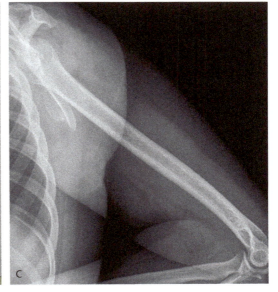

Figura 10.20 Radiografia do úmero. **A** e **B** Posicionamentos radiográficos em perfil do úmero. **C** Anatomia radiológica em perfil do úmero.

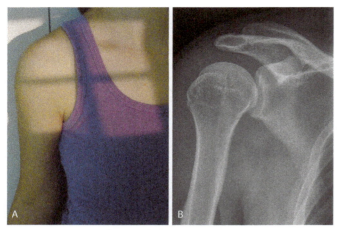

Figura 10.21 Radiografia do ombro. **A** Posicionamento radiográfico AP rotação externa do ombro. **B** Anatomia radiológica AP rotação externa do ombro.

- **Incidência AP rotação interna – posicionamento da parte:** membro superior estendido ao lado do corpo com a mão em pronação e epicôndilos do cotovelo posicionados perpendicularmente ao receptor de imagem. O úmero deve ser ligeiramente abduzido e alinhado com a linha central do *bucky*.
- **Raio central:** perpendicular ao receptor de imagem, 2cm abaixo do processo coracoide (**Figura 10.22**).
- **Incidência AP neutro – posicionamento da parte:** membro superior estendido ao lado do corpo, sem rotação, em posição neutra. O úmero deve ser ligeiramente abduzido e alinhado com a linha central do *bucky*. A articulação escapuloumeral deve estar no centro do receptor de imagem.
- **Raio central:** perpendicular ao receptor de imagem, 2cm abaixo do processo coracoide (**Figura 10.23**).

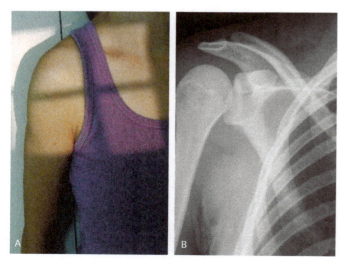

Figura 10.22 Radiografia do ombro. **A** Posicionamento radiográfico AP rotação interna do ombro. **B** Anatomia radiológica AP rotação interna do ombro.

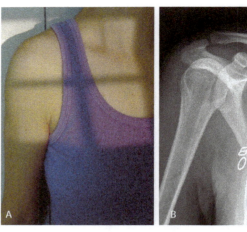

Figura 10.23 Radiografia do ombro. **A** Posicionamento radiográfico AP neutro do ombro. **B** Anatomia radiológica AP neutro do ombro.

Ombro/escápula – incidência oblíqua posterior – cavidade glenoide – método de Grashey

- **Objetivo do estudo:** demonstrar fraturas do colo da escápula, rebordo da glenoide, fratura de Bankart, integridade da articulação escapuloumeral e visão do perfil da glenoide.
- **Receptor:** 24 × 30cm, sentido transversal.

$$\text{kV: } 65 \text{ } (\pm 5\text{kV})$$
$$\text{mAs: } 10 \text{ } (\pm 2\text{mAs})$$
$$\text{Foco fino: } 100\text{mA}$$

- **Posicionamento do paciente:** paciente em posição ortostática com o dorso torácico apoiado no *bucky*.
- **Posicionamento da parte:** rodar o corpo do paciente 35 a 45 graus na direção do lado afetado. A articulação escapuloumeral deve estar no centro do receptor de imagem. O topo do chassi deve estar 5cm acima do ombro. Abduzir discretamente o braço em rotação neutra.
- **Raio central:** perpendicular ao receptor de imagem, entrando na articulação escapuloumeral (5cm inferior e medial à borda superolateral do ombro) (**Figura 10.24**).

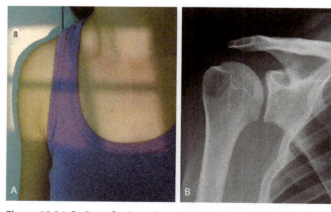

Figura 10.24 Radiografia do ombro – método de Grashey. **A** Posicionamento radiográfico oblíquo posterior do ombro. **B** Anatomia radiológica oblíqua posterior do ombro.

Ombro/escápula – incidência perfil externo – Y escapular/perfil da escápula
- **Objetivo do estudo:** fraturas e/ou luxações da porção proximal do úmero e da escápula.
- **Receptor:** 24 × 30cm, sentido longitudinal.

kV: 65 (± 5kV)
mAs: 30 (± 5mAs)
Foco fino: 100mA

- **Posicionamento do paciente:** paciente em posição ortostática com a região anterior do tórax em contato com o *bucky*. Girar o paciente para uma posição oblíqua anterior até que a escápula esteja posicionada em perfil em relação ao *bucky*. A superfície anterior do tórax deve formar um ângulo de 45 a 60 graus com o *bucky*.
- **Posicionamento da parte:** abduzir discretamente o braço do lado examinado para melhor demonstrar o acrômio e o processo coracoide ou posicionar o braço sobre a região do tórax para melhor demonstrar o corpo da escápula.
- **Raio central:** perpendicular ao receptor de imagem, incidindo no meio da escápula (5 a 6cm abaixo do topo do ombro) (**Figura 10.25**).

Escápula – incidência AP – raios divergentes
- **Objetivo do estudo:** demonstrar fraturas da escápula.
- **Receptor:** 24 × 30cm, sentido longitudinal.

kV: 65 (± 5kV)
mAs: 10 (± 2mAs)
Foco fino: 100mA

- **Posicionamento do paciente:** em posição ortostática, com o dorso da escápula afetada apoiado no mural *bucky*. Membro superior acima da cabeça, afastando a escápula de cima da costela (**Figura 10.26A** e **B**).
- **Posicionamento da parte:** supinar e abduzir o membro superior do lado a ser examinado para que a maior parte do plano da escápula fique paralela ao receptor de imagem e os arcos costais sejam afastados do campo da escápula. Alinhar a articulação escapuloumeral no centro do receptor de imagem.
- **Raio central:** perpendicular ao receptor de imagem, entrando no ponto médio da escápula, alinhado no processo coracoide (**Figura 10.26**).

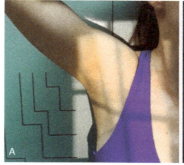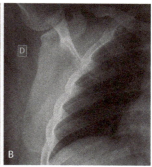

Figura 10.26 Radiografia da escápula. **A** Posicionamento radiográfico AP da escápula. **B** Anatomia radiológica AP da escápula.

Técnicas radiológicas especiais do ombro/escápula

Ombro – incidência axial inferossuperior – método de Lawrence
- **Objetivo do estudo:** demonstrar fraturas ou luxações da região proximal do úmero e da escápula.
- **Receptor:** 18 × 24cm, sentido transversal.

kV: 65 (± 5kV)
mAs: 25 (± 5mAs)
Foco fino: 100mA

- **Posicionamento do paciente/parte:** paciente em decúbito dorsal ou posição ortostática com o ombro ligeiramente afastado da superfície da mesa. Braço abduzido em 90 graus com a mão em supinação. Receptor de imagem posicionado na região superior do ombro sobre a mesa.
- **Raio central:** incide medialmente entre 25 e 30 graus, centralizado horizontalmente na região axilar da articulação do ombro (**Figura 10.27**).

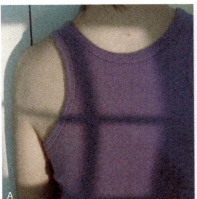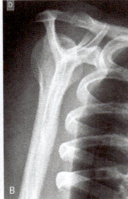

Figura 10.25 Radiografia do ombro. Posicionamento radiológico (**A**) e anatomia radiológica (**B**) Y escapular/perfil da escápula.

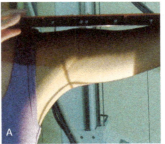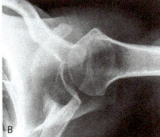

Figura 10.27 Radiografia de ombro – método de Lawrence. **A** Posicionamento radiográfico axial inferossuperior do ombro. **B** Anatomia radiológica.

Ombro – incidência axial superoinferior – perfil axilar
- **Objetivo do estudo:** demonstrar fraturas ou luxações do úmero proximal.
- **Receptor:** 18 × 24cm, sentido transversal.

kV: 65 (± 5kV)
mAs: 25 (± 5mAs)
Foco fino: 100mA

- **Posicionamento do paciente/parte:** paciente sentado próximo à extremidade da mesa com o braço abduzido, o cotovelo a 90 graus e a mão pronada sobre a mesa. Receptor de imagem o mais próximo possível da axila.
- **Raio central:** perpendicular ao receptor de imagem, incidindo no acrômio (**Figura 10.28**).

Ombro – incidência axial superoinferior – Velpeau
- **Objetivo do estudo:** é uma forma modificada do perfil axilar, utilizada naqueles pacientes que têm o membro superior imobilizado após uma redução ou cirurgia.
- **Receptor:** 18 × 24cm, sentido transversal.

kV: 65 (± 5kV)
mAs: 30 (± 5mAs)
Foco fino: 100mA

- **Posicionamento do paciente:** paciente em posição ortostática, em hiperlordose, de costas para a mesa *bucky*, de maneira que o tórax esteja bem inclinado para trás.
- **Posicionamento da parte:** o membro superior do lado a ser radiografado deve estar flexionado com o antebraço apoiado sobre o abdome. O receptor de imagem é colocado sobre a mesa com a borda próxima ou encostada no paciente.
- **Raio central:** perpendicular à escápula, incidindo na topografia do acrômio (**Figura 10.29**).

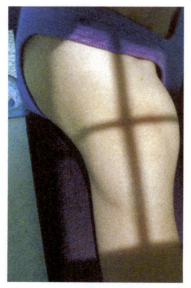

Figura 10.28 Posicionamento radiográfico axial superoinferior do ombro – perfil axilar.

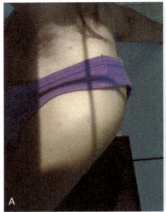 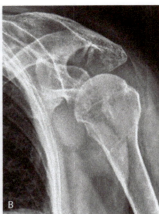

Figura 10.29 Radiografia de ombro. **A** Posicionamento radiológico axial superoinferior do ombro – perfil axilar. **B** Anatomia radiológica.

Obs: pedir ao paciente para respirar suavemente sem mover o ombro ou o braço afetado.

Técnicas radiológicas simples da articulação acromioclavicular

Articulação acromioclavicular (AC) – incidência AP unilateral Zanca e AP bilateral comparativa
- **Objetivo do estudo:** para análise de estrutura óssea e suspeita de separação da articulação AC.
- **Receptor:** 18 × 24cm, sentido transversal.

kV: 65 (± 5kV)
mAs: 10 (± 2mAs)
Foco fino: 100mA

- **Incidências AP Zanca e AP comparativa – posicionamento do paciente:** paciente em posição ortostática com o dorso torácico apoiado no *bucky*.
- **Incidência AP Zanca – posicionamento da parte:** o corpo do paciente deve ser ligeiramente rodado para o lado da articulação em estudo. Membro superior estendido ao lado do corpo com a mão em posição neutra. A AC deve estar alinhada com a linha central do *bucky*.
- **Raio central:** incide com angulação cefálica de 15 a 20 graus na articulação AC.
- **Incidência AP comparativa – posicionamento da parte:** plano sagital mediano (PSM) alinhado com a linha central do *bucky*. Cargas iguais em ambos os pés. Membros superiores estendidos ao lado do corpo. Com peso: o paciente deve segurar um peso em cada mão (4 ou 5kg em cada punho); não deve fazer força com os membros superiores.
- **Raio central:** perpendicular ao filme centralizado no PSM na incisura jugular. Receptor de imagem 5cm acima dos ombros (**Figura 10.30**).

Capítulo 10 Técnicas Radiológicas Simples e Especiais | 187

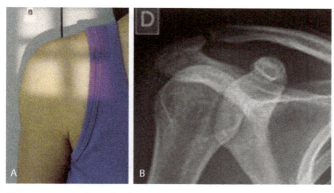

Figura 10.30 Radiografia da articulação acromioclavicular. **A** Posicionamento radiográfico AP Zanca da articulação acromioclavicular. **B** Anatomia radiológica AP Zanca da articulação acromioclavicular.

Técnica radiológica simples da clavícula

Clavícula – incidência AP axial

- **Objetivo do estudo:** demonstrar fraturas ou luxações da clavícula.
- **Receptor:** 18 × 24cm, sentido transversal.

kV: 60 (± 5kV)
mAs: 15 (± 2mAs)
Foco fino: 100mA

- **Respiração:** suspender a respiração no fim da inspiração para elevar a clavícula.
- **Posicionamento do paciente:** paciente em posição ortostática com o dorso torácico apoiado no *bucky*.
- **Posicionamento da parte:** membro superior estendido ao lado do corpo com a mão em posição neutra. Centralizar a clavícula em relação ao receptor de imagem e o RC. As articulações AC e EC devem estar incluídas.
- **Raio central:** incide com angulação cefálica de 15 a 20 graus na parte central da clavícula (**Figura 10.31**).

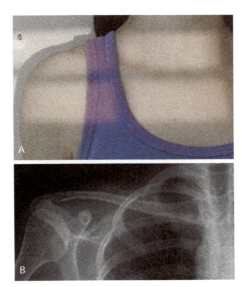

Figura 10.31 Radiografia da clavícula. **A** Posicionamento radiográfico AP axial da clavícula. **B** Anatomia radiológica AP axial da clavícula.

Técnicas radiológicas dos membros inferiores (MMII)

Técnicas radiológicas simples do primeiro dedo do pé: hálux

Primeiro dedo do pé – hálux – incidências AP, oblíqua e lateral

- **Objetivo do estudo:** demonstrar fraturas, luxações, processos degenerativos e corpos estranhos.
- **Receptor:** 13 × 18 ou 18 × 24cm, dividido em terços transversais.

kV: 50 (± 5 kV)
mAs: 3 (± 1mAs)
Foco fino: 50 a 100mA

- **Incidências AP e oblíqua – posicionamento do paciente:** paciente sentado próximo à extremidade da mesa com a planta do pé apoiada sobre o receptor de imagem.
- **Incidência AP – posicionamento da parte:** alinhar o maior eixo do hálux em relação ao centro do maior eixo da parte do receptor de imagem que será exposta.
- **Raio central:** inclinação cefálica de 10 a 15 graus incidindo na primeira articulação MTF (**Figura 10.32**).
- **Incidência oblíqua – posicionamento da parte:** rodar o pé medialmente de 30 a 45 graus, apoiando a superfície medial do primeiro dedo no receptor de imagem.
- **Raio central:** perpendicular ao receptor de imagem, incidindo na primeira articulação MTF (**Figura 10.33**).
- **Incidência lateral – posicionamento do paciente:** paciente sentado ou em decúbito lateral com a superfície medial do hálux sobre o receptor de imagem. Flexionar

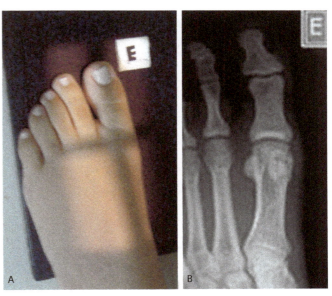

Figura 10.32 Radiografia do pé. Posicionamento radiográfico (**A**) AP do hálux e anatomia radiológica (**B**) AP do hálux.

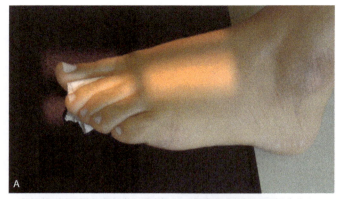

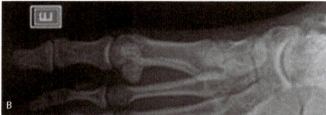

Figura 10.33 Radiografia do pé. **A** Posicionamento radiográfico oblíquo do hálux. **B** Anatomia radiológica oblíqua do hálux.

os dedos não afetados de modo a não sobrepor o hálux que será radiografado.
- **Incidência lateral – posicionamento da parte:** centralizar a articulação MTF com o meio do receptor de imagem e do raio central.
- **Raio central:** perpendicular ao receptor de imagem, incidindo na primeira articulação MTF (**Figura 10.34**).

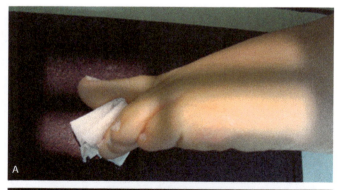

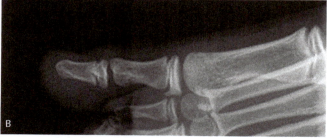

Figura 10.34 Radiografia do pé. **A** Posicionamento radiográfico em perfil do hálux. **B** Anatomia radiográfica do hálux.

Técnica radiológica especial do primeiro dedo do pé – hálux

Primeiro dedo do pé – hálux – tangencial reversa para sesamoide
- **Objetivo do estudo:** ossos sesamoides.
- **Posicionamento do paciente:** paciente sentado com o joelho parcialmente fletido, utilizando uma faixa de gaze ou de borracha longa para segurar os dedos do pé, como mostra a **Figura 10.35**. Essa técnica é usada somente quando o paciente não consegue ficar em decúbito ventral.
- **Posicionamento da parte:** flexionar dorsalmente o pé de modo que a superfície plantar forme um ângulo de 15 a 20 graus a partir do eixo vertical. Flexionar dorsalmente o hálux, repousando-o sobre o receptor de imagem para manter a posição. Assegurar que o eixo longitudinal do pé não esteja rodado.
- **Raio central:** raio central incidindo tangencialmente à parte posterior da articulação MTF do hálux. Calçar o pé com sacos de areia para evitar movimentos (**Figura 10.35**).

Técnicas radiológicas simples do antepé

Antepé – incidências AP, oblíqua e lateral
- **Objetivo do estudo:** demonstrar fraturas, luxações, processos degenerativos e corpos estranhos opacos.
- **Filme:** 18 × 24 ou 24 × 30cm, dividido em duas partes longitudinais.

kV: 50 (± 4 kV)
mAs: 4 (± 1mAs)
Foco fino: 50 a 100mA

- **Incidência AP – posicionamento do paciente:** paciente em decúbito dorsal ou sentado sobre a mesa; flexionar o joelho e colocar a superfície plantar (sola do pé) afetada sobre o receptor de imagem.
- **Incidência AP – posicionamento da parte:** alinhar e centralizar o eixo longitudinal do pé com o RC e o eixo longitudinal da porção do receptor de imagem a ser exposta.

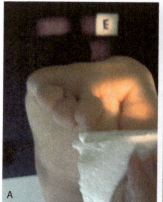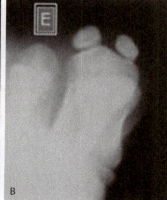

Figura 10.35 Radiografia do pé. **A** Posicionamento radiográfico tangencial do hálux. **B** Anatomia radiográfica tangencial do hálux.

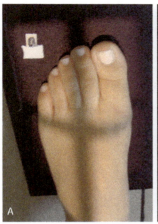
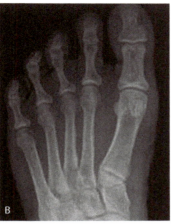

Figura 10.36 Radiografia do pé. **A** Posicionamento radiográfico AP do antepé. **B** Anatomia radiológica AP do antepé.

- **Raio central:** perpendicular, incidindo na terceira articulação MTF (**Figura 10.36**).
- **Incidência oblíqua – posicionamento da parte:** a partir do AP, rodar o pé medialmente de 30 a 45 graus. Alinhar e centralizar o eixo longitudinal do antepé em relação à RC e com o eixo longitudinal da porção do receptor de imagem a ser exposta.
- **Raio central:** perpendicular, incidindo na terceira articulação MTF (**Figura 10.37**).
- **Incidência lateral – posicionamento do paciente:** paciente em decúbito lateral com o membro inferior rodado lateralmente, apoiando a região do maléolo lateral do lado a ser estudado sobre o receptor de imagem.
- **Posicionamento da parte:** colocar o antepé apoiado lateralmente sobre o receptor de imagem, o pé a 90 graus em relação à perna, e alinhar e centralizar o eixo longitudinal do antepé com o RC e com o eixo longitudinal da porção do receptor de imagem a ser exposta.

- **Raio central:** perpendicular, incidindo na superfície medial entre a base da primeira articulação do primeiro metatarso e a parte distal do hálux.

Técnicas radiológicas simples do pé

Pé – incidências AP, oblíqua e lateral

- **Objetivo do estudo:** demonstrar fraturas, luxações e processos degenerativos e corpos estranhos opacos.
- **Receptor:** 18 × 24 ou 24 × 30cm, dividido em duas partes longitudinais.
- **Incidência AP e oblíqua.**

$$kV: 50 \ (\pm 5kV)$$
$$mAs: 5 \ (\pm 1mAs)$$
$$\text{Foco fino: 50 a 100mA}$$

- **Incidência AP – posicionamento do paciente:** paciente em decúbito dorsal ou sentado sobre a mesa; flexionar o joelho e colocar a superfície plantar (sola do pé) afetada sobre o receptor de imagem.
- **Incidência AP – posicionamento da parte:** colocar o pé sobre o receptor de imagem e alinhar e centralizar o eixo longitudinal do pé com o RC e com o eixo longitudinal da porção do receptor de imagem a ser exposta.
- **Raio central:** incide com angulação cefálica de 10 a 15 graus na terceira articulação metatarsotarsiana (MTT) (**Figura 10.38**).
- **Incidência oblíqua – posicionamento da parte:** colocar o pé apoiado sobre o receptor de imagem e rodar medialmente de 30 a 45 graus. Alinhar e centralizar o eixo longitudinal do pé afetado com o RC e com a porção do receptor de imagem a ser exposta.
- **Raio central:** perpendicular, incidindo na terceira articulação MTT (**Figura 10.39**).

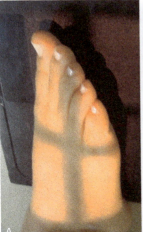
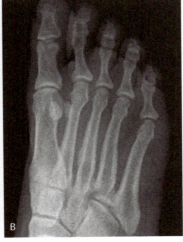

Figura 10.37 Radiografia do pé. **A** Posicionamento radiográfico oblíquo do antepé. **B** Anatomia radiológica oblíqua do antepé.

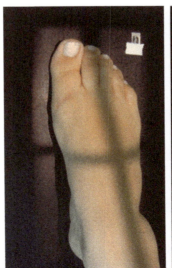
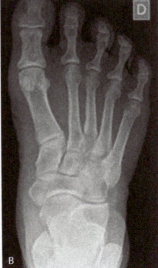

Figura 10.38 Radiografia do pé. **A** Posicionamento radiográfico AP do pé. **B** Anatomia radiológica AP do pé.

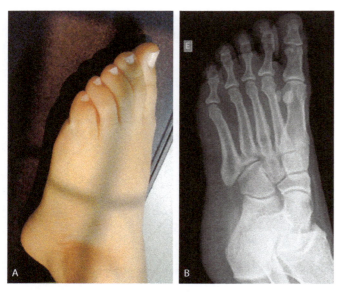

Figura 10.39 Radiografia do pé. **A** Posicionamento radiográfico oblíquo do pé. **B** Anatomia radiológica oblíqua do pé.

- **Incidência lateral.**

kV: 60 (± 5kV)
mAs: 5 (± 1mAs)
Foco fino: 50 a 100mA

- **Posicionamento do paciente:** paciente em decúbito lateral com o membro inferior rodado lateralmente, e com o maléolo lateral apoiado sobre o receptor de imagem.
- **Posicionamento da parte:** colocar a superfície lateral do pé apoiada sobre o receptor de imagem a 90 graus com a perna. Alinhar e centralizar o pé com o RC e a porção do receptor de imagem a ser exposta.
- **Raio central:** perpendicular, incidindo na superfície medial na base do primeiro metatarso (**Figura 10.40**).

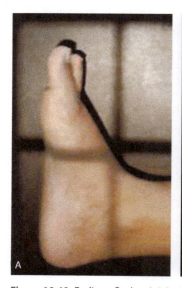
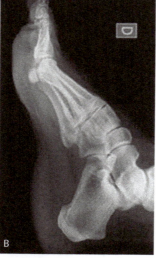

Figura 10.40 Radiografia do pé. **A** Posicionamento radiográfico lateral do pé. **B** Anatomia radiológica lateral do pé.

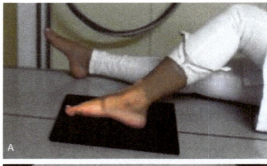
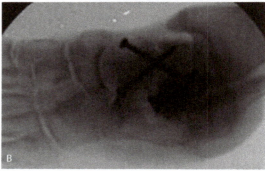

Figura 10.41 Radiografia do pé – Canales. **A** Posicionamento radiográfico. **B** Anatomia radiológica.

Técnica radiológica especial do pé

Incidência especial: Canales

- **Objetivo do estudo:** avaliar as articulações do tarso, em especial a articulação do tálus com o calcâneo.
- **Posicionamento do paciente:** paciente em decúbito dorsal; flexionar o joelho e colocar a superfície plantar (sola do pé) afetada sobre o receptor de imagem.
- **Posicionamento da parte:** rodar o pé medialmente em 15 graus, alinhar e centralizar o eixo longitudinal do pé afetado com o RC e com a porção do receptor de imagem a ser exposta.
- **Raio central:** angulado 15 graus cefálico, incidindo na articulação do terceiro metatarso (**Figura 10.41**).

Técnicas radiológicas simples do tornozelo

Tornozelo – incidências AP e perfil

- **Objetivo do estudo:** avaliar lesões ou doenças da articulação do tornozelo e também a porção distal da tíbia e de fíbula.
- **Receptor:** 18 × 24 ou 24 × 30cm, dividido em duas partes longitudinais.
- **Incidência AP.**

kV: 65 (±5kV)
mAs: 8 (± 1mAs)
Foco fino: 50 a 100mA

- **Posicionamento do paciente:** paciente em decúbito dorsal com as pernas totalmente estendidas.
- **Posicionamento da parte:** alinhar e centralizar a articulação do tornozelo com o RC e o meio do receptor de

imagem da porção que será exposta. Tornozelo em AP verdadeiro, sem rotação.
- **Raio central:** perpendicular ao receptor de imagem, direcionado para um ponto médio entre os maléolos lateral e medial (**Figura 10.42**).
- **Incidência perfil.**

kV: 60 (± 5kV)
mAs: 8 (± 1mAs)
Foco fino: 50 a 100mA

- **Posicionamento do paciente:** paciente em decúbito lateral com o membro inferior rodado, apoiando a região do maléolo lateral no chassi.
- **Posicionamento da parte:** centralizar a articulação do tornozelo com o RC e com a porção do receptor de imagem a ser exposta. Flexionar o pé dorsalmente a 90 graus em relação à perna. Colocar suporte no joelho se necessário.
- **Raio central:** perpendicular ao receptor de imagem, direcionado para o maléolo medial (**Figura 10.43**).

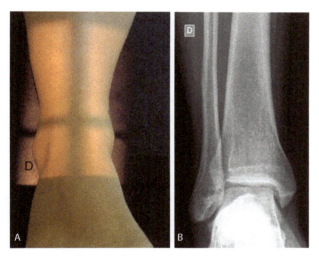

Figura 10.42 Radiografia do tornozelo. **A** Posicionamento radiográfico AP do tornozelo. **B** Anatomia radiológica AP do tornozelo.

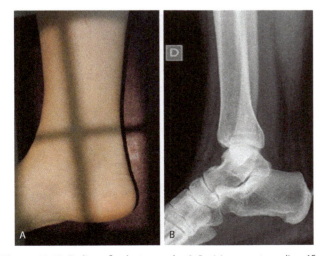

Figura 10.43 Radiografia do tornozelo. **A** Posicionamento radiográfico em perfil do tornozelo. **B** Anatomia radiológica em perfil do tornozelo.

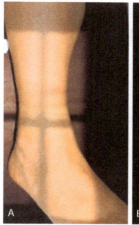 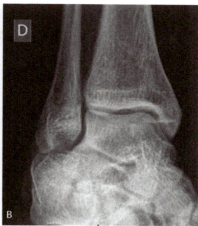

Figura 10.44 Radiografia do tornozelo. **A** Posicionamento radiográfico oblíquo com rotação medial de 45 graus do tornozelo. **B** Anatomia radiológica oblíqua com rotação medial de 45 graus do tornozelo.

Técnica radiológica especial do tornozelo

Tornozelo – incidência oblíqua com rotação medial de 45 graus
- **Objetivo do estudo:** avaliar o espaço articular e possíveis fraturas da articulação tibiofibular distal e do maléolo lateral.
- **Posicionamento do paciente:** paciente em decúbito dorsal com as pernas completamente estendidas.
- **Posicionamento da parte:** centralizar e alinhar a articulação do tornozelo com o RC e com a porção do receptor de imagem que será exposta. Se possível, flexionar o pé dorsalmente entre 80 e 85 graus. Rodar a perna e o pé medialmente a 45 graus.
- **Raio central:** perpendicular, incidindo no ponto médio entre os maléolos lateral e medial (**Figura 10.44**).

Técnicas radiológicas simples do calcâneo

Calcâneo – incidências axial e lateral
- **Objetivo do estudo:** avaliar traumas, lesões ou doenças da articulação do calcâneo.
- **Receptor:** 18 × 24 ou 24 × 30cm, dividido em duas partes longitudinais.
- **Incidência axial.**

kV: 65 (± 5kV)
mAs: 12 (± 1mAs)
Foco fino: 50 a 100mA

- **Posicionamento do paciente:** paciente em decúbito dorsal ou ortostatismo.
- **Posicionamento da parte:** paciente em ortostatismo de costas para o tubo de raios X com o calcâneo apoiado no receptor de imagem. Alinhar e centralizar a articulação do calcâneo com o RC e o meio do receptor de imagem da porção que será exposta. A perna e o pé devem formar um ângulo de 90 graus entre si.

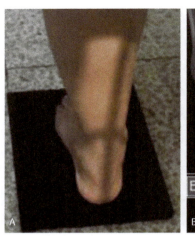 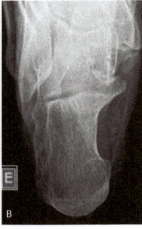

Figura 10.45 Radiografia do calcâneo. **A** Posicionamento radiográfico axial do calcâneo. **B** Anatomia radiológica axial do calcâneo.

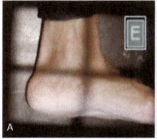 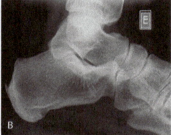

Figura 10.46 Radiografia do calcâneo. **A** Posicionamento radiográfico em perfil do calcâneo. **B** Anatomia radiológica em perfil do calcâneo.

- **Raio central:** com ângulo de 45 graus superoinferior incidindo na região posterior do calcâneo, passando entre os maléolos e saindo na planta do pé (**Figura 10.45**).
- **Incidência perfil**

kV: 60 (± 5kV)
mAs: 8 (± 1mAs)
Foco fino: 50 a 100mA

- **Posicionamento do paciente:** paciente em decúbito lateral com o membro inferior rodado, apoiando a região do maléolo lateral no receptor de imagem.
- **Posicionamento da parte:** centralizar a articulação do calcâneo com o RC e com a porção do receptor de imagem a ser exposta. Flexionar o pé dorsalmente a 90 graus em relação à perna. Colocar suporte no joelho se necessário.
- **Raio central:** perpendicular ao receptor de imagem, direcionado para a articulação do calcâneo, ligeiramente abaixo do maléolo medial (**Figura 10.46**).

Técnicas radiológicas simples da perna

Perna – incidências AP e perfil

- **Objetivo do estudo:** avaliar lesões por trauma, corpos estranhos ou alterações ósseas.
- **Receptor:** 30 × 40 ou 35 × 43cm, dividido em duas partes longitudinais.

kV: 60 (± 5kV)
mAs: 10 (± 1mAs)
Foco fino: 50 a 100mA

- **Incidência AP:**
  - **Posicionamento do paciente:** paciente em decúbito dorsal com a perna totalmente estendida.
  - **Posicionamento da parte:** alinhar e centralizar a perna com a parte do receptor de imagem a ser exposta. Dorsiflexão do pé a 90 graus com a perna; se possível, incluir as articulações do tornozelo e do joelho dentro do campo de colimação do receptor de imagem. Em pacientes adultos grandes, usar o receptor de imagem na posição diagonal. Girar o pé de 3 a 5 graus medial para AP verdadeira.
  - **Raio central:** perpendicular ao receptor de imagem, direcionado para um ponto médio entre as articulações do joelho e do tornozelo (**Figura 10.47**).
- **Incidência lateral:**
  - **Posicionamento do paciente:** paciente em decúbito lateral com a perna rodada lateralmente e apoiada sobre o receptor de imagem. Colocar a perna oposta atrás do membro a ser radiografado para evitar sobreposição de estruturas.
  - **Posicionamento da parte:** centralizar a perna com o RC e com a porção do chassi a ser exposta. Colocar a perna em lateral verdadeira. Flexionar o pé dorsalmente a 90 graus em relação à perna. O plano da patela deve estar perpendicular ao receptor de imagem.
  - **Raio central:** perpendicular ao receptor de imagem, direcionado para o ponto médio da tíbia entre as articulações do joelho e do tornozelo (**Figura 10.48**).

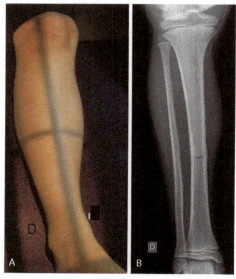

Figura 10.47 Radiografia da perna. **A** Posicionamento radiográfico AP da perna. **B** Anatomia radiológica AP da perna.

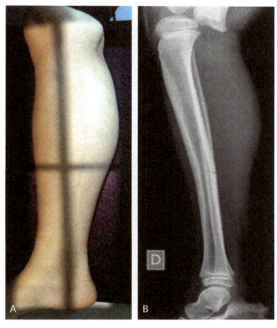

Figura 10.48 Radiografia da perna. **A** Posicionamento radiográfico lateral da perna. **B** Anatomia radiológica lateral da perna.

Técnicas radiológicas simples do joelho

Joelho – incidências AP, lateral e axial (inferossuperior)

- **Objetivo do estudo:** avaliar traumatismo, fraturas, alterações ósseas e processos degenerativos da articulação do joelho.
- **Receptor:** 18 × 24 ou 24 × 30cm; pode ser dividido em partes.

kV: 65 (± 5kV)
mAs: 15 (± 1mAs)
Foco fino: 50 a 100mA

- **Incidência AP:** utilizar o *bucky* para estruturas anatômicas com espessura > 10cm.
  - **Posicionamento do paciente:** paciente em decúbito dorsal com a perna totalmente estendida.
  - **Posicionamento da parte:** alinhar e centralizar a perna e o joelho com o RC e com a linha média da mesa e o receptor de imagem. Rodar a perna medialmente de 3 a 5 graus para AP do joelho verdadeiro.
  - **Raio central:** paralelo ao platô tibial com a seguinte angulação: A – pacientes com coxas finas e nádegas pequenas – RC 3 a 5 graus caudal; B – pacientes com coxas e nádegas médias – RC 3 a 5 graus cefálicos; C – pacientes com as coxas grossas e nádegas grandes – RC 5 a 7 graus cefálicos (**Figura 10.49**).
- **Incidência lateral:**
  - **Posicionamento do paciente:** paciente em decúbito lateral com o lado afetado para baixo. Colocar a perna oposta atrás do membro a ser radiografado para evitar sobreposição de estruturas.

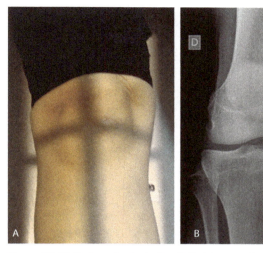

Figura 10.49 Radiografia do joelho. **A** Posicionamento radiográfico AP do joelho. **B** Anatomia radiológica AP do joelho.

  - **Posicionamento da parte:** colocar o joelho na posição lateral verdadeira (epicôndilos femorais sobrepostos). Flexionar o joelho 20 a 30 graus e alinhar e centralizar a perna e o joelho com o RC e com a linha média da mesa e do receptor de imagem. O plano da patela deve estar perpendicular ao receptor de imagem.
  - **Raio central:** com angulação de 5 a 7 graus incidindo cefalicamente, passando pela articulação do joelho abaixo do ápice patelar (**Figura 10.50**).
- **Incidência axial:** o objetivo do estudo é avaliar as luxações e subluxações patelares e o espaço patelofemoral:
  - **Posicionamento do paciente:** paciente em decúbito dorsal com o joelho flexionado de 35 a 45 graus ou de maneira que a patela fique em posição mais hori-

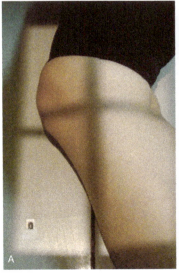
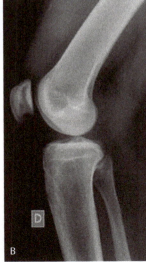

Figura 10.50 Radiografia do joelho. **A** Posicionamento radiográfico lateral do joelho. **B** Anatomia radiológica lateral do joelho.

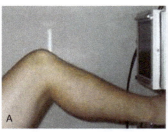 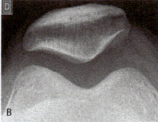

Figura 10.51 Radiografia do joelho. **A** Posicionamento radiográfico axial do joelho. **B** Anatomia radiológica axial do joelho.

zontal. Colocar um apoio sob o joelho a ser estudado para manter a posição sem perder o alinhamento (**Figura 10.51**).
- **Posicionamento da parte:** solicitar ao paciente que segure o receptor de imagem no ponto médio da coxa alinhado com o RC e o meio do receptor de imagem.
- **Raio central:** localizar as bordas da patela para determinar o ângulo específico do RC que passa através do espaço articular infrapatelar. Direcionar o RC perpendicularmente e/ou infrassuperiormente para se posicionar tangencialmente à articulação patelofemoral.

Técnica radiológica especial do joelho
Joelho – incidência PA com carga bilateral – método de Rosenberg
- **Objetivo do estudo:** estudo comparativo para avaliar os compartimentos medial e lateral e a visão do túnel dos joelhos.
- **Posicionamento do paciente e da parte:** paciente em ortostatismo sobre um caixote ou escada com os joelhos flexionados a 45 graus, apoiando as patelas no mural *bucky*. Utilizar o receptor de imagem 30 × 40cm no sentido longitudinal.
- **Raio central:** com angulação de 10 graus caudal incidindo no ponto central entre as articulações do joelho, 1,25cm abaixo do ápice das patelas (**Figura 10.52**).

Técnicas radiológicas simples do fêmur
Fêmur – incidências AP e lateral
- **Objetivo do estudo:** avaliar traumatismo, fraturas e alterações ósseas.
- **Receptor:** 30 × 40 ou 35 × 43cm.

kV: 65 (± 5kV)
mAs: 20 (± 5mAs)
Foco fino: 50 a 100mA

- **Incidência AP:** em traumas proximais do fêmur, iniciar estudo da região do quadril para região distal do fêmur e complementar, incluindo o joelho. Em traumas distais do fêmur, iniciar o estudo da região do joelho para a região proximal do quadril.
  - **Posicionamento do paciente:** paciente em decúbito dorsal com fêmur totalmente estendido, alinhado e centralizado com a linha média da mesa e o meio do receptor de imagem.
  - **Posicionamento da parte:** alinhar o fêmur com o RC e com a linha média da mesa e o receptor de imagem. Rodar 15 graus medialmente a porção proximal do fêmur. Incluir as articulações do quadril e do joelho.
  - **Raio central:** perpendicular ao receptor de imagem, incidindo no ponto médio do fêmur (**Figura 10.53**).
- **Incidência lateral:**
  - **Posicionamento do paciente:** paciente em decúbito lateral com o lado afetado para baixo. Em caso de trauma, manter o paciente em decúbito dorsal e realizar o exame com raios horizontais.
  - **Posicionamento da parte:** flexionar o joelho a 45 graus e alinhar o fêmur com a linha média da mesa e o receptor de imagem. Evitar a sobreposição da perna não afetada. Iniciar do joelho, se o trauma for distal, e usar um segundo receptor de imagem para a inclusão do quadril. Para essa região proximal do quadril, rotacionar o paciente posteriormente cerca

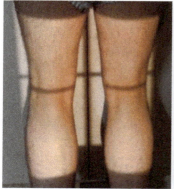 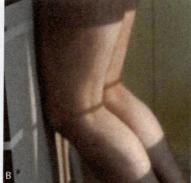 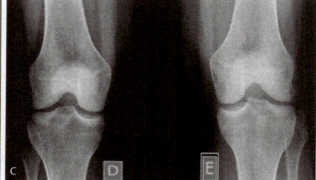

Figura 10.52 Radiografia do joelho. **A** e **B** Posicionamentos radiográficos PA com carga bilateral dos joelhos. **C** Anatomia radiológica PA com carga bilateral do joelho.

Capítulo 10 Técnicas Radiológicas Simples e Especiais | 195

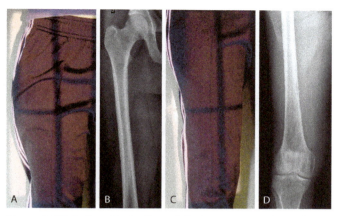

Figura 10.53 Radiografia do fêmur. **A** Posicionamento radiográfico AP proximal do fêmur. **B** Anatomia radiológica AP proximal do fêmur. **C** Posicionamento radiográfico AP distal do fêmur. **D** Anatomia radiológica AP distal do fêmur.

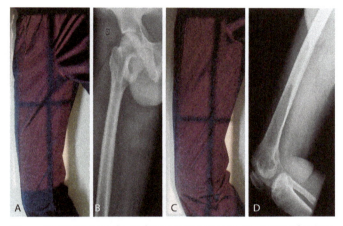

Figura 10.54 Radiografia do fêmur. **A** Posicionamento radiográfico lateral proximal do fêmur. **B** Anatomia radiológica lateral proximal do fêmur. **C** Posicionamento radiográfico lateral distal do fêmur. **D** Anatomia radiológica lateral distal do fêmur.

de 15 graus para evitar sobreposição da parte proximal do fêmur.
- **Raio central:** perpendicular, incidindo no ponto médio da coxa entre as articulações do quadril e do joelho (**Figura 10.54**).

Técnicas radiológicas simples do quadril
Quadril (coxofemoral) – incidências AP e lateral

- **Advertência:** em caso de suspeita de fratura, não realizar a rotação do fêmur afetado. Realizar uma incidência AP comparativa antes da localizada. Sempre que possível, utilizar os protetores genitais.
- **Objetivo do estudo:** avaliar traumatismo, fraturas e alterações ósseas.
- **Receptor:** 24 × 30 ou 30 × 40cm, sentido longitudinal. Na presença de prótese do quadril deve-se incluir toda a prótese, utilizando-se um receptor de imagem maior.

kV: 70 (± 5kV)
mAs: 35 (± 5mAs)
Foco fino: 50 a 100mA

- **Incidência AP:**
  - **Posicionamento do paciente:** paciente em decúbito dorsal com o fêmur totalmente estendido e a articulação do quadril alinhada e centralizada com a linha média da mesa, o RC e o meio do receptor de imagem.
  - **Posicionamento da parte:** na ausência de suspeita de fratura, realizar uma rotação medial do fêmur de 15 a 20 graus.
  - **Raio central:** perpendicular ao chassi, incidindo no ponto médio entre o trocanter maior e a sínfise pubiana (no colo femoral).
- **Localização do colo femoral – primeiro método:** 7cm distal ao ponto médio entre o trocanter maior e a sínfise pubiana. **Segundo método:** 3 a 5cm medial à espinha ilíaca anterior (EAIS) e de 8 a 10cm distal a esse ponto (**Figura 10.55**).
- **Incidência lateral:**
  - **Posicionamento do paciente:** paciente em decúbito dorsal com o lado afetado centralizado com a linha central, o RC e o meio do receptor de imagem. Não realizar essa incidência em caso de suspeita de fratura.
  - **Posicionamento da parte:** flexionar o joelho a 45 graus, de modo que a sola do pé toque a parte interna da coxa. Alinhar a articulação do quadril com a linha central da mesa e o meio do filme.
  - **Raio central:** perpendicular, incidindo na articulação do quadril (no colo femoral) (**Figura 10.56**).

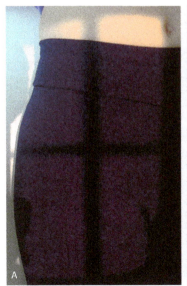 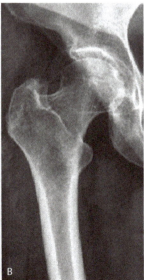

Figura 10.55 Radiografia da pelve. **A** Posicionamento radiográfico AP do quadril. **B** Anatomia radiológica AP do quadril.

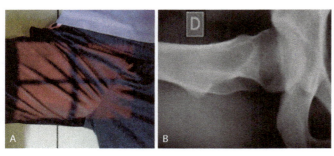

Figura 10.56 Radiografia da pelve. **A** Posicionamento radiográfico lateral do quadril. **B** Anatomia radiológica lateral do quadril.

Técnica radiológica especial do quadril

Quadril – incidência Lequesne (falso perfil)

- **Objetivo do estudo:** avaliar o espaço articular do quadril, acetábulo e cabeça do fêmur.
- **Filme:** 18 × 24 ou 24 × 30cm, sentido longitudinal.

kV: 70 (± 5kV)
mAs: 30 (±5mAs)
Foco fino: 50 a 100mA

- **Posicionamento do paciente:** decúbito dorsal ou ortostatismo em oblíqua posterior com o lado oposto afastado em 65 graus e a perna em lateral.
- **Posicionamento da parte:** alinhar e centralizar a articulação do quadril com a linha central do *bucky*, RC e o receptor de imagem.
- **Raio central:** perpendicular ao receptor de imagem, incidindo na articulação do quadril que está próxima ao receptor de imagem (**Figura 10.57**).

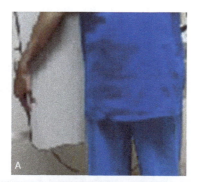

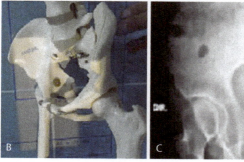

Figura 10.57 Radiografia da pelve – Lequesne. **A** Posicionamento radiográfico. **B** Anatomia óssea. **C** Anatomia radiológica.

Técnicas radiológicas simples da pelve (bacia)

Pelve – incidências AP e batráquio (perna de rã)

- **Advertência:** em caso de suspeita de fratura, não realizar a rotação do fêmur afetado. Sempre que possível, utilizar os protetores genitais.
- **Objetivo do estudo:** avaliar traumatismo, fraturas e alterações ósseas e massas anormais.
- **Receptor:** 30 × 40 ou 35 × 43cm, sentido transversal.

kV: 70 (± 5kV)
mAs: 35 (± 5mAs)
Foco fino: 50 a 100mA

- **Incidência AP:**
  – **Posicionamento do paciente:** paciente em decúbito dorsal com os braços ao lado do corpo ou cruzados sobre o tórax.
  – **Posicionamento da parte:** alinhar o PSM do paciente com a linha central da mesa, o RC e o receptor de imagem. Evitar a rotação da pelve. Rodar medialmente os pés e os membros inferiores de 15 a 20 graus.
  – **Raio central:** perpendicular ao receptor de imagem, direcionado ao ponto médio entre o nível das EIAS e a sínfise pubiana (**Figura 10.58**).

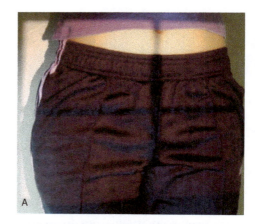

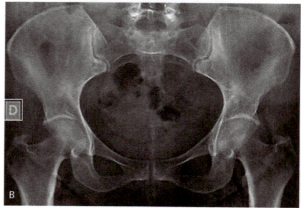

Figura 10.58 Radiografia da pelve. **A** Posicionamento radiográfico AP da pelve. **B** Anatomia radiológica AP da pelve.

Capítulo 10 Técnicas Radiológicas Simples e Especiais | 197

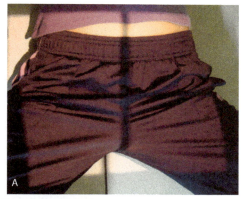

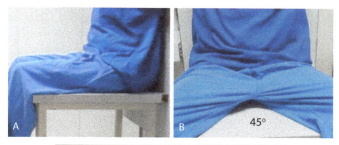

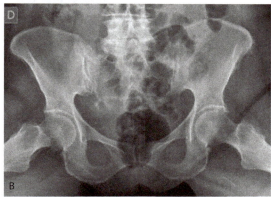

Figura 10.59 Radiografia da pelve. **A** Posicionamento radiográfico (batráquio). **B** Anatomia radiológica (batráquio).

- **Incidência batráquio (perna de rã):**
  - **Posicionamento do paciente:** decúbito dorsal com os braços ao lado do corpo ou cruzados sobre o tórax.
  - **Posicionamento da parte:** alinhar o PSM com a linha média da mesa, o RC e o receptor de imagem. Flexionar ambos os joelhos, unindo as plantas dos pés, e abduzir os fêmures de 40 a 45 graus. Centralizar as cabeças femorais com o receptor de imagem; o topo do chassi inclui as cristas ilíacas e inferiormente os trocanteres maiores.
  - **Raio central:** perpendicular, incidindo de 2,5 a 3cm acima da sínfise pubiana (**Figura 10.59**).

Técnica radiológica especial do quadril

Quadril – incidência Ducroquete – "estudo comparativo"
- **Objetivo do estudo:** avaliar o espaço articular do quadril, acetábulo e cabeça do fêmur.
- **Posicionamento do paciente:** decúbito dorsal ou sentado sobre uma caixa radiotransparente.
- **Posicionamento da parte:** alinhar o PSM do paciente com a linha central da mesa, o RC e o receptor de imagem. Flexionar o fêmur e joelho a 90 graus e abduzir os MMII em 45 graus.
- **Raio central:** perpendicular ao receptor de imagem, direcionado ao ponto médio entre o nível das EIAS e a sínfise pubiana (**Figura 10.60**).

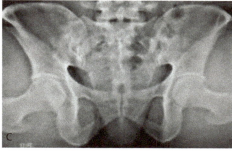

Figura 10.60 Radiografia da pelve – Ducroquete. Posicionamentos (**A** e **B**) e anatomia radiológica (**C**).

BACIA – incidência DUN – "estudo comparativo"
- **Objetivo do estudo:** avaliar o espaço articular do quadril, acetábulo e cabeça do fêmur.
- **Posicionamento do paciente:** decúbito dorsal ou sentado sobre uma caixa radiotransparente.
- **Posicionamento da parte:** alinhar o PSM do paciente com a linha central da mesa, o RC e o receptor de imagem. Flexionar fêmur e joelho a 45 graus e abduzir os MMII em 20 graus.
- **Raio central:** perpendicular ao filme, direcionado ao ponto médio entre o nível das EIAS e a sínfise pubiana (**Figura 10.61**).

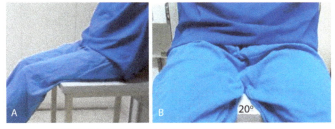

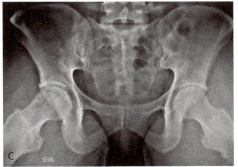

Figura 10.61 Radiografia da pelve – DUN. **A** e **B** Posicionamentos radiográficos da pelve. **C** Anatomia radiológica DUN da bacia.

Esqueleto axial

Técnicas radiológicas simples do tórax

Tórax – incidências PA, AP e lateral

- **Objetivo do estudo:** quando realizada na posição ortostática, a incidência PA demonstra derrame pleural, pneumotórax, atelectasia e sinais de infecção.
- **Rceptor:** 35 × 35 ou 35 × 43cm, sentido transversal ou longitudinal.
- **Incidência PA.**

    kV: 100 (± 5kV)
    mAs: 4 (± 2mAs)
    Foco grosso: 200mA

    - **Posicionamento do paciente:** posição ortostática com os pés um pouco afastados. Peso do corpo igualmente distribuído sobre os dois pés. Alinhar o PSM do paciente com o RC e com o receptor de imagem.
    - **Posicionamento da parte:** elevar o queixo, apoiando-o na abertura do mural *buchy* vertical. Mãos nos quadris com as regiões palmares para fora e cotovelos parcialmente flexionados. Ombros rodados para a frente igualmente apoiados no mural *bucky*. A parte superior do chassi estará 4 a 5cm acima dos ombros na maioria dos pacientes de porte médio.
    - **Raio central:** perpendicular ao receptor de imagem, centralizado com o PSM, no nível de T7 (18 a 20cm abaixo da vértebra proeminente ou até o ângulo inferior da escápula). DFR: 180cm.
    - **Respiração:** pedir ao paciente para interromper a respiração no final da segunda inspiração máxima (**Figura 10.62A a C**).

- **Incidência AP.**

    kV: 75 (± 5kV)
    8mAs: (± 2mAs)
    Foco grosso: 200mA

    - **Posicionamento do paciente:** posição semiereta na maca com a cabeceira do leito elevada até que o tronco assuma uma posição semiortostática ou em decúbito dorsal na mesa. Braços ao lado do corpo.
    - **Posicionamento da parte:** posicionar o receptor de imagem sob ou atrás do paciente; alinhar o centro do receptor de imagem com o RC (parte superior do receptor de imagem cerca de 4 a 5cm acima dos ombros). Centralizar o paciente com o RC e com o receptor de imagem.
    - **Raio central – posição semiereta:** angulado caudalmente ± 5 graus caudal para ficar perpendicular ao eixo longo do esterno. **Posição decúbito dorsal:** RC no nível de T7, de 8 a 10cm abaixo da incisura jugular. DFR: mínima de 100cm para o decúbito dorsal.
    - **Respiração:** pedir ao paciente para interromper a respiração no final da segunda inspiração máxima (**Figura 10.62B**).

- **Incidência lateral.**

    kV: 100 (± 5kV)
    8mAs: (±2mAs)
    Foco grosso: 200mA

    - **Posicionamento do paciente:** posição ortostática com o lado esquerdo contra o receptor de imagem, a menos que o problema do paciente esteja localizado no lado direito; nesse caso, realizar um perfil direito. Elevar os braços acima da cabeça com o queixo elevado.
    - **Posicionamento da parte:** centralizar o plano médio coronal (PMC) do tórax com o RC e o receptor de imagem para uma posição de perfil verdadeiro.
    - **Raio central:** perpendicular, direcionado para a região média do tórax, no nível de T7 (8 a 10cm abaixo do nível da incisura jugular). DFR: 180cm.
    - **Respiração:** pedir ao paciente para interromper a respiração no final da segunda inspiração máxima (**Figura 10.63**).

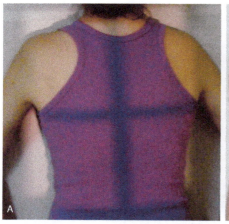
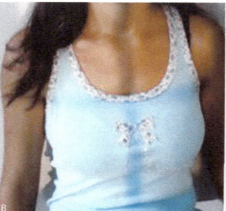
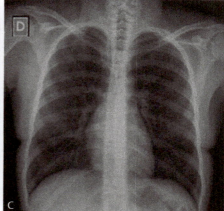

Figura 10.62 Radiografia do tórax. **A** Posicionamento radiográfico PA. **B** Posicionamento radiográfico AP. **C** Anatomia radiológica PA do tórax.

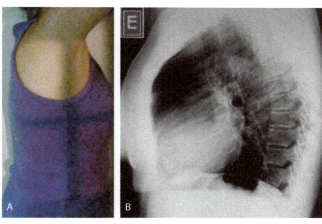

Figura 10.63 Radiografia do tórax. **A** Posicionamento radiográfico lateral do tórax. **B** Anatomia radiológica lateral do tórax.

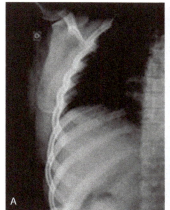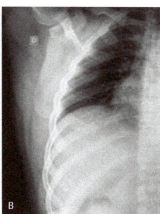

Figura 10.64 Radiografia do tórax. **A e B** Anatomia radiológica AP e PA dos arcos costais, respectivamente.

Técnicas radiológicas simples dos arcos costais (costelas)

Arcos costais – incidências PA, AP e oblíquas

- **Objetivo do estudo:** demonstrar fraturas e lesões ósseas. Utilizar a técnica de mAs alto e kV baixo.
- **Receptor:** 30 × 40 ou 35 × 43cm, sentido transversal ou longitudinal.

$$kV: 60 \ (\pm 5 \ kV)$$
$$mAs: 40 \ (\pm 5mAs)$$
$$Foco \ fino: < 200mA$$

> **Obs:** em caso de lesões abaixo do diafragma, realizar incidência em AP; no caso de lesões superiores do diafragma, em PA. Para o estudo de traumas anteriores, realizar a incidência PA e AP para traumas posteriores.

- **Incidências PA e AP – posicionamento do paciente:** a posição ortostática é preferida para a região acima do diafragma, se a condição do paciente o permitir, e a posição de decúbito dorsal é a escolhida para a região abaixo do diafragma.
- **Posicionamento da parte:** alinhar o PSM com o RC e a linha média da mesa ou mural *bucky*. Retirar as escápulas dos campos pulmonares, afastando os braços lateralmente; elevar o queixo para prevenir superposição de costelas superiores; não permitir a rotação do tórax ou da pelve.
  - **Raio central – acima do diafragma:** perpendicular ao receptor de imagem, centrado de 8 a 10cm abaixo da incisura jugular (nível de T7). Centralizar o receptor de imagem com o RC (o topo do chassi deve incluir cerca de 4cm acima dos ombros). **Abaixo do diafragma:** RC perpendicular ao receptor de imagem, centrado a meio caminho entre o xifoide e o gradil costal inferior. Receptor de imagem centralizado no nível do RC (a crista ilíaca deve ser a margem inferior do receptor de imagem). DFR: 100cm.
  - **Respiração:** pedir ao paciente para interromper a respiração no final da expiração máxima (**Figura 10.64**).
- **Incidência oblíqua anterior e posterior:** lado afetado rotacionado em direção ao receptor de imagem, direito ou esquerdo:
  - **Posicionamento do paciente:** a posição ortostática é preferida para a região acima do diafragma, se a condição do paciente o permitir, e a posição de decúbito dorsal para abaixo do diafragma.
  - **Posicionamento da parte:** rodar o paciente em 45 graus, colocando-o em posição oblíqua posterior ou anterior; apoiar o lado afetado no receptor de imagem. Elevar o braço do lado acima da cabeça; colocar a mão do lado oposto no quadril afastado do tórax. Se deitado, flexionar o joelho do lado afetado, colocando-o abaixo da perna oposta. Colocar apoios radiotransparentes para manter o corpo na posição oblíqua.
  - **Raio central – acima do diafragma:** perpendicular, de 8 a 10cm abaixo da incisura jugular. Receptor de imagem posicionado cerca de 4cm acima dos ombros. **Abaixo do diafragma:** RC perpendicular entre o meio e o xifoide e o gradil costal inferior no nível da crista ilíaca. DFR: 100cm.
  - **Respiração:** pedir ao paciente para interromper a respiração no final da expiração máxima (**Figura 10.65**).

Técnicas radiológicas simples do abdome

A DFR usada para as incidências do abdome é padronizada em 100cm. O paciente deve permanecer imóvel e em apneia expiratória.

Abdome – incidências AP em decúbito dorsal e AP em posição ortostática

- **Objetivo do estudo:** demonstrar patologia do abdome, incluindo obstrução do intestino e neoplasias, e radiografia inicial para estudo contrastado do abdome.

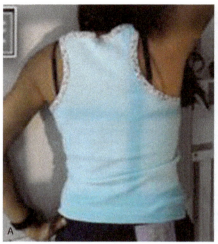
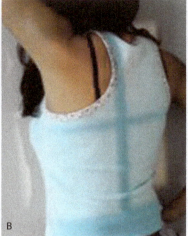
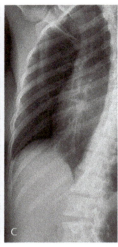

Figura 10.65 Radiografia do tórax. **A** e **B** Posicionamento radiográfico OAE e OAD dos arcos costais. **C** Anatomia radiológica OPD dos arcos costais.

- **Receptor:** 35 × 43cm, sentido longitudinal.

    kV: 70 (± 5kV)
    mAs: 40 (± 5mAs)
    Foco grosso: 200mA

- **Incidência AP em decúbito dorsal:**
    - **Posicionamento do paciente e da parte:** paciente em decúbito dorsal com PSM centralizado na linha central da mesa. Braços afastados ao lado do corpo e pelve sem rotação. Centro do receptor de imagem no nível das cristas ilíacas com a margem inferior na sínfise púbica.
    - **Raio central:** perpendicular e direcionado ao centro do receptor de imagem (para o nível da crista ilíaca) (**Figura 10.66**).
- **Incidência AP em posição ortostática:**
    - **Posicionamento do paciente e da parte:** paciente em posição ortostática, pernas um pouco afastadas, dorso contra o *bucky*. PSM centralizado na linha do *bucky* vertical. Braços afastados ao lado do corpo e pelve sem rotação. Ajustar a altura do receptor de imagem para que o centro esteja 5cm acima da crista ilíaca.

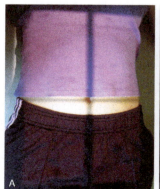
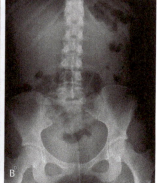

Figura 10.66 Radiografia do abdome. **A** Posicionamento radiográfico AP em decúbito dorsal do abdome. **B** Anatomia radiológica AP em decúbito dorsal do abdome.

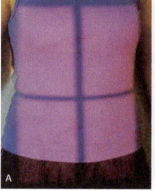
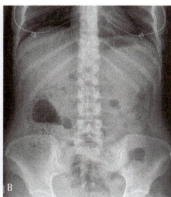

Figura 10.67 Radiografia do abdome. **A** Posicionamento radiográfico AP em posição ortostática do abdome. **B** Anatomia radiológica AP em posição ortostática do abdome.

- **Raio central:** perpendicular e direcionado ao centro do receptor de imagem (cerca de 5 cm acima da crista ilíaca) (**Figura 10.67**).

Técnicas radiológicas especiais do abdome

Abdome – incidência AP em decúbito lateral com raios horizontais

- **Objetivo do estudo:** demonstrar massas abdominais, níveis hidroaéreos e possível acúmulo de ar intraperitoneal.
- **Receptor:** 35 × 43cm, sentido longitudinal ao paciente.

    kV: 70 (± 5kV)
    mAs:40 (± 5mAs)
    Foco grosso: 200mA

- **Posicionamento do paciente:** paciente em decúbito lateral direito ou esquerdo, firme contra a mesa ou maca de exame, aproximando o abdome do *bucky* vertical. Joelhos parcialmente flexionados um sobre o outro para estabilizar o paciente. Braços para cima, perto da cabeça (fornecer um travesseiro).

- **Posicionamento da parte:** ajustar o paciente e a maca para que o centro do receptor de imagem e o RC estejam cerca de 5cm acima do nível das cristas ilíacas. Ajustar a altura do receptor de imagem para centralizar o PSM do paciente no centro do receptor de imagem, mas assegurar que o lado superior do abdome esteja claramente incluído no receptor de imagem.
- **Raio central:** horizontal, incidindo no centro do receptor de imagem (cerca de 5cm acima da crista ilíaca).

Abdome agudo – incidência em AP decúbito dorsal, AP em posição ortostática e PA do tórax
- **Objetivo do estudo:** quadro abdominal caracterizado por dor, que tem evolução aguda. As principais etiologias são abdome agudo infeccioso, traumático, por obstrução e falso abdome agudo. As rotinas dos serviços radiológicos incluem uma radiografia PA do tórax em posição ortostática. As posições mínimas precisam incluir pelo menos uma incidência do abdome em posição ortostática ou em decúbito com raios horizontais, além da AP em decúbito dorsal. Inicialmente devem ser realizadas as imagens em posição ortostática, se o paciente chegar ao departamento em posição ereta.

Técnicas radiológicas do eixo vertebral

A DFR usada para as incidências do eixo vertebral é padronizada em 100cm, exceto para a incidência lateral da coluna cervical e para as incidências de hiperflexão e hiperextensão, que devem estar entre 150 e 180cm. Estas são utilizadas para minimizar a ampliação da estrutura devido à distância entre o objeto em estudo e o receptor de imagem. O paciente deve permanecer imóvel e em apneia expiratória.

Técnicas radiológicas simples da coluna cervical
Coluna cervical – incidências AP, lateral e transoral
- **Objetivo do estudo:** patologias envolvendo a coluna cervical.
- **Receptor:** 18 × 24 ou 24 × 30cm longitudinal.

kV: 65 (± 5kV)
mAs: 20 (± 5mAs)
Foco fino: 50 a 100mA

- **Incidência AP** (objetivo do estudo: avaliar as vértebras de C3 a C7):
  - **Posicionamento do paciente:** paciente em decúbito dorsal ou ereto com o PSM centralizado com a linha central da mesa ou mural e o receptor de imagem.
  - **Posicionamento da parte:** ajustar a cabeça de modo que a linha infraorbitomeatal (LIOM) esteja perpendicular à mesa ou ao mural. Assegurar que não haja rotação da cabeça ou do tórax.
  - **Raio central:** incide em sentido cefálico de 15 a 20 graus, centralizado no PSM, entrando no nível da margem da cartilagem da tireoide.

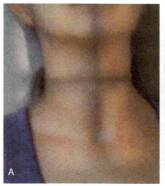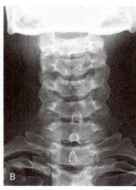

Figura 10.68 Radiografia da coluna cervical. **A** Posicionamento radiográfico AP da coluna cervical. **B** Anatomia radiológica AP da coluna cervical.

  - **Respiração:** pedir ao paciente para interromper a respiração no ato da exposição (**Figura 10.68**).
- **Incidência lateral.**

kV: 75 (± 5kV)
mAs: 20 (± 5mAs)
Foco fino: 50 a 100mA

  - **Posicionamento do paciente:** posição ortostática com os braços ao lado do corpo e o ombro apoiado no mural *bucky*. Alinhar o PCM do paciente com o RC e a linha média do mural *bucky*. Pedir ao paciente para relaxar e colocar os ombros para baixo o quanto possível. Caso necessário, prender pesos de 3 a 5kg nos punhos para tracionar os ombros para baixo.
  - **Posicionamento da parte – para hiperflexão:** o paciente deve abaixar o queixo até tocar o tórax ou até onde conseguir tolerar; **para hiperextensão:** o paciente deve elevar o queixo e inclinar o quanto possível a cabeça para trás.
  - **Raio central:** perpendicular, incidindo no nível de C4, na margem superior da cartilagem da tireoide.
  - **Respiração:** pedir ao paciente para interromper a respiração no ato da exposição (**Figura 10.69**).

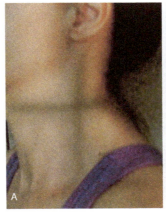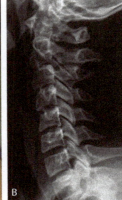

Figura 10.69 Radiografia da coluna cervical. **A** Posicionamento radiográfico lateral da coluna cervical. **B** Anatomia radiológica lateral da coluna cervical.

Técnicas radiológicas simples da coluna torácica
Coluna torácica – incidências AP e lateral

- **Incidência transoral** (objetivo do estudo: avaliação das vértebras C1 e C2). Não realizar movimentação da cabeça em caso de traumatismo.

kV: 70 (± 5kV)
mAs: 20 (± 5mAs)
Foco fino: 50 a 100mA

  - **Posicionamento do paciente:** decúbito dorsal ou ereto com os braços ao lado do corpo ou sobre o tórax. Alinhar o plano PSM do paciente com a linha média da mesa e o receptor de imagem.
  - **Posicionamento da parte:** ajustar a cabeça de modo que a linha de junção dos lábios até que a ponta da mastoide fique perpendicular à mesa ou ao mural. Assegurar que não haja rotação da cabeça ou do tórax. O paciente deve abrir a boca cerca de 2cm sem alterar os parâmetros anteriores.
  - **Raio central:** perpendicular ao receptor de imagem, centralizado no PSM, incidindo ao centro da boca aberta (**Figura 10.70**).

Técnica radiológica especial da coluna cervical
Coluna cervical – incidências de estudo dinâmico

- **Objetivo do estudo:** estudo funcional para demonstrar mobilidade ou perda das vértebras cervicais. É realizado para excluir lesões do tipo "chicote". No estudo dinâmico cervical serão realizadas as incidências AP, lateral (neutro), lateral em hiperflexão e hiperextensão.

kV: 75 (± 5kV)
mAs: 20 (± 5 mAs)
Foco fino: 50 a 100mA

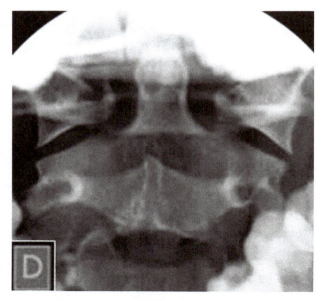

Figura 10.70 Anatomia radiológica transoral da coluna cervical.

- **Incidência lateral em hiperflexão e hiperextensão:**
  - **Posicionamento do paciente:** posição ortostática com os braços ao lado do corpo e o ombro apoiado no mural *bucky*. Alinhar o PCM do paciente com o RC e a linha média do mural *bucky*. Pedir ao paciente para relaxar e colocar os ombros para baixo o quanto possível. Caso necessário, prender pesos de 3 a 5kg nos punhos para tracionar os ombros para baixo.
  - **Posicionamento da parte – para hiperflexão:** o paciente deve abaixar o queixo até tocar o tórax ou até onde conseguir tolerar; **para hiperextensão:** o paciente deve elevar o queixo e inclinar o quanto possível a cabeça para trás.
  - **Raio central:** perpendicular, incidindo no nível de C4, na margem superior da cartilagem da tireoide.
  - **Respiração:** pedir ao paciente para interromper a respiração no ato da exposição (**Figura 10.71**).

Técnicas radiológicas simples da coluna torácica
Coluna torácica – incidências AP e lateral

- **Objetivo do estudo:** avaliar traumatismo, fraturas e alterações ósseas.
- **Receptor:** 30 × 40 ou 35 × 43cm, sentido longitudinal.

kV: 75 (± 5kV)
mAs: 30 (± 5mAs)
Foco grosso: a partir 200mA

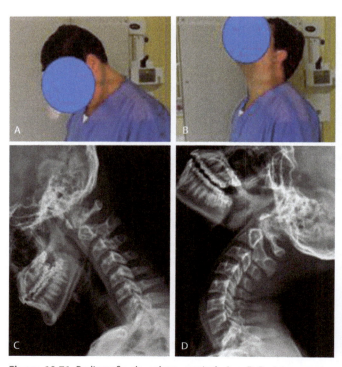

Figura 10.71 Radiografia da coluna cervical. **A e B** Posicionamentos radiográficos em hiperflexão e hiperextensão da coluna cervical. **C e D** Anatomia radiológica em hiperflexão e hiperextensão da coluna cervical, respectivamente.

> **Obs:** posicionar o paciente de modo que o lado mais intenso do feixe (lado do catodo) esteja sobre a extremidade abdominal. O efeito anódico criará uma densidade mais uniforme em toda a coluna torácica.

- **Incidência AP:**
  - **Posicionamento do paciente:** decúbito dorsal ou em posição ortostática com o PSM alinhado com a linha central da mesa ou mural.
  - **Posicionamento da parte:** flexionar joelhos e quadris para reduzir a curvatura torácica. Assegurar que não há rotação da pelve ou do tórax. O campo de colimação deve ter de 10 a 12cm de largura. A parte superior do receptor de imagem deve estar 3 a 5cm acima do ombro.
  - **Raio central:** perpendicular ao receptor de imagem, centralizado no PSM, incidindo em T7 (de 8 a 10cm abaixo da incisura jugular).
  - **Respiração:** pedir ao paciente para interromper a respiração no ato da exposição (**Figura 10.72**).
- **Incidência lateral.**

kV: 75 (±5kV)
mAs: 45 (±5mAs)
Foco grosso: a partir 200mA

- **Posicionamento do paciente:** paciente em decúbito lateral ou posição ortostática. Colocar os MMSS acima da cabeça com os cotovelos flexionados e os MMII semiafastados com o peso igualmente distribuído em ambos os pés, se em posição ortostática.

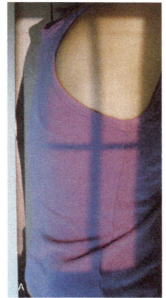
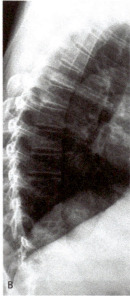

Figura 10.73 Radiografia da coluna torácica. **A** Posicionamento radiográfico lateral da coluna torácica. **B** Anatomia radiológica lateral da coluna torácica.

- **Posicionamento da parte:** alinhar o plano médio coronal com o RC e a linha média da mesa. Colocar o suporte na cintura do paciente, de modo que toda a coluna esteja paralela à mesa. Flexionar os joelhos e os quadris do paciente com suporte entre os joelhos. Assegurar que não há rotação da pelve ou dos ombros. O topo do receptor de imagem deve estar 5cm acima do nível do ombro em um paciente adulto médio.
- **Raio central:** perpendicular ao receptor de imagem, centralizado no plano médio coronal, incidindo no nível de T7 (de 8 a 10 cm abaixo da incisura jugular).
- **Respiração:** efetuar a exposição no final da expiração ou realizar o disparo com o paciente respirando naturalmente (**Figura 10.73**).

Técnicas radiológicas simples da coluna lombossacra

> **Obs:** o exame radiológico da coluna lombar, quando programado, exige o uso de laxativos para a limpeza intestinal. Nos casos de urgência/emergência, o exame deverá ser realizado nas condições em que se encontra o paciente.

Coluna lombossacra – incidências AP, lateral e localizada (L5-S1)

- **Objetivo do estudo:** patologia das vértebras lombares, incluindo fraturas, escoliose e processos neoplásicos.
- **Receptor:** 30 × 40 ou 35 × 43cm, sentido longitudinal.

kV: 75 (± 5kV)
mAs: 50 (± 5mAs)
Foco grosso: a partir de 200mA

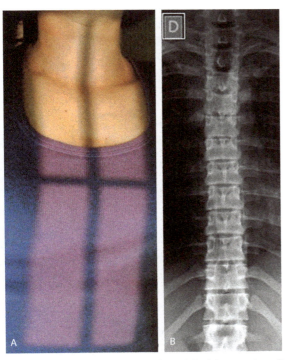

Figura 10.72 Radiografia da coluna torácica. **A** Posicionamento radiográfico AP da coluna torácica. **B** Anatomia radiológica AP da coluna torácica.

- **Incidência AP:**
  - **Posicionamento do paciente:** decúbito dorsal ou posição ortostática com o PSM alinhado à linha central da mesa RC e ao meio do receptor de imagem.
  - **Posicionamento da parte:** em decúbito dorsal, pedir ao paciente para flexionar os joelhos para reduzir a curvatura lombar. Assegurar que não há rotação da pelve ou do tórax. Realizar colimação rigorosa de 14cm de largura, incluindo as articulações sacroilíacas.
  - **Raio central:** perpendicular ao receptor de imagem, incidindo no nível das cristas ilíacas para o receptor de imagem 35 × 43 e 4cm acima das cristas ilíacas para o receptor de imagem 30 × 40cm.
  - **Respiração:** pedir ao paciente para interromper a respiração no ato da exposição (Figura 10.74).
- **Incidência lateral.**

   kV: 75 (± 5kV)
   mAs: 70 (± 5mAs)
   Foco grosso: a partir de 200mA

  - **Objetivo do estudo:** fraturas, espondilolistese, processos neoplásicos e osteoporose das vértebras lombares.
  - **Posicionamento do paciente:** decúbito lateral com os joelhos flexionados e suporte entre os joelhos e tornozelos para aumentar o conforto. Alinhar o plano médio coronal em relação ao RC à linha média da mesa do receptor de imagem.
  - **Posicionamento da parte:** colocar suporte radiotransparente sob a cintura para posicionar a coluna lombar paralelamente à mesa em posição lateral verdadeira. Colocar uma esteira de chumbo sobre a mesa no limite da colimação para absorver a radiação espalhada pelo paciente.
  - **Raio central:** perpendicular ao receptor de imagem, centralizado no plano médio coronal, incidindo no nível das cristas ilíacas para o receptor de imagem 35 × 43cm e 4cm acima das cristas para o receptor de imagem 30 × 40cm.
  - **Respiração:** efetuar a exposição no final da expiração (Figura 10.75).
- **Incidência localizada (L5-S1):**
  - **Objetivo do estudo:** avaliar espondilolistese envolvendo L4 a L5 ou L5 a S1 e outras patologias de vértebras de transição.
  - **Receptor:** 18 × 24cm, sentido longitudinal.

   kV: 80 (± 5kV)
   mAs: 75 (± 5mAs)
   Foco grosso: a partir de 200Ma

  - **Posicionamento do paciente:** decúbito lateral com os joelhos flexionados e suporte entre os joelhos e tornozelos para aumentar o conforto. Alinhar o plano médio coronal em relação ao RC à linha média da mesa do receptor de imagem.
  - **Posicionamento da parte:** colocar suporte radiotransparente sob a cintura para posicionar a coluna lombar paralelamente à mesa em posição lateral verdadeira.
  - **Raio central:** perpendicular ao receptor de imagem, no plano médio coronal, centralizado 4cm abaixo das cristas ilíacas e 5cm posterior a EAIS.
  - **Respiração:** efetuar a exposição no final da expiração (Figura 10.76).

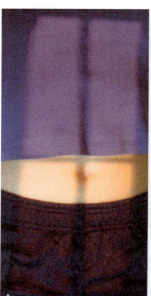
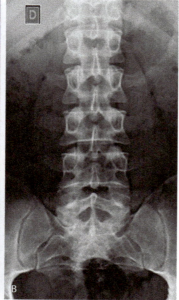
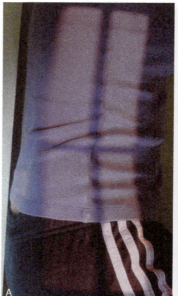
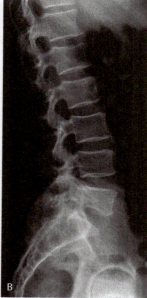

Figura 10.74 Radiografia da coluna lombossacra. **A** Posicionamento radiográfico AP da coluna lombossacra. **B** Anatomia radiológica AP da coluna lombossacra.

Figura 10.75 Radiografia da coluna lombossacra. **A** Posicionamento radiográfico lateral da coluna lombossacra. **B** Anatomia radiológica lateral da coluna lombossacra.

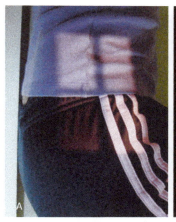 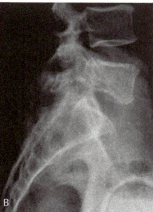

Figura 10.76 Radiografia da coluna lombossacra. **A** Posicionamento radiográfico localizada da coluna lombossacra. **B** Anatomia radiológica localizada da coluna lombosacra.

Técnicas radiológicas do crânio e da sela turca

A DFR usada para as incidências do crânio e da sela turca é padronizada em 1m. O paciente deve permanecer imóvel e em apneia.

> **Obs:** o exame radiográfico da sela turca é antecedido de incidências panorâmicas de rotina para o crânio. O que caracteriza as incidências para sela turca é a utilização de menor colimação, o que resulta em radiografias com maior definição por causa da redução da formação de radiação espalhada.

Técnicas radiológicas simples do crânio

Crânio – incidências PA ou AP e perfil
- **Objetivo do estudo:** demonstrar fraturas cranianas e processos neoplásicos.
- **Receptor:** 24 × 30cm, sentido longitudinal ou sentido transversal em perfil.

$$PA\ ou\ AP - kV: 75\ (\pm 5kV)$$
$$mAs: 30\ (\pm 5mAs)$$
$$Foco\ fino: 100mA$$

$$Perfil - kV: 65\ (\pm 5kV)$$
$$mAs: 25\ (\pm 5mAs)$$
$$Foco\ fino: 100mA$$

- **Incidência PA:**
  - **Posicionamento do paciente:** posição ortostática ou decúbito ventral, de frente para o *bucky*. PSM do corpo alinhado com a linha central do *bucky*.
  - **Posicionamento da parte:** mãos posicionadas sobre o *bucky* ao lado da cabeça. Posicionar a ponta do nariz contra o *bucky*. Alinhar a cabeça para que a linha infraorbitomeatal (LIOM) esteja perpendicular ao *bucky*. Cabeça sem rotação.
  - **Raio central:** perpendicular ao receptor de imagem, paralelo à LIOM, saindo no násio.
- **Incidência AP:** opção quando não se consegue mobilizar o paciente para o posicionamento em PA, como nos casos de traumatismo e de pacientes acamados ou que não colaboram com o posicionamento.
  - **Posicionamento do paciente e da parte:** decúbito dorsal. PSM do corpo alinhado com a linha central da mesa. Cabeça sem rotação.
  - **Raio central:** perpendicular ao receptor de imagem, paralelo à LIOM, entrando no násio (**Figura 10.77**).
- **Incidência perfil:**
  - **Posicionamento do paciente:** paciente em posição ortostática ou decúbito ventral em posição oblíqua ao *bucky*.

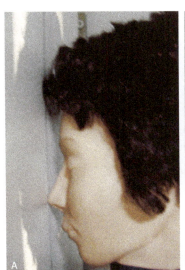 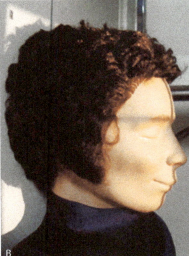 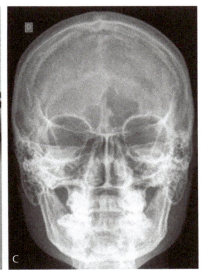

Figura 10.77 Radiografia do crânio. **A** Posicionamento radiográfico PA do crânio. **B** Posicionamento radiográfico AP do crânio. **C** Anatomia radiológica PA do crânio.

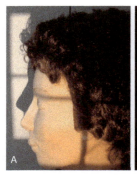 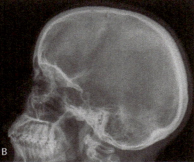

Figura 10.78 Radiografia do crânio. **A** Posicionamento radiográfico de perfil do crânio. **B** Anatomia radiológica de perfil do crânio.

- **Posicionamento da parte:** cabeça posicionada em perfil com o lado a ser radiografado mais próximo do receptor de imagem. PSM paralelo ao receptor de imagem. Alinhar a cabeça para que a LIOM esteja perpendicular à borda anterior do chassi. Linha interpupilar posicionada perpendicularmente ao *bucky*.
- **Raio central:** perpendicular ao receptor de imagem, centralizado cerca de 5cm acima do poro acústico externo ou meato acústico externo (MAE) (**Figura 10.78**).

Técnicas radiológicas especiais do crânio

Crânio – incidência axial – método de Towne

- **Objetivo do estudo:** visualizar fraturas do crânio (deslocamento medial e lateral), processos neoplásicos e doença de Paget.
- **Receptor:** 24 × 30cm, sentido longitudinal.

PA ou AP – kV: 80 (± 5kV)
mAs: 30 (± 5mAs)
Foco fino: 100mA

- **Posicionamento do paciente:** posição ortostática ou em decúbito ventral.
- **Posicionamento da parte:** abaixar o queixo até que a linha orbitomeatal (LOM) fique perpendicular ao receptor de imagem. Em pacientes incapazes de flexionar o pescoço até esse ponto, alinhar a LIOM perpendicularmente ao receptor de imagem. Alinhar o PSM ao RC e à linha da mesa/superfície do *bucky*. Garantir que o vértice do crânio esteja no campo dos feixes de raios X.
- **Raio central:** com ângulo de 30 graus no sentido caudal, usar LOM; com ângulo de 37 graus no sentido caudal, usar LIOM. RC passando 2cm anterior ao MAE.

Crânio – incidência axial submentovértice – Hirtz

- **Objetivo do estudo:** visualização de patologia óssea avançada nas estruturas internas do osso temporal (base do crânio, fratura da base do crânio).

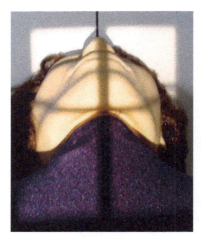

Figura 10.79 Posicionamento radiográfico submentovértice do crânio.

- **Receptor:** 24 × 30cm, sentido longitudinal.

kV: 85 (± 5kV)
mAs: 35 (± 5mAs)
Foco fino: 100mA

- **Posicionamento do paciente:** paciente em posição ortostática ou decúbito ventral.
- **Posicionamento da parte:** elevar o queixo do paciente e hiperestender o pescoço, se possível até que a LIOM esteja paralela ao receptor de imagem. Apoiar a cabeça do paciente pelo vértice. Alinhar o PSM perpendicularmente à linha média da superfície de *bucky*, evitando rotação e/ou inclinação.
- **Raio central:** perpendicular à LIOM. Centralizado no PSM, cerca de 2cm acima dos poros acústicos externos (**Figura 10.79**).

Técnicas radiológicas dos seios da face e dos ossos da face

A DFR usada para as incidências dos seios da face e dos ossos da face é padronizada em 1m. O paciente deve permanecer imóvel e em apneia.

Técnicas radiológicas simples dos seios da face

Seios da face – incidências frontonaso (FN – Caldwell), mentonaso (MN – Waters) e perfil

- **Objetivo do estudo:** demonstrar condições inflamatórias, como sinusite.
- **Receptor:** 18 × 24cm, sentido longitudinal ou sentido transversal em perfil.

FN – kV: 70 (± 5kV)
mAs: 30 (± 5mAs)
Foco fino:100mA

MN – kV: 70 (± 5kV)
mAs: 34 (± 5mAs)
Foco fino: 100mA

Perfil – kV: 65 (± 5kV)
mAs: 20 (± 5mAs)
Foco fino: 100mA

- **Incidências FN e MN:**
  - **Posicionamento do paciente:** posição ortostática, de frente para o *bucky*. PSM do corpo alinhado com a linha central do *bucky*.
  - **Incidência FN – posicionamento da parte:** mãos posicionadas sobre o *bucky* ao lado da cabeça. Posicionar a ponta do nariz contra o *bucky*. Alinhar a cabeça para que a LIOM esteja perpendicular ao *bucky*. Cabeça sem rotação.
  - **Incidência FN – raio central:** perpendicular ao receptor de imagem, paralelo à LIOM, saindo no násio (**Figura 10.80**).
  - **Incidência MN – Waters boca fechada – posicionamento da parte:** mãos posicionadas sobre o *bucky* ao lado da cabeça. Posicionar o mento (queixo) do paciente em contato com o *bucky*. Alinhar a cabeça para que a linha mentomeatal (LMM) esteja perpendicular ao *bucky*. Cabeça sem rotação.
  - **Incidência MN – Waters boca fechada – raio central:** perpendicular ao receptor de imagem, paralelo à LMM, saindo acântion (base do nariz).
  - **Incidência MN – Waters boca aberta – posicionamento da parte:** mãos posicionadas sobre o *bucky* ao lado da cabeça. Posicionar o mento do paciente em contato com o *bucky*. Alinhar a cabeça para que a LMM esteja perpendicular ao *bucky* (boca fechada). Orientar o paciente a abrir a boca, dizendo "abaixe a mandíbula sem mover a cabeça". A LMM não estará mais perpendicular. Cabeça sem rotação.
  - **Incidência MN – Waters boca aberta – raio central:** perpendicular ao receptor de imagem, saindo acântion (**Figura 10.81**).
- **Incidência perfil:**
  - **Posicionamento do paciente:** posição ortostática, de frente para o *bucky*.
  - **Posicionamento da parte:** posicionar a cabeça em posição lateral direita ou esquerda contra o *bucky* até

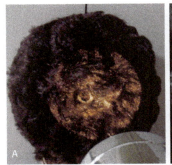
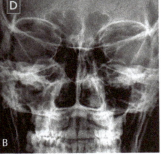

Figura 10.80 Radiografia dos seios da face. **A** Posicionamento radiográfico FN dos seios da face. **B** Anatomia radiológica FN dos seios da face.

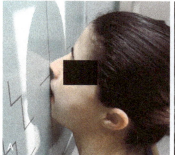
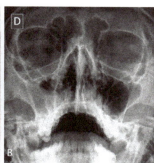

Figura 10.81 Radiografia dos seios da face. **A** Posicionamento radiográfico MN boca aberta dos seios da face. **B** Anatomia radiológica MN boca aberta dos seios da face.

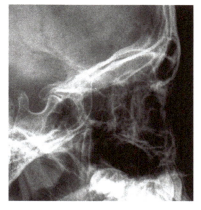

Figura 10.82 Anatomia radiológica de perfil dos seios da face.

que o PSM esteja paralelo ao receptor de imagem. Posicionar uma das mãos à frente da cabeça sobre *bucky* e a outra estendida ao lado do corpo. Alinhar a cabeça para que a LIOM esteja perpendicular à borda anterior do receptor de imagem. A linha interpupilar deve estar perpendicular ao *bucky*.
  - **Raio central:** perpendicular ao receptor de imagem, centrado para um ponto médio entre o canto externo do olho e o poro acústico externo (**Figura 10.82**).

Técnicas radiológicas simples dos ossos da face

Ossos nasais – incidência perfil

- **Objetivo do estudo:** demonstrar fraturas dos ossos nasais. Ambos os lados devem ser examinados para comparação.
- **Receptor:** 18 × 24cm, sentido transversal, pode ser dividido em duas partes.

kV: 55 (± 5kV)
mAs: 5 (± 1mAs)
Foco fino: 100mA

- **Posicionamento do paciente:** posição ortostática ou decúbito ventral com o corpo em posição oblíqua.
- **Posicionamento da parte:** colocar a cabeça em posição lateral com o lado de interesse mais próximo do

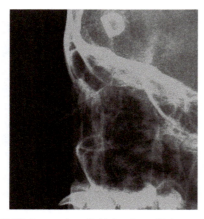

Figura 10.83 Anatomia radiológica de perfil dos ossos nasais.

receptor de imagem. Centralizar os ossos nasais na linha central do *bucky*. Alinhar o PSM paralelamente ao receptor de imagem. Alinhar a cabeça para que a LIOM esteja perpendicular à borda anterior do receptor de imagem. A linha interpupilar deve estar perpendicular ao *bucky*.
- **Raio central:** perpendicular ao receptor de imagem, centralizado ao PSM, incidindo 1 a 1,25cm abaixo do násio (**Figura 10.83**).

Arcos zigomáticos – incidência submentovértice – Hirtz
- **Objetivo do estudo:** demonstrar fraturas do arco zigomático.
- **Filme:** 18 × 24cm, sentido transversal.

kV: 60 (± 5kV)
mAs: 10 (± 2mAs)
Foco fino: 100mA

- **Posicionamento do paciente:** de preferência sentado ou em decúbito dorsal. PSM alinhado com a linha central do *bucky*.
- **Posicionamento da parte:** o pescoço deve ser estendido de maneira que o vértice da cabeça fique mais próximo do receptor de imagem. A cabeça deve estar posicionada sem rotação com a LIOM paralela ao receptor de imagem.

- **Raio central:** perpendicular à LIOM, centralizado no PSM (4cm inferior à sínfise mandibular) (**Figura 10.84**).

Mandíbula – incidência PA
- **Objetivo do estudo:** demonstrar fraturas e processos inflamatórios da mandíbula.
- **Receptor:** 18 × 24cm, sentido transversal.

kV: 75 (± 5kV)
mAs: 30 (± 5mAs)
Foco fino: 100mA

- **Posicionamento do paciente:** decúbito ventral ou posição ortostática ou sentado. PSM alinhado com a linha central do *bucky*. Membros superiores posicionados ao lado da cabeça.
- **Posicionamento da parte:** cabeça posicionada sem rotação com a face mais próxima do receptor de imagem. Posicionar LOM perpendicular ao receptor de imagem.
- **Raio central:** perpendicular ao receptor de imagem, paralelo à LOM, centralizado para sair na junção dos lábios (**Figura 10.85A**).

Mandíbula – incidência perfil semiaxial – Bellot
- **Objetivo do estudo:** demonstrar fraturas e processos inflamatórios da mandíbula. Ambos os lados são examinados para comparação.
- **Receptor:** 18 × 24cm, sentido transversal.

kV: 65 (± 5kV)
mAs: 15 (± 5mAs)
Foco fino: 100mA

- **Posicionamento do paciente:** decúbito lateral, sentado ou em posição ortostática com a cabeça inclinada até apoiar na mesa ou *bucky* vertical.
- **Posicionamento da parte:** alinhar a cabeça para que o meio do espaço entre o corpo e o ramo da mandíbula mais próximo do receptor de imagem esteja centralizado com a linha central da mesa.
- **Raio central:** perpendicular ao receptor de imagem, incidindo no ângulo da mandíbula mais afastado do receptor de imagem (**Figura 10.85B**).

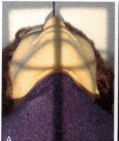 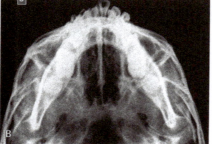

Figura 10.84 Radiografia dos arcos zigomáticos. **A** Posicionamento radiográfico submentovértice dos arcos zigomáticos. **B** Anatomia radiológica submentovértice dos arcos zigomáticos.

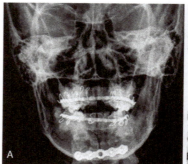 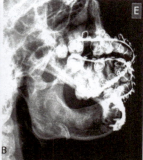

Figura 10.85 Radiografia da mandíbula. **A** Anatomia radiológica PA da mandíbula. **B** Anatomia radiológica de perfil da mandíbula.

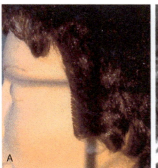 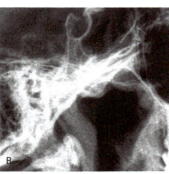

Figura 10.86 Radiografia da articulação temporomandibular. **A** Posicionamento radiográfico de perfil semiaxial da articulação temporomandibular. **B** Anatomia radiológica de perfil semiaxial da articulação temporomandibular.

Articulação temporomandibular (ATM) – incidência perfil semiaxial – Schuller

- **Objetivo do estudo:** demonstrar relação anormal de movimento entre o côndilo e a fossa temporomandibular. São realizadas duas radiografias para cada lado: uma com a boca aberta ao máximo e a outra com a boca fechada.

- **Receptor:** 18 × 24cm, sentido longitudinal.

  kV: 70 (± 5kV)
  mAs: 20 (± 5mAs)
  Foco fino: 100mA

- **Posicionamento do paciente:** decúbito ventral com o corpo em posição oblíqua.
- **Posicionamento da parte:** cabeça posicionada em perfil, sem rotação, com o PSM da cabeça paralelo ao receptor de imagem. ATM alinhada com a linha central da mesa. LOM perpendicular à borda anterior do receptor de imagem.
- **Raio central:** com inclinação podálica de 25 a 30 graus, incidindo 5cm acima da parte superior do poro acústico externo (**Figura 10.86**).

Bibliografia

Biasoli Junior AM. Técnicas radiográficas: princípios físicos, anatomia básica, posicionamento. Rio de Janeiro: Livraria e Editora Rubio, 2006.

Boisson LF. Técnica radiológica médica: básica e avançada. São Paulo: Atheneu, 2007.

Bontrager KL, Lampignano JP. Tratado de posicionamento radiográfico e anatomia associada. 7. ed. Rio de Janeiro: Elsevier, 2010.

Rockwood and Green's fractures in adults. 7. ed. Lippinncott Williams & Wilkins, 2010.

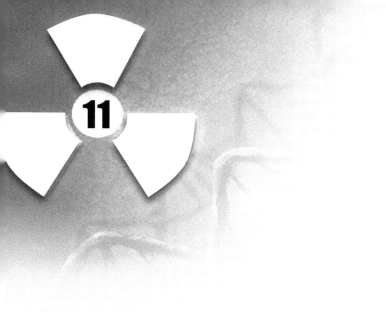

Exames Radiológicos Contrastados

Jesiana Ferreira Pedrosa
Jovita Lane Soares Santos Zanini

INTRODUÇÃO

A imagem formada em radiografias simples é o resultado da interação dos raios X (RX) com os diferentes tecidos do corpo. Nesse processo, os raios que sofreram pouca ou nenhuma interação com as estruturas corporais atingem o receptor de imagem, resultando em áreas escuras sobre o filme. Estruturas mais densas, como os ossos, aparecem em tons mais claros em virtude da maior absorção fotoelétrica. A imagem radiográfica é, portanto, o registro da absorção diferencial no receptor da imagem. Áreas claras contrastam com áreas escuras, possibilitando a formação da imagem.

Contudo, alguns órgãos têm densidade intermediária (partes moles) semelhante em toda a estrutura interna e em relação aos órgãos e tecidos adjacentes, impedindo sua adequada visualização nas radiografias simples. Assim, algum tipo de meio de contraste precisa ser adicionado para realçar essas estruturas, o que torna possível seu estudo radiográfico.

A evolução tecnológica na área da imagem nas últimas duas décadas acrescentou um arsenal de recursos diagnósticos, entre eles o uso de meios de contraste, aprimorando a visualização das estruturas com densidade de partes moles e possibilitando inclusive intervenções menos invasivas sem necessidade de cirurgia. Os meios de contraste melhoram a definição das imagens obtidas em exames radiológicos.

Quanto à capacidade de absorver radiação, os contrastes podem ser classificados em positivos ou radiopacos, quando absorvem mais radiação que as estruturas vizinhas, resultando em áreas radiodensas, e negativos ou radiotransparentes, quando facilitam a passagem dos RX, formando áreas mais escuras nas radiografias.

Vários meios de contraste positivos têm sido desenvolvidos. Os mais utilizados em exames radiológicos são os que contêm iodo (I) ou sulfato de bário ($BaSO_4$) como elemento radiopaco em sua fórmula.

Durante a realização dos exames radiológicos, os produtos de contraste podem ser administrados pelas vias oral, parenteral (intravenosa ou arterial), endocavitária (através de orifícios naturais que se comunicam com o meio externo, como a uretra, o reto e o útero) e intracavitária (administrado através da parede das cavidades estudadas).

É fundamental que o tecnólogo em imagem compreenda os princípios básicos, os procedimentos e as técnicas envolvidos nos principais exames radiológicos contrastados. Além do domínio técnico, é importante saber o motivo e os principais objetivos da realização do exame para assegurar que sejam obtidas as melhores incidências e posições.

Para a obtenção de alta qualidade em exames radiológicos contrastados são necessários treinamento e experiência do radiologista e do tecnólogo. Além disso, o trabalho em equipe, fundamentado na cooperação, no respeito e na sintonia entre seus integrantes, é a garantia de um exame bem feito, capaz de estabelecer o diagnóstico e minimizar o desconforto causado por alguns desses procedimentos.

FLUOROSCOPIA

O estudo dos fundamentos do equipamento e da formação da imagem fluoroscópica é complexo por envolver os campos da Física. O presente capítulo apresenta apenas uma visão geral dos elementos e dos princípios responsáveis pela formação das imagens necessários para a compreensão básica dessa modalidade de exame. Determinados exames radiológicos contrastados exigem que o radiologista ou tecnólogo observe a imagem de maneira contínua, percebendo movimentos, como os da circulação, da deglutição ou do fluxo urinário, registrando eventuais alterações percebidas durante sua observação, sem a interrupção do estudo, determinando a sequência de ações mais apropriadas para completar o estudo radiológico. A função principal do equipamento de fluoroscopia é possibilitar a visão das estruturas anatômicas corporais em tempo real, ou seja, de maneira dinâmica.

Desde o advento do primeiro equipamento de fluoroscopia, inventado por Thomas A. Edison em 1896, este tem sido uma importante ferramenta na prática radiológica. Atualmente, essa técnica é utilizada de maneira rotineira para avaliação do movimento dos fluidos e das estruturas internas.

O sistema de imagem fluoroscópica convencional utiliza um tubo de raios X para a formação da imagem que costuma ficar embaixo da mesa de exames, ao contrário do que ocorre em um sistema de radiologia convencional. Outro aspecto diferente é que os dispositivos para detecção de imagem geralmente ficam acima da mesa do paciente. Além disso, a imagem é mostrada em um monitor, onde é analisada em tempo real.

Existem ainda diferenças nas técnicas fluoroscópicas em relação ao tubo convencional de raios X. Durante os exames de fluoroscopia, o tubo de raios X é operado com menos de 5mA, em contraste com a alta miliamperagem utilizada em exames radiológicos convencionais. Contudo, apesar da miliamperagem reduzida, a dose no paciente é consideravelmente maior devido ao maior tempo de exposição (T).

A tensão (kVp) de operação depende da parte do corpo a ser examinada, uma vez que considera aspectos da anatomia e da técnica de exame (como o tipo de substância contrastante utilizada). Equipamentos de fluoroscopia têm ainda a capacidade de controlar automaticamente o nível do brilho de uma imagem mesmo com a variação do kVp e/ou do mA.

A principal vantagem obtida com a evolução dos equipamentos fluoroscópicos convencionais foi o aumento do brilho da imagem obtido com um dos dispositivos presentes no sistema, extremamente importante, chamado intensificador de imagem (II).

Os RX que saem do tubo, localizado embaixo da mesa de exames, interagem com os diferentes tecidos do corpo do paciente e incidem no intensificador de imagem. No interior do intensificador, os RX são inicialmente convertidos em luz visível, à semelhança do que acontece com a intensificação da tela radiográfica. Em seguida, os fótons de luz são convertidos em elétrons que ganham energia e produzem uma considerável quantidade de luz na outra extremidade do tubo intensificador. Assim, de modo simplificado, o intensificador converte o padrão de imagem de RX em um padrão de imagem formado por luz visível de alta energia.

No sistema de monitoração da imagem fluoroscópica, a imagem formada no intensificador é convertida em sinal elétrico, que posteriormente é enviado para um monitor, onde é reconstruído como uma imagem final na tela de TV (**Figura 11.1**).

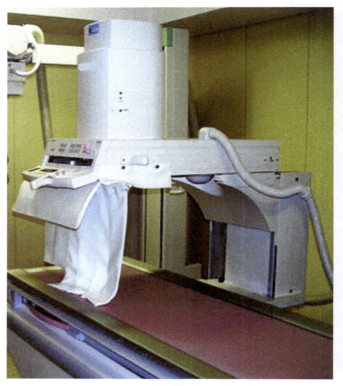

Figura 11.1 Equipamento de fluoroscopia convencional.

A fluoroscopia digital é similar à fluoroscopia convencional com a adição de um conversor digital e de um computador para manipulação e/ou armazenamento das imagens. Um conversor analógico digital (dispositivo de carga acoplada ou receptor de imagem de tela plana) é incorporado ao sistema a fim de converter a imagem analógica (luz) em sinal digital. Em seguida, a imagem é transferida para um computador para manipulação e/ou armazenamento. As imagens podem ainda ser melhoradas ou modificadas com o uso de opções de pós-processamento.

Monitores de alta resolução, situados na sala de fluoroscopia ou em outros locais (telecomandados), são utilizados para visualização do estudo. Em geral, as imagens são enviadas para um PACS (Sistema de Arquivo e Comunicação do Paciente), facilitando seu acesso e visualização e evitando a perda de filmes. Os exames produzidos podem também ser impressos com o uso de uma impressora a *laser*.

EXAMES RADIOLÓGICOS CONTRASTADOS DO TRATO URINÁRIO

Anatomia e fisiologia básicas

Os exames radiológicos do trato urinário estão entre os procedimentos com meios de contraste mais realizados em radiologia. As principais funções do sistema urinário são a produção e a eliminação de urina. O adequado funcionamento do aparelho urinário é fundamental para a remoção de resíduos nitrogenados, equilíbrio ácido-básico e regulação dos níveis de água e eletrólitos. De maneira simplificada, o sistema urinário consiste em dois rins, dois ureteres, bexiga e uretra (**Figura 11.2**).

Os rins têm localização retroperitoneal e se encontram de cada lado da coluna vertebral. Movimentam-se para cima e para baixo durante a respiração e as mudanças de posição. Em posição supina e durante a expiração, assumem uma localização mais superior e posterior no abdome, entre o apêndice xifoide e a crista ilíaca, na altura de T12 a L2.

Os rins têm formato de feijão e medem de 10 a 12cm no maior eixo longitudinal. O rim direito geralmente é menor e mais baixo que o esquerdo devido à presença do fígado.

O rim é coberto externamente com uma cápsula fibrosa. Diretamente sob a cápsula encontra-se o parênquima renal, constituído pela cortical, que corresponde à porção mais externa do parênquima renal, e pela medular, que se situa internamente à cortical e é composta por massas cônicas, chamadas pirâmides. O parênquima renal corresponde à parte funcional do rim, onde é produzida a urina.

As pirâmides renais correspondem a uma coleção de túbulos que drenam inicialmente para cálices menores, que, por sua vez, drenam para cálices maiores e daí para a pelve, que se estreita na junção pieloureteral (JUP) e continua como ureter até a bexiga. Na borda medial de cada rim existe uma fissura denominada hilo, por onde entram a artéria renal, linfáticos e nervos e saem a veia renal e o ureter.

Os ureteres têm cerca de 28 a 34cm de comprimento e transportam a urina para o interior da bexiga com o auxílio da gravidade e de ondas peristálticas. Os ureteres se localizam anteriormente aos rins e seguem a curvatura natural da coluna vertebral, anteriormente ao músculo psoas maior, para se inserirem na porção posterolateral da bexiga, em uma região denominada trígono vesical. Existem pontos de estreitamento fisiológico dos ureteres que devem ser reconhecidos por serem locais frequentes de impactação de cálculos. São eles: a JUP, o ponto de cruzamento com os vasos ilíacos e a junção ureterovesical (JUV).

A bexiga é uma estrutura com formato de saco que funciona como reservatório de urina. A porção interna e posterior da bexiga é denominada trígono vesical. Esta é uma área muscular triangular formada pela entrada dos dois ureteres e pela saída da uretra.

O tamanho, a posição e o formato da bexiga dependem de sua repleção. Quando está vazia, localiza-se posteriormente à sínfise púbica. À medida que se distende, a bexiga passa a se localizar cada vez mais acima da sínfise púbica. Quando o reto contém material fecal, a bexiga é deslocada para cima e para a frente. Durante a gestação, o feto pode exercer uma grande pressão sobre a bexiga, comprimindo-a inferiormente.

A uretra serve de conduto para eliminação de urina da bexiga para o meio externo. A uretra feminina é um canal estreito e relativamente curto, com cerca de 4cm de comprimento, que se estende do orifício uretral interno ao orifício uretral externo. A uretra masculina se prolonga do orifício uretral interno até o orifício uretral externo na extremidade do pênis. Estende-se pela próstata e ao longo do pênis, medindo cerca de 17,5 a 20cm de comprimento. Além de promover a eliminação da urina, serve como via de passagem para o sêmen. A uretra masculina é dividida nas porções prostática, membranácea e esponjosa.

Radiografia simples panorâmica do abdome

Os rins e os ureteres se localizam no retroperitônio e podem ser facilmente obscurecidos por gases intestinais. Por isso, preconiza-se a realização de preparo intestinal para estudos radiológicos voltados para a avaliação do trato urinário. A maior parte dos serviços orienta os pacientes a manterem jejum mínimo de 8 horas e a ingerirem apenas uma refeição leve antes do período de jejum, geralmente na noite anterior ao exame. Pode ser necessário o uso de laxantes e, em raras situações, pode ser indicada a realização de enema para lavagem intestinal.

De maneira geral, os exames radiológicos contrastados iniciam com a realização de uma radiografia simples que, além de identificar possíveis alterações relevantes, é útil para verificar o preparo intestinal, o posicionamento e os fatores radiográficos. São realizadas radiografias panorâmicas do abdome ou localizadas da pelve, dependendo do exame contrastado solicitado.

A radiografia simples de abdome é analisada com especial atenção para os contornos renais e a pesquisa de calcificações anormais na topografia dos rins, ureteres e bexiga. Alguns processos patológicos renais podem obscurecer a margem de um ou de ambos os músculos psoas. Defeitos de fusão vertebrais podem estar associados à mielomeningocele e à bexiga neurogênica com importantes repercussões para o trato urinário superior e inferior.

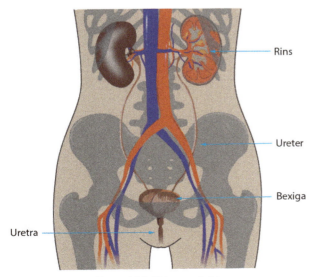

Figura 11.2 Sistema urinário.

Técnica

- Incidência anteroposterior (AP) em expiração (**Figura 11.3**).
- Posição de decúbito dorsal com os braços nas laterais.
- Receptor de imagem (RI) 35 × 43cm, sentido longitudinal.
- Distância foco-receptor (DFR) mínima de 1 metro.
- Raio central (RC) perpendicular, centralizado na crista ilíaca.
- Fatores radiográficos dependentes do equipamento, do tipo de exame, da idade e da região anatômica.

Urografia excretora

O objetivo do exame de urografia excretora ou urografia intravenosa é visualizar a captação do meio de contraste iodado pelos rins e sua eliminação pelo sistema coletor e a bexiga. Exames de urografia excretora possibilitam a avaliação morfológica e funcional do sistema urinário.

Procedimento

O meio de contraste iodado é administrado por via intravenosa, em geral, através de uma veia superficial no braço do paciente. Assim como outras substâncias presentes na corrente sanguínea são eliminadas pelo rim, o meio de contraste iodado segue para a veia cava inferior, coração, aorta, artérias renais, arteríolas e capilares e finalmente chega aos glomérulos, componentes do néfron, onde ocorre a formação da urina. O produto de contraste é então captado pelo parênquima renal, onde é filtrado no interior dos néfrons, sendo eliminado como constituinte da urina.

Quando presente na urina, o meio de contraste atinge inicialmente os cálices menores e em seguida os cálices maiores, a pelve, o ureter e a bexiga, sendo posteriormente excretado pela uretra durante a micção. O fluxo do meio de contraste é anterógrado, ou seja, progride na mesma direção do fluxo sanguíneo.

Além dos equipamentos e dispositivos presentes em uma sala de radiografia convencional e fluoroscopia, para o exame são necessários alguns materiais específicos, quais sejam:

- Meio de contraste iodado hidrossolúvel – dose de 1 a 1,5mL/kg (é fundamental o registro do tipo e da quantidade de meio de contraste utilizado).
- Carrinho de emergência devidamente equipado (utilizado para atendimento de reações adversas graves).
- Cronômetro para marcar os minutos.
- Aparelho de compressão uretérica.

Técnica

O exame necessita de preparo intestinal adequado e geralmente é iniciado logo após a micção com a bexiga vazia. É composto por uma sequência de radiografias e incidências que acompanham o trajeto da substância contrastante nos rins, sistemas coletores e bexiga, fornecendo informações anatômicas e funcionais.

Inicialmente é realizada uma radiografia simples panorâmica de abdome com a técnica descrita previamente. Após a análise da radiografia simples e, se necessário, o ajuste dos parâmetros técnicos, inicia-se a administração intravenosa do meio de contraste. É fundamental registrar a hora exata do início da injeção do meio de contraste, que será o principal parâmetro técnico para a realização das radiografias seguintes.

A segunda radiografia é realizada 1 a 2 minutos após o início da administração da substância contrastante, sendo denominada *nefrograma*. O nefrograma reflete a presença de meio de contraste no interior do parênquima renal. Os rins captam o meio de contraste e são avaliados quanto a localização, posição, dimensões e contornos. Além disso, podem ser obtidas informações funcionais, já que nos quadros de insuficiência renal parcial ou total de um ou dos dois rins ocorre retardo ou ausência de realce pelo meio de contraste com possível assimetria da concentração e eliminação dessa substância entre os dois rins.

O nefrograma é uma radiografia localizada do abdome superior realizada com os seguintes parâmetros técnicos:

- Incidência AP em expiração (posição supino).
- RI: 24 × 30cm, 30 × 35cm ou 30 × 45cm.
- DFR: no mínimo 1m.
- RC perpendicular entre o apêndice xifoide e a crista ilíaca.
- Fatores radiográficos estabelecidos previamente durante a realização da radiografia simples de abdome.

Cerca de 8 a 10 minutos após o início da administração do meio de contraste, deve ser realizada uma radiografia panorâmica do abdome, denominada *pielograma*. Nessa radiografia, os sistemas pielocalicinais (pelves e cálices) são opacificados pela substância contrastante, tornando possível o estudo de sua morfologia (**Figura 11.4**).

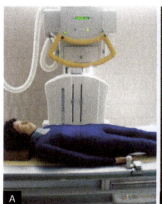 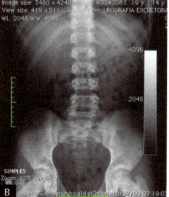

Figura 11.3A Posicionamento do paciente. **B** Radiografia simples panorâmica de abdome – AP.

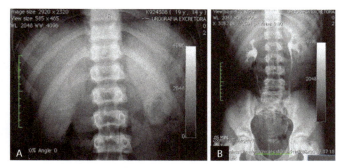

Figura 11.4A Nefrograma. **B** Pielograma em projeção AP.

Os parâmetros técnicos são os mesmos utilizados para obtenção da radiografia simples.

Alguns pielogramas evidenciam os sistemas pielocalicinais e também todo o trajeto dos ureteres. Contudo, quando isso não ocorre, pode ser feita uma compressão sobre o abdome inferior durante 5 minutos com um dispositivo apropriado. Os ureteres são levemente comprimidos para promover maior acúmulo de meio de contraste nos sistemas pielocalicinais.

A *radiografia compressiva* é uma radiografia localizada do abdome superior realizada com o dispositivo de compressão sobre o abdome inferior, utilizando os mesmos aspectos técnicos do nefrograma. Possibilita melhor avaliação dos sistemas pielocalicinias e dos ureteres proximais (**Figura 11.5**).

Existem contraindicações para a realização de compressão uretérica como:

- Possível obstrução por cálculo em ureter.
- Massa abdominal.
- Aneurisma da aorta abdominal.
- Cirurgia abdominal recente.
- Dor abdominal intensa.
- Traumatismo abdominal agudo.

A posição de Trendelemburg, pernas mais elevadas do que a cabeça, pode ser uma alternativa à compressão uretérica.

Logo após a descompressão (cerca de 3 ciclos respiratórios ou 15 segundos depois), é realizada uma radiografia panorâmica de abdome, com a mesma técnica do pielograma, para visualização dos ureteres em todo o trajeto.

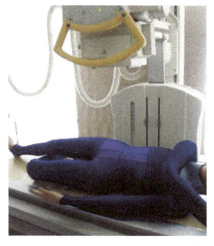

Figura 11.6 Posicionamento do paciente para radiografia oblíqua posterior esquerda (OPE).

Radiografias oblíquas posteriores opcionais (OPD e OPE) podem ser realizadas (**Figura 11.6**) da seguinte maneira:

- Posição supino, parcialmente rodado para os lados direito e esquerdo.
- Girar o corpo 30 graus, flexionar o joelho do lado de interesse (p. ex., direito para OPD) e elevar o braço do lado contralateral.
- RC perpendicular, centralizado entre a crista ilíaca e a coluna vertebral.

O objetivo da radiografia subsequente é avaliar a bexiga preenchida por meio de contraste. Realiza-se uma radiografia localizada do abdome inferior com os seguintes parâmetros:

- Incidência AP em expiração (posição supino).
- RI: 24 × 30cm, 30 × 35cm.
- Fatores radiográficos semelhantes aos utilizados na radiografia simples.
- RC centralizado, cerca de 5cm acima da sínfise púbica, com ângulo caudal de 10 a 15 graus.

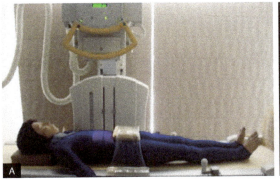
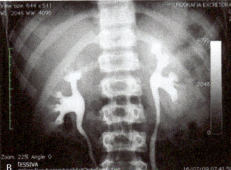
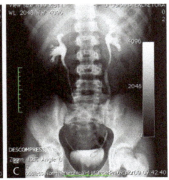

Figura 11.5 Radiografia compressiva e descompressiva. **A** Posicionamento do paciente com o aparelho para compressão. **B** Radiografia na projeção AP compressiva. **C** Radiografia descompressiva.

Posteriormente é realizada uma radiografia localizada do abdome inferior com os mesmos parâmetros técnicos da anterior, porém logo após a micção, para pesquisa de resíduo vesical pós-miccional (**Figura 11.7**).

Em algumas situações anormais, a sequência de radiografias deve ser complementada por radiografias tardias. Estas são indicadas quando há retardo ou ausência de captação do meio de contraste por um ou ambos os rins. São feitas radiografias panorâmicas do abdome com longos intervalos, dependendo da alteração observada.

São indicações para exames de urografia excretora, dentre outras:

- Anomalias congênitas.
- Hidronefrose.
- Litíase renal e ureteral.
- Estenose da junção pieloureteral.

Pielografia retrógrada

A pielografia retrógrada corresponde ao estudo radiológico contrastado do sistema coletor renal em que o meio de contraste é introduzido diretamente no sistema pielocalicinal mediante a colocação de um cateter. Trata-se de um exame não funcional do sistema urinário.

A pielografia retrógrada é uma alternativa para o estudo contrastado do sistema coletor, quando há contraindicação para a realização de urografia excretora. Em geral, exige sedação ou anestesia. Pode ser indicada, por exemplo, para a determinação da localização de cálculos ou outras obstruções, assim como do grau de dilatação, roturas ou fístulas.

Cistografia retrógrada

A cistografia retrógrada consiste no exame radiológico contrastado da bexiga, realizado após a administração de meio de contraste iodado por meio de um cateter uretral. O meio de contraste é administrado diretamente na bexiga e por isso o exame é considerado não funcional (**Figura 11.8**).

Técnica

A cistografia retrógrada inclui uma sequência de imagens que se inicia com uma radiografia simples do abdome inferior com os seguintes parâmetros:

- Incidência AP em expiração (decúbito dorsal).
- RI: 30 × 35cm.
- RC centralizado, cerca de 5cm acima da sínfise púbica, com ângulo caudal de 10 a 15 graus.
- Fatores radiográficos dependentes do equipamento, do tipo de exame, da idade e da região anatômica.

Procedimento

O paciente é inicialmente orientado a esvaziar a bexiga. A uretra é cateterizada em condições assépticas e a urina residual é retirada. Utiliza-se meio de contraste iodado hidrossolúvel diluído em soro fisiológico. O meio de contraste é administrado por via retrógrada, ou seja, em direção contrária ao fluxo normal de urina. O enchimento da bexiga é interrompido quando ela se mostra repleta, o que pode ser observado no monitor de radioscopia ou referido pelo paciente como desejo miccional habitual.

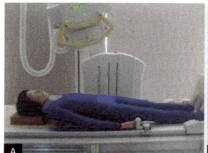 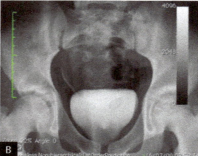 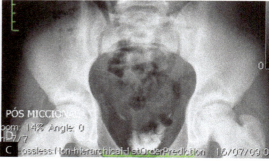

Figura 11.7 Radiografia AP do abdome inferior. **A** Posicionamento do paciente e do cabeçote dos raios X. **B** Radiografia pré-miccional. **C** Radiografia pós-miccional.

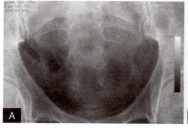 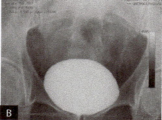 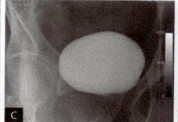 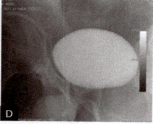

Figura 11.8 Cistografia retrógrada. **A** Radiografia AP do abdome inferior. **B** Radiografia AP da bexiga repleta. **C** Radiografia oblíqua posterior direita (OPD) da bexiga repleta. **D** Radiografia OPE da bexiga repleta.

Após o enchimento vesical, é realizada uma sequência de radiografias do abdome inferior em incidências AP e oblíquas.

Técnica

A técnica empregada para a incidência AP com a bexiga repleta é a mesma descrita para a radiografia simples do abdome.

Para as incidências oblíqua posterior direita (OPD) e oblíqua posterior esquerda (OPE) com a bexiga repleta são obedecidos os seguintes parâmetros:

- Oblíqua posterior (45 a 60 graus).
- Expiração.
- RI: 30 × 35cm.
- RC: perpendicular, 5cm acima da sínfise púbica e 5cm medialmente à espinha ilíaca anterossuperior.
- Fatores radiográficos semelhantes aos da radiografia simples do abdome inferior.

A realização de uma incidência lateral é opcional e consiste nas seguintes medidas:

- Perfil verdadeiro.
- Expiração.
- RI: 30 × 35cm.
- RC: perpendicular, 5cm acima e posteriormente à sínfise púbica.

A cistografia retrógrada pode ser indicada para pesquisa de lesões traumáticas, cálculos, tumores e fístulas vesicais.

Uretrocistografia miccional

Exame radiológico contrastado da bexiga e da uretra realizado antes, durante e após a micção, além de avaliar a morfologia da bexiga e da uretra, a uretrocistografia miccional (UCM) avalia a micção e por isso é considerada funcional.

Indicações

- Refluxo vesicoureteral.
- Infecção do trato urinário de repetição.
- Malformação da uretra posterior.
- Estenose uretral.
- Avaliação de resíduo vesical pós-miccional.
- Indicações gerais de cistografia retrógrada.

Técnica

A UCM se inicia com a realização de uma cistografia retrógrada, descrita previamente. Após a realização das radiografias oblíquas, o exame continua com a avaliação da micção e da uretra.

A radiografia miccional é realizada durante a micção sobre a mesa de exame. O paciente pode relatar a micção ou esta pode ser reconhecida por meio de fluoroscopia. É importante visualizar a passagem do meio de contraste pela uretra para que esta seja evidenciada na radiografia. As principais orientações para a realização da radiografia miccional são:

- Radiografias panorâmicas ou localizadas do abdome inferior, conforme a indicação.
- Sexo masculino: OPD a 30 graus (**Figura 11.9**); uretra sobre a coxa direita.
- Sexo feminino: AP, supino ou ereta.
- Expiração.
- RC perpendicular à sínfise púbica.

Por fim, é realizada uma radiografia pós-miccional para pesquisa de resíduo urinário conforme os seguintes parâmetros:

- Panorâmica ou localizada, conforme indicação.
- AP, decúbito dorsal ou ortostatismo.
- Expiração.
- RC: 5cm acima da sínfise púbica; ângulo caudal de 10 a 15 graus.

Uretrografia retrógrada

A uretrografia retrógrada é um exame radiológico contrastado da uretra masculina. O meio de contraste iodado é injetado de maneira retrógrada na parte distal da uretra até que toda a sua extensão seja opacificada. Um dispositivo especial, contendo uma seringa e um adaptador ao pênis, denominado pinça de Brodey, é utilizado para a administração do meio de contraste.

Procedimento

Utiliza-se produto de contraste diluído: 50% de soro fisiológico e 50% de meio de contraste iodado. Inicialmente é realizada a assepsia do meato uretral e das regiões adjacentes.

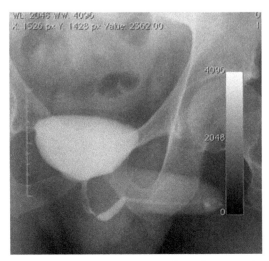

Figura 11.9 Uretrocistografia miccional. Radiografia miccional em OPD.

A sonda acoplada a uma seringa é conectada ao meato com o auxílio da pinça de Brodey.

Técnica

O estudo começa com uma radiografia simples do abdome inferior. Em seguida são realizadas incidências em OPD a 30 graus (uretra sobreposta à coxa esquerda), até que toda a extensão da uretra seja demonstrada (**Figura 11.10**):

- Expiração; decúbito dorsal.
- RI: 25 × 35cm.
- RC: perpendicular ao receptor de imagem, centralizado na sínfise púbica.

A uretrografia retrógrada está indicada para pesquisa de traumas e obstruções e fístulas da uretra.

EXAMES RADIOLÓGICOS CONTRASTADOS DO SISTEMA REPRODUTOR FEMININO

Anatomia básica

O útero está localizado na pelve verdadeira feminina. Trata-se de um órgão muscular, oco e piriforme, relacionando-se anteriormente com a bexiga e posteriormente com o retossigmoide. Seu tamanho, forma e posição variam de acordo com a idade, a paridade, a postura e as estruturas adjacentes. Habitualmente, localiza-se na linha média da cavidade pélvica em anteversoflexão.

O útero é subdividido em fundo, corpo, istmo e colo. Sua parede é composta pelas camadas interna, média e externa. A camada interna, denominada endométrio, é submetida às variações hormonais do ciclo menstrual. A camada média é o miométrio, constituído de musculatura lisa. O revestimento externo do útero é feito pela camada serosa.

As tubas uterinas têm cerca de 10 a 12cm de comprimento e calibre de 1 a 4mm. Comunicam-se com a cavidade uterina em sua porção superolateral, e sua permeabilidade é fundamental para que ocorra a fertilização. O óvulo é fertilizado no interior das tubas uterinas e posteriormente se encaminha ao útero para implantação e desenvolvimento. As tubas uterinas são subdivididas em quatro partes: intersticial, istmo, ampola e infundíbulo. Na porção mais distal do infundíbulo apresentam digitações designadas como fímbrias que se abrem na cavidade abdominal.

Histerossalpingografia (HSG)

Estudo radiológico contrastado do sistema reprodutor feminino utilizado para visualizar a cavidade do útero e a permeabilidade das tubas uterinas (**Figura 11.11**).

Indicações clínicas

- **Infertilidade:**
  - Indicação frequente de HSG.
  - Demonstra obstrução tubária de causa anatômica ou funcional.
  - Pode dilatar ou retificar uma tuba obstruída por estreitamentos ou tortuosidades, exercendo efeito terapêutico.
- **Patologias intrauterinas:**
  - Anomalias congênitas.
  - Aderências.
  - Lesões expansivas.
  - Fístulas.
  - Abortos espontâneos de repetição.
  - Avaliação pós-operatória das tubas uterinas.

Contraindicações

- Gestação (o exame deve ser realizado 7 a 10 dias após o início da menstruação).
- Doença inflamatória pélvica.
- Sangramento uterino ativo.

Procedimento

Antes do exame, recomenda-se o preparo intestinal para evitar a interposição de gases e/ou fezes. Analgésicos são frequentemente prescritos para aliviar o desconforto e as cólicas. Convém explicar detalhadamente o procedimento à paciente e obter seu consentimento.

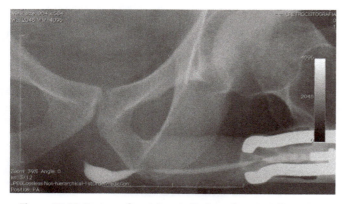

Figura 11.10 Uretrografia retrógrada. Radiografia na incidência OPE.

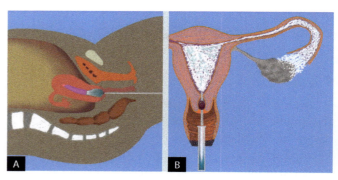

Figura 11.11A e B Histerossalpingografia.

Utiliza-se meio de contraste iodado lipossolúvel (sal de meglumina do ácido ioxitâmico), o que pode causar dor ou reações adversas ao atingir o peritônio ricamente vascularizado. A quantidade de meio de contraste é variável (em média, 5 a 10mL). As injeções podem ser fracionadas. O produto é facilmente reabsorvido e não deixa resíduos.

O exame é realizado por uma equipe composta de médico radiologista, tecnólogo e profissional da área de enfermagem. O uso de radioscopia é desejável para visualização das imagens em tempo real. Idealmente, a mesa deve conter estribos ginecológicos para posição de litotomia. São necessários outros materiais específicos para o exame, como espéculo vaginal, histerossalpingógrafo e pinça ou tenáculo.

A paciente é orientada a esvaziar a bexiga antes do exame e em seguida é colocada em posição de litotomia. Por meio de uma técnica estéril, o médico radiologista passa o espéculo e faz a avaliação da cavidade vaginal, pesquisando sinais sugestivos de processo infeccioso ou sangramento ativo. Prossegue inserindo uma cânula contendo um cateter-balão, denominado histerossalpingógrafo. O balão dilatado oblitera o colo, evitando vazamentos do meio de contraste. Uma pinça ou tenáculo pode ser utilizada para facilitar a inserção do cateter-balão. O espéculo é retirado e o meio de contraste é lentamente administrado sob supervisão fluoroscópica.

O objetivo é visualizar o produto de contraste iodado preenchendo toda a cavidade uterina e ambas as tubas, se pérvias, atingindo posteriormente a cavidade peritoneal. A passagem de meio de contraste para a cavidade abdominal indica permeabilidade de uma ou de ambas as tubas uterinas.

O exame se inicia com uma radiografia simples localizada do abdome inferior.

Técnica

- Incidência AP.
- Filme: 24 × 30cm.
- RC e filme centralizados 5cm acima da sínfise púbica.

Em seguida, são obtidas radiografias seriadas com o objetivo de demonstrar o contraste preenchendo progressivamente a cavidade e as tubas uterinas e extravasando para a cavidade peritoneal.

Podem ser necessárias incidências complementares: OPD, OPE e perfil do abdome inferior.

Após o término do exame, recomenda-se que a paciente permaneça em observação por 15 minutos no setor de radiologia em virtude do risco de apresentar reações adversas.

Radiografias de boa qualidade em histerossalpingografia devem demonstrar o anel pélvico centralizado no campo de colimação, a cânula ou cateter-balão visíveis no interior do canal cervical e a cavidade uterina e as tubas opacificadas, evidentes no receptor de imagem (**Figura 11.12**).

EXAMES RADIOLÓGICOS CONTRASTADOS DO SISTEMA BILIAR

Anatomia básica

Maior órgão sólido do corpo humano, o fígado ocupa quase todo o hipocôndrio direito, parte da região epigástrica e pequena parte do hipocôndrio esquerdo. Em seu formato triangular, está relacionado superiormente com o diafragma e lateralmente com o gradil costal direito. Em sua margem inferior está a fossa vesicular, que contém a vesícula biliar.

Anatomicamente, o fígado se divide nos lobos direito e esquerdo, os quais são separados pelo ligamento falciforme, sendo maior o direito. Contém ainda dois lobos menores que podem ser visualizados em sua porção inferior, os lobos quadrado e caudado.

O fígado é um órgão complexo que executa inúmeras funções, sendo a de maior interesse para o estudo radiográfico contrastado a produção de grande quantidade de bile. A principal função da bile é auxiliar a digestão e a absorção de gorduras. Dentre os constituintes da bile, destaca-se o colesterol.

A bile é produzida nos pequenos lóbulos do parênquima hepático e transportada por vários pequenos ductos biliares intra-hepáticos até os ductos hepáticos direito e esquerdo, que se juntam e continuam como ducto hepático comum. A bile é então transportada pelo ducto cístico para a vesícula biliar, onde é armazenada temporariamente. Pode também ser transportada diretamente para o interior do duodeno pelo ducto biliar comum ou colédoco.

O ducto biliar comum tem cerca de 7,5cm de comprimento e calibre de até 6mm (dependendo da faixa etária). Desemboca na segunda porção do duodeno, passando por

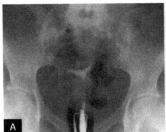 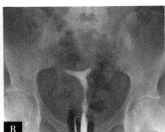 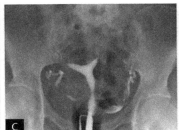 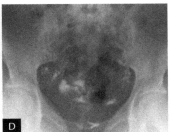

Figura 11.12A a D Histerossalpingografia.

trás da cabeça do pâncreas. Em geral, une-se ao ducto pancreático principal na ampola de Vater, mas não são incomuns variações anatômicas nessa região, como os dois ductos desembocando separadamente no duodeno, o que ocorre em cerca de 40% da população.

Quando o colédoco se une ao ducto pancreático em sua porção mais distal, forma a ampola hepatopancreática ou ampola de Vater para então desembocar no duodeno, em um canal único e mais estreito chamado papila duodenal. Na porção terminal da papila de Vater existe um esfíncter denominado esfíncter de Oddi, uma formação anelar constituída por fibras musculares que promovem uma elevação na luz duodenal e que representa um marco anatômico importante.

A vesícula biliar é um saco piriforme composto por três partes: fundo, corpo e colo. Tem cerca de 7 a 10cm de comprimento e em torno de 3cm de diâmetro.

As principais funções da vesícula biliar são armazenar a bile, concentrar e bile (mediante a remoção de água) e se contrair quando estimulada (alimentos gordurosos que atingem o duodeno induzem a produção de um hormônio chamado colecistocinina, que provoca a contração da vesícula biliar e a abertura do esfíncter de Oddi para a eliminação da bile).

A avaliação radiológica do trato biliar envolve o estudo da produção e, sobretudo, do transporte e do armazenamento da bile (**Figura 11.13**).

Radiografia simples

Os exames se iniciam com uma radiografia simples localizada do hipocôndrio direito (HD) para identificação de possíveis anormalidades e verificação da técnica de exame.

Cálculos biliares podem ser visualizados na topografia da vesícula biliar, mas apenas 10% desses cálculos são radiopacos. Processos inflamatórios crônicos da vesícula biliar podem resultar em calcificações da parede que podem ser identificadas na radiografia simples (vesícula em porcelana). Material gasoso pode ser visibilizado na topografia dos ductos biliares (aerobilia) ou do sistema porta, indicando, nesse caso, sofrimento de alça intestinal.

Técnica de exame – radiografia simples localizada do HD

- Incidência AP.
- Posição: decúbito dorsal com membros inferiores estendidos ao lado do corpo.
- Raio central: perpendicular ao filme, centralizado na linha medioclavicular direita, entrando na borda costal anteroinferior.
- DFR: 1m.
- Filme: 24 × 30cm.

Colangiopancreatografia endoscópica retrógrada (CPER)

A CPER consiste no estudo radiológico dos ductos biliares e do ducto pancreático principal a partir da administração do meio de contraste por via retrógrada com o auxílio de endoscopia. Além da visualização da morfologia desses canais, promove o tratamento de possíveis alterações.

Principais indicações

- Pesquisa de estreitamentos e/ou dilatações dos ductos biliares.
- Detecção e remoção dos cálculos das vias biliares, que se apresentam como defeitos de enchimento intraductais.
- Procedimentos terapêuticos, como inserção de próteses em obstruções e drenagem das vias biliares.

Procedimento

Os ductos são observados radiologicamente após introdução do meio de contraste no interior da papila de Vater canulada com um endoscópio de visão lateral chamado duodenoscópio. O ducto pancreático, quando desemboca na mesma topografia do ducto colédoco, ou seja, na papila de Vater, é uma das principais causas de complicação desse exame, visto que sua anatomia, apesar de induzir fácil canulação, pode levar o paciente a desenvolver pancreatite.

O meio de contraste iodado é então administrado por via retrógrada, opacificando a árvore biliar e o ducto pancreático principal. As imagens são analisadas em um monitor de radioscopia e registradas. Quando possível, prossegue-se com o tratamento das alterações observadas.

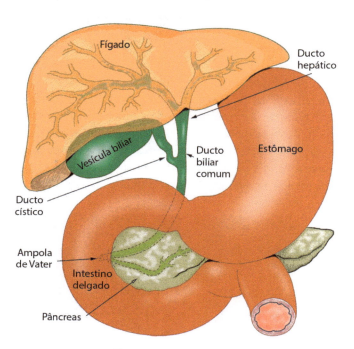

Figura 11.13 Sistema biliar.

Técnica

O exame é composto por radiografias seriadas do HD em AP e oblíquas com o objetivo de demonstrar toda a anatomia de interesse e as possíveis alterações.

Trata-se um exame relativamente demorado, de duração variável, a depender da patologia e da complexidade do caso. Realizado sob sedação consciente, na maioria das vezes exige internação de pelo menos 24 horas após sua execução.

Convém considerar a rotina do serviço, sendo também fundamental a comunicação com a equipe cirúrgica sobre o posicionamento do paciente, a colimação do filme e o raio central.

Exames de boa qualidade técnica devem demonstrar adequadamente o sistema de ductos biliares preenchido, por meio de contraste, com fatores radiográficos apropriados e sem evidências de movimento na radiografia.

Colangiografia intraoperatória

A colangiografia intraoperatória se destina ao estudo radiológico contrastado das vias biliares durante a cirurgia, geralmente uma colecistectomia.

Procedimento

Após a retirada da vesícula biliar, um pequeno cateter é introduzido na porção remanescente do ducto cístico, através do qual é injetado meio de contraste iodado, opacificando progressivamente os ductos biliares intra e extra-hepáticos. Muitos cirurgiões preferem o uso da radioscopia para produzir imagens em tempo real dos ductos durante a injeção do meio de contraste.

Técnica

Inicialmente deve ser realizada uma radiografia simples do HD. A técnica se assemelha à CPER, ou seja, são obtidas sequências de radiografias do hipocôndrio direito em AP e oblíquas, objetivando demonstrar as vias biliares preenchidas pelo meio de contraste com suas possíveis alterações.

O exame é indicado para revelar cálculos residuais localizados em um dos ductos biliares não detectados previamente, determinar o estado funcional da ampola hepatopancreática e demonstrar lesões (estreitamentos ou dilatações dentro dos ductos biliares).

Colangiografia transepática percutânea

A colangiografia transepática percutânea (Figura 11.14) consiste no estudo radiológico contrastado das vias biliares a partir da punção percutânea do fígado com injeção de contraste iodado diretamente na via biliar, sendo utilizada para avaliação das vias biliares, em geral intra-hepáticas, na impossibilidade de acessar as vias biliares com as técnicas supracitadas, como nos quadros de obstrução da via biliar extra-hepática por tumores.

As incidências, o posicionamento e os demais parâmetros técnicos assemelham-se aos da CPER.

EXAMES RADIOLÓGICOS CONTRASTADOS DO SISTEMA DIGESTIVO

O estudo contrastado do trato digestivo é composto por vários exames, e cada um deles avalia segmentos específicos da boca ao ânus. A seguir serão descritos os principais exames contrastados do sistema digestivo, que compreendem o esofagograma, o estudo radiológico do esôfago, estômago e duodeno (REED), o trânsito intestinal e o enema opaco. Todos necessitam de meio de contraste, que pode ser sulfato de bário ou iodo, de acordo com a indicação clínica.

O meio de contraste irá preencher a luz dos órgãos, tornando possível a demonstração da topografia, dos contornos, do relevo mucoso, da distensibilidade, dos peristaltismos e das dimensões das vísceras ocas do tubo digestivo, além de mostrar o percurso e o tempo de progressão do meio de contraste após sua administração. Os sinais radiográficos básicos de alterações em vísceras ocas são representados por imagens de adição e subtração (Figura 11.15).

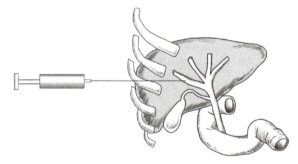

Figura 11.14 Colangiografia transepática percutânea.

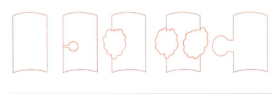

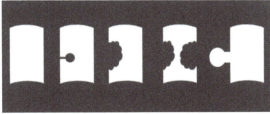

Figura 11.15 Representação dos sinais radiográficos do trato digestivo. As imagens representam as principais lesões do trato digestivo. Da esquerda para a direita estão representados tubo digestivo normal, pólipo, tumor localizado, tumor circunscrito e divertículo. As imagens inferiores correspondem à representação de cada lesão superior na radiografia contrastada.

É sempre importante orientar os pacientes sobre a possibilidade de o uso de contraste baritado deixar as fezes esbranquiçadas e que é necessário ingerir bastante água para eliminar o meio de contraste com mais facilidade. Como o sulfato de bário não é absorvido, será completamente eliminado nas fezes, que podem ficar mais endurecidas, principalmente após o enema opaco. As situações específicas de estudo do trato digestivo após procedimentos cirúrgicos em pacientes com gastrostomia ou colostomia não serão abordadas neste capítulo, sendo normalmente orientadas pelo radiologista, que irá planejar o exame de acordo com a condição clínica do paciente.

Esofagograma

O esofagograma é também conhecido como seriografia do esôfago, trânsito esofágico ou esofagografia. O objetivo é estudar a dinâmica do trânsito esofágico, a elasticidade parietal e o relevo mucoso.

Localizado no mediastino posterior, o esôfago serve para conduzir o bolo alimentar da faringe ao estômago. Apresenta três zonas de estreitamentos fisiológicos: a primeira no nível do músculo cricofaríngeo (esfíncter esofágico superior), a segunda no terço médio, onde cruza com a aorta e o brônquio principal esquerdo, e a terceira no nível do diafragma (esfíncter esofágico inferior), na transição esofagogástrica. O esôfago é o único órgão do trato digestivo que atravessa as regiões cervical, torácica e abdominal.

O esofagograma está indicado para detectar doenças que causam dilatação do esôfago, retardo de esvaziamento, estenoses, fístulas traqueoesofágicas, falhas de enchimento (corpo estranho, tumores benignos e malignos), ulcerações, compressões extrínsecas, hérnia gastroesofágica e divertículos.

O exame se inicia com o paciente em ortostatismo (em pé), segurando um copo com o meio de contraste e posicionado em oblíqua anterior direita (OAD) ou oblíqua posterior esquerda (OPE), dependendo do aparelho de fluoroscopia (convencional ou digital telecomandado). Uma vez posicionado, o paciente ingere um pequeno gole do meio de contraste para que sejam verificadas as condições do órgão, afastando a presença de obstrução completa ou de fístulas para o mediastino ou para a traqueia. Em seguida, ingere maior quantidade do meio de contraste, cerca de meio copo, sob fluoroscopia pulsada. Nesse momento, é importante realizar pelo menos três radiografias: uma no início da deglutição, a segunda depois de cerca de 15 a 30 segundos e a terceira após o esvaziamento completo.

A rotina é variável de acordo com o tempo de esvaziamento do esôfago e a presença de algum tipo de obstrução ou dificuldade de progressão do meio de contraste. O importante é anotar o tempo que o esôfago demorou para se esvaziar completamente a partir do início da ingestão. Normalmente, as radiografias são realizadas em filme de 35 × 35cm, dividido em três. A imagem deve ser centralizada no esôfago, localizado na frente da coluna vertebral, na incidência OAD ou OPE (**Figura 11.16**). De acordo com as impressões iniciais do exame, a rotina pode ser modificada pelo radiologista, que irá orientar sobre a necessidade de incidências adicionais.

O preparo varia de acordo com a faixa etária do paciente e pode ser realizado da seguinte maneira:

- **Lactentes (até 1 ano de vida):**
  - jejum absoluto (inclusive de água) 3 horas antes do exame;
  - trazer uma mamadeira vazia e outra com leite.
- **Pré-escolares (de 2 a 6 anos):** jejum absoluto (inclusive de água) 4 horas antes do exame.
- **Escolares, adolescentes e adultos (a partir de 7 anos):**
  - jantar normal;
  - jejum absoluto (inclusive de água) a partir das 22h do dia anterior até o momento de realização do exame pela manhã;
  - o paciente não deve fumar no período de preparo.

Estudo radiológico do esôfago, estômago e duodeno (REED)

O estudo radiológico do esôfago, estômago e duodeno (REED) é também conhecido como seriografia do esôfago, estômago e duodeno (SEED).

O estômago começa logo abaixo do diafragma, na transição esofagogástrica, e ocupa o epigástrio à esquerda. Divide-se em cárdia, fundo, corpo e antro gástrico (**Figura 11.17**). O piloro é o esfíncter que separa o estômago, ou seja, o antro pilórico, do duodeno. O duodeno é dividido em quatro porções: a primeira e a quarta são intraperitoneais e a segunda e a terceira, retroperitoneais. A primeira porção, o bulbo duodenal, é horizontalizada e se encontra na frente da coluna, cruzando-a da esquerda para a direita. A segunda é descendente e está localizada à direita da coluna. A terceira é horizontal e localizada inferiormente para a esquerda, completando o

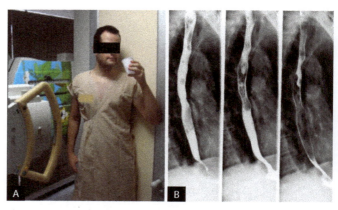

Figura 11.16 Esofagograma. **A** Posição do paciente: ortostatismo e OPE em equipamento de fluoroscopia digital telecomandado. **B** Radiografia 35 × 35 dividida em três, mostrando o esôfago cheio até seu esvaziamento.

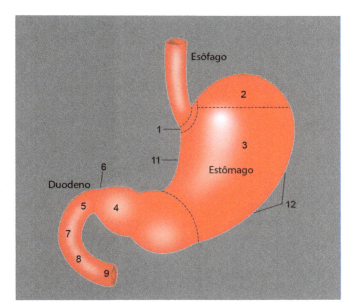

Figura 11.17 Desenho esquemático das porções estômago e duodeno. (*1:* cárdia; *2:* fundo gástrico; *3:* corpo gástrico; *4:* antro pilórico; *5:* bulbo duodenal; *6:* piloro, *7:* segunda porção duodenal; *8:* terceira porção duodenal; *9:* quarta porção duodenal; *10:* ângulo de Treitz; *11:* pequena curvatura gástrica; *12:* grande curvatura gástrica.)

arco duodenal com a quarta porção, mais curta e ascendente. O ângulo de Treitz é um ligamento que marca a transição entre o duodeno e o jejuno.

O exame pode ser realizado de duas maneiras: uma com contraste único e a outra com duplo contraste. A primeira, REED de enchimento, é mais utilizada em crianças, e o contraste positivo costuma ser o sulfato de bário. A maioria dos exames de REED em crianças tem por objetivo estudar a anatomia e, principalmente, a topografia do estômago e do duodeno para afastar a possibilidade de má rotação intestinal. A segunda técnica do exame é mais realizada em adultos, utilizando um contraste positivo, o sulfato de bário, e um contraste negativo, ar, mediante a administração de uma substância efervescente.

O preparo do exame é igual ao adotado para o esofagograma e também varia de acordo com a faixa etária do paciente.

O REED de enchimento se inicia com a criança em decúbito dorsal, incidência OPD, com a cabeça um pouco mais elevada do que o corpo. Administra-se a mamadeira com o sulfato de bário e acompanha-se a progressão do meio de contraste. É importante observar a presença de refluxo para a nasofaringe, que pode corresponder a distúrbio de deglutição. Deve-se documentar o esôfago em OPD, o estômago em AP e oblíquas, e o piloro e o bulbo duodenal principalmente em perfil. O tamanho dos filmes varia de acordo com o tamanho da criança. Normalmente, o esôfago pode ser documentado em filme de 24 × 30cm dividido em dois longitudinalmente; o estômago, incluindo o arco duodenal e o jejuno proximal, é documentado em AP e oblíquas em filmes de 24 × 30cm inteiros e, por último, devem ser feitas radio-

grafias localizadas do bulbo duodenal, mostrando o piloro aberto e fechado, o que pode ser feito com um filme de 24 × 30cm dividido em dois transversalmente. A **Figura 11.18** mostra o REED de enchimento de uma criança pequena.

No passado, o protocolo do REED incluía a realização da pesquisa de refluxo gastroesofágico com fluoroscopia pulsada durante 5 minutos centralizada no esôfago distal. No entanto, com o desenvolvimento de outros exames mais sensíveis para pesquisa de refluxo e sem radiação ionizante, o esofagograma com essa finalidade está em desuso. Entretanto, se o refluxo for identificado durante a fluoroscopia, é interessante documentar com uma radiografia do esôfago, mostrando até onde o meio de contraste sobe, ou seja, até a boca ou o terço superior, médio ou inferior do esôfago (**Figura 11.19**).

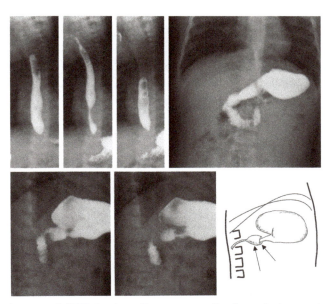

Figura 11.18 REED de criança. Destaca-se a melhor forma de documentação do piloro e do bulbo duodenal, cheios e vazios, na incidência em perfil.

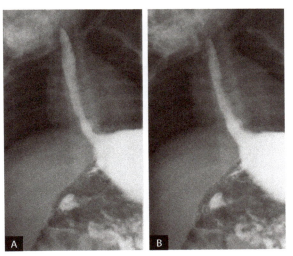

Figura 11.19A e **B** Esofagograma. Refluxo gastroesofágico observado durante o exame.

O REED de duplo contraste é dividido em duas etapas, a primeira com o duplo contraste propriamente dito e a segunda de enchimento. O exame se inicia com o paciente em ortostatismo, na posição OAD ou OPE, tomando um copo de sulfato de bário espesso. Observa-se na fluoroscopia a progressão do meio de contraste no esôfago e são realizadas radiografias do esôfago cheio e vazio. À medida que o contraste vai chegando ao estômago, inclina-se a mesa para o decúbito dorsal, de modo a desacelerar a progressão do meio de contraste para a duodeno e o intestino delgado e promover maior aderência do meio de contraste em toda a mucosa.

Em decúbito, o paciente ingere uma substância efervescente para produzir o contraste negativo, ar, e distender o estômago e o duodeno, que já estão com o meio de contraste aderido à mucosa. Deve-se solicitar ao paciente que não arrote e tente segurar todo o ar no estômago. Nessa etapa, é importante acompanhar o comportamento do ar e do contraste, que vão se movendo de acordo com as posições do paciente. O sulfato de bário fica nas porções gravitacionais dependentes e o ar, menos denso, fica nas porções mais superiores, conforme esquema apresentado na **Figura 11.20**.

A fluoroscopia irá definir melhor as incidências que deverão ser realizadas; portanto, deve-se ter em mente que é fundamental documentar todas as porções do estômago, o arco duodenal e o bulbo duodenal com o piloro aberto e fechado. A **Figura 11.21** mostra um REED de duplo contraste.

A segunda etapa do exame é a de enchimento. Administra-se mais um ou dois copos de sulfato de bário até encher o estômago. Coloca-se o paciente em ortostatismo e são documentados o estômago, o arco duodenal e o bulbo duodenal cheios. Como o exame é dinâmico, o tamanho dos filmes e as incidências podem variar.

A última etapa do exame consiste na pesquisa de hérnia gastroesofágica. Posiciona-se o paciente em decúbito ventral (OAD) com o estômago cheio de meio de contraste (**Figura 11.22**). Solicita-se ao paciente que inspire profundamente e faça a manobra de Valsalva enquanto se observa a região esofagogástrica com a fluoroscopia pulsada para a avaliação da presença de conteúdo gástrico acima do diafragma. Faz-se, então, uma radiografia localizada da região esofagogástrica, mostrando a presença ou não de hérnia gastroesofágica. Essa etapa pode ser documentada com um filme de 24 × 30cm dividido em dois transversalmente.

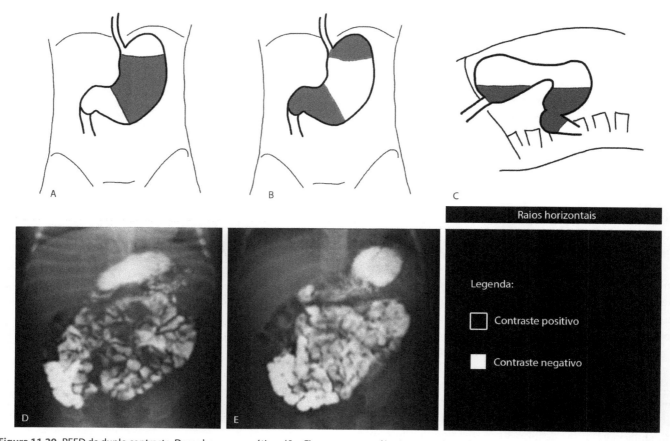

Figura 11.20 REED de duplo contraste. Desenhos esquemáticos (**A** a **C**), em correspondência com radiografias contrastadas do estômago (**D** e **E**), mostrando a mobilidade dos contrastes positivo (sulfato de bário) e negativo (ar) de acordo com a posição do paciente. Em **A**, o paciente está em decúbito ventral direito. Em **B**, em decúbito dorsal esquerdo. Em **C**, raios horizontais, observa-se o perfil do abdome em decúbito dorsal com o fundo e o antro gástrico e o bulbo duodenal mais posteriores.

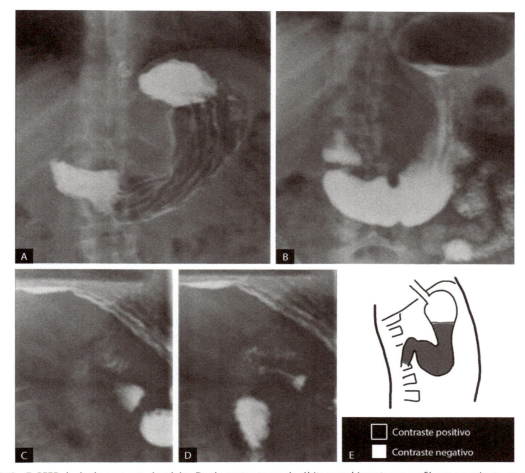

Figura 11.21A a E REED de duplo contraste de adulto. Duplo contraste em decúbito e enchimento em perfil com o paciente em ortostatismo.

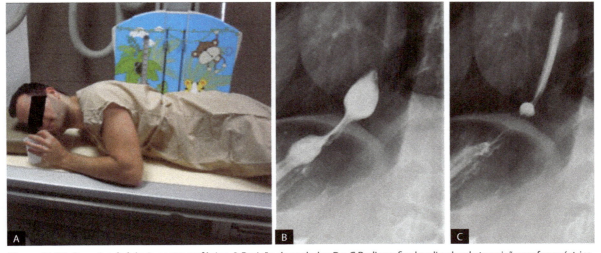

Figura 11.22 Pesquisa de hérnia gastroesofágica. **A** Posição do nadador. **B** e **C** Radiografias localizadas da transição esofagogástrica.

Trânsito intestinal

O trânsito intestinal consiste no estudo contrastado do intestino delgado com o objetivo de avaliar a topografia das alças de jejuno e íleo, seus contornos, calibre, relevo mucoso e tempo de trânsito até chegar ao ceco. O preparo do exame é igual ao do esofagograma e do REED.

O intestino delgado é dividido em duodeno, jejuno e íleo. O estudo do duodeno é realizado tanto no REED como no trânsito intestinal. O jejuno começa no ângulo de Treitz. Tanto o jejuno como o íleo são intraperitoneais e fixados no mesentério, cuja inserção se faz do quadrante superior esquerdo em direção oblíqua até o quadrante inferior direito.

O mesentério possibilita a ampla movimentação das alças intestinais, porém pode-se dizer que o jejuno tende a ocupar as porções mais superiores e à esquerda e o íleo as mais inferiores e à direita, até o íleo terminal, que normalmente se comunica, através da válvula ileocecal, com o ceco no quadrante inferior direito.

O exame se inicia com a realização de uma radiografia simples, panorâmica, de abdome em AP, que servirá como referência sem contraste. Em seguida, o paciente ingere dois copos de meio de contraste – sulfato de bário ou iodo, de acordo com a prescrição do radiologista. Após 15 minutos, realiza-se uma radiografia de abdome em AP para a avaliação do contraste no estômago, duodeno e início do jejuno. De acordo com a velocidade de progressão do meio de contraste no intestino delgado, serão realizadas outras radiografias de abdome em AP ou PA, sendo muito variáveis o intervalo entre elas e seu número total. Cada radiografia sinalizará o tempo médio necessário para a realização da radiografia seguinte. Quando o meio de contraste alcança o íleo terminal e o ceco, usa-se a fluoroscopia para estudo mais detalhado da região ileocecal. Pode ser necessária a compressão da região com o intuito de espalhar as alças intestinais, possibilitando melhor identificação da região do íleo terminal. As **Figuras 11.23 a 11.25** mostram um exame de trânsito intestinal completo.

Enema opaco

O enema opaco é o exame que avalia o intestino grosso. O intestino grosso compreende o ceco, no quadrante inferior direito do abdome, o cólon, com suas porções ascendente, transversa, descendente e sigmoide, o reto e o canal anal. As porções ascendente e descendente do cólon são retroperitoneais e ocupam as goteiras parietocólicas; portanto, são segmentos com menor mobilidade e localizados mais posteriormente. O ceco e as porções transversa e sigmoide do cólon são intraperitoneais e apresentam um mesentério amplo que proporciona grande mobilidade a esses segmentos, sendo normalmente localizados nas regiões mais anteriores do abdome.

O exame se baseia no preenchimento do intestino grosso com meio de contraste por via retrógrada através de uma sonda retal. A progressão do meio de contraste se faz por gravidade. Dessa maneira, é fundamental compreender o movimento do meio de contraste de acordo com as

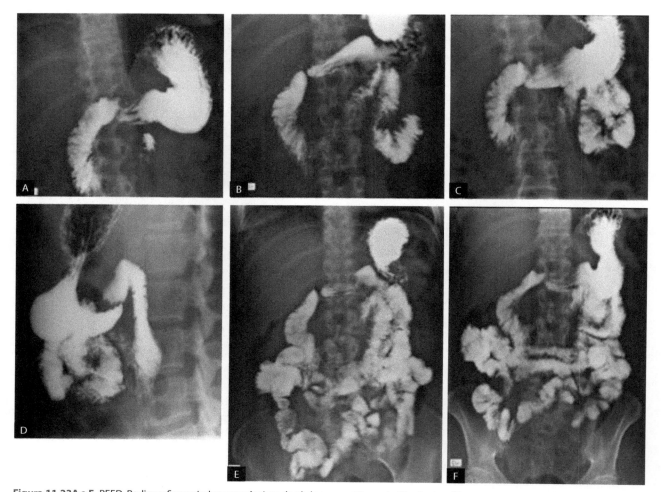

Figura 11.23A a F REED. Radiografias seriadas panorâmicas de abdome em AP a cada 30 minutos. Observe a progressão do meio de contraste.

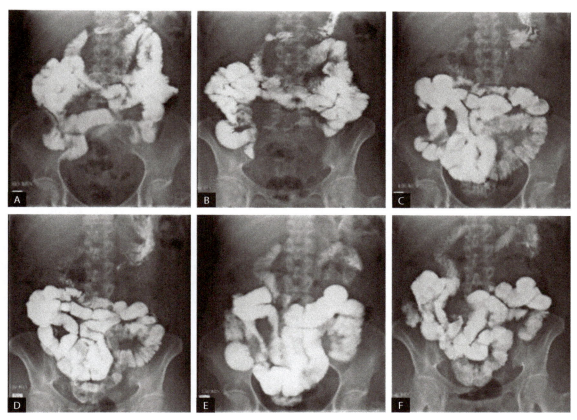

Figura 11.24A a F REED. Radiografias seriadas panorâmicas de abdome em PA a cada 30 minutos. Observe a progressão do meio de contraste.

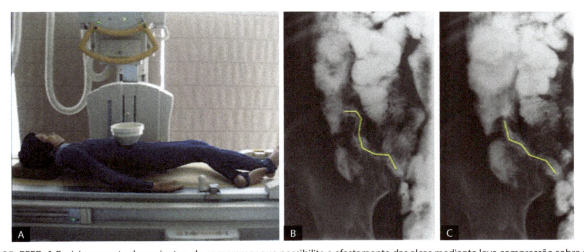

Figura 11.25 REED. **A** Posicionamento do paciente e do compressor que possibilite o afastamento das alças mediante leve compressão sobre a região de interesse, no caso o quadrante inferior direito, melhorando o estudo do íleo terminal, destacado em amarelo na radiografia. **B** e **C** Radiografias localizadas da região ileocecal.

variações de posição do paciente. A **Figura 11.26** mostra as posições do ar e do meio de contraste com o paciente em decúbito dorsal e ventral.

O enema opaco pode ser realizado por meio de duas técnicas: enema de enchimento e enema de duplo contraste. Na primeira, apenas o contraste positivo, sulfato de bário ou iodo, é introduzido, enquanto na segunda é introduzido inicialmente o contraste positivo e, após o meio de contraste positivo atingir a região do cólon transverso, o ar é insuflado.

Enema de duplo contraste

O preparo do paciente para o enema é mais complexo do que para os outros exames do sistema digestivo. Normalmente, inicia-se 2 dias antes do exame com uso de laxativos, lavagem intestinal e, principalmente, com uma dieta bem líquida, sem

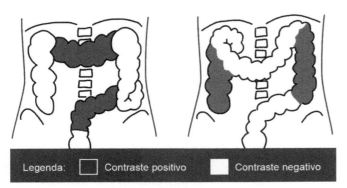

Figura 11.26 Desenho esquemático do enema opaco. Mobilidade do ar e do meio de contraste em decúbito ventral (**A**) e em decúbito dorsal (**B**). Como os cólons ascendente e descendente são retroperitoneais, ficam em porções gravitacionais dependentes do abdome.

resíduos, leite ou derivados. A prescrição dos laxativos e da lavagem intestinal varia de acordo com a indicação do radiologista. O objetivo é fazer com que a parte do canal alimentar a ser examinada esteja vazia. A radiografia simples do abdome deve ser realizada antes do início do exame para verificar a qualidade do preparo e para servir como radiografia de referência sem a introdução dos meios de contraste.

Antes do início do procedimento, é fundamental explicar todo o exame e tirar todas as dúvidas do paciente para que ele possa cooperar e se sentir menos desconfortável durante o exame. A atenção, o respeito e a cooperação de toda a equipe também são primordiais para que o exame transcorra de maneira tranquila. O meio de contraste pode vazar e sujar a mesa e a camisola do paciente, o que pode prejudicar as radiografias; portanto, a limpeza da mesa e do paciente deve ser constantemente realizada.

Inicialmente, coloca-se o paciente na posição de Sims para a introdução da sonda. Essa posição relaxa a musculatura abdominal e pélvica, o que facilita a inserção da sonda. O paciente fica em decúbito lateral esquerdo, inclinado para a frente, com a perna direita flexionada no quadril e no joelho e na frente da perna esquerda, que ficará leve e confortavelmente flexionada.

Após a introdução da sonda, esta é conectada à bolsa de meio de contraste que estará elevada para que, por gravidade, o contraste possa progredir pelo intestino grosso. Sob controle fluoroscópico pulsado, pode-se acelerar a progressão do meio de contraste, colocando o paciente em Trendelemburg, pés mais elevados do que a cabeça, e orientando-o a se movimentar de acordo com as porções mais pendentes do intestino grosso. Quando o contraste atinge o cólon transverso, inicia-se a introdução do ar com um manguito conectado à sonda retal. A progressão do ar deve ser acompanhada por fluoroscopia, pois o ar vai contribuir para a progressão do meio de contraste positivo até o ceco e distender as alças do intestino grosso.

Se o paciente for continente e não estiver sentindo reflexo evacuatório importante, pode-se tirar a sonda quando todo o intestino grosso estiver duplamente contrastado. A documentação do exame normalmente se inicia nessa etapa; portanto, caso seja observada alguma alteração durante a progressão dos meios de contraste, o radiologista pode solicitar a realização de radiografias nessa fase.

As radiografias realizadas de rotina são AP e PA panorâmicas do abdome, AP e perfil localizadas do reto e oblíquas posteriores direita e esquerda localizadas nas flexuras hepática e esplênica dos cólons. As **Figuras 11.27 a 11.29** mostram um enema de duplo contraste. Incidências adicionais podem ser solicitadas pelo radiologista de acordo com os achados do exame. Uma última radiografia panorâmica do abdome em AP é realizada após o paciente ter evacuado.

Enema de enchimento

No enema de enchimento, apenas o meio de contrate positivo, sulfato de bário ou iodo, é introduzido. Deve-se ter o cuidado de não realizar esse exame em casos de fecaloma em virtude do risco de o meio de contraste, no caso o sulfato de bário, endurecer o fecaloma, que só será removido por cirurgia. A rotina do enema de enchimento é bastante variável e depende da indicação clínica. Está indicado para pacientes em pré-operatório, com colostomias ou crianças. As **Figuras 11.30 e 11.31** mostram um enema de enchimento de uma criança.

Uma variante do enema de enchimento é o enema de *Neuhauser*, específico para pesquisa de doença de Hirschsprung em recém-nascidos e crianças. A técnica consiste na introdução do meio de contraste, normalmente o iodo diluído, através de sonda retal fina, utilizando uma seringa de modo bem lento para não distender o intestino grosso, sob controle fluoroscópico, o que possibilitará a identificação da zona de transição de Hirschsprung. Nessa doença, a zona de transição representa o ponto no qual o segmento proximal do intestino dilatado se torna abruptamente estreito em razão da ausência de peristaltismo do segmento distal, que não permite a progressão do bolo fecal a partir desse ponto. O paciente, nesses casos, apresenta desde um quadro de constipação intestinal, em crianças um pouco maiores, até semiobstrução intestinal, em recém-nascidos. A **Figura 11.32** mostra o enema de um paciente de 1 ano de idade com história de constipação intestinal importante e formação de fecaloma, demonstrando a zona de transição característica da doença de Hirschsprung no sigmoide.

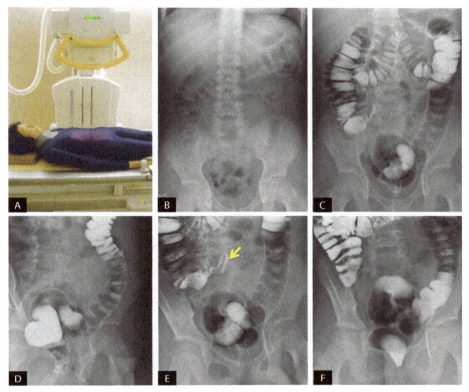

Figura 11.27 Enema opaco de duplo contraste. **A** Posicionamento do paciente. **B** Radiografia panorâmica AP de abdome pré-contraste. **C** Enema opaco com duplo contraste em decúbito dorsal. **D** a **F** Incidências oblíquas para minimizar a sobreposição das alças do sigmoide. Observe, em **E**, o apêndice cecal contrastado (*seta amarela*).

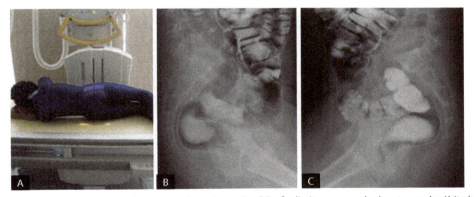

Figura 11.28 Enema opaco duplo contraste. **A** Posicionamento do paciente. **B** e **C** Perfis direito e esquerdo do reto em decúbito lateral, respectivamente.

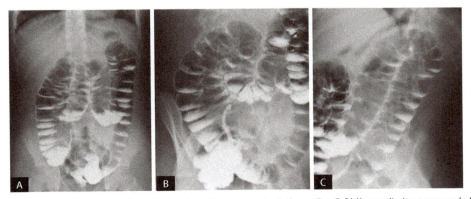

Figura 11.29 Enema opaco de duplo contraste. **A** Panorâmica de abdome em ortostatismo. **B** e **C** Oblíquas direita e esquerda localizadas nos ângulos hepático e esplênico do intestino grosso, respectivamente.

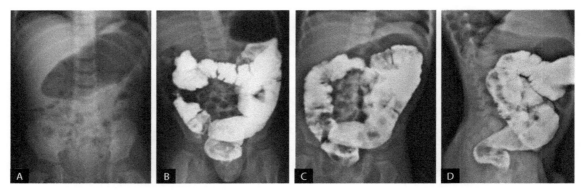

Figura 11.30A a D Enema opaco de enchimento de criança normal.

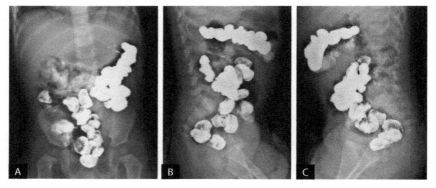

Figura 11.31A a C Enema opaco de enchimento de criança normal. Radiografias tardias do mesmo enema de enchimento da Figura 11.30, porém 24 horas após o início do exame.

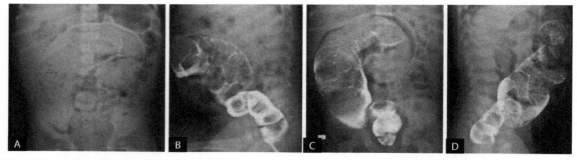

Figura 11.32A a D Enema de enchimento de Neuhauser. Evidencia-se zona de transição da doença de Hirschsprung, ou seja, a transição abrupta entre o cólon normal dilatado, mais proximal, e o cólon sem inervação com calibre reduzido, mais distal.

Bibliografia

Biasoli Júnior AM. Técnicas radiográficas. Rio de Janeiro: Livraria e Editora Rubio, 2006.

Bontrager KL, Lampignano JP. Tratado de posicionamento radiográfico e anatomia associada. 7. ed. Rio de Janeiro: Elsevier, 2010.

Cavalcanti FPB. Atlas de anatomia humana e radiológica. 2. ed. São Paulo: Editora Escolar, 2005.

Damas KF. Tratado prático de radiologia. 3. ed. São Caetano de Sul (SP): Yendis Editora, 2010.

Leal R, Franza G, Santos AL, Siqueira A. Posicionamento em exames contrastados. São Paulo: Editora Escolar, 2006.

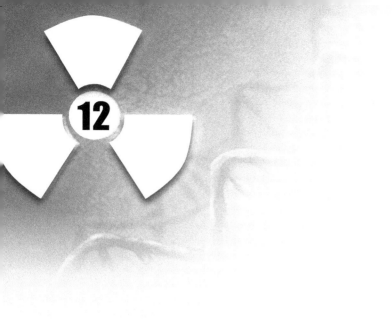

Mamografia

Cláudio Saliba de Avelar
Márcio Alves de Oliveira
Talita de Oliveira Santos

INTRODUÇÃO
História da mamografia

A primeira descrição na literatura a respeito da radiografia das mamas foi feita em 1905 pelo cirurgião alemão Albert Salomon (1891-1966), que em 1913, apenas 15 anos após a descoberta dos raios X por Wilhelm Conrad Roentgen (1845-1923), realizou um estudo com radiografias de espécimes de mastectomias onde demonstrou a disseminação do tumor para os linfonodos axilares. Em 1931, Walter Vogel estabeleceu uma classificação mamográfica em que diferenciava os achados de lesões benignas da mama do carcinoma.

Em 1938, Jacob Gershon-Cohen (1899-1971) publicou um artigo em que relatava achados mamográficos normais na mama em função da idade das pacientes. Ele persistiu nos estudos da mamografia apesar da descrença dos colegas da Filadélfia e seus estudos serviram como base para a mamografia moderna.

A partir de 1949, o radiologista uruguaio Raul Leborgne publicou diversos artigos em que relatou o achado de microcalcificações junto a tumores malignos da mama. Ele revigorou, naquela época, o interesse pela mamografia no meio médico, além de ter enfatizado a importância da compressão da mama para obtenção de imagens de qualidade e ter descrito as diferenças radiográficas entre as calcificações benignas e malignas.

Em 1960, Robert L. Egan descreveu a técnica mamográfica de baixa quilovoltagem e alta miliamperagem com a utilização de filmes industriais especiais e que era facilmente reproduzível, possibilitando a disseminação do método em todo o mundo. Em 1966, a empresa americana General Electric (GE) desenvolveu o primeiro equipamento de raios X dedicado à mamografia, o mamógrafo.

Rastreamento mamográfico e detecção precoce do câncer de mama

Na década de 1970 foi registrado um aumento significativo da mortalidade por câncer de mama em todo o mundo, especialmente nos países mais desenvolvidos. A partir do início dos anos 1980, nos EUA, após estudos populacionais visando analisar e validar a mamografia como método de rastreamento ou de detecção precoce do câncer mama, iniciou-se, naquele país, um programa nacional de *screening* mamográfico como parte de uma força-tarefa para reduzir a mortalidade por essa doença. No início dos anos 1990, 10 anos após o início do programa de rastreamento do câncer de mama nos EUA, foi notada uma queda lenta e persistente dos índices de mortalidade pelo câncer de mama naquele país, chegando em 2010 a uma redução de 30%.

A mamografia, ainda nos dias de hoje, continua sendo o único método de imagem reconhecidamente eficaz para o rastreamento do câncer de mama em pacientes assintomáticas, apesar dos avanços de novas tecnologias, especialmente a ressonância nuclear magnética das mamas. A detecção precoce do câncer de mama nos EUA está apoiada em três pilares: o autoexame das mamas, que deve ser realizado mensalmente pela mulher a partir dos 20 anos de idade; o exame clínico das mamas, realizado por um profissional de saúde pelo menos a cada 3 anos entre 20 e 40 anos de idade e anualmente após os 40 anos; mamografia anual a partir dos 40 anos, conforme recomendação do American College of Radiology (ACS). As pacientes de alto risco, ou seja, aquelas com parentes de primeiro grau (mãe, irmã ou filha) com diagnóstico do câncer de mama antes dos 50 anos de idade, poderiam iniciar o rastreamento até 10 anos antes da idade em que a parente teve o câncer.

A mamografia tem sensibilidade global de 79% (percentual de câncer de mama detectado em dada população, quando o câncer de mama está presente), a qual é menor em pacientes jovens ou naquelas com o tecido mamário muito denso. Nos EUA, aproximadamente 50% das mulheres que realizam o rastreamento anual durante 10 anos terão um resultado falso-positivo, das quais 7% a 17% se submeterão a biópsias. A detecção precoce visa identificar tumores pequenos, em estágios iniciais da doença, quando ainda está restrita à mama, sem apresentar metástases para os linfonodos axilares. Atualmente, os estudos mostram que 61% das pacientes nos EUA são diagnosticadas nos estágios iniciais do câncer de mama e que a sobrevida livre da doença em 5 anos é de 98,6%. O diagnóstico precoce também possibilita o tratamento cirúrgico conservador, evitando as mastectomias mutiladoras e propiciando resultados estéticos satisfatórios.

ANATOMIA MAMÁRIA

A glândula mamária inicia seu desenvolvimento na fase embrionária, aproximadamente na sexta semana de gestação, ao longo das linhas de leite, as quais vão desde a região inguinal até a axilar. Após essa fase, essas linhas sofrem atrofia. No homem, as mamas normalmente interrompem seu desenvolvimento após o nascimento. Na mulher, as mamas permanecem em evolução, atingindo o ápice na gestação/lactação. Durante a menopausa, constata-se a paralisação da atividade funcional.

A mama constitui-se em um volume cônico situado na porção anterior do tórax de cada lado da linha média, estendendo-se longitudinalmente da segunda costela (próximo à clavícula) em direção à sexta (ou sétima costela) e lateralmente da linha medioaxilar até a borda do esterno. Varia de tamanho de mulher para mulher e na mesma mulher. Na superfície da mama, na porção central, observa-se o mamilo ou papila, uma região proeminente de formato cilíndrico que contém orifícios. Ao redor do mamilo está a aréola, que consiste em uma área pigmentada da pele. Na aréola visualizam-se pequenas glândulas sebáceas, denominadas *tubérculos de Morgagni*, cuja função é a de lubrificação. Na gravidez e na lactação, essas glândulas são chamadas de *tubérculos de Montgomery*, já que por ação hormonal sofrem alterações de formato, sendo capazes de expelir o colostro. A conexão da parte inferior da mama com a parede torácica, denominada *prega inframamária*, é considerada uma importante referência para as incidências mamográficas.

A mama é composta pelos tecidos glandular, fibroso e adiposo. O tecido glandular é constituído por 15 a 20 lobos que são compostos por vários lóbulos. No interior de cada lóbulo estão os ductos interlobulares, os quais convergem para os ductos interlobares. Estes se unem e formam o ducto principal ou canal galactóforo principal, que apresenta uma dilatação, o seio lactífero, antes de terminar em pequenas aberturas no mamilo. Durante a gravidez, a glândula mamária cresce em virtude da influência de diversos hormônios, como estrógeno, progesterona, prolactina e lactogênio placentário humano. Nesse período ocorre o desenvolvimento dos alvéolos nas extremidades dos ductos interlobulares. Na lactação, o leite é produzido pelas células epiteliais dos alvéolos e armazenado no lúmen dessas estruturas e nos ductos.

Os lobos, os lóbulos e os alvéolos são separados por faixas de tecido fibroso denominadas *ligamentos de Cooper*, responsáveis pela sustentação (parte conjuntiva-estroma). Com origem na região retroglandular, dirigem-se para a parte anterior da glândula, onde se fixam à subderme, passando a se chamar de *cristas de Duret*. Além disso, encontra-se o tecido adiposo circundando e entremeando a glândula mamária.

Verifica-se a presença de dois tecidos adiposos na mama: o tecido fibroadiposo, que abrange os lóbulos e os lobos, e o tecido areolar frouxo, que contorna a glândula. Essa camada de gordura circundante na parte anterior é interrompida próximo ao mamilo e na parte posterior é conhecida como gordura retromamária ou bolsa de Schassaignac. A lâmina de gordura referida separa a glândula do músculo peitoral maior, o qual possibilita sua adesão à parede torácica. O aparecimento dessa gordura na imagem indica a inclusão de todo o tecido. A extensão de tecido mamário no nível axilar é designada de prolongamento axilar. Na imagem mamográfica, os tecidos glandular e fibroso são mais densos e, por isso, aparecem na cor branca na imagem, enquanto o tecido adiposo é visibilizado em preto, seguindo a escala de tons de cinza.

A proporção de cada tecido mencionado depende da idade, da influência de hormônios, do número de gestações e do biotipo das pacientes. Ao longo do ciclo reprodutivo da mulher, o tecido glandular pode ser substituído gradualmente por tecido adiposo por meio do processo de involução. Assim, com base na diferença de densidade, de modo geral as mamas podem ser classificadas em mama fibroglandular, fibroadiposa e gordurosa. Em geral, as mamas fibroglandulares apresentam maior quantidade de tecido glandular; são mamas de mulheres jovens (cerca de 15 a 30 anos), mulheres sem filhos com mais de 30 anos e gestantes ou lactantes. Nas mamas fibroadiposas, encontradas geralmente em mulheres na faixa etária de 30 a 50 anos, nota-se uma distribuição uniforme de tecido glandular e adiposo. As mamas gordurosas constituem mamas completamente substituídas. Nessa categoria se enquadram as mamas de mulheres na pós-menopausa (50 anos ou mais), homens e crianças.

A mama é provida de veias, artérias, nervos e vasos linfáticos. Nesse contexto, a vascularização arterial é feita principalmente pela artéria mamária interna, pela artéria torácica lateral e pelas artérias intercostais. No que tange à drenagem venosa, citam-se as veias mamárias interna, torácica lateral e intercostais. A drenagem linfática é feita por meio das cadeias linfonodais. Assim, a mama é drenada essencialmente por meio dos linfáticos areolares e dos gânglios mamários internos, abdominais, axilares inferiores e centrais ou medioaxilares.

Contudo, existem duas maneiras de padronizar a localização das lesões nas mamas: o método de quadrantes e o método do relógio. De acordo com o método de quadrantes, são estabelecidas quatro áreas, considerando o centro no mamilo: o quadrante superolateral (QSL), o quadrante superomedial (QSM), o quadrante inferolateral (QIL) e o quadrante inferomedial (QIM). Em contrapartida, no método de relógio a mama é relacionada com os ponteiros de um relógio (de 1 a 12 horas), sendo esse o método mais preciso.

PRINCIPAIS SINAIS E SINTOMAS/PATOLOGIAS MAMÁRIAS

Diversas alterações patológicas acometem as mamas, as quais podem ser classificadas em duas categorias de acordo com as características, os sintomas e a citologia: benignas ou malignas. Diante de sua importância, a seguir serão apresentados os principais sinais e sintomas mamários, além dos aspectos gerais das principais patologias mamárias benignas e malignas.

Sinais e sintomas mamários

Mastalgia

A mastalgia consiste em dor na mama e atinge aproximadamente 70% das mulheres. Essa dor é decorrente de irritações ao longo do curso do nervo que supre a mama, o qual provém dos ramos anterolateral e anteromedial dos nervos intercostais de T3 a T5. A mastalgia pode ser classificada em cíclica, não cíclica ou extramamária.

Na mastalgia cíclica, frequentemente bilateral, a dor ocorre somente nos dias que antecedem a menstruação. Apesar de não apresentar etiologia estabelecida, estudos mostram que esse tipo de mastalgia está relacionado com variações hormonais durante a fase lútea: níveis hormonais elevados (gonadotrofinas e prolactina), níveis baixos de progesterona ou taxas anormais de estrógeno e progesterona.

A mastalgia não cíclica, por sua vez, tende a ser unilateral e não está relacionada com o ciclo menstrual. Essa dor acíclica resulta de mastites, traumas, gravidez, macrocistos, ectasia ductal e tumores benignos e malignos (minoria), dentre outros.

Na mastalgia extramamária, a dor é sentida na mama, mas se origina em outras regiões do corpo. Desse modo, é causada por angina do peito, infarto do miocárdio, pleurite, mialgias, lesões musculares, neuralgias e dores ósseas e articulares (síndrome de Tietze). Em geral, sabe-se que raramente a mastalgia representa sintoma relacionado com o câncer de mama.

Anormalidades congênitas

As anormalidades congênitas incluem mamas e papilas extranuméricas, hipoplasia ou ausência das mamas e anormalidades da parede torácica. Tanto homens como mulheres podem ter papilas extranuméricas ou, menos comum, mamas extranuméricas ou acessórias que se desenvolvem ao longo da linha láctea. Em geral, as papilas acessórias se situam abaixo da mama normal e as mamas acessórias se localizam abaixo das axilas, podendo ou não apresentar o complexo areolomamilar. Cabe destacar que muitas vezes não exigem tratamento. Em contrapartida, promovem constrangimento e estão propensas às mesmas alterações patológicas das mamas e papilas normais.

As mamas apresentam naturalmente alguma assimetria. Entretanto, pode ocorrer uma redução da atividade formadora do órgão ou do tecido e, nesse caso, ocorre uma hipoplasia, ou seja, uma mama de tamanho menor do que a normal. Em algumas mulheres, as mamas estão ausentes uni ou bilateralmente. O termo *amastia* descreve uma anomalia caracterizada pela ausência parcial ou total das mamas, enquanto *amazia* significa ausência do tecido mamário com a presença do complexo areolomamilar. As assimetrias podem ser tratadas com implantes ou com redução das mamas maiores ou por meio dos dois procedimentos. A ausência das mamas ou a hipoplasia podem estar associadas a defeito em um ou em ambos os músculos peitorais e deformidade do membro superior, caracterizando a síndrome de Poland.

Hipertrofia juvenil ou virginal

Durante o desenvolvimento das mamas, podem ocorrer algumas aberrações, como a hipertrofia juvenil ou virginal, que consiste no crescimento descontrolado do tecido mamário na adolescência sem alterações endócrinas aparentes, podendo ser causada por aumento da quantidade ou da sensibilidade dos receptores hormonais presentes no tecido mamário. Normalmente, as pacientes apresentam muitos sintomas, como mastalgia, ferimento nos ombros, dor nas costas, cifose postural e constrangimento, dentre outros. Por isso, em alguns casos está recomendada a mamoplastia redutora para melhorar a qualidade de vida, quando o crescimento do órgão se estabilizar.

Ginecomastia

A ginecomastia é caracterizada pelo crescimento do tecido mamário em indivíduos do sexo masculino e é, na maioria das vezes, de origem idiopática. Em outras ocasiões é decorrente da ação do estrógeno em desequilíbrio ou pode ser causada por algumas doenças, particularmente do fígado, terapias com hormônios femininos, tumores raros produtores de estrógeno nos testículos ou nas glândulas suprarrenais, uso de alguns medicamentos e esteroides anabolizantes, desnutrição, entre outras causas. Sabe-se que essa alteração pode ocorrer na puberdade e ser uni ou bilateral. Em contrapartida, pode acometer homens na faixa etária de 50 a 80 anos vinculada a anormalidades endócrinas ou uso de medicamentos. Em geral, não exige tratamento imediato, haja vista que regride espontaneamente, interrompendo a medicação. Caso os sintomas persistam, em algumas situações se torna necessária a remoção cirúrgica do tecido mamário em excesso.

Inflamações

Nessa categoria se destacam as mastites que, na maioria das vezes, acometem as mulheres no período da lactação, sendo denominadas, então, mastites puerperais ou da lactação. A mastite puerperal pode ser classificada em não infecciosa ou infecciosa. A primeira é consequência da estase do leite nos ductos, gerando um processo inflamatório, ao passo que a segunda é consequência da contaminação por diversos microrganismos, sendo o principal agente etiológico o *Staphylococcus aureus*. Desse modo, podem ser citados como causas da mastite: drenagem escassa do leite, presença de fissuras no mamilo e na aréola, estresse e ingurgitamento mamário. Diante disso, as mastites costumam ser agudas, podendo evoluir para casos crônicos e se manifestar por meio dos seguintes sintomas: febre, dor, pele da mama quente e avermelhada, edema e abscesso, se não houver intervenção precoce.

Patologias benignas

Fibroadenoma

Os fibroadenomas surgem a partir da proliferação epitelial e do estroma. Existem três tipos: fibroadenoma comum, fibroadenoma gigante (> 5cm de diâmetro) e fibroadenoma juvenil (acomete meninas adolescentes). Esses tumores apresentam densidade semelhante ao tecido adjacente e são sólidos, móveis, indolores, às vezes palpáveis e com margens bem definidas. Podem ser únicos ou múltiplos. Em geral, crescem vagarosamente e com o tempo tendem a diminuir de tamanho ou mesmo desaparecer (degeneração hialina). Casos específicos de aumento de tamanho ocorrem durante a adolescência, gestação e terapias de reposição hormonal com estrógeno.

Tumor filoide

Trata-se de uma estrutura patológica diferente dos fibroadenomas. O tumor filoide apresenta crescimento celular agudo do estroma, resultando em tumores maiores que os fibroadenomas gigantes (em torno de 15cm). Costuma ser diagnosticado em mulheres na faixa etária entre 50 e 60 anos. Esses tumores podem apresentar uma variação maligna em aproximadamente 5% dos casos. São bem visualizados na mamografia. Em contrapartida, o exame histopatológico é imprescindível para diferenciação dos tumores filoides benignos e malignos.

Alterações fibrocísticas

As alterações fibrocísticas se caracterizam pela presença de múltiplos cistos de diferentes tamanhos e pelo surgimento de áreas densas no tecido fibroso (conjuntivo). Normalmente são bilaterais, e a paciente acometida pode apresentar dor, sensibilidade e lesões palpáveis como sintomas. Sabe-se que têm significativa probabilidade de acontecer em mulheres na pré e perimenopausa.

Papiloma intraductal

Patologia encontrada em diferentes idades, o papiloma intraductal é mais frequente em mulheres na faixa etária de 20 a 65 anos, sendo observado no interior dos ductos, onde ocorre a proliferação de células epiteliais, podendo acometer uma única ou múltiplas regiões. Em geral, os papilomas são minúsculos. Entretanto, podem crescer e obstruir o ducto, formando um cisto (papiloma intracístico). Como consequências dos papilomas, são frequentes descargas papilares sanguinolentas através dos ductos. Nesse caso, a ductografia é o método diagnóstico indicado para a observação de falhas de enchimento durante a aplicação do meio de contraste. Em alguns serviços de mastologia, a retirada cirúrgica do segmento ductal secretante é o tratamento de escolha, devendo ser sempre seguida pelo exame histopatológico.

Cisto mamário

Essa patologia benigna é observada em pacientes que se encontram na faixa etária de 30 a 50 anos. Os cistos são definidos como bolsas que contêm líquido e que, às vezes, podem ter sais de cálcio em suspensão ("leite de cálcio"). Dessa maneira, apresentam-se arredondados ou ovalados com margens bem definidas e regulares. Em alguns casos específicos – quando o tecido adjacente é glandular, por exemplo – podem apresentar paredes lobuladas. A densidade é semelhante ou ligeiramente maior que a do parênquima circunvizinho. De modo geral, podem estar isolados ou em grande quantidade em uma das mamas, sendo comumente observados bilateralmente e de tamanhos variados. Sabe-se que, a partir de sua origem na dilatação de lóbulos ou ductos, os cistos podem crescer, regredir ou até mesmo desaparecer.

Patologias malignas

Atualmente, a neoplasia maligna mais comum entre as mulheres de todo o mundo é o câncer de mama, excluídos os tumores malignos da pele não melanomas. A classificação dos vários tipos de tumor depende das características histológicas do tecido que o originou e da capacidade de disseminação. Assim, o carcinoma pode surgir no ducto ou no lóbulo e ser *in situ* (restrito ao local de origem, sem se espalhar para outras regiões da mama) ou invasor. Nesse sentido, os tipos de carcinoma mais comuns são o carcinoma ductal (*in situ* ou invasor) e o carcinoma lobular (*in situ* ou invasor).

O carcinoma ductal responde por mais de 80% dos tipos de carcinoma mamário e se origina das células epiteliais dos ductos. O carcinoma ductal *in situ* tem se tornado cada vez mais frequente, especialmente em razão do rastreamento mamográfico (detecção precoce), e se encontra restrito ao ducto mamário, sem invadir sua lâmina basal, podendo, de acordo com a extensão, ser removido por cirurgia. O carcinoma ductal invasor é o mais frequente, podendo ser diferenciado por exibir as seguintes características peculiares: alta densidade e contornos irregulares ou espiculados na mamografia e metástase para linfonodo axilar, pulmões e pleura, além de fígado e esqueleto ósseo, dentre outras.

O carcinoma lobular, por sua vez, surge do parênquima dos lóbulos mamários (aproximadamente 10% dos cânceres de mama). Na configuração *in situ*, observam-se proliferação celular e alvéolos alargados, sendo a doença diagnosticada muitas vezes incidentalmente, durante o estudo de outras anormalidades detectadas na mamografia. Como esse tumor não tem o potencial de invadir os tecidos adjacentes nem de determinar metástases à distância, atualmente não é chamado de carcinoma, mas de neoplasia lobular *in situ*. O carcinoma lobular invasor tende a crescer, infiltrando o estroma mamário, sem formar nódulos. Por esse motivo, muitas vezes é diagnosticado tardiamente por meio da mamografia. No que tange ao prognóstico, o carcinoma lobular e o ductal invasor são considerados similares.

Radiologicamente, os sinais de câncer são nódulos, microcalcificações, assimetrias, distorções arquiteturais e dilatação dos ductos. O grau de suspeita de malignidade está relacionado com as características de cada lesão; por exemplo, os nódulos de contornos espiculados apresentam suspeita maior de malignidade que os de contorno regular, e a presença de maior quantidade de microcalcificações de densidades variadas e de formatos diferentes aumenta as chances de a lesão ser maligna. Em geral, os tumores, e consequentemente os sinais de câncer, incidem com mais frequência (cerca de 50%) nos quadrantes superolaterais, local de grande concentração do parênquima mamário. Além desses, outros tipos de câncer de mama são o carcinoma medular, o carcinoma apócrino e o carcinoma coloide.

Cabe ressaltar que o câncer de mama apresenta uma etiologia multifatorial e pouco conhecida, e ainda não se encontram disponíveis ferramentas de prevenção primária, como uma vacina. Dentre os fatores estabelecidos constatam-se: idade (maior probabilidade após os 50 anos, sendo raro antes dos 25 anos), história familiar de câncer de mama (alterações nos genes BRCA1, BRCA2 e p53), vida reprodutiva da mulher (menarca precoce, menopausa tardia, nuliparidade, ter filhos depois dos 30 anos, terapias de reposição hormonal), obesidade, consumo de álcool, sedentarismo, alta densidade do tecido mamário e exposição a fatores cancerígenos. Desse modo, o foco deve ser direcionado para a detecção precoce. Por isso, o exame clínico e a mamografia de rastreamento são recomendações do Ministério da Saúde.

SISTEMAS DE MAMOGRAFIA

Mamógrafo

O mamógrafo consiste em um equipamento utilizado para realizar exames mamográficos, onde tubos são projetados para fornecer um feixe de raios X de baixa energia, necessário para a produção de imagens otimizadas. O espectro de radiação é determinado pela combinação anodo/filtro do tubo de raios X.

Estudos computacionais indicam que a energia ideal do feixe de raios X para uso em mamografia seria em campo monoenergético entre 15 e 25keV, dependendo da espessura e da composição da mama. Baixas energias (< 15keV) proporcionam apenas uma dose significativa na mama, enquanto altas energias (> 35keV) diminuem o contraste na imagem (Dantas, 2010).

Com a finalidade de remover fótons de baixa e alta energia, são utilizados filtros para que o espectro se desloque para faixas de maior energia, tornando-se o mais monoenergético possível. Com a utilização desses filtros, a dose que a paciente irá receber será menor, uma vez que esses filtros diminuem a intensidade dos fótons de baixa e alta energia que contribuem para o aumento da dose e a redução do contraste da imagem, como mostra a **Figura 12.1**.

Alguns dos principais componentes de um mamógrafo são mostrados na **Figura 12.2A**: o gerador elétrico, o tubo de raios X, a placa de compressão, o painel de controle e a bandeja de suporte da mama (*bucky*), onde ficam o receptor de imagem com a grade e o dispositivo de controle automático de exposição (AEC – *automatic exposure control*).

Nesses equipamentos são utilizados anodos rotatórios compostos normalmente por molibdênio (Mo), embora sejam

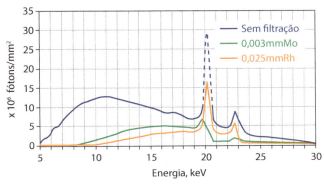

Figura 12.1 Espectro de feixes de raios X com alvo de ródio para diferentes faixas de energia. (European Commission, 1996.)

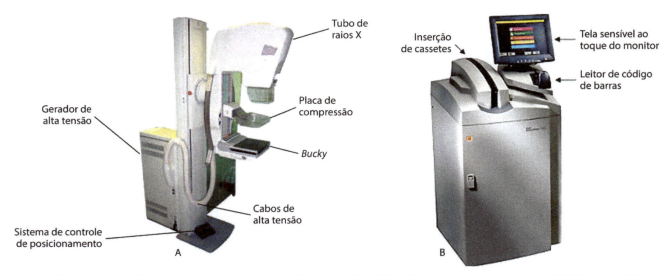

Figura 12.2 Aparelhos utilizados na mamografia. **A** Mamógrafo (Dantas, 2010). **B** Digitalizador de imagem para sistema CR (Alvarenga, 2008).

também empregados alvos de ródio (Rh) e tungstênio (W). A produção de raios X característicos justifica a preferência pelo molibdênio e pelo ródio. A radiação característica ocorre em 17,5 e 19,6keV para o molibdênio e em 20,2 e 22,7keV para o ródio. Esses são os valores de energia considerados ideais para a produção de imagens de boa qualidade com dose razoavelmente baixa na mama. As energias do ródio, maiores em relação ao molibdênio, são muito úteis em estudos de mamas mais espessas e de maior densidade, já que o feixe formado por energias mais altas se torna mais penetrante.

Desde o advento da radiografia específica da mama, foram muitos os avanços tecnológicos envolvendo a mamografia. Inicialmente, o câncer era diagnosticado em unidades de radiografia com tubos de raios X projetados originalmente para outros procedimentos médicos. Atualmente, são empregadas técnicas e aparelhos específicos para se obter o melhor resultado possível, levando em conta a qualidade da imagem e a dose.

Mamografia convencional

Na mamografia convencional, as imagens são gravadas em filmes formados por uma base de acetato ou poliéster, que serve para dar sustentação ao filme, uma camada de haletos (brometo e iodeto) de prata que interage com os raios X e uma camada protetora, como mostra a **Figura 12.3**. Após ser exposto à radiação, o filme passa por um processamento onde é revelado e fixado por agentes químicos.

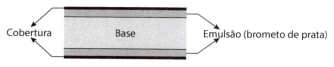

Figura 12.3 Constituição de um filme radiológico.

Na mamografia convencional utiliza-se o sistema filme-*écran* para a obtenção de imagens radiográficas. O *écran* (tela intensificadora de imagem) contém uma camada fluorescente que consiste em oxissulfitos de terras raras. Esse material fluorescente tem a propriedade de emitir luz quando irradiado por um feixe de raios X que irá impressionar o filme radiográfico. Apenas cerca de 5% da imagem serão formados pela ação direta dos raios X, enquanto 95% serão formados pela ação da luz proveniente das telas intensificadoras, resultando em alto rendimento. Como o filme radiográfico é muito mais sensível à luz do que aos raios X, o uso da tela possibilita uma redução substancial do tempo de exposição, o que acarreta a diminuição da dose ministrada ao paciente.

Mamografia digital

A mamografia digital é uma técnica radiográfica que substitui o sistema receptor de imagem da mamografia convencional (filme-*écran*) por um detector eletrônico ou por uma placa de fósforo fotoestimulável, gerando uma imagem digital.

Imagem digital

A imagem digital consiste em uma matriz bidimensional de elementos de imagem, *pixels* (*picture element*), de tamanho da ordem de 40 a 100μm. Para cada *pixel* é atribuído um valor numérico que corresponde a uma determinada tonalidade de cinza é obtida a partir da interação dos raios X com esse *pixel* (Peixoto, 2009).

A escala de cinza é determinada em função do número máximo de *bits* que podem ser armazenados em um único *pixel*, ou seja, a intensidade dos raios X em cada *pixel* é transformada em um número finito (2n) de níveis, onde *n* é o número de *bits* com o qual a imagem é digitalizada.

Tipicamente, é usada a digitalização de 12 a 14 *bits*, que produz de 4.096 a 16.384 níveis de intensidade ou de tons de cinza.

Desse modo, a imagem digital supera a limitação da mamografia convencional obtida com o sistema filme-*écran*, que é a escala fixa de tons de cinza, definida pela curva característica da resposta do filme, como mostra a **Figura 12.4**.

O alcance dinâmico do detector digital é maior que a combinação filme-*écran*, ou seja, o número de tons de cinza para uma mesma faixa de exposição é maior com a mamografia digital. Outro fator importante é o tamanho de cada *pixel*, pois as estruturas dentro da área coberta por um *pixel* são representadas por um único valor. Assim, quanto menor a área de cada *pixel*, melhor a resolução espacial da imagem.

Na área médica, as imagens digitais assumem o formato DICOM (*Digital Imaging and Communication in Medicine*), que se utiliza de um conjunto de regras para comunicação, transmissão, armazenamento e tratamento das imagens. O formato DICOM tem por objetivo padronizar as imagens utilizadas para o diagnóstico, como tomografias, ressonâncias magnéticas, radiografias computadorizadas, ultrassonografias e demais modalidades médicas de diagnóstico. Esse padrão torna possível que imagens médicas e informações associadas sejam trocadas entre computadores e diferentes equipamentos de diagnóstico, que adquirem, transmitem, armazenam, imprimem e visualizam essas imagens (NEMA, 2000).

Sistema de radiografia digital

O sistema de radiografia digital (DR) contém uma matriz de detectores eletrônicos onde cada elemento absorve a radiação transmitida através do tecido mamário, produzindo um sinal elétrico proporcional à intensidade dos raios X. O sinal é então convertido em formato digital através de captura direta ou indireta da imagem.

No modo de captura indireta, utiliza-se um cintilador de tela plana e matriz de diodos para se obter a imagem. Como cintiladores são usados cristais de iodeto césio (CsI) depositados em colunas lineares sobre cada elemento do detector com o objetivo de absorver os raios X e produzir cintilação luminosa. A luz é então captada por elementos da matriz de fotodiodos (silício amorfo), que a convertem em corrente elétrica. Esses sensores de silício amorfo (a-Si) são conectados à transistores de películas de filme (TFT) que armazenam a informação de cada *pixel* até o momento de ser lida pelo circuito de varredura do detector, como mostra a **Figura 12.5**.

Os cintiladores de CsI contêm estruturas tubulares e funcionam como canais que direcionam a luz perpendicularmente à superfície dos sensores. No entanto, essas estruturas tubulares devem ter baixa espessura para não degradar a resolução espacial, já que imperfeições geram dispersão de luz.

No modo de captura direta da imagem é usada uma placa de selênio amorfo (a-Se), que é um material fotocondutor, ou seja, quando atingido por fótons de raio X, produz elétrons livres que geram sinais elétricos nos elementos da matriz de detectores (**Figura 12.5**). Cada carga do par elétron-buraco criado no processo de interação dos raios X com o meio interior do detector é atraída pelo eletrodo e armazenada pelos capacitores dos *pixels*.

Sistema de radiografia computadorizada – CR

A radiografia computadorizada (CR) é um processo aparentemente semelhante ao sistema convencional, visto que o equipamento emissor de radiação é o mesmo e em ambos os casos é utilizado um cassete para realização do exame. Entretanto, a diferença está na substituição do cassete com filme/*écran* por um com uma placa de imagem (IP – *image plate*) de material fósforo fotoestimulável (PSP).

Dentro de um cassete, a placa de PSP é usada para absorver e armazenar a energia dos raios X transmitidos através da

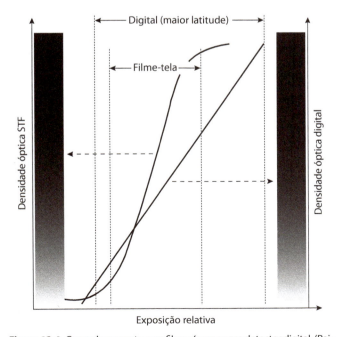

Figura 12.4 Curva de resposta para filme-*écran* e para detector digital. (Peixoto, 2009.)

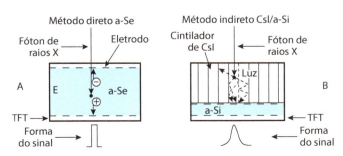

Figura 12.5 Métodos de aquisição da imagem. **A** Direta com a-Se. **B** Indireta com CsI/a-Si. (Peixoto, 2009.)

mama, produzindo assim uma "imagem latente". Essa energia depositada na placa de fósforo faz com que os elétrons sejam elevados de seu nível de equilíbrio (estado fundamental) de energia para uma armadilha estável conhecida como *F-centro*. Esta é a imagem latente eletrônica não observável, onde o número de elétrons armadilhados é proporcional ao número de fótons de raios X incidentes na IP. Após a exposição do cassete à radiação, este é introduzido na unidade digitalizadora, como mostra a **Figura 12.6**.

Dentro do digitalizador, a placa com o material fósforo é extraída e escaneada com uma intensa luz *laser* de baixa energia (~ 2eV) e altamente focalizada. Os elétrons armadilhados na matriz do PSP são estimulados pela energia do *laser* e uma fração significativa retorna ao nível de energia mais baixo do fósforo com liberação simultânea de uma luminescência fotoestimulada de maior energia (~ 3eV). A intensidade da luz, proporcional ao número de elétrons liberados, é capturada por um sistema de guia de luz próximo ao IP (**Figura 12.6**). Um tubo fotomultiplicador (PMT) na saída do guia de luz converte e amplifica a luz fotoestimulável em uma correspondente voltagem de saída (Dantas, 2010).

A informação da imagem latente residual é apagada através de uma luz intensa com comprimentos de onda que removem os elétrons que não foram desarmadilhados pela estimulação do *laser*, e a IP retorna ao cassete, "zerado", e pronto para ser reutilizado.

A **Figura 12.7** apresenta o diagrama de todo o processo do sistema CR, composto pela aquisição da imagem através do mamógrafo, captura e processamento (CR), visualização (estação de trabalho), impressão (digital) e visualização em filme.

Tomossíntese mamária

A tomossíntese mamária digital (DBT – *Digital Breast Tomosynthesis*) é uma mamografia tridimensional cujas imagens são obtidas a partir da varredura contínua do tubo de raios X em um arco de 15 graus, utilizando cortes finos de aproximadamente 1mm de espessura. Os algoritmos de reconstrução de imagem utilizados nessa tecnologia são similares aos aplicados na tomografia computadorizada, possibilitando a análise individual de cada imagem transversal ou até mesmo na forma de filme (INCA, 2012).

A tomossíntese é de grande importância na interpretação de artefatos gerados pela sobreposição de tecidos radiografados em mamografias bidimensionais. Com isso melhoram a detecção e a localização de lesões e é reduzido o número de repetições de exames, principalmente em pacientes com mamas mais densas.

TÉCNICA RADIOLÓGICA

As estruturas que constituem a mama apresentam densidades semelhantes. Assim, para favorecer a absorção diferencial dos raios X é necessário o uso de uma técnica diferente da radiologia convencional, cujas estruturas radiografadas apresentam alto contraste inerente.

Os raios X interagem com a matéria por meio dos efeitos fotoelétrico, Compton e formação de pares. Nesse contexto, a formação de pares será negligenciada, visto que exige uma energia limiar de 1,02MeV. A prevalência do efeito Compton gera uma absorção diferencial mínima. Então, a técnica mamográfica adequada deve maximizar o efeito fotoelétrico em detrimento do efeito Compton. Sabe-se que a seção de choque de ocorrência do efeito fotoelétrico é fortemente dependente do número atômico Z e da energia E do fóton. A probabilidade varia em função de Z^3/E^4. No que tange ao efeito Compton, a seção de choque de espalhamento é proporcional também ao número atômico Z e inversamente proporcional a E, de acordo com a relação Z/E. Consequentemente, o efeito fotoelétrico predomina para raios X de baixas energias e o efeito Compton predomina para raios X de energias intermediárias. Portanto, na mamografia emprega-se baixa tensão de pico e, consequentemente, alta carga (mAs) para que o efeito fotoelétrico prevaleça e gere contraste. Normalmente, utiliza-se tensão de pico de 25 a 30kVp.

Além das diferenças nos parâmetros, a compressão é um aspecto relevante da técnica mamográfica. A identificação de sinais ocultos de malignidade está relacionada com compressão adequada. Assim, as vantagens da compressão são: diminuição da espessura e uniformidade da mama, redução da dose, aumento do contraste da imagem, aumento da resolução da imagem, separação das estruturas mamárias que possam estar superpostas, redução dos borrões causados pela movimentação da paciente e aproximação das estruturas mamárias do receptor de imagem.

O posicionamento mamográfico é um ponto crucial na prática. No que concerne ao posicionamento ideal, o mamografista deve conhecer as capacidades do equipamento, aproveitar a mobilidade das mamas para superar as limitações anatômicas e executar corretamente o procedimento. Na mamografia, as incidências são padronizadas e denominadas básicas e complementares. As incidências básicas – craniocaudal e mediolateral oblíqua – fundamentam a

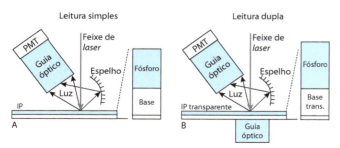

Figura 12.6 Aquisição da imagem para o sistema CR. **A** Leitura simples; **B** Leitura dupla. (Peixoto, 2009.)

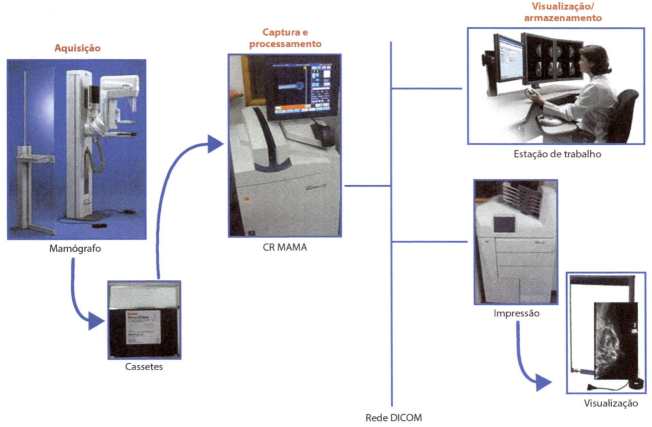

Figura 12.7 Processo de aquisição, processamento e visualização de imagens de mamografia CR. (Alvarenga, 2008.)

mamografia e são realizadas de rotina. As incidências complementares, por sua vez, só serão executadas para esclarecer alguma suspeita detectada nas incidências básicas, entre as quais estão: craniocaudal exagerada lateralmente, craniocaudal exagerada medialmente, *cleavage*, perfil mediolateral, lateromedial e caudocranial. Em associação a todas as incidências básicas e complementares, podem ser empregadas como recurso manobras que também auxiliam o estudo de áreas específicas duvidosas. As manobras mais utilizadas são: compressão localizada, ampliação, manobra angular, manobra rotacional, manobra tangencial e manobras de Eklund (implantes de silicone). O posicionamento das mamas nas incidências básicas e complementares, assim como nas manobras, será abordado a seguir.

Incidências básicas

Incidência craniocaudal (CC)

Na incidência craniocaudal, o tubo de raios X é posicionado a 0 grau. Essa é a melhor incidência para o estudo da porção medial da mama. O técnico ou tecnólogo em radiografia deve colocar-se de pé do lado oposto ao da massa que será radiografada. No que tange à paciente, esta é orientada a se posicionar de frente para o sistema de mamografia com a cabeça virada para o profissional; do lado examinado, braço pendente e relaxado ou mão na cintura e ombro direcionado para trás. Em seguida, suspende-se a mama até a mobilidade máxima, ajusta-se a altura do *bucky* a fim de atingir o nível da prega inframamária elevada e puxa-se todo o tecido mamário para fora da parede torácica. Alguns requisitos devem ser verificados, como mama centralizada no *bucky* e mamilo paralelo ao filme. Traciona-se a mama e, sem soltar, efetua-se a compressão (**Figura 12.8**). O mesmo procedimento é repetido com a mama contralateral. Nesse caso, nota-se que o filme está mais próximo dos quadrantes inferiores. O posicionamento adequado torna possível o registro desses requisitos (**Figura 12.8**), quais sejam:

- Mamas simétricas.
- Todo o corpo glandular.
- Músculo peitoral em cerca de 30% dos exames.
- Gordura retromamária.
- Papila paralela ao filme e posicionada no raio de 12 horas.
- Estruturas vasculares em regiões de parênquima denso.

Incidência mediolateral oblíqua (MLO)

Para o posicionamento correto da incidência MLO é necessária a inclinação do tubo de raios X a uma angulação entre 30 e 60 graus. Essa angulação varia de acordo com as características físicas da paciente, sendo ideal a que possi-

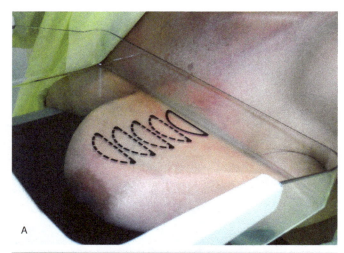

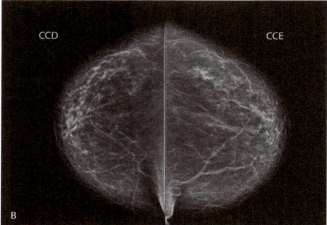

Figura 12.8 Incidência craniocaudal. **A** Posicionamento da mama. **B** Radiografia na incidência craniocaudal.

bilita uma configuração paralela entre o *bucky* e o músculo peitoral maior. Em geral, a angulação permanece em torno de 45 graus. De frente para o *bucky*, a paciente eleva o braço do lado examinado, fazendo 90 graus com o tórax, e apoia a mão na lateral do mamógrafo, atentando para que o terço posterior da axila se acomode ao canto superior externo do *bucky* (**Figura 12.9**). Nesse momento, convém se certificar de que o braço da paciente não esteja acima do ombro e de que a musculatura se encontre relaxada. Em seguida, o tecido mamário e o peitoral maior devem ser elevados e puxados anterior e medialmente e dispostos sob o *bucky*, incluindo o sulco inframamário. Comprime-se o conjunto (**Figura 12.9**). O posicionamento descrito é repetido para a mama contralateral. Cabe ressaltar que o receptor de imagem se encontra mais próximo dos quadrantes laterais. Essa incidência inclui o maior volume do corpo mamário. A partir do exposto, obtém-se uma imagem na qual os seguintes critérios são observados (**Figura 12.9**):

- Mamas simétricas.
- Músculo peitoral maior até a altura da papila com borda anterior convexa.

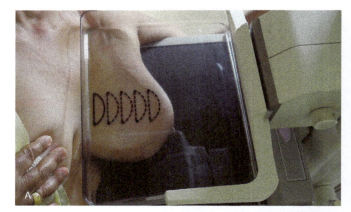

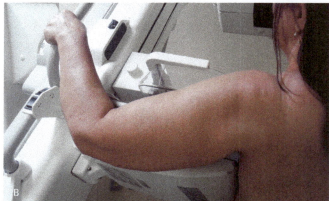

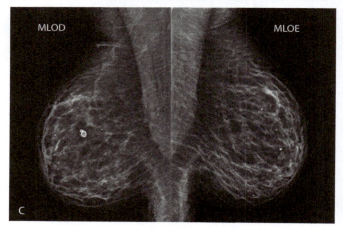

Figura 12.9 Incidência mediolateral oblíqua. **A** e **B** Posicionamento da mama. **C** Radiografia na incidência mediolateral oblíqua.

- Sulco inframamário na borda inferior da imagem.
- Gordura retromamária.
- Papila paralela ao filme.
- Estruturas vasculares em regiões de parênquima denso.
- Mama não pêndula.

Incidências complementares
Incidência craniocaudal exagerada (lateralmente – XCC)

As partes são posicionadas como na incidência craniocaudal de rotina, mas com certas especificidades, como tubo de raios X angulado em 5 graus para promover o afastamento da cabeça do úmero e porção lateral da mama centralizada no *bucky*. Assim, após preparado o equipamento, eleva-se a prega inframamária e gira-se a paciente levemente até que a parte lateral da mama, incluindo o prolongamento axilar, entre em contato com a região central do *bucky*; a papila se encontra voltada para o canto oposto do *bucky*. Comprime-se a mama. Diante do exposto, algumas características dessa incidência são: ênfase nos quadrantes externos, mamilo paralelo ao filme, quadrantes inferiores mais próximos ao filme e porção medial da mama sacrificada na imagem.

Nesse contexto, tem-se a incidência "Cleópatra" (**Figura 12.10**): mesmo resultado radiográfico da craniocaudal exagerada lateralmente, mas executada com o tubo de raios X na posição vertical e com a paciente bem inclinada sobre o *bucky*. A escolha entre a incidência craniocaudal exagerada e a "Cleópatra" está relacionada com aspectos técnicos referentes à facilidade de posicionamento.

Incidência craniocaudal exagerada (medialmente – XCC)

Trata-se de uma incidência que destaca a região medial da mama. Para tanto, as partes são posicionadas como na incidência craniocaudal de rotina, utilizando uma angulação do tubo de raios X de 5 graus, a qual possibilita incluir uma porção maior do tecido medial na imagem. Adicionalmente, eleva-se a prega inframamária e, em seguida, coloca-se a parte de interesse centralizada no *bucky*. Se necessário, a paciente é solicitada a afastar a outra mama do campo de raios X. Efetua-se a compressão. Nessa incidência, o mamilo deve estar paralelo ao filme, os quadrantes inferiores estão mais próximos ao filme, e a porção lateral da mama é sacrificada na imagem.

Incidência cleavage (CV)

Nessa incidência, o tubo de raios X e o mamografista são posicionados como na técnica radiológica de rotina cranio-

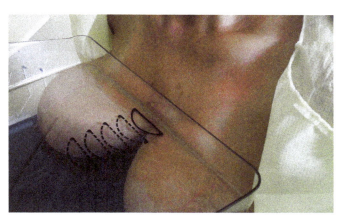

Figura 12.11 Posicionamento da incidência *cleavage*.

caudal. No entanto, com o objetivo de avaliar a parte interna das mamas e/ou os quadrantes internos, as pregas inframamárias são elevadas e as mamas colocadas sobre o *bucky*, girando-se ligeiramente a paciente para centralizar a região em estudo (**Figura 12.11**). No painel de controle, seleciona-se o modo de operação manual, visto que o controle automático de exposição pode se situar na região entre as mamas, na qual o feixe de raios X encontra uma camada de ar no trajeto, resultando em uma imagem subexposta. Como já mencionado, essa incidência resulta em mamilo paralelo ao filme e em quadrantes inferiores mais próximos ao filme.

Incidência mediolateral ou perfil externo ou perfil absoluto (ML ou P)

Dentre as incidências complementares, essa é a mais realizada. Alguns exemplos de sua ampla aplicabilidade são: em casos de mamas tratadas com cirurgia conservadora e esvaziamento axilar, em situações de marcação pré-cirúrgica de lesões não palpáveis e manobra angular.

Inicia-se o posicionamento inclinando o tubo de raios X em 90 graus. Em seguida, com a paciente de frente para a unidade de mamografia, eleva-se o braço, que descansa por trás do *bucky*, e dobra-se o cotovelo. Ajusta-se a altura do equipamento a fim de propiciar o contato da região medial com o *bucky*. Puxa-se anterior e medialmente a mama para fora da parede torácica, posicionando a margem lateral do músculo peitoral no ângulo superior do receptor de imagem. Centraliza-se o conjunto. Nesse instante, realiza-se a compressão lentamente na porção medial da mama (**Figura 12.12**). Essa incidência implica mamilo paralelo ao filme, quadrantes externos mais próximos ao filme, parte do prolongamento axilar incluso na imagem e mama não pendente.

Incidência lateromedial ou perfil interno ou contact (LM ou contact)

Essa incidência difere da mediolateral ou do perfil externo ou absoluto no que se refere à compressão, a qual é executada no sentido da linha axilar posterior em direção

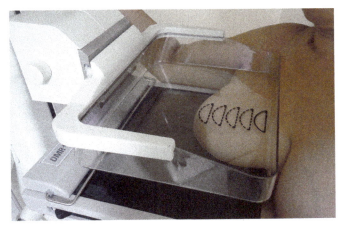

Figura 12.10 Posicionamento da incidência "Cleópatra".

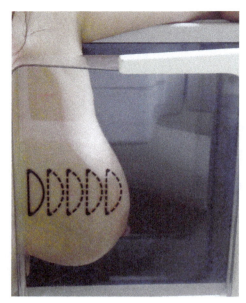

Figura 12.12 Posicionamento da incidência mediolateral ou perfil externo ou perfil absoluto.

à mama. Desse modo, com relação à incidência anterior, obtém-se uma imagem em espelho, o que possibilita estudos de lesões nos quadrantes internos. O posicionamento das partes é parecido: tubo de raios X a 90 graus, paciente de frente para o mamógrafo, braço elevado, formando 90 graus com o tórax e apoiado no equipamento. No que se refere à mama, deve estar em contato com o *bucky*, o que é possível mediante o ajuste da altura; a mama deve ser puxada anterior e medialmente para fora da parede torácica e centralizada. Com o posicionamento adequado, comprime-se a mama. Nesse caso, observam-se os seguintes aspectos: parte do prolongamento axilar incluso na imagem, mamilo paralelo ao filme, estudo de lesões nos quadrantes internos e mama não pendente.

Incidência caudocranial (RCC)

Para a realização da incidência caudocranial, inicialmente é promovida uma rotação de 180 graus no tubo de raios X. A paciente é posicionada de frente para o sistema de mamografia um pouco inclinado. No passo seguinte, suspende-se a prega inframamária até o limite máximo, ajusta-se a altura do braço do tubo, colocando a parte superior da mama em contato com o *bucky*, e puxa-se todo o tecido mamário para fora da parede torácica, o qual é centralizado. Aplica-se a compressão. Como revela o próprio nome, trata-se de um posicionamento craniocaudal com compressão invertida: o feixe de raios X incide caudocranialmente na mama examinada. Com isso, o filme fica mais próximo dos quadrantes superiores. Essa técnica radiológica pode ser utilizada em substituição à craniocaudal de rotina em pacientes dos sexos masculino e feminino com mamas de pequeno volume e também em pacientes com marca-passo, com cifose acentuada e grávidas (casos raríssimos, seguindo os pré-requisitos de proteção radiológica).

Manobras

Compressão localizada

A finalidade dessa manobra é comprimir somente a área de interesse verificada nas imagens de rotina. Para tanto, inicialmente a placa de compressão comumente utilizada é substituída por uma pequena, que pode ser redonda ou retangular (**Figura 12.13**). Em seguida, o mamografista deve localizar na imagem a alteração e utilizar os dedos para medir a distância até a papila. Posiciona-se a paciente de acordo com o protocolo da incidência de rotina pela qual se deseja obter a imagem, emprega-se essa mesma distância e marca-se a região a ser estudada. O feixe de raios X deve ser colimado a fim de abranger a pequena porção selecionada. Realiza-se a compressão. Com a compressão seletiva é possível eliminar a sobreposição de estruturas com densidades semelhantes e estudar áreas densas e o contorno de nódulos (**Figura 12.13**).

Ampliação

O equipamento deve ser preparado para a realização de uma mamografia com ampliação geométrica. Assim, o mamografista instala o porta-chassi/cassete em substituição ao *bucky*, além de uma bandeja de suporte que distancia

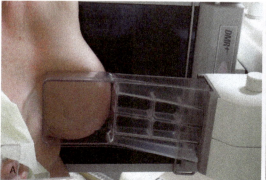
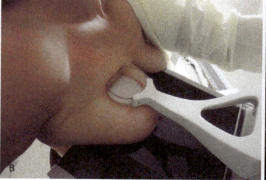
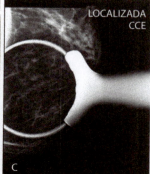

Figura 12.13 Manobra de compressão localizada. **A** e **B** Posicionamento da mama. **C** Radiografia da mama com manobra de compressão localizada.

a mama do filme, troca a placa de compressão por uma placa pequena, redonda ou retangular, a fim de comprimir somente a área de interesse, e programa a opção foco fino (0,1mm) para melhorar a resolução espacial. Em seguida, localiza nas mamografias existentes a alteração e usa os dedos para medir a distância até a papila. A mesma distância é medida na mama da paciente, tendo como referência a papila. Com isso, encontra-se a região que receberá a compressão seletiva e o feixe de raios X, que deve ser colimado na pequena porção selecionada. Desse modo, tem-se uma associação entre compressão seletiva e ampliação, obtendo o benefício das duas manobras simultaneamente. Esse procedimento é executado, normalmente, posicionando-se a paciente de acordo com os protocolos das incidências craniocaudal ou mediolateral a 90 graus. Na imagem adquirida são estudadas as áreas suspeitas e a morfologia das microcalcificações e/ou contornos dos nódulos.

Manobra angular

Caso uma provável lesão seja observada em apenas uma das imagens adquiridas de rotina, executa-se a manobra angular. Essa técnica consiste em posicionar a paciente na incidência em que a provável lesão foi identificada. Entretanto, gira-se comumente o tubo de raios X de 5 a 20 graus em relação à angulação anterior. Comprime-se a mama. Por meio do procedimento descrito, torna-se possível dissociar imagens sugestivas de superposição de estruturas. Como resultado, se a lesão for verdadeira, esta permanecerá na imagem; caso se trate de estruturas sobrepostas, a nova imagem apresentará uma modificação do aspecto da área densa. Na prática, aplica-se essa manobra quando a provável lesão foi identificada na incidência MLO.

Manobra rotacional (Roll-RL ou RM)

Ainda com o objetivo de dissociar estruturas de densidades diferentes, pode-se realizar a manobra rotacional em qualquer projeção. Em contrapartida, essa manobra é mais executada com a incidência craniocaudal. Dessa maneira, posicionam-se as partes como na incidência de rotina mencionada, promovendo uma rotação da mama da seguinte maneira: o mamografista desloca a porção superior da mama em uma direção e a porção inferior em outra, tendo a papila como eixo de rotação. Em seguida, a mama é comprimida na nova orientação. No que tange às abreviações, RL se refere ao deslocamento para o lado externo (lateral) e RM ao deslocamento para o lado interno (medial).

Manobra tangencial

A manobra tangencial é realizada quando há suspeitas de lesões cutâneas projetadas sobre o corpo mamário (cicatrizes, calcificações, verrugas, cistos sebáceos, nevos, dentre outras) que necessitam de diagnóstico diferencial. Para tanto são usados marcadores metálicos (chumbinho, miçangas e fio metálico), que devem ser posicionados sob o local da lesão pelo médico. Em seguida, o mamografista posiciona a paciente nas incidências CC, MLO ou P. A mama deve ser rodada de modo que a região com o marcador se projete sob o *bucky* e o feixe de raios X tangencie a mama. Comprime-se a mama.

Manobras de Eklund

As mamas aumentadas por implante são avaliadas de duas maneiras:

1. Projeções de rotina com o implante incluído no campo de compressão.
2. Projeções de rotina com deslocamento do implante mamário contra a parede torácica.

Assim, inicialmente são realizadas as incidências de rotina, CC e MLO, para cada mama, comprimindo o tecido mamário juntamente com a prótese, como pode ser observado na **Figura 12.14**. Com o implante no caminho do feixe de raios X, o modo de operação utilizado deve ser o manual. Isso porque, diante da alta densidade do implante, o controle automático

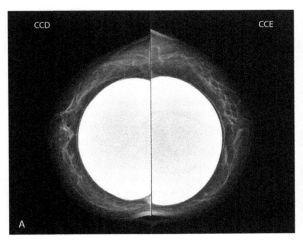
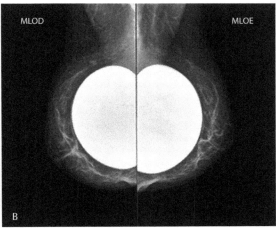

Figura 12.14 Implante mamário na mamografia. **A** Incidência craniocaudal. **B** Incidência mediolateral oblíqua.

de exposição seleciona parâmetros elevados para atingir o fluxo determinado pela calibração, resultando em uma imagem superexposta. Por meio da técnica radiográfica descrita, às vezes é possível analisar a integridade do implante. Entretanto, em pacientes com implante, o carcinoma de mama muitas vezes não é diagnosticado precocemente nas incidências padrões em decorrência das limitações impostas pela prótese nas imagens mamográficas. Diante disso, Eklund et al. (1988) propuseram uma modificação na técnica de posicionamento que possibilita a melhora na compressão e a visualização substancial de mais tecido mamário.

Essa técnica, conhecida como manobras de Eklund, consiste em deslocar o implante contra a parede torácica, puxar o tecido mamário anteriormente e, em seguida, realizar a compressão sobre o tecido deslocado anteriormente. Essa manobra deve ser executada nas projeções CC e MLO (**Figura 12.15**), utilizando o controle automático de exposição. Na imagem, deve-se observar uma quantidade máxima de parênquima com pouco ou nenhum implante incluído no campo da compressão ideal. Com isso podem ser avaliadas lesões acima e abaixo do implante, além de eventuais extravasamentos. Cabe ressaltar que em pacientes com encapsulamento rígido ou deslocamento limitado do implante as manobras de Eklund não apresentam resultado satisfatório. Nesse caso, as projeções padrões com compressão de todo o conjunto mostra melhor o tecido na periferia do implante. Adicionalmente, sugere-se realizar a incidência mediolateral, que proporciona uma visualização do tecido que circunda o implante.

ATLAS BI-RADS® ACR-2013 (BREAST IMAGING – REPORT AND DATA SYSTEM)

O Colégio Americano de Radiologia (American College of Radiology – ACR), por meio da publicação do Atlas BI-RADS®, que se encontra em sua quinta edição, concluída no final de 2013, padroniza a terminologia dos achados de imagem da mama, organizando o laudo, a estrutura de avaliação e o sistema de classificação para mamografia, ultrassom e ressonância magnética. Isso possibilita ao radiologista fornecer uma descrição sucinta dos achados ao médico solicitante, de maneira clara e consistente, com uma avaliação final e uma recomendação para o seguimento do caso em questão. Além disso, esse sistema possibilita a realização de auditorias dos serviços de imagem mediante a verificação dos resultados, propiciando condições para uma melhor assistência ao paciente.

Classificação dos achados mamográficos segundo BI-RADS®ACR

As categorias de avaliação proposta pelo BI-RADS®ACR 2013 são mostradas na **Tabela 12.1**. Nas categorias 1 e 2 estão aqueles exames considerados normais, e a recomendação é o controle mamográfico usual. A categoria 3 engloba os achados provavelmente benignos (após avaliação cuidadosa do achado através de incidências adicionais), e o exame também é considerado normal em virtude da baixa probabilidade de malignidade, que não deve ser superior a 2%. Entretanto, o controle em curto espaço de tempo (em geral, 6 meses) deve ser recomendado para se certificar da estabilidade da lesão. Os exames categorizados como 0, 4 e 5 são considerados alterados. Na categoria 0 são necessárias incidências adicionais para caracterizar corretamente a alteração e/ou compará-las com exames anteriores com o objetivo de verificar as características evolutivas do achado mamográfico. As categorias 4 e 5 exigem a realização de procedimentos de biópsia para esclarecer a natureza da lesão, se benigna ou maligna. A categoria 6 é aplicada nas situações em que o diagnóstico de malignidade foi confirmado por algum tipo de biópsia, mas a cirurgia definitiva ainda não foi realizada.

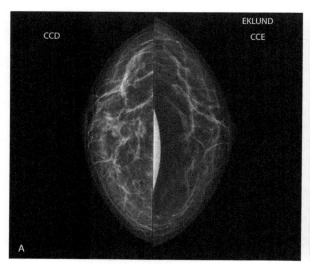 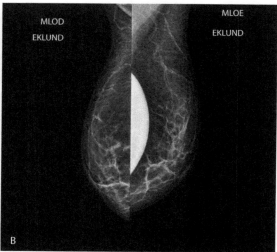

Figura 12.15 Manobra de Eklund. **A** Incidência craniocaudal. **B** Incidência mediolateral oblíqua.

Tabela 12.1 Achados mamográficos segundo ACR BI-RADS® Atlas (2013)

CATEGORIA DE AVALIAÇÃO BI-RADS® ACR 2013
Categoria 0: mamografia incompleta – necessita avaliação com imagens adicionais e/ou mamografias prévias para comparação
Categoria 1: mamografia negativa
Categoria 2: achado benigno
Categoria 3: achado provavelmente benigno
Categoria 4: Categoria 4A: baixa suspeita de malignidade Categoria 4B: moderada suspeita de malignidade Categoria 4C: alta suspeita de malignidade
Categoria 5: altamente sugestiva de malignidade
Categoria 6: biópsia prévia de malignidade antes do tratamento cirúrgico definitivo

Fonte: ACR BI-RADS® Atlas (2013).

CONTROLE DE QUALIDADE

No Brasil, o Ministério da Saúde, por intermédio da Portaria 453, de 1º de junho de 1998, estabelece o regulamento técnico que dispõe sobre as diretrizes básicas de proteção radiológica em radiodiagnóstico médico e odontológico, definindo garantia da qualidade (GQ) como o conjunto de ações sistêmicas e planejadas que visam garantir a confiabilidade do funcionamento de uma estrutura, sistema, componentes ou procedimentos que devam resultar na produção contínua de imagens de alta qualidade com o mínimo de exposição para os pacientes e trabalhadores. Além disso, especifica que todo equipamento de radiodiagnóstico deve ser mantido em condições adequadas de funcionamento e submetido regularmente a verificações de desempenho por meio do controle de qualidade.

Com a necessidade de complementar o disposto na Portaria 453/98, a Agência Nacional de Vigilância Sanitária (ANVISA), por meio da Resolução RE 1.016, de 3 de abril de 2006, aprovou o guia "Radiodiagnóstico Médico: Desempenho de Equipamentos e Segurança", que apresenta a descrição dos procedimentos para realização de um conjunto mínimo de testes de qualidade para equipamentos de radiodiagnóstico médico.

Além disso, especificamente pertinente aos serviços de mamografia em todo o território nacional, a Portaria 2.898, de 28 de novembro de 2013, atualizou o Programa Nacional de Qualidade em Mamografia (PNQM). Esse programa foi instituído em 2012 pelo Ministério de Estado da Saúde com o objetivo de estabelecer mecanismos de monitoramento da qualidade em mamografia aplicáveis a todos os estabelecimentos de saúde, públicos e privados, que realizam mamografia e que sejam vinculados ou não ao Sistema Único de Saúde (SUS). A **Tabela 12.2** apresenta os testes de controle de qualidade dos serviços de mamografia com suas respectivas periodicidades e tolerâncias.

Os testes apresentados na **Tabela 12.2** são citados na Portaria 453/98 e descritos no guia "Radiodiagnóstico Médico: Desempenho de Equipamentos e Segurança", que apresenta o

Tabela 12.2 Categorias de avaliação segundo BI-RADS®ACR 2013

	Testes	Periodicidade	Tolerância
1	Dose de entrada na pele	Bienal	< 10mGy (Grade)
2	Exatidão do indicador de tensão do tubo	Anual	2kV
3	Reprodutibilidade da tensão do tubo	Anual (recomendado)	10%
4	Exatidão do tempo de exposição	Anual (recomendado)	10%
5	Reprodutibilidade do tempo de exposição	Anual	10%
6	Reprodutibilidade da exposição (taxa de *kerma* no ar)	Anual	10%
7	Camada semirredutora (CSR)	Anual	(kVp/100)<CSR< (kVp/100 + 0,1)
8	Linearidade da taxa de *kerma* com mAs	Anual	20%
9	Reprodutibilidade do sistema automático de exposição	Anual	10%
10	Tamanho do ponto focal	Anual	< 0,4mm
11	Integridade dos acessórios e vestimentas (EPI)	Anual	Visual
12	Vedação da câmara escura	Anual	Visual
13	Exatidão do sistema de colimação	Semestral	2% da distância foco-receptor
14	Contato tela-filme/ integridade dos chassis	Semestral	Visual
15	Condições dos negatoscópios	Semestral	Entre 3.000 e 3.500nit
16	Índice de rejeição de mamografias	Semestral	–
17	Imagem do simulador tipo ACR	Mensal	Fibra de 0,75mm, massa de 0,75mm e microcalcificações de 0,32mm
18	Força de compressão	Anual (recomendado)	Entre 11 e 18kgf
19	Alinhamento da placa de compressão	Anual (recomendado)	Visual
20	Sensitometria	Diária Aceitação	–
21	Transmissão do suporte receptor	Manutenção Aceitação	< 1µGy a 5cm
22	Gerador trifásico ou alta frequência	Aceitação Manutenção	–
23	Distância foco-pele	Aceitação Manutenção	> 30cm

Fonte: ACR BI-RADS® Atlas (2013).

instrumental necessário, a metodologia e a interpretação dos resultados.

Controle de qualidade em mamografia analógica

Os testes detalhados a seguir estão entre os listados na **Tabela 12.2** e são considerados fundamentais para a manutenção da qualidade dos parâmetros técnicos da mamografia.

Alinhamento entre o campo de raios X e o receptor de imagem (colimação)

O objetivo desse teste é avaliar a coincidência entre o campo de radiação e o campo luminoso, o alinhamento entre as bordas dos campos e o ajuste da borda da bandeja de compressão à borda do receptor de imagem.

Para execução desse teste é necessário o uso de três cassetes, três moedas e uma chave. Coloca-se um dos cassetes dentro do *bucky* e os outros dois sobre o suporte da mama projetado cerca de 3cm na direção da parede torácica e suas laterais. Em seguida, coloca-se uma moeda no centro do campo de radiação (a um terço da borda do suporte da mama na direção da parede torácica) a fim de marcar um ponto central. As demais moedas são posicionadas de modo a ficarem alinhadas com a bandeja de compressão do lado da parede torácica. Com o objetivo de identificar o lado direito é utilizada uma chave sobre o cassete posicionado acima do *bucky*, como mostrado na **Figura 12.16**.

Após a revelação dos filmes, as imagens são analisadas em um negatoscópio, tomando como referência a posição da moeda central. Desse modo é possível medir o desalinhamento do campo de raios X, sendo a tolerância de 2% da distância foco-receptor. Outra opção para execução desse teste consiste na utilização de uma régua sensível aos raios X que identifica, digitalmente, a diferença entre o campo de radiação e o luminoso.

Controle automático de exposição – CAE

O objetivo desse teste é verificar a reprodutibilidade e a precisão do controle automático da densidade óptica (DO) realizando exposições de um simulador de espessura variada para verificar se há adequada compensação da técnica radiográfica.

Para a avaliação do CAE é obtida a maior diferença entre as DO das imagens de diferentes espessuras (4, 3 e 2cm) em relação à imagem de referência de 5cm de espessura, como mostra a **Figura 12.17**.

Todas as variações (Δ) de DO devem estar compreendidas no intervalo de ±20%. Para o cálculo dessa diferença é utilizada a equação 1:

$$\Delta(\%) = \left(\frac{DO_{medida} - DO_{referência}}{DO_{referência}} \right) \cdot 100 \quad (1)$$

Força de compressão

A força de compressão é medida com uma balança específica para este fim, a qual é posicionada sobre o *bucky*, e em seguida é efetuada a compressão máxima, observando o valor medido em kgf (**Figura 12.18**). O valor máximo de força deve estar compreendido entre 11 e 18kgf.

Alinhamento da bandeja de compressão

Com o intuito de medir a deformação da bandeja ao comprimir a mama utiliza-se uma espuma de borracha com 5cm de espessura (densidade 28 ou 33). A distância entre a superfície do *bucky* e a bandeja de compressão deve ser medida nos quatro cantos, e a maior diferença das alturas quando a espuma é comprimida exprime a deformação da bandeja de compressão. A **Figura 12.18** ilustra o arranjo para a execução desse teste.

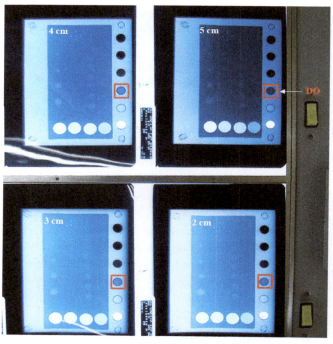

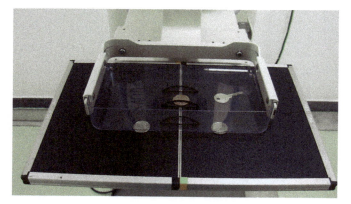

Figura 12.16 Arranjo do teste de alinhamento do teste de raios X.

Figura 12.17 Avaliação do CAE utilizando a DO da imagem de 5cm como referência.

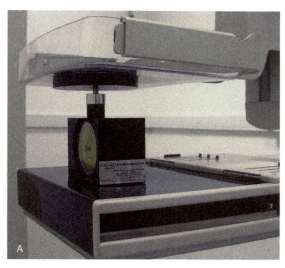
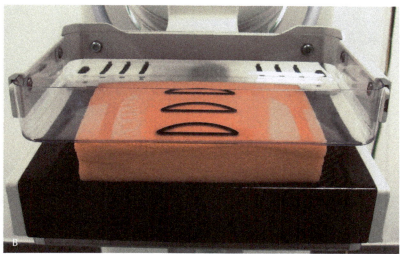

Figura 12.18 Teste de compressão. **A** Execução do teste de compressão. **B** Arranjo do teste de alinhamento da bandeja de compressão.

O PNQM não especifica qual deve ser a tolerância; porém, na publicação do INCA "Mamografia: da prática ao controle", de 2007, recomenda-se que a maior diferença não ultrapasse 5mm.

Integridade dos chassis (contato filme-écran)

O objetivo desse teste é identificar as regiões de fraco contato entre o filme e o *écran* (tela intensificadora) que possam provocar borramento na imagem, diminuindo a definição naquele ponto. Além disso, avalia-se a integridade física e estrutural dos chassis.

Para realização desse teste é necessária a utilização de um objeto que contém uma malha metálica. Ao ser radiografado, os pontos de fraco contato geram borrões na imagem, como mostra a **Figura 12.19**.

Sensitometria

O objetivo desse teste é avaliar o processamento químico da imagem, cujas condições de operação (temperatura, tempo de revelação, concentração de químicos etc.) afetam bastante a qualidade da imagem. A melhor maneira de medir essas condições é pela sensitometria, em que cada degrau (1 a 21) representa um tom de enegrecimento, como mostra a **Figura 12.20**.

Não existe uma única curva sensitométrica padrão para todos os serviços, pois há variações nas respostas em função dos fabricantes de filmes, agentes químicos utilizados no processamento e até mesmo dos sensitômetros. Portanto, cada serviço deve fazer essa avaliação diária em relação a uma sensitometria realizada em condições ideais

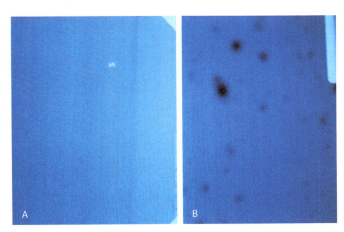

Figura 12.19A Radiografia de um chassi em condições normais. **B** Radiografia de um chassi com vários pontos de fraco contato entre filme e *écran*. (INCA, 2007.)

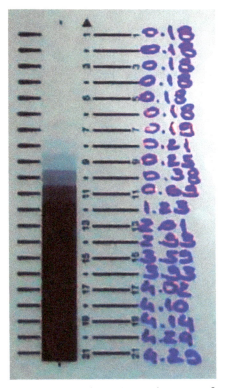

Figura 12.20 Sensitometria de um sistema de mamografia analógica.

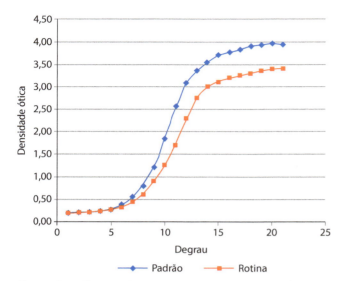

Figura 12.21 Comparação entre a sensitometria padrão e a de rotina.

de uso, ou seja, processadora com químicos novos (concentração ideal), temperatura e tempo de revelação iguais aos determinados pelos fabricantes. A **Figura 12.21** apresenta a sensitometria de um serviço em condições padrões e ao longo da rotina de uso.

Pode haver uma diferença entre as curvas por conta da variação da temperatura, do tempo de revelação ou até mesmo da baixa concentração dos químicos, indicando o momento de troca dos reveladores e fixadores.

Qualidade da imagem mamográfica utilizando um simulador

A avaliação da qualidade de imagem deve ser feita com o simulador mamográfico adotado pelo ACR ou equivalente com registro válido junto à ANVISA.

Na avaliação da imagem radiográfica do simulador ACR deve ser possível identificar, no mínimo, dez estruturas ou uma fibra de 0,75mm, uma microcalcificação de 0,32mm e uma massa de 0,75mm (**Figura 12.22**).

Na avaliação do simulador mamográfico do Colégio Brasileiro de Radiologia (CBR) deve-se visualizar até o quarto conjunto de microcalcificações (0,25mm de diâmetro), até o sétimo disco de baixo contraste (1,5% de contraste), ou o índice de contraste deve estar dentro dos limites definidos pelo fabricante, até a quarta fibra (0,75mm de diâmetro), e visualizar até a quarta massa (calota de 4mm de diâmetro e 2mm de espessura), e a DO de fundo deve estar situada entre 1,10 e 1,80.

Dose de entrada na pele

A dose de entrada na pele (DEP) é a dose absorvida no centro do feixe incidente na superfície do paciente submetido a um procedimento radiológico, onde se inclui o retroespalhamento. Em mamografia, a DEP é determinada em condições que simulam uma mama comprimida de 4,5cm de espessura. O nível de referência da DEP para uma

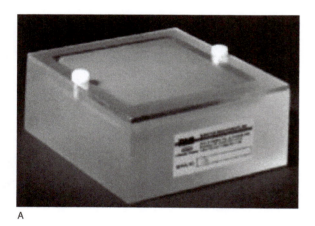

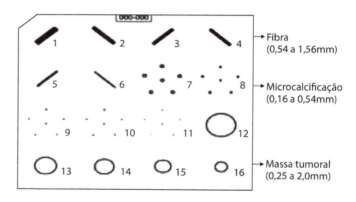

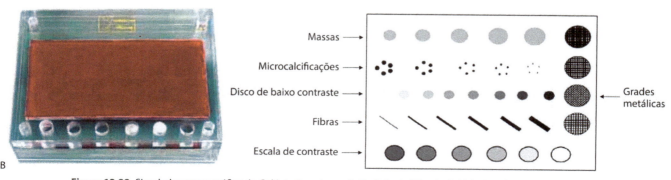

Figura 12.22 Simulador mamográfico do Colégio Americano de Radiologia (**A**) e do Colégio Brasileiro de Radiologia (**B**).

mama típica é de 10mGy em um exame que utiliza grades antidifusoras e sistema analógico com anodo e filtração de molibdênio.

Controle de qualidade em mamografia digital

Para os equipamentos de mamografia digital são aplicados todos os testes apresentados na **Tabela 12.2**, exceto aqueles relacionados com o processamento da imagem. No entanto, os serviços devem realizar ainda testes recomendados pelos fabricantes dos equipamentos, inclusive avaliação dos monitores utilizados nos laudos, quando houver. Alguns desses testes são apresentados a seguir, sendo utilizados como referências os protocolos internacionais de controle de qualidade em sistemas mamográficos digitais.

Linearidade da resposta do detector

O objetivo desse teste é avaliar a resposta do detector à variação da dose, já que para o sistema CR essa resposta deve ser linear em função do logaritmo da dose. Para a realização do teste, quatro placas de polimetilmetacrilato (PMMA) com um total de 40mm de espessura são posicionadas próximo à saída do feixe de raios X, como mostra a **Figura 12.23**. Em seguida, obtêm-se imagens no formato *for processing* ou *raw data* (brutas, sem processamento) onde a técnica é fixada em 28kV e a carga variada de 1/10 a cinco vezes o valor do mAs, pois nessas condições, ao se variar a carga, tem-se como consequência a variação da dose.

Com o objetivo de determinar o valor médio dos *pixels* (VMP) e o desvio padrão dos *pixels* (DP), utilizando um *software* de processamento de imagem, seleciona-se uma região de interesse (ROI) de aproximadamente 4cm^2 à distância de 6cm da parede torácica e centrada lateralmente em cada imagem.

Na etapa seguinte, um detector é posicionado sobre a bandeja de suporte da mama a 4cm da parede torácica (**Figura 12.23**) com o objetivo de determinar o valor da dose na superfície de entrada do detector (*kerma*) para cada uma das técnicas com as quais foram obtidas as imagens.

Em seguida, é construído um gráfico dos valores médios dos *pixels* pelos respectivos valores dos logaritmos do *kerma*. Por fim, determina-se a equação linear que melhor se ajusta aos pontos das medidas, como é exemplificado na **Figura 12.24**.

Com os coeficientes *a* e *b* da equação da reta ($y = a \cdot ln(Ki) + b$), os valores médios dos *pixels* são linearizados através da equação 2:

$$VMP' = e^{\left(\frac{VMP-b}{a}\right)} \qquad (2)$$

Onde VMP' é o valor médio do *pixel* linearizado.

Diante desse resultado, um novo gráfico é construído utilizando VMP' em função apenas do *kerma* (**Figura 12.24**). Da mesma maneira, determina-se a equação linear que melhor

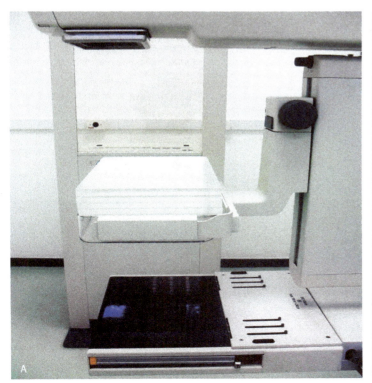
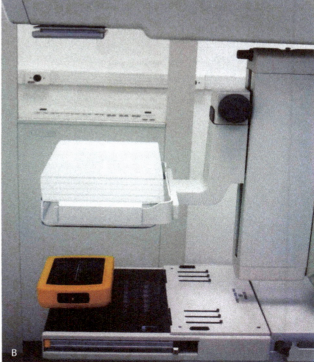

Figura 12.23 Teste de linearidade. **A** Posicionamento das placas de PMMA. **B** Posicionamento do detector.

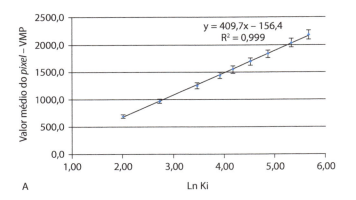

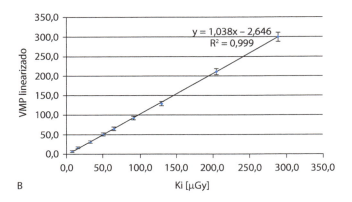

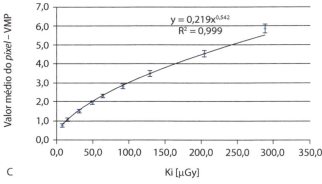

Figura 12.24 Gráficos da relação do *kerma*. **A** Relação do logaritmo natural do *kerma* em função dos VMP. **B** Relação do *kerma* em função do *pixel* linearizado. **C** Relação do *kerma* em função do desvio padrão linearizado.

se ajusta aos novos pontos. Além disso, determina-se o quadrado do coeficiente de correlação (R2). Portanto, para que o sistema tenha uma resposta linear, o R2 deve ser maior que 0,99 (EUREF, 2003).

Ruído da imagem

Os detectores podem apresentar limitação através do ruído quântico em baixas faixas de dose, através do ruído estrutural, que também depende da dose, e até mesmo através do ruído eletrônico, que depende apenas da leitura e da amplificação do sinal. Portanto, essas limitações podem ser identificadas por meio de um desvio na relação linear da resposta do sistema.

A partir dos resultados do teste da linearidade da resposta do detector é estabelecida a linearização dos valores de desvio padrão (DP) e dos valores médios dos *pixels* (VMP) por meio da equação 3:

$$DP' = \frac{DP}{a} e^{\left(\frac{VMP-b}{a}\right)}$$

$$\sigma = \frac{\sigma}{a} exp\left(\frac{VMP-b}{a}\right)$$

(3)

Onde *DP'* é o desvio padrão linearizado e *a* e *b* são os coeficientes da equação da reta obtida no teste de linearidade da resposta do detector. Com isso, constrói-se um gráfico dos valores de dose (*kerma*) pelos DP linearizados (**Figura 12.24**). Em seguida, determinam-se a linha de tendência do tipo potência que melhor se ajusta aos pontos e a equação da curva de potência ($y = a.x^b$). O índice da curva de potência, *b*, deve estar entre 0,500 e 0,550.

Resolução espacial

Para a realização desse teste, quatro placas de PMMA (40mm) são posicionadas sobre o suporte da mama e um objeto de teste de resolução sobre as placas, formando um ângulo de aproximadamente 45 graus com o lado da parede torácica para que sejam evitadas interferências com o detector ou com as linhas do monitor de análise, como mostra a **Figura 12.25**.

Ao se radiografar o objeto de teste, a imagem obtida é composta de pares de linhas brancas, em virtude da atenuação do objeto, e de linhas negras, em razão da passagem dos raios X pelas ranhuras do objeto (**Figura 12.25**).

O teste do limite da resolução espacial é fundamentado na capacidade de detecção do componente de mais alta frequência que pode ser registrado. Essa frequência é denominada *Nyquist* e é igual ao inverso do dobro do tamanho do *pixel*, ou seja, $(2 \cdot \Delta x)^{-1}$. Portanto, um detector com tamanho de *pixel* de 50μm apresenta um limite de resolução espacial de 10pl/mm (pares de linha por milímetro) (Dantas, 2010).

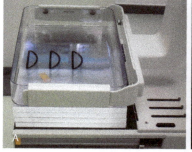 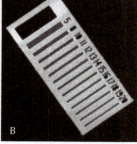

Figura 12.25 Teste de resolução espacial. **A** Posicionamento do objeto de teste de resolução espacial. **B** Imagem radiográfica do objeto de teste de resolução espacial.

Uniformidade do detector

A mesma imagem gerada no teste de resolução espacial é utilizada para o teste de uniformidade do detector. Para isso, a imagem é salva sem processamento (*raw data*). Para cada ROI mostrada na **Figura 12.26** utiliza-se o histograma extraído de um *software* de processamento de imagem para determinação do VMP. A variação de cada VMP em relação à média é determinada de acordo com a equação 4:

$$Variação\ (\%) = \left(\frac{VMP\ em\ cada\ ROI - Média\ de\ VMP}{Média\ de\ VMP}\right) \cdot 100 \quad (4)$$

O valor da variação deve ser menor do que ±10% em todas as áreas analisadas (NHS, 2007).

Razão contraste-ruído (CNR)

Para o teste de CNR, inicialmente duas placas de PMMA (20mm) são posicionadas sobre o suporte da mama, e sobre as placas é posicionada uma folha de alumínio (dimensões 20 × 20mm) a 6cm da parede torácica a fim de gerar uma área de contraste na imagem radiográfica do simulador (**Figura 12.27**). Em seguida é feita a exposição no modo automático.

Esse procedimento se repete para espessuras de 20 a 70mm com incrementos de 10mm de PMMA. O valor de carga (mAs) é registrado e a imagem é gravada como *raw data*. São selecionadas duas regiões de interesse na imagem: a ROI 1 na região fora da placa de 0,2mm de alumínio e a ROI 2 dentro da região da placa de alumínio. Para cada ROI são determinados o VMP e o DP. Então, o valor da CNR para aquela espessura de PMMA é calculada por meio da equação 5:

$$CNR = \frac{a\sqrt{2}\left|e^{\left(\frac{VMP_1}{a}\right)} - e^{\left(\frac{VMP_2}{a}\right)}\right|}{\sqrt{DP_1^2\left(e^{e^{\left(\frac{VMP_1}{a}\right)}}\right)^2 - DP_2^2\left(e^{e^{\left(\frac{VMP_2}{a}\right)}}\right)^2}} \quad (5)$$

Onde:
VMP_1 é o valor médio de *pixel* fora da placa de Al;
VMP_2 é o valor médio de *pixel* dentro da placa de Al;
DP_1 é o desvio padrão fora da placa de Al;
DP_2 é o desvio padrão dentro da placa de Al;
a é o coeficiente angular da reta obtida no teste da linearidade de resposta do detector.

A avaliação dos resultados é feita através da CNR relativa (equação 6), que relaciona os valores de CNR de diferentes espessuras com os valores de CNR da espessura padrão de 50mm:

$$CNR_{rel} = \frac{CNR_n}{CNR_{50}} \cdot 100\ (\%) \quad (6)$$

Onde:
CNR_{rel} é o valor da CNR relativa;
CNR_n é o valor da CNR da espessura n de PMMA;
CNR_{50} é o valor da CNR da espessura de 50mm de PMMA.

A **Tabela 12.3** mostra os valores limites aceitáveis das CNR relativas que foram utilizados para cada espessura de PMMA.

Razão sinal-ruído (SNR)

O teste SNR é feito a partir das imagens obtidas na avaliação da CNR. No entanto, são utilizados apenas os valores de VMP e DP da ROI 1, ou seja, a região fora da placa de alumínio, onde se calcula a SNR de acordo com a equação 7:

$$SNR = \frac{VMP}{DP} \quad (7)$$

Obtidos os valores de SNR para todas as espessuras, calcula-se a média desses valores (SNRm). A SNR é avaliada

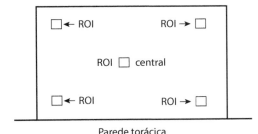

Figura 12.26 Avaliação da uniformidade do detector (Dantas, 2010).

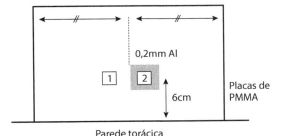

Figura 12.27 Posição da placa de alumínio na medida da CNR (Dantas, 2010).

Tabela 12.3 Testes de controle de qualidade em mamografia (PNQM, 2013)

Espesura de PMMA	Valor limite para CNR relativa (%)
20	>115
30	>110
40	>103
50	>100
60	>95
70	>90

medindo-se a variação (%) de cada valor para a média geral por meio da equação 8:

$$Variação\ (\%) = \left(\frac{SNR_n - SNR_m}{SNR_m}\right) \cdot 100 \qquad (8)$$

Onde *SNRn* é o valor da razão sinal-ruído medida para a espessura n de PMMA.

O limite máximo permitido para variação percentual da SNR de cada espessura de PMMA é de ± 10% (EUREF, 2005).

Bibliografia

Alvarenga FL. Análise de parâmetros e controle da qualidade de sistemas de radiologia computadorizada para mamografia. [Dissertação de mestrado]. Belo Horizonte: Centro de Desenvolvimento da Tecnologia Nuclear, Comissão Nacional de Energia Nuclear, 2008.

American Cancer Society (ACS) 2014. Disponível em: http://www.cancer.org/healthy/findcancerearly/cancerscreeningguidelines/american-cancer-society-guidelines-for-the-early-detection-of-cancer.

Berkow R, Beers MH, Fletcher AJ. The Merck manual of medical information. 1. ed. United State: Merck Research Laboratories, 1997.

Bontranger KL, Lampignano. Tratado de posicionamento radiográfico e anatomia associada. 7. ed. Rio de Janeiro (RJ): Elsevier, 2010.

Brasil. Ministério da Saúde. Atualização para técnicos em mamografia. Rio de Janeiro: Instituto Nacional de Câncer – INCA, 2012.

Brasil. Ministério da Saúde. Controle do câncer de mama. Documento de Consenso. Rio de Janeiro (RJ): Instituto Nacional de Câncer – INCA, 2004.

Brasil. Ministério da Saúde. Estimativa 2014. Incidência de câncer no Brasil. Rio de Janeiro: Instituto Nacional de Câncer – INCA, 2014.

Brasil. Ministério da Saúde. Mamografia: da prática ao controle. Ministério da Saúde. Rio de Janeiro: Instituto Nacional de Câncer – INCA, 2007.

Brasil. Ministério da Saúde. Portaria 453, de 1º de junho de 1998. Diretrizes de proteção radiológica em radiodiagnóstico médico e odontológico. Brasília: Diário Oficial da União, 1998.

Brasil. Ministério da Saúde. Portaria 2898, de 28 de novembro 2013. Atualiza o Programa Nacional de Qualidade em Mamografia (PNQM). Brasília (DF): ANVISA, 2013.

Brasil. Ministério da Saúde. Radiodiagnóstico médico: desempenho de equipamentos e segurança. Brasília (DF): ANVISA, 2005.

Bushong SC. Ciência radiológica para tecnólogos: física, biologia e radioproteção. 1. ed. São Paulo (SP): Elsevier Ltda, 2010.

Colégio Americano de Radiologia – ACR. Breast imaging-report and data system – BI-RADS® Altas. 5. ed. Reston (EUA): ACR, 2013.

Dixon JM. ABC of breast diseases. 3. ed. Carlton (Victoria): Blackwell, 2006.

Duarte DL. Radiologia da mama. 1. ed. Rio de Janeiro (RJ): Medsi, 1994.

Eklund GW, Busby RC, Miller SH, Job JS. Improved imaging of the augmented breast. American Journal of Roentgenology 1988; 151:469-73.

EUREF. European protocol for the quality control of the physical and technical aspects of mammography Screening. European, 2005.

EUREF Digital Addendum 2003. Addendum on digital mammography to chapter 3 of the European Guidelines for Quality Assurance in Mammography Screening. Nijmegem, The Netherlands, 2003.

European Commission. European guidelines for quality assurance in breast cancer screening and diagnosis. 4. ed. Luxembourg: CEC, 2006.

European Commission. European protocol on dosimetry in mammography. Zoetelief J, Fitzgerald M, Leitz W, Säbel M. Luxemburg: 1996, EUR 1623 EN.

Gold RH, Bassett LW, Widoff BE. Highlights from the history of mammography. Radiographics 1990; 10(6):1111-31.

Junqueira LC, Carneiro J. Histologia básica. 11. ed. Rio de Janeiro (RJ): Guanabara Koogan, 2008.

Kopans DB. Breast imaging. 3. ed. Philadelphia (EUA): J.B. Lippincott, 2006.

National Cancer Institute (NCI), 2014. Disponível em: http://www.cancer.gov/cancertopics/pdq/screening/breast/healthprofessional/page4.

National Electrical Manufacturer's Association (NEMA). Digital Imaging and Communications in Medicine (DICOM). Rosslyn, VA, 2000.

NHS Cancer Screening Programmes. Routine Quality Control Tests for Full Field Digital Mammography Systems. NHSBSP Equipment Report 0702, Version 1, February 2007.

Nunes AR, Conde DM, Sousa JA. Mastalgia cíclica: abordagem clínica. Revista Brasileira de Mastologia 2011; 21(3):135-9.

Oliveira MA. Avaliação da dose glandular e qualidade da imagem de pacientes submetidas a mamografias com processamento de imagem digital. [Dissertação de mestrado]. Belo Horizonte: Centro de Desenvolvimento da Tecnologia Nuclear, Comissão Nacional de Energia Nuclear, 2011.

Peixoto JE. Controle de qualidade em mamografia. In: Aguillar VLN, Bauab SP, Maranhão NM. Mama: diagnóstico por imagem. Rio de Janeiro: Revinter, 2009: 83-106.

Pereira C, Palmira J, Salgado M. Mastite puerperal. Saúde Infantil 2010; 32(2):92-4.

Sales ANS, Vieira GO, Moura MSQ, Almeida SPTMA, Vieira TOV. Mastite puerperal: estudo de fatores predisponentes. RBGO 2000; 22(10):627-32.

Sociedad Española de Fisica Medica. Protocolo de Control de Calidad en Mamografia Digital. SEFM, Madrid, 2008.

Densitometria Óssea

Adriana Maria Kakehasi
Rodrigo Modesto Gadelha Gontijo

INTRODUÇÃO

A densitometria óssea foi desenvolvida por John Cameron e James Sorenson no ano de 1963. O primeiro densitômetro comercial foi criado pela Universidade de Wisconsin – Madison, EUA, em 1972, sob a tutela de Richard B. Mazess, fundador da Lunar Corporation. O aparelho foi trazido para o Brasil apenas em 1989.

A densitometria óssea é hoje o exame de referência (padrão-ouro) para o diagnóstico de osteoporose. Realizada pela técnica mais largamente validada, a absorciometria de raios X com dupla emissão (DXA), é um exame rápido, não invasivo, que emite pequena quantidade de radiação e torna possível medir a quantidade de conteúdo mineral em uma área definida (densidade mineral óssea – DMO). Desse modo é possível estabelecer o diagnóstico precoce e o nível de gravidade da osteoporose. Além do diagnóstico, a densitometria óssea tem capacidade de avaliar quantitativamente o risco de fratura e monitorar mudanças na massa óssea decorrentes da progressão da doença e/ou do tratamento.

Apesar da denominação "densitometria" óssea, e ao contrário da tomografia computadorizada, trata-se de método que estima a densidade óssea através da área e, portanto, o resultado é expresso em g/cm^2.

OSTEOPOROSE

Definição

Osteoporose é uma desordem esquelética cuja principal característica é o comprometimento da força ou da resistência óssea, predispondo ao aumento do risco de fratura. Para a diminuição progressiva da resistência contribuem a redução da massa óssea e alterações estruturais na microarquitetura das trabéculas ósseas. Trata-se da doença óssea mais comum, observada em mulheres na pós-menopausa e, com o avançar da idade, frequente também em homens. De evolução silenciosa, a consequência mais relevante da osteoporose é a ocorrência de fraturas por fragilidade, sendo as mais comuns as fraturas vertebrais, do punho e do fêmur (Figura 13.1).

Embora a microarquitetura tenha um papel importante na composição óssea, sabe-se que a DMO é responsável por 70% de sua resistência e é considerada o mais forte preditor de fratura por fragilidade. Assim, a partir de 1994, a Organização Mundial da Saúde (OMS) classificou a osteoporose adotando como referência valores de densidade óssea em mulheres da raça branca e na pós-menopausa. Estudos mostram que a relação entre DMO e fratura é mais forte do que a existente entre colesterol e infarto do miocárdio e tão forte quanto aquela observada entre hipertensão arterial e acidente vascular cerebral.

Estima-se que 200 milhões de mulheres tenham osteoporose no mundo, e os custos projetados para o ano de 2020 com essa doença somam algo em torno de 62 bilhões de dólares. No Brasil, considerando em 30% a taxa média relativa à frequência da osteoporose em mulheres após a menopausa, pode-se estimar em cinco milhões o número de pacientes acometidas por essa enfermidade em todo o país. Estudos brasileiros com mulheres na pós-menopausa têm mostrado prevalência de osteoporose em torno de 25% e mortalidade para fratura de quadril de cerca de 21% a 30%.

A probabilidade de ocorrência de fratura de quadril em mulheres brancas com mais de 50 anos de idade, durante o tempo restante de vida, é estimada em torno de 17%.

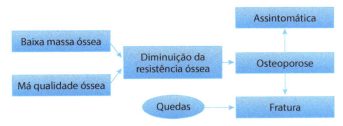

Figura 13.1 Determinantes da resistência óssea e desfechos associados à osteoporose.

Estima-se que a prevalência de fraturas vertebrais em mulheres com mais de 50 anos se aproxime dos 30% e que pelo menos 90% das fraturas de quadril em mulheres idosas possam ser atribuídas à osteoporose. No Brasil, no ano de 1998, as fraturas ósseas associadas à osteoporose corresponderam a 94.120 fraturas vertebrais e 37.000 fraturas de punho e fêmur, cada uma delas. O risco de sofrer uma fratura por osteoporose pelo resto da vida na mulher após 50 anos é de 35,7%, maior que o risco de ter câncer de mama, ovário ou endométrio. A fratura de fêmur apresenta mortalidade de 25% no primeiro ano, e 50% das pacientes necessitam de algum tipo de auxílio definitivo após sua ocorrência, perdendo a independência para as atividades da vida diária.

Para melhor compreensão da fisiopatologia da osteoporose é fundamental o entendimento da expressão *remodelação óssea*. O tecido ósseo é composto pela matriz extracelular, constituída principalmente de fibras colágenas tipo I e cristais de hidroxiapatita, e pelas células responsáveis pela formação e reabsorção ósseas. As células são de dois tipos: os osteoclastos, de origem hematopoética e responsáveis pela reabsorção óssea, e os osteoblastos, provenientes de células mesenquimais e produtores da matriz óssea. Tanto no osso cortical como no trabecular, um processo contínuo de formação, mediado pelos osteoblastos, acoplado à reabsorção, de responsabilidade dos osteoclastos, é chamado ciclo de remodelação óssea e garante o equilíbrio na manutenção da massa óssea em indivíduos adultos (**Figura 13.2**). Qualquer alteração no sentido de ruptura desse equilíbrio é capaz de resultar em osteoporose.

Um dos fatores mais importantes que determinam o aparecimento da osteoporose e explicam sua maior prevalência no sexo feminino é a deficiência estrogênica na pós-menopausa. Esse hormônio sexual apresenta efeito antirreabsortivo ósseo por diminuir a frequência de ativação dos ciclos de remodelação óssea e também por diminuir a produção local de citocinas, como as interleucinas 1 e 6, estimuladoras da reabsorção óssea. A perda óssea em mulheres na pós-menopausa e sem terapia de reposição hormonal é mais acentuada nos primeiros 5 a 10 anos, atinge preferencialmente o osso trabecular e pode chegar a 4% ao ano com perda aproximada de 15% em 5 anos. Mulheres com anorexia nervosa, atletas profissionais e aquelas ooforectomizadas também estão sujeitas à falência gonadal e, consequentemente, à perda óssea acelerada.

Os fatores de risco para osteoporose são muitos e podem ser classificados em uma das cinco categorias a seguir: idade ou relacionado com a idade, genético, ambiental, hormonal ou doenças crônicas e características físicas ósseas. Tabagismo, baixo índice de massa corporal e história familiar positiva para osteoporose também são fatores de risco para osteoporose, enquanto alcoolismo, uso de bebidas cafeinadas e sedentarismo na adolescência têm relação menos consistente com a DMO. Doenças que diminuem os níveis de estrógeno ou vitamina D, que prejudicam a absorção de cálcio, e também aquelas que determinam processo inflamatório sistêmico, como a artrite reumatoide, podem influenciar negativamente a remodelação óssea. Entre os medicamentos, sem dúvida a causa mais importante é o uso crônico de glicocorticoide, principal causa de osteoporose secundária e que acomete aproximadamente 30% dos indivíduos que utilizam esse medicamento por mais de 6 meses. Estima-se que fraturas ocorram em 30% a 50% das pessoas tratadas cronicamente com corticoide. Nos homens, o hipogonadismo representa causa relevante de baixa massa óssea.

Existem situações que se relacionam com maior risco de ocorrência de fraturas, como quedas frequentes que, em conjunto com a perda óssea ou com a baixa massa óssea, compõem o cenário clínico da osteoporose (**Tabela 13.1**).

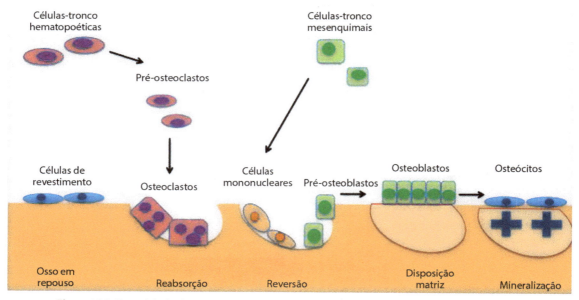

Figura 13.2 Remodelação óssea: processo de acoplamento entre ações dos osteoclastos e osteoblastos.

Tabela 13.1 Fatores associados ao cenário clínico da osteoporose

Falência em desenvolver esqueleto saudável ou incapacidade em manter massa óssea
Genética: pico de massa óssea desfavorável, raça/etnia
Ingesta inadequada dos nutrientes ósseos – cálcio, fósforo, vitamina D, má nutrição
Sedentarismo, tabagismo, etilismo, distúrbios alimentares (bulimia e anorexia)
Imobilização prolongada
Aumento da reabsorção óssea
Deficiência estrogênica, menopausa precoce
Deficiência de cálcio, hipovitaminose D, hiperparatireoidismo, hipertireoidismo descompensado
Doenças inflamatórias ou neoplásicas
Diminuição da formação óssea
Idade
Deficiência de fatores ou hormônios (deficiência de GH)
Glicocorticoide
Outras drogas: heparina, varfarina, fenobarbital, fenitoína, carbamazepina, lítio e metotrexato
Aumento do risco de quedas
Sarcopenia (déficit de massa magra/perda muscular)
Medicamentos (diuréticos, benzodiazepínicos etc.)
Ambiente desfavorável
Distúrbios do equilíbrio e da visão
Fratura prévia

A investigação da osteoporose inclui a abordagem dos fatores de risco para baixa massa óssea e para fraturas (principalmente quedas). A utilização dos critérios densitométricos da OMS possibilita a definição operacional da baixa massa óssea: os pacientes são definidos como portadores de osteoporose quando apresentam DMO abaixo de –2,5 desvios padrões (DP) em relação à média observada na população jovem, medida pela absorciometria de raios X de dupla energia. Existe uma correlação inversa entre baixa densidade óssea e risco de fraturas, sendo o risco de fratura vertebral multiplicado por dois a cada diminuição de 1DP na massa óssea.

A imagem obtida pela radiografia simples dos sítios ósseos é útil para o diagnóstico de fratura, mas não estabelece o diagnóstico de osteopenia ou osteoporose e, portanto, não deve ser utilizada com essa finalidade.

Principais indicações clínicas

O rastreamento da osteoporose por meio de densitometria óssea, segundo recomendações internacionais, deve ser feito nas seguintes situações:

1. Mulheres com 65 anos ou mais e homens com 70 anos ou mais. Até o momento, não há diferença nessa recomendação para grupos sociais ou étnicos.
2. Mulheres na pós-menopausa com menos de 65 anos e com fatores de risco para fratura.
3. Mulheres na transição menopausal com fatores de risco clínicos para fratura (baixo peso, fratura prévia ou uso de medicação de alto risco).
4. Homens com menos de 70 anos com fatores de risco clínicos para fratura.
5. Adultos com fratura por fragilidade (fratura por trauma mínimo ou não traumática).
6. Adultos com doença ou condição associada a baixa massa ou perda óssea.
7. Adultos usando medicações associadas a baixa massa ou perda óssea.
8. Todo indivíduo candidato à terapia farmacológica.
9. Todo indivíduo em tratamento, para monitorar seu efeito.
10. Todo indivíduo que não esteja recebendo terapia, desde que haja evidência de perda óssea que possa levar ao tratamento.
11. Mulheres descontinuando o uso de estrogênio devem ser avaliadas por meio de densitometria óssea de acordo com as indicações listadas previamente.

Indivíduos com evidências radiográficas de osteopenia ou fraturas vertebrais, indivíduos que apresentam perda de estatura (mais de 2,5cm) ou hipercifose torácica e mulheres com índice de massa corporal baixo (abaixo de 19kg/m^2) também são candidatos à realização de densitometria óssea.

TECNOLOGIA DXA

Produção de raios X e modo de energia dupla

O equipamento de absorciometria de raios X com dupla emissão é constituído basicamente pelo tubo de raios X, o colimador e o detector do feixe atenuado, além da mesa para acomodação do paciente e do console ou comando de operação para introdução, tratamento, armazenamento e impressão dos dados adquiridos.

Os raios X utilizados são produzidos por tubo de raios X que consiste basicamente em um filamento, em geral de tungstênio, que produz elétrons por emissão termoiônica no catodo. Esses elétrons, acelerados fortemente por uma diferença de potencial até o alvo metálico ou anodo, ao interagirem com os átomos do alvo (interação coloumbiana), são atraídos pelo núcleo eletricamente positivo. Essa interação faz com que os elétrons percam energia cinética e sejam desviados de sua trajetória. A perda de energia cinética é compensada pela emissão dos raios X, também denominada radiação de frenamento ou *Bremsthralung*.

Uma vez produzido, o feixe de raios X incidente é atenuado ao interagir com o paciente. A atenuação do feixe apresenta comportamento exponencial, ou seja, a maior taxa de atenuação ocorre nos centímetros iniciais e varia de acordo com a densidade do tecido em razão do coeficiente linear de atenuação e da espessura percorrida. Na técnica com dupla emissão, o uso de duas energias diferentes de raios X, uma mais baixa (30 a 50keV) e outra mais alta (acima de 70keV), possibilita o registro de dois perfis de atenuação. Em baixa energia, a atenuação óssea é maior que a de tecidos moles, enquanto em alta energia a atenuação óssea é semelhante à dos tecidos moles. Assim, osso e tecido mole são claramente discriminados.

REALIZAÇÃO DO EXAME
Principais sítios avaliados

A medida da DMO pela DXA deve ser feita nos dois sítios chamados centrais, que são a coluna vertebral (L1 a L4) e o fêmur, por serem importantes locais sujeitos a fraturas osteoporóticas. Padroniza-se o fêmur direito, mas a varredura pode ser feita à esquerda, caso necessário. Em determinadas circunstâncias, quando não é possível posicionar a coluna ou o fêmur ou quando existem importantes alterações degenerativas da coluna vertebral, pode ser utilizado o rádio a 33% (também chamado de rádio 1/3). Esse é o único sítio periférico capaz de substituir a coluna e o fêmur no diagnóstico densitométrico de osteoporose. A suspeita de hiperparatireoidismo e os casos em que o peso do paciente ultrapasse o limite de suporte do equipamento também são indicações para pesquisa da DMO em antebraço.

Antes do exame é recomendado que o paciente seja entrevistado para assegurar que a medida da massa óssea seja feita de maneira adequada e resulte na melhor aferição possível. Em geral, são aplicados questionários que registram as características clínicas, como sexo, peso, altura e idade, estado menopausal, uso de medicamentos e realização prévia do exame. Do mesmo modo, podem ser detectadas situações que facilitam o correto posicionamento ou determinam a troca ou a não realização da varredura em um sítio específico, como, por exemplo, quando se identifica a presença de prótese de quadril ou fratura vertebral. Em mulheres em idade fértil, a gravidez é uma contraindicação à realização do exame. Não é necessário qualquer preparo, e o paciente pode realizar o exame com roupas leves, sem metais, certificando-se de que não foram deixados artefatos, como moedas e alfinetes, nas vestimentas. O exame tem a duração de cerca de 10 minutos, não se utiliza de contraste e é indolor. Orienta-se não usar ou suspender os medicamentos à base de cálcio nos dias que antecedem a realização do exame. Não é necessário suspender o uso isolado de vitamina D. Caso o paciente tenha se submetido a algum exame com contraste, deve aguardar 5 dias para realizar a densitometria.

Posicionamento do paciente e acessórios de mobilização
Coluna lombar

Para a medida da DMO na coluna vertebral o paciente é colocado em decúbito dorsal com as articulações coxofemorais e os joelhos a 90 graus. Para isso, os equipamentos de DXA portam uma almofada padrão com o formato de

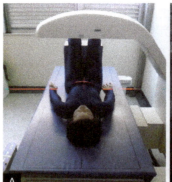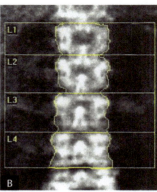

Figura 13.3A Representação do posicionamento para aquisição de imagem da coluna lombar. **B** Imagem de densitometria óssea de coluna lombar (L1-L4) em paciente do sexo feminino de 67 anos mostrando osteoporose (*T-score* = −3DP).

paralelepípedo que possibilita seu ajuste à altura dos membros inferiores do paciente.

Na medida da DMO são analisadas as vértebras L1 a L4 (**Figura 13.3**). Devem ser incluídas todas as vértebras avaliáveis e excluídas apenas as que estejam afetadas por alteração estrutural local ou artefato ou apresentem diferença no valor do *T-score* maior que uma unidade. O resultado final é dado pela média ponderada dos valores das quatro vértebras, três vértebras se quatro não puderem ser usadas e duas se três não puderem ser usadas. A classificação diagnóstica da OMS não deve ser utilizada com base na DMO de uma única vértebra. Nesse caso, o diagnóstico deve ser fundamentado em outro sítio esquelético: o fêmur ou o antebraço.

Vértebras anatomicamente anormais podem ser excluídas da análise se:

- estiverem nitidamente anormais e não acessíveis à resolução do sistema ou
- houver mais que 1DP de diferença no *T-score* entre a vértebra em questão e as adjacentes.

Fêmur

Nesse momento, o paciente tem os dois membros inferiores estendidos e é utilizado um acessório de posicionamento, que também acompanha o equipamento, o qual fixa o membro inferior a ser examinado em rotação interna de 15 graus na altura do pé. O outro lado fica livre. Após a varredura, o diagnóstico densitométrico nesse sítio deve valer-se das medidas do colo femoral ou do fêmur total (inteiro), o que estiver mais baixo (**Figura 13.4**).

Apesar de padronizada a varredura à direita, a DMO pode ser medida em qualquer um dos lados. Quando se faz o monitoramento terapêutico, as medidas devem ser comparadas com os valores obtidos do fêmur total. Em crianças e adolescentes, em virtude das mudanças rápidas na anatomia e na DMO, esse sítio não é utilizado para diagnóstico e acompanhamento.

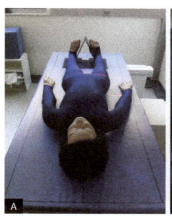
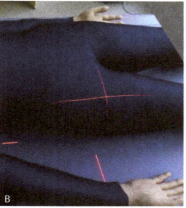
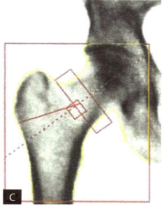

Figura 13.4A a B Representação do posicionamento para aquisição de imagem da coluna lombar. **C** Imagem de densitometria óssea de fêmur proximal mostrando resultado de *T-score* de –3,2DP na região do colo femoral (baixa massa óssea – osteoporose) em indivíduo de 74 anos do sexo masculino.

As regiões de interesse do fêmur proximal, incluindo a área de Ward e do grande trocanter, não devem ser usadas para o diagnóstico de osteoporose e, por isso, muitas vezes nem são mostradas em relatórios de densitometria.

Antebraço

Nesse estudo, o paciente se senta ao lado do equipamento e estende o braço não dominante sobre a mesa, formando um ângulo de aproximadamente 90 graus entre o braço e o antebraço. Assim, é possível avaliar a massa óssea trabecular e cortical do rádio. Deve-se manter o braço relaxado, porém imóvel e fixado à mesa.

A avaliação da DMO do antebraço (terço distal do rádio) é realizada quando tanto o fêmur como a coluna lombar não podem ser avaliados, sendo o único sítio periférico capaz de substituí-los no diagnóstico densitométrico de osteoporose (**Figura 13.5**).

Corpo total

O paciente deve estar em decúbito dorsal, centralizado na mesa de exame de acordo suas linhas de referência. Os braços devem estar estendidos ao longo do corpo com as palmas apoiadas na mesa e os pés e as pernas fixados para imobilização do paciente durante a aquisição (**Figura 13.6**).

A varredura de corpo inteiro torna possível analisar com precisão o percentual de massa magra e gordura, além da quantidade de cálcio no esqueleto, uma vez que avalia a DMO de todo o esqueleto. A análise da composição corporal é útil na avaliação de sarcopenia (perda de massa magra), em programas de condicionamento físico e massa óssea em crianças e adolescentes. Esse exame não é invasivo e tem baixa emissão de raios X, durando aproximadamente 6 minutos.

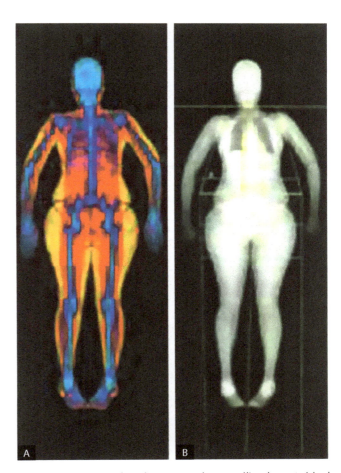

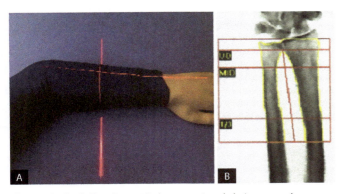

Figura 13.5A e B Densitometria óssea mostrando baixa massa óssea – osteopenia em antebraço: *T-score* de –1,9DP em região do rádio a 33% (terço proximal do rádio, local indicado pela seta).

Figura 13.6A e B Varredura de corpo total para análise de conteúdo de massa magra e massa gorda.

MÉTODOS DE AVALIAÇÃO

Métodos *T-score* e *Z-score*

O padrão internacional de referência da OMS para o diagnóstico de osteoporose em mulheres na pós-menopausa e em homens de 50 anos ou mais é o *T-score* igual ou menor que – 2,5DP no colo femoral. Esse padrão de referência, o *T-score* do fêmur, é derivado do banco de dados NHANES III, de indivíduos femininos, caucasianos e com idade entre 20 e 29 anos. *T-score* é o valor em DP que demonstra o quanto a medida do indivíduo que está sendo avaliado se afasta da média das medidas dos indivíduos jovens no banco de referência utilizado – no caso do colo do fêmur o NHANES III. Além desse sítio (colo femoral), a osteoporose também pode ser diagnosticada se o *T-score* da coluna lombar ou do fêmur total apresentar resultado igual ou inferior a – 2,5DP.

A OMS define como normal *T-score* até –1,0DP e como osteopenia *T-score* entre –1,1 e –2,4DP. Cabe ressaltar que o risco de fratura não é exclusivo para o diagnóstico de osteoporose, lembrando que aproximadamente 50% das fraturas ocorrem em pessoas com osteopenia ou mesmo com DMO normal. Isso acontece, em parte, porque a densidade mineral é apenas um dos fatores que contribuem para a resistência óssea. Qualidade óssea e risco de quedas são importantes determinantes do risco de fraturas osteoporóticas. Desse modo, tem-se optado pelo uso da expressão *baixa massa óssea* em vez de categorizar os resultados como osteopenia ou osteoporose.

Para avaliação densitométrica em mulheres antes da menopausa e em homens com menos de 50 anos utiliza-se o *Z-score* e não o *T-score* (**Figura 13.7**). Valor de *Z-score* igual ou abaixo de –2,0DP é definido como "abaixo da faixa de variação esperada para a idade" e um *Z-score* maior que –2,0DP é considerado "dentro da variação esperada para a idade". Em mulheres na transição menopausal, considerado o período em torno dos 45 anos, está autorizada a aplicação dos critérios diagnósticos da OMS.

RADIOPROTEÇÃO E CONTROLE DE QUALIDADE

Radioproteção é um conjunto de ações cujo objetivo é reduzir ao mínimo a exposição do ser humano às radiações ionizantes, objetivando sua proteção contra os efeitos nocivos das radiações e, ao mesmo tempo, possibilitando o desenvolvimento seguro de atividades necessárias que possam resultar em exposição. As ações de radioproteção são embasadas nos princípios básicos de justificação, otimização e limitação de dose, além das premissas adotadas na rotina: tempo, distância e blindagem.

Como qualquer modalidade radiológica que se utiliza de raios X, a densitometria exige atenção e com o objetivo de estabelecer diretrizes para minimizar os riscos e maximizar os benefícios da prática a Portaria 453 da Vigilância Sanitária dispõe sobre a utilização de raios X para diagnóstico.

A sala onde são realizados os procedimentos densitométricos é classificada como área controlada e deve dispor de acesso restrito, permitido apenas aos profissionais e às pessoas autorizadas, e sinalização adequada com o símbolo internacional de radiação.

Todos os indivíduos que trabalham com raios X diagnósticos devem usar na altura do tórax, durante a jornada de trabalho e enquanto permanecerem em área controlada, dosímetro individual de leitura indireta a ser trocado mensalmente. No entanto, como as doses efetivas dos trabalhadores durante 1 ano, desde que mantenham uma distância segura, são menores que os limites de dose anual recomendados por norma, a obrigatoriedade do uso de dosímetro individual pode ser dispensada a critério da autoridade local.

Controle de qualidade

O controle de qualidade em densitometria é bastante rigoroso e imprescindível para garantir a qualidade e a reprodutibilidade das análises de massa óssea, além de minimizar a exposição do paciente e, contudo, produzir um diagnóstico fidedigno. Dessa maneira, é possível enquadrar o serviço em situação de excelência sob o ponto de vista de qualidade.

Os principais fatores que influenciam a qualidade do exame densitométrico estão relacionados com o operador, que posiciona os pacientes e em seguida adquire e analisa previamente as imagens; com o paciente, que pode voluntária ou involuntariamente se movimentar durante a realização da varredura, ocasionando assim artefatos prejudiciais à análise posterior; com o equipamento, que exige testes

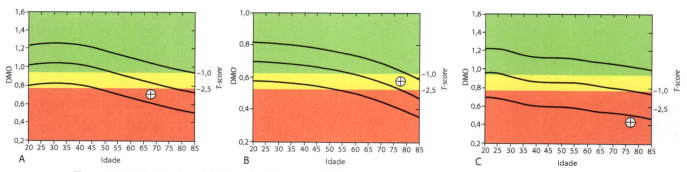

Figura 13.7A a C Densitometria óssea de coluna em indivíduo jovem mostrando resultado de DMO avaliada pelo *Z-score*.

específicos determinados por cada fabricante, os quais devem ser realizados periodicamente.

Em relação ao equipamento, são necessárias aferições periódicas de *precisão* e *acurácia*. A primeira pretende verificar a capacidade do equipamento de obter resultados semelhantes ao real, ao passo que a segunda visa à determinação da capacidade do equipamento de obter sempre os mesmos resultados a partir de medidas subsequentes.

Associado às aferições citadas anteriormente, para o controle de qualidade é exigida a execução de constantes métodos de calibração. Em geral, as calibrações são ditadas pelo fabricante do equipamento e subdivididas em intrínsecas e extrínsecas com realização contínua e periódica, respectivamente.

A calibração intrínseca, considerada também como teste automático do sistema, é realizada a partir de filtros acoplados ao tubo de raios X e consiste em verificar a estabilidade do sistema continuamente, devendo ser realizada pelo operador em sua rotina.

A calibração extrínseca é realizada por meio de um simulador padrão antropomórfico de coluna (**Figura 13.8**) com a finalidade de monitorar o desempenho do equipamento diariamente e ainda avaliar se os valores de área, CMO e DMO (**Figura 13.9**) permanecem estáveis com o tempo.

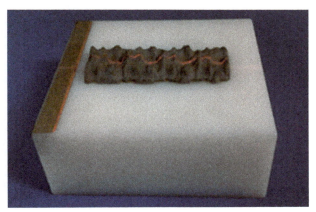

Figura 13.8 Simulador antropomórfico de coluna.

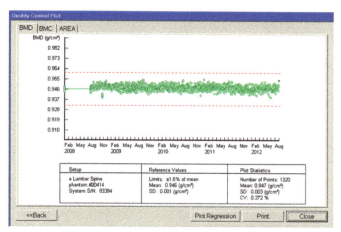

Figura 13.9 Exemplo de resultados obtidos de DMO (*BMD*), CMO (*BMC*) e valores de área ao longo do tempo utilizando o simulador.

Bibliografia

Agência Nacional de Vigilância Sanitária – ANVISA. Portaria Federal 453. Ministério da Saúde. Brasil, 1998.

Brandão CMA, Camargos BM, Zerbini CA et al. Posições oficiais 2008 da Sociedade Brasileira de Densitometria Clínica (SBDens). Arq Bras Endocrinol Metab 2009; 53(1):107-12.

Comissão Nacional de Energia Nuclear – CNEN. Diretrizes Básicas de Proteção Radiológica. CNEN-NN 3.01. Brasil, 2011.

Garcia R, Leme MD, Garcez-Leme LE. Evolution of Brazilian elderly with hip fracture secondary to a fall. Clinics 2006; 61(6):539-44.

Holrod C, Cooper C, Dennison E. Epidemiology of osteoporosis. Best Pract Res Clin Endocrinol Metab 2008; 22:671-85.

Kakehasi A, Maia MNS, Leite ET, Geber S. Prevenção e tratamento farmacológico da osteoporose na pós-menopausa. RBM Mar 2013. V 70. Especial GO 1 pp. 18-24.

Kanis JA. Bone mineral DXA as a fracture predictor fracture. Bone 2002; 30:251-8.

Melton LJ 3rd. How many women have osteoporosis now? J Bone Miner Res 1995; 10:175-7.

National Institute of Health. NIH Consensus Development Panel on Osteoporosis Prevention, Diagnosis, and Therapy. JAMA 2001; 285:785-95.

Okuno E, Yoshimura E. Física das radiações. 1. ed. São Paulo: Oficina de Textos, 2010.

Tomografia Computadorizada

Arnaldo Prata Mourão
Samuel de Almeida e Silva

INTRODUÇÃO

A tomografia computadorizada (TC) é um dos mais importantes métodos de diagnóstico por imagem em todo o mundo. A tendência de utilização crescente dessa tecnologia é aparente desde seu surgimento, no início da década de 1970. Como a TC se utiliza dos feixes de raios X para a geração da imagem diagnóstica, todos os pacientes recebem uma dose de radiação ao se submeterem a um exame por TC. Assim, com o aumento da demanda desses exames, também aumentou a exposição da população a esse tipo de radiação.

Por se tratar de um equipamento computadorizado, a imagem primária gerada em um aparelho de TC é digital e, como tal, pode ser retrabalhada após sua aquisição, aumentando a possibilidade de um diagnóstico mais eficiente. A qualidade das imagens diagnósticas é de suma importância para a detecção de patologias, de modo que a otimização de protocolos de aquisição para a geração dessas imagens é necessária para diminuir a exposição do paciente e para a busca de uma imagem de alta qualidade técnica.

O surgimento dos aparelhos de TC representou um salto quase tão grande no processo diagnóstico quanto o aparecimento do aparelho de raios X. A grande contribuição inicial dos aparelhos de TC reside na possibilidade de gerar imagens diagnósticas do cérebro, órgão até então impossível de ser visualizado através das imagens de raios X por estar localizado no interior da calota craniana. Por meio da radiologia convencional não é possível o estudo adequado dos tecidos moles localizados no interior de estruturas ósseas, como o cérebro. A TC supre essa deficiência ao tornar possível observar as estruturas internas do corpo humano através de imagens de cortes anatômicos nas quais não ocorre a sobreposição de estruturas.

Com o advento da TC como método de diagnóstico para aplicações médicas, assistiu-se a uma rápida sofisticação da tecnologia empregada, desde os tomógrafos de "primeira geração" até os equipamentos helicoidais multicortes atuais. Esse avanço tecnológico tem promovido forte impacto na qualidade das imagens obtidas e na acurácia diagnóstica. As imagens radiodiagnósticas tornaram-se fundamentais para o resultado final na propedêutica do paciente, e os exames de TC são cada vez mais empregados. As alterações anatômicas observadas por meio das imagens de TC auxiliam o diagnóstico de muitas patologias em diversas especialidades médicas.

HISTÓRICO

O termo *tomografia* significa "imagem em tomos", ou seja, em planos, e essa definição se aplica às imagens de qualquer aparelho diagnóstico que possibilite a geração de imagem de um plano de corte anatômico, viabilizando o estudo de estruturas localizadas no interior do corpo. Entre os procedimentos que geram imagens tomográficas estão também a ressonância magnética, a ultrassonografia e os tomógrafos de medicina nuclear. No entanto, o aparelho que gera imagens tomográficas a partir da absorção diferenciada do feixe de raios X passou a ser denominado aparelho de tomografia computadorizada.

A primeira utilização prática de um aparelho de TC ocorreu em 1971, pelo Dr. Godfrey Hounsfield, na Inglaterra, quando foi gerada a primeira imagem do cérebro. O processo de aquisição dos dados demorou aproximadamente 5 minutos, e o processo de reconstrução da imagem de um corte teve a duração de cerca de 20 minutos. Desde seu aparecimento, a velocidade de aquisição de dados aumentou drasticamente e a qualidade da imagem se tornou cada vez melhor. Hoje, é possível obter em segundos uma sequência de imagens de corte de uma região.

Por gerar primariamente imagens de cortes axiais, em virtude da técnica utilizada para a aquisição dos dados, a TC foi inicialmente denominada tomografia computadorizada axial. Atualmente, com os programas de manipulação de imagens, os aparelhos de TC geram imagens de outros cortes (coronais, sagitais, inclinados ou curvos) e volumétricas com muita rapidez. Essa possibilidade implica uma melhora significativa nas aplicações diagnósticas das imagens de TC.

EQUIPAMENTO

O equipamento de TC consiste em uma mesa para a acomodação do paciente, um *gantry* onde se move o tubo de raios X e um sistema computacional de comando (painel de comando). Após a acomodação do paciente, a mesa é deslocada para dentro de uma abertura existente no *gantry*, no interior da qual o paciente é posicionado para a aquisição dos dados que darão origem à imagem. O painel de comando, como o nome sugere, funciona como uma interface entre o equipamento e o operador. Ele é utilizado para programar os protocolos de aquisição das imagens, executar os exames propriamente ditos, processar as imagens e trabalhar as imagens até sua documentação. O painel de comando fica localizado em ambiente externo à sala de exames (**Figura 14.1**).

A aquisição de dados em um aparelho de tomografia se dá mediante a captura de um sinal de raios X que atravessa uma fatia de tecido. Assim, usa-se um tubo de raios X para a geração de um feixe delgado, o qual irradia uma fatia do paciente a partir da qual se deseja gerar a imagem. Após a interação do feixe de raios X com os constituintes corporais, detectores de radiação posicionados no lado oposto do paciente obtêm o sinal filtrado e enviam a informação ao computador. Após a irradiação sucessiva da fatia em ângulos variados, obtêm-se dados que são manipulados por computador e geram uma imagem de uma fatia.

A aquisição de dados para a geração da imagem evoluiu ao longo dos anos por meio de quatro gerações distintas.

Primeira geração

Os aparelhos de TC de primeira geração apresentavam uma geometria de feixe paralelo (feixe em lápis), uma técnica simples que possibilita entender facilmente o princípio de funcionamento de um aparelho de TC. Múltiplas medições de um feixe de raios X muito colimado, transmitido através de uma fatia, eram realizadas por um único detector. O feixe incidente sofria um deslocamento sucessivo, promovendo a varredura de toda a fatia, enquanto o detector ficava sempre alinhado ao feixe posicionado após o paciente, realizando cerca de 60 medições nessa condição. Posteriormente, o sistema composto pelo tubo de raios X e pelo detector era deslocado para uma nova angulação em relação ao centro do objeto e uma nova varredura da fatia era realizada com mais 60 medições. Em uma terceira etapa, o processo era novamente repetido em uma nova angulação, e após a obtenção de 180 medições o computador iniciava a manipulação desses dados para a obtenção da imagem da fatia irradiada. O tempo necessário para a aquisição de dados era de cerca de 5 minutos. A **Figura 14.2A** apresenta um diagrama da estrutura utilizada pelos equipamentos que faziam uso dessa técnica de aquisição.

Segunda geração

Os aparelhos de TC de segunda geração passaram a utilizar um feixe delgado em forma de leque e um conjunto linear de 30 detectores. Com a utilização dessa nova estrutura a aquisição dos dados pôde ser feita com quatro posicionamentos do conjunto tubo de raios X e série de detectores, com a varredura completa da fatia com dois posicionamentos em três ângulos distintos de incidência do feixe. Desse modo, a aquisição dos dados para a geração da imagem de uma fatia ocorria em aproximadamente 30 segundos. A **Figura 14.2B** apresenta um diagrama da estrutura utilizada pelos equipamentos de segunda geração.

Terceira geração

Os aparelhos de terceira geração continuaram a utilizar um feixe delgado em forma de leque e um arco contendo muitos detectores que se deslocavam em conjunto ao redor do paciente, descrevendo uma trajetória de 360 graus. Essa estrutura foi introduzida em 1976. Assim, o tempo para a aquisição de dados para geração da imagem de uma fatia era o necessário para completar uma volta do conjunto tubo/arco detector em torno do paciente (entre 1 e 4 segundos). A **Figura 14.2C** apresenta um diagrama da estrutura utilizada para a coleta de dados nos equipamentos de terceira geração.

Quarta geração

Os aparelhos de quarta geração utilizam um anel de detectores fixo. A aquisição dos dados necessários para gerar a imagem de uma fatia é alcançada mediante a rotação de 360 graus do tubo de raios X, e os detectores que recebem o sinal que ultrapassa o paciente enviam a informação ao computador. O uso de um anel fixo de detectores melhora consideravelmente o aparecimento de artefatos gerados pelo deslocamento; no entanto, aumenta significativamente o número de detectores necessários para compor o anel. A **Figura 14.2D** apresenta um diagrama da estrutura utilizada para a coleta de dados nos equipamentos de quarta geração.

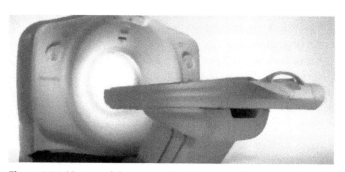

Figura 14.1 Vista geral de um aparelho de tomografia computadorizada.

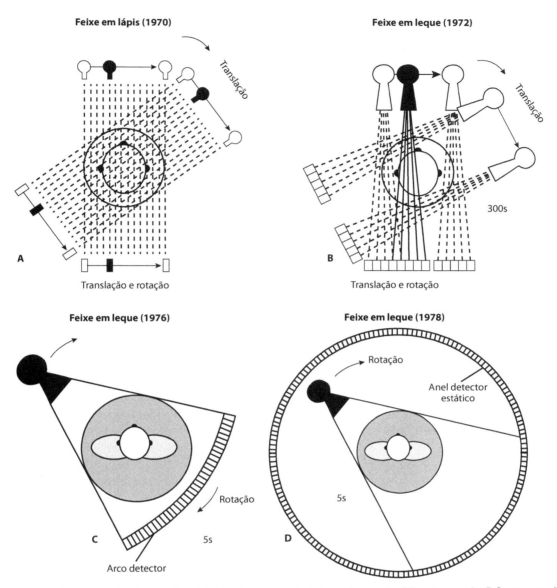

Figura 14.2 Quatro gerações de aparelhos de TC. **A** Primeira geração. **B** Segunda geração. **C** Terceira geração. **D** Quarta geração.

Como a tomografia gera imagens de fatias do corpo humano, para o diagnóstico de uma região é necessário obter imagens sucessivas de fatias da base ao ápice, de modo que toda a região possa ser observada e diagnosticada. Assim, no processo de aquisição de imagens axiais dos tomógrafos sequenciais/convencionais o paciente é acomodado na mesa, que se desloca até o interior do *gantry* e para. O conjunto tubo-arco detector gira 360 graus em torno do paciente, irradiando a primeira fatia. A mesa sofre um pequeno deslocamento e para novamente para a irradiação da segunda fatia. Esse processo se repete até a aquisição dos dados da última fatia da região desejada.

Aparelhos de tomografia atuais

Os aparelhos de tomografia atualmente disponíveis utilizam a forma de aquisição de dados da terceira geração com um tubo de raios X que emite um feixe em leque e um arco de detectores que giram 360 graus em torno do paciente. A preferência por esse tipo de aquisição de dados se deu em razão da evolução tecnológica dos aparelhos, o que minimizou os efeitos de desalinhamento entre o tubo e o arco detector, da incorporação dos anéis deslizantes para transferência de potência elétrica para o tubo de raios X e, principalmente, pelo fato de os aparelhos de terceira geração precisarem de uma quantidade muito menor de detectores que os de quarta geração.

Os anéis deslizantes possibilitam a transferência de energia elétrica de uma fonte estacionária para uma carga rotativa. Assim, a incorporação dos anéis deslizantes para o fornecimento de energia elétrica para o tubo de raios X rotativo eliminou a necessidade de parada completa do tubo de raios X após a aquisição de dados de cada fatia. Em virtude do cabo de alimentação, o tubo girava obrigatoriamente 360 graus em um sentido e depois tinha de retornar os 360 graus para que o cabo de alimentação não se rompesse.

Assim, o uso de anéis deslizantes tornou possível que o tubo de raios X se deslocasse continuamente em um mesmo sentido sem paradas, o que diminuiu o tempo necessário para a varredura. Além de aumentar a velocidade de aquisição de imagens sucessivas de corte axial (aquisição axial), na qual a mesa parava para a aquisição dos dados de cada fatia, o uso de anéis deslizantes levou ao surgimento da técnica de aquisição helicoidal.

Na varredura helicoidal, o paciente é posicionado no início da região a ser observada (primeira fatia) e o tubo gira repetidamente em torno do paciente enquanto a mesa desliza continuamente até que a última fatia entre no *gantry*. Esse movimento simultâneo da mesa e do tubo de raios X faz com que o feixe de raios X descreva uma trajetória helicoidal em relação ao paciente. A aquisição helicoidal, por não necessitar de paradas de mesa, torna muito menor o tempo de varredura. A **Figura 14.3** ilustra a trajetória do feixe de raios X em aquisição helicoidal.

Outra tecnologia muito importante incorporada aos aparelhos de tomografia é representada pelos arcos multidetectores, que tornaram possíveis as aquisições multicortes. Assim, com a utilização de arcos com mais de uma fileira de detectores e com o feixe um pouco menos delgado, quando o tubo gira em torno do paciente, podem ser adquiridos dados de mais de uma fatia. A **Figura 14.4** ilustra um arco simples e um arco multidetector com quatro fileiras de detectores. Assim, em uma volta completa em torno do paciente, esse arco multidetector coleta quatro vezes mais informação que o arco simples no mesmo tempo.

A incorporação da aquisição helicoidal associada aos arcos multidetectores tornou muito rápidas as varreduras de TC. Quanto maior a quantidade de fileiras de detectores no arco detector, mais rápidas suas aquisições. Por exemplo, a aquisição de imagens dos pulmões com varredura helicoidal em aparelhos multicortes (que contêm arco multidetector) pode ser realizada em poucos segundos.

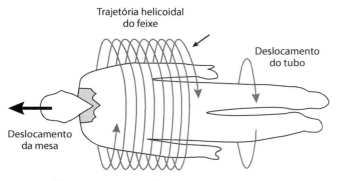

Figura 14.3 Trajetória helicoidal do feixe de raios X.

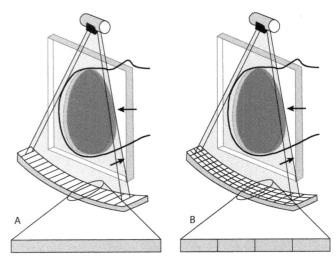

Figura 14.4 Arcos detectores. **A** Simples. **B** Multidetector com quatro fileiras de detectores.

PARÂMETROS DE CONTROLE

Para a aquisição de imagens em um aparelho de TC são utilizados protocolos de aquisição típicos para cada exame. Assim, existem protocolos específicos para cada região ou órgão e, em alguns casos, para cada tipo de paciente (adulto, pediátrico etc.). Quando o executor opta por um protocolo de cabeça, por exemplo, automaticamente é definida uma série de parâmetros, os quais variam de acordo com o que foi definido no protocolo selecionado. A escolha dos parâmetros influencia a qualidade do feixe de raios X, o tempo de exame e a qualidade da imagem gerada.

Tensão de alimentação (kV)

O tubo de raios X de um aparelho de TC deve ser alimentado com tensão em corrente contínua na faixa dos quilovolts (kV). A tensão de alimentação do tubo de raios X interfere diretamente com a qualidade do feixe e, consequentemente, com o contraste da imagem gerada. Em geral, os aparelhos de TC apresentam quatro níveis de tensão, que variam entre 80 e 140kV, dependendo do aparelho. Os exames de rotina de tórax e cabeça, por exemplo, costumam ser realizados com uma tensão de 120kV. Exames de estruturas mais delgadas, como membros, podem ser realizados com 80kV.

Corrente do tubo (mA)

A corrente elétrica do tubo está na faixa dos miliamperes (mA) e define o fluxo de elétrons que migra do catodo para o anodo no tubo de raios X. Em última instância, define o fluxo de raios X emitido pelo tubo em direção ao paciente. O fluxo de fótons necessário para a geração de imagens por TC é variável, pois depende das características da região que está sendo varrida (espessura, densidade, tecidos), da intensidade do sinal que precisa chegar ao detector e do tempo que o tubo demora para dar uma volta completa em torno do paciente. Assim, estruturas mais radiopacas, mais densas e mais espessas demandam correntes maiores.

Tempo do tubo

O tempo que o tubo demora para dar uma volta completa em torno do paciente pode variar de acordo com a tecnologia adotada. Os aparelhos mais rápidos apresentam tempos mínimos de 0,5s ou menos, mas valores maiores podem ser definidos na composição do protocolo. O tempo do tubo influencia diretamente o tempo do exame: quanto mais rápido for o giro do tubo em torno do paciente, menos tempo demora a varredura.

O tempo de giro do tubo influencia também a definição do valor da corrente do tubo (mA), uma vez que o sinal que atinge os detectores deve ser suficiente para gerar a informação. Assim, quando se define um tempo mais rápido para o giro do tubo em torno do paciente, também deve ser estabelecido um valor de corrente proporcionalmente maior e vice-versa.

Espessura do feixe de raios X

A espessura do feixe de raios X deve ser definida de acordo com a espessura da fatia que se deseja irradiar. Quanto mais fina a fatia, mais detalhes podem ser observados (**Figura 14.5**). Atualmente, o limite mínimo de espessura de fatia é de 0,5mm (espessura mínima do feixe). Em aparelhos multicanais, a espessura do feixe é definida pelo número de canais utilizados multiplicado pela espessura da fatia irradiada. Assim, em um aparelho multicorte de 32 canais, que pode gerar informação simultânea de 32 fatias em uma volta do tubo em torno do paciente, se a espessura da fatia for definida em 1mm, o feixe terá uma espessura de 32mm. No entanto, se a região demanda a observação de alterações menores, o uso da espessura de fatia de 0,5mm implicará uma espessura do feixe de 16mm. Quanto mais fina a espessura da fatia, maior número de imagens será necessário para se observar uma mesma região e mais tempo será gasto na aquisição das imagens.

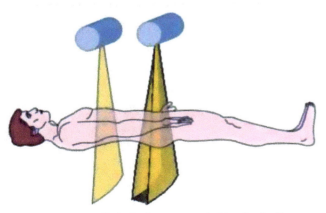

Figura 14.5 Variação da espessura do feixe de raios X.

Passo do tubo

O passo do tubo é definido como a distância entre uma fatia e a próxima em uma varredura. Em aquisições helicoidais, corresponde ao deslocamento da mesa quando o tubo dá uma volta completa em torno do paciente. Assim, se na varredura de um volume com 20cm de comprimento se opta por irradiar fatias de 0,5mm, poderiam ser geradas até 400 imagens distintas desse volume. No entanto, nem sempre isso é necessário para a obtenção de um bom diagnóstico por meio de imagens de tomografia. Em uma aquisição axial, ao ser utilizado um passo de tubo de 1mm, o número de imagens geradas seria reduzido para 200. No entanto, nesse caso, haveria fatias no volume que não seriam observadas.

Pitch

O *pitch* é um parâmetro que correlaciona o passo do tubo à espessura do feixe. O passo do tubo representa a distância entre uma fatia e a próxima, em uma aquisição axial, ou o deslocamento da mesa quando o tubo dá uma volta completa em torno do paciente, em uma aquisição helicoidal. A espessura do feixe é a espessura final do feixe colimando. Quando se usa um único canal, a espessura do feixe é a espessura da fatia. Em arcos multicanais, a espessura do feixe é dada pela espessura da fatia multiplicada pelo número de canais que estão sendo utilizados. Pode-se determinar o valor do *pich* por meio da equação 1:

$$Pitch = \frac{Passo\ do\ tubo}{Espessura\ do\ feixe} \quad (1)$$

CARACTERÍSTICAS DA IMAGEM

Formação da imagem na TC e reconstrução das imagens

Para a geração da imagem de corte de uma fatia irradiada, o aparelho de TC gera uma série sucessiva de radiografias da fatia à medida que o tubo de raios X e o arco detector giram 360 graus em torno dessa fatia. A radiografia é uma imagem de projeção na qual as estruturas internas do paciente ficam superpostas. A partir das radiografias obtidas, o computador do equipamento é capaz de obter a imagem de corte na qual não existe sobreposição de estruturas, utilizando uma técnica denominada *reconstrução inversa filtrada*. A reconstrução inversa é um método de reconstrução de imagem de corte a partir das projeções ou sombras de um objeto. A **Figura 14.6** ilustra o princípio de geração de imagem de corte de um objeto a partir da interseção de suas sombras, quando este é iluminado de pontos diferentes.

Em virtude da característica de penetração e absorção não linear do feixe de raios X, além da obtenção da imagem da superfície do objeto, é possível obter as imagens de estruturas internas ao objeto. No entanto, tende a ocorrer

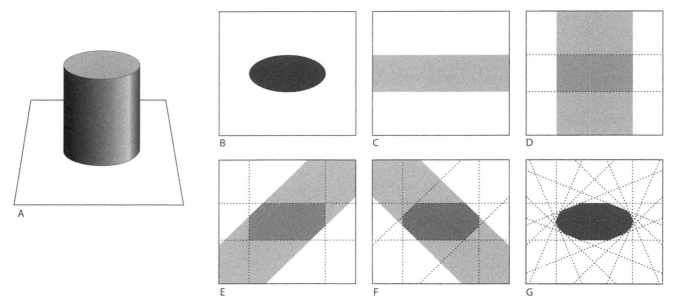

Figura 14.6 Geração de imagem por projeção inversa. **A** Objeto. **B** Imagem do objeto. **C** Incidência 0 grau. **D** Duas incidências. **E** Três incidências. **F** Quatro incidências. **G** Oito incidências.

o borramento da imagem de corte obtida quando se utiliza o método de reconstrução inversa para feixes de raios X. Para remover esse efeito de borramento é utilizado um filtro, o que explica a denominação reconstrução inversa filtrada (*filtered backprojection*).

Dimensões

As imagens de TC são imagens médicas digitais registradas no padrão DICOM (*Digital Imaging and Communications in Medicine*). Esse padrão de imagens é aplicado a todas as imagens médicas. Por se tratar de uma imagem digital, sua origem é uma matriz numérica que define a intensidade de cada um de seus pontos. A imagem digital é composta por uma série de células denominadas *pixels*. A resolução de uma imagem digital é dada pelo número de *pixels* que ela contém: quanto maior o número de *pixels* que compõem uma imagem, mais detalhada é essa imagem. As imagens de TC são produzidas em uma matriz de 512 × 512 *pixels*, para a imagem padrão, ou 1.024 × 1.024 *pixels*, para imagens que necessitam de maior resolução, como imagens dos pulmões, por exemplo. A **Figura 14.7** ilustra a formação de uma imagem digital pela associação de *pixels*. O aumento na resolução de uma imagem digital implica o aumento no tempo de processamento para obtê-la e também no espaço necessário para seu armazenamento. Uma imagem de 1.024 × 1.024 *pixels* tem quatro vezes mais *pixels* que uma imagem padrão de TC.

O campo máximo de observação (*field of view* – FOV) de um aparelho de TC é de 50cm. Assim, em imagens com matriz de 512 × 512 *pixels* cada *pixel* corresponde a uma área de 0,98mm^2, enquanto em imagens de 1.024 × 1.024 *pixels* cada *pixel* corresponde a uma área de 0,49mm^2. Valores de FOV menores que 50cm podem ser utilizados de maneira a se observar melhor estruturas menores, como ocorre em imagens diagnósticas da região do ouvido.

Escala Hounsfield

Na imagem de TC, cada *pixel* que compõe a matriz de imagem recebe um valor numérico definido pelo processamento das informações obtidas no processo de irradiação do paciente. Esses valores numéricos são definidos em uma escala denominada unidade Hounsfield (H ou HU). A escala Hounsfield tem sua referência de zero na água; portanto, o valor da água na escala Hounsfield é 0H. Todos

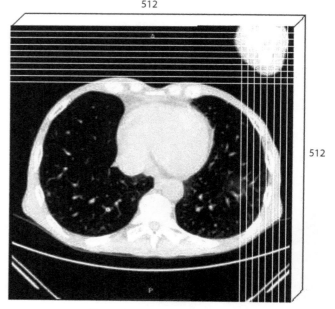

Figura 14.7 Imagem digital de TC.

Tabela 14.1 Valores na escala Hounsfield

Substância	Valor Hounsfield
Osso cortical	600 a 1.000
Músculo	20 a 40
Massa cinzenta	36 a 45
Massa branca	22 a 32
Água	0
Gordura	−60 a −80
Pulmões	−600 a −400
Ar	−1.000

os materiais que têm uma característica de absorção de radiação menor que a da água apresentam valores negativos na escala Hounsfield e aqueles que absorvem mais que a água têm valores positivos. O valor mínimo da escala é −1.000H, correspondendo ao ar. A Tabela 14.1 indica os valores de alguns materiais na escala Hounsfield.

Escala de cinza

A escala de cinzas é uma escala em que os tons de cinza são distribuídos entre o preto e o branco, que são, respectivamente, os extremos da escala. Nas imagens de TC é utilizada uma escala de 256 tons. Esse número de tons, que pode ser facilmente diferenciado por um sistema computacional, não pode ser distinguido pelo olho humano, ou seja, o olho humano vê tons próximos nessa escala como se fossem iguais.

A distribuição dos tons de cinza na matriz numérica da imagem de TC se dá de acordo com a região que se deseja observar. O contraste sempre deverá privilegiar o órgão que está sendo avaliado. Assim, dois parâmetros devem ser observados na distribuição da escala de cinzas em uma imagem de TC: nível da janela (*level window* – WL) e amplitude da janela (*width window* – WW).

O nível (WL) de uma janela indica em que ponto da escala Hounsfield vai ficar o cinza médio, a cor central da escala de cinza, que varia do branco até o preto. A amplitude da janela define como a escala de cinza será distribuída.

Um valor de amplitude de 400H indica que, em relação ao nível definido (WL), os valores em HU terão 200H abaixo e 200H acima do nível. Assim, se o nível estiver definido em 200H e a amplitude for de 600H, 300H ficarão acima do nível e os outros 300H abaixo. A cor preta, que corresponde ao nível mais baixo da janela, ficará no valor de −100H, que corresponde ao valor do nível menos a metade do valor da amplitude. A cor branca, que corresponde ao nível mais alto, ficará no valor de 500H. Todos os *pixels* com valores abaixo de −100H serão colorizados de preto e todos aqueles com valores acima de 500H serão colorizados de branco, e a escala de cinzas ficará distribuída entre −100 e 500H. A Figura 14.8 ilustra como janelas diferentes podem gerar informações distintas para uma mesma fatia.

PROTOCOLOS DE AQUISIÇÃO

Conferência de dados: uma etapa fundamental antes da execução do exame tomográfico

Os exames tomográficos revolucionaram o trabalho médico em praticamente todas as áreas de atuação ao possibilitarem diagnóstico e conduta corretos para uma grande variedade de doenças e situações clínicas. Contudo, apesar de seus potenciais benefícios, cada exame de TC só deve ser realizado a partir de uma indicação precisa e após solicitação formal por meio do pedido de exame.

O pedido de exame deve conter informações completas e corretamente preenchidas pelo médico solicitante. Uma vez de posse de dados do paciente, registrados no pedido de exame, o operador do tomógrafo (em geral um tecnólogo ou técnico de radiologia) e o médico radiologista poderão executar a aquisição de imagem por TC com parâmetros técnicos, também conhecidos como protocolos, ideais para cada situação clínica.

As informações fundamentais de um dado paciente contidas no pedido de exame são: (1) a identificação; (2) a descrição do estado clínico, do grau de mobilidade e do peso corporal; (3) a eventual localização do paciente em um

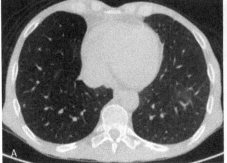 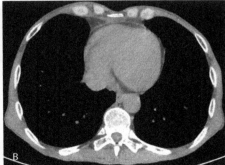 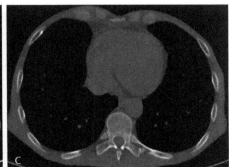

Figura 14.8 Distribuição da escala de cinzas. **A** Janela de pulmões. **B** Janela de tecidos moles. **C** Janela de ossos.

hospital; (4) a indicação clínica, e (5) possíveis contraindicações ao exame tomográfico.

A identificação do paciente é o dado a ser conferido inicialmente. O pedido de exame deve conter o nome completo, a data de nascimento e o número de registro do paciente na clínica ou hospital. Inconsistências nesses dados poderão ocasionar dificuldades e erros no fluxo de trabalho e no armazenamento e distribuição das imagens médicas.

O pedido de exame deve explicitar as condições clínicas do paciente e o grau de urgência do exame. O setor de imagem deverá priorizar os casos de maior gravidade. Deve-se considerar, em cada caso, o risco-benefício do transporte do paciente até o setor de imagem. Algumas vezes, o doente estará clinicamente instável e não poderá realizar o exame. É necessário, também, verificar o peso do paciente, pois cada aparelho de TC tem um limite máximo de peso que pode suportar (em geral, entre 130 e 180kg, dependendo do modelo do tomógrafo).

A localização e o meio de transporte do paciente até o setor de radiologia merecem destaque. É preciso conhecer e registrar o local de origem do doente e seu telefone de contato. Além disso, é necessário verificar a necessidade de acompanhamento por um profissional de saúde durante o percurso, especialmente em casos de pacientes graves, politraumatizados ou oriundos de unidade de tratamento intensivo.

O pedido de exame deve conter a história clínica e uma hipótese diagnóstica ou dúvida a ser respondida. Os estudos tomográficos modernos são usados para a investigação de uma grande variedade de doenças, em estudos anatômicos e em procedimentos intervencionistas, cada um obedecendo a parâmetros técnicos que dependem de uma indicação clínica bem fundamentada.

Existem contraindicações aos estudos tomográficos. A principal está relacionada com o uso do contraste iodado intravenoso. Outra contraindicação é a exposição à radiação ionizante. O uso do contraste iodado intravenoso deve ser evitado em pacientes com histórico de alergias, especialmente naqueles com alergia ao contraste propriamente dito ou ao iodo. O uso do contraste iodado também deve ser evitado em pacientes que apresentem alterações da função renal. Idealmente, testes de função renal, especialmente creatinina sérica, devem ser feitos em idosos e naqueles com histórico de doenças renais antes de um exame tomográfico contrastado. Em algumas situações, apesar de contraindicações formais, a TC pode ser realizada quando extremamente necessária, sendo ponderados os riscos e os benefícios.

Os riscos de exposição aos raios X são cumulativos e mais deletérios para certos órgãos, como as gônadas e a tireoide. Indivíduos em fase de crescimento correm maior risco. Portanto, a realização de um exame tomográfico deve ser criteriosamente discutida nos casos de pacientes que já se submeteram a vários exames de TC ou que têm a perspectiva de se submeter, bem como em crianças, adolescentes e mulheres grávidas. Nesses casos, outro método diagnóstico pode ser considerado, como a ressonância magnética ou a ultrassonografia, que não utilizam radiação ionizante.

Programação de um exame tomográfico

Para facilitar o posicionamento e a programação dos exames tomográficos os fabricantes de aparelhos de TC desenvolveram a radiografia de projeção por varredura, um tipo de radiografia digital usada em todos os tomógrafos computadorizados atuais. Essa radiografia, também conhecida como topograma ou *scout view*, é adquirida antes do estudo tomográfico e possibilita o planejamento adequado do exame, de modo a cobrir completamente toda a área de interesse. Normalmente são obtidas duas radiografias, nas incidências anteroposterior e perfil. O topograma também permite uma análise anatômica grosseira do segmento corporal em observação. Subsequentemente à radiografia digital é adquirido um conjunto de dados tomográficos computadorizados tridimensionais, os quais são posteriormente manipulados e reformatados, constituindo o exame tomográfico propriamente dito.

Existem protocolos específicos para os vários segmentos corporais, como crânio, pescoço, tórax, abdome, pelve, coluna vertebral e as várias partes dos membros superiores e inferiores. Os protocolos se constituem em parâmetros técnicos inseridos nos computadores dos tomógrafos computadorizados por meio de suas estações de comando e de *softwares* de interface específicos. Variam de acordo com o tipo de equipamento e seu fabricante, serviços de saúde e médicos radiologistas responsáveis pelos exames.

Para cada exame, é necessário selecionar uma área de interesse, controlar a respiração do paciente (apneia ou respiração livre), eventualmente usar meio de contraste e, por fim, manipular, arquivar e documentar as imagens adquiridas.

A instalação dos protocolos fica a cargo dos engenheiros, operadores do tomógrafo e médicos radiologistas. Contudo, uma vez instalados, os protocolos são praticamente fixos, com raras exceções, restando aos operadores a tarefa de identificar os pacientes, escolher um protocolo preestabelecido de acordo com o segmento corporal de interesse, delimitar o segmento a ser estudado por meio do topograma e acionar o comando de aquisição das imagens. Por fim, cabe ao operador documentar o exame e estocar as imagens em um meio específico, geralmente um disco compacto (CD) e/ou PACS (*picture archiving and communications system*).

Uma descrição sumária dos tipos de parâmetros técnicos a serem selecionados e seus quantitativos mais usuais em protocolos básicos é oferecida nas **Tabelas 14.2 a 14.6**.

Tabela 14.2 Modelo geral de protocolo de TC

Tensão/corrente/tempo do tubo	120kV	200 a 300mA	> 0,5s
Espessura da fatia	0,5mm		
Pitch	0,75 a 1,5		
Extensão da aquisição	Limite cranial do segmento em estudo Limide caudal do segmento em estudo		
Sentido de aquisição Controle da respiração	Craniocaudal ou caudal-cranial Apneia única ou respiração livre		
Contraste oral	Se aplicável. Pode-se usar contraste positivo (soluções de bário ou iodo) e negativo (água, solução de polietilenoglicol ou metilcelulose)		
Fases do exame	Pré-contraste, arterial, venosa e tardia/excretora		
Volume total do contraste intravenoso	1 a 2mL/kg de peso		
Infusão do contraste intravenoso	Uso de bomba injetora; 2 a 5mL/s		
Delay (retardo) (Depende da função cardíaca do paciente) É recomendável o uso do detector automático de bólus de contraste	Arterial precoce: 20 a 30 segundos Arterial tardia: 40 segundos Venosa/portal: 60 a 70 segundos Excretora/tardia: 5 minutos ou mais		

Tabela 14.3 Protocolo de crânio – Rastreamento

Tensão/corrente//tempo do tubo	120kV	200mA	> 0,5s
Espessura da fatia	0,5mm		
Pitch	0,75 a 1,5		
Extensão da aquisição	Do ápice à base do crânio		
Sentido da aquisição	Caudal-cranial		
Controle da respiração	Sem apneia (respiração livre)		
Fases do exame	Pré-contraste e pós-contraste		
Volume total do contraste intravenoso	50 a 100mL		
Infusão do contraste intravenoso	Uso de bomba injetora; 3mL/s		
Delay ou retardo (s)	60s		

Tabela 14.4 Protocolo de cabeça e pescoço – Rastreamento

Tensão/corrente/tempo do tubo	120kV	150mA	> 0,5s
Espessura da fatia	0,5mm		
Pitch	0,75 a 1,5		
Extensão da aquisição	Base do crânio Fúrcula esternal		
Sentido da aquisição	Cranial-caudal		
Controle da respiração	Geralmente em apneia inspiratória		
Fases do exame	Geralmente uma única fase após o uso intravenoso do contraste iodado		
Volume total do contraste intravenoso	100mL		
Infusão do contraste intravenoso	Uso de bomba injetora; 3mL/s		
Delay ou retardo (s)	60s		
Observações	Manobras de Valsalva modificada e de bochecha insuflada são usadas com frequência em várias situações clínicas		

Tabela 14.5 Protocolo de tórax – Rastreamento

Tensão/corrente/tempo do tubo	120kV	150mA	0,5s
Espessura da fatia	0,5mm		
Pitch	0,75 a 1,5		
Extensão da aquisição	Supraclavicular Polo superior dos rins (incluir suprarrenais)		
Sentido da aquisição	Cranial-caudal		
Controle da respiração	Apneia inspiratória única		
Fases do exame	Antes e/ou após o uso intravenoso do contraste iodado		
Volume total do contraste intravenoso	1 a 2mL/kg de peso		
Infusão do contraste intravenoso	Uso de bomba injetora; 3mL/s		
Delay ou retardo (s)	70 a 80 segundos ou detecção automática do bólus de contraste em situações específicas vasculares		
Observações	Documentação em janelas pulmonar e mediastinal		

Tabela 14.6 Protocolo de abdome e pelve – Rastreamento

Tensão/corrente/tempo do tubo	120kV	200 a 250mA	0,5s
Espessura da fatia	0,5mm		
Pitch	0,75 a 1,5		
Extensão da aquisição	Superior: Abdome superior: cúpulas diafragmáticas / Abdome total: cúpulas diafragmáticas / Pelve: cristas ilíacas/bifurcação aórtica Inferior: Abdome superior: cristas ilíacas/bifurcação aórtica / Abdome total: margem inferior do pube / Pelve: margem inferior do pube		
Sentido da aquisição	Cranial-caudal		
Controle da respiração	Apneia única		
Contraste oral	Pode-se usar contraste positivo (soluções de bário ou iodo) ou negativo (água, solução de polietilenoglicol ou metilcelulose)		
Fases do exame	Pré-contraste, arterial precoce, arterial tardia, portal e tardia/excretora, dentre outras (depende da indicação clínica)		
Volume total do contraste intravenoso	1 a 2mL/kg de peso ou 100mL		
Infusão do contraste intravenoso	Uso de bomba injetora; 3mL/s		
Delay (retardo) (Depende da função cardíaca do paciente) É recomendável o uso do detector automático de bólus de contraste	Arterial precoce: 20 a 30 segundos Arterial tardia: 40 a 45 segundos Portal: 70 a 80 segundos Excretora/tardia: 5 minutos ou mais		

Interpretação básica de exames tomográficos

Os estudos tomográficos são considerados o método padrão para o diagnóstico de várias doenças e condições clínicas. Além disso, vêm sendo usados para o rastreamento (*screening*) de algumas doenças, como o câncer de cólon.

Os dados de um exame tomográfico computadorizado formam um conjunto de informações tridimensionais de um segmento corporal, podendo ser reformatados em imagens bidimensionais ou tridimensionais em estações de trabalho computadorizadas, de modo a possibilitar a interpretação do exame. O médico radiologista é o responsável pela interpretação e pela confecção do relatório ou laudo do estudo tomográfico. Contudo, os tecnólogos precisam ter noções básicas de interpretação das imagens e devem conhecer o modo de apresentação das doenças. Afinal, são os primeiros a ter acesso às imagens de um paciente e podem alertar o radiologista sobre a necessidade de mudanças no protocolo original do exame.

USO DE CONTRASTE EM TOMOGRAFIA COMPUTADORIZADA

O uso do contraste iodado intravenoso é uma prática corrente em radiologia e pode melhorar de maneira significativa a qualidade de imagem tomográfica e aumentar a acurácia diagnóstica de várias condições clínicas. O tempo é crucial para a qualidade das imagens. Se as imagens do abdome, por exemplo, são obtidas decorridos aproximadamente 30 segundos desde o início da infusão do produto contrastante, o contraste intravenoso estará circulando predominantemente no sistema arterial; esta é a fase arterial do estudo. Se as imagens tomográficas são obtidas em aproximadamente 60 segundos, o agente de contraste estará circulando principalmente no sistema portal e essa é conhecida, portanto, como fase portal, a mais comumente usada e versátil na avaliação abdominal.

A aquisição das imagens tomográficas contrastadas pode ser iniciada ou disparada pela detecção do agente de contraste ao chegar em um dado vaso sanguíneo de qualquer segmento corporal. Os tomógrafos atuais dos diversos fabricantes contêm *softwares* de detecção de contraste que superam as diferenças de débito cardíaco de cada paciente, melhorando a qualidade das imagens em comparação com a aquisição realizada com tempos fixos após a injeção do contraste intravenoso. Isso é particularmente útil em exames angiográficos, mas também aplicável aos exames tomográficos contrastados em geral.

As imagens do abdome são as que apresentam maior variabilidade nos protocolos contrastados. Costumam ser adquiridas imagens na fase contrastada portal, na qual o sistema portal e o fígado, que recebe a maior parte de seu aporte sanguíneo pela veia porta, estão bem opacificados. Em várias situações, contudo, protocolos bifásicos (arterial e portal), trifásicos (pré-contraste, arterial e portal) e quadrifásicos (pré-contraste, arterial, portal e tardio) são realizados em situações clínicas específicas.

Os contrastes também podem ser usados por via oral ou retal em exames do aparelho digestivo. Os contrastes por via oral são administrados geralmente 1 hora antes do estudo tomográfico em exames de abdome e pelve, no próprio serviço de tomografia. Existem contrastes positivos, como as soluções diluídas de iodo e bário, e contrastes negativos ou neutros, como a água pura ou soluções de manitol e polietilenoglicol. Para o estudo do aparelho digestivo proximal costumam ser usados contrastes negativos por via oral, enquanto os contrastes positivos são usados no estudo do intestino grosso, tanto por via oral como retal. Essa regra, contudo, não é fixa, e há casos, por exemplo, de uso de solução de iodo para avaliação do intestino delgado. Outro exemplo de contraste negativo consiste no uso de ar ambiente por via retal em exames de colonografia por TC (colonoscopia virtual).

Bibliografia

Bharath AA. Introductory medical imaging. Morgan and Claypool Publishers, 2008. 186p.

Calzado A, Geleijns J. Tomografía computarizada: evolución, principios técnicos y aplicaciones. Revista de Fisica Medica 2010; 11(3):163-80.

Cunningham IA, Judy PF. Imaging. In: Brozino DJ (Org.). The biomedical engineering handbook. Boca Raton: CRC Press, 2000.

Hounsfield GN. Nobel awards address: computed medical images. Medical Physics 1980; 7(4):283-90.

Kak AC, Slaney M. Principles of computerized tomographic imaging. New York: IEEE Press, 1999. 327 p.

Mourão AP. Fundamentos de radiologia e imagem. São Caetano do Sul: Difusão, 2010. 376p.

Pianykh OS. Digital imaging and communications in medicine (DICOM). Boston: Springer, 2008. 383p.

Timothy PL, MacGowan CK. Imaging techniques. In: Moore J, Zouridakis G (Org.). Biomedical technology and devices handybook. Boca Raton: CRC Press, 2004.

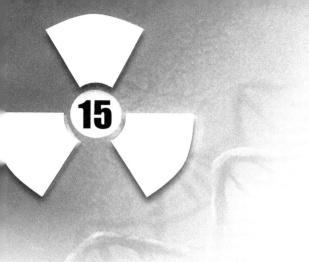

15
Tomografia por Emissão de Pósitrons (PET)

Tadeu Takao Almodovar Kubo
Priscilla Teixeira Aguiar

INTRODUÇÃO

A instrumentação nos sistemas de aquisição em tomografia por emissão de pósitrons (PET) tem evoluído desde o advento dos equipamentos híbridos, por volta de 1990.[1] Em 1998, o primeiro protótipo de PET/TC se tornou operacional.[1] As técnicas de imagem anatômicas, como a tomografia computadorizada (TC) e a ressonância magnética (RM), aliadas às imagens funcionais de medicina nuclear, têm despertado grande interesse no âmbito científico e clínico em todo o mundo. Atualmente, além dos equipamentos híbridos de PET/TC, são também comercializados os equipamentos de PET/RM, que surgem com o objetivo de agregar novas informações clínicas, diferentes das encontradas com as técnicas aplicadas individualmente.[2]

Mesmo com o grande desenvolvimento da instrumentação de aquisição, há ainda um importante fator para a formação da imagem: a escolha correta do radiofármaco que será empregado de acordo com a indicação clínica. Um dos primeiros equipamentos de PET/TC foi anunciado pela GE Healthcare,[1] *Discovery LS*, no início de 2001. Logo em seguida, a Siemens apresentou o *Biograph* e, um pouco mais tarde, a Philips lançou as versões *Gemini*.[1] Com o passar dos anos a instrumentação e os modelos dos equipamentos sofreram algumas modificações.

TECNOLOGIA DO PET
Processo de aniquilação e LOR

O princípio de formação de imagem no sistema PET consiste no processo de aniquilação. O pósitron, que é ejetado de um radionuclídeo mediante a desintegração β+, tem uma energia cinética (Tabela 15.1) que é perdida por interações inelásticas com o meio e se combina com um elétron, formando o *positronium*, que tem um tempo de vida da ordem de 10^{-10}s antes da aniquilação. Nesse processo, as massas do pósitron e do elétron são convertidas em energia eletromagnética.

Como o pósitron e o elétron estão em repouso quando ocorre esse processo, a energia dos fótons produzidos mediante a aniquilação pode ser deduzida por meio da equação da equivalência de energia e massa de Einstein (equação 1):

$$E = m_{elétron}c^2 + m_{próton}c^2 \quad (1)$$

onde E é a energia total do processo, $m_{elétron}$ é a massa do elétron, $m_{próton}$ é a massa do próton e c é a velocidade da luz (3×10^8 m/s).

Nesse processo de aniquilação, cuja energia total é 1.022MeV, dois fótons com a mesma energia (511keV) são produzidos e emitidos diametralmente opostos (Figura 15.1).

Como os fótons são projetados diametralmente opostos e com a mesma velocidade, o sistema de aquisição mais eficaz é o do tipo anel de detectores, onde são coletadas informações sobre as interações em todas as direções, aumentando a sensibilidade da detecção (Figura 15.2). Além disso, os fótons são emitidos ao mesmo tempo, formando

Tabela 15.1 Características físicas dos principais radionuclídeos usados em PET

Radionuclídeo	Fonte	Meia-vida (min)	Energia máxima (e média) do pósitron (keV)	Alcance médio na água (mm)
Carbono-11	Cíclotron	20,4	970 (390)	1,1
Nitrogênio-13	Cíclotron	9,95	1.190 (490)	1,2
Oxigênio-15	Cíclotron	2,07	1.720 (740)	2,5
Flúor-18	Cíclotron	110	635 (250)	0,5
Gálio-68	Gerador	68	1.899 (836)	0,8
Rubídio-82	Gerador	1,25	3.356 (1.532)	1,5

Fonte: Cal-González et al., 2009.

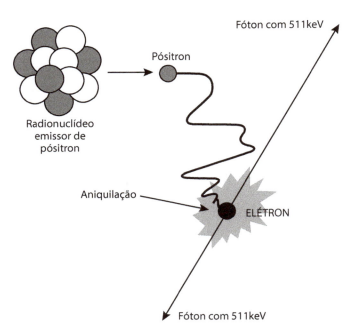

Figura 15.1 Processo de aniquilação. O pósitron percorre um caminho, encontra um elétron e ocorre a aniquilação com a produção de dois fótons com energia de 511keV. (Adaptada da referência 5.)

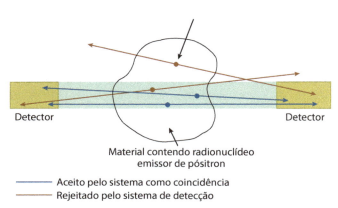

Figura 15.2 Sistema de coincidência de detecção. (Adaptada da referência 5.)

uma "linha imaginária" dessa trajetória, conhecida como linha de resposta (*line of response* – LOR), na qual há uma probabilidade igual de encontrar o ponto de aniquilação (**Figura 15.3A**).

O cruzamento de muitas dessas LOR define o ponto de ocorrência das aniquilações. Teoricamente, esses fótons chegariam ao sistema de detecção quase ao mesmo tempo, e para tanto foi criado um sistema de detecção de coincidências que auxilia a determinação dessa LOR, que é fundamental para a formação da imagem.

Como "quase ao mesmo tempo" não significa ao mesmo tempo, há uma diferença temporal que deverá ser considerada para a reconstrução das LOR. Uma das saídas para essa correção é a tecnologia conhecida como tempo de voo (*time of flight* – TOF), que é utilizada para avaliar, atra-

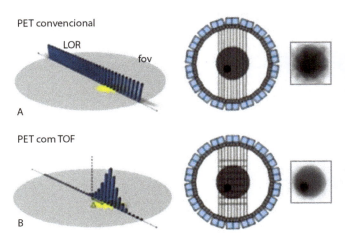

Figura 15.3 Influência na determinação da LOR nos equipamentos com sistema de detecção sem TOF e com TOF. (Adaptada da referência 1.) **A** Sem TOF. **B** Com TOF.

vés do intervalo de tempo de detecção dos fótons, a região de maior probabilidade de ocorrência de uma aniquilação (**Figura 15.3B**).

Toda essa tecnologia para a determinação precisa do local de ocorrência da aniquilação pode ser "enganada" por fótons que interagem dentro do corpo do paciente e mudam de direção. Esse fenômeno, conhecido como efeito ou espalhamento *Compton*, é caracterizado pela mudança de direção do fóton, e a probabilidade de sua ocorrência está associada ao número atômico e à energia do fóton. Se é provável a alteração da direção, é possível a ocorrência de coincidências que produzam LOR que não têm origem no ponto real de aniquilação. A **Figura 15.4** ilustra duas possibilidades muito comuns de coincidências que não são verdadeiras.

Cristal

A primeira parte do equipamento que interage com os fótons é constituída por cristais. O cristal no sistema PET/TC costuma estar acoplado às fotomultiplicadoras, constituindo um bloco. Um bloco padrão é formado por quatro fotomultiplicadoras que estão acopladas ao cristal através de uma resina (**Figura 15.5**).

Em medicina nuclear, há uma grande diversidade de cristais, os quais são utilizados de acordo com os fabricantes (**Tabela 15.2**).

As características intrínsecas do cristal são importantes para a compreensão das limitações e do desempenho do sistema de aquisição. Para fótons de energia maiores, como é o caso do PET (511keV), são preferíveis cristais com uma densidade maior (μ) para que aumente a probabilidade de interação do fóton com o cristal, produzindo assim a cintilação. O cristal BGO (germanato de bismuto – $Bi_4Ge_3O_{12}$) tem eficiência de detecção excelente, se comparado aos outros cristais para fótons de 511keV (**Tabela 15.3**).

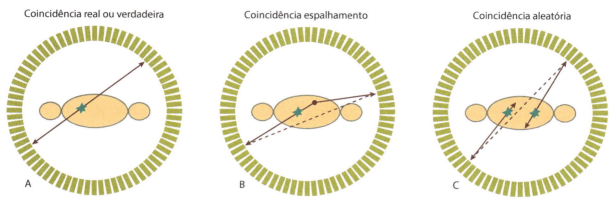

Figura 15.4 Coincidências. **A** Verdadeira: tem origem na mesma aniquilação e produz uma LOR real. **B** Espalhamento: ocorre a aniquilação, mas o fóton sofre uma alteração em sua trajetória, dando origem a uma LOR que não é real (*linha tracejada*). **C** Aleatória: a origem da aniquilação é distinta e produz uma LOR que não é real (*linha tracejada*). (Adaptada da referência 5.)

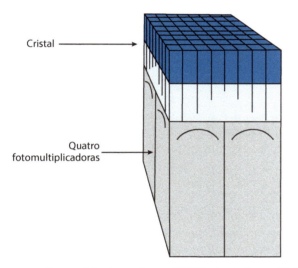

Figura 15.5 Bloco padrão de um sistema PET/TC: cristal e fotomultiplicadoras. (Adaptada da referência 5.)

O LSO (cintilador de cério dopado com oxiortossilicato de lutécio – Lu_2SiO_5), apesar de normalmente apresentar um custo menor que o BGO, é um pouco menos eficiente, mas tem resposta mais rápida (intervalo entre o recebimento do fóton e a produção da luz), brilha mais (maior produção de luz) e pode, muitas vezes, oferecer vantagens quando há uma taxa de contagem maior e é necessária uma resposta mais rápida. Essas vantagens não são a principal explicação para o custo mais alto do LSO em relação ao BGO, ao qual se somam o custo da matéria-prima e de produção. A cor da luz, produto da interação do fóton com o cristal, está associada ao pico de emissão, conforme listado na **Tabela 15.3**. Para os cristais BGO e LSO a cor está compreendida entre o verde e o azul em razão do comprimento de onda. Novos cristais vêm sendo estudados, como é o caso do LuAP ($LuAlO_3$), do brometo de lantânio ($LaBr_3$) e do cloreto de lantânio ($LaCl_3$).

Tabela 15.2 Propriedades de alguns materiais cintiladores utilizados em medicina nuclear

Propriedades	NaI(Tl)	BGO	LSO	GSO	CsI(Tl)	LuAP	LaBr₃
Densidade (g/cm³)	3,67	7,13	7,4	6,71	4,51	8,34	5,3
Número atômico efetivo	50	73	66	59	54	65	46
Tempo de decaimento (ns)	230	300	40	60	1000	18	35
Rendimento do fóton (por keV)	38	8	20-30	12-15	52	12	61
Índice de refração	1,85	2,15	1,82	1,85	1,80	1,97	1,9
Higroscópico	Sim	Não	Não	Não	Poucp	Não	Sim
Pico de emissão (nm)	415	489	420	430	540	365	358

Na(Tl): iodeto de sódio dopado com tálio; BGO: germanato de bismuto; LSO: oxi-ortossilicato de lutécio dopado com cério; GSO: silicato de gadolínio dopado com cério, CsI(Tl): iodeto de césio dopado com tálio; LuAP: peroviskta de alumínio e lutécio dopado com cério; LaBr₃: brometo de lantânio dopado com césio.
Fonte: Pichler, Wehrl, Judenhofer, 2008.

Tabela 15.3 Coeficientes de atenuação linear e eficiência de detecção para alguns cintiladores em 511keV*

Cintilador	µ (511keV) cm⁻¹	ε (2cm)	ε^2 (2cm)	ε_{50} (2cm)‡	ε_{50^2} (2cm)
NaI(Tl)	0,34	0,49	0,25	0,25	0,061
BGO	0,95	0,85	0,72	0,43	0,18
LSO, LYSO	0,88	0,83	0,69	0,41	0,17
GSO	0,70	0,75	0,57	0,38	0,14
BaF₂	0,44	0,58	0,34	0,29	0,086

Na(Tl): iodeto de sódio dopado com tálio; BGO: germanato de bismuto; LSO: oxi-ortossilicato de lutécio dopado com cério; LYSO: oxi-ortossilicato de lutécio e ítrio; GSO: silicato de gadolínio dopado com cério; BaF₂: fluoreto de bário; µ: coeficiente de atenuação linear; ε^2: eficiência ao quadrado (utilizado para calcular a sensibilidade do equipamento); ε_{50}: eficiência de detecção, assumindo um limiar de baixa energia com 50% dos pulsos contados; ε_{50^2} = eficiência de detecção ao quadrado, assumindo um limiar de baixa energia com 50% dos pulsos contados.
*Valores de eficiência são para cristais com espessura de 2cm.
†Eficiência de detecção, assumindo que não há limiar para baixa energia (todos os pulsos contados).
‡Eficiência de detecção, assumindo um limiar de baixa energia com 50% dos pulsos contados.
Fonte: Soreson, 2012.

Fotomultiplicadoras

As fotomultiplicadoras estão localizadas após o cristal e têm a propriedade de, através da luz emitida pelo sistema, produzir um sinal relativo à chegada de um fóton ao sistema de detecção. A luz produzida na interação chega à fotomultiplicadora através de sua face, conhecida como janela de entrada, onde se localiza o fotocatodo. Nessa janela há uma substância que emite césio antimônio (CsSb) ou composto bialcalino e que interage com o fóton e ejeta os fotoelétrons (**Figura 15.6**).

A eficiência de conversão dos fótons em fotoelétrons é conhecida como *eficiência quântica*. Essa eficiência está associada ao número de fótons de fotoelétrons produzidos pela quantidade de fótons de luz que chegam ao sistema.

Os fotoelétrons são acelerados na direção dos dinodos, que têm voltagem positiva e atraem os fotoelétrons. Para chegar aos dinodos o fotoelétron passa por uma região de grade focal, onde é direcionado para o primeiro dinodo, que tem uma voltagem entre 200 e 400V em relação ao fotoatodo. Com a interação desse fotoelétron no dinodo, há a liberação de mais elétrons, os quais são acelerados para o segundo dinodo, que está submetido a uma voltagem entre 50 e 150V maior em relação ao primeiro dinodo. Esse processo ocorre até o último dinodo (normalmente, são de 9 a 12 dinodos). Como há um incremento de voltagem para cada um dos dinodos, cada fotomultiplicadora está submetida a uma voltagem alta. Quando o grupo de elétrons chega ao anodo, é gerado um sinal que caracteriza a chegada de um fóton ao sistema.

Todo esse processo de formação do sinal tem sido estudado, e ao longo dos anos surgiram novas soluções para os blocos, como é o caso das fotomultiplicadoras com diodos acoplados. Esses sistemas não substituem o cristal para o caso do PET, mas auxiliam a resposta à interação, aumentando a sensibilidade de detecção. Os dois sistemas mais discutidos atualmente são os fotodiodos de avalanche (APD – *avalanche photodiodes*) e as fotomultiplicadoras de silício (SiPM – *silicon photomultiplier*).

Modelos de equipamentos e detecção

Os fótons que atingem o equipamento são originados na aniquilação do pósitron. Em virtude da necessidade do sistema de coincidência para a detecção desses fótons, o sistema de detecção precisa estar diametralmente oposto. Nas gamacâmaras convencionais, o posicionamento dos detectores deveria estar sempre em 180 graus. O problema dessa configuração é que apenas nas projeções em 180 graus seria possível adquirir os dados e, por essa razão, o sistema deveria girar ao redor do paciente para que fosse possível obter informações em ângulos suficientes para formar a imagem. Com isso seria muito longo o tempo para formar uma imagem de PET/TC de corpo inteiro. Os fabricantes desenvolveram, então, modelos de equipamento baseados em um anel (**Figura 15.7**).

Além da geometria do sistema de aquisição, é importante de que maneira os equipamentos PET realizam as aquisições. Grande parte dos primeiros equipamentos dispunha de colimadores axiais ou septos entre os anéis de detectores que tinham a mesma função dos colimadores das gamacâmaras: permitir que somente os fótons paralelos aos septos chegassem ao cristal. Essa configuração de aquisição é conhecida como 2D e os septos, como os colimadores, reduzem a quantidade de fótons espalhados que chegam ao cristal. Com a presença dos septos, a taxa de contagem no sistema de aquisição é menor, reduzindo o número de fótons de coincidência aleatória e minimizando o tempo morto da aquisição. Nas aquisições 2D, mesmo com a configuração de um maior número de detectores para a formação da imagem, muitos fótons de aniquilação ainda são absorvidos pelo septos.

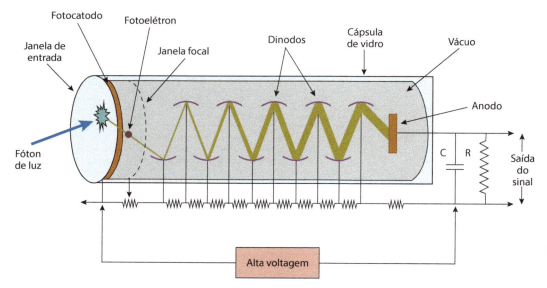

Figura 15.6 Princípio básico de funcionamento de uma fotomultiplicadora. (Adaptada da referência 5.)

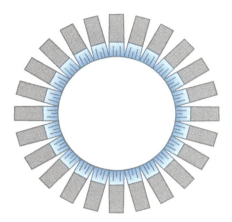

Figura 15.7 Modelo de disposição do sistema de detecção PET/TC. (Adaptada da referência 5.)

modificação melhora de quatro a oito vezes a sensibilidade; entretanto, o número de fótons espalhados e a taxa de detecção de cada canal também aumentam. Em imagens do cérebro usando o modo de aquisição 3D, 30% a 40% dos fótons detectados terão sido espalhados na cabeça antes de chegarem aos detectores.[3] O aumento da sensibilidade nos sistemas 3D foi a grande vantagem que levou esse sistema a ser implementado por todos os fabricantes, mesmo com o aumento das necessidades computacionais e de armazenamento dos dados. Em alguns sistemas, o sistema 2D foi extinto, existindo apenas a opção de aquisição 3D. Todos os sistemas de pequenos animais e de imagem de mama operam em modo 3D.

Independentemente do modo de operação, é importante lembrar que o sistema de coincidência apresenta uma limitação física bastante clara a respeito de quais detectores têm a possibilidade de detectar a coincidência. Por exemplo, no modelo de *gantry* em anel, não tem sentido os detectores adjacentes computarem uma coincidência, pois o paciente não fica próximo o suficiente para que isso ocorra; portanto,

Para melhorar esse tipo de aquisição, a solução foi implantar o modo de aquisição 3D. Nessa configuração, os septos são removidos do sistema e os dados são obtidos de todas as LOR possíveis, como ilustra a **Figura 15.8**. Essa

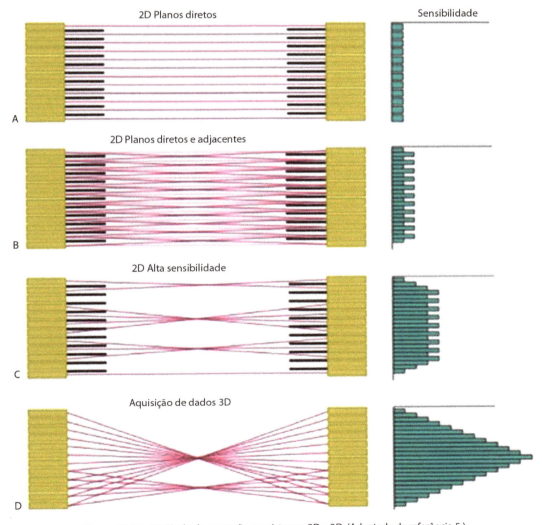

Figura 15.8A a D Modo de operação em sistemas 2D e 3D. (Adaptada da referência 5.)

não há geometria para que seja possível a formação da LOR nessa região. Por essa razão, cada detector tem possibilidades bem definidas de combinação com outros detectores, de maneira a evitar falsas coincidências e predefinindo uma área útil onde deve estar o paciente (Figura 15.9).

As aquisições tradicionais dos sistemas PET são realizadas a partir das posições da mesa, ou seja, o paciente não é submetido a uma varredura de corpo inteiro com movimento de mesa contínuo, como na TC, mas com aquisições e paradas intercaladas. Os estudos de corpo inteiro são realizados a partir de múltiplas aquisições axiais. Como a aquisição é feita com paradas e deslocamentos, para que não haja perda de informação de uma posição da mesa para outra e se observe melhora na sensibilidade e na uniformidade axial há uma superposição das aquisições. Entre os fabricantes há uma variação entre 10% e 33% de superposição. Os dados das diferentes posições da mesa são combinados para formar uma única imagem do corpo inteiro.

Outro detalhe na composição do equipamento, muitas vezes discutido pelo fabricante, diz respeito ao campo de visão (FOV – *field of view*) axial. O FOV axial está relacionado com a cobertura que terá cada uma das posições de mesa da aquisição. Os fabricantes têm valorizado a presença de três ou quatro anéis de detecção; entretanto, não importa o número de anéis, mas o FOV efetivo de cobertura. Alguns equipamentos de quatro anéis têm 21,6cm de FOV, mas FOV efetivo de 15cm, enquanto em outros, com 15,7cm de FOV, o FOV efetivo é de 12,1cm. Entre esses equipamentos, a diferença na sensibilidade é praticamente inexistente: 7,6cps/kBq para o FOV maior e 7,5cps/kBq para o menor.

Os equipamentos PET com detectores de estado sólido atingem valores muitos maiores de sensibilidade, mas ainda não são comercializados pelo mercado brasileiro. Equipamentos mais recentes possibilitam aquisições dinâmicas do paciente, ou seja, com a mesa em deslocamento contínuo.

De acordo com o pacote de licenças adquirido e os *hardwares* do equipamento, é possível a aquisição dos dados em modo de lista (*list-mode*). Nessa maneira de aquisição, todos os dados são coletados e armazenados em instantes muito curtos, possibilitando que ao final da aquisição seja possível reconstruí-los com tempos por posição de mesa inferiores ao máximo determinado naquela região. A grande vantagem desse recurso consiste na otimização de protocolos de acordo com a indicação clínica e a região de varredura.

Outro modo de aquisição das imagens é por meio de gatilhamento cardíaco ou respiratório. Diversos estudos comprovam que esse método de aquisição contribui principalmente para o planejamento radioterapêutico em casos de câncer nos pulmões.[7,8] Os batimentos cardíacos e os movimentos respiratórios são sincronizados com o sistema de aquisição, possibilitando assim a obtenção de imagens em instantes controlados. Ambas as técnicas exigem uma quantidade maior de dados e, portanto, as aquisições são mais demoradas para que se tenha a estatística suficiente para a formação da imagem.

As etapas de aquisição de um sistema PET e PET/TC estão ilustradas na Figura 15.10.[9] A Figura 15.10A ilustra a aquisição de imagens em sistema PET dedicado. Inicialmente, uma fonte gira ao redor da região de interesse para obter um mapa de transmissão; em seguida, é realizada a aquisição das imagens dos fótons de 511keV que emergem do paciente, produzindo as imagens por emissão, e por meio de *software* são produzidas as imagens corrigidas para atenuação e espalhamento (imagem corrigida). Na Figura 15.10B é possível observar o procedimento em um sistema PET/TC. Uma imagem de varredura com a TC, após a de localização, possibilita a construção de um mapa de atenuação do paciente, o qual é em seguida posicionado no campo de aquisição do PET. O resultado final da combinação desses processos é a formação da imagem, a qual pode ser reconstruída pelo algoritmo tradicional de retroprojeção filtrada ou pelos iterativos, atualmente os mais utilizados. A fusão das imagens de PET e TC auxilia a localização anatômica das alterações verificadas no PET.

RECONSTRUÇÃO DAS IMAGENS PET

As reconstruções de imagens dos radionuclídeos provenientes do corpo são chamadas de tomografia computadorizada por emissão (TCE). Já os sistemas de TC em que a fonte de radiação (raios X) está fora do corpo são chamados de tomografia computadorizada por transmissão (TCT). Os processos de formação de imagens são

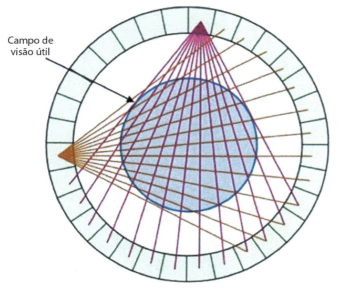

Figura 15.9 Área de aceitação das coincidências entre os detectores. (Adaptada da referência 5.)

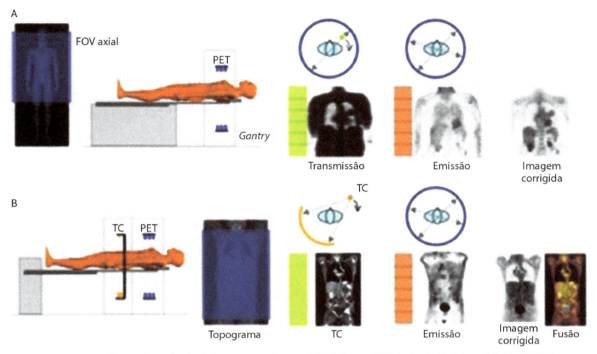

Figura 15.10 Etapas da aquisição de imagem em sistemas PET. **A** Sistema PET dedicado. **B** Sistema híbrido PET/TC.

distintos, bem como as características diagnósticas dos métodos.

No PET/TC, o processo de aniquilação, discutido anteriormente, promove a criação das linhas de resposta (LOR) que serão utilizadas para a formação das imagens e o acesso à distribuição do radionuclídeo dentro do paciente. Existem duas abordagens principais para a formação das imagens: a retroprojeção filtrada e a reconstrução iterativa.

Retroprojeção filtrada (FBP)

A FBP se utiliza de um algoritmo que combina as LOR para obtenção da imagem, coletando-as de acordo com o ângulo e projetando todas de volta para a formação da imagem. Esse é o método mais comum. As projeções das LOR são guardadas na forma de senogramas, ou seja, o armazenamento combina os ângulos e a matriz de aquisição predefinida (**Figura 15.11**).

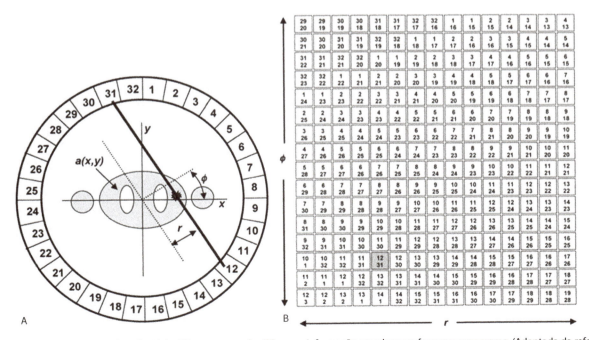

Figura 15.11 Reconstrução FBP. LOR adquiridas (**A**) e armazenadas (**B**) com a informação angular para formar o senograma. (Adaptada da referência 3.)

Para a implementação da FBP é necessária a execução de alguns passos:[3] (1) obtém-se a transformada de Fourier 1D da primeira projeção do senograma; (2) a qual é multiplicada pela função do filtro; (3) obtém-se a inversa da transformada de Fourier; (4) projeta-se de volta a projeção que foi modificada (filtrada); (5) repete-se o mesmo processo para todos os ângulos.

A primeira pergunta crítica é: o que é a transformada de Fourier?

Esse teorema indica que a projeção de dados medidos em função da posição e do ângulo, s(r,Φ), contidos no sinograma pode estar relacionada com a distribuição de uma atividade a(x, y) do objeto. A transformada de Fourier expressa uma função f(x) em termos de suas componentes de frequências espaciais (é uma função composta por combinações de funções seno e cosseno de frequências diferentes), em vez da relação com sua magnitude. As frequências dos componentes espaciais, v, e a magnitude com que cada uma contribui para a frequência do sinal, F(v), são determinadas pelo modo como o sinal de f(x) varia com a posição. Por exemplo, um sinal de que é razoavelmente uniforme sobre o espaço pode ser representado usando-se frequências espaciais mais baixas, enquanto outro sinal que apresente mudanças abruptas terá maiores frequências para que possa ser representado.[3]

O teorema da projeção para um único corte afirma que a transformada unidimensional (1D) de Fourier de uma projeção em ângulo (uma linha na sinograma) é igual à transformada bidimensional (2D) de Fourier da imagem avaliada ao longo de um perfil radial em ângulo em relação ao eixo x. Essa função de Fourier é então multiplicada por uma função filtro (filtro rampa), sendo a amplitude do filtro proporcional à frequência e a frequência máxima correlacionada à frequência máxima definida pela amostragem dos dados.

Reconstrução iterativa

Uma alternativa viável para substituição da reconstrução FBP consiste em uma classe de métodos conhecidos como reconstrução iterativa. Como esses métodos se mostram computacionalmente mais robustos do que a FBP, a reconstrução iterativa foi adotada a partir dos avanços dos componentes de *hardware* dos computadores e lentamente introduzida no ambiente clínico. Com o avanço constante dos dispositivos computacionais e da velocidade de processamento, esse método tem conquistado cada dia mais espaço.

A proposta do algoritmo iterativo é a aproximação da imagem verdadeira por meio de sucessivas tentativas ou estimativas. Muitas vezes, a estimativa inicial é muito simples, como uma imagem em branco ou uniforme. O próximo passo consiste em calcular as projeções que foram medidas para a estimativa da imagem usando um processo

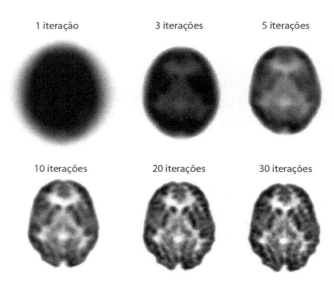

Figura 15.12 Reconstrução iterativa.

chamado *forward projection*. Esse processo é exatamente o inverso da retroprojeção e é composto pela soma das intensidades dos raios ao longo dos caminhos possíveis para todas as projeções através da imagem estimada.

O conjunto das projeções (ou senogram) geradas a partir da imagem estimada é comparado com as projeções realmente gravadas (ou senograma). Muito provavelmente, essas projeções não serão iguais, uma vez que é improvável que a estimativa inicial se assemelhe à imagem verdadeira. Entretanto, a diferença entre as projeções estimadas e as reais poderá ser utilizada para ajuste da imagem estimada de modo que ela se aproxime da real (**Figura 15.12**).

O processo de estimativa e atualização da imagem é repetido até que a diferença entre os perfis projetados para a imagem estimada e os perfis que foram gravados chegue até um certo nível especificado. Com o desempenho adequado do procedimento de atualização da imagem, a imagem estimada converge progressivamente em direção à imagem verdadeira. A **Figura 15.12** mostra o progresso da imagem estimada durante a reconstrução iterativa com um crescente número de iterações. Atualmente, dois algoritmos são os mais utilizados: o MLEM (*maximum likelihood expectation maximization*) e o OSEM (*ordered subsets expectation maximization*). O OSEM é o algoritmo mais eficaz, pois converge mais rapidamente para os valores aproximados da imagem real. Por essa razão, as novas estações de trabalho de todos os fabricantes têm utilizado esse algoritmo.

CORREÇÕES DA AQUISIÇÃO

Os sistemas PET/TC trabalham com algumas correções, como normalização, correção das coincidências aleatórias, correção para a radiação espalhada, correção da atenuação e tempo morto.

Normalização

Em um equipamento PET, todos os pares de detectores do sistema deveriam obter o mesmo número de contagens dentro da estatística esperada, mas não é isso que acontece na prática. Alguns pares detectam mais, outros menos, em virtude da eficiência.

No modo 3D, os equipamentos PET podem ter cerca de 108 LOR. Para alcançar uma incerteza estatística de aproximadamente 3% no fator de normalização seria exigida, portanto, uma aquisição de cerca de $1.000 \times 10^8 = 10^{11}$ contagens. Para a garantia de uma incerteza sempre baixa é necessária a normalização do sistema.

Correção das coincidências aleatórias

As coincidências aleatórias contribuem na imagem reconstruída com um fundo relativamente uniforme, suprimindo contraste e distorcendo a relação entre a intensidade da imagem e a quantidade real de atividade na imagem do órgão. Duas abordagens são adotadas para o cálculo das coincidências aleatórias de modo que elas possam ser subtraídas dos dados: o método de atraso da janela e o método individual. O tempo de chegada de cada fóton é gravado com uma precisão de cerca de 2 nanossegundos (ns). Ao final de cada ciclo de processamento do *hardware* (tipicamente 256ns), o computador verifica se ocorreu algum evento e, em caso afirmativo, se ocorreu com tempo de chegada dentro de uma variação Δt (ns) um do outro, onde Δt é o período de aceitação de chegada ou janela do tempo coincidência (varia entre 4 e 12ns). Se dois fótons chegarem dentro desse intervalo de tempo, eles serão registrados como um evento real e a localização de ocorrência será registrada pelo sistema.

Uma estimativa da taxa de coincidência aleatória pode ser obtida atrasando a janela do sincronismo de coincidência por um tempo que é muito maior do que sua largura. Por exemplo, a janela de tempo coincidência pode ser atrasada por 64ns, ou seja, de 64 a 76ns, considerando o Δt de 12ns. Com esse tempo de atraso, somente os eventos que chegarem entre 64 e 76ns serão aceitos e considerados para a formação da imagem. Sem eventos verdadeiros, ou espalhados, as coincidências serão detectadas na janela atrasada porque os fótons da mesma aniquilação chegarão sempre aos detectores com poucos nanossegundos de diferença um do outro.

A taxa de coincidências aleatórias permanecerá a mesma, tanto na janela retardada como na sem atraso, porque a taxa dos fótons não corrigidos que chegam ao detector é a mesma para ambas as janelas. Assim, a contagem da janela atrasada fornece uma estimativa do número de eventos de coincidência aleatórios e esse número é subtraído do número total de eventos de coincidência para o par de detecção.

Como a taxa de acontecimentos únicos é tipicamente pelo menos uma ordem de magnitude maior do que a dos eventos de coincidência, e como o nível de ruído estatístico na estimativa do número de eventos aleatórios é pequeno em comparação com os valores obtidos pelo número de coincidências, é possível obter a incerteza nas coincidências utilizando a relação apresentada na equação 2:

$$\sigma(N_{coincidência\_verdadeira} + N_{espalhada}) \approx \sqrt{N_{coincidência\_verdadeira} + N_{espalhada} + N_{aleatória}} \quad (2)$$

Correção da radiação espalhada

A radiação espalhada nas imagens PET gera uma radiação de fundo bastante acentuada nas imagens reconstruídas, reduzindo o contraste nas imagens e a incompatibilidade entre a intensidade das imagens e a atividade administrada. O percentual de eventos de espalhamento nas aquisições de PET 3D pode ser bastante alto, variando entre 60% e 70%. Três motivos principais contribuem para que os valores de espalhamento sejam bastante altos: (1) apenas um dos fótons da aniquilação precisa ser espalhado para que haja uma coincidência errada devido ao espalhamento; (2) a resolução energética dos detectores mais densos, como BGO e LSO, é inferior à dos detectores de gamacâmaras que utilizam NaI(Tl) devido à baixa emissão de luz, sendo portanto necessária uma janela do analisador de pulso mais larga para capturar os eventos do fotopico; e (3) o espalhamento Compton consiste na interação predominante entre o fóton de 511keV oriundo da aniquilação e o sistema de detecção. Além disso, muitos fótons chegam ao sistema com uma energia abaixo de 511keV devido ao espalhamento Compton que ocorreu com o tecido do paciente. Infelizmente, o sistema não está preparado para distinguir entre um espalhamento no corpo e um espalhamento no cristal. Portanto, esquemas simples fundamentados em janelas duplas, à semelhança do esquema proposto para quantificação de imagem no MIRD 16, não têm muito sucesso nesse caso.

Para a correção do espalhamento são adotadas duas abordagens principais. A primeira utiliza informações obtidas da imagem "contaminada" pelo espalhamento e da imagem de transmissão para elaborar a correção. A imagem de emissão ("contaminada") mostra a distribuição da atividade no paciente, enquanto a imagem de transmissão (tomografia computadorizada) reflete o coeficiente de atenuação de cada tecido. A partir dessas duas imagens, o computador pode criar um modelo físico e estimar a contribuição da radiação espalhada e, então, subtraí-las dos perfis das projeções e reconstruir as imagens com a informação da correção do espalhamento. Com os equipamentos PET/TC, a imagem de transmissão da TC funciona bem para esse tipo de correção quando se considera que toda a radiação espalhada está dentro do FOV de aquisição. Entretanto, a radiação nem sempre está dentro do FOV, e por isso uma abordagem computacional mais robusta é muitas vezes mais eficiente.

Outro método para a correção de espalhamento se baseia em uma análise dos perfis das projeções na região ao redor do paciente ou objeto de estudo. Depois de realizada a correção para coincidências aleatórias, os únicos eventos que podem aparecer nessas projeções são aqueles que estão na posição errada em virtude do espalhamento. Com base na premissa de que o espalhamento é um fenômeno de baixa frequência, os dados dos perfis das projeções podem ser extrapolados por meio de funções gaussianas e cossenos para toda a projeção. A distribuição extrapolada do espalhamento é subtraída das projeções antes da reconstrução da imagem. Esse método é rápido por envolver uma medida direta do espalhamento, levando em conta o espalhamento da radiação que está fora do FOV de aquisição. No entanto, esse método pode apenas se aproximar da distribuição verdadeira do espalhamento nas situações em que a distribuição do espalhamento é complexa ou quando o objeto preenche todo o FOV sem nenhuma porção do perfil para avaliar fora do objeto. Essa técnica pode inserir erros significativos, variando de pequenos percentuais para imagens do cérebro a dezenas para a interface coração-pulmão.[5]

Correção da atenuação

Apesar de no passado existirem diversas técnicas e protocolos para correção da atenuação para equipamentos PET dedicados, atualmente são poucos os equipamentos que apresentam essa peculiaridade. A maioria dos equipamentos é híbrida e, por esse motivo, dispõe de TC para auxiliar o processo de correção.

A TC cria um mapa de coeficientes de atenuação dos tecidos para a energia de emissão do radionuclídeo que foi utilizado no paciente. Dois fatores podem dificultar a criação desse mapa. O primeiro é que o feixe de raios X consiste em fótons com alcance variável de energia que podem retornar valores de coeficiente de atenuação (μ) um pouco diferentes. Uma solução relativamente simples seria a utilização da energia efetiva do espectro de raios X como referência. Por exemplo, para um feixe filtrado de 130kVp a energia efetiva é de aproximadamente 80keV.[7]

O segundo problema é que o escalonamento da energia para os *pixels* que contêm quantidades significativas de osso é bastante diferente do que acontece com os que contêm principalmente tecido mole, sangue e ar (**Figura 15.11**). Isso ocorre porque o osso, com seu número atômico relativamente alto (em razão da concentração de cálcio), tem probabilidade significativa de interagir por efeito fotoelétrico com os raios X. Mesmo assim, considerando todos os tecidos do corpo, há a predominância do efeito/espalhamento Compton. Na TC, os *pixels* com números TC iguais ou menores que 60HU são escalonados usando um ajuste linear para o coeficiente de atenuação na energia $\mu(E)$, caracterizando o ar, a água e os tecidos moles. Os *pixels* com números TC maiores que 60HU são escalonados com um segundo ajuste linear, que passa por pontos que caracterizam outras estruturas, incluindo o osso. A **Figura 15.13** fornece uma relação contínua dos números TC reconstruídos para a energia específica, originando o coeficiente de atenuação $\mu(E)$.

Alguns fatores podem comprometer a correção da atenuação por meio da TC, como:

- A resolução espacial da TC pode ser muito maior do que a da imagem de medicina nuclear.
- Não ter sido adquirido o protocolo da TC com a opção *PET-match FOV* (combinar os FOV de ambos os equipamentos). Mesmo assim, podem ocorrer artefatos de truncamento e as imagens de partes do corpo, como os braços, podem não aparecer nas imagens.
- A TC costuma ser adquirida antes do PET. A maioria dos sistemas atuais não dispõe de uma aquisição rápida e eficiente e, por essa razão, o paciente permanece entre 10 e 20 minutos no equipamento para a aquisição das imagens PET, correndo o risco de se movimentar sobre a mesa, não sendo possível combinar corretamente as imagens de transmissão e emissão.
- O paciente, diferentemente dos objetos simuladores, tem pulmões e coração e, por isso, artefatos de movimento respiratório e cardíaco são encontrados na TC e influenciarão a correção das imagens de emissão do PET.
- Em alguns exames de PET/TC pode ser utilizado contraste. O material utilizado nesse contraste tem número atômico maior que o do tecido, o que pode gerar mapas de atenuação nessas regiões por onde passa, com coeficientes de atenuação diferentes dos reais, comprometendo a imagem final e o cálculo do valor padronizado de captação (SUV).
- Pacientes com implantes metálicos no corpo e na boca podem promover mapas de atenuação incorretos.

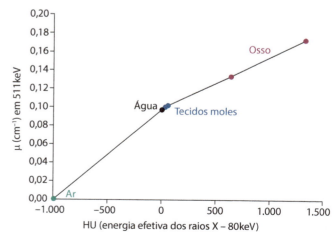

Figura 15.13 Relação entre o coeficiente de atenuação e os números HU para a energia efetiva de 80keV. (Adaptada da referência 5.)

Mesmo com todas as possibilidade de resultados equivocados e complicações com a TC, a correção da atenuação por meio dessa técnica continua sendo o método mais rápido e eficaz.

Correção do tempo morto

As correções de tempo morto devem ser aplicadas, pois, como em todos os detectores em medicina nuclear, essa é uma constante no processo de quantificação da estatística de emissão. Como os sinais chegam em instantes mais rápidos do que o potencial de detecção, caso não haja a correção a quantidade de atividade dentro do corpo do paciente ou simulador será subestimada. Alguns sistemas aplicam um fator de correção para o tempo morto para todo o sistema, enquanto outros aplicam correções nos pares individuais do módulo de detecção. Sem essa correção, regiões que têm atividades mais altas ou radionuclídeos de meia-vida muito curta, como é o caso do ^{15}O, teriam suas imagens e quantificações comprometidas. Por essa razão, recomenda-se que a maioria dos pacientes esvazie a bexiga antes do exame.[5]

QUANTIFICAÇÃO DO VALOR PADRONIZADO DE CAPTAÇÃO (SUV)

No Brasil, atualmente, o radiofármaco mais utilizado para os exames PET/TC é a fluorodesoxiglicose (FDG) marcada com radioisótopo flúor-18 (^{18}F), mais conhecida como ^{18}F-FDG. A ^{18}F-FDG é um análogo da glicose que se acumula preferencialmente em células malignas em virtude de seu alto metabolismo glicolítico. Uma das grandes vantagens do PET/TC, em comparação às gamacâmaras convencionais, é a possibilidade de quantificar o acúmulo do radiofármaco ^{18}F-FDG nas células. O valor atribuído a essa quantificação é conhecido como valor padronizado de captação ou SUV (*Standardized Uptake Value*). O SUV é uma medida semiquantitativa da atividade nas imagens PET que envolve parâmetros do paciente e da calibração realizada no equipamento (equação 3):

$$SUV = \frac{Concentração\ da\ atividade\ no\ tecido}{Atividade\ administrada/\ Parâmetro\ do\ paciente} \quad (3)$$

Onde a *concentração da atividade no tecido* é um parâmetro vinculado à área mensurada e à calibração do equipamento; a *atividade administrada* é a atividade administrada ao paciente (cabe lembrar que o horário em que foi administrada é fundamental para o equipamento calcular corretamente o decaimento), e a variável *parâmetro do paciente* pode ser substituída por área da superfície corporal, massa magra ou massa total. No Brasil, o método mais usado é a divisão pela massa total.

Quando o SUV é estimado a partir da massa magra do paciente (SUV_{LBM}), o valor utilizado para o cálculo é a altura e recai sobre a seguinte relação para a massa magra (equação 4):

$$Massa\ magra\ (LBM) = 48 + 1,06 \times (altura\ [cm] - 152) \quad (4)$$

Para a estimativa do SUV utilizando a área da superfície corporal (SUV_{BSA}) os parâmetros utilizados para o cálculo são a altura e a massa, seguindo a relação (equação 5):

$$Área\ da\ sup.\ corporal\ (BSA) = (massa\ [kg])^{0,425} \times (altura\ [cm])^{0,725} \times 0,007184 \quad (5)$$

Se for utilizada a massa total, como no Brasil, basta inserir a massa do paciente. Vale ressaltar que a massa do paciente é a aferida em balança dentro da instituição e não a reportada pelo próprio, pois erros na massa podem contribuir para incertezas no SUV. Diversas variáveis podem contribuir para avaliações equivocadas do SUV e, por isso, precisam ser conhecidas e controladas ao máximo. Adams e cols. dividiram os fatores que afetam o SUV em biológicos e técnicos, como mostram as **Tabelas 15.4 e 15.5**.[10]

Tabela 15.4 Fatores biológicos que podem afetar o SUV

Fator	Descrição	Magnitude aproximada do efeito
Composição do corpo	A gordura tem menos captação de FDG do que o músculo; pacientes pesados com frequência têm um valor de SUV maior devido ao alto percentual de gordura	SUV no sangue em pacientes pesados chegam até duas vezes o encontrado em pacientes leves
Tamanho do corpo do paciente	A massa do paciente pode mudar durante o tratamento; a área da superfície corporal ou massa magra pode ser uma variável mais consistente	Estudos em pacientes com câncer de pulmão reportam alteração da massa entre 6,5% e 11% em homens e mulheres durante o tratamento, respectivamente
Nível de glicose sanguínea	Altos níveis de glicose inibem competitivamente a captação do SUV	Após o consumo de glicose, alguns SUV podem reduzir mais de 50%; não são recomendadas correções, a menos que o paciente tenha o dobro do nível de glicose no sangue
Tempo após a administração da dose	O FDG é eliminado mais rapidamente em tecidos sadios do que em tecidos malignos; varreduras em instantes tardios podem resultar em um SUV maior nas lesões	Os SUV encontrados em tumores de alto grau de malignidade foram 30% maiores em 4 horas do que em 1 hora
Movimento respiratório	A respiração durante as aquisições insere erros na atenuação e consequentemente no valor de SUV	Alterações de SUV de até 30% já foram encontradas devido à respiração

Fonte: Adams et al., 2010.

Tabela 15.5 Fatores técnicos que podem afetar o SUV

Fator	Descrição	Magnitude aproximads do efeito
Variabilidade entre os equipamentos	Diferentes dimensões dos cristais do detector, opção da correção dos eventos aleatórios, possibilidade de TOF etc.	Diferença no SUV de até 22,5% foi encontrada na comparação de protocolos padrões em diferentes equipamentos
Mudança dos parâmetros de reconstrução	Parâmetros de reconstrução, como tamanho da matriz, FOV e TOF, afetam significativamente o SUB em lesões pequenas	Estudos com objetos simuladores apresentaram variações nas esferas de 1cm de até 12%
Calibração errada entre o equipamento e o calibrador de dose	Calibrações erradas entre o equipamento e o calibrador de dose podem retornar valores errados de SUV	Alterações do SUV de até 10%
Falta de sincronismo entre o relógio do equipamento e o do calibrador de dose/radiofarmácia	Erro entre os relógios irá afetar a correção do decaimento pelo equipamento e consequentemente o SUV	O valor de SUV pode sofrer alteração de 5% para 8 minutos de diferença entre os relógios
Uso de contraste no PET/TC	A correção da atenuação nas áreas adjacentes ocasionará diferenças no SUV ao se compararem estudos com e sem contraste	Foram encontradas diferenças de até 5,9% no SUV
Variabilidade entre os observadores	Diferenças entre os observadores na definição das ROI	Variações nas medidas de até 17% para o SUV médio

Fonte: Adams et al., 2010.

Adicionalmente aos parâmetros técnicos, parâmetros de reconstrução também devem ser estabelecidos em protocolos e "esquecidos". Mudanças nos parâmetros de reconstrução alteram o SUV e inviabilizam o acompanhamento dos pacientes no mesmo equipamento pela mesma instituição (**Tabela 15.6**).

Existem algumas possibilidades de relato do SUV: SUV médio ($SUV_{médio}$), SUV máximo ($SUV_{máx}$) e SUV de pico (SUV_{pico}). O $SUV_{médio}$ incorpora as informações de múltiplos *voxels*, tornando-se menos sensível ao ruído da imagem, mas pode variar de acordo com a ROI, o que significa que é bastante sensível ao observador. O $SUV_{máx}$ corresponde ao maior valor de SUV encontrado dentro de uma ROI e não depende da ROI, assumindo que o *voxel* com maior concentração está nela incluído, porém é mais suscetível ao ruído. O $SUV_{máx}$ é mais utilizado por ser menos dependente do observador e mais reprodutível do que o médio.

O SUV_{pico} é um conceito relativamente novo para uma abordagem ao paciente submetido à terapia. Envolve os valores médios dos *voxels* que estão na vizinhança do *voxel* de maior concentração, ou seja, aplica uma suavização dos valores de SUV. Na literatura, ainda não há consenso quanto ao SUV_{pico} e podem ser encontradas algumas formas diferentes de calculá-lo.[11]

CONTROLE DE QUALIDADE

Os controles de qualidades nos equipamentos híbridos PET/TC, diferentemente dos equipamentos dedicados (somente PET), exigem atenção redobrada por se tratar de dois sistemas que deverão ser avaliados. Além dos controles convencionais, que são executados diretamente no equipamento, é necessário observar algumas variáveis externas que poderão influenciar os resultados clínicos e os testes que serão executados nesses equipamentos. Atualmente, os órgãos regulatórios solicitam, por exemplo, a inspeção visual do equipamento e o assentamento da avaliação desse teste, ou seja, deve existir uma planilha em que seja incluído o item *inspeção visual*. Os documentos disponíveis mais importantes para consultas são: IEC 61675-1, NEMA NU-2-2007 e IAEA Human Health Series no.1 (gratuito). Este tópico se baseia nesses três documentos, mas enfoca principalmente o da IAEA, disponível gratuitamente.

Temperatura

Os equipamentos PET/TC são sensíveis às alterações de temperatura da sala, pois as fotomultiplicadoras e os detectores semicondutores podem aumentar o ruído nos sinais por eles gerados. Alguns detectores, como o CZT (cádmio, zinco e telúrio), desenvolvido para gamacâmaras dedicadas à cardiologia, funcionam bem com as variações habituais das salas de exame, mas, em geral, é necessário um controle muito específico da temperatura dessas salas. A temperatura constante da fotomultiplicadora é fundamental, pois a eficiência do fotocatodo e o ganho dependem da temperatura. Variações na temperatura podem produzir alterações da amplitude de saída do sinal. Tecnologias recentes implantaram

Tabela 15.6 Diferenças percentuais nos valores de SUV devidos aos parâmetros de reconstrução

Parâmetros de reconstrução (4mm de suavização)	Comparação	Diâmetro da esfera (cm)	Maior diferença percentual encontrada no SUV (%)
FOV	35cm	1,0	6,0
	50 cm	2,5	2,6
Tamanho da matriz	128 *voxels*	1,0	5,3
	256 *voxels*	2,5	2,5
Deslocamento do centro da matriz	2mm vs. 1mm	1,0	11,0
	3mm vs. 1mm	2,5	3,1

um sistema de controle de temperatura dos cristais em que um sensor ajusta automaticamente a configuração de desempenho do equipamento para diversas alterações da temperatura, garantindo medidas consistentes ao longo do dia (Q.Temp da General Electric Company – Ge).

Calibrador de dose e influência do tempo nos exames

O primeiro item a ser abordado é o calibrador de dose, também chamado de ativímetro ou curiômetro. Para a garantia de medidas adequadas aos princípios de utilização, esse equipamento deve estar calibrado adequadamente e os testes específicos de cada modelo deverão ser realizados segundo a determinação dos órgãos reguladores locais (Comissão Nacional de Energia Nuclear – CNEN 3.05-dez/2013). Caso o equipamento apresente grande variação nos testes de constância, as medidas de SUV estarão comprometidas. O horário do calibrador de dose, bem como em todos os relógios utilizados como referência dentro da instalação, deverá estar sincronizado com o relógio do equipamento de aquisição. No momento do exame, o equipamento faz uma correção do decaimento para a hora em que o material radioativo foi administrado. Caso o horário marcado seja diferente, o SUV mensurado estará comprometido. A **Tabela 15.7** mostra o percentual de comprometimento nas medidas de SUV por atrasos de 2 a 15 minutos.[10]

Além do ajuste de tempo, o equipamento precisa ser calibrado para o SUV. Essa calibração é realizada com o auxílio do calibrador de dose. Alguns fabricantes a chamam de calibração do SUV ou calibração cruzada. Seu objetivo é obter os dados de eficiência do equipamento e corrigir os senogramas das aquisições para as não uniformidades dos detectores. Cada fabricante tem metodologia, concentrações e procedimentos próprios para realizá-la. Dependendo do modelo do equipamento, será necessário um objeto simulador (fantoma) cilíndrico que possa ser preenchido com o radionuclídeo que será utilizado nos exames. No caso do Brasil, quase 100% dos exames são realizados com ^{18}F; portanto, o preenchimento é realizado com ^{18}F na concentração estipulada pelo fabricante. Além do simulador, será necessária uma fonte cilíndrica de ^{68}Ge ou ^{22}Na, de acordo com o fabricante, a qual deverá ser posicionada tanto vertical como horizontalmente no centro do FOV do equipamento (**Figura 15.14**). Antes de qualquer nova calibração, é sempre recomendada a realização do *backup* das informações e calibrações do sistema. A aquisição deve ser realizada com um número adequado de contagens a fim de alcançar a estatística necessária para avaliação. Quando não há indicações disponíveis dos fabricantes, pelo menos 20 milhões de contagens deverão ser adquiridas.

A comparação com os resultados anteriores e os valores típicos indicados pelos fabricantes deve ser aceitável. Os desvios acima de 5% em relação aos resultados esperados devem resultar em uma ação corretiva. As medidas de SUV devem ser realizadas em 10 cortes centrais do cilindro preenchido com ^{18}F.

Alguns fabricantes oferecem planilhas que auxiliam a correção e a adequação da calibração cruzada, como é o caso da Siemens (**Figura 15.15**). Nessas planilhas são preenchidos os valores obtidos da medida do cilindro, os quais são confrontados com os valores obtidos pela fonte de ^{68}Ge. Com isso, é

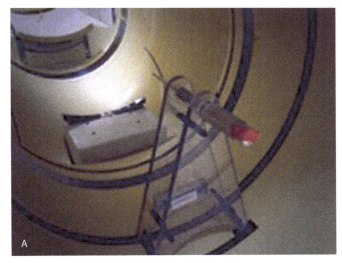

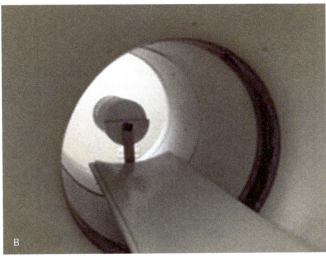

Figura 15.14A e B Fonte de ^{22}Na e *flood* cilíndrico de ^{68}Ge para realizar a calibração cruzada.

Tabela 15.7 Desvio percentual dos valores de SUV em virtude da incompatibilidade dos relógios da instalação

Incompatibilidade de tempo (min)	Erro no SUV (%)
2	1,3
4	2,5
8	5,1
10	6,3
15	9,5

Fonte: Adams et al., 2010.

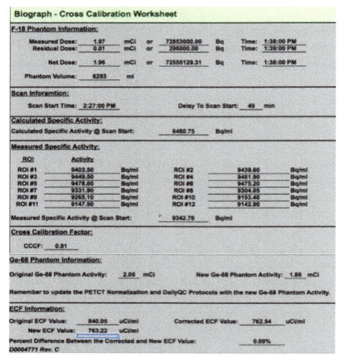

Figura 15.15 Planilha para calibração cruzada do equipamento Biograph da Siemens.

encontrado o fator de correção da fonte de ^{68}Ge em relação à de ^{18}F. Outros fabricantes fornecem outros métodos, mas todos os equipamentos necessitam dessa calibração para o SUV.

Ainda com relação ao tempo, é importante a reprodutibilidade do tempo de captação para um mesmo paciente antes de entrar no equipamento para a produção das imagens. O instante em que será realizada a imagem pode influenciar os valores de SUV, como mostra a **Figura 15.16**. Por essa razão, muitos estudos mantêm um protocolo de aquisição de imagens com 60 minutos após a administração.

Teste diário (verificação da estabilidade do sistema de detectores)

Os testes de constância do equipamento devem ser efetuados diariamente, independente do fabricante, para avaliação do percentual de detectores que apresente variação três vezes maior que o desvio padrão das medidas. Cada fabricante tem modelo de fonte e protocolo de aquisição próprios para esse tipo de avaliação. Alguns equipamentos utilizam esse protocolo diário de testes para calibrar o ganho das fotomultiplicadoras e avaliar a sensibilidade relativa por LOR, como é o caso da Philips. Um exemplo de estabilidade de detecção de um Siemens Biograph é mostrado na **Figura 15.17**.

Nem sempre o sistema de detecção apresentará resultados satisfatórios e, dependendo da situação, poderão aparecer inomogeneidades, como no gráfico apresentado na **Figura 15.18A**. Nesses casos, é necessária a normalização do sistema.

Normalização

Esse procedimento tem como objetivo a aquisição de dados sobre a eficiência dos detectores e a correção de sua não uniformidade. Em caso de inomogeneidades, como as apresentadas na **Figura 15.18A**, provavelmente será necessária uma normalização do sistema. Nem todos os equipamentos contam com essa opção, uma vez que o teste diário executa essa função; no entanto, todos os fabricantes têm um procedimento padrão para a aquisição de dados de normalização PET. A frequência recomendada pelo fabricante deve ser seguida. Nos sistemas em que a normalização é realizada mensalmente, a deterioração gradual da calibração do detector pode ser mascarada. Nesses sistemas, recomenda-se a calibração do detector com frequência trimestral ou antes da normalização mensal, se foram notadas alterações significativas nos valores de CQ em relação ao mês anterior.

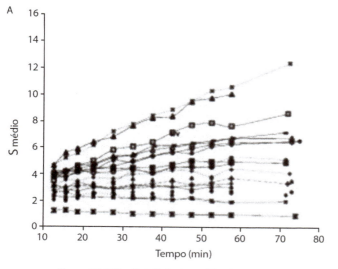
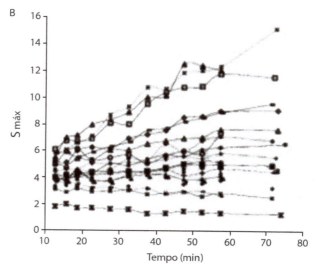

Figura 15.16A e B Influência no SUV do instante de aquisição da imagem após a administração. (Reproduzida da referência 12.)

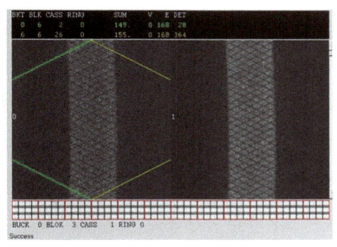

Figura 15.17 Exemplo de estabilidade do sistema de detecção a partir de uma fonte de ^{68}Ge em um Siemens Biography 16 Hirez.

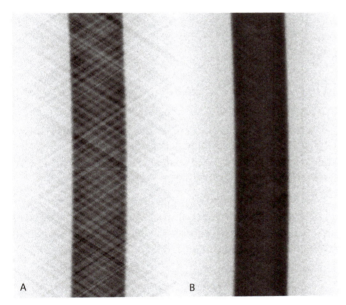

Figura 15.18A e B Controle de qualidade – Normalização. **A** Imagem com inomogeneidades do sistema de detecção antes da normalização. **B** Imagem após a normalização.

Resolução temporal na marcação de coincidências em sistema com tempo de voo (TOF)

Esse teste é aplicado somente aos *scanners* PET que operam no modo de tempo de voo (TOF – *time of flight*). A caracterização da resolução temporal é um teste importante para determinação da capacidade do sistema de calcular a diferença no tempo de chegada dos dois fótons de coincidência e consequentemente obter informação sobre o local provável da aniquilação ao longo da LOR.

Uma fonte pontual de um radioisótopo de vida mais longa, como ^{22}Na (T1/2 = 2,6 anos) ou outro radionuclídeo recomendado pelo fabricante, com material de espalhamento (p. ex., aço ou latão), é posicionada no centro do equipamento.

É importante obedecer ao procedimento determinado pelo fabricante para a estimativa da resolução temporal, o que é feito mediante a aquisição de coincidências ao longo do tempo de chegada, colocando-se os dados em um histograma de diferenças de tempo de chegada, e da estimativa de uma largura à meia altura (FWHM) com a medida da resolução temporal. O fabricante disponibiliza o protocolo para avaliação da resolução temporal diária para os equipamentos que têm o recurso TOF. A tolerância máxima para esse teste é de 5% de diferença em relação às especificações do equipamento.

Resolução espacial

O objetivo desse teste é medir a resolução espacial do sistema tomográfico no ar e assegurar que a resolução espacial não seja degradada pela aquisição tomográfica ou pelo processo de reconstrução. A resolução tomográfica indica a capacidade do sistema distinguir entre dois pontos após a reconstrução da imagem e é um fator importante na determinação do tamanho de uma lesão que poderá ser detectada. O resultado, com medição no ar sem meio de radiação de fundo, indica o melhor desempenho possível. No entanto, cabe ressaltar que a resolução espacial é afetada pelo ponto em que é medida e pela direção em que é mensurada (x, y ou z).

Para esse teste são necessárias três fontes puntiformes de ^{18}F com extensão espacial de menos de 1mm em todos os planos. Essas fontes podem ser preparadas utilizando-se um tubo capilar com diâmetro interior inferior a 1mm e exterior inferior a 2mm, devendo ser colocadas em três posições (**Figura 15.19**). Na parte posterior da base, onde serão posicionadas as fontes, é importante a fixação de fita adesiva para que os capilares fiquem sempre na mesma posição.

Posicionamento das fontes:

- 1cm verticalmente a partir do centro de rotação (para representar o centro do campo de visão, mas posicionados para evitar qualquer resultado possivelmente inconsistente no centro do campo de visão – o *sweet spot*);
- x = 0cm e y = 10cm;
- x = 10cm e y = 0cm.

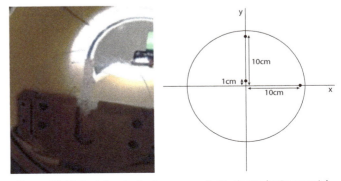

Figura 15.19 Posições das fontes para avaliação da resolução espacial.

As fontes devem ser suspensas no ar para minimizar o efeito de espalhamento da radiação. Recomenda-se o uso ou a construção de um suporte de fonte para manter as fontes fixas nas posições corretas. Cada equipamento tem um modelo específico de encaixe de mesa; entretanto, caso não esteja disponível, a criatividade e um isopor podem auxiliar a fixação dos capilares.

A atividade das fontes deve ser tamanha a ponto de, quando todas estiverem dentro do campo de visão, a porcentagem de perdas de tempo morto e eventos aleatórios seja inferior a 5% em relação à taxa total de eventos. A concentração de atividade da solução deve ter cerca de 1.000MBq/mL (ou 27mCi/mL) ou menos. Sempre que o fabricante fornecer as informações sobre as atividades para a realização dos testes, devem ser utilizadas as referências por ele fornecidas.

Para uma avaliação precisa da resolução espacial, o *pixel* da imagem reconstruída deve ter um terço da largura à meia altura do pico (FWHM) esperado para o sistema em todas as três dimensões. Para *scanners* de corpo inteiro, essa medida é normalmente menor que 1,5mm por *pixel*. Em alguns casos pode ser necessário o uso de um fator de *zoom* para a obtenção de uma amostragem satisfatória. Duas aquisições separadas devem ser realizadas: no centro do campo de visão axial e em posição axial de um quarto do FOV. Pelo menos 100 mil contagens deverão ser adquiridas para cada ponto ou, no caso de tomógrafos com radioatividade natural significativa no material do detector, 120 mil. A aquisição deverá ser repetida nas mesmas posições de origem para os equipamentos que contam com aquisições em duas e três dimensões, quando esse recurso estiver disponível. A reconstrução deverá ser feita com a retroprojeção filtrada, utilizando-se um filtro de rampa e sem suavização ou qualquer outra modificação.

Deverão ser gerados perfis de todas as fontes nas três direções (coronal, sagital e axial). A largura dos perfis nas duas direções, em ângulos retos com a direção de medição, deverá representar aproximadamente duas vezes o FWHM esperado. O valor máximo do perfil será determinado por ajuste de parábola de três pontos: o ponto de pico e seus dois vizinhos mais próximos. A FWHM e a largura total em um décimo (FWTM), mostradas na **Figura 15.20** para todas as fontes, em todas as três direções (coronal, sagital e axial), deverão ser calculadas utilizando interpolação linear (com 18 números). Os valores calculados na FWTM e na FWHM serão convertidos em milímetros, multiplicando-os pelo tamanho do *pixel*. Alguns fabricantes disponibilizam *scripts* para que esses cálculos sejam realizados automaticamente. As fórmulas para os cálculos das resoluções podem ser consultadas no documento da IAEA de 2009, gratuitamente, por aqueles fabricantes que não contam com esse recurso. Os valores de FWHM não podem ser superiores aos fornecidos pelos fabricantes. Os valores de FWTM não são normalmente fornecidos, mas é esperada uma estimativa de 1,82 (entre 1,8 e 2,0) da razão entre a

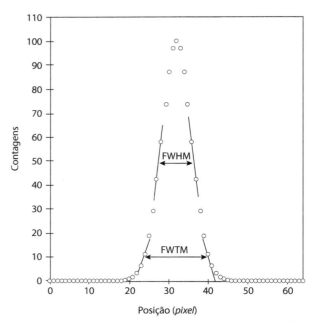

Figura 15.20 Exemplo de função resposta do perfil das fontes com as definições de FWHM e FWTM.

FWTM e a FWHM. Os valores de referência para a resolução espacial não devem ultrapassar 5% do valor esperado. Caso isso ocorra, é aconselhável entrar em contato com o fabricante para a adoção de ações corretivas.

Resolução energética

Esse teste é relevante apenas para o equipamento de TC com correção de atenuação fundamentada nos eventos *singles* (individuais) e calibração. A medida da resolução energética possibilita uma avaliação da calibração adequada da fotomultiplicadora e garante que a eficiência de coleta de luz esteja dentro das especificações.

Uma fonte puntiforme de ^{18}F com menos de 1mm de dimensão em todas as dimensões deve ser preparada para esse teste. Uma fonte adequada pode ser preparada usando-se um tubo capilar com diâmetro interior com menos de 1mm e exterior menor que 2mm. A extensão axial da atividade dentro do tubo capilar deve ser inferior a 1mm.

A mesma fonte utilizada para as medições de resolução espacial poderá ser usada para esse teste. A fonte deve ser posicionada no centro do FOV e suspensa no ar para minimizar o efeito de espalhamento da radiação. A atividade da fonte deve ter tempo morto ou perda dos eventos aleatórios inferior a 5%, assim como a utilizada no teste de resolução espacial. A concentração da atividade da solução deve ter cerca de 1.000MBq/mL (ou 27mCi/mL) ou pouco menos. Caso o fabricante determine as concentrações, as sugestões deste tópico podem ser ignoradas e obedecidas as instruções dos fabricantes. O tempo de aquisição não deve ser menor do que o suficiente para a aquisição de 10 mil contagens e o pico de energia deve ser observado.

Para análise dos resultados, o fabricante pode fornecer *script* e/ou ferramenta para as avaliações. Caso contrário, o espectro de energia deverá ser analisado para se obter a largura máxima à meia altura (FWHM) da distribuição de energia de pico. Um fator de calibração da energia aproximado pode ser obtido por meio do cálculo da posição do pico utilizando um ajuste de curva para uma parábola (muito estudado no ensino médio – programas de planilha e gráficos podem auxiliar essa estimativa) para a parte superior do pico. Por meio desse fator, a FWHM pode ser convertida em unidades de energia (keV). A resolução de energia pode ser calculada mediante a seguinte relação (equação 6):

$$R_E = 1000 \times FWHM/500 \qquad (6)$$

Os valores de resolução energética medidos não devem exceder os indicados nas especificações do fabricante. O usuário deve definir os valores de referência, as tolerâncias e os níveis de ação (para decidir a respeito da necessidade de manutenção). Um critério de tolerância apropriada para FWHM é apresentado na equação 7:

$$R_E^{Medido} < 1,05\, R_E^{Fabricante} \qquad (7)$$

Acurácia do registro PET e TC

Esse teste tem como objetivo avaliar qualitativamente a precisão do registro de imagens obtidas com os *scanners* PET e TC. Uma vez que a fusão das imagens de PET e TC precisa de um registro perfeito das duas modalidades, é fundamental assegurar que os estudos estejam registrados em partes diferentes do FOV (axial e transaxial) para respeitar as diferenças possíveis de peso dos pacientes. A precisão do registro de imagens de PET/TC se torna ainda mais importante quando o equipamento é utilizado para planejamento de radioterapia. Esse teste deverá ser realizado no momento de aceitação do equipamento e sempre que o sistema de TC sofrer manutenções que possam ter um impacto sobre a precisão do registro de imagem.

O simulador sugerido para esse tipo de teste é o de qualidade de imagem, descrito na norma IEC 61675-1,[13] o qual é também utilizado para avaliação da qualidade de imagem e precisão de atenuação e dispersão correções durante os testes de aceitação (**Figura 15.21**).

O objeto simulador de corpo é composto por:

1. Um compartimento com cerca de 18cm de comprimento que simula o corpo e que tem como propósito cobrir todo o FOV axial dos equipamentos PET (exceto os modelos da Siemens com quatro anéis, que têm um FOV maior que 21cm).
2. Seis esferas ocas com diâmetros internos de aproximadamente 1,0, 1,3, 1,7, 2,2, 2,8 e 3,7cm e uma espessura da parede de não mais do que 1mm.
3. Um cilindro de 5,0 ± 0,2cm de diâmetro externo preenchido com material de baixo número atômico, que simula a atenuação do pulmão e está centrado no interior do compartimento do corpo.

Além do simulador do corpo, para esse teste é necessária a utilização de pesos que, somados, alcancem cerca de 100kg para imitar a varredura de um paciente com essa massa. Tijolos de chumbo ou outros materiais pesados encontrados dentro da instalação podem ser utilizados com essa finalidade.

O compartimento corpo deve ser preenchido com uma solução de 5,3kBq/mL de concentração de ^{18}F. As esferas de 2,8 e 3,7cm deverão ser preenchidas com água para simular a imagem de uma lesão "fria". As esferas de 1,0, 1,3, 1,7 e 2,2cm deverão ser preenchidas com uma solução de ^{18}F com concentração oito vezes maior do que a radiação do corpo (esfera:*background* = 8:1), ou seja, com uma concentração de 42,4kBq/mL. Alguns equipamentos recentes têm sensibilidade maior do que quando foram apresentados os documentos internacionais; portanto, se esses fabricantes recomendarem concentração menor, o importante é que se mantenha a diferença de concentração de 8:1 entre as esferas e o corpo.

Uma abordagem prática para alcançar com precisão a proporção de 8:1 sem muita dificuldade consiste em preencher o compartimento do corpo com um oitavo de seu volume total e adicionar a atividade destinada para o compartimento de fundo. Com essa solução são extraídos os volumes necessários para preenchimento das esferas. As esferas devem ser posicionadas de tal maneira que os centros de todas elas estejam alinhados. Em seguida, o compartimento do corpo é preenchido com a água com uma margem segura para que se possa fechá-lo com a tampa das esferas e finalizar o preenchimento evitando ao máximo bolhas de ar. Os pesos que simularão a massa do paciente deverão estar distribuídos em 1,5m do comprimento da mesa, e o objeto simulador e as esferas deverão estar no centro do FOV axial de aquisição.

As imagens do objeto simulador deverão ser adquiridas com uma versão modificada do protocolo padrão de corpo inteiro, onde as matrizes de aquisição da TC e do PET estarão definidas como 512 × 512. Caso esses valores não estejam disponíveis, devem ser utilizados os maiores valores possíveis. A seguir, as massas deverão ser removidas

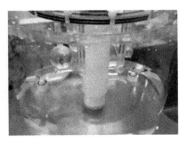
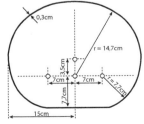

Figura 15.21 Simulador de corpo NEMA/IEC.

e um segundo conjunto de aquisição deverá ser realizado somente com o objeto simulador sobre a mesa.

Ambos os exames, com massa e sem massa, deverão ser reconstruídos com o protocolo padrão de reconstrução de corpo inteiro com as matrizes adquiridas. Os volumes da TC e do PET serão exibidos simultaneamente usando-se o *software* de fusão de imagens fornecido pelo fabricante. Em ambos os casos (na presença e na ausência de massa), os centros de todas as esferas devem ser examinados visualmente em todos os três planos no PET e na TC para garantir que eles estão devidamente registrados espacialmente dentro de um *voxel*. As bordas do simulador também deverão ser examinadas para garantir que os limites entre o PET e a TC coincidam. Um critério de tolerância adequado para o registro PET/TC consiste em um registro com desvio máximo de ± 1 *pixel* (ou ± 1mm, o que for menor) quando se utiliza uma matriz de 512 × 512. Caso seja maior, é importante entrar em contato com o fabricante para que seja determinada a ação corretiva a ser tomada.

Fração de espalhamento, contagens perdidas e eventos aleatórios

Espalhamento, contagens perdidas e eventos aleatórios podem afetar tanto a qualidade da imagem como a precisão da quantificação. Tanto o espalhamento como os eventos aleatórios podem introduzir eventos falsos. A fração de espalhamento é definida como a razão das coincidências de espalhamento pela soma de coincidências de espalhamento e verdadeiros quando as coincidências de eventos aleatórios são insignificantes (ou seja, as taxas de contagem baixas). Isso pode variar como uma função do tipo de tomógrafo. O desejável é que haja uma pequena fração de espalhamento. O desempenho da taxa de contagem reflete a capacidade de um tomógrafo medir com precisão as fontes de alta atividade, bem como fontes de atividades mais baixas. Isso é fundamental porque os estudos clínicos são frequentemente realizados com atividades em que as perdas decorrentes do tempo morto do sistema não são desprezíveis, enquanto a taxa de coincidências aleatórias aumenta com a taxa total de contagens de eventos únicos.

A taxa de contagem equivalente de ruído (NEC ou NECR) é utilizada para expressar o desempenho da taxa de contagem do tomógrafo como uma função da concentração da atividade. Os valores de pico da curva NEC e a concentração da atividade correspondente podem ser usados como referência para determinar uma atividade otimizada para ser administrada a pacientes em uma situação clínica específica. A NEC estima taxas de contagem úteis de um *scanner*, levando em conta todos os eventos do sistema. Para esse teste é utilizado o simulador de espalhamento de 70cm de comprimento. Esse teste é um dos mais demorados do equipamento, podendo chegar a 14 horas. Os fabricantes disponibilizam protocolos específicos com a concentração de atividade, aquisição e avaliações. As fórmulas para o desenvolvimento desse teste são inúmeras, sendo recomendada a leitura do NEMA NU 2-2007 ou do IAEA Human Health Series nº 1 para que sejam realizadas as análises em procedimentos manuais.[14,15] A **Figura 15.22** ilustra uma curva NECR de um equipamento PET/TC.

Sensibilidade

A sensibilidade tomográfica diz respeito à taxa de contagem medida pelo equipamento para a quantidade de atividade no FOV, ou seja, a eficiência intrínseca e geométrica do sistema. O propósito da medição da sensibilidade é, portanto, determinar a taxa de eventos de coincidência verdadeiros detectados por unidade de concentração de atividade para uma fonte padrão (p. ex., para um objeto simulador com dimensões conhecidas). No PET, é difícil a avaliação da atividade de livre de atenuação pelo fato de os pósitrons precisarem de matéria para interagirem e serem convertidos em radiação

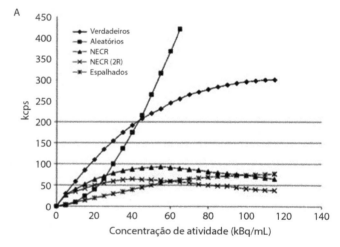

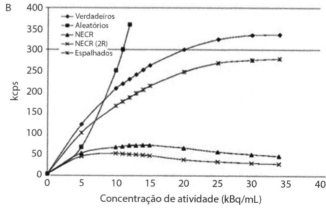

Figura 15.22 Desempenho da taxa de contagem de um equipamento PET em modo 2D e 3D para várias concentrações de atividade. Resultados obtidos com aquisições 2D (**A**) com aquisições 3D (**B**) (Reproduzida da referência 16.)

gama. Nesse modelo de teste há a variação de espessura de um material atenuador – nesse caso, o alumínio.

O teste de sensibilidade deve ser realizado no momento da aceitação e sempre que houver a suspeita de que o desempenho do sistema de detecção tenha mudado significativamente.

Segundo o NEMA NU 2-2007,[15] a fonte utilizada para esse teste deverá ser linear, com 700mm de comprimento, uniformemente preenchida com atividade de modo que as perdas de contagem sejam inferiores a 1% e a taxa do evento aleatório seja maior que 5% em relação à taxa de eventos verdadeiros. O fornecedor deverá especificar um valor apropriado de atividade para o teste. Conforme especificado no NEMA NU2-2007,[15] para que o teste seja realizado com precisão, a atividade deverá estar distribuída na fonte linear de 700 ± 5mm. A atividade da fonte (A_{cal}) deverá ser medida no calibrador de dose e o horário (T_{cal}) registrado.

O simulador para as medições de sensibilidade é composto por um conjunto de cinco tubos de alumínio com 700mm de comprimento, cada um com espessura de 1,25mm com diâmetros crescentes, como mostra a **Figura 15.23**.

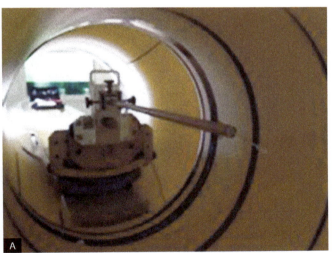

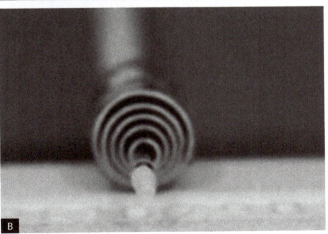

Figura 15.23A Simulador de sensibilidade com fixador apropriado. **B** Imagem do simulador extraída do documento da IAEA.

Os fabricantes oferecem protocolos específicos para a realização desse teste. Outra maneira de avaliar a sensibilidade consiste na utilização dos objetos simuladores cilíndrico (utilizado para a calibração do SUV) ou de corpo sem as esferas como uma maneira de determinar o desempenho do sistema sob esse quesito específico. Essa solução não é validada pelo NEMA ou IEC,[13,15] mas serve como referência de constância do equipamento de cada instalação.

Para as análises dos resultados sem o protocolo fornecido pelo fabricante, o que não costuma ocorrer atualmente, é sugerida a leitura do documento da IAEA sobre controle de qualidade e aplicação das fórmulas de cálculo.[14]

Qualidade da imagem, acurácia da atenuação, correção do espalhamento e quantificação

Qualidade da imagem

A qualidade da imagem é um parâmetro muito importante para os médicos. A qualidade de imagem tomográfica é determinada por diferentes parâmetros de desempenho, como a sensibilidade do equipamento, a uniformidade tomográfica, a resolução espacial e o algoritmo utilizado para a reconstrução das imagens.[14] Cada paciente apresenta uma biocinética diferente com relação à distribuição do radiofármaco no corpo. Um objeto simulador, em uma única aquisição, não é capaz de simular as diferentes possibilidades de reprodução do comportamento existentes no corpo humano. O teste de qualidade de imagem é uma recomendação do NEMA NU 2-2007[15] com o objetivo de simular os achados obtidos em um estudo de corpo inteiro, criando lesões com captação e sem captação. Para a simulação de uma aquisição mais próxima da realidade são utilizados objetos simuladores de pernas. A qualidade da imagem é avaliada por meio do contraste na imagem e das relações com a radiação de fundo do simulador e as esferas com material e sem material radioativo.

Com esse mesmo sistema é possível estimar a atenuação e a correção para os eventos aleatórios. O documento da IAEA[14] recomenda a realização desse teste três vezes para melhorar a confiança nos resultados. Na norma CNEN-NN 3.05, de dezembro de 2013, esse teste está especificado como Desempenho Geral e tem frequência anual.

Para esse teste serão necessários dois objetos simuladores principais: o simulador de corpo utilizado e o simulador de espalhamento, que teoricamente simularia as pernas (**Figura 15.24**).

A metodologia de preparação do simulador é idêntica à apresentada anteriormente, mas para evitar dúvidas são listados alguns pontos principais:

- O compartimento do corpo deve ser preenchido com uma solução de ^{18}F de 5,3 ± 0,27kBq/mL de concentração.

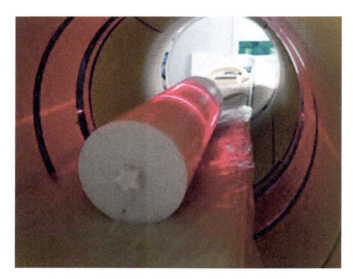

Figura 15.24 Simulador de espalhamento NEMA.

Os 5,3kBq/mL de concentração correspondem a um total de radioatividade injetada de: 5,3kBq/mL × 70.000mL (homem de 70kg) = 371MBq (~ 10mCi), que é a atividade normalmente utilizada nos exames de PET/TC.

- Deverão ser utilizadas as concentrações de 4:1 e 8:1 entre as esferas e o corpo do objeto simulador. Para facilitar a preparação e a análise das aquisições, recomenda-se que cada concentração seja realizada em dias separados.
- A fonte linear, "mangueira" do simulador de espalhamento, deverá ser preenchida com 116MBq (3,135mCi) de ^{18}F para simular uma fonte fora do campo de visão com concentração igual à concentração de fundo radioatividade de 5,3kBq/mL utilizados no corpo.

O simulador do corpo deverá ser colocado na extremidade da mesa na posição supina para que o centro das esferas esteja localizado no centro do equipamento. O simulador também deve ser alinhado de modo que o plano que passa pelos centros das esferas seja coplanar ao corte central. O simulador de espalhamento de 70cm deve ser colocado sobre a cama, no final da área que seria a "cabeça" do simulador (ou seja, a extremidade mais próxima das esferas), e fica encostado a fim de simular uma situação clínica real (**Figura 15.25**).

A duração de aquisição deverá ser igual a uma varredura de corpo inteiro. Os documentos internacionais sugerem o tempo de aproximadamente 1 hora para uma extensão de 100cm. Com o modelo proposto pela NEMA e a IAEA,[14,15] o cálculo da aquisição estará vinculado ao FOV axial do equipamento sob a relação apresentada na equação 8:

$$60 \, min \times \left(\frac{FOV \, axial}{100cm} \right) \qquad (8)$$

Caso o equipamento ainda disponha das aquisições em modo 2D, será necessário realizar o mesmo teste para os dois modos de aquisição (2D e 3D).

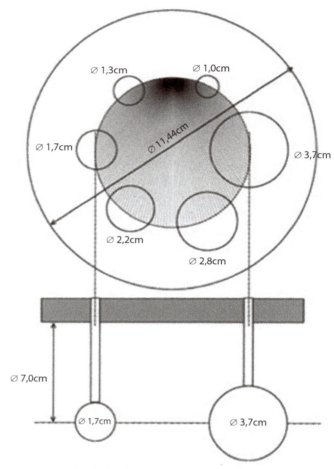

Figura 15.25 Simulador de corpo do NEMA/IEC. (Reproduzida da referência 14.)

O protocolo de aquisição deverá ser exatamente o aplicado pela instituição sob orientação do fabricante. Todos os parâmetros deverão constar do relatório.

Um dos cortes da imagem deverá ser utilizado para a análise da qualidade de imagem. A imagem reconstruída, centrada nas esferas frias e quentes, deverá ser a utilizada nessa análise. É necessário verificar as imagens adjacentes e procurar o corte onde é observado o maior contraste entre as esferas frias e quentes. O mesmo corte deverá ser utilizado para todas as esferas.

Regiões de interesse (ROI) circulares devem ser desenhadas em cada uma das esferas, quentes e frias. O diâmetro da ROI deverá ser o mais próximo possível do diâmetro interno da esfera que está sendo avaliada. ROI de mesmo tamanho das ROI desenhadas nas esferas quentes e frias deverão ser colocadas na área do corpo do simulador. Doze ROI com diâmetro de 37mm deverão ser criadas ao longo do corpo do simulador a uma distância de 15mm a partir da borda, mas não mais perto do que 15mm para qualquer esfera (**Figura 15.26**).

ROI de mesmo tamanho para todas as esferas (10, 13, 17, 22 e 28mm) deverão ser desenhadas concentricamente. O

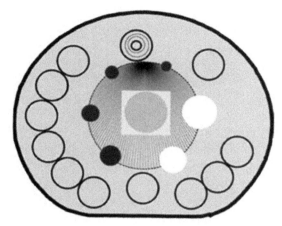

Figura 15.26 Análise da qualidade da imagem: colocar as ROI na região e *background* do corpo do simulador. (Reproduzida da referência 14.)

mesmo conjunto de ROI do corpo deverá ser copiado para os dois cortes seguintes e para os dois anteriores ao corte de referência. As distâncias sugeridas nos documentos são de +2cm, +1cm, −1cm e −2cm em relação ao corte central. Um total de 60 ROI será obtido para avaliação, sendo 12 ROI em cada um dos cinco cortes. A localização das ROI deverá ser a mesma em cada um dos cortes. As contagens médias em cada uma das ROI do corpo deverão ser registradas. O contraste percentual $Q_{H,j}$ para cada uma das esferas quentes (j) é calculado como mostra a equação 9:

$$Q_{H,j} = \frac{100 \cdot \left[\dfrac{C_{H,j} - C_{B,j}}{C_{B,j}}\right]}{[(a_H - a_B)/a_b]} \quad (9)$$

Onde $C_{H,j}$ é a média do número de contagens na ROI da esfera j, $C_{B,j}$ é a média das contagens da ROI do corpo (*background*) para a esfera j, a_H é a concentração da atividade nas esferas quentes e a_B é a concentração da atividade colocada no corpo (*background*).

O contraste percentual $Q_{C,j}$ para cada uma das esferas frias (j) é calculado como mostra a equação 10:

$$100 \cdot \left[\frac{C_{B,j} - C_{C,j}}{C_{B,j}}\right] \quad (10)$$

Onde $C_{C,j}$ é a média do número de contagens na ROI da esfera j e, $C_{B,j}$ é a média das contagens da ROI do corpo (*background*) para a esfera j.

O percentual de variabilidade do corpo para as esferas j é calculado como (equação 11):

$$N_j = 100 \cdot \left[\frac{\sqrt{\dfrac{1}{K-1}\sum_{K=1}^{N}(C_{B,j,K} - C_{B,j})^2}}{C_{B,j}}\right] \quad (11)$$

Onde K é igual ao número de ROI utilizadas para mensurar a radiação de fundo do corpo do simulador. Se forem realizadas mais varreduras, será importante inserir os dados de média e desvio padrão de todas as análises.

Acurácia da atenuação e espalhamento

Nessa análise é possível avaliar o espalhamento e as correções da atenuação mediante a medição do erro do espalhamento e das correções em regiões uniformes. Para a obtenção desses valores, uma ROI circular de 3,0 ± 0,2cm de diâmetro deverá feita no centro do simulador de pulmão. O valor médio do *pixel* dentro do ROI ($C_{Pulmão,i}$) deverá ser registrado para cada corte i. Se as correções para espalhamento e atenuação estiverem funcionando corretamente, esse valor será próximo de 0 (zero). As mesmas ROI utilizadas para as avaliações do pulmão serão multiplicadas por 12 para cada corte, conforme realizado anteriormente, e percorridos os cortes utilizados para avaliação do pulmão. As médias dos valores obtidos para o $C_{B,j}$ deverão ser registradas.

A avaliação da correção da atenuação e do espalhamento é feita a partir das relações entre as contagens encontradas dentro do simulador de pulmão e na região do corpo. O erro relativo ($\Delta C_{Pulmao,i}$) é calculado como mostra a equação 12:

$$\Delta C_{Pulmão,1} = 100 \cdot C_{Pulmão,1}/C_{B,i} \quad (12)$$

Onde $C_{Pulmao,i}$ é a média de contagens na ROI localizada no pulmão e $C_{B,i}$ é a média das 12 ROI de 3,7cm desenhadas para garantir a qualidade da imagem.

Acurácia da quantificação de atividade

Essa parte da análise torna possível avaliar a precisão da quantificação da concentração da atividade considerando a atuação de todas as correções. A concentração da atividade no compartimento do corpo do simulador de qualidade de imagem foi especificada no início desta seção como sendo 5,3 ± 0,27kBq/mL. Portanto, assume-se que a verdadeira concentração de atividade pode ser conhecida com até 5% de diferença e será chamada de A_B.

Utilizando a ferramenta disponível pelo fabricante para exibir a concentração de atividade em MBq/mL, a média da concentração da atividade C_B das 12 ROI de 3,7cm desenhadas no corpo para a análise da qualidade da imagem em cada corte deverá ser registrada em MBq/mL como A_B; o erro de quantificação (ΔA_i) no corte i deverá ser calculado como (equação 13):

$$\Delta A_i = 100 \cdot (A_{B,i} - A_B)/A_B \quad (13)$$

Se houver a presença de artefatos nas imagens reconstruídas, se a visualização das lesões for pobre ou se o nível de tolerância for ultrapassado, o controle de qualidade diário deverá ser reavaliado e talvez deva ser considerada uma nova calibração do sistema. Se o problema persistir, o fabricante deverá ser notificado e tomadas ações corretivas.

ASPECTOS PRÁTICOS NOS EXAMES DE PET

Preparo do paciente

Antes de chegar ao serviço

- O paciente deve ser questionado se consegue ficar deitado sem mexer a cabeça por 20 minutos.
- Jejum absoluto, exceto água, por 6 horas.
- Evitar cafeína, álcool e drogas por 48 horas.
- Suspender sedativos, antipsicóticos, anfetaminas e corticoides, caso o solicitante autorize.
- Dieta pobre em carboidratos por 24 horas.
- Evitar exercícios extenuantes por 48 horas.
- Orientação para usar roupas confortáveis e trazer agasalho para o serviço.
- Orientação para levar exames realizados anteriormente relacionados com a indicação.[17,18]

No serviço

Pré-injeção

- A anamnese deve ser coletada e o exame explicado ao paciente. A anamnese deve ser dirigida ao órgão a ser estudado e incluir informações sobre se o paciente realizou o preparo, está em jejum, tomou alguma medicação e qual(is), história da moléstia atual, história patológica pregressa e medicação em uso.
- O paciente é pesado e medido (altura).
- O paciente é orientado a esvaziar a bexiga.
- O paciente é posicionado confortavelmente em um boxe exclusivo com iluminação de penumbra e silencioso, 30 minutos antes da injeção, sendo instruído a movimentar e conversar o mínimo possível.
- A glicemia é medida e deve estar abaixo de 190mg/dL para que não haja competição com a glicose marcada.
- Caso a glicemia esteja acima de 190mg/dL, o médico responsável deve ser acionado para proceder à compensação glicêmica.
- O paciente deve ser puncionado pelo menos 10 minutos antes da injeção e mantido acesso com soro fisiológico para hidratação.

Na injeção do ^{18}F-FDG

- A injeção é realizada utilizando-se uma dose que varia de 0,07 a 0,14mCi/kg do paciente. No adulto, o mínimo a ser injetado é 5mCi e o máximo, 15mCi. Na criança, a atividade é de 0,14 a 0,20mCi/kg e o mínimo é de 0,7mCi. É importante a máxima atenção para evitar a contaminação do ambiente e do profissional envolvido.[17-19]

Pós-injeção

- O paciente é mantido em repouso por pelo menos 30 minutos no boxe (idealmente por 60 minutos).
- O paciente é encorajado a se hidratar por via oral.
- O paciente é orientado a esvaziar a bexiga antes de entrar na sala de exames.[17,18]

Na sala de exames

- O paciente é deitado em decúbito dorsal com os braços ao lado do corpo para os exames cerebrais ou com os braços acima da cabeça para os outros estudos de PET (quando o paciente puder fazê-lo).
- A cabeça é posicionada e fixada no posicionador específico de crânio (para os estudos de PET cerebral).
- O paciente é orientado a não se movimentar durante a aquisição das imagens.
- É realizado o *scout* da(s) áreas(s) de interesse para fixar o campo da tomografia e o(s) *bed(s)* da PET.
- É realizada a tomografia com qualidade não diagnóstica para evitar doses desnecessárias de radiação.
- É realizada a aquisição de 1 *bed* com tempo de aquisição de 5 a 10 minutos. Para os estudos de corpo inteiro o número de *beds* poderá variar, dependendo da altura do paciente. Os tempos de aquisição podem variar de 2 a 4 minutos por *bed*.
- O paciente é retirado da maca e da sala de exames ao término do exame.
- Enquanto o paciente aguarda no boxe, o médico responsável pelo exame é solicitado a liberar as imagens, avaliando artefatos de movimento e a necessidade de imagens adicionais para sanar alguma dúvida.
- O paciente é orientado a se preparar para sair do serviço e é retirado o acesso venoso.[17,18]

Instruções ao paciente após o exame

- Hidratar bastante no dia da realização do exame (no mínimo oito copos de água) para ajudar a eliminar o material radioativo.
- Evitar contato muito próximo (abraçar e carregar) com gestantes e crianças de colo, menores de 2 anos, por 24 horas.[12,13]

Contraindicações relativas para o exame de PET/TC

- Gravidez.
- A amamentação deve ser interrompida por 24 horas se a PET for indicada.
- Dificuldade ou impossibilidade de cooperação do paciente para realização do exame.[12]

Referências

1. Beyer T et al. The Future of Hybrid Imaging – part 2: PET/CT. Insights into Imaging 2011; 2(3):225-34.

2. Torigian DA et al. PET/MR Imaging: technical aspects and potential clinical applications. Radiology 2013; 267(1):26-44.
3. Phelps ME. PET. Tradução. [S.L.] Springer, 2006.
4. Cal-González J. et al. Positron range effects in high resolution 3D PET imaging. 2009:2788-91.
5. Soreson JA, Cherry SR, Phelps, ME. Physics in Nuclear Medicine. 4. ed. Elsevier, 2012.
6. Pichler BJ, Wehrl HF, Judenhofer MS. Latest Advances In Molecular Imaging Instrumentation. Journal of Nuclear Medicine 2008; 49(Suppl 2): 5s-23s.
7. Guerra L. et al. Comparative evaluation of CT-based and respiratory-gated PET/CT-based planning target volume (PTV) in the definition of radiation treatment planning in lung cancer: preliminary results. European Journal of Nuclear Medicine and Molecular Imaging 2013; 41(4):702-10.
8. Yamashita S et al. Feasibility of deep-inspiration breath-hold PET/CT with short-time acquisition: detectability for pulmonary lesions compared with respiratory-gated PET/CT. Annals Of Nuclear Medicine, 2013. 28(1):1-10.
9. Sattler B et al. PET/CT (and CT) instrumentation, image reconstruction and data transfer for radiotherapy planning. Radiotherapy And Oncology, 2010; 96(3):288-297.
10. Adams MC et Al. A systematic review of the factors affecting accuracy of SUV measurements. Am J of Roentgenol 2010; 195(2): 310-20.
11. Vanderhoek, M, Perlman SB, Jeraj R. Impact of the definition of Peak Standardized Uptake Value on quantification of treatment response, Journal Of Nuclear Medicine 53:4-11.
12. Beaulieu S. et al. SUV varies with time after injection in (18) F-FDG PET of breast cancer: characterization and method to adjust for time differences. Journal of Nuclear Medicine 2003; 44(7):1044-50.
13. IEC61675-1. Radionuclide imaging devices – Characteristics and test conditions – Part 1: Positron emission tomographs. 1998.
14. IAEA. Quality Assurance for PET and PET/CT Systems. Human Health Series, nº 1, 2009.
15. Mawlawi O et al. Performance Characteristics of a Newly Developed PET/CT Scanner Using NEMA standards in 2D and 3D modes. Journal of Nuclear Medicine, 2004, 45(10):1734-42.
16. NEMA NU 2-2007. Performance measurements of Positron Emission Tomographs, 2007.
17. Verrone A, Asenbaum S, Borght TV et al. EANM procedure guidelines for PET brain imaging using [^{18}F]FDG, version 2. Eur J lNuc Med 2009; 1264-0.
18. Waxman AD, Herholz K, Lewis DH et al. Society of nuclear medicine procedure guideline for FDG pet brain imaging. SNM, 2009.
19. Stauss, J, Franzius C, Pfluger T, Juergens KU, Biassoni L, Begent J. Guidelines for 18F-FDG PET and PET-CT imaging in paediatric oncology. Eur J Nucl Med Mol Imaging. 2008-0826-x.

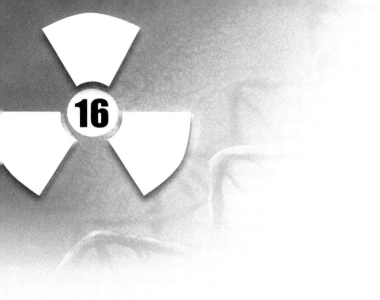

Radioterapia

Arnoldo Mafra
Jony Marques Geraldo
Márcio Alves de Oliveira

INTRODUÇÃO

A radioterapia é um tratamento usado basicamente em casos oncológicos, salvo raras exceções. Em cerca de 40% dos pacientes oncológicos a radioterapia será usada na primeira abordagem do tratamento e 60% de todos os pacientes oncológicos receberão radioterapia em algum momento.

A radioterapia é uma forma de tratamento locorregional. Na radioterapia são utilizadas radiações ionizantes de diferentes tipos (raios X, elétrons, radiação gama e radiação beta) e de diferentes energias (entre dezenas de keV e dezenas de MeV) com o objetivo de destruir células cancerígenas. Seu princípio de funcionamento é fundamentado principalmente em dois fatores: na capacidade de concentrar a dose no tumor e poupar os tecidos vizinhos e na expectativa de que as células do tumor sejam mais sensíveis à radiação do que as do tecido sadio em seu entorno.

A radioterapia pode ser classificada como:

1. **Tratamento neoadjuvante:** quando realizada antes da cirurgia para reduzir o tumor e facilitar o procedimento cirúrgico.
2. **Tratamento radical:** quando é a principal forma de tratamento, realizado com intenção curativa. Pode ser realizada de maneira isolada ou associada à quimioterapia.
3. **Tratamento adjuvante:** quando realizada após a cirurgia para reduzir a chance de recidiva do tumor.
4. **Tratamento paliativo:** realizado com a intenção de reduzir sintomas da doença (como dor ou sangramento) para melhorar a qualidade de vida do paciente.

Indicações clínicas de radioterapia

A radioterapia está indicada no tratamento da maioria dos tipos de câncer, seja com intensão radical, seja como tratamento adjuvante, para tentar reduzir o número de recidivas da doença. Tem também grande aplicação como tratamento paliativo nos mais diversos sítios anatômicos. Com intenção paliativa, é muito usada no tratamento das metástases ósseas para controle da dor, assim como nas metástases cerebrais. As **Tabelas 16.1** a **16.3** mostram as principais indicações da radioterapia.

Tabela 16.1 Principais indicações clínicas de radioterapia com intenção radical

Câncer de próstata
Câncer em região de cabeça e pescoço – boca, faringe e laringe, (normalmente associada à quimioterapia)
Câncer do colo uterino (associada à quimioterapia, dependendo do estádio)
Câncer de esôfago (normalmente associada à quimioterapia)
Câncer de pulmão
Câncer de canal anal
Linfomas

Tabela 16.2 Principais indicações clínicas de radioterapia com intenção adjuvante, realizada após cirurgia, dependendo do estádio da doença, para reduzir a incidência de recidivas

Câncer de próstata (adjuvante ou como tratamento de resgate em casos com recidiva local da doença)
Câncer em região de cabeça e pescoço (boca, faringe e laringe)
Câncer do colo uterino
Câncer do corpo uterino
Câncer de estômago
Câncer de reto (pode ser realizada antes ou após a cirurgia)

Tabela 16.3 Principais indicações de radioterapia com intenção paliativa

Metástases ósseas, principalmente para tratamento de dor
Metástases cerebrais
Com finalidade anti-hemorrágica em tumores com sangramento contínuo na região ginecológica ou no trato gastrointestinal, entre outros sítios
Com finalidade descompressiva, quando da compressão de vias aéreas ou de vasos sanguíneos por tumores

Equipe de radioterapia

Em virtude do uso de radiação ionizante no tratamento oncológico, os serviços de radioterapia são regulamentados e fiscalizados pela Agência Nacional de Vigilância Sanitária (ANVISA) e pela Comissão Nacional de Energia Nuclear (CNEN). Por meio da Resolução da Diretoria Colegiada 20, de 2 de fevereiro de 2006, a ANVISA regulamenta o funcionamento dos serviços de radioterapia, visando à defesa da saúde dos pacientes, dos profissionais envolvidos e do público em geral, de modo que todo serviço de saúde deve estar licenciado pela autoridade sanitária local do estado, Distrito Federal ou município.

Já a CNEN, por meio da Norma CNEN NN 6.10, de 24 de dezembro de 2014, estabelece os requisitos necessários para a segurança e a proteção radiológica relativos ao uso de fontes de radiação, constituídas por materiais ou equipamentos capazes de emitir radiação ionizante para fins terapêuticos.

Ambos os órgãos de fiscalização especificam a equipe mínima de profissionais em estabelecimentos que prestam serviço de radioterapia, sendo essa equipe composta por: (1) titular da instalação; (2) médico radioterapeuta responsável técnico devidamente certificado; (3) supervisor de proteção radiológica de radioterapia devidamente certificado; (4) médicos radioterapeutas; (5) especialista em física médica de radioterapia devidamente certificado, e (6) técnicos e tecnólogos de radioterapia.

Na prática, vários outros profissionais de saúde estão envolvidos no setor de radioterapia, entre eles os dosimetristas, que são profissionais com a função de auxiliar a equipe médica e física no posicionamento e na imobilização do paciente para planejamento e tratamento, delineamento de estruturas através de imagens tomográficas e auxílio no controle de qualidade dos equipamentos, entre outras funções e atividades. Atualmente, no Brasil, essa profissão não é regulamentada, podendo ser executada por vários profissionais, entre eles o tecnólogo em radiologia.

EQUIPAMENTOS DE TELETERAPIA

Até 1950, a maioria dos feixes para teleterapia era gerada por equipamentos de raios X com tensão máxima de até 300kVp. Esses feixes clínicos eram denominados *raios X de ortovoltagem*. Ainda hoje, alguns serviços de radioterapia utilizam esses equipamentos no tratamento de lesões superficiais da pele. Entre 1950 e 1960 foram desenvolvidas as unidades de cobaltoterapia e na década seguinte foram construídos os primeiros aceleradores lineares comerciais.

Aparelhos de ortovoltagem

A construção simples do anodo de um tubo de raios X diagnóstico não é adequada para os tubos de raios X terapêuticos. Elétrons do anodo são ejetados quando um elétron de alta energia vindo do catodo colide com o alvo. Uma vez arrancados do alvo, eles podem provocar os seguintes efeitos indesejáveis: danificar o envoltório de vidro do tubo; formar uma concentração de carga capaz de alterar o campo elétrico entre o catodo e o anodo, interferindo com a focalização do feixe de elétrons incidente no alvo; e, ao serem desacelerados no vidro e em outras partes do tubo, esses elétrons produzem raios X fora do feixe útil.

Por isso, o anodo dos tubos de terapia deve ser protegido por um envoltório (tipo "copo") de cobre revestido por tungstênio, como mostra a **Figura 16.1**. O cobre impede que os elétrons ejetados do anodo colidam com o vidro e o tungstênio atenua os raios X produzidos no cobre. Como nos tubos convencionais dos raios X diagnósticos, há uma fina janela de berílio por onde passa o feixe útil.

O catodo dos tubos de tratamento também é protegido por um envoltório tipo copo. Esse envoltório faz com que os elétrons viajem para o anodo apenas quando a voltagem está próxima de seu valor máximo, resultando em máxima produção de raios X. Diferentemente dos tubos dos raios X diagnósticos, aqui o ângulo do alvo varia de 26 a 32 graus, gerando um cone de radiação maior do que o obtido pelos tubos de raios X diagnósticos.

Outra grande diferença entre os tubos de raios X diagnósticos e os terapêuticos é que os tempos usuais para os exames se situam na faixa de algumas dezenas de milissegundos a alguns décimos de segundo. A maioria dos aparelhos de raios X diagnósticos bloqueia o feixe quando se pede exposição com alto mA e tempos superiores a 1 segundo, enquanto os terapêuticos precisam ficar ligados durante 1 minuto ou mais para fornecer a dose prescrita ao paciente. Isso é possível porque toda a parte de geração de tensão, corrente no tubo e sistemas de refrigeração de um aparelho de raios X de ortovoltagem é otimizada de modo a garantir alta eficiência, gerando grandes valores de dose sem provocar dano ao tubo de raios X.

Nas quilovoltagens típicas empregadas em ortovoltagem (150 a 300kVp), quando o feixe penetra no paciente, o máximo de absorção de dose acontece na superfície, ou seja, na pele do paciente. Isso faz com que esses feixes sejam úteis apenas para tratar lesões superficiais com profundidade máxima de até 2cm. Veremos mais adiante que,

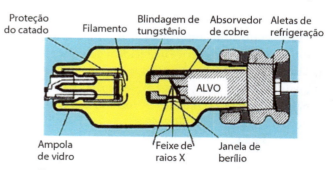

Figura 16.1 Tubo de raios X utilizado em ortovoltagem.

se fôssemos tratar um tumor profundo com ortovoltagem, isso só seria possível com altas doses na pele do paciente, o que provocaria sérias lesões, a maioria irreversível. Isso estabelece um limite para o uso terapêutico dos feixes de ortovoltagem. Para tratar tumores profundos ou semiprofundos (profundidade maior que 2cm) devem ser utilizados outros feixes de radiação.

Aparelhos de megavoltagem

Com o intuito de reduzir a dose de entrada na pele foram desenvolvidas as bombas de cobalto-60 (^{60}Co) e, uma década depois, os aceleradores lineares de elétrons. Ambos geram feixes de fótons na faixa de megavoltagem. Para o entendimento da importância da megavoltagem para a radioterapia surge a pergunta básica quando se irradia um paciente com feixes de fótons com diferentes energias: qual a dose absorvida em profundidade quando um paciente é irradiado com um feixe terapêutico com uma dada energia? Veremos mais adiante como se mede essa dose absorvida, mas o resultado é o mostrado na **Figura 16.2**.

Vê-se que para feixes de raios X de baixa energia o máximo da distribuição da dose ocorre na superfície do paciente. Vê-se também que na faixa de megavoltagem, ou seja, energia do cobalto-60 e maiores, a dose na superfície diminui e o ponto de dose máxima ocorre em profundidades cada vez maiores à medida que se aumenta a energia do feixe de fótons.

Pode-se dizer que os equipamentos de megavoltagem apresentam uma característica do ponto de vista físico que foi fundamental para a evolução da radioterapia moderna: o efeito de poupar a pele do paciente. Enquanto na terapia com ortovoltagem o ponto máximo de dose era na pele, no caso da megavoltagem esse ponto se aprofunda até 5mm para o cobalto-60 e até mais de 30mm para os feixes de aceleradores lineares de alta energia.

Observa-se ainda, a partir da **Figura 16.2**, que o poder de penetração dos feixes de megavoltagem é muito superior ao da ortovoltagem. Com isso, os esquemas de tratamento e composições de campos de radiação com aparelhos de ^{60}Co e aceleradores lineares produzem melhor homogeneidade de dose e menor irradiação dos tecidos sadios em torno do tumor em níveis incomparáveis aos da ortovoltagem.

Por outro lado, existem lesões e tipos de tratamento para os quais são necessários um alcance superficial e, em muitas situações, uma irradiação propositada da pele. São nesses casos que os equipamentos de ortovoltagem ainda têm indicação específica. Assim, tratamentos de câncer de pele, profilaxia da formação de cicatriz queloidiana e tratamento de lesões superficiais e outras patologias benignas ou não ainda encontram respaldo com equipamentos de ortovoltagem. Veremos mais adiante que os aceleradores lineares modernos podem ser utilizados para o tratamento de lesões superficiais ao gerarem um feixe clínico de elétrons.

Aparelhos de cobaltoterapia

Com o advento dos reatores nucleares foi possível produzir radioisótopos de alta atividade para uso médico, como ^{137}Cs (césio-137), ^{60}Co e ^{192}Ir (irídio-192). O ciclo de uso do ^{137}Cs já terminou, tendo sido substituído na braquiterapia pelo ^{192}Ir e na teleterapia pelo ^{60}Co. Embora ainda em uso, estamos vendo encerrar o ciclo do ^{60}Co na teleterapia, o qual vem sendo dia a dia substituído pelos modernos aceleradores lineares. Apesar disso, o ^{60}Co ainda tem emprego na medicina em irradiadores de sangue, em equipamentos dedicados a técnicas especiais da radioterapia, como o *gamma knife*, e mais recentemente como proposta alternativa ao uso do ^{192}Ir na braquiterapia. Por esses motivos, discutiremos um pouco sobre os aparelhos de megavoltagem que utilizam o isótopo ^{60}Co como fonte de radiação.

O ^{60}Co tem meia-vida física de 5,26 anos, decaindo por emissão beta menos (β^-) no núcleo metaestável do ^{60}Ni (níquel-60). Este, por sua vez, adquire o estado fundamental ao emitir dois fótons gama (γ) de 1,17 e 1,33MeV. Esses fótons γ constituem o feixe de terapia, já que os elétrons (partículas β^-) são barrados no encapsulamento da fonte com *bremsstrahlung* e emissão de raios X característicos negligenciáveis.

As unidades de telecobalto comercialmente disponíveis são similares e comportam fontes de $1,11 \times 10^{14}$ Bq (3.000Ci) a $4,44 \times 10^{14}$ Bq (12.000Ci). O invólucro no qual a fonte fica encapsulada é de aço inoxidável com soldas nas extremidades, tem formato cilíndrico e diâmetro de 1,0 a 2,5cm. Para garantir proteção radiológica adequada aos trabalhadores o invólucro da fonte fica no interior de uma blindagem de chumbo revestida por aço. Para expor a fonte e gerar um feixe útil de radiação são possíveis vários mecanismos, sendo os mais difundidos: (a) movimentação da gaveta porta-fontes através de um pistão pneumático e (b) cilindro rotacional, como ilustra a **Figura 16.3**. Em todos os casos, o tempo de acionamento e desligamento do feixe deve ser levado em conta nos cálculos de dose.

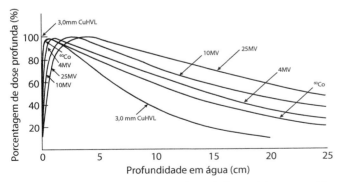

Figura 16.2 Percentual de dose em relação à dose máxima para várias qualidades de feixes de fótons. (Khan, 2003.)

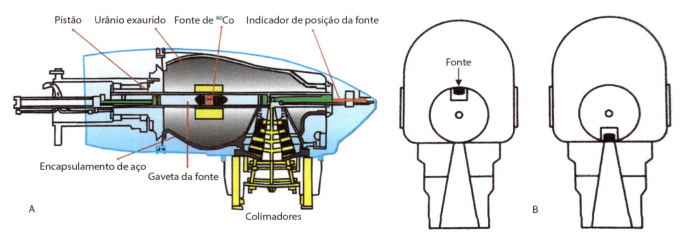

Figura 16.3 Mecanismos utilizados para exposição segura da fonte de ^{60}Co. **A** Movimentação da gaveta porta-fontes através de um pistão pneumático. **B** Sistema com cilindro rotacional. (Scaff, 2010.)

Alguma radiação irá escapar da unidade até mesmo quando a fonte estiver na posição de "feixe desligado". O vazamento da cabeça é tipicamente menor que 1mR/h (0,01mSv/h) a 1m da fonte, em obediência à norma específica que determina que o vazamento médio da cabeça da máquina de teleterapia seja inferior a 2mR/h (0,02mSv/h) a 1m de distância da fonte.

A dose prescrita para o volume a ser tratado é entregue com a ajuda de dois cronômetros de tratamento: um primário e outro secundário. O primário controla o tempo de tratamento e o secundário funciona como segurança, caso o cronômetro primário falhe. O tempo de tratamento deve incorporar o tempo de deslocamento da fonte da posição de segurança até a posição de tratamento e o tempo de volta da fonte no final do tratamento.

Um sistema de colimação é projetado para variar o tamanho e a forma do feixe de modo a atender os requisitos individuais de tratamento. A maneira mais simples de um diafragma ajustável consiste em dois pares de blocos de metal pesado. Cada par pode se mover independentemente para obter campos quadrados ou retangulares. As bordas do campo de radiação não são bem definidas. Essa indefinição das bordas é denominada penumbra. A penumbra é uma região na qual a taxa de dose muda rapidamente em função da distância ao eixo central do feixe, como ilustra a **Figura 16.4**.

Quanto menor o tamanho da fonte, menor será a penumbra e mais cara a fonte. Quanto menor a DFS, menor será a penumbra, porém haverá restrições no tamanho de campo. A penumbra pode ser minimizada quando se angulam os colimadores e se aumenta a distância fonte-colimador "c". Isso pode ser feito por meio de um acessório (um colimador auxiliar), chamado cortador de penumbra (*penumbra trimmer*), acoplado no fim do colimador principal.

As fontes de teleterapia costumam ser trocadas após uma meia-vida. No entanto, considerações financeiras frequentemente resultam em tempo de uso maior. No Brasil, a RDC 20 da ANVISA estabelece o limite de 50cGy/min

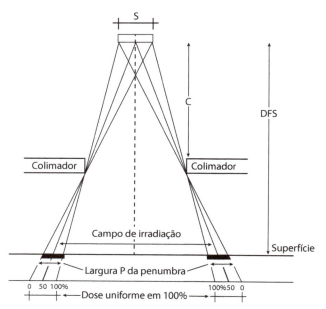

Figura 16.4 Arranjo mostrando a formação da penumbra nas bordas do campo de radiação. Pode-se notar que a largura da penumbra P é dada por: $P=s(DFS-c)/c$, onde s é o tamanho da fonte, *DFS* é a distância foco-superfície e c é a distância foco-colimador (Adaptada de Scaff, 2010.).

para a taxa de dose absorvida, medida em um meio aquoso a 5cm de profundidade, com distância fonte-superfície igual à distância fonte-isocentro, para um campo de 10cm × 10cm na superfície.

Aceleradores lineares

Nos equipamentos de quilovoltagem, os elétrons são acelerados por uma ddp (diferença de potencial) aplicada entre o filamento e o alvo. Por problemas de isolamento elétrico na geração de alta voltagem, esse processo de produção de raios X é limitado e não são conseguidas energias muito altas (até cerca de, no máximo, 2.000kV). Para a obtenção de raios X de energias maiores é necessária a utilização de uma técnica diferente de aceleração de elétrons sem a necessidade

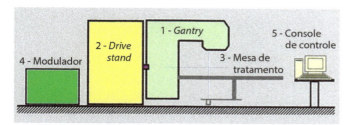

Figura 16.5 As principais partes de um acelerador linear. Em alguns aceleradores lineares, o *drive stand* e o modulador se encontram fora da sala de tratamento. Em todos eles, o console de controle fica na sala de comando junto à porta de entrada da sala do acelerador.

de altas diferenças de potencial entre dois eletrodos. É o que fazem os denominados aceleradores lineares.

Um acelerador linear é composto por cinco seções principais, mostradas na **Figura 16.5**, quais sejam: o *gantry*, o *drive stand*, a mesa de tratamento, o modulador e o console de controle.

A peça central de um acelerador linear é o tubo acelerador de elétrons, e tudo no acelerador converge para ele. Diferentemente dos raios X de quilovoltagem, o tubo de um acelerador linear não é de vidro, mas de metal. O tubo acelerador é composto por um empilhado prensado de anéis e discos de cobre. No centro dos discos de cobre há um orifício para passagem dos elétrons que serão acelerados. Para que nada atrapalhe a trajetória linear desses elétrons, o interior do tubo é evacuado. Pode-se entender o tubo acelerador como um conjunto de cavidades evacuadas que entrarão em ressonância com uma onda de radiofrequência que viajará dentro desse tubo.

Sucintamente, a produção de raios X em um acelerador linear acontece de acordo com uma série de sequências. Uma válvula magnetron (em alguns aceleradores situada no *drive stand* e em outros no *gantry*) gera ondas eletromagnéticas na faixa das micro-ondas, as quais são injetadas no interior do tubo acelerador através do guia de onda. O guia de onda é um tubo de cobre de seção reta retangular ou circular que faz o transporte das micro-ondas para o interior do tubo acelerador. Em uma das extremidades do tubo acelerador se encontra o canhão de elétrons que injeta elétrons dentro do tubo, como mostra a **Figura 16.6**. A injeção de elétrons é pulsada e em fase com as micro-ondas. O modulador é a fonte de alimentação para todos os circuitos elétricos do acelerador, gerando tensão e sinal elétrico com várias intensidades e frequências necessárias para a operação sincronizada dos diversos circuitos encontrados no *drive stand* e no *gantry*.

As micro-ondas viajam dentro do tubo, criando uma distribuição de campos elétricos nas paredes internas do tubo. Os elétrons são injetados no tubo de modo que eles percebem o disco com orifício à sua frente carregado positivamente e o disco atrás carregado negativamente. Esse campo elétrico acelera os elétrons para a frente e, quando eles atingem a cavidade seguinte, o sinal das cargas nas paredes da cavidade muda, já que a micro-onda está viajando dentro do tubo. A mudança na polaridade é tal que os elétrons sentem novamente um campo elétrico empurrando-os para a frente. Com a sincronização do movimento, em todas as cavidades os elétrons encontram um forte campo elétrico acelerando-os na direção da outra extremidade do tubo. Diz-se que os elétrons viajam na onda de radiofrequência como um surfista em uma onda no oceano, sempre na mesma fase da onda que o acelera.

Ao emergir do tubo, o feixe de elétrons apresenta elevada energia cinética com velocidades típicas de alguns décimos da velocidade da luz. A saída desse feixe de elétrons se encontra na cabeça do acelerador linear e em uma direção horizontal, paralela ao piso da sala de tratamento. Para a produção de um feixe útil de fótons na direção vertical esse feixe de elétrons passa por um poderoso magneto que faz uma curvatura de 270 ou 90 graus na direção do feixe de elétrons, como mostra a **Figura 16.7**. Dependendo do fabricante, o feixe de elétrons é acelerado em uma direção que não a horizontal e aí o ângulo de deflexão do feixe pelas bobinas magnéticas será bem diferente. Após a deflexão pelas bobinas magnéticas, o feixe de elétrons colide com o alvo para produzir raios X por *bremsstrahlung*. No caso dos aceleradores lineares, esse alvo é de transmissão. Sua espessura é tal que deve barrar completamente o feixe de elétrons para garantir máxima produção de raios X, mas não deve ser espesso o suficiente para atenuar esse feixe de raios X.

O feixe de fótons assim produzido tem grande intensidade no centro, o que gera uma distribuição de dose não uniforme em um plano perpendicular ao raio central do feixe, como ilustra a **Figura 16.8**. Para uniformizar essa distribuição

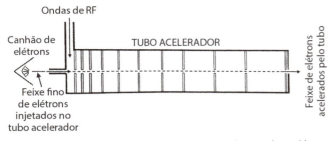

Figura 16.6 Tubo acelerador e suas conexões de entrada e saída.

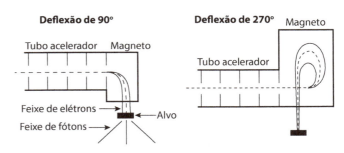

Figura 16.7 Métodos usuais para deflexão do feixe de elétrons.

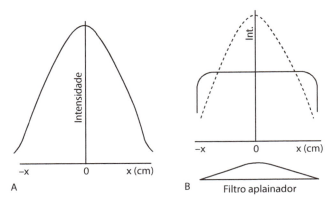

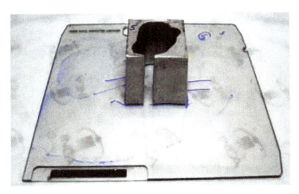

Figura 16.8 Esquema de distribuição da dose. **A** Intensidade do feixe de fótons ao sair do alvo ("x" é a distância ao raio central). A distribuição de dose absorvida neste caso não seria uniforme ao longo do campo de radiação. **B** A linha contínua representa a intensidade do feixe de fótons após passar pelo filtro aplainador. Neste caso, a distribuição de dose seria uniforme ao longo do campo. Para comparação, a linha pontilhada representa a intensidade mostrada em **A**.

Figura 16.9 Bandeja de proteção com bloco de proteção para colimação adicional do feixe. (INCA, 2012.)

de dose o feixe de fótons passa por um filtro aplainador, que é uma peça de metal em formato de cone posicionada de modo que o centro do feixe de raios X passe pela parte mais espessa do filtro aplainador, sendo por isso mais atenuada. Ao emergir do filtro aplainador, o feixe de fótons tem intensidade praticamente uniforme na área útil do campo de radiação.

Após passar pelo filtro aplainador, o feixe de elétrons é monitorado por um conjunto de câmaras de ionização, chamadas de câmaras monitoras, que avalia sua simetria e planura. As câmaras monitoras são também responsáveis pelo desligamento do feixe após a dose solicitada ser entregue ao paciente. São duas câmaras: caso uma falhe, a outra entra em operação.

Em virtude da ação do colimador primário, quando passa pelas câmaras monitoras, o feixe de radiação tem o formato de um cone com seção reta circular. Entretanto, no uso clínico é necessário irradiar desde pequenas a extensas áreas do paciente. Desse modo, faz-se necessário delimitar o campo de radiação, o que é feito por meio dos colimadores secundários. Os colimadores secundários são compostos por dois pares de blocos maciços de chumbo ou urânio depletado. Cada par de blocos se move perpendicularmente ao outro. Dentro do mesmo par, cada bloco se move independentemente do outro. Cabe observar que desse modo o campo de radiação, ao atingir o paciente, tem formato quadrado ou retangular.

Se for necessário um campo de radiação com outro formato, interpõe-se um bloco de proteção entre a saída do feixe e o paciente. Esse bloco de proteção faz uma colimação adicional, deixando passar radiação apenas na parte aberta do bloco. A parte aberta do bloco deve ter o formato da lesão a ser tratada quando vista pelo campo de radiação em questão. Um bloco de proteção não somente protege órgãos sadios em torno do tumor, mas também dá o formato desejado à distribuição de dose. Um exemplo de bloco de proteção para colimação adicional do feixe é mostrado na **Figura 16.9**.

Nos aceleradores mais modernos não é necessário o uso de blocos de proteção para dar forma ao campo de radiação. Isso é feito por meio de colimadores multilâminas (MLC – *multi leaf colimator*). Nos aceleradores equipados com MLC, um dos pares dos colimadores secundários (geralmente o

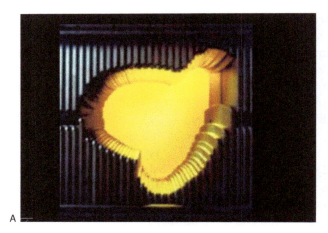

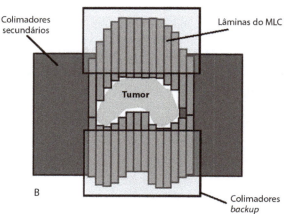

Figura 16.10 Esquema multilâminas. **A** Abertura de campo desenhado por um MLC de 40 pares de lâminas. **B** Colimadores multilâminas acompanhando o contorno de um tumor. Um par de colimadores secundários delimita o campo de radiação em uma direção, enquanto o MLC o faz na outra direção. Os colimadores *backup* atuam na mesma direção do MLC a fim de reduzir a transmissão de radiação entre as lâminas.

inferior) é trocado por um conjunto de 40 a 120 multilâminas, como mostrado na **Figura 16.10**.

O sistema funciona como se, em vez de um par de colimadores restringindo o feixe em uma dada direção, fossem encontrados entre 20 e 60 pares de colimadores se movimentando independentemente um do outro, cada qual com seu motor de passo com circuito individual controlado por um computador. Desse modo, pode-se dar ao campo de radiação o contorno desejado para cobrir somente a extensão da lesão. A invenção dos colimadores multilâminas foi a base para a realização da técnica de *radioterapia com intensidade modulada do feixe* (IMRT).

Um evento muito interessante acontece nos aceleradores lineares quando se remove o alvo de transmissão utilizado para produzir o feixe de raios X. Nesse caso, o acelerador linear produz um feixe de elétrons muito fino, intenso e energético. Para que esses elétrons sejam utilizados clinicamente, eles são espalhados em finas folhas metálicas que alargam esse feixe ao longo de uma área útil. O desenho dessas folhas de metal é tal que não somente espalham o feixe como também distribuem uniformemente a densidade de elétrons dentro do campo de radiação útil. Todo o percurso do feixe dentro da cabeça do acelerador linear é mostrado na **Figura 16.11**. O filtro aplainador e as folhas espalhadoras, uma para cada energia, são montados em um carrossel. Quando se seleciona um feixe de fótons no acelerador linear, o alvo de transmissão fica na frente do feixe de elétrons, o carrossel gira e o filtro aplainador se posiciona na frente do feixe de fótons (**Figura 16.11A**). Selecionada uma dada energia para o feixe de elétrons, o alvo é removido, o carrossel gira, removendo o filtro aplainador, e coloca agora na frente do feixe de elétrons a folha espalhadora correspondente.

Quando se utiliza o feixe de elétrons, os colimadores secundários são abertos ao máximo porque eles não são usados para colimar o feixe. Essa colimação é feita perto da superfície do paciente, utilizando-se um dispositivo denominado aplicador de elétrons ou cone colimador de elétrons, cujo objetivo é reduzir a dose fora da área de tratamento devido a elétrons espalhados pelo ar.

PRINCÍPIOS RADIOBIOLÓGICOS DO FRACIONAMENTO

Curvas de sobrevida de células

Enquanto os primeiros modelos radiobiológicos aplicados na radioterapia eram fundamentados na relação dose-efeito, os modelos mais modernos são baseados em curvas

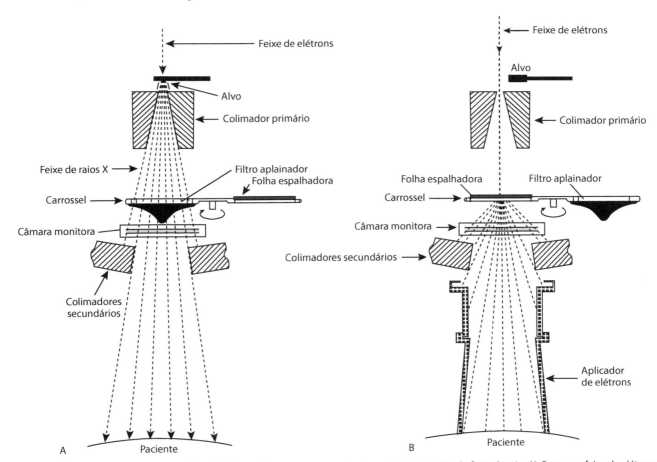

Figura 16.11 Após emergir do magneto, o feixe de elétrons faz o percurso mostrado em **A** para geração do feixe de raios X. O mesmo feixe de elétrons faz o percurso de **B** para gerar um feixe clínico de elétrons. (Adaptada de Khan, 2003.)

de sobrevida de células. As curvas de sobrevida de células representam a fração do número de células que sobrevivem em função da dose absorvida. Uma vez que o objetivo da radioterapia é destruir todas as células cancerígenas sem destruir muitas células dos tecidos normais, torna-se importante conhecer a forma das curvas de sobrevida.

Para representar graficamente a morte de um grande número de células (frações entre 10^{-4} e 10^{-10}) a escala linear-linear não se mostra adequada e sim a escala semilogarítmica. Com essa escala, regiões de comportamento exponencial da fração de sobrevida com a dose aparecem como retas.

Foram propostas várias teorias para explicar o mecanismo da morte celular com dose de radiação. Uma das primeiras teorias é a do "alvo único, dano único" (*single-target, single-hit*). A premissa geral é de que a célula tem alvos sensíveis que devem ser atingidos para inativá-la. A forma da curva de sobrevida é governada pelo número de alvos que devem ser atingidos. A hipótese, nessa teoria, é de que um único dano em um alvo único existente na célula leva-a à morte. Nesse caso, a forma da curva de sobrevida é uma reta perfeita, como mostra a **Figura 16.12**, onde o inverso da declividade é o valor da dose letal média (D_0), que é a dose que reduz a fração de sobrevida a 37% de seu valor inicial.

São poucos os casos em que se aplica essa teoria, especialmente em células irradiadas com feixes de alto LET (*linear energy transfer*), como partículas alfa (α) ou populações de células sincronizadas na fase mais sensível do ciclo celular (G2 ou mitose). Vale ressaltar que nessas situações é muito grande a probabilidade de morte celular com a dose de radiação.

Na maioria das situações, a forma da curva não é uma reta e surge um ombro característico na forma da curva de sobrevida, como ilustra a **Figura 16.13**. Isso é observado quando, por exemplo, células de mamíferos são irradiadas com feixes de baixo LET, como raios X. Para explicar o surgimento desse ombro surgiu o modelo "multialvo, dano único" (*multi-target, single-hit*). A hipótese desse modelo é de que existem "n" diferentes alvos dentro da célula, e cada um deve ser atingido para a inativação da célula. A curvatura inicial se deve ao fato de haver dois mecanismos que levam uma célula à morte: danos letais (do tipo *single-hit, single-target*) e acúmulo de lesões subletais (*single-hit, multi-target*), ou uma combinação de eventos irreparáveis e reparáveis.

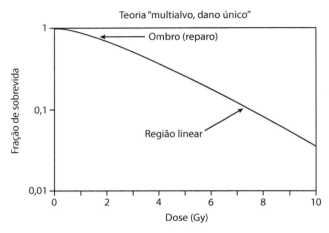

Figura 16.13 Curva de sobrevida de células. O formato não linear das curvas de sobrevida indica que a morte celular desse tipo de célula obedece ao modelo "multialvos, dano único". (Adaptada de Khan, 1998.)

Modelo linear quadrático

No modelo linear-quadrático para o comportamento das curvas de sobrevida a hipótese é de que a célula vai à morte somente quando ambos os braços do DNA são atingidos, o que pode ser obtido por: (1) uma única partícula ionizante que cruza ambas as tiras do DNA ou (2) duas partículas

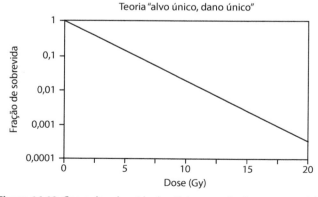

Figura 16.12 Curva de sobrevida de células que obedecem ao modelo "alvo único, dano único". Em escala semilogarítmica, tem-se uma reta perfeita. (Adaptada de Khan, 1998.)

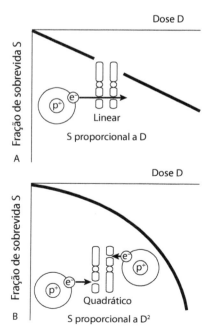

Figura 16.14 A hipótese do modelo linear quadrático é de que a célula vai à morte quando ambos os braços do DNA são atingidos pela radiação. Em **A**, uma única partícula quebra ambos braços do DNA. Em **B**, a quebra é provocada por duas partículas independentes.

ionizantes interagindo cada uma com uma dessas tiras (interações independentes), como mostra a **Figura 16.14**.

No primeiro caso (**Figura 16.14A**), a fração de sobrevida é proporcional à dose e por isso a forma da curva é uma reta. Esse componente linear para as curvas de sobrevida está associado a danos do tipo *single-hit, single-target*. No segundo caso (**Figura 16.14B**), a fração de sobrevida é proporcional ao quadrado da dose e a forma da curva de sobrevida é uma parábola. Como os dois processos contribuem para a morte celular, a fração de sobrevida final é a soma das frações de sobrevida para ambos os processos, como mostra a **Figura 16.15**.

As componentes linear e quadrática têm uma constante de proporcionalidade com a dose, α e β, respectivamente. A constante α representa a probabilidade por dose para que um dano do tipo linear aconteça; a constante β representa a probabilidade por quadrado da dose para que um dano do tipo quadrático aconteça. O valor da dose D no qual o número de mortes de células por danos do tipo linear se iguala aos danos do tipo quadrático diz muito sobre as curvas de sobrevida e vale: $D = α/β$.

Cabe perceber a razão α/β como um parâmetro que representa a curvatura da curva de sobrevida. Quanto mais alto o valor de α/β ($α \gg β$), mais próxima de uma reta será a curva. Convém lembrar que α está associado a danos irreparáveis e β a danos reparáveis. Valores elevados de α/β são uma característica de um tipo de célula que exibe pouco reparo do dano subletal (grande α). Ao contrário, valores de α/β ($α \ll β$) menores indicam alta capacidade de reparo. Nesse caso, a forma da curva de sobrevida fica mais próxima de uma parábola.

A diferença na forma da curva de sobrevida para tumor e tecidos normais proporciona as bases do fracionamento em radioterapia. De modo geral, tumores tendem a ter altos valores de α/β (média de 10Gy), enquanto tecidos normais apresentam valores baixos (média de 2,5Gy). A **Tabela 16.4** mostra valores típicos de α/β para alguns tumores e tecidos. A escolha da dose por fração deve ser tal que leve à morte mais células do tumor do que células do tecido normal da vizinhança.

Tabela 16.4 Valores do parâmetro α/β para alguns tipos de tecidos e efeitos radiobiológicos obtidos por experimentos multifracionados e de dados clínicos

Tecido	Valores do parâmetro α/β	
	Experimental	Clínico
Reações agudas		
Pele	9 a 12	5 a 10
Cólon	10 a 11	–
Testículos	12 a 13	–
Reações tardias		
Medula espinhal	1,0 a 4,9	3,3
Rim	1,5 a 2,4	–
Pulmão	2,4 a 6,3	4,2 a 4,7
Bexiga	3,1 a 7	3,4 a 4,5

Fonte: adaptada de Perez, 2004.

Modelos de tempo-dose-fracionamento

Os modelos de tempo-dose-fracionamento servem para: (i) calcular a nova dose total necessária para manter o mesmo efeito biológico de um curso de radioterapia quando um esquema convencional de fracionamento planejado inicialmente for alterado; (ii) comparar técnicas de tratamento que diferem em dose por fração, número de frações e/ou tempo total de tratamento; (iii) tentar obter esquemas de fracionamentos otimizados.

Um dos primeiros modelos de fracionamento largamente utilizados em radioterapia foi o NSD (*nominal standard dose*), elaborado por Frank Ellis e Colin Orton. Ellis e Orton postularam que a regra da raiz cúbica (regra em que uma dose D de isoefeito é proporcional à raiz cúbica do tempo total T de tratamento) era o resultado dos efeitos radiobiológicos de reparo e repopulação, os quais eram funções do número de frações N e do tempo total de tratamento T. Postularam ainda que o fracionamento era duas vezes mais importante que o tempo na influência de certas reações de pele. Como as doses nominais padrões NSD não podiam ser somadas, eles isolaram a razão T/N e desenvolveram uma expressão para um índice denominado TDF (tempo, dose e fracionamento). Para a mesma razão T/N os TDF podem ser somados, e um TDF de 99 representa um tratamento convencional de 35 frações com dose de 2Gy. Em seu artigo original foram publicadas várias tabelas de TDF para várias

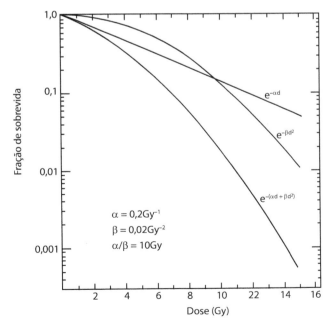

Figura 16.15 A morte celular total é a soma das mortes devido à interação de uma e de duas partículas quebrando o DNA. Graficamente, é a soma de uma reta (eventos proporcionais à dose) com uma parábola (eventos proporcionais ao quadrado da dose). (Adaptada de Hall, 2000.)

frações de dose por semana. Nesse modelo, dois esquemas de tratamento são biologicamente isoefetivos se tiverem o mesmo TDF.

Vale lembrar que um esquema de tratamento é caracterizado por uma dose total D, administrada ao paciente em N frações diárias de dose d, de modo que: $D = N \times d$. Embora a dose seja diária, ela pode ser dada em dois, três, quatro ou cinco dias na semana. Escolhida uma frequência semanal para o tratamento, para todo esquema de dose ($N \times d$) há uma tabela que fornece o valor correspondente do índice TDF, como mostra a **Tabela 16.5**. Nessa tabela, o número de fração N (colunas) e o valor da dose diária d (linhas) são parâmetros variáveis. Dois tratamentos são isoefetivos, ou seja, têm a mesma efetividade biológica quando têm o mesmo TDF. Desse modo, para a comparação de tratamentos basta comparar os valores de TDF. A tabela mostra que um tratamento com 25 frações de 180cGy (TDF = 70) é biologicamente equivalente a um tratamento de 12 frações com 290cGy (TDF também igual a 70).

O modelo linear quadrático, por ser alicerçado em mecanismos fundamentais da interação da radiação com meios biológicos, é um modelo mais geral, do qual se pode extrair o formalismo matemático do modelo NSD ou TDF. Ele se ajusta a uma grande faixa de esquemas de fracionamento e é útil também na elaboração de novos esquemas de fracionamento.

Sem a correção temporal, a equação para a dose biologicamente efetiva (BED) é dada pela equação 1:

$$BED = Nd[1 + d/(\alpha/\beta)] \quad (1)$$

Tabela 16.5 Tabela de TDF para cinco frações por semana. A todo esquema de fracionamento com N frações de dose diária d corresponde um valor de TDF

Dose fração (rad)	\multicolumn{21}{c}{Número de frações}
	4	5	6	8	10	12	14	15	16	18	20	22	24	25	26	28	30	32	34	35	36	40
20	0	1	1	1	1	1	1	2	2	2	2	2	2	2	3	3	3	3	3	3	3	4
40	1	1	2	2	3	3	4	4	4	5	6	6	7	7	7	8	8	9	9	10	10	11
60	2	3	3	4	5	6	7	8	8	9	10	11	12	13	13	15	16	17	18	18	19	21
80	3	4	5	6	8	10	11	12	13	15	16	18	19	20	21	23	24	26	27	28	29	32
100	5	6	7	9	11	14	16	17	18	20	23	25	27	28	30	32	34	36	39	40	41	45
110	5	7	8	11	13	16	18	20	21	24	26	29	32	33	34	37	39	42	45	46	47	53
120	6	8	9	12	15	18	21	23	24	27	30	33	36	38	39	42	45	48	51	53	54	60
130	7	9	10	14	17	20	24	26	27	31	34	37	41	43	44	48	51	54	58	60	61	68
140	8	10	11	15	19	23	27	29	31	34	38	42	46	48	50	53	57	61	65	67	69	76
150	9	11	13	17	21	25	30	32	34	38	42	47	51	53	55	59	64	68	72	74	76	85
160	9	12	14	19	23	28	33	35	37	42	47	51	56	58	61	66	70	75	80	82	84	94
170	10	13	15	21	26	31	36	39	41	46	51	57	62	64	67	72	77	82	87	90	92	103
180	11	14	17	22	28	34	39	42	45	50	56	62	67	70	73	79	84	90	95	98	101	112
190	12	15	18	24	31	37	43	46	49	55	61	67	73	76	79	85	97	97	104	107	110	122
200	13	17	20	26	33	40	46	49	53	59	66	73	79	82	86	92	99	105	112	115	119	132
210	14	18	21	28	36	43	50	53	57	64	71	78	85	89	92	99	107	114	121	124	128	142
220	15	19	23	31	38	46	53	57	61	69	76	84	92	95	99	107	115	122	130	134	137	153
230	16	20	25	33	41	49	57	61	65	74	82	90	98	102	106	114	123	131	139	143	147	163
240	17	22	26	35	44	52	61	65	70	79	87	96	105	109	113	122	131	140	148	153	157	
250	19	23	28	37	46	56	65	70	74	84	93	102	112	116	121	130	139	149	158			
260	20	25	30	40	49	59	69	74	79	89	99	109	118	123	128	138	148	158				
270	21	26	31	42	52	63	73	78	84	94	105	115	126	131	136	146	157					
280	22	28	33	44	55	66	77	83	89	100	111	122	133	138	144	155						
290	23	29	35	47	58	70	82	88	93	105	117	128	140	146	152							
300	25	31	37	49	62	74	86	92	98	111	123	135	148	154								
320	27	34	41	54	68	82	95	102	109	122	136	149	163									
340	30	37	45	60	75	89	104	112	119	134	149	164										
360	33	41	49	65	81	98	114	122	130	147	163											
380	35	44	53	71	88	106	124	133	142	159												
400	38	48	57	77	96	115	134	144	153													

Fonte: reproduzida de Ellis, 1971.

Onde N é o número de frações, d é a dose por fração (em Gray) e α/β é o parâmetro da curva de sobrevida já definido anteriormente.

Assim como no caso do NSD, para todo esquema de dose (constituído de N frações com dose d) pode-se calcular um BED (dose biologicamente efetiva) correspondente. Dois tratamentos são isoefetivos, ou seja, têm a mesma efetividade biológica quando têm o mesmo BED. Desse modo, para comparar tratamentos basta comparar os valores de BED. Assim como os TDF, os BED podem ser somados ou subtraídos. Quando se comparam os dois modelos na busca de uma dose isoefetiva, o modelo linear quadrático aponta para valores de dose ligeiramente maiores.

DISTRIBUIÇÃO DE DOSE E CURVAS DE ISODOSE

O modo como os raios X são produzidos nos aceleradores lineares faz variar seu rendimento em termos de quantidade de radiação emitida pelo feixe por unidade de tempo; por isso, utiliza-se a quantidade de radiação integrada registrada pelo aparelho. A essa medida damos o nome de "unidades monitor" (UM ou MU – *monitor units*).

Em geral, os aceleradores são calibrados para entregar 1,0cGy/MU (fator de calibração – f_{cal}) para um tamanho de campo de 10×10cm², a uma distância de 100cm do ponto focal e uma profundidade de 10cm na água.

Além do rendimento, para determinação da dose absorvida em um determinado ponto do interior do paciente são necessárias algumas informações, como a profundidade desse ponto, a distância da fonte (ou ponto focal) ao ponto, a energia do feixe, o tamanho do campo e a presença de acessórios modificadores do feixe.

Essa quantidade de dose absorvida pode ser obtida por meio de medidas feitas com câmara de ionização e fantoma de água que tem como função absorver e espalhar as radiações de maneira semelhante ao corpo humano, como mostra a **Figura 16.16**.

Podem ser utilizados também fantomas de água sólida que têm a mesma densidade eletrônica da água (**Figura 16.17**) e até mesmo fantomas antropomórficos constituídos com um esqueleto humano e materiais com propriedades análogas aos tecidos humanos, como mostra a **Figura 16.18**.

Porcentagem de dose profunda (PDP)

Com a finalidade de conhecer a variação da dose no interior do paciente, utiliza-se a PDP, que caracteriza a distribuição de dose no raio central mediante a normalização da dose em função da variação da profundidade, tendo como referência a dose máxima em determinada profundidade (d_0), como mostra a **Figura 16.19**.

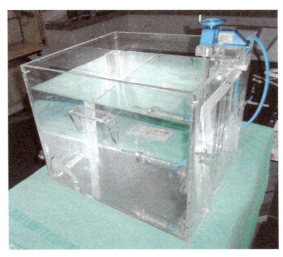

Figura 16.16 Fantoma aberto de acrílico e câmara de ionização tipo Farmer.

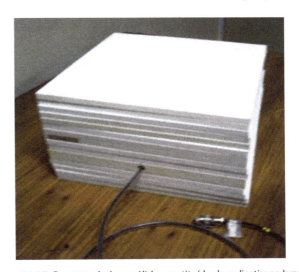

Figura 16.17 Fantoma da água sólida constituído de poliestireno branco e com densidade de 1,05g/cm³.

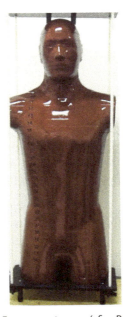

Figura 16.18 Fantoma antropomórfico Rando Alderson®.

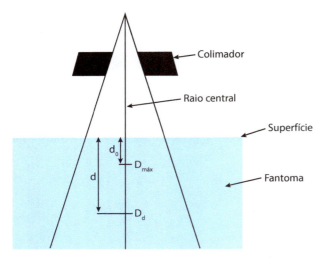

Figura 16.19 Esquema da porcentagem de dose profunda.

A PDP é definida como o quociente entre a dose (D_d) em uma profundidade de interesse (d) e a dose máxima ($D_{máx}$) na profundidade de referência (d_0), como mostra a equação 2:

$$PDF = \frac{D_d}{D_{máx}} \times 100 \quad (2)$$

Para feixes de baixa energia (quilovoltagem) é possível considerar que a dose máxima ($D_{máx}$) será depositada na própria superfície do fantoma, ou seja, d_0 igual a zero. Já para feixes de megavoltagem, a interação do fóton com a matéria produz partículas ionizantes, as quais liberam energia ao meio, aumentando a densidade de ionizações até atingir um valor máximo. Essa região é conhecida como *build-up*, e a espessura de equilíbrio eletrônico está associada a uma distância próxima ao alcance das partículas ionizantes (elétrons acelerados), que varia com a energia do feixe, como mostra a **Tabela 16.6**.

Após a região de *Build-up*, a PDP decresce com o aumento da profundidade, obedecendo à lei da atenuação e ao inverso do quadrado da distância para fontes pontuais e isotrópicas, como mostra a **Figura 16.2**.

Tabela 16.6 Valores de d_0 em função da energia do feixe

Radiação	d_0 (cm)
Gama – ^{60}Co	0,5
4MV	1,0
6MV	1,5
8MV	2,0
10MV	2,5
16MV	3,0
18MV	3,0
22MV	4,0

Outra maneira de descrever matematicamente a porcentagem de dose profunda é por meio da equação 3:

$$PDP = 100 \cdot \frac{(SSD + d_0)^2}{(SSD + d)^2} \cdot e^{-\mu.d} \cdot B \quad (3)$$

Onde *SSD* é a distância entre a fonte e a superfície (*source-surface distance*), μ é o coeficiente de atenuação linear, d_0 é a distância de equilíbrio eletrônico, d é a profundidade de interesse e B é o fator de espalhamento causado pelo tamanho do campo.

Técnica de tratamento fonte-pele constante (SSD)

Cabe ressaltar que o parâmetro SSD, como apresentado no item anterior, não está relacionado com a técnica de tratamento SSD. Nessa técnica, os campos de tratamento são aplicados com a mesma distância fonte-superfície, que é igual à distância fonte-isocentro. Para isso, a cada campo a mesa é movimentada de modo que a distância fonte-superfície permaneça a mesma, como mostra a **Figura 16.20**.

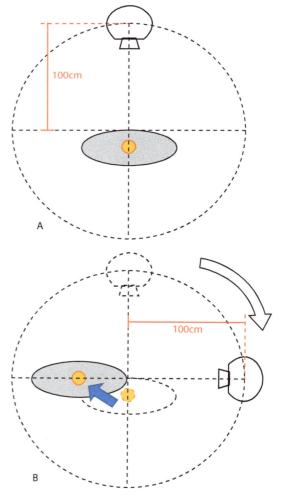

Figura 16.20 Técnica SSD. **A** *Gantry* posicionado a 0 grau. **B** *Gantry* posicionado a 90 graus. Ambas as figuras com 100cm de distância fonte-superfície.

Em SSD, o tamanho do campo de tratamento é definido na superfície do paciente (pele) e normalmente é utilizado no tratamento de lesões superficiais com apenas um campo de tratamento. No entanto, essa técnica também pode ser empregada no tratamento de lesões profundas com campos paralelos e opostos ou uma combinação de vários campos, principalmente quando se necessita de uma distância maior entre a bandeja e a pele do paciente. Para o cálculo de dose utiliza-se a porcentagem de dose profunda, uma vez que o posicionamento do paciente segue as mesmas características da PDP, ou seja, distância fonte-superfície constante.

Técnica isocêntrica de tratamento (SAD)

Todos os equipamentos de teleterapia apresentam a característica de girar o *gantry* ao redor de um ponto fixo denominado isocentro, como mostra a **Figura 16.21**.

Na técnica SAD (*source-axis distance*), o isocentro é colocado geralmente no centro do tumor (volume-alvo) e, uma vez o paciente posicionado para o primeiro campo, a mesa não é movimentada para os campos subsequentes, como mostra a **Figura 16.22**.

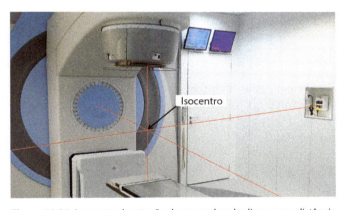

Figura 16.21 Isocentro de rotação de um acelerador linear com distância fonte-isocentro fixa.

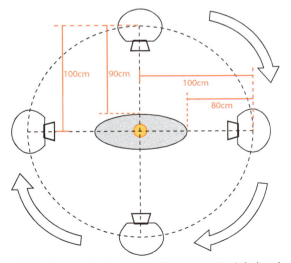

Figura 16.22 Exemplo de técnica SAD. O paciente não é deslocado para realizar a aplicação de cada campo.

Na **Figura 16.22** percebe-se que a distância fonte-superfície não é fixa como na técnica SSD e irá variar para cada campo em função da anatomia do paciente e da localização do volume-alvo. Portanto, para fins de cálculo de dose não se pode utilizar a PDP, pois a geometria para determinar esse parâmetro utiliza a distância fonte-superfície fixa igual à distância fonte-isocentro.

Para solucionar esse problema utiliza-se um parâmetro denominado *relação tecido máximo* (TMR – *tissue-maximum ratio*), definido como a razão entre a dose D_d em um ponto de interesse na profundidade d e a dose no mesmo ponto na profundidade de dose máxima (equação 4):

$$TMR = \frac{D_d}{D_{máx}} \quad (4)$$

Para melhor representar essa situação a **Figura 16.23** apresenta o esquema geométrico onde a TMR foi determinada com o uso de um fantoma.

A dose máxima ($D_{máx}$) relacionada na **Figura 16.23** é determinada na profundidade d_0 que varia em função da energia do feixe de radiação em razão da distância de equilíbrio eletrônico (*build-up*).

Campos quadrados equivalentes a retangulares

O tamanho do campo é um parâmetro de extrema importância no cálculo da dose, pois seus formato e tamanho influenciam a quantidade de radiação medida em determinado ponto, como mostra a **Figura 16.24**.

Ao se variar o tamanho do campo, existe uma contribuição na dose em função dos fótons de raios X que são espalhados pelo colimador (S_C – *collimator scatter factor*) e pelos fótons que são retroespalhados pelo fantoma (S_P – *phantom scatter factor*). O fator de espalhamento total S_{CP} (produto entre S_C e S_P) é tabelado para cada acelerador linear e varia em função do tamanho de campo, tendo como referência um campo de 10cm × 10cm.

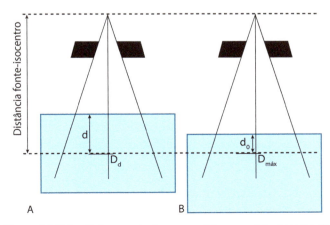

Figura 16.23A e B Representação esquemática para determinação da TMR. A distância fonte-isocentro é a mesma em ambas as situações.

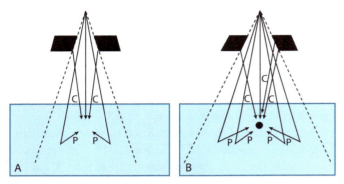

Figura 16.24A e B Espalhamento gerado pela interação da radiação com o colimador (C) e pelo fantoma (P).

Além da distância, profundidade e qualidade da radiação, o tamanho do campo também interfere nos valores de PDP e TMR que teriam inúmeras tabelas para todas as combinações possíveis de campos retangulares. Normalmente, essas tabelas são construídas apenas para campos quadrados; portanto, devem ser determinados campos quadrados equivalentes a retangulares.

Um dos métodos para a determinação de campos equivalentes é o de Clarkson, o qual, porém, é muito trabalhoso quando são feitos cálculos manuais. Desse modo, o mais adotado manualmente é o método de Sterling, que utiliza a área e o perímetro de um retângulo equivalente a um quadrado, através da equação 5:

$$l = \frac{4 \cdot A}{P} \qquad (5)$$

A **Tabela 16.7** apresenta um exemplo de conversão de campos retangulares em campos quadrados.

Curvas de isodose

No dia a dia da radioterapia existem inúmeras maneiras de se utilizar um acelerador linear a fim de se adequar à estrutura que será irradiada em função de sua localização, anatomia e limitações dos tecidos adjacentes. Para isso, todo equipamento de teleterapia passa por um comissionamento antes de entrar em operação com o objetivo de se levantar a característica do feixe que será utilizado no tratamento radioterapêutico.

Esses dados são importantes por fornecer o comportamento da PDP, TMR, perfil do campo e diversos outros fatores que variam em função da distância, energia, profundidade e utilização de objetos, como os filtros, entre outros. Normalmente, para o comissionamento é utilizado um conjunto dosimétrico que determina a dosimetria automatizada em três dimensões na água, como mostra a **Figura 16.25**.

Com o sistema de dosimetria 3D, além da variação da dose no eixo central, obtêm-se a distribuição volumétrica da dose e o perfil do campo utilizado para avaliar a planura e a simetria, como mostra a **Figura 16.26**.

Com a combinação entre a PDP e o perfil do campo são obtidas as curvas ou linhas que ligam os pontos aos mesmos valores de dose, denominadas curvas de isodose ou cartas de isodose, como mostra a **Figura 16.27**.

As curvas de isodose variam em função do tamanho de campo, distância e qualidade do feixe, entre outros. A **Figura 16.28** ilustra a diferença entre as curvas de isodose de um feixe de raios X de 4 e 10MV, onde o tamanho do campo e a distância fonte-superfície são iguais.

Percebe-se que na **Figura 16.28** os valores de 100% estão a diferentes distâncias da superfície, o que se deve à distância

Tabela 16.7 Quadrados equivalentes a campos retangulares

Lado maior (cm)	Lado menor (cm)														
	2	4	6	8	10	12	14	16	18	20	22	24	26	28	30
2	2,0														
4	2,7	4,0													
6	3,1	4,8	6,0												
8	3,4	5,4	6,9	8,0											
10	3,6	5,8	7,5	8,9	10,0										
12	3,7	6,1	8,0	9,6	10,9	12,0									
14	3,8	6,3	8,4	10,1	11,6	12,9	14,0								
16	3,9	6,5	8,6	10,5	12,2	13,7	14,9	16,0							
18	4,0	6,5	8,9	10,8	12,7	14,3	15,7	16,9	18,0						
20	4,0	6,7	9,0	11,1	13,0	14,7	16,3	17,7	18,9	20,0					
22	4,0	6,8	9,1	11,3	13,3	15,1	16,8	18,3	19,7	20,9	22,0				
24	4,1	6,8	9,2	11,5	13,5	15,4	17,2	18,8	20,3	21,7	22,9	24,0			
26	4,1	6,9	9,3	11,6	13,7	15,7	17,5	19,2	20,9	22,4	23,7	24,9	26,0		
28	4,1	6,9	9,4	11,7	13,8	15,9	17,8	19,6	21,3	22,9	24,4	25,7	27,0	28,0	
30	4,1	6,9	9,4	11,7	13,9	16,0	18,0	19,9	21,7	23,3	24,9	26,4	27,7	29,0	30,0

Fonte: Hospital Physicists Association. Central axis depth dose data for use in radiotherapy. Br J Radiol 1978;[suppl 11].

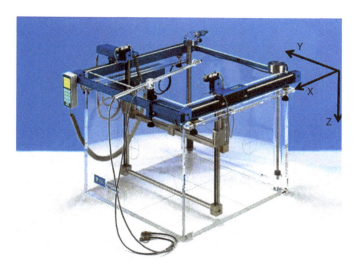

Figura 16.25 Sistema de dosimetria automatizado 3D.

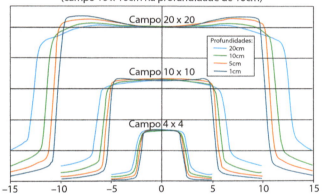

Figura 16.26 Perfil de campos em diferentes profundidades.

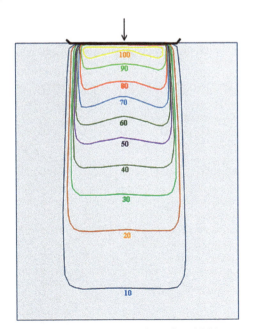

Figura 16.27 Ilustração de uma carta de isodose (6MV, campo 10cm × 10cm, SSD = 80cm).

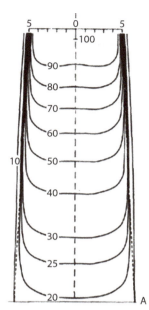
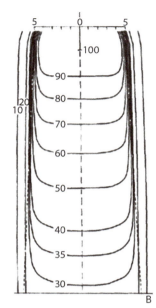

Figura 16.28 Curvas de isodose para diferentes qualidades de radiação. **A** Raios X de 4MV, SSD = 100cm e campo 10cm × 10cm. **B** Raios X de 4MV, SSD = 100cm e campo 10cm × 10cm (Khan, 2003).

de equilíbrio eletrônico (*build-up*) que varia em função da energia do feixe de raios X. Além disso, para a mesma profundidade, os valores de PDP são distintos.

Quando se utiliza mais de um campo para o tratamento, deve-se fazer a carta de isodose equivalente ao somatório de todos os campos. A **Figura 16.29** exemplifica o somatório das curvas de isodoses para dois campos perpendiculares. Para a determinação da carta de isodose final basta somar os valores das linhas que se cruzam para se obter a nova curva de isodose (**Figura 16.29B**).

Fatores modificadores do feixe

Para suprir as necessidades de adaptação do tratamento em função dos formatos irregulares dos campos, anatomia, heterogeneidade dos tecidos e localização do tumor, foram desenvolvidos acessórios específicos, como blocos de proteção, filtros e bólus, que modificam o feixe original do equipamento de teleterapia.

Blocos de proteção

Quando é necessário o bloqueio de partes dos campos de irradiação com objetivo de proteger regiões sadias adjacentes ao tumor, são utilizados blocos de proteção posicionados na saída do feixe. A **Figura 16.30** mostra uma radiografia de planejamento em que será necessário confeccionar blocos de proteção.

Em aparelhos que não contêm colimadores multilâminas, os tratamentos conformacionados 3D também utilizarão blocos de proteção, porém o planejamento será feito a partir de imagens tomográficas, como mostra a **Figura 16.31**.

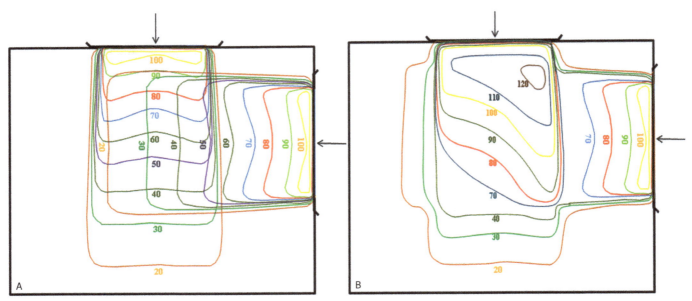

Figura 16.29A e B Ilustrações da sobreposição das cartas de isodose para dois campos perpendiculares.

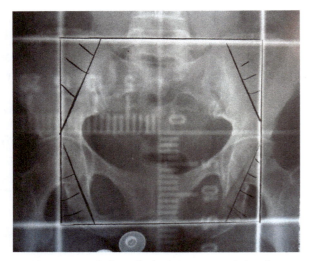

Figura 16.30 Radiografia de planejamento 2D de pelve.

Esses blocos podem ser confeccionados de chumbo ou *cerrobend®*, uma liga metálica composta por bismuto (50%), chumbo (26,7%), estanho (13,3%) e cádmio (10%). A vantagem do *cerrobend®* é que essa liga se funde a 70ºC (chumbo 327ºC), facilitando o processo de confecção dos blocos de proteção, que devem respeitar a divergência do feixe.

Como a temperatura de fusão da liga metálica é relativamente baixa, pode-se usar o isopor (polímero) como molde sem que ele derreta para produzir os blocos. Para isso é utilizado um cortador de isopor que contém um fio metálico aquecido e de geometria similar à divergência do feixe, como mostra a **Figura 16.32**.

Para o corte é importante que o isopor fique na mesma posição do suporte de bandeja do acelerador linear (*h*) e que a distância fonte-filme (*DFF*) seja a mesma utilizada para produzir o filme radiográfico de planejamento. Para

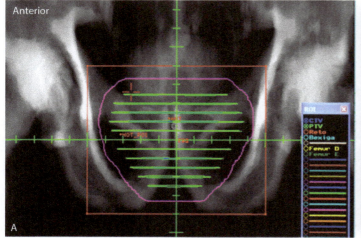
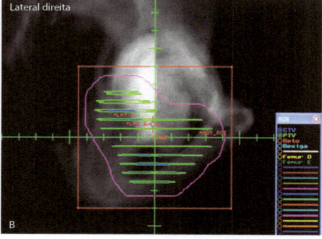

Figura 16.31 Visão dos campos de tratamento anterior (**A**) e lateral direita (**B**) com suas respectivas proteções em um tratamento de próstata conformacionado 3D.

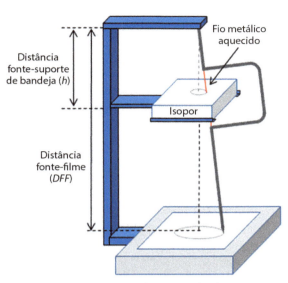

Figura 16.32 Esquema de um cortador de isopor.

saber a DFF, utiliza-se a equação 6, obtida a partir da semelhança de triângulos:

$$DFF = h \cdot f_{mag} \quad (6)$$

Onde a distância fonte-bandeja (h) é fixa para cada aparelho e o fator de magnificação (f_{mag}) é obtido no filme radiográfico de planejamento.

Essas correções são feitas para que a projeção da proteção no isocentro fique igual à do desenho feito na radiografia de planejamento.

A espessura dos blocos de proteção varia em função do tipo de material com o qual são confeccionados e da energia do feixe de radiação. Utilizam-se cinco camadas semirredutoras (HVL – half-value layer) a fim de atenuar cerca de 97% da intensidade inicial do feixe. Tipicamente, um bloco de 7,5cm de altura de *cerrobend*® é capaz de absorver 97% do feixe de fótons com energia nominal de 6MeV. Ao final da confecção, os blocos de proteção de cada campo são afixados em uma bandeja de acrílico para que sejam inseridos no suporte de bandeja do equipamento de tratamento (Figura 16.9).

Para fins de cálculo de dose deve ser utilizado um fator bandeja (f_B), pois o acrílico irá atenuar parte da radiação.

Filtros em cunha

As curvas de isodose são obtidas na condição em que o eixo central do campo de irradiação forma um ângulo reto com a superfície do paciente, porém, em alguns casos, o feixe é dirigido a uma região do paciente cuja superfície forma uma curva que altera as linhas de isodose. A Figura 16.33 ilustra a carta de isodose em um planejamento de mama com campos opostos e tangentes.

Observa-se na Figura 16.33A que as linhas de isodose estão anguladas em função do contorno da mama. Quando se aplica a técnica de campos opostos e tangentes sem filtros (Figura 16.33B), a dose na parte superior ultrapassa 150%. Para solucionar esse problema são utilizados filtros com formato de cunha para angular as curvas de isodose na mesma proporção do contorno do paciente, como mostra a Figura 16.33C.

Esses filtros são absorvedores colocados no feixe de radiação, cuja espessura é variada para compensar o aumento da dose profunda em determinada região. A variação da espessura dos filtros em cunha é representada em graus e geralmente corresponde à angulação da curva de isodoses de 50% em relação ao eixo central. Na prática, os filtros mais utilizados são os de 15, 30, 45 e 60 graus e geralmente são filtros físicos que devem ser colocados em frente ao feixe de radiação.

Em alguns equipamentos são utilizados filtros dinâmicos ou virtuais, onde a variação da abertura de um dos colimadores varia a distribuição de dose, simulando a utilização de um filtro em cunha. Existem, ainda, equipamentos que se utilizam de um único filtro físico de 60 graus, o qual, durante a aplicação, é retirado automaticamente; assim, essa composição de campo aberto e com filtro pode simular a distribuição de dose para qualquer angulação de 1 a 60 graus.

Para equipamentos de megavoltagem os filtros devem estar situados a pelo menos 30cm de distância da superfície do paciente para diminuir a dose na superfície em razão de elétrons liberados pela interação dos fótons com o material que constitui o filtro.

Para o cálculo da dose, como os filtros absorvem parte da radiação, deve ser utilizado um fator filtro (f_W), o qual dependerá da energia do feixe, do tamanho do campo e da angulação do filtro.

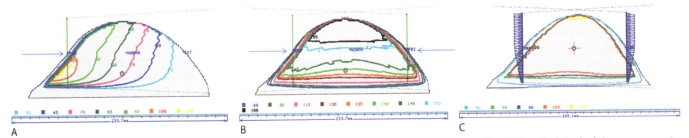

Figura 16.33 Curvas de isodose em um planejamento virtual de mama. A Contribuição de um campo sem filtro. B Contribuição de dois campos opostos de tangentes sem filtros. C Técnica de campos opostos de tangentes com filtros em cunha.

Bólus

Com o advento dos equipamentos de megavoltagem em radioterapia, tornou-se possível o tratamento em que a pele é poupada de receber altas doses. Isso se deve ao fato de que os equipamentos de alta energia apresentam distâncias de equilíbrio eletrônico (*build-up*) consideráveis, onde a dose máxima está a alguns centímetros de profundidade.

Entretanto, algumas técnicas de tratamento necessitam que a dose máxima esteja na superfície do paciente, pois o volume-alvo é superficial ou se estende até a superfície. Para isso se utiliza o bólus, um acessório composto por material de densidade similar ao tecido mole do corpo humano e que se molda facilmente à superfície.

Os bólus comerciais (**Figura 16.34A**) são mais práticos na rotina por não precisarem de confecção personalizada, bastando utilizar a espessura mais próxima ao *build-up*. Entretanto, os bólus planificadores são confeccionados no próprio serviço de radioterapia de acordo com a necessidade de cada tratamento (**Figura 16.34B**). Esses bólus personalizados são feitos de cera de abelha ou parafina e servem tanto para aumentar a dose na pele como homogeneizar a distribuição de dose em superfícies muito irregulares.

Cálculo da dose absorvida em um ponto

Em radioterapia, quando se trata de calcular a dose de um campo que incide sobre o paciente, pretende-se, na verdade, obter o número de UM ou MU que será fornecido aos aceleradores lineares. Para os equipamentos de cobaltoterapia, pretende-se obter o tempo que o feixe permanecerá ligado para liberar a dose prescrita.

Entretanto, para a determinação da MU ou tempo devem ser conhecidos todos os parâmetros técnicos do feixe de radiação que serão utilizados, como energia do feixe, tamanho do campo, técnica SSD ou SAD, taxa de dose, fator calibração do feixe, rendimento, fator de espalhamento do colimador e fantoma, tabelas de PDP ou TMR, tabelas de equivalência de campos e fatores de atenuação dos acessórios modificadores do feixe (filtro, bandeja etc.).

Devem ser conhecidos, também, dados do planejamento e do paciente, como dose/dia, contorno do paciente, profundidade de cálculo, número de campos e seus respectivos pesos, angulações do *gantry* e do colimador e outros dados relevantes ao planejamento e ao tratamento.

Cálculo da dose para a técnica SSD

Para o cálculo da MU em uma técnica SSD, para um ponto localizado no eixo central do feixe de radiação é necessário encontrar a dose máxima ($D_{máx}$) para se obter a dose prescrita na profundidade de interesse, de acordo com a equação 7:

$$D_{máx} = \frac{D_d (dose\ prescrita)}{PDP} \cdot 100 \quad (7)$$

Para a determinação da MU para cada campo basta estabelecer a razão da $D_{máx}$ pelos fatores de correção, como mostra a equação 8:

$$MU = \frac{D_{máx} \cdot Peso}{f_{cal} \cdot S_{CP} \cdot f_B \cdot f_W} \cdot 100 \quad (8)$$

Onde *peso* representa a contribuição de cada campo de tratamento; f_{cal} é o fator de calibração para um tamanho de campo de 10cm × 10cm, a uma distância de 100cm do ponto focal e a uma profundidade de 10cm na água (geralmente igual a 1,00cGy/MU); S_{CP} é o fator de espalhamento total, definido pelo produto do fator de espalhamento do colimador (S_C) e o espalhamento do fantoma (S_P), tendo com referência um campo de 10cm × 10cm; f_B é o fator bandeja, pois o acrílico utilizado para fixar o bloco de proteção atenua parte da radiação; e f_W é o fator filtro, que dependerá da energia do feixe, do tamanho do campo e da angulação do filtro.

Quando se substitui a equação 7 pela equação 8 tem-se a MU em função da dose prescrita e PDP, como mostra a equação 9:

$$MU = \frac{D_d (dose\ prescrita) \cdot Peso}{PDP \cdot f_{cal} \cdot S_{CP} \cdot f_B \cdot f_W} \cdot 100 \quad (9)$$

Para os casos que são calculados em um ponto fora do eixo central de radiação é necessário acrescentar um fator $f_{off\text{-}axis}$ ao denominador da equação 9. Todos esses fatores considerados no cálculo da MU são tabelados para cada equipamento e são levantados no comissionamento da máquina.

Para equipamentos de cobalto-60 a dose é calculada em função do tempo em que a fonte ficará exposta. Para isso não se utiliza o fator de calibração do equipamento f_{cal}, mas sim o rendimento da fonte, que é dada, normalmente, em cGy/min, como mostra a equação 10:

$$T = \frac{D_d (dose\ prescrita) \cdot Peso}{Rend \cdot PDP \cdot S_{CP} \cdot f_B \cdot f_W} \cdot 100 \quad (10)$$

Cálculo da dose para a técnica SAD

Para o cálculo da MU em uma técnica SAD, para um ponto localizado no eixo central do feixe de radiação também

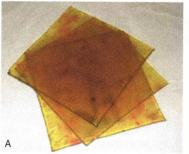 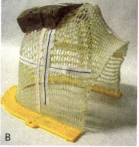

Figura 16.34 Bólus comerciais. **A** Simples. **B** Planificados (INCA, 2012).

se faz necessário encontrar a $D_{máx}$ para se obter a dose prescrita na profundidade de interesse. Entretanto, não se utiliza a PDP e sim a TMR, como mostra a equação 11:

$$D_{máx} = \frac{D_d \ (dose \ prescrita)}{TMR} \quad (11)$$

Para a determinação da MU são utilizados os mesmos fatores da técnica SSD, portanto, o valor da unidade monitor é dado por (equação 12):

$$MU = \frac{D_d \ (dose \ prescrita) \cdot Peso}{TMR \cdot f_{cal} \cdot S_{CP} \cdot f_B \cdot f_W \cdot SAD_{fac}} \quad (12)$$

No entanto, acrescentou-se um fator de correção de distância (SAD_{fac}), já que o fator de calibração (f_{cal}) é determinado com a distância fonte-superfície igual à distância fonte-isocentro, como mostra a equação 13:

$$SAD_{fac} = \left(\frac{SAD + d_0}{SAD}\right)^2 \quad (13)$$

Onde SAD representa a distância fonte-isocentro e d_0, a profundidade de dose máxima (*build-up*).

Para o cobalto-60, o tempo é calculado em função do rendimento, de acordo com a equação 14:

$$T = \frac{D_d \ (dose \ prescrita) \cdot Peso}{Rend \cdot TMR \cdot S_{CP} \cdot f_B \cdot f_W \cdot SAD_{fac}} \quad (14)$$

Para casos que são calculados em um ponto fora do eixo central de radiação é necessário acrescentar um fator $f_{off-axis}$.

MODALIDADES DE TRATAMENTO COM RADIOTERAPIA

Posicionamento e imobilização

O posicionamento adequado do paciente e sua imobilização são etapas de extrema importância no processo de planejamento e tratamento radioterapêutico e são necessárias para garantir que o paciente receba o tratamento com radioterapia no local correto.

Antes do planejamento, deve-se definir a melhor posição do paciente para o tratamento de acordo com o sítio a ser tratado. O conforto do paciente deve ser cuidadosamente considerado. O decúbito dorsal costuma ser mais bem tolerado e apresentar menos chances de movimentação do paciente. A área a ser tratada deve ser imobilizada. Por exemplo, para o tratamento da região de cabeça e pescoço é utilizada máscara termoplástica moldada no rosto do paciente e fixada à mesa de tratamento. Nos tratamentos das mamas são utilizadas rampas próprias para a imobilização da paciente com o braço elevado de modo a possibilitar o procedimento sem atingir o braço. Acessórios colocados sob o joelho obrigam a paciente a manter uma posição e outros a forçam a manter os pés sempre com a mesma orientação. Como a radioterapia é normalmente realizada em múltiplas frações, é importante a reprodução diária do posicionamento.

Radioterapia convencional ou bidimensional

Apesar de cada vez menos empregada, a radioterapia convencional ainda é muito utilizada no Brasil: é feita uma radiografia do paciente em posição de tratamento, centrada na região onde se pretende tratar. Marca-se nessa radiografia o volume a ser irradiado.

A desvantagem dessa técnica é não ser possível determinar com precisão o volume tumoral, pois normalmente não é visível em radiografias, assim como também não se delimitam as estruturas sadias adjacentes. Embora apresente muitas limitações, é adequada para tratamento de alguns casos, como nos tumores de pele ou em outras situações de fácil identificação da lesão sem necessidade de tomografias e sem estruturas que limitem a dose de

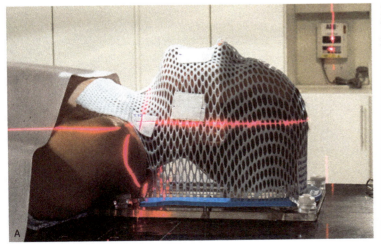
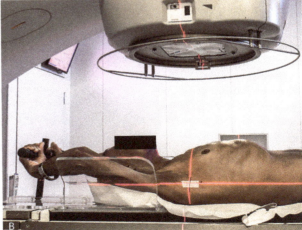

Figura 16.35 A Paciente imobilizado com o uso de máscara termoplástica. **B** Acessório imobilizador para elevação dos braços.

Tabela 16.8 Planejamento convencional passo a passo

1. Posicionamento e imobilização do paciente
2. Definição pelo médico assistente da área a ser avaliada e realização de radiografia da região no próprio acelerador linear ou em simulador de radioterapia (aparelho de raios X que simula os mesmos movimentos do acelerador linear)
3. Confecção de marcas no paciente para garantir a reprodutibilidade do posicionamento no tratamento
4. Tomada de medidas do paciente para o cálculo de dose
5. Delimitação da área a ser irradiada na radiografia
6. Cálculo da dose no volume planejado
7. Verificação de posicionamento do paciente
8. Tratamento

tratamento ao redor, como em uma lesão óssea em membro (Tabela 16.8).

Radioterapia conformacional tridimensional

A radioterapia conformacional tridimensional representou o maior avanço da radioterapia desde o desenvolvimento dos aceleradores lineares. Essa evolução ocorreu em virtude dos avanços nos exames de imagem e na informática.

O tratamento é fundamentado em uma tomografia do paciente em posição de tratamento, a qual é enviada para um computador com um sistema de planejamento de radioterapia. Nessa tomografia são delimitados o volume do tumor, corte a corte do exame, assim como os órgãos e estruturas sensíveis à radioterapia que estejam próximos à área a ser irradiada. É possível então reconstruir o paciente em três dimensões e enxergar a posição do tumor e sua relação com os órgãos adjacentes (Figura 16.36).

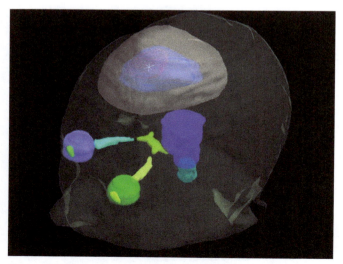

Figura 16.36 Reconstrução tridimensional em sistema de planejamento do volume a ser tratado e das estruturas do paciente.

O tratamento é simulado com um *software* em um computador (sistema de planejamento), aplicando campos de radioterapia ao paciente virtual reconstruído. Esses campos são posicionados de modo a atingir o tumor, acrescido de uma margem de segurança (volume-alvo), poupando o máximo possível as estruturas adjacentes. É feito o cálculo da dose no paciente e são construídas curvas de isodose em duas e três dimensões. Uma avaliação do plano de tratamento é feita com base na dose que chega ao volume-alvo e nos tecidos adjacentes. Um gráfico (DVH – histograma dose-volume) ajuda a avaliar a dose que chega ao volume-alvo e às demais estruturas que tiverem sido delimitadas na tomografia. Com base em algumas tabelas, pode-se estimar a chance de toxicidade dos órgãos de acordo com a dose recebida. Quando um plano de tratamento é feito, seus histogramas são comparados para definição do melhor plano para o caso (Figura 16.37).

Embora o planejamento da radioterapia conformacional seja sempre feito com tomografia, em alguns casos o tumor não pode ser adequadamente delimitado. Nesses casos é possível utilizar uma ressonância magnética ou PET e promover uma fusão com a tomografia para o planejamento (Figura 16.38).

A segurança oferecida pelo planejamento tridimensional (Tabela 16.9), com maior precisão em atingir o volume-alvo, tornou possível reduzir a margem de segurança em volta do tumor. Isso resultou em menor volume de tratamento e menor toxicidade. A maior precisão e a redução de volume possibilitaram também o aumento da dose de tratamento, ampliando as chances de cura sem aumento das complicações.

A radioterapia conformacional é hoje amplamente difundida no Brasil, sendo inconcebível o tratamento de algumas patologias sem o planejamento tridimensional, como nos casos de câncer de próstata e em tumores localizados do sistema nervoso central. É extremamente útil também nos tumores torácicos e abdominais (Tabela 16.10 e Figura 16.39).

Radioterapia com intensidade modulada (IMRT)

A radioterapia com intensidade modulada é um refinamento da radioterapia conformacional graças à evolução dos sistemas de planejamento e da robótica. Ela é útil nos casos em que o volume-alvo tem forma muito irregular por permitir curvas de dose altamente conformadas.

Ao contrário do planejamento conformacional, em que após a delimitação das estruturas são colocados campos e determinada a dose com que ele vai contribuir, na IMRT ocorre o "planejamento inverso". Ao sistema de planejamento são informadas a dose a ser administrada no volume-alvo, a

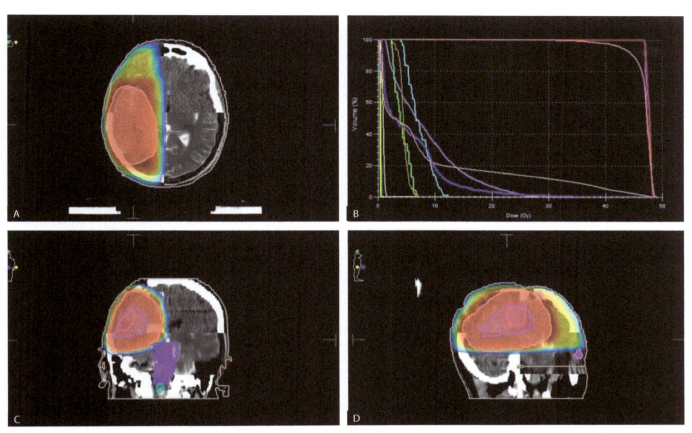

Figura 16.37A a D Tela de um sistema de planejamento mostrando o planejamento do paciente com curvas de isodose e a dose que chegou a cada uma das estruturas delineadas.

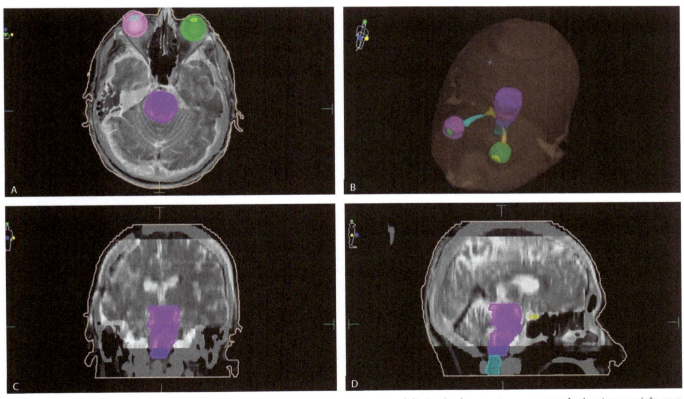

Figura 16.38A a D Fusão de imagens da tomografia e da ressonância magnética com delimitação das estruturas na ressonância e transposição para a tomografia.

Tabela 16.9 Planejamento tridimensional passo a passo

1. Posicionamento e imobilização do paciente
2. Aquisição das imagens de tomografia
3. Envio para o sistema de planejamento da radioterapia
4. Implantação das imagens e registro do paciente
5. Definição e delineamento do tumor visível à tomografia (GTV – *gross tumor volume* ou volume tumoral grosseiro) e do volume-alvo a ser tratado (CTV – *clinical target volume* ou volume-alvo clínico) que corresponde ao tumor visível (GTV) acrescido de uma margem para englobar doença microscópica
6. Inclusão de uma margem de segurança ao CTV para evitar possíveis erros por deslocamento do alvo ou variação de posicionamento (PTV – *planning target volume* ou volume-alvo planejado)
7. Prescrição da dose a ser administrada ao volume-alvo
8. Delineamento na tomografia dos órgãos e estruturas próximos ao volume-alvo
9. Inserção de campos de tratamento, determinando seus ângulos de entrada e colimações de estruturas com blocos ou multilâminas
10. Cálculo da dose pelo computador de acordo com a dose prescrita com construção de curvas de isodose em 2D e 3D
11. Avaliação do plano e alteração de parâmetros dos campos para conseguir melhor resultado
12. Revisão geral do plano pela equipe e aprovação do caso quando adequado
13. Transferência do planejamento para a máquina de tratamento, idealmente via sistema de registro e verificação
14. Verificação do posicionamento do paciente na máquina
15. Aplicação da radioterapia

Tabela 16.10 Volumes usados no planejamento em radioterapia

GTV – abreviação de *gross tumor volume* (volume tumoral grosseiro), visível a olho nu ou através de algum exame de imagem

CTV – abreviação de *clinical target volume* (volume-alvo clínico), que corresponde ao GTV acrescido de margem para englobar infiltração por doença microscópica

PTV – abreviação de *planning target volume* (volume-alvo planejado), que acrescenta ao CTV margem para englobar possível erro de localização, seja por movimentação interna do tumor dentro do organismo (como em um tumor de pulmão que se movimenta com a respiração), seja por erro de posicionamento do paciente no aparelho

Volume tratado – volume que recebe pelo menos 95% da dose de prescrição

Volume irradiado – volume que recebe pelo menos 50% da dose de prescrição

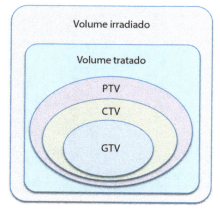

Figura 16.39 Volumes de tratamento em radioterapia.

dose aceita em cada órgão e as prioridades a serem respeitadas. O computador divide os campos de tratamento em múltiplos pequenos campos, de modo que cada subcampo possa receber uma dose diferente, e avalia então inúmeras possibilidades de combinações para escolher a mais adequada à solicitação.

A IMRT apresenta grande benefício nos pacientes submetidos à radioterapia por câncer de cabeça e pescoço, possibilitando poupar as parótidas e reduzindo a xerostomia (boca seca por redução da saliva) que ocorre após o tratamento. Além disso, é aplicada em tumores cranianos, pélvicos e abdominais.

Radioterapia guiada por imagem (IGRT)

A IGRT é a técnica que se utiliza de um método de imagem para a localização e o posicionamento do paciente, promovendo maior precisão no tratamento.

Das diversas técnicas de IGRT existentes, as mais difundidas consistem na utilização de radiografias nos aceleradores (EPID) e no uso de *ConeBeam CT*, que vem conquistando um mercado cada vez maior.

Na IGRT com a utilização de radiografias realizadas no acelerador, imagens adquiridas durante as seções de radioterapia são comparadas com imagens geradas no sistema de planejamento (DRR – radiografia digitalmente reconstruída). O sistema de planejamento gera uma imagem de radiografia virtual que deveria representar a imagem caso o paciente estivesse adequadamente posicionado. Como nessas radiografias é possível observar apenas as estruturas ósseas e o alvo pode se mover em relação a essas estruturas, em alguns casos é possível a implantação de marcadores radiopacos, como nos tumores de próstata. Assim, é possível checar pela radiografia se os marcadores estão na posição em que estavam quando foi feito o planejamento.

Os aparelhos equipados com *ConeBeam CT* tornam possível a realização de uma tomografia quando o paciente já está posicionado para o tratamento. Possibilitam checar, mediante comparação com a tomografia de planejamento, o posicionamento do paciente, orientando os devidos ajustes para acertar o volume-alvo planejado. Ao contrário das imagens radiográficas, é possível ver as estruturas de tecidos moles na tomografia, o que aumenta a acurácia do procedimento.

A IGRT aumenta a precisão do tratamento, reduzindo as margens de incerteza que são adicionadas ao volume-alvo e levando à redução do volume total irradiado e à consequente redução da toxicidade. Ao contrário do IMRT, que representa uma evolução da radioterapia conformacional, a IGRT não é uma evolução dessas técnicas e deve ser associada a uma delas. Essas técnicas têm finalidades diferentes (**Figura 16.40**).

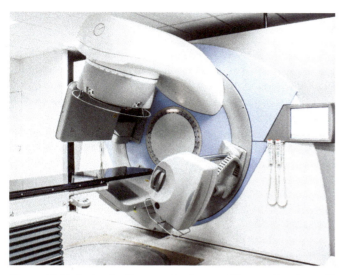

Figura 16.40 Acelerador linear equipado para IGRT com *ConeBeam CT*. Os braços laterais servem para a realização de uma tomografia através de um giro do *gantry*.

Radiocirurgia

A radiocirurgia também é chamada de radiocirurgia estereotática ou radioterapia estereotática em dose única. O termo estereotático se refere ao uso de um sistema de mapeamento tridimensional de alta precisão para guiar um procedimento. A radiocirurgia é um tipo de radioterapia conformacional localizada com alta precisão e com alta dose em uma única aplicação. No Brasil, costuma ser realizada com o uso de aceleradores lineares, mas também podem ser usados outros equipamentos, como o *GammaKnife* (pouco difundido no Brasil em razão de seu alto custo), o *Cyberknife* ou a tomoterapia (ainda inexistentes no Brasil).

A radiocirurgia é normalmente utilizada para tratamento de lesões intracranianas. Para promover a grande precisão necessária à alta dose de radiação são usados sistemas de imobilização rigorosos: costuma ser usado um arco de estereotaxia que é parafusado ao crânio do paciente e fixado à mesa do aparelho, impedindo qualquer movimentação. Além disso, podem ser usadas máscaras especiais para imobilização em estereotaxia, as quais, no entanto, oferecem menos precisão.

As principais indicações de radiocirurgia são metástases cerebrais únicas ou em pequeno número, neurinomas do acústico, malformações arteriovenosas, meningiomas pequenos e adenomas de hipófise, entre outras.

Radioterapia estereotática fracionada

A radioterapia estereotática fracionada segue o mesmo princípio da radiocirurgia, mas com o uso de múltiplas aplicações. Trata-se de uma alternativa à radiocirurgia quando não é possível a administração de toda a dose do tratamento em uma única fração. Como o procedimento é repetido em mais de uma aplicação, são utilizados sistemas de imobilização não invasivos, sendo frequentemente associado o uso de recurso de imagem para melhorar a precisão do posicionamento. São normalmente usadas doses por fração mais altas que as habituais em menor número de frações, em torno de cinco. Em alguns casos pode ser necessário o uso de doses convencionais, em torno de 2Gy/dia, para limitar a toxicidade.

Embora amplamente utilizada em lesões intracranianas, vem ganhando cada vez mais espaço no tratamento de lesões extracranianas, como em tumores iniciais de pulmão sem proposta cirúrgica, algumas metástases pulmonares, metástases hepáticas e tumores paravertebrais.

Sistema de registro e verificação

O sistema de registro e verificação é um *software* instalado em um computador ligado em rede com o computador que gerencia o acelerador linear. Esse *software* recebe todos os dados acerca do planejamento do paciente via ligação em rede com o sistema de planejamento ou por meio da entrada manual dos dados. Quando um paciente se deita no aparelho para o tratamento, o sistema confere se os parâmetros aplicados no acelerador linear coincidem com os gravados no sistema de registro e verificação, liberando o tratamento somente quando há coincidência. Esses sistemas aumentam muito a segurança do tratamento por reduzirem a chance de erros no tratamento.

Cabe lembrar que, mesmo com o uso do sistema de registro e verificação, podem acontecer erros. A confiança excessiva nos sistemas com consequente redução na conferência dos dados pode fazer com que um dado inserido erroneamente no sistema repita um erro em todas as aplicações.

CONTROLE DE QUALIDADE

A Organização Mundial da Saúde (OMS) definiu garantia da qualidade em radioterapia como todas as ações necessárias para assegurar a consistência entre a prescrição clínica e a administração da dose ao paciente. Para isso devem ser levadas em conta a dose no volume-alvo, a dose nos tecidos sadios e as verificações no paciente para a determinação do resultado do tratamento. A justificativa para essas ações se baseia na argumentação de que a garantia da qualidade minimiza os erros no planejamento do tratamento e na administração da dose ao paciente, além de ser o método mais sensível e eficaz para redução de acidentes e intercomparação de resultados entre serviços de radioterapia.

Atualmente existem várias normas, portarias, regulamentos técnicos e resoluções específicas à radioterapia ou que abordam assuntos relacionados com essa área. No entanto, para controle de qualidade, o Ministério da Saúde, por intermédio do Instituto Nacional de Câncer (INCA), produziu o "TEC DOC-1151: aspectos físicos da garantia da qualidade em radioterapia", que nada mais é do que uma tradução para o português de documentos da Agência Internacional de Energia Atômica (IAEA – International Atomic Energy Agency).

O propósito do TEC DOC-1151 é a elaboração de um programa ou protocolo de garantia da qualidade por meio de recomendações para os aspectos físicos da garantia da qualidade nos tratamentos de radioterapia. Essas recomendações são destinadas a cada tipo de unidade de tratamento (aceleradores lineares, equipamentos de ^{60}Co, ortovoltagem, simulador, braquiterapia), especificando a frequência dos controles, os níveis de tolerância e sugestões sobre as formas de documentação das informações.

Controle de qualidade de aceleradores lineares

Os testes realizados em aceleradores lineares são classificados conforme a frequência de execução (diários, mensais e anuais). Os testes diários incluem aqueles que podem afetar gravemente o posicionamento do paciente, o posicionamento do campo de irradiação e a dose aplicada ao paciente. Os testes mensais verificam parâmetros cujas variações produzem menor efeito no tratamento do paciente ou que tenham menor probabilidade de variação ao longo do mês. Já os testes anuais incluem as verificações da constância de parâmetros levantados durante o comissionamento do equipamento que têm como função comprovar as especificações do fabricante e estabelecer valores de referência do equipamento. Além disso, os testes são subdivididos em testes de segurança, mecânicos e dosimétricos.

A **Tabela 16.11** apresenta um conjunto mínimo de testes de segurança que garantem a integridade da máquina, dos funcionários e dos pacientes.

Os testes mecânicos avaliam parâmetros técnicos do equipamento utilizados para o correto posicionamento e a localização do volume-alvo necessários para se obter consistência entre a prescrição clínica e a administração da dose ao paciente (**Tabela 16.12**).

O conjunto mínimo de materiais necessários para a realização dos testes mecânicos é composto por papel milimetrado, nível, trena, fita adesiva, filmes radiográficos, dispositivo de verificação do alinhamento do *laser* e ponteiro para verificação mecânica do telêmetro (fornecido pelo fabricante), entre outros.

Além disso, alguns aceleradores contêm filtros dinâmicos, colimadores multilâminas e sistemas de produção de imagens; portanto, o programa de garantia da qualidade deve incluir testes periódicos desses dispositivos conforme especificações do fabricante.

Os testes dosimétricos, como mostra a **Tabela 16.13**, são feitos para verificar a constância do equipamento em relação à qualidade do feixe de radiação, calibração, planura e simetria, objetos modificadores do feixe, taxa de dose e PDP, entre outros.

O conjunto básico de materiais necessários para a realização dos testes de dosimetria consiste em uma câmara de ionização calibrada em laboratório de metrologia, dispositivo de leitura de dose em diversos pontos de um plano, eletrômetro, cabos de conexão, barômetro, termômetro, fantoma de água aberto, régua e fita adesiva, entre outros.

Convém ressaltar que cada serviço de radioterapia conta com um conjunto de testes e respectivas periodicidades descritas no programa de garantia da qualidade que compõe o plano de proteção radiológica aprovado pela Comissão Nacional de Energia Nuclear.

Tabela 16.11 Testes de segurança para aceleradores lineares

Frequência	Testes	Tolerância
Diária	Lâmpadas indicadoras de emissão de feixe	Funcionando
	Sistema audiovisual	Funcionando
	Sistemas anticolisão	Funcionando
	Interruptor de radiação no acesso à sala de radiação	Funcionando
	Interruptor de radiação no painel de controle	Funcionando
	Interrupção por unidade monitor	Funcionando e coincidentes
	Botões de emergência	Funcionando
	Trava da porta	Funcionando
Mensal	Verificar topo de mesa	Funcionando
	Verificação de travas e códigos de acessórios	Funcionando
	Verificar posição dos colimadores de fótons para cada cone de elétrons	Funcionando e coincidentes com a indicação do fabricante
	Campos permitidos para filtros	Funcionando e coincidentes com a indicação do fabricante
Anual	Comprovação de todas as travas (segundo especificações do fabricante)	Funcionando

Fonte: adaptada de TEC DOC-1151.

Tabela 16.12 Testes mecânicos para aceleradores lineares

Frequência	Testes	Tolerância
Diária	*Laser*	
	Telêmetro	
	Tamanho de campo (10 × 10cm²)	
	Centro do reticulado	
	Centro do campo luminoso	
	Indicadores angulares da mesa	
	Indicadores angulares do *gantry*	
	Indicadores angulares do colimador	
	Simetria, paralelismo e ortogonalidade do campo luminoso	
	Indicadores de tamanho de campo	
	Isocentro mecânico	
Mensal	Coincidência de campos de luz-radiação	
	Horizontalidade da mesa	
	Posição de filtro	
	Posição da bandeja	
	Centralização dos cones	
	Verticalidade do eixo luminoso	
	Escala da mesa	
	Intensidade do campo de luz	
	Isocentro de rotação do colimador	
	Isocentro de rotação do *gantry*	
	Isocentro de rotação da mesa	
	Coincidência do isocentro mecânico e de radiação	

Fonte: adaptada de TEC DOC-1151.

Tabela 16.13 Testes dosimétricos para aceleradores lineares

Frequência	Testes	Tolerância
Mensal	Constância da dose de referência (fótons e elétrons)	2%
	Constância do monitor secundário	2%
	Constância da qualidade do feixe	2%
	Constância da planura de feixe de fótons e elétrons	2%
	Simetria	3%
	Reprodutibilidade da dose de referência	1%
	Constância de fatores de campo	2%
	Constância de parâmetros sobre o feixe central	2%
Anual	Constância dos fatores de transmissão de todos os acessórios	2%
	Constância dos fatores de transmissão dos filtros	2%
	Linearidade da resposta de câmaras monitoras	1%
	Dependência da dose de referência com a taxa de dose	1%
	Constância da dose de referência com a angulação do *gantry*	2%
	Constância dos fatores fora do eixo central com a angulação do *gantry*	2%

Fonte: adaptada de TEC DOC-1151.

Controle de qualidade do planejamento e administração do tratamento

Entre as várias etapas do processo de planejamento se destacam o posicionamento e imobilização, a definição da área a ser irradiada, a aquisição de dados do paciente pertinentes ao cálculo da dose, o planejamento, a implementação de um plano e a verificação do tratamento.

É importante que os planejamentos incluam procedimentos de garantia da qualidade (GQ). A **Tabela 16.14** apresenta um conjunto básico de testes de GQ para planejamento em teleterapia.

Em virtude de sua grande complexidade, os sistemas de planejamento computadorizados devem passar por testes rigorosos de comissionamento e verificações rotineiras dos dados de entrada do feixe de radiação no sistema de planejamento. Para isso devem ser estabelecidos mecanismos redundantes de verificação e comprovações com parâmetros típicos empregados pelo serviço. A **Tabela 16.15** apresenta um resumo dos principais testes que devem ser aplicados ao sistema de planejamento computadorizado.

Além dos testes apresentados anteriormente, é de extrema importância obedecer rigorosamente ao conjunto de testes da GQ determinado pelo fabricante.

Tabela 16.14 Testes de GQ no processo de planejamento do tratamento

Processo	Testes de GQ (aspectos físicos)
Posicionamento e imobilização	Radiografias de localização. Alinhamento com *lasers*
Aquisição de dados do paciente	GQ de equipamentos de aquisição de dados do paciente
Transferência de dados ao sistema de planejamento	GQ do processo completo de transferência de dados, incluindo digitalizadores, transferência digital de registros etc.
Tamanhos e formas de campos	Verificação independente (p. ex., imagens portais)
Cálculo de distribuição de dose	Dados do equipamento de tratamento obtidos no comissionamento e GQ destes
Avaliação do plano	Verificação independente por outro físico médico
Cálculo da unidade monitora	GQ do sistema de planejamento. Verificação independente em um prazo de 48 horas
Confecção de blocos ou ajuste das multilâminas e modificadores do feixe	GQ de cortadores de blocos e compensadores. Revisão de imagens portais
Implementação do plano	Revisão do posicionamento por meio do equipamento de planejamento de tratamento (médico, físico médico, dosimetrista)
Garantia da qualidade para um planejamento individual	Revisão do plano de tratamento

Fonte: adaptada de TEC DOC-1151.

Tabela 16.15 Testes de GQ para sistemas de planejamento computadorizados

Frequência	Testes	Tolerância
Durante o comissionamento e logo após atualização do *software*	Compreensão do algoritmo	Funcional
	Distribuição de isodose de campos simples	2%
	Cálculo da unidade monitor	2%
	Sistemas de entrada/saída (p. ex., digitalizador; impressoras ou outros periféricos usados para plotar as isodoses ou perfis de feixes e contornos do paciente)	1mm
Diária	Periféricos de entrada/saída	1mm
Mensal	Verificação de arquivos de dados e de programas	Não devem existir variações
Anual	Cálculo da unidade monitor	2%
	Conjunto de testes de referência de GQ	2%

Fonte: adaptada de TEC DOC-1151.

Bibliografia

American Association of Physicists in Medicine. Task Group nº 40 report. Comprehensive QA for radiation oncology. Med Phys 1994; 21(4):581-618.

Attix FH. Introduction to radiological physics and radiation dosimetry. Weinheim: WILEY-VCH Verlag GmbH & Co. KGaA; 2004.

Brasil. Ministério da ciência e tecnologia. Resolução CNEN nº 130, de 31 de maio de 2012. Requisitos Necessários para a Segurança e a Proteção Radiológica em Serviços de Radioterapia. CNEN: Rio de Janeiro (RJ), 2012.

Brasil. Comissão Nacional de Energia Nuclear. Norma CNEN NE 3.06. Requisitos de Radioproteção e Segurança para Serviços de Radioterapia. Publicada no D.O.U. em 30 de março de 1990.

Brasil. Ministério da Ciência e Tecnologia. CNEN-NN 6.01, de 14 de dezembro de 1998. Requisitos para o Registro de Pessoa Física para o Preparo, Uso e Manuseio de Fontes Radiativas. CNEN: Rio de Janeiro (RJ), 1998.

Brasil. Ministério da Ciência e Tecnologia. CNEN-NN 7.01, de 25 de março de 2013. Certificação da Qualificação de Supervisores de Proteção Radiológica. CNEN: Rio de Janeiro (RJ), 2013.

Brasil. Ministério da Saúde. Instituto Nacional do Câncer. Atualização para técnicos em radioterapia. Rio de Janeiro: INCA, 2010.

Brasil. Ministério da Saúde. Resolução RDC nº 20, de 2 de fevereiro de 2006. Regulamento Técnico para o Funcionamento de Serviços de Radioterapia. ANVISA: Brasília (DF), 2006.

Brasil. Ministério da Saúde. TEC DOC – 1151: aspectos físicos da garantia da qualidade em radioterapia. INCA: Rio de Janeiro (RJ), 2000.

Chao KSC, Mohan R, Lee NA et al. Intensity Modulated Radiation Treatment Technique Stand Clinical Applications. In: Halperin EC, Perez CA, Brady LW. Perez and Brady's principles and practice of radiation oncology. 5. ed. 2008.

Ellis F, Orton CG. Nominal standard dose and the RET. Br J Radiol 1971; 44:101-8.

Flickinger JC, Niranjan A. Stereotactic radiosurgery and radiotherapy. In: Halperin EC, Perez CA, Brady LW. Perez and Brady's principles and practice of radiation oncology. 5. ed. 2008.

Furnari L, Lopes CP, Nakandakari MVN et al. Controle da qualidade em radioterapia. 1. ed. São Paulo: Miró Editorial, 2012.

Hall EJ. Radiobiology for the radiologist. 5. ed., Philadelphia: Lippincott Williams & Wilkins, 2000.

Instituto Nacional do Câncer. ABC do câncer: abordagens básicas para o controle do câncer. 2. ed. Rio de Janeiro: INCA, 2012.

Instituto Nacional do Câncer. Estimativa 2014: Incidência de Câncer no Brasil. Rio de Janeiro: INCA, 2014.

International Atomic Energy Agency. Technical Reports Series nº 398. Absorbed Dose Determination in External Beam Radiotherapy – An International Code of Practice for Dosimetry Based on Standards of Absorbed Dose to Water. Vienna: IAEA, 2000.

Johns HE, Cunningham JR. The physics of radiology. 4 ed. Springfield: Charles C. Thomas (Publisher), 1974.

Karzmark CJ, Craig S, Tanabe E. Medical electron accelerators. 2. ed. New York-USA: McGraw-Hill, 1993.

Karzmark CJ, Morton RJ. A primer on theory end operation of linear accelerators in radiaton therapy. 2. ed. Madison: Medical Physics Publishing, 1998.

Khan FM. The physics of radiation therapy. 3. ed. Baltimore: Williams and Wilkins, 2003.

Khan FM, Potish RA. Treatment planning in radiation oncology. 1. ed. Baltimore: Williams and Wilkins, 1998.

Knoll GF. Radiation detection and measurement. 3. ed. New York: John Wiley & Sons, 2000.

Levitt SH, Purdy JA, Perez CA, Vijayakumar S (eds.) Technical basis of radiation therapy - practical clinical applications. 4. Revised Edition, Berlin-Heidelberg: Springer-Verlag, 2006.

Mell LK, Pawlicki T, Jiang SB, Mundt A. Image-guided radiation therapy. In: Halperin EC, Perez CA, Brady LW. Perez and Brady's principles and practice of radiation oncology. 5. ed. 2008.

Perez CA et al. Principles and practice of radiation oncology. 4. ed. Philadelphia: Lippincott Williams & Wilkins, 2004.

Podgorsak EB. Radiation oncology physics: a handbook for teachers and students. Viena: IAEA, 2005.

Podgorsak EB. Radiation physics for medical physicist. Berlin: Springer-Verlag, 2006.

Purdy JA. Tree-dimensional conformal radiation therapy: physics, treatment planning and clinical aspects. In: Halperin EC, Perez CA, Brady LW. Perez and Brady's. Principles and Practice of Radiation Oncology. 5. ed. 2008.

Scaff LAM. Física na radioterapia – a base analógica de uma era digital. São Paulo: Editora Projeto Saber, 2010.

Sereno MP. XVIII Congresso Brasileiro de Física Médica. 12 a 15 de agosto de 2013, São Pedro – SP.

Sociedade Brasileira de Radioterapia. Radioterapia baseada em evidências: recomendações da Sociedade Brasileira de Radioterapia. 1. ed. São Paulo: SBRT, 2011.

Turner JE. Atoms, radiation, and radiation protection. 3. ed. Weinheim: WILEY-VCH Verlag GmbH & Co. KGaA; 2007.

Verthey LJ, Smith V. The physics of radiosurgery. Seminars in Radiation Oncology july 1995; 5 (3):175-91.

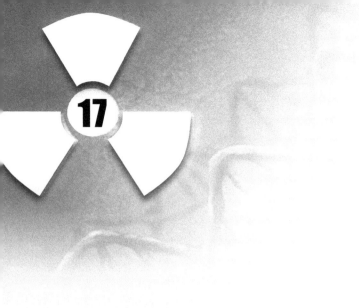

Aplicações não Médicas da Radiação

A – Radiografia Aplicada ao Estudo e à Preservação de Bens Culturais

Beatriz Coelho • Maria Regina Emery Quites
Alessandra Rosado • Alexandre Cruz Leão
Luiz Antônio Cruz Souza

BREVE HISTÓRICO

A história da colaboração das ciências naturais para a conservação de obras de arte no Ocidente ocorreu de maneira gradual e lenta entre o fim do século XVIII e a primeira metade do século XIX,[1] acompanhando o desenvolvimento tecnológico decorrente da Revolução Industrial. Essa cooperação se tornou mais abrangente a partir da segunda metade do século XX.[2]

Segundo Gilberte Émile-Mâle, a primeira participação de cientistas em trabalhos de restauração aconteceu em 1799/1880, no Louvre, em Paris, quando se realizou a transposição da *Virgem de Foligno*, pintura de Rafael, pertencente ao Museu do Vaticano. Nessa ocasião, foi criada uma Comissão de Controle composta por dois pintores, Nicolas-Antoine Taunay (1755-1830), que pouco depois faria parte da Missão Francesa no Brasil, e Vincent, e dois importantes químicos franceses, Louis Bernard Guyton de Morveau (1737-1816) e Claude Louis Bertholet (1748-1822). Essa Comissão assistiu a todo o processo e publicou um relatório detalhado sobre o assunto. Assim, a restauração deixou de ser "magia" e cheia de segredos e passou a ser algo a partir do qual é possível saber todos os detalhes do processo de intervenção. Ao mesmo tempo, ainda segundo a mesma autora, Paul Edwards cria, em Veneza, o Laboratório de San Giovanni e Paolo, no qual trabalhou durante 20 anos.[3]

As primeiras participações dos cientistas nesse campo se deram especificamente no campo das artes e da arqueologia, mediante os estudos realizados para a caracterização dos materiais empregados nos objetos artísticos e arqueológicos. Entretanto, o primeiro laboratório criado exclusivamente para o estudo de materiais do patrimônio cultural e sua preservação foi o Laboratório de Investigação dos Museus Reais Estatais de Berlim, em 1888. O cientista e fundador, Friedrich Rathgen, desenvolveu uma série de estudos científicos sobre tratamentos de conservação, principalmente de acervos arqueológicos, produzindo, em 1898, um dos primeiros livros sobre o tema.[4] O exemplo de Berlim foi seguido por outros museus importantes do mundo ocidental. Assim, até o início da Segunda Guerra Mundial, a maioria dos grandes museus da Europa e dos EUA contava com um laboratório dedicado aos estudos científicos de suas coleções, como o Museu Britânico, o Museu de Belas Artes de Boston e o Museu do Louvre, entre outros.[5]

Essa consciência acerca da necessidade de inclusão de metodologias de análises de materiais no estudo dos acervos museais favoreceu a inserção de novas ferramentas de estudo e análises, como a radiografia. Em 1882, o físico alemão Wilhelm Konrad Roentgen (1845-1926) descobre os raios X e um de seus primeiros trabalhos foi no Museu do Estado, em Munique, onde executou, pela primeira vez, a radiografia de uma pintura. No entanto, essa técnica se tornou mais amplamente utilizada após a Primeira Guerra Mundial com a eventual aplicação dos equipamentos de raios X médicos para o exame de obras de arte.

O desenvolvimento do emprego da radiografia como ferramenta de diagnóstico no campo das artes e bens culturais possibilitou aos historiadores da arte e aos conservadores-restauradores o acesso a informações relacionadas com a estrutura tridimensional de um objeto e não apenas com a sua superfície. Desse modo, a estrutura interna das esculturas e pinturas passou a ser visualizada, sendo possível verificar, por exemplo, a técnica de construção do objeto e o estado de conservação de seu suporte. Além disso, por meio da radiografia é possível obter informações sobre as camadas de pintura de uma obra, viabilizando a avaliação dos diferentes estágios da composição da pintura, eventualmente até mesmo a existência de desenhos subjacentes, além de colaborar diretamente nos processos envolvendo a proveniência e a autenticação de bens culturais.

No Brasil, a utilização da radiografia como auxiliar no conhecimento de esculturas se deve inicialmente ao curso de Especialização em Conservação-Restauração de Bens Culturais Móveis, em 1979, com a orientação do professor e consultor da Unesco, Josep Maria Xarrié i Rovira, antes da criação do Centro de Conservação e Restauração de Bens Culturais Móveis (Cecor), em 1980. Foi feito um contato com o chefe do Departamento de Radiologia do Hospital das Clínicas da UFMG, professor Cid César Ferreira, que mostrou o maior interesse em usar os raios X para uma finalidade diferente da médica. A primeira obra a ser radiografada foi o *São Francisco de Paula* da Igreja de Nossa Senhora do Rosário de Sabará, com o objetivo de verificar a situação de um dos olhos, aparentemente perdido. A radiografia tornou possível constatar que o olho estava inteiro e dentro da cavidade da cabeça da escultura. Até 1984 as radiografias de esculturas de interesse do curso e do Cecor foram realizadas no Hospital das Clínicas. Esporadicamente, radiografias de esculturas devocionais foram feitas também na Escola de Veterinária da UFMG.

Em 1984, por meio de um projeto enviado para a Organização dos Estados Americanos (OEA), o Centro de Conservação e Restauração adquiriu um aparelho portátil de raios X da marca Gilardoni®, modelo Art Gil, mas houve dificuldade em iniciar sua utilização. Eram necessárias a autorização para seu uso e um profissional capacitado para operá-lo. O chefe do Departamento de Energia Nuclear da Faculdade de Engenharia, atendendo à solicitação do Cecor, esteve no local, fez vários testes e autorizou sua utilização. O aparelho foi usado pela primeira vez apenas em 1992 para examinar esculturas de um projeto da professora Beatriz Coelho com financiamento do CNPq. Houve, então, a conjugação desse projeto a outro, do professor Luiz Souza, este com financiamento da Fapemig, e a participação do então bolsista Alexandre Leal. Depois, as radiografias passaram a ser executadas regularmente no Cecor em função da implementação da infraestrutura elétrica e da radioproteção da sala utilizada para radiografia.

INSTRUMENTAÇÃO

A geração de imagens de bens culturais por meio de raios X exige equipamentos e metodologia de trabalho específicos, pois a gama de materiais que os compõem é ampla, como, por exemplo, papéis, tela, madeira, cerâmica, metal e ossos, dentre outros.

Para a realização das radiografias no Cecor da Escola de Belas Artes da UFMG, os profissionais continuam utilizando o equipamento fabricado pela Gilardoni®, modelo Art Gil, desenvolvido especificamente para a área de bens culturais.[4]

Os parâmetros desse equipamento são:

- Tensão de ajuste contínuo que varia na faixa de 5 a 80kV.
- Corrente de ajuste contínuo que varia na faixa de 1 a 5mA.
- Ângulo do feixe de raios X de 40 graus.
- Duplo ajuste do tempo de exposição: 0 a 30 minutos e/ou 0 a 60 segundos.
- Janela de berilo extrafino (0,25mm) para técnica de alto contraste.

A fórmula de exposição radiográfica para esse equipamento é a seguinte[4] (equação 1):

$$E = \frac{K \cdot i \cdot t \cdot (kV)^3}{d^2} \quad (1)$$

Onde E é a exposição, K é a constante, i é a corrente do tubo (em miliamperes – mA), t é o tempo de exposição (em segundos), kV é a voltagem do tubo (em quilovolts) e d é a distância (em metros).

As principais variáveis ajustáveis durante a geração das imagens são a voltagem (kV), em função da intensidade da radiação, que é determinante para a qualidade do contraste (alto ou baixo) gerado nas imagens, e a corrente i (medida em mA), além da distância d e do tempo t, que influenciam diretamente a exposição, mas não o contraste da imagem. O contraste é definido pela capacidade de penetração da radiação no objeto para sensibilizar o filme posicionado atrás do objeto e depende da voltagem utilizada, ou seja, é extremamente dependente da voltagem de geração do feixe de raios X. Quanto mais alta a voltagem, maior a penetração dos raios.

A característica do filme utilizado tem grande influência no resultado final da imagem, como sua granulosidade e a curva de contraste. O filme indicado para essa tipologia de objetos deve conter grãos extrafinos com alto contraste (p. ex., *Agfa Structurix D4*). Em função do tipo do grão do filme, é ajustado o tempo de exposição. Os de grãos maiores exigem menos tempo de exposição, enquanto os de grãos menores necessitam mais tempo. Por sua vez, as imagens geradas por esses filmes são diferentes em função do tamanho dos grãos que as formam: aquelas formadas por grãos menores produzem imagens com maior nível de detalhamento, também chamado de resolução, em relação às imagens formadas por composição de grãos maiores.

O valor da voltagem a ser aplicada (medida em kV) é definido em função da espessura dos objetos dos materiais que os constituem e da concentração de determinados elementos com massa atômica mais alta. Em geral, a voltagem é mais baixa para objetos delgados e mais alta para objetos mais espessos.

Os materiais estudados neste capítulo são as pinturas sobre tela e as esculturas em madeira com douramento e policromia. Os parâmetros geralmente adotados para pinturas sobre tela são 35kV, 5mA, 1 minuto de exposição e fonte a 1 metro do filme. Para as esculturas os parâmetros são mais flexíveis, uma vez que as dimensões do objeto são múltiplas. Analisando apenas as esculturas em madeira, a gama de variáveis é ampla, incluindo, por exemplo, a espécie de madeira, sua forma de construção (oca ou maciça), a presença de camada pictórica e seus respectivos materiais. Apesar dessa variedade de materiais, geralmente são utilizados como ponto de partida os seguintes parâmetros para a geração de imagens de esculturas em madeira: 65kV, 5mA, 2 minutos de exposição e fonte a 1,5 metro do filme.

A distância da fonte para esculturas é maior em virtude, principalmente, da característica tridimensional do objeto, o que poderia provocar problemas de nitidez e sombra na imagem radiográfica. As pinturas não contam com essa variável, pois o filme é posicionado praticamente encostado na tela.

A radiografia de objetos de grandes dimensões é feita em partes com filmes de 35 × 43cm. Por exemplo: para uma escultura com altura de 100cm e largura de 30cm deverão ser geradas, no mínimo, três imagens, sendo quatro o número ideal. As imagens serão digitalizadas e na etapa de processamento serão unidas para formar uma única imagem do objeto. É importante que haja a informação repetida das imagens, pois os os programas digitais se utilizam dessas informações para a união correta.

Após a revelação dos filmes, sua digitalização deve ser feita em alta resolução (600 a 1.200ppi – *points per inch*) em *scanner* profissional. De acordo com o tamanho do objeto radiografado, é necessário unir as imagens de modo a gerar apenas uma imagem de toda a obra com tonalidade e nitidez corrigidas a fim de manter preservadas a homogeneidade visual e as informações técnicas do objeto.

UTILIZAÇÃO DA RADIOGRAFIA EM ESCULTURAS E PINTURAS

Para a conceituação de um objeto artístico-cultural como resultado da criação humana, englobando os aspectos sociais, econômicos e históricos, é necessário o estudo da técnica e dos materiais utilizados pelo autor para compor sua obra. A combinação entre os materiais, a técnica e as peculiaridades específicas do artista determina o efeito visual final da obra. Além disso, os materiais e as técnicas são representações da sociedade em que o artista viveu e refletem as influências do local e da época em que a obra foi produzida, sejam elas de origem econômica, estética, histórica ou cultural.[6] Conservadores, restauradores, cientistas da conservação, museólogos, curadores, historiadores da arte, arqueólogos e arquitetos reconhecem que o conhecimento sobre as técnicas e os materiais utilizados na confecção de objetos artísticos e culturais é necessário para a compreensão do contexto histórico e estético dessas obras, o que é possível com o auxílio das técnicas analíticas laboratoriais.

O exame a olho nu e a documentação são duas etapas fundamentais do processo de conservação-restauração de obras de arte e fornecem informações sobre as características técnicas e o estado de conservação da obra que receberá intervenção. As duas tarefas são inseparáveis, pois, à medida que se examina uma obra, tudo o que é observado deverá também ser documentado em um banco de dados correspondente à peça.

Na medicina, uma anamnese e um exame clínico detalhados são imprescindíveis antes da solicitação de análises laboratoriais e diagnósticos por imagem. Na restauração também é preciso conhecer a obra, examiná-la em detalhes e somente depois buscar os exames de laboratório e diagnósticos por imagem. Um exame científico bem executado, com correta interpretação, produz informações fundamentais para a definição dos critérios e dos tratamentos na área de conservação-restauração adequados às características e singularidades das obras.

Cabe enfatizar que o conservador-restaurador é o responsável pela definição dos tipos de exames necessários que irão auxiliar o diagnóstico de uma obra. As relações interdisciplinares com químicos, biólogos, historiadores, historiadores da arte, fotógrafos especializados na documentação científica por imagem e outros peritos são fundamentais para que o trabalho alcance graus de exigências maiores. Toda obra deve ser fotografada com luz visível e com o uso de *gerenciamento de cores para imagens digitais*,[7] uma vez que atualmente não se utiliza mais filme fotográfico para esses registros.

Sobre a potencialidade de execução do exame de raios X em obras de arte, serão abordadas pinturas e esculturas em virtude da relevância desses bens e por despontarem como principais objetos de estudo dos historiadores da arte, museólogos e conservadores-restauradores. Além disso, o banco de dados sobre as obras restauradas no Cecor apresenta, principalmente, radiografias sobre esses tipos de obra.

Pintura

O primeiro exame de uma pintura consiste no exame da obra sob luz natural ou artificial. Trata-se da análise da superfície e do verso da obra utilizando a lupa de cabeça (ou lupa binocular), que possibilita uma avaliação prévia da pintura e a elaboração de um esquema descritivo contendo dados sobre sua técnica (como medidas, tipologia de suporte, texturas e pinceladas) e sobre seu estado de conservação (tipologias de craquelês, perdas da camada pictórica, manchas, rasgos, orifícios etc.). Esse exame prévio é essencial para o diagnóstico por radiografia de uma pintura, uma vez que a imagem poderá ser gerada em função da área de interesse do solicitante.

Nos estudos científicos, a pintura a óleo sobre tela e/ou madeira normalmente é examinada através de sua estrutura estratigráfica, que pode ser dividida basicamente em sete áreas:

- **Suporte orgânico:** a tela (tecido estirado sobre um chassi) ou a madeira.
- **Encolagem:** camada intermediária orgânica (p. ex., cola de coelho) aplicada sobre o suporte.
- **Preparação:** constituída por uma ou mais camadas aplicadas diretamente sobre o suporte, brancas ou coloridas.
- **Imprimatura:** camada fina e transparente (geralmente colorida) aplicada sobre a preparação do suporte e/ou sobre o desenho subjacente.
- **Desenho subjacente:** desenho da composição da obra executado sobre o suporte (preparado ou não com base de preparação). Pode ser efetuado a seco (carvão, grafite, sanguínea, giz etc.), a pincel (tinta) ou por incisão (uso de um objeto pontiagudo).
- **Camada pictórica:** composta por um ou mais estratos de tinta (sobrepostos ou não) aplicados diretamente sobre o suporte ou sobre a base de preparação e veladuras ou *glacis*.
- **Camada superficial:** inclui todos os materiais presentes sobre a superfície da camada pictórica, dependentes ou independentes da composição da obra, função e intenção do artista, podendo ser vernizes (compostos por resinas naturais ou sintéticas), colas, sujidades, repinturas etc.[8-10]

Essa divisão estrutural, conforme esquemas estratigráficos (**Figuras 17.1**), é feita somente para facilitar o entendimento da técnica construtiva das pinturas, pois se sabe que essas sete áreas, que são também dependentes da intenção do artista, estão relacionadas entre si e exercem um papel determinante na conformação estética e no estado de conservação das obras.

Como ressaltado previamente, o exame por meio da radiografia consiste em expor o objeto a um feixe de raios X e registrar sua imagem em um filme radiográfico, que é colocado atrás dele.[4,9] A imagem radiografada é formada em função da massa atômica dos materiais utilizados, possibilitando ou não a passagem da radiação pela área da pintura. Na radiografia de pinturas sobre tela e/ou madeira, as áreas mais claras são aquelas pintadas geralmente com pigmentos de alta massa atômica, como o branco de chumbo e o vermelhão, que impedem a passagem dos raios X, e as áreas mais escuras são pintadas com pigmentos de baixa massa atômica, como alguns materiais orgânicos (tecido da tela, vernizes, pigmentos orgânicos, lacas e tintas), que são praticamente transparentes aos raios X. Na **Tabela 17.1** são apresentados exemplos de alguns dos principais pigmentos empregados na pintura e suas propriedades diante dos raios X.

Os pigmentos brancos de chumbo, de zinco ou de titânio são muito comuns nas constituições das bases de preparação de pinturas do século XIX e na primeira metade do século XX e tendem a se concentrar nas áreas de junção entre a trama e a urdidura das telas, tornando seu padrão visível na radiografia. Essa característica possibilita a observação, com mais contraste, da presença ou ausência das assim chamadas "guirlandas de tensão" nas bordas da pintura (em função do tecido estirado no chassi), que ajudam a constatar se uma tela foi cortada para diminuir sua dimensão.[12] As bases de preparação constituídas por gesso e cola absorvem pouco os raios X e são relativamente transparentes.

Na prática, a transmissão de raios X através do objeto depende da espessura da camada de pintura, da densidade do pigmento (massa atômica do elemento que compõe o pigmento), da proporção de pigmento por aglutinante e da densidade do suporte (tela ou painel de madeira). As radiografias podem, portanto, revelar detalhes da técnica de construção da pintura (características da

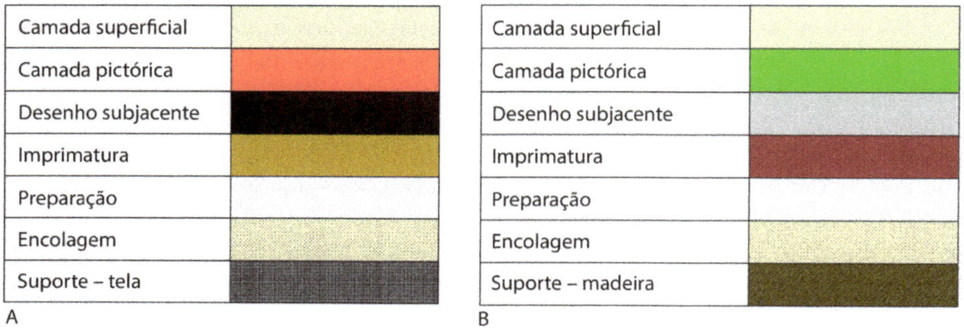

Figura 17.1 Representações esquemáticas das camadas constituintes de uma pintura. **A** Óleo sobre tela. **B** Óleo sobre madeira.

Tabela 17.1 Absorção de raios X de alguns pigmentos empregados em pinturas

Cor	Pigmento	Composição	Absorção
Brancos	Branco de chumbo	$2PbCO_3 \cdot Pb(OH)_2$	Muito elevada
	Branco de zinco	ZnO	Elevada
	Carbonato de cálcio	$CaCO_3$	Média
Amarelos	Amarelo de cromo	$PbCrO_4$	Muito elevada
	Amarelo de cádmio	CDs	Elevada
	Ocre	$Fe_2O_3 \cdot nH_2O$	Média a elevada
	Amarelo de Nápoles	$Pb_2Sb_2O_7$	Muito elevada
	Laca amarela	Orgânica	Baixa
Vermelhos	Vermelhão	HgS	Muito elevada
	Vermelho veneziano	Fe_2O_3	Média
	Terra vermelha	$Fe_2O_3 + Al_2O_3$	Média a elevada
	Laca	Orgânica	Baixa
	Minium	Pb_3O_4	Muito elevada
Marrons	Sépia	Orgânica	Baixa
	Betume	Orgânica	Baixa
	Terras calcinadas	$Fe_2O_3 + Al_2O_3$	Média a elevada
Azuis	Azul de ultramar	Silicato de sódio	Média
	Azul cobalto	$CoO\,Al_2O_3$	Média
	Azul da Prússia	$Fe_4[Fe(CN)_6]_3$	Média a elevada
	Índigo	Orgânica	Baixa
Verdes	Verde-esmeralda	$Cu(CH_3COO)_2 \cdot Cu(AsO_2)_2$	Elevada
	Verde de cromo	Resinato de cobre	Média a elevada
	Laca verde	Orgânica	Média
Pretos	Preto de marfim	$Carbono + Ca_3(PO_4)_2$	Média
	Preto de carbono	Orgânica	Baixa
	Negro de fumo	Orgânica	Baixa

Fonte: adaptada da referência 11.

madeira e/ou tecido, juntas, remendos, ranhuras, desenhos ou pinturas subjacentes, arrependimentos e pinceladas) e de seu estado de conservação (rachaduras, fissuras, danos causados pelo ataque de insetos xilófagos, rasgos, lacunas ou craquelês).

As **Figuras 17.2** e **17.3** apresentam radiografias de duas pinturas distintas: uma referente a uma pintura a óleo sobre tela e a outra de uma pintura a óleo sobre madeira. Na **Figura 17.2**, a radiografia evidenciou a trama da tela, as pinceladas do artista, craquelês e regiões de perdas. A presença do branco de zinco proporcionou uma imagem radiográfica com contrastes bem evidentes que facilitam seu diagnóstico. A segunda radiografia (**Figura 17.3**) revela a presença de uma pintura subjacente a uma importante obra a óleo sobre madeira, intitulada *Nossa Senhora dos Índios*. Essa pintura foi doada à UFMG por Assis Chateaubriand e pertence à Coleção Brasiliana da UFMG. Por meio da radiografia foi possível constatar que o artista pintou a imagem da Nossa Senhora com um índio sobre outra figura de Nossa Senhora com um anjo, a qual, de acordo com análises do professor Marco Elizio de Paiva, apresenta características estilísticas que se aproximam das pinturas italianas do século XV.[15] Mediante a análise da radiografia foi realizado um desenho esquemático da figura subjacente para facilitar a compreensão.

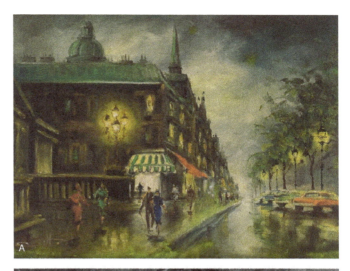

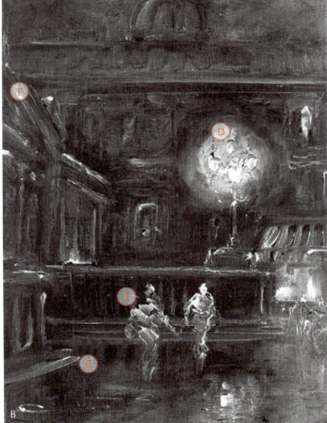

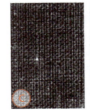 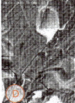 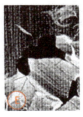 

Figura 17.2 Caracterização da pintura pela radiologia. **A** Fotografia com luz visível de pintura a óleo sobre tela intitulada *Paris* (acervo particular do autor). Obra anônima datada de 1947. (Foto: luz visível, Alexandre Leão e Flávia Alcântara, 2013.) **B** Radiografia da lateral direita da pintura com marcas nos detalhes da pintura. **C** Trama da tela. **D** Craquelê. **E** "Perda". **F** Pinceladas. (Fonte: Cecor número 1342P.)

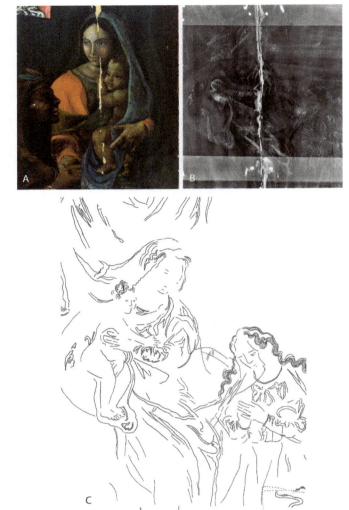

Figura 17.3 Pintura sobre madeira – *Nossa Senhora dos Índios* – Acervo da Coleção Brasiliana da UFMG. **A** Fotografia com luz visível. **B** Radiografia – invertida na vertical em relação à pintura superficial. **C** Desenho (invertido na vertical) da pintura que está subjacente. (Foto de Regina Emery e raios X realizados por Luiz Souza.) (Fonte: Cecor número 8921P.)

Escultura

A imaginária religiosa dos séculos XVII, XVIII e XIX no Brasil reflete alguns dos aspectos mais originais e criativos do patrimônio cultural brasileiro desse período. Suas principais funções eram a veneração nos altares, o uso em procissões e outros rituais católicos, e em oratórios, para a devoção doméstica. As obras podem ser enquadradas em três períodos estilísticos distintos: uma fase maneirista, durante todo o século XVII, quando predominavam as oficinas conventuais; um período barroco propriamente dito, entre 1720 e 1770, e, finalmente, uma fase rococó, nas três décadas finais do século, com prolongamento no século XIX em algumas regiões.[14]

A escultura policromada é uma obra artística tridimensional que pode ser executada em vários suportes (metal, pedra, madeira, barro, cozido ou não) recobertos por camadas de cor em materiais e técnicas diferentes, utilizando pigmentos, cargas, aglutinantes e folhas metálicas, a policromia. Trataremos aqui especificamente da escultura policromada em madeira, que apresenta uma unidade indissociável de forma e policromia e que deve ser considerada ao se estabelecerem os conceitos de sua preservação. A prova de que a criação artística não estava terminada com o esculpido é que a policromia é o documento essencial para a compreensão da escultura policromada e como tal deve ser preservada. A escultura policromada apresenta uma complexidade tecnológica de execução, e somente um conhecimento integral dessa tecnologia pode justificar qualquer intenção de tratamento. Além disso, apenas um trabalho fundamentado em um procedimento metodológico pode garantir a veracidade estética e documental da obra de arte restaurada.[15] Assim, ao se propor uma investigação desse tipo de obra, é necessário aprofundar-se na pesquisa tanto do suporte como da policromia.

A radiografia é um exame fundamental para a visualização da estrutura interna do suporte da obra, mas também é possível obter informações da camada de policromia. Sempre é necessário fazer no mínimo duas imagens, uma frontal e outra lateral, para distinguir com mais precisão a localização dos elementos a serem estudados, mas, às vezes, é necessário executar uma série de imagens, em casos de esculturas de grande dimensão.

Nesse exame é possível visualizar duas etapas importantes do processo de preservação de uma obra: exame dos materiais e técnicas originais, como também as intervenções pelas quais a obra passou ao longo do tempo. Assim, é possível estabelecer o diagnóstico do estado de conservação, que pode ter causas de deterioração intrínsecas e extrínsecas. As causas intrínsecas dizem respeito a problemas relacionados com a técnica e os materiais usados na execução da obra, enquanto as extrínsecas indicam deteriorações causadas por agentes externos à obra, como as deteriorações biológicas (p. ex., ataque de insetos) e também intervenções humanas (p. ex., acréscimos ou supressões que descaracterizam a obra original).

Os objetos podem ser confeccionados em vários tipos de madeira, mas em Minas Gerais predomina estatisticamente, nos séculos XVIII e XIX, a *Cedrella* sp.; o conhecido cedro.[13] A escultura em madeira pode ser maciça ou oca, em um bloco ou vários, cujos sistemas de fixação e encaixe são inúmeros, podendo ser usados a cola ou elementos metálicos, como cravos. Podem ter olhos esculpidos e pintados ou de vidro. O esquema apresentado na **Figura 17.4** foi realizado após os exames radiográficos, que tornaram possível definir quantos blocos a obra apresenta e seus sistemas de encaixe.

A policromia da escultura apresenta duas áreas bem específicas: a carnação (representação de carne/pele) e a área

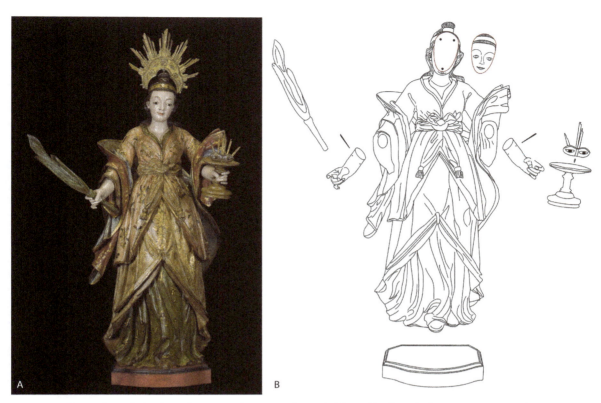

Figura 17.4A Fotografia com luz visível. B Desenho esquemático com número de blocos. Escultura de Santa Luzia – acervo da Matriz de Nossa Senhora do Bom Sucesso, Caeté – Arquidiocese de Belo Horizonte, Minas Gerais. (Fonte: Cecor registro número 1366M.)

de panejamento ou estofamento, onde são representados os tecidos das vestes. A policromia é composta por várias camadas: encolagem, preparação, bolo armênio, folha metálica e camadas de pintura. Na **Figura 17.5** é possível ver um exame estratigráfico feito pelo restaurador em que foram determinadas as camadas constituintes de cada área da obra.

A transmissão de raios X através de uma escultura vai depender da madeira com que a obra foi executada e de sua espessura, pois, enquanto objeto tridimensional, contém áreas de maior ou menor densidade. Da mesma maneira, vai depender também da espessura dessa policromia, se ela é original ou se contém repinturas que foram acrescentadas ao longo do tempo. São importantes também a densidade (proporcional à massa atômica) e a quantidade dos pigmentos que compõem essas camadas.

As áreas de carnação que geralmente contêm branco de chumbo ou outro pigmento de massa atômica elevada são sempre visualizadas com muita clareza. Aplicadas normalmente em rostos, mãos e pés, ressaltam-se em relação às áreas de panejamento. É interessante observar que esculturas que representam personagens de pele negra não contêm pigmentos com alta massa atômica, que são usados sempre nas carnações de peles claras.

As áreas de panejamento, ou vestes das imagens, contam geralmente com a técnica de douramento à base de água e tintas à têmpera. São várias as técnicas de ornamentação para imitar os tecidos, como esgrafiado, punção, relevo, incisão e pintura a pincel, e mesmo renda dourada aplicada nas bordas das vestes.

Na radiografia da escultura policromada é possível visualizar a madeira mostrando sua estrutura anatômica. No exemplo apresentado na **Figura 17.6**, a radiografia da base de uma escultura feita em bloco longitudinal mostra claramente os anéis de crescimento e o encaixe do bloco principal na base pelo sistema "macho/femea".

Quanto aos aspectos relativos à técnica construtiva original, é possível evidenciar a quantidade de blocos constituintes da obra, principalmente se esses blocos são unidos por cravos (pregos feitos artesanalmente). Os exames de frente e perfil se complementam e definem a posição dos cravos e/ou pregos. Estes, por absorverem mais os raios X, aparecem na radiografia com o contraste mais claro. Nas imagens apresentadas na **Figura 17.7** é possível verificar a localização dos cravos na face (um na testa e o outro no queixo) e suas dimensões. É possível observar também pequenos alfinetes usados na fixação da renda que contorna o manto da escultura.

As esculturas podem ter olhos de vidro, que dão à imagem mais realismo em virtude do brilho do material. O vidro pode ser colocado por dentro, através de corte na face da imagem, a qual posteriormente é fixada novamente à cabeça. Os exames radiográficos demonstram com nitidez

330 | Capítulo 17 Aplicações não Médicas da Radiação

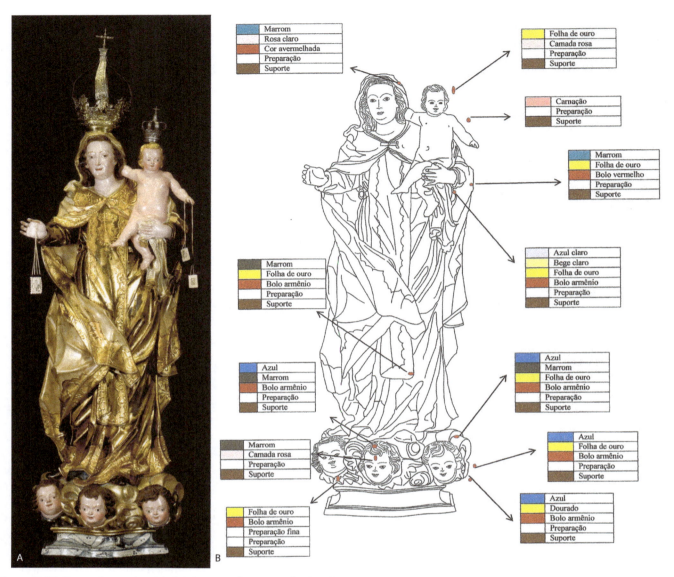

Figura 17.5A Fotografia com luz visível. **B** Esquema da estratigrafia da policromia. Nossa Senhora do Carmo – acervo da Matriz Nossa Senhora do Bom Sucesso, Caeté – Arquidiocese de Belo Horizonte, Minas Gerais. (Fonte: Cecor número 1367M.)

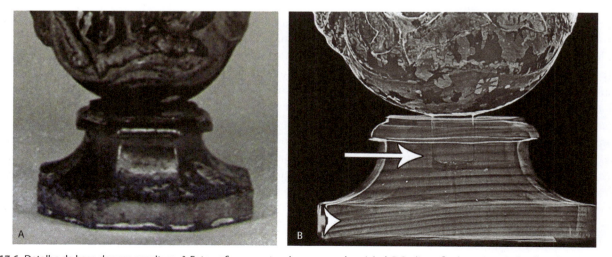

Figura 17.6 Detalhe da base de uma escultura. **A** Fotografia em preto e branco com luz visível. **B** Radiografia da peça com detalhes do encaixe macho e fêmea (*seta*) e dos anéis de crescimento da madeira (*cabeça de seta*). (Fonte: Cecor número 83-22-P.)

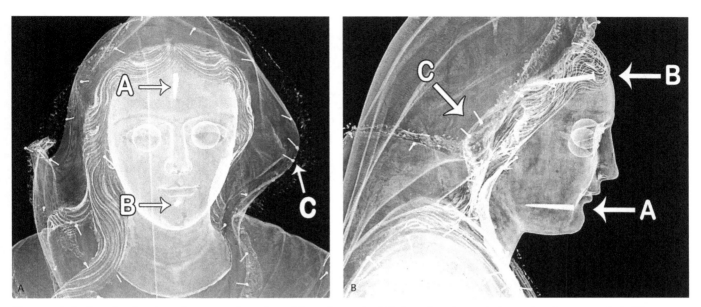

Figura 17.7 Radiografias da cabeça de uma escultura de madeira policromada. **A** Radiografia anteroposterior mostrando cravo na testa (A), cravo no queixo (B) e alfinetes (C). **B** Radiografia em lateral direita mostrando os artefatos em outra projeção. (Fonte: Cecor número 0701.)

a característica desse elemento de vidro, seja ele oco ou maciço, e sua forma. O vidro, por conter elementos de maior massa atômica em sua composição, absorve mais os raios X. Na **Figura 17.8** podem ser vistos os olhos esféricos, ocos e com pedúnculos que fazem parte da técnica do vidro soprado.

Na imagem do Menino Jesus (**Figura 17.9**) podem ser vistos olhos de vidro maciços com a presença de metal em seu prolongamento, na estrutura do buquê, na renda e na decoração do pano que cobre o Menino e no pino que fixa a escultura à base.

A radiografia possibilita também a visualização de áreas ocas internas na obra caracterizada pelo tom mais escuro. Diz-se popularmente "santo do pau-oco", ou seja, esculturas que podem esconder algo em seu interior. No entanto, essa técnica é antiga e usada para diminuir tensões internas da madeira, evitando rachaduras e tornando a obra mais leve. Os escultores escavavam também as áreas para a inserção dos olhos e para esculpir as narinas e a boca aberta. Na **Figura 17.10**, podem ser vistas as áreas ocas presentes no corpo da escultura e no interior da cabeça, onde a região se prolonga dos olhos até a boca.

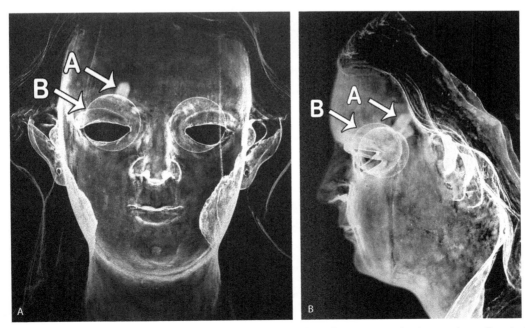

Figura 17.8 Radiografias da cabeça de uma escultura em madeira policromada. **A** Radiografia anteroposterior destacando os olhos de vidro ocos com pedúnculos (A) a região escavada do globo ocular (B). **B** Radiografia lateral esquerda destacando os artefatos em outra projeção. (Fonte: Cecor número 9604R.)

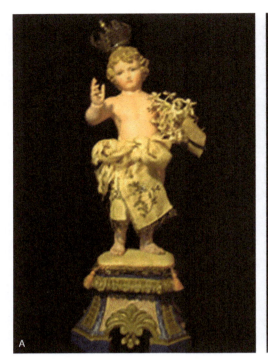
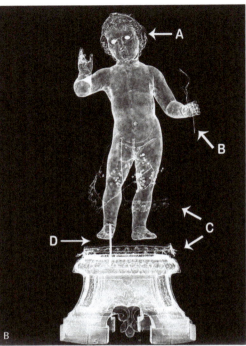

Figura 17.9 Escultura em madeira policromada do Menino Jesus (coleção particular). **A** Fotografia com luz visível. **B** Radiografia da escultura destacando os olhos de vidro maciços com fio de metal (*A*), estrutura de metal do buquê (*B*), pino de fixação do menino (*C*) e renda metálica (*D*). (Foto de Claudio Nadalin V. da Costa e radiografia de Alexandre Cruz Leão. Fonte: Cecor número 1148P.)

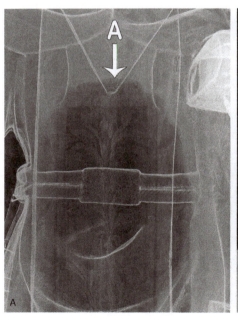
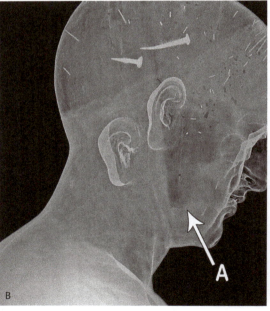

Figura 17.10 Radiografias de duas esculturas. **A** Radiografia anteroposterior destacando a área oca no corpo. **B** Radiografia lateral direita destacando a área oca na face (*A*). (Fonte: Cecor números 9140 e 0642.)

As deteriorações que a obra apresenta podem também ser diagnosticadas por meio dos raios X, como, por exemplo, galerias causadas pelo ataque de cupins (**Figura 17.11**).

As intervenções posteriores à confecção original da obra podem ser detectadas, como utilização de pregos e parafusos na emenda dos blocos que se soltaram, ou mesmo complementações de partes que se perderam. Na **Figura 17.12** observam-se o deslocamento dos olhos de vidro da posição original e as intervenções com pregos.

São muito comuns esculturas com camadas de repinturas sobre o original. Essas intervenções são efetuadas ao longo dos tempos por vários motivos, como mudança de gosto estético, esconder deteriorações ou mesmo ato de devoção. O exame de raios X possibilita a visualização das perdas de camadas pictóricas originais subjacentes às repinturas. A **Figura 17.13** apresenta a radiografia do braço de uma escultura em madeira policromada com contrastes que evidenciam níveis diferentes de perda de camadas da policromia.

Capítulo 17 Aplicações não Médicas da Radiação | 333

As esculturas com repintura podem apresentar camadas originais ainda preservadas. No caso da imagem de Santa Efigênia (**Figura 17.14**), por exemplo, as áreas onde a camada de esgrafiado foi executada com branco de chumbo possibilitaram a visualização de sua pintura original. As áreas com pigmento preto não apresentaram contraste. Cabe acrescentar que essa santa é negra e, portanto, há ausência de branco de chumbo na representação de sua carnação.

As esculturas sacras em gesso do século XX também foram objeto de avaliação por meio dos raios X.[16] Os ensaios demonstraram bons resultados com exposição de 80kV, por 3 minutos, 5mA e a 1 metro de distância. A representação dessa técnica pode ser observada na **Figura 17.15**.

Foi realizada também, pela primeira vez, a radiografia de uma cerâmica (**Figura 17.16**). Trata-se de uma obra do mestre Ulisses Pereira Chaves (1924-2006), que viveu na zona rural do distrito de Córrego de Santo Antônio, no município de Caraí-MG. Essa peça é uma moringa em barro cozido pintada com detalhes em branco e ocre avermelhado. Os parâmetros empregados para radiografar a peça foram 75kV, 5mA, tempo de 4 minutos e distância de 1 metro do objeto.

Além da radiografia, é importante ressaltar a potencialidade da tomografia computadorizada no estudo da escultura em madeira, apesar de seu alto custo. Por meio dessa técnica são obtidas imagens dos volumes das seções transversais ou horizontais de uma obra mediante a emissão de raios X. Esse exame possibilita, por exemplo, a observação das técnicas de ensamblagem, uniões de blocos, áreas escavadas e estado de conservação da madeira.[17]

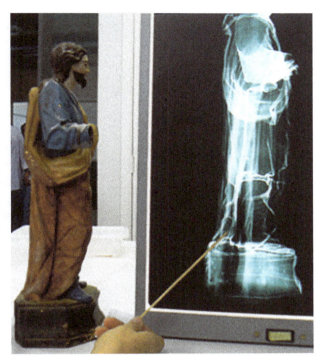

Figura 17.11 Área oca no interior da obra causada por ataque de inseto (cupim). (Foto de Claudio Nadalin V. da Costa e radiografia de Jorge Luiz M. Delfin. Fonte: Cecor número 0805 M.)

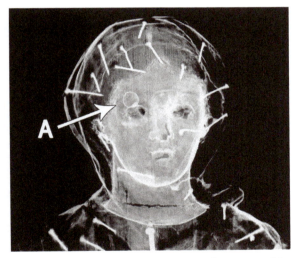

Figura 17.12 Radiografia da cabeça de uma escultura em madeira policromada. Destaque para o deslocamento do olho direito (A). (Fonte: Cecor número 81-21-R.)

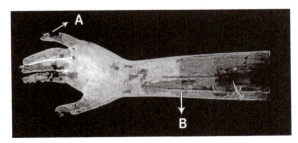

Figura 17.13 Radiografia de membro superior de obra em madeira policromada. Destaque para a perda total (A) e parcial da policromia (B). (Fonte: Cecor número 9806 R.)

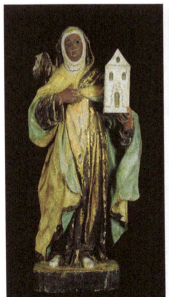
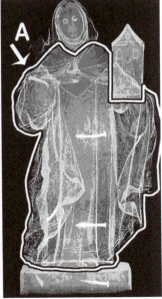

Figura 17.14 Caracterização da escultura de Santa Efigênia. **A** Fotografia com luz visível. **B** Radiografia onde é possível observar o desenho do esgrafiado original da policromia (A). (Foto de Claudio Nadalin V. da Costa e radiografia de Alexandre Cruz Leão. Fonte: Cecor número 1237E.)

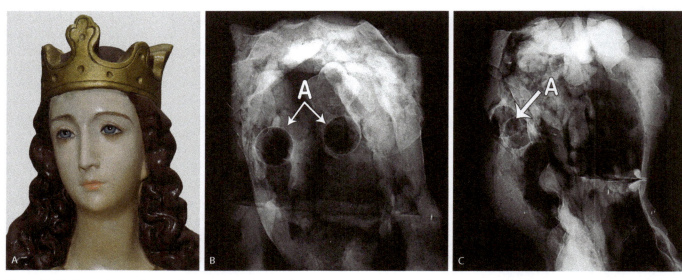

Figura 17.15 Caracterização de uma obra em gesso. **A** Fotografia com luz visível e (**B**) radiografia anteroposterior e (**C**) lateral esquerda da cabeça, destacando a presença de olhos de vidro ocos, o corte para sua colocação e a parte interna oca (*A*). (Foto de Claudio Nadalin V. da Costa e radiografias de Jorge Luiz M. Delfin. Fonte: Cecor número 1150R.)

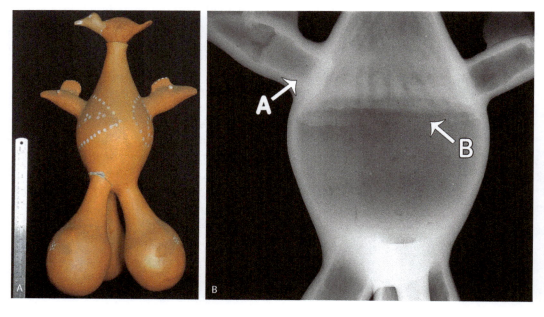

Figura 17.16 Caracterização de uma moringa em cerâmica com tampa. **A** Foto com luz visível da peça. **B** Radiografia indica as áreas de união das cabeças das aves com o corpo da moringa (*A*) e as marcas da união dos blocos que compõem o corpo da peça (*B*). (Foto de Claudio Nadalin V. da Costa e radiografia de Alexandre Cruz Leão. Fonte: Cecor número 1316F.)

CONSIDERAÇÕES FINAIS

Como comprovam os exemplos citados neste tópico, a radiografia, sem dúvida, ocupa lugar de destaque como exame científico indispensável para a caracterização da técnica e o diagnóstico do estado de conservação dos bens culturais. Todo o resultado das análises radiográficas desse tipo de acervo deve ser estudado comparativamente com o banco de dados de referência básica, com bibliografias, manuais de artistas sobre materiais e técnicas e com os resultados dos demais estudos realizados sobre a obra. A conclusão dessas análises nunca deve ser tratada como um dado isolado, mas embasada em todas as implicações estéticas, históricas, sociais e técnicas que o objeto comporta.

Agradecimentos

Os autores agradecem ao Centro de Conservação-Restauração de Bens Culturais – Cecor/EBA/UFMG pela utilização do banco de dados de radiografias, acervo valioso que congrega imagens obtidas desde o ano de 1978.

À bolsista Heloisa Maria Nascimento Martins do ilab do Curso de Conservação-Restauração de Bens Culturais Móveis da EBA/UFMG pela digitalização das radiografias.

Referências

1. Bergeon S. Restauration des peintures. Paris Editions de la Réunion des Musées Nationaux, 1980: 11 e 12. In: Getty Conservation Instittute Newsletter. 2005; 20(1): 1-25.
2. Ainsworth MW. From connoisseurship to technical art history – The evolution of the interdisciplinary study of art. In: The Getty Conservation Institute Newsletter 2005; 20(1).
3. Emile-Mâle G. Pour une histoire de la restauration des peintures en France. Paris: Institut National du Patrimoine/Somogy Editions d'Art, 2009.
4. Gilardoni. X-rays in art: physics-techniques-applications. Gilardoni S.p.A. Italy, 1977.
5. Tagle A de. El papel de las ciencias en la preservación del patrimonio cultural. La situación en Europa. In: Bienes Culturales. Revista del Instituto del Patrimonio Cultural de España, n.8. España: Ministerio de Cultura, 2008:27-43.
6. Alves CM. Pintores, policromia e o viver em colônia. In: Imagem Brasileira. Belo Horizonte: CEIB, n. 2 , 2003:81-6.
7. Leão AC. Gerenciamento de cores para imagens digitais. 2005. 135 f. Dissertação (Mestrado em Artes Visuais) – Escola de Belas Artes, Universidade Federal de Minas Gerais, Belo Horizonte, 2005.
8. Garcia JMB. Imágenes y sedimentos: la limpieza en la conservación del patrimonio pictórico. Valencia: Institución Alfonsel Magnànim, 2005.
9. González MLG. Examen cientifico aplicado a la conservación de obras de arte. Madrid: Instituto de Conservación y Restauración de Bienes Culturales, 1994.
10. Souza LAC. Evolução da tecnologia de policromias nas esculturas em Minas Gerais no século XVIII: o interior inacabado da igreja Matriz de Nossa Senhora da Conceição de Catas Altas do Mato Dentro, um monumento exemplar. Tese (Doutorado em Ciências Químicas) – ICEX, Universidade Federal de Minas Gerais, Belo Horizonte, 1996. 297 p.
11. Matteini M, Moles A. Ciencia y restauración. Sevilla: Editorial Nerea, 2001.
12. Wainwright INM. Examination of paintings by physical and chemical methods. Part I and Part II. Otawa: National Gallery of Canada, 1989. Disponível em: http://www.cci.icc.gc.ca/publications/cidbview-document-e.aspex?Document-ID= 137. Acesso em 23 de março de 2008.
13. Coelho B (org.). Devoção e arte: imaginária religiosa em Minas Gerais. São Paulo: Editora da Universidade de São Paulo – EDUSP/Vitae, 2005. 290p.
14. Oliveira MAR. A imagem religiosa no Brasil. In: Mostra do Redescobrimento, 2000. Parque do Ibirapuera, São Paulo, SP; Arte Barroca-Baroque Art. Aguilar N. Fundação Bienal de São Paulo; Associação Brasil 500 Anos Artes Visuais. São Paulo: Associação Brasil 500 Anos, 2000. 263p.
15. Ballestrem A. Limpieza de escultura policromada. Conservation of stone and wooden objects.Preprints da Conferência em Nova York. Tradução para o espanhol do J. Paul Getty Trust e do Proyecto Regional de Patrimoine Cultural y Desarrolo PNUD/UNESCO. Vol. 2, 1970: 69-73.
16. Quites MRE, Santos N. Esculturas devocionais em gesso. Técnicas e materiais. Estudos de Conservação Restauração – ECR n. 13, Centro de Investigação em Ciência e Tecnologia das Artes (CITAR), Universidade Católica Portuguesa. Porto, 2013.
17. Ramos RG, Martínez ERA. La escultura policromada. Criterios de intervención y técnicas de estúdio. Espanha: Arbor CLXIX, 667-668. Julio-Agosto 2001:645-676.

B – Irradiação de Alimentos

Paulo Márcio Campos de Oliveira

INTRODUÇÃO

A necessidade dos povos antigos em fazer com que frutas, hortaliças e vegetais durassem mais tempo para que fossem transportados em longas viagens marítimas levou à busca pela conservação de alimentos. As grandes navegações partiram da Europa nos séculos XV e XVI inicialmente em busca de rotas para comercialização de especiarias e temperos, também utilizados na conservação de alguns alimentos.[1]

Um confeiteiro francês, Nicolas Appert, descobriu, no século XIX, que alimentos colocados em garrafas de vidro preenchidas com água, tampadas com rolha e fervidas em banho-maria mantinham suas características por tempo prolongado, aumentando sua validade nas prateleiras.[2]

Louis Pasteur criou, em 1964, o método que recebeu seu nome, "pasteurização", e que consiste em elevar a altas temperaturas um alimento durante um período de tempo de modo a provocar a morte de microrganismos aceleradores do processo de degradação. O avanço científico de Pasteur melhorou a qualidade de vida dos seres humanos, pois acabou por permitir que produtos pudessem ser transportados sem sofrer decomposição, como, por exemplo, o leite.[3]

Desse modo, a conservação de alimentos é um conjunto de métodos que visam evitar a deterioração desses produtos durante um período mais longo, chamado de tempo de prateleira. Alguns desses processos fazem parte das técnicas agrícolas, pesqueiras ou pecuárias e estão ligados às formas de obtenção e de acondicionamento dos produtos, evitando a perda de sua qualidade.

Além da pasteurização, que trata da conservação pelo calor, podem ser citados os métodos fundamentados na desidratação e secagem, resfriamento, substituição da utilização de gorduras insaturadas pelas saturadas, adição de produtos químicos, irradiação dos produtos com ondas eletromagnéticas ou partículas ionizantes, dentre outros. Essas técnicas evitam alterações provocadas pelas próprias enzimas dos produtos naturais ou por microrganismos que podem, inclusive, produzir toxinas que afetam a saúde da população. Além dos propósitos dessas técnicas de conservação, existe a preocupação em manter a aparência, o sabor e o conteúdo nutricional dos alimentos.[4-7]

DESPERDÍCIO DOS ALIMENTOS

De acordo com a Organização das Nações Unidas para a Alimentação e a Agricultura (FAO), com base em estudos realizados no ano de 2013, o desperdício com alimentos no mundo pode causar prejuízo da ordem de US$ 750 bilhões anuais. A FAO é uma organização integrada pelos países desenvolvidos e em desenvolvimento que trabalha no combate à fome e à pobreza e promove o desenvolvimento agrícola, a melhoria da nutrição, a busca da segurança alimentar e o acesso de todas as pessoas, em todos os momentos, aos alimentos necessários para uma vida saudável.

Segundo publicações da FAO, um em cada três ou quatro alimentos é desperdiçado no mundo, e cerca de 54% do desperdício de comida no mundo acontecem na fase inicial da produção: na manipulação, após a colheita e na armazenagem. Os 46% restantes ocorrem nas etapas de processamento, distribuição e consumo. Os produtos que se perdem ao longo do processo variam de região para região.[8,9]

No Brasil, a Empresa Brasileira de Pesquisa Agropecuária (EMBRAPA), que tem como objetivo o desenvolvimento de tecnologias, conhecimentos e informações técnico-científicas voltadas para a agricultura e a pecuária brasileiras, publicou documento em que constatou que a quantidade de desperdício de alimentos daria para alimentar 19 milhões de brasileiros com três refeições diárias.[8,9] A **Figura 17.17** mostra as causas do desperdício de alimentos no Brasil e o nível de contribuição de cada uma delas.

Esses dados evidenciam a necessidade dos estudos com objetivo de avanço tecnológico nas técnicas de conservação de alimentos, dentre elas a técnica da irradiação de alimentos.

PRINCÍPIOS FÍSICOS DA IRRADIAÇÃO DE ALIMENTOS

Na técnica de irradiação de alimentos é utilizado o poder de ionização das radiações, que atuam em nível atômico, criando pares de íons que resultam em efeitos químicos e biológicos com o objetivo, por exemplo, de impedir a divisão celular de bactérias. Os modos de interação variam em função da natureza da radiação, sua energia e material irradiado.

O processo consiste em administrar ao produto a granel ou mesmo no embalado final uma quantidade de energia (dada em termos de dose absorvida) bem calculada, proveniente de uma fonte de radiação ionizante. O produto é irradiado durante determinado tempo com base em suas características, de modo que a energia total recebida seja suficiente para eliminar as bactérias que causam sua deterioração ou esterilizá-lo sem afetar suas propriedades organolépticas (características como cor, sabor, cheiro e textura).[4-7,10-12]

O isótopo radioativo mais utilizado é o cobalto-60, que se desintegra em níquel-60 através de emissão beta e, logo após a emissão da partícula, são emitidos dois fótons de raios gama de 1,17 e 1,33MeV de energia. O cobalto-60 apresenta a vantagem de ser produzido em formato de pastilha metálica, o que dificulta a disseminação no ambiente em caso de acidente com perda de fontes radioativas (**Figura 17.18**).[13] Também são utilizados aceleradores lineares com energias de até 10MeV para produção de raios X, ou mesmo feixes de elétrons, além de fontes de césio-137.[14,15]

Essas radiações têm energia suficiente para penetrar na estrutura dos alimentos irradiados sem causar qualquer contaminação radioativa ou mesmo induzir radioatividade. A irradiação é considerada um "processo a frio", pois quase não existe variação de temperatura dos alimentos processados. Os produtos irradiados podem ser transportados, armazenados ou consumidos logo após o tratamento.

EQUIPAMENTOS UTILIZADOS PARA IRRADIAÇÃO

Irradiadores industriais de grande porte com fontes de cobalto-60

Os irradiadores industriais de grande porte, ou simplesmente "irradiadores gama", são instalações utilizadas na in-

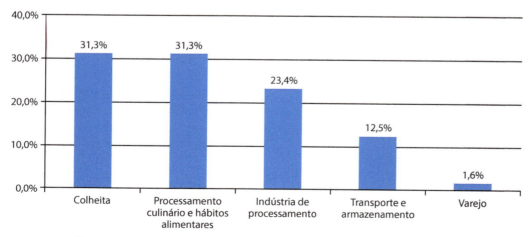

Figura 17.17 Causa e nível de contribuição para o desperdício de alimentos no Brasil.

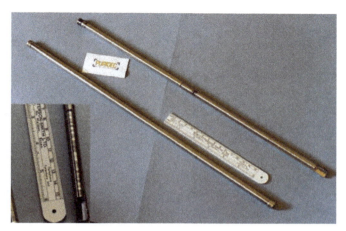

Figura 17.18 Varetas montadas para utilização em irradiadores.[13]

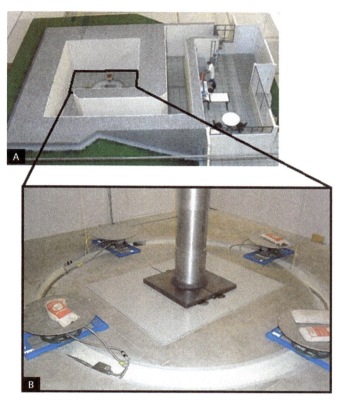

Figura 17.19A e B Maquete de um irradiador da categoria II.[17] Destaque para a sala de irradiação.

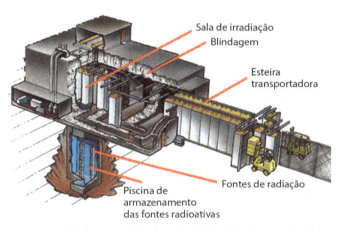

Figura 17.20 Perfil esquemático de um irradiador industrial da categoria IV.

dústria de processamento por radiação, cujas aplicações incluem esterilização de dispositivos médicos e farmacêuticos, irradiação de alimentos, e modificação de materiais, como borrachas, pedras preciosas, polímeros e outros.[16]

De acordo com a Agência Internacional de Energia Atômica (IAEA), esses irradiadores são classificados em quatro categorias. Para os propósitos de irradiação de alimentos, os mais utilizados são os irradiadores das categorias II e IV.[17]

Os irradiadores classificados na categoria II são do tipo panorâmico e caracterizados por possibilitar o acesso controlado a uma sala de irradiação onde se situa uma fonte de cobalto-60 com blindagem própria e estocada a seco no subsolo da instalação. A fonte radioativa não é diretamente acessível, independentemente de sua utilização, pois tem proteção física. Quando se deseja irradiar um produto, este é posicionado em mesas giratórias e a fonte somente poderá ficar exposta quando não houver pessoas na sala de irradiação (**Figura 17.19**).[17]

Já os irradiadores classificados na categoria IV são caracterizados por conterem fontes de cobalto-60 de maior atividade que os da categoria II, logo a estocagem dessas fontes é realizada mediante sua imersão em piscinas com profundidades determinadas quando não estão em uso. Um sistema de segurança não permite a entrada de pessoas durante a irradiação e a fonte é içada da piscina, ficando próxima aos produtos a serem irradiados, que são levados através de esteiras transportadoras (**Figura 17.20**).[17]

Essas instalações, que também são panorâmicas, utilizam fontes radioativas de alta atividade, da ordem de milhões de Curies, pois alguns produtos necessitam de altas doses para atingir o objetivo pretendido. Portanto, a presença de pessoas dentro da sala durante a irradiação levaria a doses radioativas letais em poucos minutos.

A proteção do público e do meio ambiente é realizada por blindagens de concreto armado que podem chegar a ter 2 metros de espessura, quando a fonte não está na piscina de aproximadamente 6 metros de profundidade. A própria piscina também é utilizada para blindagem.[17]

Aceleradores lineares para irradiações X e feixe de elétrons

Os aceleradores lineares operam acelerando elétrons a altas energias (até 10MeV para a prática de irradiação de alimentos), de modo a obter feixes de raios X ou feixes de elétrons. Os raios X são mais utilizados do que os feixes de elétrons, pois estes últimos conseguem penetrar apenas poucos centímetros nos alimentos; portanto, os produtos a serem irradiados com elétrons têm de contar com pequenas espessuras para que a dose recebida seja mais homogênea.[17]

As instalações que contêm aceleradores industriais de elétrons são classificadas pela AIEA em duas categorias. As instalações classificadas como categoria I têm uma unidade integralmente blindada com intertravamento, onde o acesso humano durante a operação não é fisicamente possível devido à configuração dessa blindagem (**Figura 17.21**).[17]

Nas instalações classificadas como categoria II, uma unidade de irradiação é cercada por paredes blindadas e mantida inacessível por um sistema de intertravamento (**Figura 17.22**).[17]

Em ambas as situações (irradiadores das categorias I e II), quando se deseja a utilização de raios X, os elétrons acelerados são direcionados até alvos metálicos para que sejam produzidos fótons por *Bremsstrahlung* ou raios X característicos.

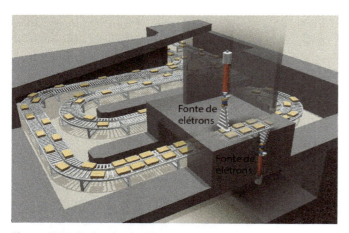

Figura 17.21 Acelerador de elétrons da categoria I.[17] Blindagem com intertravamentos próximos ao feixe.

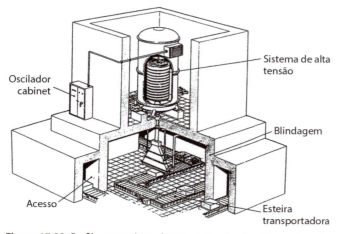

Figura 17.22 Perfil esquemático de um acelerador de elétrons da categoria II.[17]

NÍVEIS DE DOSE E TIPOS DE TRATAMENTO

Várias pesquisas relacionadas com a irradiação de alimentos foram realizadas até que a FAO e a OMS considerassem a técnica segura. Em 1983, a *Codex Alimentarius*, grupo das Nações Unidas que desenvolve regras internacionais para os alimentos, informou, com base nos estudos da FAO em parceria com a AIEA e a OMS, que alimentos irradiados com doses absorvidas inferiores a 10kGy não apresentam risco toxicológico ou problema microbiológico ou nutricional especial.[18]

Para que sejam corretamente definidos os tipos de tratamento com base nos efeitos que se deseja observar é importante estabelecer uma grandeza radiológica para quantificar o nível de radiação requerido nos alimentos em geral. A grandeza de interesse é denominada dose absorvida "D", definida como a energia média do feixe de radiação depositada na massa "m" de um material qualquer. Sua unidade no sistema internacional é o J/kg, que recebe o nome especial de Gray (Gy).[19]

Para a deposição da dose de radiação no alimento, o poder de penetração dos fótons depende do número atômico efetivo, da densidade do produto irradiado e da energia da radiação. Como a energia do feixe é absorvida ao penetrar no alimento, a parte mais externa do produto recebe maior dose absorvida que a parte interna. Se for considerado um produto com densidade de 1kg/m³, a metade da energia do feixe é absorvida até 11cm de profundidade. Quando essa densidade é de 0,5kg/m³, a profundidade de penetração do feixe é duplicada.[4]

Por isso, para cada alimento que se deseja irradiar há um limite de dose máxima permitida em sua superfície externa ($D_{máx}$), que é estabelecido com base nas alterações sensoriais produzidas no alimento e na legislação. Há também um limite mínimo ($D_{mín}$), de modo a garantir o efeito desejado na eliminação de microrganismos. A distribuição de dose no alimento pode ser determinada através de $D_{máx}/D_{mín}$, de modo que, quanto mais próximo da unidade esse resultado, maior é a uniformidade da distribuição da dose.[4]

Para os alimentos sensíveis à irradiação, o resultado de $D_{máx}/D_{mín}$ deve ser menor que 1,5, como, por exemplo, a carne de frango. Outros alimentos suportam uma relação em torno de 3,0 sem que haja alterações significativas em suas propriedades organolépticas, como as cebolas.[4]

A irradiação causa a destruição de microrganismos mediante a interação com suas células. A radiossensibilidade do microrganismo pode ser expressa em termos de D_{10}, que é definida como a dose absorvida de radiação que reduz a população microbiana a 10% de sua quantidade inicial. Na **Tabela 17.2** são mostrados exemplos de microrganismos e os valores máximos e mínimos de D_{10}.[4]

Os tipos de tratamento empregados na irradiação de alimentos são definidos em função da quantidade de dose

Capítulo 17 Aplicações não Médicas da Radiação | 339

Tabela 17.2 Níveis de D_{10} para redução de alguns microrganismos[4]

Microrganismo	Níveis de D_{10} (Gy)	
	Mínimo	Máximo
Yersinia enterocolitica	40	200
Escherichia coli (0157:H7)	240	400
Campylobacter jejuni		
Staphylococcus aureus	400	800
Clostridium perfringens		

absorvida requerida para a geração de um efeito específico. Diante disso, são três os tipos de tratamento: radurização, radicidação e radapertização.

Radurização (aumento do tempo de prateleira)

Nesse tipo de tratamento são necessárias doses absorvidas relativamente baixas, mas suficientes para destruir as bactérias não esporulantes, fungos e leveduras (**Figura 17.23**). Trata-se de um procedimento utilizado para o aumento do tempo de prateleira do produto por meio da redução geral de células dos microrganismos.[4,7]

Os níveis de dose absorvida não ultrapassam 1kGy nesse tipo de procedimento, embora alguns autores afirmem que possam ser utilizadas doses absorvidas de até 3kGy. A radurização tem como efeitos esperados a inibição de brotamentos em batatas, cebolas, alhos etc. (**Figura 17.24**), além do retardo do tempo de maturação ocasionado por fungos em frutas e hortaliças. Esse procedimento é utilizado também para controle de infestação por insetos e ácaros em farinhas, frutas, cereais etc.[4,7] Tem como vantagem o aumento do tempo de prateleira (**Figura 17.25**) sem a utilização de inibidores de brotamento e fungicidas químicos, além de prevenir a disseminação de pestes de insetos.[4,7]

Radicidação (redução de patógenos)

Esse tipo de tratamento é realizado mediante a utilização de doses absorvidas entre 1 e 10kGy e se assemelha à técnica de pasteurização, sendo chamado por alguns autores de radiopasteurização. A radicidação é considerada uma das mais importantes técnicas para conservação de alimentos, pois a incidência de toxinfecções por alimentos vem aumentando consideravelmente em diversos países.[4,7]

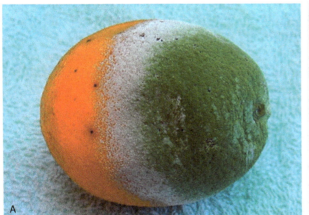
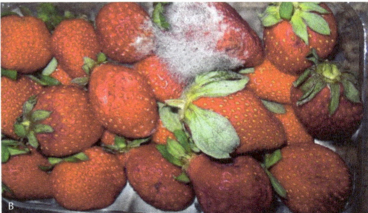

Figura 17.23 Efeito da bactérias não esporulantes. Uma laranja (**A**) e morangos (**B**) infestados por fungos.

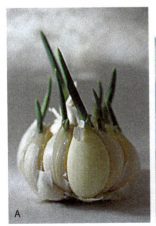
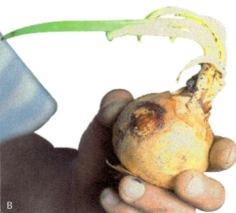
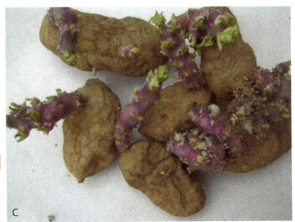

Figura 17.24 Exemplos de brotamentos: alhos (**A**), cebolas (**B**) e batatas (**C**).

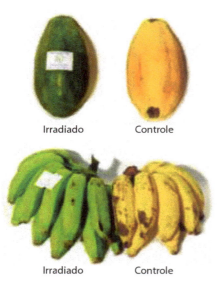

Figura 17.25 Efeitos da radiação em alimentos. Mamão e bananas irradiados comparados com os mesmos produtos sem o processo de irradiação (controle).

Por meio dessa técnica é obtida a redução da quantidade de microrganismos patogênicos. No entanto, esse procedimento não é útil para eliminação dos vírus, uma vez que, quanto menor e mais simples o microrganismo, maior a dose de radiação necessária para sua eliminação.[4,7]

Trata-se de uma técnica utilizada para o retardo da deterioração de carnes frescas, pasteurização de sucos, controle da quantidade de *Salmonella* em produtos avícolas etc. Carcaças frescas de frangos, quando irradiadas com doses de 2,5kGy, têm sua quantidade de *Salmonella* spp praticamente reduzida a zero e seu tempo de prateleira é duplicado quando mantidas abaixo de 5°C (**Figura 17.26**).[4,7]

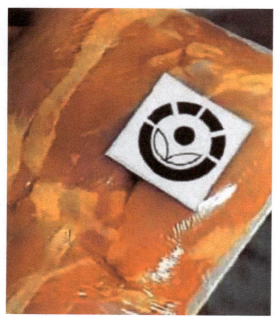

Figura 17.26 Frango embalado irradiado.

Radapertização (esterilização)

Essa técnica é realizada por meio da irradiação dos produtos com doses acima de 10kGy, o que gera pouco interesse comercial pela técnica, uma vez que esse alto nível de radiação pode tornar os produtos sensorialmente inaceitáveis.[4,7]

A radapertização é usada na esterilização de carnes, especiarias, temperos e outros produtos processados, destruindo microrganismos que contaminam e estragam os alimentos, incluindo os formadores de esporos, como o *Clostridium botulinum*.

Uma das grandes vantagens da irradiação de especiarias é a substituição da esterilização química por meio da utilização do óxido de etileno. A União Europeia baniu a esterilização por óxido de etileno em 1991 em razão da preocupação com os resíduos no produto, além da segurança dos trabalhadores.[4,7]

Filés de frango, peito de peru e carne bovina são exemplos de produtos que podem ser irradiados com doses mais elevadas. Esses produtos foram produzidos pela National Aeronautics and Space Administration (NASA) e, desde que sua embalagem seja mantida intacta (**Figura 17.27**), não têm prazo de validade, ainda que em temperatura ambiente. O Centro de Energia Nuclear na Agricultura (CENA), pertencente à Universidade de São Paulo, mantém um laboratório de Irradiação de Alimentos e Radioentomologia que produziu esse tipo de frango irradiado para fins de pesquisa.[4,7,20]

EFEITOS NOS ALIMENTOS E RESULTADOS DE SUA IRRADIAÇÃO

Os efeitos produzidos pela irradiação dos alimentos dependem de suas próprias características, da dose absorvida e do tipo de radiação. Os principais objetivos são a inibição do brotamento, a redução de microrganismos, o retardo de maturação e a esterilização, entre outros.[4]

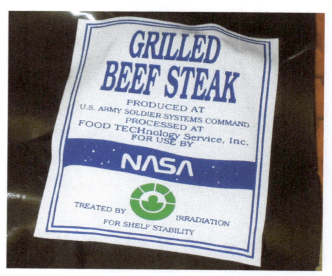

Figura 17.27 Etiqueta de carne irradiada para uso da NASA.

Tabela 17.3 Tipos de alimentos, doses de radiação e efeitos esperados[4]

Alimento	Dose absorvida (kGy)	Efeito
Alho, batata, cebola	0,05 a 0,15	Inibição do brotamento
Carne de porco	0,08 a 0,15	Inativação da *Trinchinela*
Banana, manga, abacate, mamão e outras frutas não cítricas	0,25 a 0,35	Retardo da maturação
Grãos, vegetais e frutas	0,1 a 1,0	Morte ou inativação da reprodução de insetos
Morango e outras frutas	1 a 4	Aumento do tempo de prateleira, retardo do aparecimento de mofo
Carnes (peixe, frango e boi)	1 a 10	Morte de alguns tipos de bactérias patogênicas e retardo na deterioração
Especiarias e outros temperos	8 a 30	Destruição de insetos e redução de microrganismos
Mariscos, carne bovina, peixes, alguns vegetais e alimentos preparados	20 a 70	Esterilização (os produtos tratados podem ser armazenados quase à temperatura ambiente)

Tabela 17.4 Impacto da utilização do processo de irradiação do alimento em sua vida útil

Alimento	Vida útil Não irradiado	Vida útil Irradiado
Morango	3 dias	21 dias
Verduras e legumes	5 dias	18 dias
Filé de pescada refrigerado	5 dias	30 dias
Mamão e manga	7 dias	21 dias
Frango refrigerado	7 dias	30 dias
Banana	15 dias	45 dias
Batata	1 mês	6 meses
Cebola	2 meses	6 meses
Alho	4 meses	10 meses
Farinha	6 meses	2 anos
Arroz, milho e trigo	1 ano	3 anos

Na Tabela 17.3 são mostrados os alimentos e as doses necessárias para produção de alguns efeitos.

Com base em estudos publicados, é possível comparar o aumento de tempo de prateleira dos produtos, ou vida útil, em função da aplicação ou não das técnicas de irradiação nos alimentos, como mostrado na Tabela 17.4.[21]

EFEITOS SENSORIAIS E QUÍMICOS NOS ALIMENTOS IRRADIADOS

Para a viabilização do processo de irradiação de alimentos é necessário que alguns testes sejam realizados com o objetivo de avaliar possíveis mudanças nos aspectos físicos, químicos e sensoriais do produto ao longo do tempo de prateleira.

São analisadas variações nas propriedades dos alimentos, como aparência, textura, aroma e sabor, entre outras, em função do nível de radiação aplicado, quando comparado a esses mesmos aspectos no produto que não sofreu o processo de irradiação. Essas características são de extrema importância para aceitação dos produtos tanto no mercado interno como no externo. Portanto, o conhecimento das alterações nessas características é de grande relevância para a manutenção da qualidade dos produtos durante transporte, armazenamento e comercialização.[4]

Considera-se a análise sensorial um dos principais meios quando se deseja conhecer os efeitos de uma técnica de processamento pós-colheita nas qualidades organolépticas dos alimentos.

Um avaliador ou provador verifica as características do alimento e passa a traduzir a voz do consumidor. Para isso o avaliador se utiliza dos cinco sentidos do corpo humano (tato, audição, visão, paladar e olfato). Essas sensações resultantes da interação dos órgãos humanos com os alimentos serão utilizadas para avaliação da qualidade e aceitabilidade dos produtos no mercado.[4]

Todos os métodos de conservação de alimento produzem alterações químicas nos produtos. Contudo, o processo de irradiação geralmente promove poucas alterações químicas nos alimentos, como a formação de radicais livres. Nenhuma das alterações conhecidas é nociva ou perigosa. Essa inocuidade tem sido amplamente investigada e não foi encontrada nenhuma evidência de que essas alterações mínimas sejam nocivas ou apresentem qualquer risco para o consumo.[4]

Para evidenciar a viabilidade da utilização da técnica de irradiação devem ser executadas análises nutricionais para verificação de possíveis perdas de nutrientes e componentes importantes dos alimentos.

Em doses baixas, a irradiação quase não tem efeito na capacidade de digestão de proteínas ou composição de aminoácidos essenciais. Já para níveis mais elevados de radiação a quebra de determinado grupo de aminoácidos sulfúricos nas proteínas promove alterações no sabor e no aroma dos alimentos. Os carboidratos são hidrolisados e oxidados a compostos mais simples e, de acordo com o nível de radiação recebido, podem se tornar mais suscetíveis à hidrólise enzimática. Entretanto, não há redução do valor nutricional, uma vez que o grau de utilização dos carboidratos não é alterado.[4]

Em alimentos ricos em gordura, o efeito nos lipídios é similar ao da auto-oxidação, produzindo hidroperóxidos (em virtude da ação dos radicais livres gerados) que resultam em alterações desagradáveis tanto no odor como no aroma do produto irradiado. Portanto, alimentos ricos em lipídios não costumam ser tratados por irradiação por adquirirem sabor dito "rançoso".

Tabela 17.5 Percentual de variação de vitaminas hidrossolúveis devido à irradiação em alguns alimentos[4]

Alimento	Dose absorvida (kGy)	B$_{12}$	B$_5$	B$_6$	B$_3$	B$_2$	B$_1$
Carne bovina	4,7 a 7,1	–	–	–10	–14	–4	–60
Carne suíça	4,5	–	–	–2	–22	22	–15
Arenque	1,5	–10	+78	+15	0	0	–22
Trigo	2,0	–	–	–	–9	–13	0
Farinha	0,3 a 0,5	–	–	0	11	0	

Tabela 17.6 Alterações produzidas pela irradiação em função do material e do nível de radiação

Material da embalagem	Dose absorvida máxima (kGy)	Efeito da irradiação acima da dose absorvida máxima
Vidro	10	Escurecimento
Polipropileno	25	Aumento da fragilidade, tornando quebradiço
PVC	100	Escurecimento, evolução de cloreto de hidrogênio
Papel e papelão	100	Perda da resistência mecânica
Polietileno	1.000	–
Poliestireno	5.000	–

Em relação ao efeito da irradiação nas vitaminas, as opiniões são divergentes, pois o grau de perda depende do nível de radiação recebido, além do estado físico do alimento irradiado. Na Tabela 17.5 são mostrados alguns alimentos, o nível de radiação a que foram expostos e a variação percentual de algumas vitaminas hidrossolúveis, onde se nota inclusive o aumento aparente na quantidade de alguns tipos de vitamina em determinados produtos após a irradiação.[4]

O feixe de radiação penetra nos produtos irradiados ao passar pela embalagem, o que reduz o risco de contaminação após o processamento dos alimentos e facilita o manuseio dos produtos. No entanto, é provável a ocorrência de alterações induzidas pela energia da radiação nos próprios materiais utilizados para o embalo do produto, como mostrado na Tabela 17.6, que exibe os efeitos da radiação em diversos materiais em função da dose.[4]

A escolha dos materiais utilizados para embalar os produtos a serem irradiados deve ser realizada com cuidado, assim como a de adesivos, materiais de impressão e aditivos. A correta seleção dos materiais para embalo é necessária para se evitar a contaminação dos alimentos com produtos chamados "radiolíticos".

DOSIMETRIA E VERIFICAÇÃO DA IRRADIAÇÃO

Para a irradiação em produtos diversos as empresas devem garantir, com determinado nível de incerteza, o nível de radiação requerido pelos clientes, uma vez que níveis de dose equivocados podem levar à perda dos produtos ou à não indução do efeito desejado.

A dosimetria dos produtos deve ser realizada com a utilização de detectores de radiação de tamanhos e sensibilidades específicos para esse fim. Podem ser utilizados detectores fundamentados em mudanças químicas, termoluminescência, variação de tonalidade etc.[23-25] Em geral, são utilizados dosímetros de polimetilmetacrilato (PMMA ou simplesmente acrílico), polímero composto de carbono, hidrogênio e oxigênio com ponto de fusão a 120°C. O PMMA puro é transparente, mas, para a fabricação dos dosímetros, moléculas radiossensíveis são introduzidas na matriz do polímero do PMMA para indução de cor durante a irradiação. Esses dosímetros são projetados para metrologia das radiações em instalações radioativas de altos níveis de dose. Os dosímetros são irradiados e, em seguida, faz-se a leitura de seu nível de absorção de ondas eletromagnéticas de um determinado comprimento de onda por meio de um espectrofotômetro que emite e quantifica a intensidade de ondas que passam pelo dosímetro.[22]

Na Figura 17.28 são mostrados dois tipos de dosímetros de PMMA em suas embalagens comerciais. Os detectores da esquerda são projetados para medidas de radiação com doses absorvidas na faixa de 1 a 30kGy e os da direita para avaliação do nível de radiação entre 0,1 e 3kGy.

A Figura 17.29 mostra dois dosímetros fora de suas embalagens: o dosímetro A não foi irradiado, enquanto o dosímetro B recebeu uma dose de 1kGy. Nota-se o intenso grau de variação de tonalidade entre os dois materiais.

Na Figura 17.30 é mostrado um aparelho que mede absorvância e transmitância, entre outras grandezas. Nesse aparelho, o dosímetro é posicionado em um suporte específico e o nível de absorção das ondas eletromagnéticas emitidas pelo espectrofotômetro é medido e informado no visor.

Para que a leitura de absorvância represente o nível de dose absorvida em *grays*, os dosímetros de PMMA devem ser calibrados, ou seja, devem ser irradiados com doses

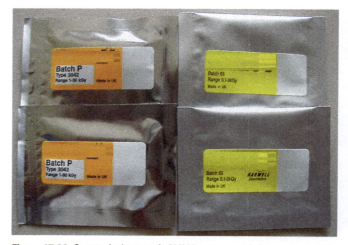

Figura 17.28 Quatro dosímetros de PMMA em suas embalagens comerciais.

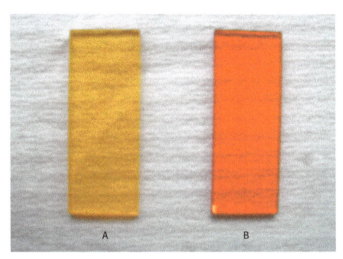

Figura 17.29 Dosímetros. **A** Dosímetro não irradiado. **B** Dosímetro irradiado com dose absorvida de 1kGy.

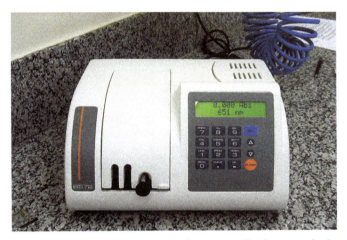

Figura 17.30 Exemplo de um espectrofotômetro utilizado para avaliação do nível de mudança de tonalidade de dosímetros acrílicos.

conhecidas para que seu nível de escurecimento seja relacionado com um valor de dose absorvida, possibilitando assim a determinação da curva de calibração dos detectores.

Os detectores, em virtude de seu tamanho reduzido e da pouca influência no feixe de radiação, podem ser posicionados nos produtos a serem irradiados, de modo a comprovar e quantificar a irradiação, servindo como ferramenta no procedimento de controle de qualidade do processo de irradiação. Contudo, há outras maneiras de avaliar se um produto foi realmente irradiado, como métodos espectroscópicos, químicos e biológicos.[4]

Um teste biológico denominado *Limulus Amoebocyte Lysate*, ou simplesmente LAL, em conjunto com a quantificação da presença de bactérias gram-negativas, é utilizado para estimativa da redução na viabilidade de microrganismos nos alimentos após a irradiação. Esse método fornece informações sobre a quantidade de bactérias destruídas pela radiação e é, portanto, uma técnica para certificação da irradiação dos alimentos.[4]

Por meio de uma técnica de cromatografia gasosa, que é um tipo comum de cromatografia usada em química orgânica para separação de compostos que podem ser vaporizados sem decomposição, é avaliado o desenvolvimento de hidrocarbonos radiolíticos produzidos a partir de gorduras. Apesar de os produtos serem formados em outros tipos de processamento de alimentos, eles apresentam um padrão de distribuição característico depois da irradiação, o que, portanto, possibilita o uso da técnica para verificação da irradiação dos produtos.

Outro método usado para a determinação da irradiação dos alimentos é a técnica de espectroscopia de ressonância do *spin* do elétron, ou simplesmente ESR, que detecta os radicais produzidos pela deposição de energia do feixe de radiação que são estáveis em alimentos sólidos ou componentes secos dos alimentos. Esse método físico tem sido utilizado para detectar a irradiação em carne com ossos, pescados e mariscos, além da possibilidade de aplicação em grande variedade de produtos alimentícios. Trata-se de um método não destrutivo, relativamente simples e rápido, porém de alto custo em razão dos espectrofotômetros de ESR, o que limita sua aplicação.[4]

Outro método físico amplamente estudado, a termoluminescência, tem sido utilizado como ferramenta de verificação da irradiação de alguns tipos de alimentos. Essa técnica é fundamentada na emissão de luz pela substância quando aquecida a determinadas temperaturas. Essa emissão luminosa é proporcional à quantidade de radiação que interage com o produto, produzindo energia para que elétrons desse material sejam presos em armadilhas na estrutura de poeiras contaminantes (materiais de silicato) em temperos, minerais do fundo do mar existentes no intestino de moluscos ou minerais em hortaliças e frutas. Quando aquecidos, os elétrons ganham energia e são liberados de suas armadilhas, retornando a posições de menor energia e emitindo essa diferença de energia em forma de onda eletromagnética da frequência da luz visível. Quanto maior a emissão de luz, maior o nível de radiação recebido.[4,24]

Esse método é extremamente eficiente na verificação da irradiação do produto, porém é muito trabalhoso, uma vez que as amostras têm de ser preparadas, livres de matéria orgânica e em quantidade relativamente grande (alguns miligramas). Procedimentos rigorosos são necessários para evitar a contaminação por pó no laboratório de termoluminescência, e as leitoras que efetuam a quantificação da intensidade de luz emitida pelas amostras são de alto custo.

LEGISLAÇÃO NACIONAL

Considerando a necessidade de constante aperfeiçoamento das ações de controle sanitário na área de alimentos com o objetivo de proteção à saúde da população, a Agência Nacional de Vigilância Sanitária aprovou a RDC

(Resolução da Diretoria Colegiada) número 21 em 26 de janeiro de 2001.[14] O objetivo da RDC 21 é estabelecer os requisitos gerais para o uso da irradiação com vistas à qualidade sanitária do produto final e se aplica a todos os alimentos tratados por irradiação.[14]

A legislação determina que o tratamento dos alimentos por irradiação deve ser realizado em instalações licenciadas pela autoridade competente estadual, municipal ou do Distrito Federal mediante expedição de Alvará Sanitário, após autorização da CNEN e cadastramento no órgão competente do Ministério da Saúde. Essas instalações devem estabelecer e implementar as Boas Práticas de Irradiação com base na legislação.[14]

As instalações devem ser projetadas de modo a cumprir os requisitos de segurança radiológica, eficácia e boas práticas de manuseio, e devem ser dotadas de pessoal qualificado com capacitação e formação profissional apropriadas, além de atender às exigências da legislação vigente.[14,15]

Qualquer alimento poderá ser tratado por radiação, desde que a dose mínima absorvida seja suficiente para alcançar a finalidade pretendida e a dose máxima absorvida seja inferior àquela que comprometa as propriedades funcionais e/ou os atributos sensoriais do alimento.[14,15]

A embalagem dos produtos deve ter condições higiênicas aceitáveis, ser apropriada para o procedimento de irradiação, estar de acordo com a legislação vigente e aprovada pela autoridade sanitária competente. Nos casos em que não estejam previstas em legislação nacional, as embalagens em contato direto com o alimento devem ser aquelas relacionadas em documento próprio pela OMS.[14,15]

Na rotulagem dos alimentos irradiados, além dos dizeres exigidos para os alimentos, deve constar no painel principal: *Alimento Tratado por Processo de Irradiação*, com as letras de tamanho não inferior a um terço da letra de maior tamanho nos dizeres de rotulagem.[14] Quando um produto irradiado é utilizado como ingrediente em outro alimento, deve declarar essa circunstância na lista de ingredientes, entre parênteses e após seu nome. Apesar de a legislação nacional não exigir, internacionalmente o símbolo da irradiação de alimentos, denominado radura, é utilizado na embalagem dos produtos (**Figura 17.31**).

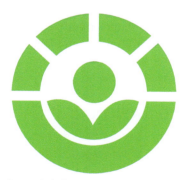

Figura 17.31 Radura – símbolo internacional da irradiação em alimentos.

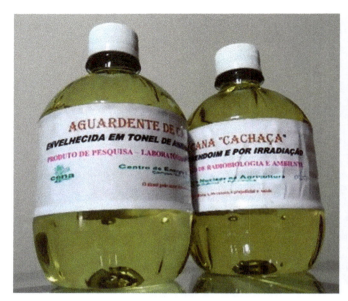

Figura 17.32 Vasilhames de cachaça irradiada (CENA-USP).

ALGUNS EXEMPLOS DE PRODUTOS IRRADIADOS

Vários produtos são irradiados no Brasil e no exterior. Dentre eles estão a carne moída irradiada e os famosos salgadinhos que contêm produtos irradiados, como orégano e coentro em pó.

Algumas marcas de macarrões instantâneos também têm diversos de seus componentes irradiados, como tomate desidratado, alho em pó, noz moscada em pó, condimento preparado sabor cebola, alho, pimenta, queijo e queijo disperso em sal, pimentão e salsa em flocos e curcuma.

Também são irradiados produtos típicos, como a cachaça (**Figura 17.32**), que faz parte dos projetos de pesquisa desenvolvidos pelo CENA/USP.

Por fim, não existem riscos para os consumidores desses produtos. Atualmente, muitas pessoas confundem material irradiado com material contaminado por radiação em razão de informações inadequadas, incompletas, ou mesmo equivocadas por parte da mídia, principalmente via rede mundial de computadores.

Após o processo de irradiação, os alimentos podem ser consumidos imediatamente, pois não ficam com resíduos radioativos, embora algumas proteínas, vitaminas ou outros componentes possam sofrer alguma alteração.

Referências

1. Rodrigues RS, Silva RR. A História sob o olhar da química: as especiarias e sua importância na alimentação humana. Quím Nova Esc 2010; 32(2):84-9.
2. Appert N. Le livre de tous les ménages, ou l'art de conserver, pendant plusieurs années, toutes les substances animales et vegetal. Paris: Barrois l'aîné, 1831:287.
3. Leite ZTC, Vaitsman DS, Dutra PB. Leite e alguns de seus derivados – Da Antiguidade à atualidade. Quim Nova 2006; 29(4):876-80.

4. Fellows PJ. Irradiação. In: Fellows PJ. Tecnologia do processamento de alimentos: princípios e práticas. Porto Alegre: Artmed, 2006:207-19.
5. Brook RO, Ravesi EM, Gadbois DF, Steinberg MA. Preservation of fresh unfrozen fishery products by low level radiation. Food Technol 1966; 20:1479-82.
6. WHO. World Health Organization. Review of the safety and nutritional adequacy of irradiated food. Reporto f a WHO Consultation. Geneva, 1992.
7. Wilkinson VM, Gould GW. Food irradiation: a reference guide. Woodhead Publishing: Cambridge, 1996.
8. Rolim NPFA, Gondra JA, Toscano IAS, Furtado GD, Gonçalves AF. A crise na produção dos alimentos e a política ambiental brasileira: uma abordagem multidisciplinar. Gaia Scientia 2014; 8(1):80-9.
9. Velloso R. Comida é o que não falta. Superinteressante – Ed Abril 2002; 171:47-51.
10. Iemma J, Alcarde AR, Domarco RE et al. Radiação gama na conservação do suco natural de laranja. Sci agric1999, 56(4):1193-8.
11. Spoto MHF. Radiação gama na conservação do suco concentrado de laranja: características físicas, químicas e sensoriais. [Dissertação]. Piracicaba: Piracicaba, Escola Superior de Agricultura "Luiz de Queiroz", Universidade de São Paulo, 1988.
12. Domarco RE, Spoto MHF, Blumer L, Wader JMM. Synergy of ionizing radiation and of heating on the shelf life of the "Italia" grape. Sci agric 1999; 56(4):981-6.
13. International Atomic Energy Agency – IAEA. Identification of radioactive sources and devices. Nuclear Security Series nº 5, IAEA Vienna, 2007.
14. Brasil. Ministério da Saúde. Resolução RDC 21, de 26 de janeiro de 2001. Regulamento Técnico para Irradiação de Alimentos. Brasília (DF): ANVISA, 2001.
15. Codex – General Standard for Irradiated Foods. Codex Stan 103/1983, rev.1:2003.
16. McLaughlin WL, Boyed AW, Chadwick KH, Mc Donald JC, Miller A. Dosimetry for radiation processing. London: Taylor & Francis Ltd, 1989:251.
17. International Atomic Energy Agency – IAEA. Radiation Safety of Gamma, Electron and X Ray Irradiation Facilities, Specific Safety Guide nº SSG-8, IAEA Vienna, 2010.
18. ICGFI – International Consultative Group on Food Irradiation, Facts on Food Irradiation. FAO/IAEA, 2000.
19. ICRU – International Commission on Radiation Units and Measurements. Fundamental quantities and units for ionizing radiation. Bethesda, Maryland: ICRU publications, Report 60, 1998.
20. Spoto MHF, Gallo CR, Alcarde AR. Gamma irradiation in the control of pathogenic bacteria in refrigerated ground chicken meat. Scientia Agricola Piracicaba 2000; 57(3):389-94.
21. Couto RR, Santiago AJ. Radioatividade e irradiação de alimentos. RECEN 2010; 12(2):193-215.
22. Hernandes NK, Vital HC, Sabaa-Srur AUO. Irradiação de alimentos: vantagens e limitações. Bol. SBCTA, Campinas, 2003; 37(2):1549.
23. American Society for Testing and Materials – ASTM-E-51276: 2012: Standard Practice for Use of a Polymethylmethacrylate Dosimetry System, West Conshohocken, PA., USA, 2012.
24. International Atomic Energy Agency – IAEA. Dosimetry for Food Irradiation, Technical Reports Series nº 409, IAEA Vienna, 2002.
25. National Physical Laboratory – NPL. A course on dosimetry and control of industrial irradiation plant. Teddington, Middlesex, UK, 1987.

C – DATAÇÃO POR CARBONO-14

Paulo Márcio Campos de Oliveira

INTRODUÇÃO

A busca por métodos mais exatos de datação foi sempre evidente, uma vez que se tornava cada vez mais necessário encontrar marcos de tempo mais bem definidos para o aprimoramento da datação relativa, que até então se desenvolvia por comparações. Nos anos 1940, Willard Frank Libby descobriu que a quantidade de carbono-14 presente em matéria orgânica morta se alterava com o passar do tempo a uma determinada velocidade e, desde que corretamente mensurada, possibilitava a determinação do período de tempo decorrido para que as alterações ocorressem. Essa descoberta representou uma grande revolução para as técnicas de datação e o início da datação absoluta, que se caracteriza pela determinação de uma idade exata para um objeto.[1-3]

A datação por carbono-14 é provavelmente a técnica de datação absoluta mais conhecida e usada nos dias atuais nos ramos da arqueologia, paleoclimatologia, geologia e paleobotânica, entre outras. A técnica foi desenvolvida na Universidade de Chicago por um grupo de pesquisadores coordenados pelo químico Willard F. Libby em 1949. O impacto da descoberta e da utilização dessa técnica foi algo sem precedência em vários setores da pesquisa, como a arqueologia, uma vez que possibilitou a datação de depósitos independentemente de artefatos e das sequências estratigráficas. Isso levou à construção de uma cronologia da cultura global dos últimos 40 mil anos.[1]

Com a aplicação dessa técnica, muito do estudo e esforço depositados no aprimoramento do estudo das datações foi direcionado para outras questões, igualmente importantes, dentro dos diversos ramos de aplicação, como a arqueologia. Em 1960, Libby recebeu o prêmio Nobel de química por seu estudo e descoberta.[2]

O CARBONO E A ATMOSFERA TERRESTRE

Grande parte dos elementos químicos conhecidos e presentes na tabela periódica contém isótopos (elementos que têm o mesmo número atômico "Z" e diferentes números de massa "A"). Desse modo, o carbono-12 também apresenta seus isótopos (carbono-13 e carbono-14), conforme mostrado na **Figura 17.33**.

Segundo a classe científica, o carbono é o elemento químico mais importante no ser humano e no planeta, sendo conhecido como o "elemento da vida" e "que deu origem à vida". Não se conhece um ser vivo sem a presença do carbono.

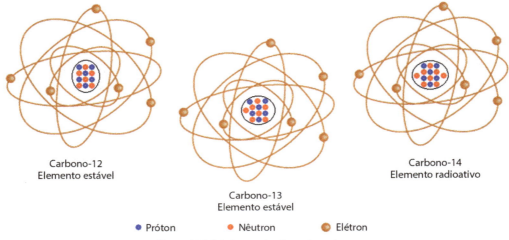

Figura 17.33 Isótopos do elemento carbono.

A maior parte do carbono presente na Terra é composta de uma mistura de dois isótopos estáveis: 98,89% de carbono-12 e 1,11% de carbono-13. No entanto, amostras naturais de carbono sempre contêm pequenas quantidades (traços) de um terceiro isótopo, o carbono-14, que é radioativo e se desintegra por emissão da radiação β⁻ com tempo de meia-vida de 5.730 anos.[4-6]

A atmosfera terrestre é formada por diversos compostos e elementos químicos, dos quais podem ser citados traços de O_3, H_2, Cr, Xe; pequenas quantidades de dióxido de carbono (CO_2), cerca de 0,93% de argônio (Ar), 20,94% de oxigênio (O_2) e, por último e mais representativo componente da atmosfera, o nitrogênio-14, com mais de 78% de abundância.[7]

A RADIAÇÃO CÓSMICA, O CICLO DO CARBONO E A FÍSICA DA DATAÇÃO

A atmosfera terrestre é bombardeada ininterruptamente pelos chamados raios cósmicos, formados por partículas altamente energéticas que se deslocam a velocidades próximas à da luz no espaço sideral, além de fótons de todas as naturezas e energias.

Essas partículas, ao chegarem à Terra, colidem com os núcleos dos átomos da atmosfera, cerca de 10 mil metros acima da superfície do planeta, e dão origem a outras partículas, formando uma "chuva" de partículas com menos energia, os chamados raios cósmicos secundários, que têm como exemplos os nêutrons.

Ao se chocar com um núcleo do átomo de nitrogênio-14, o nêutron (n⁰) pode causar uma reação que expulsa um próton (p⁺) daquele núcleo, dando origem ao carbono-14, como mostrado na equação 2:

$$^{1}_{0}n^o + ^{14}_{7}N \rightarrow ^{14}_{6}C + ^{1}_{1}p^+ \qquad (2)$$

O carbono-14 é então oxidado, ou seja, liga-se a dois átomos de oxigênio, dando origem ao dióxido de carbono ($^{14}CO_2$), e entra no ciclo global do carbono.

As plantas absorvem o dióxido de carbono e incorporam os átomos de carbono, dentre eles o carbono-14, por meio da fotossíntese. Os animais ingerem as plantas, incorporando os átomos de carbono nelas contidos e, por sua vez, os seres humanos ingerem tanto as plantas como os animais, também incorporando os carbonos. O esquema mostrado na **Figura 17.34** ilustra o ciclo do carbono na vida.

Como os átomos de carbono-14 se desintegram através das emissões beta (equação 3), a incorporação de carbono-14 em seres vivos é compensada pela perda em virtude da desintegração. Desse modo, a razão entre a quantidade de átomos de carbono-14 e a de carbono-12 em organismos vivos é uma constante que vale aproximadamente $1,3 \times 10^{-12}$ durante todo seu período de vida.[4-6]

$$^{14}_{6}C \rightarrow ^{14}_{7}N + \beta^- + \bar{\nu} \qquad (3)$$

Portanto, esse é o equilíbrio entre a razão dos átomos de carbono em organismos vivos e, com base em seu tempo de meia-vida, é possível afirmar que 1g de carbono (de todos os tipos) presente no ser vivo acarreta cerca de 15 emissões beta por minuto.

Após sua morte, esse equilíbrio deixará de existir, pois a incorporação de átomos de carbono-14 não ocorrerá, ao passo que a desintegração radioativa do restante de átomos não cessa. Desse modo, essa razão entre a quantidade de carbono-14 e a de carbono-12 presentes no material sofrerá maior diminuição quanto maior for o tempo decorrido de sua morte.

Assim, em termos didáticos, quando a quantidade de emissões beta de uma amostra de carbono de 1g, no qual se deseja realizar o procedimento de datação, for em média de 7,5 emissões por minuto, pode-se dizer que o tempo decorrido foi equivalente a um tempo de meia-vida do carbono-14, logo o material analisado teve vida há 5.730 anos.

A atividade de carbono-14 em uma amostra pode ser determinada utilizando-se espectrômetros de cintilação líquida de baixo nível de radiação de fundo ou contadores

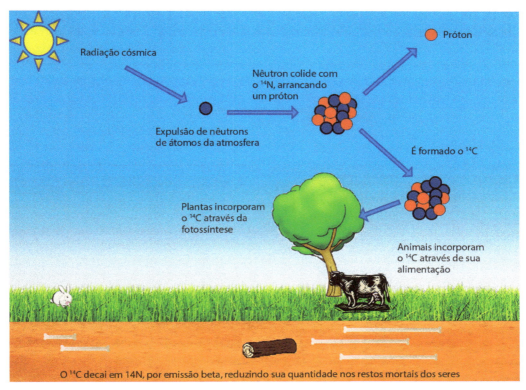

Figura 17.34 Ciclo do elemento carbono.

proporcionais gasosos. No entanto, para amostras contendo pouca concentração de carbono (< 0,1g), a técnica a ser utilizada é a de espectrometria de massa com aceleradores.

TIPOS DE TÉCNICA DE DATAÇÃO POR CARBONO-14

Conforme já abordado, existem dois tipos de técnicas de datação por carbono-14, uma fundamentada na medição de desintegrações de uma amostra e a outra na determinação da quantidade absoluta de radionuclídeos ^{14}C em relação aos átomos do ^{12}C.

Técnica convencional de datação (datação radiométrica)

Essa técnica é fundamentada na medida direta de partículas beta emitidas em uma amostra. O material utilizado para datação é convertido previamente em uma solução líquida, ou um gás, para em seguida ser colocado em um detector de radiação.

Com esse tipo de técnica é impossível medir toda a radioatividade em uma amostra, sendo o processo de medida dividido em cinco a dez fases. Em cada uma dessas fases a medição de radiação beta é feita durante um período de tempo (aproximadamente 1,6 hora), possibilitando o cálculo da taxa média de desintegrações radioativas, que depois é comparada com um valor padrão contemporâneo para determinar a idade da amostra.[6]

Essa técnica se torna possível uma vez que as desintegrações radioativas, como as presentes nos átomos de carbono-14, obedecem à lei do decaimento exponencial, de acordo com a equação 4 e exemplificado na **Tabela 17.7**.

$$A = A_o \cdot e^{-\lambda t} \quad (4)$$

Onde A representa a atividade da amostra do elemento radioativo após um determinado período de tempo "t", A_o representa a atividade daquela amostra no momento da morte do indivíduo e λ representa a probabilidade de desintegração radioativa de um núcleo por unidade de tempo.

Técnica de datação por espectrometria de massa com aceleradores (EMA)

Nessa técnica é feito um preparo da amostra a ser datada e o material, composto por partículas de dióxido de

Tabela 17.7 Quantidade de desintegrações radioativas em uma amostra fictícia de carbono para datação em relação ao tempo decorrido em anos

Quantidade média de desintegrações (kg^{-1}. min^{-1})	Tempo decorrido (anos)
15.000	0
7.500	5.730
3.750	11.460
1.875	17.190
937,5	22.920

carbono, é convertido em um tipo de grafite sólido na presença de um catalisador e colocado em um espectrômetro de massas com aceleradores.

De modo geral, esses íons de carbono são eletrizados para que, ao passarem perpendicularmente a um intenso campo magnético externo, sofram uma deflexão de sua trajetória; assim, os íons de carbono com maior massa atômica (^{14}C) sofrem menor deflexão, chegando a detectores distintos dos íons de ^{12}C que, por terem menor massa, sofrerão maior deflexão. Em seguida, detectores em diferentes ângulos de deflexão contam as partículas.[4,5]

No final de uma análise por espectrometria de massa com aceleradores, os dados obtidos incluem o número de átomos de carbono-14 na amostra e a quantidade de carbono-12 e carbono-13. A partir desses dados é possível chegar ao índice de concentração dos isótopos, o que possibilita a avaliação do nível de fracionamento.

A principal vantagem da datação por carbono-14 pela técnica EMA em relação aos métodos radiométricos é a necessidade de apenas alguns miligramas de amostra. Os espectrômetros de massas com aceleradores necessitam ser alimentados com amostras entre 0,02 e 0,5g de certos tipos de materiais, ao contrário dos métodos convencionais, que precisam de pelo menos 10g de amostra, como o carvão vegetal e a madeira, e até 100g de sedimentos e ossos.

A técnica convencional de datação é destrutiva, pois grandes quantidades de amostra precisam ser recolhidas para análise, o que confere outra vantagem à técnica de datação por EMA, pois as amostras não precisam ser destruídas, uma vez que pequenas quantidades de material são suficientes para a espectrometria. Dessa maneira, evita-se que materiais muito caros, ou mesmo muito raros, sejam destruídos, o que leva alguns ramos da ciência da datação a optarem pelo método da EMA.[4,5]

Por outro lado, apesar de ser uma ferramenta com alto grau de sensibilidade, um espectrômetro de massas com aceleradores também apresenta alto custo; portanto, devem ser balanceados os custos/benefícios da análise requerida para a escolha do método de datação.

LIMITAÇÕES DAS TÉCNICAS DE DATAÇÃO

A aplicação da técnica de datação por carbono-14 leva em consideração a veracidade de várias afirmações, como:

- A concentração de ^{14}C permanece constante ao longo do tempo.
- A concentração desse radionuclídeo é igual em todos os reservatórios de carbono (oceanos, rios, lagos, atmosfera e biosfera).
- A proporção dos isótopos se mantém constante nos ciclos químicos em que intervém o carbono.
- Com a morte do organismo, o intercâmbio do ^{14}C com o meio é imediatamente cessado.

No entanto, em geral nenhuma dessas afirmações acontece na realidade e por isso, em se tratando do conteúdo de ^{14}C em uma amostra a ser analisada, essa idade deve ser expressa em anos com base em uma "idade radiocarbônica", que pode estar próxima da idade real, com determinada incerteza de medição, dependendo da situação e da influência de cada uma das variáveis.[4,5]

As limitações tecnológicas nos procedimentos de medição impedem a análise das amostras pequenas, principalmente quando a técnica se baseia na detecção da quantidade de desintegrações radioativas. Com essa técnica a avaliação costuma ser efetiva até datas de 40 mil a 50 mil anos, já que após esse período a quantidade de desintegrações da amostra terá sido extremamente reduzida, o que inviabiliza a contagem de quantidade de desintegrações. Por outro lado, para um objeto com 1.000 anos de idade, por exemplo, a quantidade de radiação emitida não terá diminuído o suficiente para que seja detectada alguma diferença estatisticamente confiável na avaliação.

PRODUÇÃO DE CARBONO-14 POR AÇÕES ANTROPOGÊNICAS

Vários testes com armas nucleares foram realizados desde a década de 1940. Estima-se que, dos anos 1950 até os dias atuais, tenham sido realizados aproximadamente 2.000 testes com bombas atômicas, que atingiram o pico nas décadas de 1950 e 1960. Esses testes nucleares ocasionaram aumento no nível de radiação global com produção excessiva de vários radionuclídeos na atmosfera, incluindo o carbono-14. Essa ação antropogênica que provocou uma precipitação de elementos radioativos na Terra recebeu o nome de efeito *fallout* ou poeira radioativa.

Determinações acerca da atividade de ^{14}C na atmosfera indicaram que aos 2×10^{30} átomos desse isótopo existentes antes dos testes nucleares foram adicionados 6×10^{28} átomos (aumento de 3%). Logo, em consequência dessas alterações após os testes nucleares, o método de datação por ^{14}C apresenta como limite mínimo para a determinação da idade o ano de 1950.[8]

CURIOSIDADES SOBRE ALGUMAS DATAÇÕES

Em 1998, o chamado *Sudário de Turim*, que supostamente seria o manto utilizado para cobrir o corpo de Cristo após a crucificação, foi avaliado por meio de datação por carbono-14. Três fragmentos do sudário foram submetidos à datação por radiocarbono em três diferentes laboratórios, e os resultados, publicados na revista científica *Nature*, convergiram para uma data entre os séculos XIII e XIV. Os resultados obtidos mostraram que o linho utilizado na produção do sudário cresceu no ano de 1325 ± 65 depois de Cristo. Desse modo, a técnica utilizada demonstrou que o sudário de Turim não poderia se tratar do verdadeiro "santo sudário".[1]

Em 1947, o pastor Mohamed Adh-Dhib perdeu uma cabra em um conjunto de rochas escarpadas. Após procurá-la sem sucesso, o pastor sentou-se para um descanso e acabou descobrindo uma caverna estreita. No dia seguinte, com a ajuda de um amigo, retirou um conjunto de pergaminhos que passariam a ser conhecidos como os *Manuscritos do Mar Morto*. O local em que ocorreu esse episódio fica a 1,6km de Khlrbert Qumram (ruínas de Qumram). A coleção de manuscritos é grande, tendo sido encontrados alguns fragmentos de todos os livros da Bíblia Hebraica, conhecida como Velho Testamento, com exceção do livro de Ester. Uma vez comprovada a autenticidade dos pergaminhos, bastava provar cientificamente sua veracidade, e o próprio descobridor do método de datação por carbono-14 tornou-se o responsável por fazê-lo. Após as análises, chegou-se ao resultado de 2 mil anos, comprovando que os manuscritos do Mar Morto remontam ao tempo da vida de Cristo.[1]

Referências

1. Garret RH, Grisham CM. Biochemistry. 2. ed. Nova York: Saunders College Publishing, 1999:851.
2. Farias RF. A química do tempo: carbono-14. QNEsc 2002 (16):6-8.
3. Pereira AR, Angelocci LR, Sentelhas PC. Agrometeorologia: fundamentos e aplicações práticas. 5. ed. Guaíba: Livraria e Editora: 2002. 478p.
4. Pessenda LCR, Valencia, EPE, Camargo PB et al. Natural radiocarbon mensurements in brazilian soils developed on basic rocks. Radiocarbon 1996; 38(2):203-8.
5. Pessenda LCR, Camargo PB. Datação radiocarbônica de amostras de interesse arqueológico e geológico por espectrometria de cintilação líquida de baixa radiação de fundo. Química Nova 1991; 14(2):98-103.
6. De Vries, H. Atomic bomb effect: variation of radiocarbon in plants, shells, and snails in the past 4 years. Science 1958; 128:250-1.
7. Manning MR, Lowe DC, Malhuish WH. The use of radiocarbon measurements in atmosferic studies. Radiocarbon 1990; 32(1):37-58.
8. James LK (ed.) Nobel laureates in chemistry 1901-1992. Salem: Chemical Heritage Foundation, 1993:798.

D – Radioatividade Natural

Talita de Oliveira Santos

O meio ambiente e o ser humano estão sujeitos a um fluxo contínuo de radiações ionizantes provenientes de fontes antropogênicas e naturais.

As fontes antropogênicas de radiação correspondem aos equipamentos elétricos, como os aceleradores de partículas utilizados na radioterapia e na indústria e os tubos de raios X empregados no diagnóstico médico convencional, na mamografia, na tomografia e na radiografia industrial. Além dessas, encontram-se as fontes artificiais empregadas na indústria (irradiadores gama e os medidores nucleares), na medicina (terapia e diagnóstico nas seguintes áreas: medicina nuclear e radioterapia) e na pesquisa (geologia, arqueologia, agricultura, medicina etc.). Ainda nesse contexto se enquadram também as exposições ocupacionais e os radionuclídeos gerados pela atividade humana e liberados para o meio ambiente devido à produção de fertilizantes, à queima de combustíveis fósseis, à produção e aos testes de armas atômicas (principalmente no período de 1940 a 1970), à operação de centrais nucleares e aos acidentes (como os de Chernobyl, Goiânia, Fukushima, por exemplo). Sabe-se que, dentre as fontes antropogênicas, as que mais contribuem para a exposição humana são as aplicações médicas, em que o radiodiagnóstico é responsável pela maior dose.

As fontes naturais de radiação, por sua vez, provêm dos raios cósmicos e dos radionuclídeos naturais originados na crosta terrestre, que se distribuem nos diversos compartimentos ambientais. A radioatividade natural varia estreitamente entre as regiões. Em contrapartida, áreas com níveis de radiação elevada são encontradas no mundo em decorrência de diversos fatores, como altitude (a radiação cósmica aumenta com a altitude), o conteúdo dos solos (concentração maior do gás radônio) e a geologia local (presença de urânio e outros minerais radiativos).

A radiação também está presente nos alimentos e no organismo humano. Os radionuclídeos naturais se movem e se tornam parte da cadeia alimentar. Isso ocorre em virtude da migração dos radionuclídeos aderidos às rochas e aos solos, podendo ser incorporados no ciclo da água e atmosférico e absorvidos pelas plantas. Os animais consomem as águas e as plantas e respiram o ar. Todas essas vias colocam os seres humanos em contato com os radionuclídeos. Os animais e os seres humanos retornam à crosta terrestre, reiniciando o ciclo.

A contribuição relativa de várias fontes de exposição à radiação para a população dos EUA pode ser vista na **Figura 17.35**. Observa-se que o maior componente para a dose anual é a radioatividade natural, a qual tem sido uma preocupação cada vez mais intensa para os diversos órgãos de saúde oficiais. Diante da relevância do tema, nas seções seguintes serão abordadas detalhadamente as fontes de radioatividade natural externa (raios cósmicos e radiação terrestre) e interna (radionuclídeos incorporados, principalmente o gás radônio).

RADIAÇÃO CÓSMICA

Raios cósmicos

Os raios cósmicos são classificados em primários e secundários. Os raios cósmicos primários são radiações de alta energia procedentes do espaço exterior que penetra a atmosfera terrestre. Nessa categoria estão os raios cósmicos galáticos e os raios cósmicos solares. Os raios cósmicos

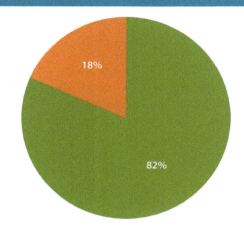

Figura 17.35 Fontes de exposição à radiação para a população dos EUA.

Fontes naturais: 55% radônio no solo e na água; 8% raios cósmicos; 8% radiação terrestre (minerais que contêm urânio, tório e rádio em solos e rochas); 11% radionuclídeos no tecido humano (principalmente potássio-40).

Fontes antropogênicas: 11% raios X médicos; 4% medicina nuclear; 3% produtos de consumo; <1% outros, são eles: 0,3% exposição ocupacional, <0,3% partículas radioativas, 0,1% ciclo do combustível nuclear e 0,1% diversas.

galáticos primários consistem, principalmente, em prótons de alta energia (cerca de 88%), partículas alfa (cerca de 11%) e núcleos atômicos mais pesados (cerca de 1%). Os espectros de energia dessas partículas variam de 10^8 a 10^{20} eV, o que lhes confere alto poder de penetração. Outros componentes dos raios cósmicos primários são os raios cósmicos solares, formados de partículas geradas perto da superfície do sol por perturbações magnéticas. Essas partículas são, principalmente, prótons de energia menores que 100MeV e raramente maiores que 10GeV, sendo responsáveis por uma taxa de dose significativa apenas em grandes altitudes. Os raios cósmicos secundários ocorrem quando os primários sofrem variadas e complexas interações com os elementos que formam parte da atmosfera (nitrogênio, oxigênio e argônio). Nessa situação são formados de diversas partículas prótons, nêutrons, píons, múons, kaons, mésons etc., que originam novas radiações (fótons, elétrons, pósitrons etc.) em decorrência da instabilidade e de outras interações.

Sabe-se que a latitude e a altitude promovem variações na intensidade da radiação cósmica que atinge a Terra. A forma do campo magnético da Terra interfere no fluxo de radiação cósmica que alcança as latitudes geomagnéticas, de modo que intensidades e taxas de doses mínimas são verificadas no equador e intensidades e taxas de doses máximas são obtidas nos polos. A altitude causa variações mais significativas na intensidade da radiação cósmica quando comparada com o efeito da latitude geomagnética. Nota-se que a taxa de dose absorvida em razão dos raios cósmicos aumenta com a altitude. No que tange ao efeito da altitude nos raios cósmicos secundários, constata-se que, no nível do mar, os múons são os principais contribuintes para a dose e, na altura das viagens de avião, os componentes expressivos são prótons, nêutrons, elétrons, pósitrons e fótons. Em altitudes superiores se destacam os núcleos pesados. De acordo com o mencionado, os passageiros e as tripulações de aeronaves estão sujeitos a uma taxa de dose maior durante as viagens.

Radionuclídeos cosmogênicos

As interações dos raios cósmicos com núcleos estáveis da atmosfera, citadas previamente, geram, além dos raios cósmicos secundários, radionuclídeos conhecidos como cosmogênicos. As características dos principais radionuclídeos cosmogênicos são mostradas na **Tabela 17.8**. Como pode ser observado, em geral decaem emitindo radiação beta de pequena energia ou por captura eletrônica e têm meia-vida curta.

A produção desses radionuclídeos é dependente da latitude e da altitude e varia com o ciclo de 11 anos do sol. Originados na estratosfera por meio de interações de *spallation* de alta energia, os radionuclídeos passam a ocupar a troposfera e, em seguida, depositam (ação gravitacional e precipitação) na crosta terrestre, onde incorporam nos constituintes da litosfera e dos sedimentos marinhos. Ressalta-se que interações também ocorrem na atmosfera mais baixa por causa da presença de fótons e nêutrons energéticos nessa região.

Dentre os radionuclídeos cosmogênicos, destacam-se o trítio-3 (^3H), o berílio-7 (^7Be), o carbono-14 (^{14}C) e o sódio-22 (^{22}Na). O ^3H (^3H_2O), o ^{14}C ($^{14}CO_2$) e o ^{22}Na fazem parte do metabolismo do corpo humano e, por isso, são

Tabela 17.8 Exemplos de radionuclídeos cosmogênicos

Isótopo	Tempo de meia-vida	Modo de decaimento
^3H	12,33 anos	Beta (100%)
^7Be	53,29 dias	Captura eletrônica (100%)
^{10}Be	1,51 10^6 anos	Beta (100%)
^{14}C	5730 anos	Beta (100%)
^{22}Na	2,602 anos	Captura eletrônica (100%)
^{26}Al	7,4 10^5 anos	Captura eletrônica (100%)
^{32}Si	172 anos	Beta (100%)
^{32}P	14,26 dias	Beta (100%)
^{33}P	25,34 dias	Beta (100%)
^{35}S	87,51 dias	Beta (100%)
^{36}Cl	3,01 10^5 anos	Captura eletrônica (1,9%), beta (98,1%)
^{37}Ar	35,04 dias	Captura eletrônica (100%)
^{39}Ar	269 anos	Beta (100%)
^{81}Kr	2,29 10^5 anos	Captura eletrônica (100%)

Fonte: adaptada de UNSCEAR (2000).

incorporados, provocando alguma dose. Normalmente, os radionuclídeos cosmogênicos contribuem de maneira insignificante para a dose, sendo extensivamente utilizados como traçadores em hidrologia, sobretudo para datação de águas subterrâneas. Nota-se que a concentração de alguns radionuclídeos cosmogênicos, como ³H, ¹⁴C, ²²Na e argônio-37 (³⁷Ar), aumentou em consequência dos testes e da produção de bombas atômicas.

RADIAÇÃO TERRESTRE
Radionuclídeos primordiais

Além dos radionuclídeos cosmogênicos, encontram-se ainda duas categorias de radionuclídeos naturais de acordo com sua origem, os primordiais e os secundários.

Os radionuclídeos primordiais estão presentes na crosta terrestre desde sua criação, há cerca de 4.500 milhões de anos. Nesse contexto se inserem apenas aqueles que contêm isótopos radioativos cuja meia-vida é no mínimo comparável à idade do Universo. Notadamente, muitos outros isótopos radioativos foram formados junto com a matéria que constitui o Universo atualmente. Entretanto, não são mais detectados (tempo de meia-vida inferior a 10^8 anos) por já terem descaído.

Os elementos primordiais podem ocorrer singularmente (Tabela 17.9), como o potássio-40 (⁴⁰K) e o rubídio-87 (⁸⁷Rb) – os mais importantes do ponto de vista dosimétrico e ambiental – ou encabeçando uma das três séries radioativas naturais do urânio-238 (²³⁸U), urânio-235 (²³⁵U) e tório-232 (²³²Th). Cabe destacar a existência de uma quarta série radioativa, cujo pai era o plutônio-241 (²⁴¹Pu). Em contrapartida, esse radionuclídeo apresentava tempo de meia-vida de apenas 14 anos, tendo permanecido pouco tempo após a formação do Universo. Somente o bismuto-209 (²⁰⁹Bi) – tempo de meia-vida de 2×10^{18} –, membro dessa série, continua sendo encontrado. As séries radioativas coexistentes serão discutidas a seguir.

Estudos para a determinação do *background* dos radionuclídeos naturais comprovam que, em relação ao impacto radiológico, os mais importantes desses elementos naturais são o potássio e os pais das cadeias de desintegração, urânio e tório, e seus produtos de decaimento, também chamados de radionuclídeos secundários. Os seres vivos entram em contato com esses radionuclídeos por meio da irradiação, da ingestão e da inalação.

A irradiação é decorrente dos radionuclídeos emissores gama, que são responsáveis pela dose externa em ambientes internos e externos. No ambiente externo, estão presentes em nível traço em todos os solos. A distribuição desses radioelementos nos solos depende do conteúdo radioativo das rochas que os originaram (processos geológicos) e de causas geoquímicas. A atividade específica do potássio nos solos é maior que a de urânio e tório. Sabe-se que os valores médio de 400, 35 e 30Bq.kg⁻¹ para ⁴⁰K, ²³⁸U e ²³²Th, respectivamente, são estabelecidos. No entanto, a atividade específica dos elementos naturais varia de local para local, e em algumas regiões com características geológicas específicas a população pode estar exposta a uma taxa de dose absorvida que se desvia da normal, a qual está na faixa de 18 a 93nGy.h⁻¹ com valor médio de 57nGy.h⁻¹, considerando medidas diretas em vários países do mundo. O urânio, o tório e o potássio são litófilos e se concentram preferencialmente nas rochas ígneas ácidas, entre as quais se encontram o granito, e não nas básicas e ultrabásicas. As rochas sedimentares, em geral, contêm níveis baixos de radioatividade. Entretanto, existem algumas exceções, como os arenitos e as rochas fosfáticas, que têm concentrações relativamente altas de radionuclídeos naturais. Contudo, existem algumas áreas com taxa de dose absorvida extrema em razão da radiação natural, como pode ser visto na Tabela 17.10.

Em ambientes internos, a exposição aos raios gama provém dos materiais de construção e é caracterizada por ser maior que a exposição no ambiente externo. Em alguns casos, as residências podem ser construídas de madeira. Esta não contribui para a exposição em ambientes internos. A taxa de dose absorvida no interior de residência é de cerca de 75nGy.h⁻¹, variando de 20 a 200nGy.h⁻¹.

Na ingestão, a dose decorre desses radionuclídeos naturais presentes na comida e na água, o que promove uma exposição prolongada do sistema digestivo. Com relação à inalação, a dose se dá no sistema respiratório e se deve à presença no ar de partículas que contêm radionuclídeos emissores alfa e beta das cadeias de decaimento do ²³⁸U e do ²³²Th. Nesse contexto, destacam-se como componentes dominantes os produtos de decaimento do radônio.

Os processos de decaimento de urânio e tório são complexos e ocorrem ao longo de cadeias de desintegração. Na próxima seção serão abordadas as características nucleares desses dois elementos, além das cadeias radioativas que são originadas por seus decaimentos. Além disso, também serão descritas as características nucleares do potássio.

Tabela 17.9 Exemplos de radionuclídeos primordiais que ocorrem singularmente

Radionuclídeos primordiais que ocorrem singularmente	Tempo de meia-vida	Modo de decaimento
⁴⁰K	1,28 10⁹ anos	Beta (89,3%), captura eletrônica (10,7%)
⁸⁷Rb	4,75 10¹⁰ anos	Beta (100%)
¹³⁸La	1,05 10¹¹ anos	Beta (33,6%), captura eletrônica (66,4%)
¹⁴⁷Sm	1,06 10¹¹ anos	Alfa (100%)
¹⁷⁶Lu	3,73 10¹⁰ anos	Beta (100%)

Fonte: adaptada de UNSCEAR (2000).

Tabela 17.10 Áreas com alto nível de radiação de fundo (*background*)

País	Área	Característica da área	Taxa de dose absorvida no ar (nGy/h)
Brasil	Guarapari	Areia monazítica e áreas costeiras	90 a 170 (ruas) 90 a 90.000 (praias)
	Minas Gerais (Poços de Caldas, Araxá) e Goiás	Rochas intrusivas vulcânicas	110 a 1.300
China	Yangjiang e Quangdong	Partículas monazíticas	Média 370
Egito	Delta do Nilo	Areia monazítica	20 a 400
França	Região Central	Areia granítica, área de xisto, área de arenito	20 a 400
	Sudoeste	Minerais de urânio	10 a 400
Índia	Kerala, Madras Delta do Ganges	Areia monazítica e áreas costeiras	200 a 4.000 260 a 440
Irã	Ramsar Mahallat	Águas de nascentes	70 a 17.000 800 a 4.000
Itália	Lazio Campânia Orvieto (cidade) Sul da Toscana	Solo vulcânico	180 200 560 150 a 200
Suíça	Tessin, Alpes, Jura	Gnaisse e ^{226}Ra em solos cáusticos	100 a 200

Fonte: adaptada de UNSCEAR (2000).

Urânio

O urânio natural consiste, basicamente, em três isótopos – ^{238}U, ^{235}U e urânio-234 (^{234}U) – com abundâncias isotópicas de 99,274%, 0,720% e 0,0057%, respectivamente. O urânio ocorre em rochas, solos, ar, partículas em suspensão, produtos comerciais (p. ex., emulsão fotográfica), fertilizantes, água e no esqueleto humano.

O ^{235}U é o pai da série dos actíneos. Embora seja um isótopo físsil que forma a base de produção de energia nuclear, e por isso extremamente importante do ponto de vista tecnológico, verifica-se que sua contribuição como fonte natural de radioatividade é pequena, pois a atividade específica do ^{238}U é cerca de 20 vezes maior que a do ^{235}U. O decaimento radioativo do ^{235}U é complexo e passa por 11 etapas com desintegrações características. Essa cadeia de decaimento tem início com um isótopo de meia-vida longa (^{235}U) e termina com a forma estável do chumbo-207 (^{207}Pb). Observa-se nessa cadeia que: (1) todos os isótopos gerados são sólidos, com exceção do radônio-219 (^{219}Rn); (2) o ^{219}Rn gera uma sequência de isótopos de meia-vida curta, designados por polônio-215 (^{215}Po), chumbo-211 (^{211}Pb) e bismuto-211 (^{211}Bi). A cadeia de decaimentos do ^{235}U é apresentada na **Tabela 17.11**.

Análise semelhante à abordada previamente para o decaimento radioativo do ^{235}U pode ser utilizada para o ^{238}U. Este também é complexo e passa por 14 etapas com desintegrações características. A cadeia de decaimento, nesse caso, tem início com um isótopo de meia-vida muito longa (^{238}U) e termina com a forma estável do chumbo-206 (^{206}Pb). Cabe ressaltar dois fatos relevantes nessa cadeia: (1) todos os isótopos gerados são sólidos, com exceção do radônio-222 (^{222}Rn); (2) o ^{222}Rn gera uma sequência de isótopos de meia-vida curta, designados por polônio-218 (^{218}Po), chumbo-214 (^{214}Pb), bismuto-214 (^{214}Bi) e polônio-214 (^{214}Po). Na **Tabela 17.12**, observa-se a cadeia de decaimentos do ^{238}U com informações a respeito da meias-vidas e tipo de desintegração.

Tabela 17.11 Série de decaimento do ^{235}U

Isótopo	Tempo de meia-vida	Modo de decaimento
^{235}U	7,038 10^8 anos	Alfa (100%)
^{231}Th	25,52 horas	Beta (100%)
^{231}Pa	32760 anos	Alfa (100%)
^{227}Ac	21,77 anos	Alfa (1,4%), beta (98,6%)
^{227}Th	18,72 dias	Alfa (100%)
^{223}Fr	21,8 minutos	Beta (100%)
^{223}Ra	11,44 dias	Alfa (100%)
^{219}Rn	3,96 segundos	Alfa (100%)
^{215}Po	1,781ms	Alfa (100%)
^{211}Pb	36,1 minutos	Beta (100%)
^{211}Bi	2,14 minutos	Alfa (99,7%), beta (0,3%)
^{207}Tl	4,77 minutos	Beta (100%)
^{207}Pb	Estável	

Fonte: adaptada de UNSCEAR (2000).

Tabela 17.12 Série de decaimento do ^{238}U

Isótopo	Tempo de meia-vida	Modo de decaimento
^{238}U	4,47 10^9 anos	Alfa (100%)
^{234}Th	24,10 dias	Beta (100%)
^{234m}Pa	1,17 minutos	Beta (100%)
^{234}U	2,45 10^5 anos	Alfa (100%)
^{230}Th	7,54 10^4 anos	Alfa (100%)
^{226}Ra	1.600 anos	Alfa (100%)
^{222}Rn	3,824 dias	Alfa (100%)
^{218}Po	3,05 minutos	Alfa (99,98%), beta (0,02%)
^{214}Pb	26,8 minutos	Beta (100%)
^{214}Bi	19,9 minutos	Alfa (0,02%), beta (99,98%)
^{214}Po	164 microssegundos	Alfa (100%)
^{210}Pb	22,3 anos	Beta (100%)
^{210}Bi	5,013 dias	Beta (100%)
^{210}Po	138,4 dias	Alfa (100%)
^{206}Pb	Estável	

Fonte: adaptada UNSCEAR (2000).

O ^{219}Rn (actinônio, pois provém da série dos actíneos) e o ^{222}Rn (radônio), juntamente com seus produtos de decaimento, são a principal fonte de exposição à radiação natural, como mostra a Figura 17.35. Mais adiante serão descritas as características nucleares e os efeitos à saude decorrentes do elemento radônio.

Tório

O tório contém apenas um isótopo primordial, o ^{232}Th, que é aproximadamente quatro vezes mais abundante que o urânio nas rochas crustais, apesar de apresentar atividade específica menor. Com esse balanço a radioatividade dos dois elementos é semelhante. Dispõe de baixa solubilidade, fazendo com que o ^{232}Th seja encontrado na matéria biológica apenas em quantidade insignificante.

Assim como o urânio, o tório apresenta uma cadeia de decaimentos até alcançar o chumbo-208 (^{208}Pb). Esta é relativamente mais simples quando comparada com a do urânio e difere em alguns aspectos: o rádio-228 (^{228}Ra – 5,8 anos) tem tempo de meia-vida menor que o rádio-226 (^{226}Ra – 1.620 anos) da série do ^{238}U; ele é emissor beta, decai para ^{228}Th (tempo de meia-vida de 1,9 anos), que decai para uma sequência de emissores alfa de meia-vida curta, na qual se destaca o radônio-220 (^{220}Rn, também chamado de torônio), isótopo do radônio. O ^{220}Rn tem tempo de meia-vida de apenas 54s, o que lhe confere menor mobilidade e, portanto, menor impacto dosimétrico. A **Tabela 17.13** mostra a cadeia de decaimentos do ^{232}Th com informações a respeito da meias-vidas e tipo de desintegração.

Potássio

O potássio apresenta somente um isótopo radioativo, o ^{40}K, com tempo de meia-vida de $1,28 \times 10^9$ anos e abundância isotópica de 0,0118%. Está presente nos solos (concentração influenciada pelo uso de fertilizantes), nas rochas, na água do mar e, predominantemente, nos alimentos e nos tecidos humanos sob ampla variação. O potássio é essencial ao desenvolvimento da vida.

No que se referee às suas características nucleares, o ^{40}K é emissor beta (89,3%) que decai para cálcio-40 (^{40}Ca) ou realiza uma captura eletrônica (10,7%), formando o estado excitado do argônio-40 (^{40}Ar), que emite uma radiação gama de energia 1,46MeV, atingindo o estado fundamental.

Radônio e seus produtos de decaimento

O radônio e seus produtos de decaimento são responsáveis por mais de 50% da dose em virtude de fontes naturais.

O radônio consiste em vários isótopos; entretanto, somente três são de ocorrência natural: o radônio (^{222}Rn), o actinônio (^{219}Rn) e o torônio (^{220}Rn). Conforme observado nos esquemas apresentados nas **Tabelas 17.11 a 17.13**, esses radionuclídeos são provenientes das séries de decaimento originadas a partir do ^{238}U, do ^{235}U e do ^{232}Th, respectivamente. Apesar de produzidos continuamente em rochas e minerais pelo decaimento alfa do ^{226}Ra, do rádio-224 (^{224}Ra) e do rádio-223 (^{223}Ra), uma vez que são gases nobres inertes, esses radionuclídeos não formam compostos químicos, podendo ser detectados por meio de suas propriedades radioativas: decaimento com emissões de partículas alfa de energia bem definida e uma sequência de produtos de decaimentos de meia-vida curta.

Na prática, somente os isótopos radônio (^{222}Rn) e torônio (^{220}Rn) apresentam relevância do ponto de vista de proteção radiológica ou interesse ambiental e geológico. O actinônio (^{219}Rn) é pouco encontrado na natureza em virtude de sua curtíssima meia-vida de 4 segundos e da abundância isotópica do seu pai ^{235}U, de apenas 0,72%. O radônio (^{222}Rn) tem tempo de meia-vida de 3,24 dias, o que lhe permite mobilidade significativa. O tempo de meia-vida menor do torônio (^{220}Rn, $t_{1/2}$ = 55,6s) limita a distância por ele percorrida antes do decaimento. Em consequência, a quantidade de ^{220}Rn que entra na atmosfera é menor que a de ^{222}Rn. Desse modo, o ^{222}Rn assume um papel de destaque em termos de proteção radiológica.

Conforme esclarecido previamente, a exposição à radioatividade natural é influenciada por fatores geológicos. A emissão de radiação ionizante por parte de rochas e solos depende do conteúdo de U, Th e K; os teores de ^{222}Rn dependerão preponderantemente da concentração de seu pai direto do ^{226}Ra, membro da série do ^{238}U.

O rádio se encontra disperso no ambiente associado aos materiais geológicos. Ao decaírem, alguns átomos de radônio são liberados da matriz sólida por recuo. O processo pelo qual o radônio escapa do material sólido e entra nos poros é chamado de emanação. Para a maioria dos solos apenas 10% a 50% do radônio produzido escapam

Tabela 17.13 Série de decaimento do ^{232}Th

Isótopo	Tempo de meia-vida	Modo de decaimento
^{232}Th	1,405 10^{10} anos	Alfa (100%)
^{228}Ra	5,75 anos	Beta (100%)
^{228}Ac	6,15 horas	Beta (100%)
^{228}Th	1,912 anos	Alfa (100%)
^{224}Ra	3,66 dias	Alfa (100%)
^{220}Rn	55,6 segundos	Alfa (100%)
^{216}Po	0,145 segundos	Alfa (100%)
^{212}Pb	10,64 horas	Beta (100%)
^{212}Bi	60,55 minutos	Alfa (36%), beta (64%)
^{212}Po	0,299 microssegundos	Alfa (100%)
^{208}Tl	3,053 minutos	Beta (100%)
^{208}Pb	Estável	

Fonte: adaptada de UNSCEAR (2000).

do grão mineral. Isso porque a emanação é influenciada pela granulometria dos materiais, pela distribuição mineralógica do rádio e pelo teor de água nos interstícios dos grãos (umidade). Logo após ser emanado, o gás tende a migrar por difusão molecular ou fluxo convectivo no sentido da superfície topográfica, onde a porção que não decaiu no percurso acaba por se libertar para a atmosfera. O fluxo de radônio na interface litosfera-atmosfera é denominado exalação. A exalação depende, principalmente, da permeabilidade (presença de poros interconectados). Em sedimentos, a permeabilidade depende da granulometria, textura e estrutura. Os materiais com granulometria fina, como as argilas, tendem a ser impermeáveis, e os materiais com granulometria mais grossa, permeáveis.

O embasamento geológico de uma região é o principal fator que influencia a concentração de radônio nos gases do solo. Entretanto, outros fatores, de caráter meteorológico e climático, interferem nas concentrações de radônio em solos e, consequentemente, nos processos de transporte do radônio para a atmosfera, quais sejam: a umidade do solo, a precipitação, a pressão atmosférica, a temperatura do solo e do ar e os ventos.

O radônio exalado da superfície terrestre é rapidamente dispersado e diluído na atmosfera por meio de convecção vertical e das turbulências. O radônio ocorre naturalmente na atmosfera na faixa típica de 4,0 a 19Bq.m^{-3}. Entretanto, níveis elevados desse gás podem ser observados se o radônio exalado fica retido em ambientes fechados, como minas subterrâneas e residências, por exemplo.

Altas concentrações de radônio e de sua progênie podem ocorrer no interior de minas subterrâneas. Essa concentração é consequência do transporte do radônio presente no interstício dos grãos e das fraturas das rochas para o interior das galerias por meio da circulação de ar e de água.

Em residências, os mecanismos de entrada do radônio são a difusão e convecção do radônio de solos e materiais de construção e a liberação do radônio de águas e gás natural. O principal mecanismo de entrada do radônio no interior das residências é a convecção a partir do solo. Normalmente, as residências apresentam pressão ligeiramente inferior em comparação com a do solo subjacente; logo, o fluxo de entrada do radônio aumenta. O gradiente de pressão estabelecido é resultado da maior temperatura no interior das residências, principalmente em regiões de clima frio e temperado, dos ventos e da existência de sistemas de extração de ar. Nesse caso, o radônio gerado em solos migra para o interior através do alicerce (espaços entre o solo e o assoalho, porões) e por vários caminhos: fissuras, tubulações, buracos, juntas mal coladas, solo exposto, pontos de ligação da construção (argamassa, ligação entre o chão e a parede) e tubulações frouxas ou soltas.

Alguns materiais de construção também podem atuar como fontes de radônio em residências. Esses materiais de construção têm a combinação de elevado nível de rádio e alta porosidade, o que possibilita o escape do radônio por difusão. Em alguns casos, são materiais de origem natural, como granito, e em outros resultado de processos industriais, como o fosfogesso, subproduto da indústria de fosfato, escória de silicato de cálcio e outros. A aplicação de revestimentos, como tintas, é o principal e mais econômico mecanismo de redução do transporte do radônio do material de construção.

Outra fonte de radônio é a água. A concentração de radônio na água varia consideravelmente, sendo maior em águas subterrâneas, intermediária em águas em contato com o solo e baixa em águas superficiais. Os valores de referência são: 100, 10 e 1,0Bq.m^{-3}, respectivamente. Níveis elevados de radônio são encontrados em águas subterrâneas de áreas de embasamento granítico. Normalmente, o radônio dissolvido na água entra nas residências mediante a emanação quando a água é usada. Consequentemente, ocorre aumento da concentração especialmente nos banheiros, onde o processo de liberação do radônio é favorecido pelo movimento e a temperatura da água. Em média, concentrações de radônio na água de 10k.Bq.m^{-3} implicam a contribuição de 1,0Bq.m^{-3} de radônio no ar.

O gás natural não é considerado uma fonte significativa. A concentração média de radônio no gás natural de diversas redes de distribuição oscila entre 40 e 2.000Bq.m^{-3}. Estima-se que as contribuições correspondentes para essas concentrações sejam de aproximadamente 0,1 a 0,3Bq.m^{-3} de radônio no ar.

Em residências e outras construções de um andar, estima-se que 95% do radônio presente provenham dos solos e das rochas – onde as concentrações desse gás são muito altas – 5% provêm dos materiais de construção e menos de 1% seja liberado a partir da água consumida.

Contudo, o efeito do solo se torna desprezível em apartamentos (andares elevados); nesse caso, os materiais de construção e o abastecimento de água são as fontes dominantes. A tendência recente de melhorar o isolamento térmico das residências, principalmente em países de clima temperado, aumenta os níveis de radônio, já que reduz a ventilação, que é uma medida preventiva para minimizar o acúmulo desse gás.

A Agência de Proteção Ambiental dos Estados Unidos (USEPA) adverte que práticas de intervenção devem ser executadas em residências com concentrações de radônio iguais ou maiores que 148Bq.m^{-3}. Em locais de trabalho, como minas, todavia, o limite estabelecido pela Comissão Internacional de Proteção Radiológica (ICRP) é 1.000Bq.m^{-3}, haja vista ser muito menor o tempo de permanência nesses ambientes. No Brasil, não há legislação oficial a respeito do radônio em residências. Atualmente, para minas subterrâneas o limite de 1.000Bq.m^{-3} é adotado pela Comissão Nacional de Energia Nuclear (CNEN).

O radônio presente no ar atmosférico, no interior de residências e em minas subterrâneas se desintegra por emissão da partícula alfa, gerando uma sequência de radionuclídeos conhecidos como a progênie do radônio (isótopos do Pb, Bi e Po). Estes são sólidos, quimicamente ativos e têm meias-vidas relativamente curtas.

Efeitos sobre a saúde do radônio e de seus produtos de decaimento

Como mencionado previamente, o ^{222}Rn, depois de exalado, migra e forma seus produtos de decaimento de meia-vida curta: ^{218}Po, ^{214}Pb, ^{214}Bi e ^{214}Po. Estes tendem a aderir às partículas de aerossóis dispersas no ar, formando a fração anexada de tamanho igual à distribuição dos aerossóis no ambiente (20 a 500nm de diâmetro). A progênie do radônio não aderida às partículas de aerossóis presente no ar forma a fração desanexada, cujo tamanho varia aproximadamente de 0,5 a 5nm. A fração desanexada pode se depositar nas superfícies ou continuar existindo como íons livres ou pequenos aglomerados moleculares. No modelo dosimétrico do pulmão, a fração desanexada representa maior risco por unidade de material radioativo inalado que a fração anexada. Isso porque a entrada dos aerossóis no trato respiratório depende do tamanho: partículas maiores param na cavidade nasal, enquanto as menores alcançam os pulmões.

Quando o ar que contém o radônio e sua progênie em equilíbrio parcial ou total é inalado, o radônio, por ser um gás inerte, é exalado imediatamente. Em contrapartida, as frações anexadas e desanexadas se depositam no pulmão, especialmente no trato respiratório superior, e irradiam o tecido pulmonar ao decair antes de serem removidas pelos mecanismos do metabolismo orgânico. A energia das partículas alfa emitidas por esses radionuclídeos são totalmente absorvidas pelos tecidos pulmonares.

Estudos epidemiológicos revelam uma forte correlação entre câncer de pulmão e exposição ao radônio. Em geral, aceita-se que o radônio seja a segunda causa de câncer de pulmão, depois do cigarro. Além disso, a exposição ao radônio e o cigarro aumentam os riscos individuais. Atualmente, a Agência Internacional de Pesquisa em Câncer classifica o radônio como um carcinógeno de classe I, como mostra a **Tabela 17.14**.

Quantidades e unidades especiais são usadas para caracterizar a concentração da progênie no radônio no ar. A energia alfa potencial (ε_p) de um átomo na cadeia de decaimento do radônio é a energia alfa total emitida durante o decaimento desse átomo para ^{210}Pb. A energia alfa por unidade de atividade (Bq) do radionuclídeo considerado é dada por: ε_p/λ_T, onde λ_T é a constante de decaimento. A *concentração da energia alfa potencial* (C_p), por sua vez, é definida como a soma das energias alfa potenciais emitidas por esses átomos por volume de ar. Esta pode ser expressa em termos da *concentração equivalente de equilíbrio* (EEC), que corresponde à concentração de radônio em equilíbrio radioativo com sua progênie de meia-vida curta, que liberaria a mesma energia alfa potencial por unidade de volume que a concentração de radônio e seus descendentes em desequilíbrio.

A razão entre a EEC e a concentração de radônio (C_{Rn}) é chamada de fator de equilíbrio (F). Esse fator é igual a 1,0 se o radônio e seus filhos de meia-vida curta estiverem em equilíbrio secular. Normalmente, para a maioria dos ambientes internos o fator varia entre 0,2 e 0,6. O fator de equilíbrio caracteriza o desequilíbrio entre o radônio e sua progênie em termos da energia alfa potencial. Esse fator tem sido amplamente estudado em condições distintas para avaliar a que dose as pessoas estão expostas para uma dada concentração de radônio quando o equilíbrio com seus filhos não é atingido.

Contudo, o comitê científico sobre os efeitos da radiação atômica das Nações Unidas (UNSCEAR) propõe uma metodologia fundamentada em estudos epidemiológicos e dosimetria física para a estimativa da dose efetiva média (E) devido ao radônio. Desse modo, a dose efetiva média anual, em mSv.a^{-1}, pode ser calculada pela equação 5:

$$E = C_{Rn} \cdot F \cdot T \cdot k \quad (5)$$

Onde T é o tempo de permanência em residências (T = 7.000h por ano) e k é o fator de conversão (k = 9nSv [Bq.h.m^{-3}]$^{-1}$), sendo ambos valores estabelecidos e adotados pelo comitê.

Tabela 17.14 Várias formas e fontes de radiação que são carcinógenos humanos (grupo 1) e prováveis carcinógenos humanos (grupo 2A)

Agente/substância	Câncer
Grupo 1 (IARC): carcinógenos humanos	
Raios X e raios gama	Vários
Radiação solar	Pele
Radônio-222 e seus produtos de decaimento	Pulmão
Rádio-224, 226, 228 e seus produtos de decaimento	Osso
Tório-232 e seus produtos de decaimento	Fígado/leucemia
Radioiodos (incluindo o iodo-131)	Tireoide
Plutônio-239 e seus produtos de decaimento (aerossóis)	Pulmão, fígado e osso
Fósforo-32	Leucemia
Nêutrons	Vários
Radionuclídeos emissores alfa	Vários
Radionuclídeos emissores beta	Vários
Grupo 2A (IARC): prováveis carcinógenos humanos	
Radiação ultravioleta	Pele

Fonte: adaptada de WHO (2003).

NORM E TENORM

Na literatura, dois termos são utilizados no contexto da radioatividade natural. O acrônimo NORM (*Naturally Occuring Radioactive Material*) se refere aos materiais que contenham radionuclídeos de origem natural que se encontram distribuídos na crosta terrestre. Os principais radionuclídeos naturais presentes nos NORM são ^{238}U, ^{235}U, ^{232}Th, ^{40}K e ^{87}Rb, em geral em baixas concentrações. Entretanto, os recursos naturais podem ser processados e, em consequência, concentrar os radionuclídeos de ocorrência natural. Desse modo, tém-se o acrônimo TENORM (*Tecnologically Enhanced Naturally Occurring Radioactive Material*), que designa os materiais radioativos de ocorrência natural aprimorados tecnicamente. Nesse caso se enquadram as grandes quantidades de rejeitos, com atividade específica baixa, liberados nas atividades industriais. Exemplos dessas atividades incluem mineração, beneficiamento de minerais, produção de fertilizantes fosfatados, extração e purificação de elementos traços, dentre outras. A maioria dos radionuclídeos em TENORM são U, Th e seus produtos de decaimento, principalmente ^{226}Ra e ^{222}Rn, que devem ser considerados na dispersão de rejeitos.

Bibliografia

Aramburu XO, Bisbal JJ. Radiaciones ionizantes: utilización y riesgos. 1. ed. Barcelona: UPC, 1994.
Áustria. United Nations Scientific Committee on Effects of Atomic Radiation – UNSCEAR. Report Vol.1. Sources and effects of ionizing radiation. Viena: Nações Unidas, 2000.
Bonotto DM. Radioatividade nas águas: da Inglaterra ao Guarani. 1. ed. São Paulo (SP): UNESP, 2004.
Eisenbud M, Gessel T. Environmental radioactivity: from natural, industrial and military sources. 4. ed. San Diego: Academic Press, 1997.
El Afifi EM, Hilal MA, Khalifa SM, Aly HF. Evaluation of U, Th, K and emanated radon in some NORM and TENORM samples. Radiation Measurements 2006; 41:627-33.
Environmental Protection Agency. Consumer's guide to radon reduction: how to fix your home. 2. ed. Estados Unidos: Agência Proteção Ambiental, 2006.
França. Organização Mundial da Saúde. Word Cancer Report. Lyon: Agência Internacional de Pesquisa em Câncer, 2003.
IAEA – International Atomic Energy Agency. Radiation protection against radon in workplaces other than mines. Publicação 33. Vienna: International Atomic Energy Agency, 2003.
ICRP – International Commission of Radiological Protection Protection against Radon-222 at home and at work. Publicação 65. Canada: Pergamon, 1993.
ICRP – International Commission of Radiological Protection. Lung cancer risk from radon and progeny and statement on radon. Publicação 115. Canada: Elsevier, 2010.
Kumar R, Mahur AK, Sulekha Rao N, Sengupta D, Prasad R. Radon exhalation rate from samples from the newly discovered high background radiation area at Erasama beach placer deposit of Orissa, India. Radiation Measurements 2008; 43:508-11.
Neves LF, Pereira AC. Radioatividade natural e ordenamento do território: o contributo das ciências da Terra. Geonovas 2004; 18:103-14.
Planinnié J, Faj Z, Radolic V, Smit G, Faj D. Indoor radon dose assessment for Osijek. Jounal of Environmental Radioactivity 1999; 44:97-106.
Santos TO. Distribuição da concentração de radônio em residências e outras construções da Região Metropolitana de Belo Horizonte-RMBH [dissertação]. Belo Horizonte: Escola de Engenharia, Universidade Federal de Minas Gerais, 2010.
Turner JE. Atoms, radiation, and radiation protection. 2. ed. New York: Wiley, 1995.

E – RADIOLOGIA INDUSTRIAL

Evelise Gomes Lara

INTRODUÇÃO

O desenvolvimento tecnológico presente nos vários segmentos da indústria é um processo evolutivo constante de modo a atender às demandas da sociedade moderna. Esse desenvolvimento é cada vez mais requerido e concorrido, resultando em uma espécie de "corrida contra o tempo" e garantindo a competitividade tecnológica industrial. Nesse contexto, as organizações (especialmente as indústrias) necessitam constantemente aprimorar seus programas de garantia da qualidade com o objetivo de atender às necessidades dos clientes e, principalmente, garantir a segurança na utilização de seus produtos.

Um dos principais avanços industriais nas últimas décadas está na utilização cada vez mais frequente das radiações ionizantes no controle de processos industriais. Assim, por meio de técnicas bem estabelecidas, pode-se investigar, por exemplo, a integridade de peças e máquinas, controlar níveis de líquidos em reservatórios, a sondagem geológica para perfuração de poços, a vistoria de segurança em presídios, bem como a inspeção alfandegária de cargas em fronteiras, portos e aeroportos.

A radiologia industrial consiste na utilização de fontes de radiação ionizante em práticas relacionadas com a indústria, sendo essas fontes naturais (emissores alfa, beta ou gama) ou artificiais (equipamentos geradores de raios X). Nesta parte do capítulo são abordados alguns tópicos específicos sobre as principais práticas industriais que se utilizam das radiações ionizantes para diversos fins, como medidores nucleares, perfilagem radioativa de poços, técnicas analíticas e a radiografia industrial. Trata-se de uma visão global a partir da qual o leitor poderá ter noções e conceitos básicos sobre o tema para que possa, então, aprofundar seus conhecimentos. Por fim, a proteção radiológica também será tratada com um enfoque nas aplicações industriais.

RADIOLOGIA INDUSTRIAL NO BRASIL

No Brasil, as atividades de pesquisa, desenvolvimento, promoção, prestação de serviços e fiscalização no setor

Capítulo 17 Aplicações não Médicas da Radiação | 357

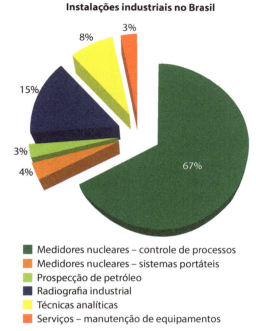

Figura 17.36 Instalações radioativas industriais classificadas por práticas. (Disponível em: www.cnen.gov.br).

nuclear são de competência da Comissão Nacional de Energia Nuclear (CNEN), uma autarquia federal vinculada ao Ministério da Ciência e Tecnologia. Segundo dados da CNEN, atualmente existem cerca de 650 instalações industriais autorizadas a manusear fontes de radiação com tendência de aumento desse número nos próximos anos.

As fontes de radiação utilizadas nas instalações industriais apresentam características específicas de acordo com a finalidade de uso. Assim, são manuseadas em todo o país mais de 3.000 fontes radioativas com meias-vidas que variam de poucas horas a décadas, além dos equipamentos emissores de raios X. A **Figura 17.36** apresenta a distribuição das instalações radioativas no Brasil classificadas por práticas industriais.

PRÁTICAS RADIOLÓGICAS NA INDÚSTRIA

A norma nuclear CNEN-NN-3.01 – *Diretrizes Básicas de Proteção Radiológica* define o termo "prática" como *toda atividade humana que introduz fontes de exposição ou vias de exposições adicionais ou estende a exposição a mais pessoas, ou modifica o conjunto de vias de exposição devida a fontes existentes, de forma a aumentar a probabilidade de exposição de pessoas ou o número de pessoas expostas*. A partir desse conceito, as principais práticas industriais abordadas neste capítulo se dividem em medidores nucleares, perfilagem radioativa de poços, técnicas analíticas e radiografia industrial.

Medidores nucleares

Os medidores nucleares são dispositivos utilizados em vários ramos da indústria com o objetivo de controlar processos industriais por meio da utilização de fontes radioativas. Essa prática torna possível que os produtos e processos alcancem os padrões requeridos em normas, garantindo a qualidade e, consequentemente, a competitividade. Nesse contexto, os medidores nucleares são utilizados para controlar, por exemplo, níveis em reservatórios, densidade de materiais, espessura, umidade, quantidade e vazão.

Basicamente, o método de análise consiste em uma fonte de radiação selada, localizada dentro de uma blindagem, e esse conjunto é combinado a um detector de radiação. Dessa maneira, a radiação emitida pela fonte interage com o material a ser examinado e posteriormente com o detector. Sabe-se que o feixe de radiação sofre atenuação ao interagir com o material e que a intensidade dessa atenuação depende das características físico-químicas do material. Por exemplo, se imaginarmos um reservatório de óleo (tanque) de grandes dimensões e se precisássemos saber o nível (altura) do óleo nesse reservatório, poderíamos usar um sistema de medição de nível utilizando uma fonte de ^{241}Am localizada em uma parede do tanque e um detector de radiação devidamente calibrado localizado na parede oposta à fonte. Assim, se o óleo estivesse abaixo de um nível considerado ideal, o feixe de radiação, ao atravessar o diâmetro do vaso, seria pouco atenuado devido à ausência de material (óleo) em seu percurso e iria interagir com o detector, o qual faria uma determinada leitura. Já no caso de o óleo estar em um nível acima do estabelecido como ideal, o feixe de radiação, ao atravessar o diâmetro do tanque, seria consideravelmente atenuado pelo óleo, chegando ao detector a uma intensidade bastante reduzida em relação à inicial. Assim, utilizando um sistema calibrado de medição, o operador poderá saber o nível do óleo em um reservatório a partir de informações obtidas pela diferença de atenuação da radiação, de modo remoto, prático e seguro, uma vez que não foi preciso deslocar um funcionário até o reservatório para fazer a verificação pessoalmente.

As principais fontes radioativas utilizadas como medidores nucleares são: ^{137}Cs, ^{60}Co, ^{241}Am, ^{90}Sr, ^{85}Kr e ^{147}Pm. Na indústria de papel, a utilização de técnicas nucleares garante que todas as folhas apresentem a mesma gramatura. Na indústria de bebidas, as fontes de ^{241}Am são utilizadas para a verificação do nível do líquido no interior das latas e garrafas, fornecendo um dado em tempo real. Na construção de rodovias são utilizados medidores para verificação da densidade e umidade de solos.

Classificação dos medidores nucleares

Os medidores nucleares podem ser classificados quanto à sua mobilidade em fixos, fixos de varredura e portáteis. Os medidores fixos são geralmente utilizados no controle de níveis (óleos e líquidos enlatados), sendo o produto a ser inspecionado deslocado em uma esteira enquanto a fonte radioativa permanece fixa em um ponto específico a uma distância predeterminada. Já os medidores fixos de varredura se movimentam ao longo de uma área específica, realizando uma varredura no produto a ser inspecionado. Nesse caso, o produto permanece imóvel enquanto a fonte se desloca. Por fim, os medidores portáteis são equipamentos móveis utilizados principalmente em inspeções de campo, como, por exemplo, verificações de umidade e compactação de solos, asfalto e concreto.

Quanto à posição dos detectores, os medidores nucleares podem ser classificados como de transmissão ou retroespalhamento. Os medidores ditos de transmissão têm o detector de radiação posicionado no lado oposto à fonte, de modo que a radiação que atravessa o material seja detectada após o material. Assim, a fonte e o detector estão situados em lados opostos. Já nos detectores de retroespalhamento tanto a fonte de radiação como o detector estão localizados no mesmo lado, de modo que o detector irá interagir com a radiação retroespalhada pelo material. Um exemplo de um medidor nuclear de nível do tipo fixo é apresentado na **Figura 17.37**.

Vantagens na utilização dos medidores nucleares

O desenvolvimento tecnológico em todas as áreas do conhecimento tem proporcionado uma diversidade de possibilidades de utilização das radiações ionizantes. Nesse sentido, torna-se imprescindível a avaliação pormenorizada das justificativas e vantagens dessas aplicações de modo a cumprir com os princípios básicos de proteção radiológica.

Com relação aos medidores nucleares, podem ser citadas algumas vantagens significativas em sua utilização, como: possibilidade de inspeção de materiais cuja temperatura é elevada; a fonte radioativa não entra em contato com o material a ser inspecionado (não há contaminação); possibilidade de controlar processos que se deslocam em alta velocidade; segurança na resposta de uma inspeção; respostas rápidas (ou em tempo real); facilidade de instalação; controle à distância; a resposta não é afetada pela temperatura ou corrosão; possibilidade de registro contínuo; alta durabilidade do equipamento e, por fim, facilidade em sua manutenção. A **Tabela 17.15** apresenta as principais aplicações dos medidores nucleares na indústria.

Perfilagem radioativa de poços

As técnicas nucleares são utilizadas no delineamento ou na perfilagem de poços petrolíferos. Por meio da utilização de fontes nucleares é possível medir e registrar continuamente determinados parâmetros ao longo das paredes de um poço, fornecendo dados qualitativos e semiquantitativos. Além de poços de petróleo, a perfilagem radioativa também se mostrou bastante eficiente na inferência de parâmetros indicadores de qualidade de carvão mineral.

A perfilagem de poços consiste na avaliação geofísica dos poços a uma determinada profundidade com a finalidade de obter informações sobre as propriedades físicas das rochas adjacentes ao poço. Essa técnica torna possível um levantamento minucioso dos perfis do poço para a produção de petróleo. O método consiste na introdução progressiva de uma sonda ao longo do poço. Uma vez que as propriedades físicas medidas estão relacionadas, os gráficos resultantes ou *logs* dos poços perfilados podem ser utilizados para precisar a localização, a quantidade e a viabilidade comercial da produção de óleo e/ou gás do poço. O sistema é composto por uma unidade de controle conectada a um computador, sondas conectadas a diversos sensores e um cabo que tem a função de sustentação mecânica da sonda e também a de comunicação de dados.

Existem vários tipos de técnicas utilizadas para delinear os perfis de um poço. Dentre aquelas em que são utilizadas fontes radioativas, podem ser citadas:

- **Gama natural (*natural gamma*):** detecta a radioatividade gama natural total da formação geológica. Sabe-se que a radioatividade natural está presente em todos os ambientes geológicos em virtude, principalmente, dos teores de ^{40}K e dos elementos radioativos originados durante a cadeia de decaimento das séries do ^{238}U e do ^{232}Th. Desse modo, a distribuição desses elementos pode ser relacionada com a idade e com o desenvolvimento das formações geológicas, bem como com os processos de sedimentação. Nesse contexto, pode-se identificar a litologia ou tipos de rochas minerais radioativos presentes, além de auxiliar com informações referentes à granulometria, como o cálculo do volume de argilas do solo.
- **Raios gama (*gamma radiation*):** o objetivo dessa técnica é medir a densidade global ou o peso bruto do volume de perfuração, ou seja, rochas, e o teor de umidade nelas contida. Por meio dessa relação é possível estabelecer a poro-

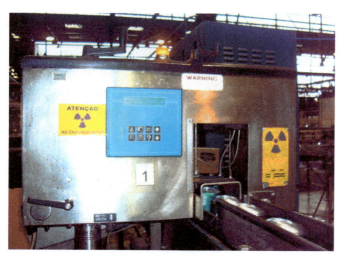

Figura 17.37 Medidor nuclear de nível utilizado em uma fábrica de bebidas. (Arquivo pessoal.)

Tabela 17.15 Principais aplicações dos medidores nucleares na indústria

Aplicação	Equipamento	Radioisótopo	Qualidade/Atividade da radiação
Controle da qualidade Óleos e bebidas enlatadas Produção de sabão em pó Produção de sucrilhos Produção de café (em caixa)	MEDIDOR DE NÍVEL	^{241}Am	Gama 0,4 a 40GBq
Controle em linhas de produção Medição de caldeiras Medição de silos Medição de farelos Medição de polpas e lamas Medição de produtos químicos		^{60}Co / ^{137}Cs	
Controle em linhas de produção Substâncias participantes da composição do produto final	MEDIDOR DE PESO	^{137}Cs	
Controle de qualidade Fabricação de leite condensado Fabricação de sucos Fabricação de doces	MEDIDOR DE DENSIDADE	^{137}Cs	Gama 0,4 a 40GBq
Fabricação de espumas Fabricação de produtos emborrachados Fabricação de cigarros Fabricação de cimentos Fabricação de óleos Controle em linhas de produção Medidas de líquidos Medidas de óleos Medidas de lamas Medidas de produtos químicos		^{90}Sr	Beta 40MBq a 40GBq
Medição de solos		^{137}Cs	Gama 0,4 a 40GBq
Produção de papel Características da superfície asfáltica Determinação de hidrocarbonetos em rochas	MEDIDOR DE UMIDADE	^{241}Am-Be	Nêutron Até 4GBq

Fonte: Aquino J (2008).

sidade dessas rochas. Assim, a quantidade de raios gama retroespalhados pela formação será proporcional à densidade que, por sua vez, pode ser aproximadamente relacionada com a densidade específica. O radionuclídeo mais utilizado é o ^{137}Cs, cuja atividade aproximada é de 60GBq. Nesse caso, o núcleo do ^{137}Cs emite uma partícula beta negativa, transformando-se em um núcleo excitado de bário, o qual irá se desexcitar e emitir radiação gama de energia de 661keV em cerca de 90% das emissões.
- **Neutrônica (*neutron porosity* – NPHI):** a perfilagem neutrônica foi a primeira aplicação nuclear a ser utilizada para se obter uma estimativa direta da porosidade da formação rochosa. O fato de nêutrons serem partículas destituídas de carga elétrica e com massa quase idêntica à do núcleo de hidrogênio possibilita que eles penetrem profundamente na matéria. O radionuclídeo mais utilizado é o ^{241}Am-Be, de aproximadamente 630GBq de atividade. Assim, os nêutrons rápidos (alta energia, cerca de 2MeV) emitidos por essa fonte, ao atingirem a rocha, são termalizados principalmente por núcleos de hidrogênio (presentes na água das formações e/ou hidrocarbonetos) e refletidos aos detectores de nêutrons térmicos. As contagens desses detectores são comparadas com as de uma porosidade previamente conhecida, chegando-se então a um perfil de porosidade aparente do poço de petróleo. A partir dessas informações é possível estimar a porosidade, a litologia e a detecção de hidrocarbonetos leves ou gás. A **Figura 17.38** ilustra o princípio da perfilagem de um poço por meio da utilização da radiação retroespalhada.

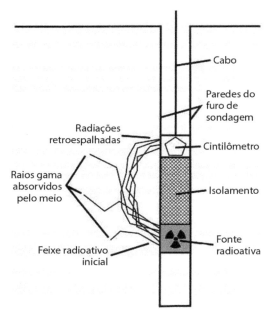

Figura 17.38 Princípio da perfilagem de radiação retroespalhada. (Webber et al., 2009.)

Também são utilizadas pequenas fontes seladas de ^{60}Co, chamadas de marcadores radioativos ou *Pip tag*, com a função de controlar a profundidade da perfuração. Esses marcadores são posicionados em adaptadores que são enroscados juntamente com a coluna de perfuração. Nesse arranjo, os raios gama emitidos pela fonte de ^{60}Co podem ser detectados por um detector acoplado à sonda de perfilagem. Quando se sabe onde foram colocados os marcadores, pode-se confirmar a profundidade do poço. Esses marcadores normalmente são deixados dentro do poço e posteriormente resgatados e reutilizados em outras operações.

Técnicas analíticas

As técnicas analíticas são práticas em que se utilizam fontes de radiação, geralmente equipamentos emissores de raios X, em inspeções para as mais variadas finalidades. Uma de suas aplicações, que vem crescendo bastante nos últimos anos, consiste na utilização de equipamentos de raios X em inspeções de segurança.

As questões de segurança nacional em áreas fronteiriças e políticas de controle de bagagens, cargas e o tráfico de mercadorias representam um problema mundial. Nesse cenário, países de grande extensão territorial constituem um enorme desafio estratégico para as autoridades. No caso do Brasil, as fronteiras terrestres o colocam em contato com dez outras nações sul-americanas, além de sua faixa costeira se estender por aproximadamente 8.000 quilômetros.

Para o controle de entrada (e saída) de substâncias proibidas, como explosivos, drogas, armas e outros produtos ilegais, os portos, aeroportos e zonas de fronteiras se utilizam, dentre outras tecnologias, das propriedades dos raios X, os quais podem atravessar materiais relativamente densos e gerar imagens que vão delinear os materiais, possibilitando sua identificação. Esse mesmo conceito é utilizado no controle de passageiros em aeroportos e de visitantes em presídios, onde são utilizados escâneres de corpo inteiro ou *body-scan*. Esses equipamentos emitem baixas doses de radiação e auxiliam a detecção tanto de objetos metálicos como não metálicos, incluindo artigos proibidos em presídios, como *chips* e carregadores de celular.

Outra finalidade das técnicas analíticas é em ações antiterroristas. O patrulhamento em aeroportos é um fenômeno relativamente recente, iniciado na década de 1970, quando os terroristas começaram a sequestrar aeronaves, e foi intensificado após os atentados terroristas de 11 de setembro de 2001 em Nova York. Nesse tipo de operação são utilizados detectores portáteis de radiação capazes de medir baixas doses. Assim, são monitorados materiais, pessoas e veículos de transporte de cargas em aeroportos, portos, presídios e em grandes eventos esportivos e religiosos, entre outros.

No Brasil também são utilizados escâneres móveis e portáteis em veículos para o combate ao transporte de materiais ilícitos. Paralelamente, as autoridades responsáveis pela segurança nacional, como a Polícia Federal e a Aeronáutica, dispõem de veículos aéreos não tripulados para atuar na vigilância das fronteiras, fornecendo imagens aéreas e informações de inteligência para as ações de segurança pública.

O princípio físico da inspeção é fundamentado na diferença de atenuação do feixe de raios X pelos materiais. Dessa maneira, diferentes materiais de diversas composições e espessuras irão atenuar mais ou menos o feixe de radiação. Ao contrário de uma radiografia comum, que necessita ser processada para que a imagem seja formada e gerar o registro físico, em uma inspeção de bagagens, pacotes e embalagens é necessária uma visualização imediata, ou *online*, durante a varredura.

Nesse tipo de operação, o operador aciona a esteira através do painel de controle. Quando o objeto adentra a cabine dos raios X, é acionada uma célula fotoelétrica que fará com que os raios X sejam disparados para o processo de varredura. A radiação, ao atravessar o material, sofre atenuação e incide sobre a tela fluorescente do equipamento, gerando instantaneamente uma imagem em um monitor de vídeo. A imagem pode ser tratada por *softwares* específicos que atribuem cores a determinados materiais, como vermelho para drogas, verde para orgânicos e a cor azul para metais, por exemplo. Em condições normais, a taxa de dose ao redor do equipamento é menor que os níveis de dose ambientais: cerca de 0,2μSv/h.

Radiografia industrial

Desde 1920, a capacidade de testar materiais sem destruí-los tem sido desenvolvida e encarada como uma ferramenta indispensável na fabricação, construção e controle de qualidade de produtos. Desde essa época já se tinha a consciência de que somente os testes visuais de materiais, peças e produtos não representavam um meio eficiente de controle de qualidade.

Os *ensaios não destrutivos* (END) são utilizados em todo o mundo para detectar variações na estrutura dos materiais sem destruí-los ou introduzir quaisquer alterações em suas características originais. Por meio desses ensaios podem ser investigadas alterações em acabamentos de superfície de peças, a presença de trincas ou outras descontinuidades físicas, poros em materiais soldados, a medição de espessura de materiais e revestimentos, além da determinação de outras características dos produtos industriais. Assim, cientistas e profissionais de vários países, ligados sobretudo à engenharia, têm contribuído sobremaneira para o desenvolvimento dos ensaios não destrutivos e suas aplicações.

Uma das técnicas de END muito difundida na indústria é a radiografia industrial. A prática de radiografia industrial consiste na utilização de fontes de radiação (geralmente radiação gama ou raios X) para a obtenção de imagens com o objetivo de detectar descontinuidades com poucos milímetros de extensão. Essa técnica é utilizada, principalmente, em indústrias de petróleo e petroquímica, nuclear, alimentícia, farmacêutica, geração de energia para inspeção principalmente de soldas e fundidos e ainda na indústria bélica para inspeção de explosivos, armamento e mísseis. Também é utilizada na qualificação de soldadores e operadores de soldagem, tendo como grande vantagem a possibilidade de documentação do ensaio – radiografia impressa ou digitalizada. Atualmente, cerca de 15% de todas as instalações radioativas industriais do Brasil realizam inspeções por meio da radiografia industrial, segundo dados da CNEN.

Vale ressaltar que o termo *descontinuidade* é definido como uma imperfeição aceitável por normas de fabricação, enquanto *defeito* se refere a uma descontinuidade reprovada por uma norma de fabricação, ou seja, uma descontinuidade que viola os critérios de aceitação definidos em normas específicas. Desse modo, todo defeito é uma descontinuidade, porém nem toda descontinuidade corresponde a um defeito.

O fundamento físico da inspeção industrial por meio da radiografia se baseia na diferença de atenuação do feixe de radiação em função das características físicas (geometria, densidade e espessura) e químicas (material constituinte) dos materiais. Essas características também irão definir a melhor técnica radiográfica a ser utilizada, o tipo e a energia da fonte de radiação e até o tipo de filme radiográfico a ser utilizado.

Considerando uma peça fabricada com ferro e outra fabricada com alumínio, sabe-se que ambas atenuam um feixe de raios gama de modo diferenciado, mesmo que se utilize a mesma fonte de radiação, ou seja, mesma energia e mesma atividade. De maneira semelhante, duas peças constituídas do mesmo material e com diferentes espessuras também formam imagens distintas. Assim, as características anteriormente citadas são imprescindíveis para definição do procedimento de inspeção.

Nesse contexto, a radiografia é utilizada para detectar variações de uma região de determinado material que apresenta uma diferença em espessura ou densidade comparada com uma região adjacente. Portanto, a atenuação será menor nos locais do material a ser inspecionado onde existirem descontinuidades, gerando diferenças no escurecimento do filme e formando a imagem da descontinuidade.

Equipamentos geradores e emissores de radiação

A radiação utilizada para inspeções industriais pode ser originada de equipamentos emissores de raios X ou irradiadores portáteis que se utilizam de fontes de radiação gama. Os equipamentos de raios X destinados ao uso industrial são gerados em uma ampola de vidro, denominada tubo de Coolidge, onde estão localizados o anodo e o catodo, de maneira idêntica ao uso em aplicações médicas.

Cabe ressaltar que os equipamentos para uso industrial apresentam algumas particularidades que os diferenciam dos equipamentos utilizados na medicina: na indústria, os objetos de interesse que serão radiografados comumente são constituídos por materiais de grande densidade, como ferro, aço, alumínio e ligas diversas. Assim, a qualidade ou energia da radiação deve atravessar esses materiais e impressionar os filmes ou placas de fósforo de modo a gerar uma imagem de boa densidade óptica. Portanto, os equipamentos industriais trabalham com tensões superiores às tensões de operação dos equipamentos médicos, da ordem de 80kV para peças de pequenas espessuras e materiais menos densos como o alumínio, por exemplo, até cerca de alguns MeV para grandes espessuras e densidades, como um peça de cobre de espessura de 80mm, por exemplo.

Em razão da produção de raios X de alta energia, o sistema de refrigeração do equipamento deve ser eficiente para dissipar a grande quantidade de calor gerada durante as exposições.

De modo geral, a utilização dos raios X nas inspeções industriais apresenta algumas vantagens em relação à dos raios gama. Os equipamentos de raios X não necessitam de cuidados especiais com relação à proteção radiológica durante o transporte, pois emitem radiação apenas quando alimentados eletricamente, ligados e destravados. Outra vantagem está no fato de demonstrarem uma ampla faixa de utilização, uma vez que o operador pode variar a energia do feixe de acordo com a espessura e o tipo do material e, por fim, as radiografias produzidas por raios X geralmente apresentam melhor qualidade em virtude de o feixe de radiação ser praticamente monoenergético.

Como desvantagens, podem ser citados o sistema de refrigeração do anodo, o qual aumenta as dimensões do equipamento, dificultando sua portabilidade, a necessidade de energia elétrica para seu funcionamento, limitando seu uso em locais onde exista esse recurso e, por fim, a menor versatilidade no posicionamento radiográfico em razão de sua geometria.

Gamagrafia é o termo usado para especificar as radiografias obtidas mediante a utilização dos raios gama oriundos de fontes radioativas. Já os irradiadores gama são os equipamentos que abrigam a fonte radioativa dotados de blindagem permanente, travas de segurança, alça de transporte e sinalização radiológica. Esses equipamentos exigem cuidados especiais de segurança, uma vez que abrigam uma fonte selada geralmente de alta atividade, podendo chegar a 3,7TBq (100Ci) de atividade, emitindo radiação constantemente.

Os irradiadores de gamagrafia são compostos basicamente por quatro dispositivos fundamentais: uma blindagem, uma fonte radioativa, um dispositivo para expor e recolher a fonte, chamado de cabo de comando, e um segundo cabo, chamado de tubo-guia, que tem a função de direcionar a fonte até o local de exposição. As blindagens podem ser construídas com diversos tipos de material. Em geral, são fabricadas com um elemento de alto número atômico (chumbo ou urânio exaurido), sendo contidas dentro de um recipiente externo de aço que têm a finalidade de proteger a blindagem contra choques mecânicos. De modo geral, não existem diferenças significativas nos irradiadores produzidos por diferentes fabricantes.

Os dispositivos utilizados para expor e recolher a fonte são quase sempre mecânicos, robustos e de construção simples. O comprimento do cabo de comando costuma variar entre 9 e 13 metros, o que oferece ao operador uma distância segura da fonte e a não exposição ao feixe direto de radiação. Em síntese, o arranjo consiste na conexão do cabo de comando ao conector da fonte, localizado na extremidade traseira do irradiador. Feito isso, o tubo-guia é conectado à parte dianteira do irradiador. Usa-se também um colimador na outra extremidade do tubo-guia, onde a fonte ficará exposta. Supondo que o filme e a peça já estejam posicionados, o irradiador é então liberado de sua posição de segurança e está apto a iniciar a irradiação. A **Figura 17.39** apresenta um desenho esquemático do arranjo descrito.

Outro tipo de irradiador é o chamado Crawler. O Crawler é um equipamento de irradiação que conta com um sistema remoto de funcionamento, sendo autopropelido com auxílio de baterias; portanto, não é necessária a utilização de cabos de comando e tubo-guia. Esse equipamento é muito utilizado em inspeções de dutos com diâmetros de 152,40 a 609,60mm (6 a 24 polegadas). Uma vez que o Crawler opera no centro do duto, apenas uma exposição é necessária para

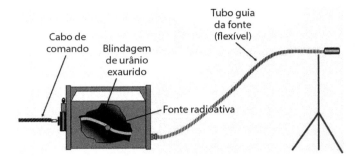

Figura 17.39 Representação de arranjo radiográfico – gamagrafia. (Andreucci R, 2010.)

cobrir toda a área da solda. Com esse método, a fonte está no centro da solda que será radiografada e a radiação passará através de apenas uma espessura, o que resulta na diminuição do tempo de exposição, aumentando também a produtividade.

Uma característica importante dos irradiadores, que diz respeito à blindagem, é sua capacidade. Como se sabe, as fontes de radiação podem ser fornecidas com diversas atividades, e cada elemento radioativo contém uma energia de radiação própria. Assim, cada blindagem é dimensionada para conter um elemento radioativo específico com uma atividade máxima determinada. Portanto, é desaconselhável o uso de um irradiador projetado para determinado radioisótopo com fontes radioativas de elementos diferentes e com outras atividades. A **Tabela 17.16** apresenta os principais radioisótopos utilizados em ensaios radiográficos industriais.

Atualmente, o irídio (^{192}Ir) é o único radioisótopo para uso industrial comercializado pelo Instituto de Pesquisas Energéticas e Nucleares (IPEN/CNEN). Os demais radioisótopos são importados, o que dificulta sua obtenção, já que deverão ser obtidos com uma atividade bastante superior para que, ao chegarem ao país de destino, tenham decaído a um valor ideal para sua utilização. Além disso, outras questões burocráticas alfandegárias e o próprio transporte aumentam consideravelmente o preço desses radioisótopos. Outro fato importante é a versatilidade do ^{192}Ir, já que apresenta uma

Tabela 17.16 Principais radioisótopos utilizados em gamagrafia industrial

Radioisótopo	Meia-vida	Faixa média de energia da radiação γ (keV)	Faixa adequada de espessura de aço, objeto de ensaio (mm)
^{137}Cs	30 anos	662	50 a 100
^{60}Co	5,3 anos	1.173 a 1.332	50 a 150
^{192}Ir	74 dias	200 a 1.400	10 a 70
^{75}Se	120 dias	120 a 970	4 a 28
^{169}Yb	32 dias	8 a 130	2,5 a 15

Fonte: IAEA (1999).

ampla faixa de utilização de espessuras (de 10 a 70mm). Por essas e outras razões, o ^{192}Ir é atualmente o radioisótopo mais utilizado em radiografia industrial no Brasil.

A utilização do ^{75}Se tem aumentado nos últimos anos. Sua principal vantagem em relação ao ^{192}Ir diz respeito à proteção radiológica, uma vez que sua utilização reduz significativamente o raio de balizamento de área – cerca de metade da distância de balizamento quando comparado a uma mesma carga de trabalho estimada para o ^{192}Ir – já que contém menor energia média dos raios gama. Outra vantagem está no fato de o ^{75}Se proporcionar melhor qualidade de imagem radiográfica.

Balizamento de área

O balizamento de área para execução de serviços de radiografia deve ser feito sempre que um serviço for realizado em instalações de terceiros, áreas urbanas, áreas rurais ou em qualquer outra situação em que a exposição da fonte radioativa ocorrer em local onde não exista blindagem permanente projetada para essa prática. Nessas condições, um plano específico de proteção radiológica deve ser realizado para cada serviço, ressaltando suas peculiaridades e condições para execução do trabalho da maneira mais segura.

Nesse contexto, especial atenção é dada ao raio de isolamento da área, que deverá ser bem sinalizado com placas contendo o símbolo internacional de presença de radiação, cordas ou fitas para o isolamento e luzes piscantes para os serviços noturnos. O objetivo do balizamento é delimitar e sinalizar uma determinada área, alertando os indivíduos do público acerca da presença da radiação naquela área. Outra importante função é garantir que os níveis de radiação em qualquer ponto fora da área balizada apresentem valores compatíveis com os níveis de dose permitidos para os indivíduos do público que porventura acessem essas áreas.

Independentemente do local onde será realizada a inspeção, a equipe de radiografia deverá garantir o total controle da área isolada. Nesse sentido, deve-se ter muita atenção ao possível acesso de pessoas que possam adentrar inadvertidamente na área delimitada. Nesses casos, a equipe deve analisar a área e reforçar a sinalização em pontos considerados vulneráveis.

A distância ou balizamento de área depende, principalmente, das características da fonte e do tempo de exposição dessa fonte. Com base na atividade de uma fonte, pode-se relacionar a exposição no ar por ela produzida. Quanto mais tempo a fonte irradiar, maior a exposição que irá promover. Considerando fontes pontuais, uma boa aproximação para o cálculo da taxa de dose pode ser feita por meio da utilização da constante específica de radiação gama ou "gamão" Γ, atividade A da fonte e distância d. Assim, a taxa de exposição $\dot{X}$ é dada pela equação 6:

$$\dot{X} = \Gamma \cdot A/d^2 \quad (R/h) \tag{6}$$

e, sabendo que a taxa de exposição $\dot{X}$ está relacionada com a taxa de dose no ar $\dot{D}$, pela equação 7:

$$\dot{D} = 0{,}86 \cdot \dot{X} \dot{D} = 0{,}86 \cdot \dot{X} \quad (rad/h) \tag{7}$$

Lembrando que as unidades Roentgen (*R*) e rad (*rad*) estão relacionadas com as unidades do Sistema Internacional Coulomb/quilograma (*C/kg*) e Gray (Gy) por: $1{,}0R = 2{,}58 \times 10^{-4}$ C/kg e 1 Gray = 100rad, respectivamente.

Com base nesse raciocínio, pode-se utilizar a equação 8 para estimar a distância de balizamento de área com base no limite de dose anual para os indivíduos do público (IP), conforme Norma NN-3.01 "*Diretrizes Básicas de Proteção Radiológica*", ou seja, 1,0mSv/ano (equação 8):

$$d = \sqrt{\Gamma \cdot A \cdot t / \dot{D} \cdot FR} \tag{8}$$

Onde Γ é a constante de taxa de exposição ou *gamão* (mSv.m²/h.MBq) no Sistema Internacional ou, mais utilizado na prática, em (R.m²/h.Ci); *A* é a atividade da fonte (Ci ou Bq); *t* é o tempo de fonte exposta (h); $\dot{D}$ é a 0,0004R/dia (0,004mSv/dia) – limite derivado de dose diário para IP; e *FR* é o fator de redução do material que está sendo inspecionado ou outro material de blindagem. Esse fator é dado por: $FR = 2^n$, onde *n* é o número de camadas semirredutoras (CSR) que o material apresenta. Já a espessura do material de blindagem para determinado fator de redução *FR* é dada por (equação 9):

$$x = n \cdot CSR \tag{9}$$

A constante da taxa de exposição conhecida como fator gama ou simplesmente "gamão" (Γ) é característica para cada radionuclídeo emissor de fótons gama e leva em consideração as energias dos fótons emitidos pelo radionuclídeo. Desse modo, o gamão representa a taxa de exposição de uma determinada fonte (radionuclídeo) em R, de 1,0Ci de atividade, a 1m de distância, durante o período de 1 hora.

As radiografias obtidas por meio de equipamentos de raios X geralmente são realizadas em *bunkers* especialmente projetados para essa tarefa. Contudo, em algumas situações os equipamentos podem ser deslocados para serviços externos. Nesse caso, o cálculo para o balizamento da área é dado por (equação 10):

$$d = \sqrt{\frac{mA \cdot K \cdot t \cdot U \cdot \Gamma}{X \cdot 2^{E/m}}} \tag{10}$$

Onde *d* é a distância estimada (m); *mA* é a corrente do tubo; *X* é a exposição limite para indivíduos do público (0,0004R/dia); *K* é a taxa de exposição em mR/h a 1,0 metro (valor tabelado); *E* é a espessura do material ou peça a ser radiografada (função de blindagem, em mm); *m* é a camada de semitransmissão (similar à camada semirredutora, em mm); *t* é o tempo total de exposição (h); *U* é o fator de uso do aparelho, ou seja, a fração de tempo durante a qual o equipamento emite radiação em dada direção – geralmente se utiliza o fator de uso igual a 1 (um); e T é o fator de ocupação ou fração de tempo durante a qual determinados indivíduos permanecem em um dado local.

Condução das operações em radiografia industrial

Segundo a Norma CNEN-NN-6.04 (Resolução CNEN 145/13) – *"Requisitos de Segurança e Proteção Radiológica para Serviços de Radiografia Industrial"* – as frentes de trabalho de radiografia devem ter no mínimo dois operadores de radiografia com qualificação específica da CNEN (exceto para instalações do tipo I*).

O procedimento de irradiação adotado por esses profissionais deve ser o mais seguro possível, uma vez que eles lidam com fontes de atividade relativamente altas e em diversas condições de trabalho: em alturas (andaimes), locais ermos de difícil acesso e expostos ao tempo, profundidades etc. Nesse contexto, a equipe de radiografia deve observar e utilizar sempre os parâmetros de proteção radiológica, ou seja, adequação dos fatores blindagem, distância e tempo de operação.

As operações de radiografia industrial devem, sempre que possível, ser realizadas em instalações do tipo II. Esse tipo de instalação se caracteriza por uma área de operação localizada em recintos fechados com blindagem permanente especialmente projetada para atender às respectivas situações operacionais e com projeto de construção aprovado pela CNEN. Em qualquer trabalho de radiografia, as operações só podem ser executadas após o cumprimento dos requisitos de proteção radiológica estabelecidos no Plano de Proteção Radiológica aprovado pela CNEN.

Quando não for possível realizar o serviço em instalações do tipo II, as operações de radiografia industrial deverão ser efetuadas em instalações do tipo III, cuja área de operação está localizada em espaço isolado ou cercado com proteção específica para cada eventual situação. Assim, esses serviços podem ser realizados dentro das dependências de outras empresas (clientes), áreas externas ou outro local que não conte com blindagem permanente. Esses trabalhos podem ser realizados preferencialmente nos momentos em que for menor o número de pessoas da vizinhança do local de irradiação e devem ser sempre supervisionados pelos operadores de radiografia. As operações em instalações do tipo III devem contar com um procedimento específico de proteção radiológica tanto para condições normais de trabalho como para casos de acidentes e situações de emergência.

---

*Locais de armazenamento tipo I: sede ou escritório da empresa proprietária da fonte de radiografia gama, cuja área de armazenamento está localizada em recintos fechados com blindagem permanente especialmente projetada para atender à capacidade instalada de fontes radioativas com autorização para construção emitida pela CNEN.

O local de irradiação deve ser isolado com cordas e sinais luminosos e sinalizado com o símbolo internacional de presença de radiação. Além disso, a equipe é orientada a direcionar o feixe de radiação, sempre que possível, para áreas não ocupadas por pessoas ou para áreas adequadamente blindadas. Após qualquer operação que envolva movimento da fonte ou da blindagem, a área do arranjo radiográfico deve ser monitorada com um detector de radiação, bem como a superfície externa do irradiador, para assegurar o retorno da fonte à sua posição de segurança.

Finalmente, ao término das operações radiográficas o irradiador deve ser trancado e ter sua chave retirada e levada ao local de armazenamento adequado, procedendo-se simultaneamente à remoção dos cartazes de aviso e barreiras de segurança.

Técnicas radiográficas

Os arranjos geométricos entre a fonte de radiação, o material a ser inspecionado e o receptor de imagem devem respeitar algumas técnicas distintas, as quais, quando bem executadas, tornam possíveis uma boa visualização e a localização dos defeitos na radiografia. Essas técnicas são consagradas e largamente recomendadas por normas e especificações nacionais e internacionais. Antes da descrição das técnicas é importante destacar os tipos de exposições radiográficas, as quais podem ser classificadas como:

- **Exposição simples:** técnica na qual apenas um filme é exposto por vez ao feixe radioativo. Esse tipo de exposição não depende da técnica utilizada.
- **Exposição múltipla:** técnica na qual mais de um filme é exposto por vez ao feixe radioativo, mesmo que sejam utilizadas técnicas diferentes.
- **Exposição panorâmica:** técnica na qual dois ou mais filmes são expostos por vez ao feixe radioativo, mesmo que sejam utilizadas técnicas diferentes. Na técnica panorâmica, a fonte de radiação deve ser centralizada no ponto geométrico equidistante das peças e dos filmes ou, no caso de juntas soldadas circulares, a fonte deve ser posicionada no centro da circunferência. Com isso, em uma única exposição da fonte todos os filmes dispostos a 360 graus serão igualmente irradiados, possibilitando assim o exame completo das peças ou das juntas.

Técnica de parede simples vista simples (PSVS)

Essa técnica é assim denominada em virtude de seu arranjo entre a fonte de radiação, o material e o receptor de imagem. Sua principal característica é que apenas a face do material mais próxima ao receptor de imagem será inspecionada, ou seja, deseja-se avaliar apenas uma seção específica do material.

A exposição panorâmica constitui um caso particular da técnica de parede simples vista simples. Esse tipo de

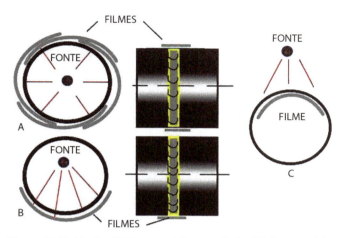

Figura 17.40 Técnica PSVS – exposição panorâmica (A); fonte posicionada dentro do tubo (B) e fonte posicionada externamente ao tubo (C). (Andreucci R, 2010.)

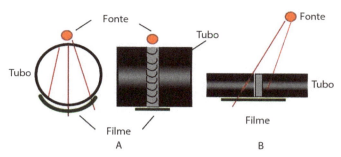

Figura 17.41 Técnicas PDVS (A) e PDVD (B). (Andreucci R, 2010.)

exposição proporciona alta produtividade e rapidez em uma inspeção de juntas soldadas circulares com acesso interno para o posicionamento da fonte (**Figura 17.40**). A técnica de parede simples é a principal utilizada para inspeção radiográfica, e a radiografia obtida a partir dessa técnica é considerada a mais fácil de ser interpretada. Assim, sempre que possível, essa técnica deverá ser empregada.

Técnica de parede dupla vista simples (PDVS)

Nessa técnica de parede dupla vista simples, o feixe de radiação atravessa duas espessuras (ou paredes) da peça, embora a imagem no filme represente apenas a face da peça que está mais próxima do filme. Com frequência, essa técnica é utilizada em inspeções de juntas soldadas, às quais não se tem acesso interno (p. ex., tubulações com diâmetros maiores que 88,9mm [3½ polegadas], vasos fechados etc.)

Vale ressaltar que essa técnica exige que a radiação atravesse duas espessuras da peça e, portanto, o tempo de exposição será maior que o da inspeção pela técnica de parede simples. Assim, essa opção deverá ser selecionada quando outra técnica não for possível ou permitida.

Técnica de parede dupla vista dupla (PDVD)

Nesse caso, o feixe de radiação proveniente da fonte também atravessa duas espessuras; entretanto, projetará no filme a imagem de duas seções da peça, ambas de interesse para a inspeção. Com frequência, é utilizada para inspeção de juntas soldadas em tubulações com diâmetros menores que 88,9mm (3½ polegadas). A **Figura 17.41** apresenta um desenho esquemático do posicionamento da fonte e dos filmes quando são realizadas as técnicas parede dupla vista simples (*A*) e parede dupla vista dupla (*B*).

Indicador de qualidade de imagem (IQI)

Os indicadores de qualidade de imagem também são popularmente conhecidos como *penetrâmetros*. Consistem em pequenas peças utilizadas para a avaliação da qualidade da radiografia obtida por meio da sensibilidade radiográfica. Desse modo, pode-se garantir a detectabilidade de descontinuidades de dimensões específicas, ou seja, uma vez que a radiografia apresente com nitidez tais furos ou fios, também apresentará descontinuidades com as mesmas dimensões desses furos ou fios.

Os IQI são construídos com um material similar ao que será radiografado, exibindo formato geométrico simples e contendo variações de formato bem definidas, como placas metálicas onde são dispostos furos ou invólucros plásticos onde são dispostos arames paralelos. Assim, para a avaliação da sensibilidade da técnica radiográfica é feita a leitura do menor furo ou arame de menor diâmetro que será visualizado na radiografia.

De modo geral, os IQI devem ser posicionados perpendicularmente em relação ao feixe radioativo e no lado da peça voltada para a fonte. Na impossibilidade desse posicionamento, o IQI poderá ser posicionado no lado próximo ao filme, sendo obrigatório o uso de uma letra F fixada junto ao IQI.

Interpretação da imagem radiográfica

Para a interpretação da imagem radiográfica é necessária uma série de conhecimentos do inspetor de radiografia ou de quem fará o laudo técnico. Para tanto, o profissional necessita de informações com relação ao processo radiográfico (fonte de radiação utilizada, técnica de exposição radiográfica e sistema de processamento e armazenamento da imagem) e ao item que está sendo examinado (material constituinte, processo de soldagem utilizado, espessura e potenciais descontinuidades); por fim, o profissional precisa conhecer os critérios de aceitação descritos em normas específicas para avaliação daquele material.

Como salientado previamente, as descontinuidades são quaisquer variações na homogeneidade de uma peça ou material tanto em sua estrutura como em sua forma, podendo ser atribuídas a diferentes causas. Podem ocorrer durante o próprio processo de fabricação do material (p. ex., durante a fundição), durante o processamento (p. ex., durante a laminação, forjamento, usinagem etc.) ou durante o uso de equipamento em serviço (p. ex., durante a aplicação de esforços mecânicos ou corrosão).

Considerando juntas soldadas, independentemente do processo de soldagem utilizado, são observadas algumas descontinuidades típicas, sendo as mais comuns e passíveis de serem encontradas em ensaios radiográficos:

- **Porosidade:** condição na qual a área de solda apresenta vazios ou gases, formando poros isolados ou aglomerados de diâmetros variados. Sua aparência radiográfica é sob a forma de pontos escuros, geralmente com o contorno nítido, como representado na **Figura 7.42**.
- **Inclusões:** são materiais sólidos quaisquer, também chamados de escórias, aprisionados na área de solda indevidamente durante o processo de soldagem. Algumas inclusões ocorrem em consequência do próprio consumível de soldagem, como, por exemplo, as inclusões de tungstênio em processos de soldagem TIG (*Tungsten Inert Gas*). Neste caso específico, a imagem da inclusão do tungstênio na radiografia é bastante clara (**Figura 17.43**) em virtude do alto número atômico desse elemento.
- **Falta de penetração:** falta de material depositado na raiz da solda em razão de o material não ter preenchido completamente até a raiz da solda. Na radiografia, essa indicação se apresenta como uma linha escura, intermitente ou contínua, no centro do cordão da solda, conforme representado na **Figura 17.44**.
- **Fusão incompleta:** descontinuidade caracterizada por áreas entre a solda e o metal de base que não se fundiram. Nesse caso, a descontinuidade se apresenta como um ou mais intervalos no cordão de solda, o qual deveria ser contínuo. Sua aparência na radiografia é a de uma linha escura, estreita, paralela ao eixo da solda. Essa descontinuidade é representada pela **Figura 17.45**.
- **Trincas:** podem ser internas ou superficiais, caracterizadas por rupturas no metal como resultado de tensões produzidas durante a soldagem, sendo mais visíveis na radiografia, quando o feixe de radiação incide sobre a peça em direção sensivelmente paralela ao plano que contém a trinca. A trinca produz uma imagem radiográfica na forma de uma linha escura com direção irregular. Em geral, essas trincas comprometem a utilização e a segurança das peças (**Figura 17.46**).

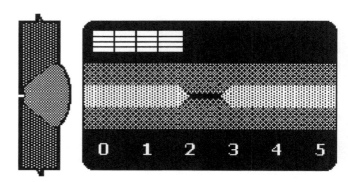

Figura 17.44 Representação da falta de penetração ou penetração insuficiente do material de solda.

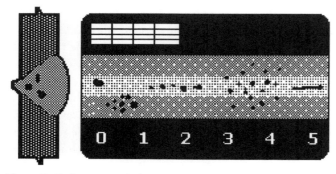

Figura 17.42 Representação de um material soldado (à esquerda) e a imagem radiográfica da solda (à direita), denunciando a presença de poros no interior da solda. A numeração sequencial na imagem é utilizada como marcador de posicionamento para a identificação espacial da descontinuidade.

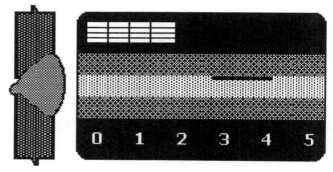

Figura 17.45 Representação da falta de fusão ou fusão incompleta da solda.

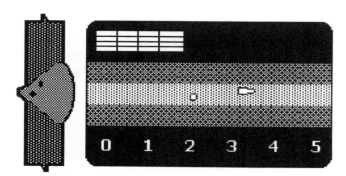

Figura 17.43 Representação da inclusão de tungstênio na solda.

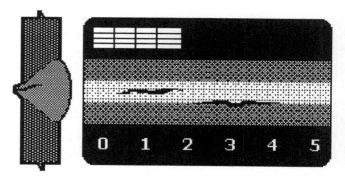

Figura 17.46 Representação das trincas na solda.

Além de um bom conhecimento técnico e da prática de laudo radiográfico, o profissional também deve ter em mente que sua atribuição não é simplesmente aprovar ou reprovar uma imagem radiográfica. É importante que o laudista oriente, a partir de sua interpretação, todos os profissionais envolvidos no projeto por ele avaliado, sejam eles operadores de radiografia, inspetores de solda e de END, soldadores, montadores, encarregados, responsáveis pelo controle de qualidade, entre outros, com o objetivo de atingir melhorias.

Radiografia industrial digital

A radiografia industrial digital consiste na obtenção da imagem radiográfica sem a utilização de filmes radiográficos convencionais. Trata-se de uma técnica considerada recente e bastante promissora em virtude de suas significativas vantagens em relação ao método convencional de obtenção de imagens. Todavia, a imagem digital ainda é pouco utilizada no Brasil em virtude da falta de descrição de procedimentos experimentais que validem a técnica e da ausência de definições com relação ao controle da qualidade.

Atualmente, existem três formas de obtenção de uma imagem digital: a primeira delas é a digitalização da radiografia obtida através do filme convencional, gerando assim um arquivo digital. Nesse caso, é necessária a imagem física para que seja gerada posteriormente a imagem digital. A segunda forma de obtenção é o chamado método direto. No método direto ou método de "tempo real", a radiação interage diretamente com uma matriz de detectores constituídos por material semicondutor contidos em uma placa receptora, estando esse conjunto conectado diretamente a um ou mais computadores, onde será gerada a imagem.

O método indireto também consiste na utilização de placas de imagem ou placas IP (*imaging plates*), constituídas por partículas de compostos de fósforo, os quais são excitados quando interagem com a radiação e assim permanecem por um período de tempo. Logo após a exposição da placa à radiação, ela é encaminhada para a leitora, a qual contém um feixe de *laser* que será captado por uma fotomultiplicadora, finalmente gerando a imagem digital que será exposta no monitor de vídeo de um computador. Finalizada a leitura, a placa IP é exposta à luz, no escâner, para que seja removida toda a energia residual. Após ser apagada opticamente a imagem virtual, a mesma placa IP pode ser reciclada diversas vezes.

A radiografia digital apresenta vantagens significativas em relação à radiografia convencional, como a redução do tempo de exposição à radiação em até 90%, possibilitando a utilização de fontes de baixa atividade que também reduz o raio de balizamento, a redução do tempo de processamento da imagem, a não eliminação de consumíveis utilizados no processamento convencional, como químicos, água e filme, a reutilização das placas receptoras, a ausência de necessidade de salas com iluminação especial e climatização, a maior produtividade em trabalhos em campo, a redução de espaço para armazenamento das imagens e, por fim, a possibilidade do tratamento de imagem e gerenciamento do arquivo digital.

Em contrapartida, em alguns casos específicos os sistemas digitais ainda não apresentam qualidade de imagem totalmente satisfatória em todas as técnicas como nas radiografias por meio de filmes convencionais. Outro fator negativo consiste no alto custo de aquisição e na manutenção dos equipamentos digitais, limitando seu acesso às grandes empresas de ensaios não destrutivos.

Em virtude das vantagens apresentadas e investimentos em pesquisas para aprimoramento das técnicas e equipamentos, a radiografia digital certamente substituirá o processamento convencional. Vencidos esses desafios, a tecnologia deverá percorrer seu processo natural de inserção no mercado, agregando valor aos serviços e os tornando mais competitivos.

PROTEÇÃO RADIOLÓGICA APLICADA À INDÚSTRIA

O grande fluxo de informações proporcionado pelos avanços tecnológicos dos últimos tempos tem afetado diretamente todas as esferas industriais. Atualmente, a indústria moderna não sobrevive apenas por fornecer um produto ou serviço de qualidade ou a custos baixos. É necessário também que as empresas demonstrem que seus processos são controlados de maneira eficiente e responsável. Além disso, é imprescindível demonstrar sua preocupação com o meio ambiente e, principalmente, com a saúde e o bem-estar de seus colaboradores.

Nesse contexto, as empresas estão cada vez mais conscientes da importância da segurança no trabalho, principalmente com relação às indústrias do ramo da mecânica, material elétrico e eletrotécnico, as quais são responsáveis por elevados índices de acidentes graves. Também deve ser levado em consideração o aumento significativo do número de novas empresas nos últimos anos impulsionado por programas de aceleração do crescimento (PAC), além de programas de incentivos fiscais a pequenas empresas.

A proteção radiológica corresponde a um segmento específico da segurança industrial. Em virtude de suas particularidades, profissionais especialmente treinados e certificados são responsáveis pelos diversos controles radiológicos. Esses controles são ditados por normas específicas de proteção radiológica da CNEN, compreendendo o controle de indivíduos ocupacionalmente expostos, de áreas, equipamentos de monitoração, do meio ambiente e da população, de fontes de radiação e rejeitos e de treinamentos, além do controle de registros e relatórios obrigatórios.

Sob o ponto de vista da proteção radiológica, todas as práticas industriais precisam ser autorizadas a operar por meio de documento específico fornecido pela CNEN. Esse documento é fornecido apenas após análise criteriosa de um programa ou plano de proteção radiológica proposto pela empresa interessada. O *plano de proteção radiológica* deve contemplar, além de todos os controles anteriormente citados, programas de controle administrativo, condução das operações, transporte de fontes radioativas, proteção física e emergência.

Nesse contexto, os objetivos básicos da proteção radiológica são a manutenção e a conservação das condições apropriadamente seguras para as práticas que se utilizam de radiação ionizante envolvendo exposição humana. Em outras palavras, a proteção radiológica visa impedir a ocorrência de efeitos determinísticos mediante a manutenção das doses abaixo do limiar para esses efeitos e assegurar que todas as medidas cabíveis sejam tomadas para reduzir a ocorrência de efeitos estocásticos na população tanto no presente como no futuro. Desse modo, todas as práticas radiológicas, sejam elas médicas ou industriais, estão submetidas a rigorosos procedimentos e são periodicamente auditadas pelos órgãos reguladores.

Entretanto, o uso inadequado ou irresponsável dessas tecnologias pode levar a sérios acidentes envolvendo indivíduos ocupacionalmente expostos e a população. Segundo estatística de acidentes radiológicos registrada pela Agência Internacional de Energia Atômica (IAEA), considerando todas as aplicações das radiações ionizantes, somente a radiografia industrial é responsável por aproximadamente metade de todos os acidentes envolvendo radiação. Por isso, a segurança e a proteção radiológica em radiografia industrial vêm recebendo cada vez mais atenção dos órgãos reguladores.

Entretanto, tanto as pesquisas acadêmicas como as experiências profissionais indicam que, independentemente da prática, as principais causas de acidentes são: dificuldade dos operadores em seguir os procedimentos; treinamento insuficiente ou até mesmo inexistente; manutenção inadequada de equipamentos de monitoração; inexistência de um programa de manutenções preventivas periódicas em equipamentos que abrigam as fontes ou equipamentos emissores de raios X e, em poucos casos, violações ou sabotagens intencionais. Um fato relevante a ser considerado é que em praticamente todos os acidentes se verificou que o operador não usou corretamente o equipamento de monitoração, deixando de realizar levantamentos radiométricos essenciais.

Diante dessa realidade, é importante tentar entender por que ocorrem essas negligências, uma vez que os profissionais que atuam nas práticas radiológicas têm conhecimento dos riscos radiológicos e mesmo assim ignoram algumas condutas de segurança. Uma das respostas para esse questionamento está na autoconfiança exacerbada adquirida ao longo dos anos de trabalho, fazendo desaparecer aos poucos o sentimento do risco. Outro fato observado diz respeito às pressões no trabalho, à cobrança pela alta produtividade e à exigência de atendimento às demandas em prazos curtos, o que muitas vezes interfere negativamente na cultura de proteção e segurança dos operadores.

Por fim, o que se espera dos profissionais das técnicas radiológicas é que eles promovam treinamentos periódicos, reciclagens em pontos específicos, acompanhamento de serviços para identificação de possíveis falhas e análise de evolução de doses individuais e coletivas, a fim de se estabelecer e solidificar cada vez mais a cultura de segurança e boas práticas.

Bibliografia

Andreucci R. Proteção radiológica: aspectos industriais. Ed. Jan/2010. São Paulo (SP): Associação Brasileira de Ensaios Não Destrutivos e Inspeção – ABENDI, 2010.

Andreucci R. Radiologia industrial. Ed. Jan/2010. São Paulo (SP): Associação Brasileira de Ensaios Não Destrutivos e Inspeção – ABENDI, 2010.

Aquino JO. Avaliação das condições de segurança radiológica de irradiadores portáteis panorâmicos de gamagrafia industrial utilizados no Brasil [dissertação]. Rio de Janeiro (RJ): Instituto de Radioproteção e Dosimetria, Comissão Nacional de Energia Nuclear, 2003.

Aquino JO. Procedimentos de proteção radiológica em aplicações industriais da radiografia computadorizada [tese]. Rio de Janeiro (RJ): Departamento de Engenharia Nuclear, Universidade Federal do Rio de Janeiro, 2009.

Bossi RH, Iddings FA, Wheeler GC. Nondestructive testing handbook – radiographic testing. 3. ed. Columbus(Ohio): American Society for Nondestructive Testing, 2002.

Brasil. Comissão Nacional de Energia Nuclear. Norma Nuclear NN-3.01, de janeiro de 2005. Diretrizes Básicas de Proteção Radiológica. Rio de Janeiro (RJ).

Brasil. Comissão Nacional de Energia Nuclear. Norma Nuclear NN-3.02, de janeiro de 2005. Funcionamento de Serviços de Radioproteção. Rio de Janeiro (RJ).

Brasil. Comissão Nacional de Energia Nuclear. Norma Nuclear NN-6.04, Resolução 145/13, de 20 de março de 2013. Requisitos de Segurança e Proteção Radiológica para Serviços de Radiografia Industrial. Rio de Janeiro (RJ).

Brasil. Petróleo Brasileiro S.A. PETROBRÁS. Norma N-1595, de novembro de 2012, Rev. G. Ensaio Não Destrutivo – Radiografia.

Brasil. Petróleo Brasileiro S.A. PETROBRÁS. Norma N-1738, de dezembro de 2011, Rev. C. Descontinuidades em Juntas Soldadas, Fundidos, Forjados e Laminados.

Brasil. Petróleo Brasileiro S.A. PETROBRÁS. Norma N-2344, de julho de 2000, Rev. A., 2ª Emenda. Segurança em Trabalho de Radiografia Industrial.

José JCV, Milani HS, Paes EAO, Boita M. Vantagens obtidas em radioproteção quando do uso do ensaio de radiografia computadorizada – RC (digital) em plantas de processo. In: 3rd Pan American Conference for Nondestructive Testing; 2003 Jun 2-6; Rio de Janeiro, Brasil.

Leocádio J, Crispim V, Melo P. Application of probabilistic safety analysis in industrial radiography facilities in Brazil. In: VIII Congreso Regional de Seguridad Radiológica y Nuclear; 2010 Out 11-15; Medellín, Colômbia.

Martins M. O serviço de radiografia industrial no Brasil sob o aspecto da proteção radiológica [dissertação]. Rio de Janeiro (RJ): Departamento de Biofísica, Universidade Estadual do Rio de Janeiro, 1994.

Oliveira CQ, Aquino JO, Lopes RT. Accidents in industrial radiography in Brazil from 2005 to 2010. In: International Nuclear Atlantic Conference, 2011 Out 24-28; Belo Horizonte, Brasil.

Rabelo J et al. Utilização da técnica de radiografia computadorizada na inspeção de soldas circunferenciais na técnica de parede dupla – vista simples. In: IV Conferência Panamericana de Ensayos no Destructivos; 2007 Out 22-26; Buenos Aires, Argentina.

Schneeman JG. Industrial x-ray interpretation. 7ª impressão. Columbus (Ohio): The American Society for Nondestructive Testing – ASNT, 2008.

Shilton M. Advanced, second-generation Selenium-75 gamma radiography sources. In: 15th World Conference on Non-Destructive Testing; 2000 Out 15-21; Roma, Itália.

Silva RF. Radiografia industrial: Módulo I – princípios fundamentais. Belo Horizonte (MG). 142 p.

Suíça. International Atomic Energy Agency, IAEA. Safety Reports Series nº 13, de 1999. Radiation Protection and Safety in Industrial Radiography. Viena.

Suíça. International Atomic Energy Agency, IAEA. Safety Standards Series nº SSG-11, de 2011. Radiation Safety in Industrial Radiography. Viena.

Webber T, Salvadoretti P, Koppe JC, Costa JFCL. Estimativa de parâmetros indicadores de qualidade de carvão a partir de perfilagem geofísica. REM: Esc. Minas, Ouro Preto 2009; 62(3):283-9.

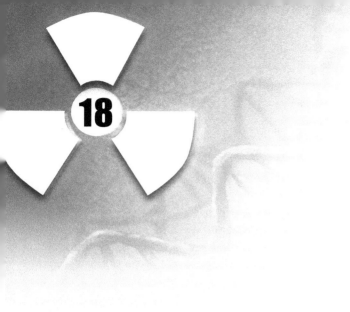

Processamento Avançado

Alexei Manso Correa Machado
Manuel Schütze

STATISTICAL PARAMETRIC MAPPING
Morfometria

A caracterização morfológica de órgãos e estruturas é um dos objetivos primordiais em estudos relativos à anatomia. Inicialmente, os estudos se baseavam na dissecação de cadáveres e estavam limitados à análise volumétrica e a informações quantitativas gerais. O desenvolvimento de tecnologias de aquisição de imagens, como a tomografia computadorizada por raios X (TC), emissão de pósitrons (PET) e ressonância magnética (RNM), estabeleceu um novo paradigma para a caracterização morfológica e fisiológica com base na observação detalhada de estruturas *in vivo*.

No entanto, a representação da forma de estruturas e de eventos representados por imagens biomédicas ainda tem sido feita por meio de um número reduzido de medidas escalares que descrevem características gerais dos objetos (área, volume, perímetro, entre outras) ou distância e ângulos entre pontos de controle manualmente escolhidos nas imagens e sinais. Essa solução é limitada, uma vez que exige a seleção de informações e o descarte de dados, os quais poderiam caracterizar completamente a forma dos objetos, principalmente estruturas não rígidas, como órgãos e tecidos. Não obstante, é o método mais utilizado em estudos científicos para caracterização anatômica de diversas doenças, uma vez que técnicas mais precisas são ainda inexistentes ou de divulgação restrita.

A morfometria é uma área de pesquisa multidisciplinar que envolve conceitos de anatomia, estatística e ciência da computação, entre outros. O principal objetivo de uma análise morfométrica é caracterizar a forma de um objeto ou estrutura com o intuito de compará-la com outros objetos semelhantes ou ainda obter uma distribuição de probabilidades para a forma de uma classe de objetos. No campo das imagens metabólicas, a morfometria estuda a ocorrência de eventos como o consumo de oxigênio das células e a captação de glicose. Nesse caso, a morfometria proporciona técnicas de comparação e testes de hipóteses relativos a esses fenômenos fisiológicos mediante a análise dos valores dos *pixels* e *voxels* correspondentes nas diversas imagens do estudo.

A formalização de modelos e algoritmos apropriados para a análise morfológica de estruturas representadas em imagens oferece ao profissional da área de saúde ferramentas computacionais que possibilitam uma análise quantitativa criteriosa de diferenças anatômicas e a descoberta de novas relações entre a informação contida nesses sinais e doenças. A descoberta dessas relações pode ser utilizada para o estudo exploratório e diagnóstico de doenças degenerativas, como mal de Parkinson, mal de Alzheimer e esquizofrenia, cuja evolução ainda não é bem compreendida.

Registro de imagens

O desenvolvimento de algoritmos para registro de imagens[1] proporcionou uma nova perspectiva para a caracterização da forma de estruturas complexas, possibilitando a comparação da morfologia dessas estruturas entre populações distintas. No processo de registro de imagens, uma imagem tida como referência é deformada para se conformar às demais imagens da amostra. Cada *voxel* da imagem de referência é associado a um *voxel* da imagem da amostra com base em sua intensidade e similaridade anatômica. As técnicas de registro de imagens se dividem entre registro global e local.

O registro é dito *rígido* ou *global* quando se utiliza de funções afins para realizar o mapeamento entre os *voxels* das imagens. Uma função afim é aquela que, aplicada a um segmento de reta, resultará em outro segmento de reta, possivelmente transladado, rotacionado ou escalado. O registro global tem a função de alinhar imagens obtidas de uma mesma cena, como o que ocorre em exames múltiplos de um mesmo paciente, considerando que ele permanece na mesma posição. Essa modalidade de registro pode ainda ser utilizada como uma primeira aproximação para o registro local à medida que aproxima as estruturas semelhantes das duas imagens a serem registradas.

O registro é dito *local* ou *não rígido* quando se utiliza de funções não lineares no mapeamento entre os *voxels* de duas imagens. Nesse caso haverá a deformação da primeira imagem para que ela se pareça com a segunda. Essa deformação possivelmente fará que uma reta na imagem original resulte em uma curva na imagem deformada. A **Figura 18.1** mostra um exemplo de registro local entre duas imagens e a representação gráfica da deformação necessária para o mapeamento das estruturas correspondentes.

De maneira geral, a deformação obedece a um critério de suavidade, de modo que pontos vizinhos na primeira imagem sejam mapeados para pontos em uma mesma vizinhança da segunda imagem. Assim, a anatomia básica representada na imagem não é alterada, sendo feitas apenas as deformações relativas às diferenças anatômicas particulares de cada indivíduo.

Os modelos de registro não rígido com base em *elasticidade* linear,[2] *mecânica de fluidos*[3] e *formas ativas*[4] são os mais amplamente utilizados. O resultado do processo é um campo vetorial que representa o mapeamento entre *voxels* correspondentes, a partir do qual é possível determinar diversas características, como a variação volumétrica tomada ponto a ponto, tornando possíveis análises mais detalhadas, descoberta de novas relações entre partes das estruturas, diferenças entre populações e recuperação de informação visual.

O principal desafio para as aplicações que se utilizam do registro não rígido é o grande número de variáveis geradas pelo processo, que não podem ser apropriadamente gerenciadas por métodos de análise estatística e algoritmos de classificação tradicionais. O registro de um volume de ressonância magnética, por exemplo, pode gerar milhões de variáveis, impossibilitando o cálculo de uma simples matriz de covariância.

Statistical Parametric Mapping

O SPM[5] (*Statistical Parametric Mapping*) é um conjunto de programas dedicados ao registro e à análise de imagens anatômicas e funcionais do cérebro. Desenvolvido no *Functional Imaging Laboratory* da University College of London e coordenado pelo Prof. Karl Friston, está disponível para acesso público gratuito. Os programas que constituem o SPM são escritos na linguagem Matlab e portanto necessitam que esse programa esteja instalado no equipamento do usuário. O Matlab é um *software* de processamento matemático e estatístico poderoso, mas não gratuito, devendo ser adquirido previamente à instalação do SPM. O SPM é compatível com arquivos nos formatos NifTI (extensão .nii) e Analyze (extensão .hdr e .img). Arquivos no formato DICOM devem ser convertidos para NifTI ou Analyze para que possam ser lidos pela interface do SPM.

O SPM trata das modalidades de imagem de PET, fMRI e MEEG. Exemplificaremos o uso do SPM por meio do registro de imagens PET. A chamada do SPM deve ser feita pela linha de comando do Matlab por meio dos seguintes passos:

1. Chamar o Matlab pela interface do sistema operacional.
2. Após a carga do Matlab, devem ser informados os diretórios onde foram instalados os programas do SPM e onde estão as imagens a serem processadas. Isso é feito com o comando *addpath*, como no exemplo a seguir:
   - addpath C:\pesquisa\spm8
   - addpath C:\pesquisa\quimio1
3. Em seguida é chamado o programa principal do spm:
   - spm

   Após a carga do SPM, será apresentada a tela principal do sistema, como mostra a **Figura 18.2A**.
4. Selecionar a modalidade desejada, neste caso PET&VBM. O SPM exibirá as funções disponíveis através de menus (**Figura 18.2B**).

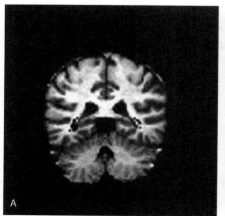 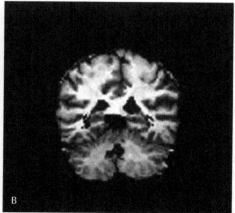 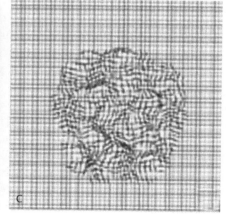

Figura 18.1 Exemplo de registro não rígido entre duas imagens de ressonância magnética. A imagem original (**A**) é deformada para se ajustar à imagem de referência (**B**), resultando na deformação ilustrada em **C**.

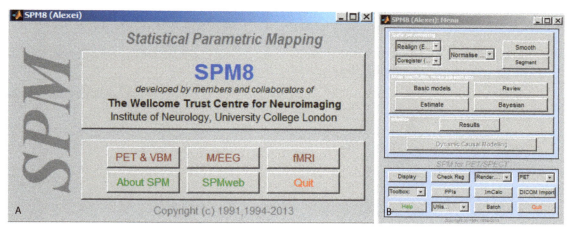

Figura 18.2 Tela do SPM versão 8. **A** Conteúdo das opções para registro de imagens PET, MEEG e fMRI. **B** Funções disponíveis para a modalidade PET.

Funções do SPM

Na modalidade PET-VBM, o SPM disponibiliza, entre outras, as seguintes funções:

Função *Display*

A função *Display* torna possível visualizar imagens nos planos axial, coronal e sagital. Seleciona-se o arquivo a ser visualizado na janela de seleção de arquivos e clica-se em *Done*, conforme exemplificado na **Figura 18.3A**. O SPM mostrará a imagem selecionada, possibilitando ainda que sejam feitas operações de translação, rotação e reamostragem. Isso pode ser útil para preparar as imagens a serem registradas, colocando-as aproximadamente na mesma posição e orientação. Como o SPM se utiliza de algoritmos de otimização para o registro das imagens, esse procedimento acelera o processo de registro e evita que o programa alcance um resultado indesejado (mínimo local). Um exemplo de visualização de imagens através da opção *Display* é mostrado na **Figura 18.3B**.

Função *Realign*

A função de realinhamento (*Realign*) executa o processo de registro global (rígido) entre duas imagens. Ela é indicada para o registro de imagens de uma mesma modalidade e é útil para registrar imagens de um mesmo paciente adquiridas em tempos diferentes. A função permite que sejam estimados os parâmetros necessários para o registro (*Estimate*), que a imagem seja reformatada segundo um conjunto de parâmetros previamente calculados (*Reslice*), ou ambos (*Estimate and reslice*). O exemplo a seguir estima os parâmetros para registro posterior:

- Clicar em *Data* e selecionar os arquivos a serem realinhados.
- Após selecionados os arquivos, clicar em *Done*.
- Especificar outros parâmetros na interface ou manter os parâmetros sugeridos como *default*.
- Clicar na seta verde para o início do processamento (**Figura 18.4**).

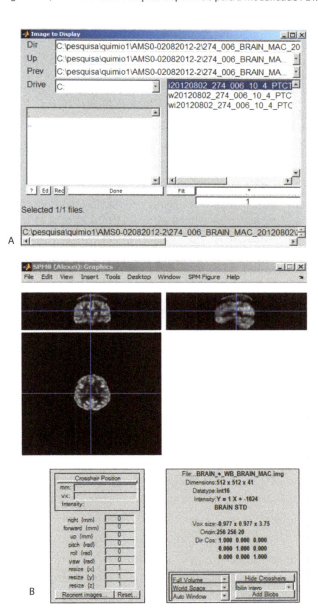

Figura 18.3 Tela do SPM para a seleção do arquivo. **A** A ser visualizado na função *Display*. **B** Exemplo de visualização de imagens através da opção *Display*.

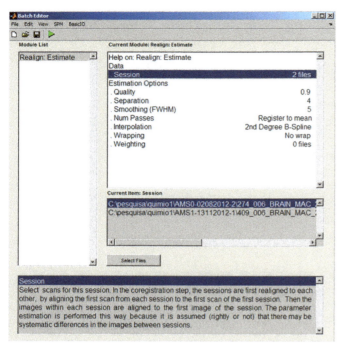

Figura 18.4 Tela do SPM contendo um exemplo de entrada de dados para a função *Realign*.

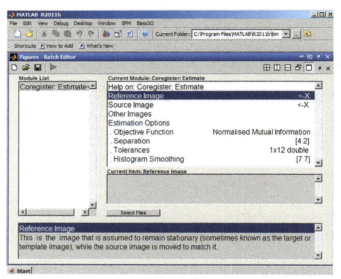

Figura 18.5 Tela do SPM contendo um exemplo de entrada de dados para a função *Coregister*.

O SPM cria um arquivo de texto, anexando o prefixo "rp_" ao nome do primeiro arquivo selecionado, contendo os parâmetros calculados para o realinhamento das imagens. A imagem, no entanto, não será alterada. Posteriormente, a imagem poderá ser efetivamente realinhada por meio da função *Reslice*, bastando que seja informado o arquivo com os parâmetros calculados pela opção *Estimate*.

Função *Coregister*

A função de corregistro executa o processo de registro rígido entre modalidades diferentes ou entre protocolos da mesma modalidade, mas sempre se utilizando de imagens do mesmo paciente. Enquanto a função *Realign* se baseia em uma função de otimização que usa a técnica de mínimos erros quadráticos, a função *Coregister* busca a maximização da informação mútua entre as imagens.[6] Da mesma maneira que na função *Realign*, é possível realizar o cálculo dos parâmetros de registro (*Estimate*), aplicá-lo para a reamostragem da imagem (*Reslice*) ou realizar ambos os procedimentos de uma só vez (*Estimate & Reslice*). Para essa função é necessário informar o nome da imagem de referência e da imagem de destino (**Figura 18.5**). O SPM deforma a imagem de destino para que se alinhe com a imagem de referência.

Função *Normalize*

A função de normalização executa o processo de registro local (não rígido) entre duas imagens e é indicada para o registro de pacientes diferentes dentro de uma mesma modalidade. O registro de vários pacientes se utilizando de uma única imagem de referência (*template*) torna possível estabelecer uma base comum para a comparação de anatomias particulares, assim como de processos metabólicos. Para executar essa função o SPM solicita a especificação do nome da imagem de origem, o *template* e o nome para a imagem de destino. O destino pode ser várias imagens que já estejam corregistradas. Por exemplo, em um estudo de PET/TC, o cálculo dos parâmetros para o registro pode ser feito em função da imagem PET e o resultado aplicado tanto para a imagem PET como para a de TC (**Figura 18.6**). O *template* pode ser escolhido como uma imagem do estudo, mas a

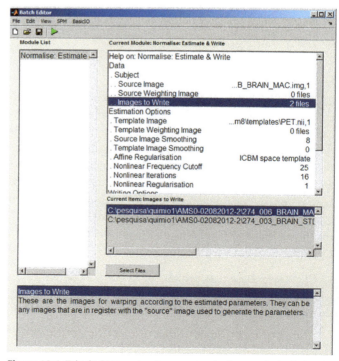

Figura 18.6 Tela do SPM contendo um exemplo de entrada de dados para a função *Normalize*.

escolha do *template* fornecido pelo SPM tem a vantagem de ser pública e servir como base de comparação entre estudos multicêntricos. Como nas funções anteriores, é possível realizar o cálculo dos parâmetros de registro (*Estimate*), aplicá-lo para a deformação da imagem (*Write*) ou ambos.

Funções de análise estatística

As imagens resultantes do processo de registro podem ser analisadas por meio de funções disponíveis tanto no SPM como em outras ferramentas estatísticas, como SAS, R, IDL e Matlab. O SPM oferece funções para regressão múltipla, teste de hipóteses e análise fatorial, entre outras. Para análises mais complexas com base em redução de dimensionalidade, agrupamento de variáveis e construção de distribuições de probabilidade na representação da forma de estruturas faz-se necessária a utilização de ferramentas mais específicas.[7]

O teste de hipóteses pode ser considerado a técnica de análise estatística mais comum em estudos biomédicos. Nele são comparadas as diferenças entre as médias das variáveis de duas amostras com o objetivo de verificar se elas podem ser consideradas provenientes de populações distintas. O resultado do teste é um valor de significância para cada variável do problema que determina a probabilidade de as duas amostras serem erroneamente consideradas provenientes de populações distintas.

Em estudos morfométricos, o número de variáveis testadas simultaneamente é grande e, em geral, muito maior que o número de indivíduos da amostra. Nesse caso, faz-se necessária a correção dos valores de significância dos resultados individuais de modo a minimizar a probabilidade de falso-positivos.[8] Os marcos teóricos no desenvolvimento de técnicas de correção de significância são os trabalhos de Bonferroni[9] e Sidak,[10] que propuseram modelos conservativos de ajuste com base no número de hipóteses independentes sendo simultaneamente testadas.

O método de correção mais amplamente utilizado na área biomédica é o *False Discovery Rate*,[11] o qual aumenta o poder estatístico das análises, mas é ainda é conservador para estudos que envolvem um grande número de variáveis. Métodos de computação intensiva também são utilizados com essa finalidade. Os testes por permutação[12] objetivam determinar valores individuais para o ajuste de hipóteses mediante simulação estocástica. Embora inviáveis na prática para problemas complexos, são considerados os mais precisos e, por esse motivo, utilizados como referência na avaliação das demais técnicas.

NEUROSTAT

O NEUROSTAT (Department of Radiology, University of Washington, Seattle, USA) é uma biblioteca de *softwares* desenvolvida para análise de imagens funcionais neurológicas e biomédicas. Os programas podem ser executados no modo linha de comando nas plataformas Linux, Mac e Windows ou ainda através da interface gráfica iSSP (Nihon Medi-Physics, Japan), disponível apenas para a plataforma Windows.

O que diferencia o NEUROSTAT de outros *softwares* semelhantes é uma técnica de processamento chamada projeção estereotática de superfície tridimensional (*three-dimensional stereotactic surface projection* – 3D-SSP). Esse método foi desenvolvido inicialmente para que imagens de ^{18}F-FDG PET pudessem ser analisadas de maneira automatizada, fornecendo resultados de fácil interpretação e índices objetivos para o diagnóstico precoce da doença de Alzheimer (DA).[13]

Técnica de processamento

A seguir será descrita a técnica de processamento de imagens de ^{18}F-FDG PET cerebral. O processo é semelhante para outros radiotraçadores PET ou SPECT cerebrais. Antes de analisadas, as imagens funcionais do cérebro são alinhadas para um espaço estereotático padrão.[14] Esse processo envolve inicialmente a rotação e centralização da cabeça de modo a se obter uma orientação tridimensional padronizada, o que é feito por meio de um algoritmo de busca multidimensional que realiza iterativamente rotações transversais, coronais e centralização direita-esquerda com o objetivo de maximizar o índice de similaridade hemisférica bilateral.[15] Esse índice será máximo quando a fissura inter-hemisférica estiver alinhada com o plano sagital médio.

Em seguida é realizada a detecção da linha intercomissural (que passa pela comissura anterior e posterior) a partir de quatro referências anatômicas identificadas automaticamente na imagem PET: o polo cerebral anterior, a porção inferior do corpo caloso anterior, a porção inferior do tálamo e o polo cerebral posterior.[16] A linha intercomissural é então utilizada para reorientar a imagem no espaço estereotático padrão, sendo seguida de transformações lineares que alinham a altura e a largura do cérebro com as medidas do atlas. Nesse momento é possível identificar algumas estruturas cerebrais com certa acurácia, porém persistem variações anatômicas individuais que levam a incompatibilidades na comparação entre diferentes sujeitos, reduzindo a significância de sinais de ativação, especialmente quando estes estão limitados a áreas focais.[17]

Para solucionar esse problema o NEUROSTAT realiza uma série de transformações não lineares por meio de uma técnica de deformação automatizada. Inicialmente, um atlas estereotático de PET com aproximadamente a mesma orientação, formato e tamanho do atlas estereotático padrão[14] foi criado a partir da combinação de várias imagens de ^{18}F-FDG PET de indivíduos saudáveis. As coordenadas de 52 pontos de referência centrais, localizados predominantemente na substância branca, e 231 pontos de referência superficiais, localizados aproximadamente nas margens da substância cinzenta, foram definidos em três dimensões para cada hemisfério cerebral do atlas. Em seguida, um algoritmo deforma o cérebro analisado de modo que a correlação entra as curvas de perfil ao longo das linhas que conectam os pontos de referência centrais e superficiais correspondentes seja maximizada com o atlas (**Figura 18.7**)[18].

Uma vez de posse das imagens cerebrais alinhadas em um espaço estereotático padrão, é possível realizar a extração dos dados de metabolismo cortical regional, o que é feito por meio da técnica 3D-SSP. Esse método é uma alternativa à análise tradicional com ROI e tem a vantagem de amenizar pequenas diferenças entre a substância cinzenta e a substância branca ou bordas cerebrais, que não são totalmente removidas pela estandardização anatômica.[1] Isso possibilita análises *pixel* a *pixel* confiáveis entre dois grupos ou entre indivíduos e grupos.

Para a projeção estereotática de superfície tridimensional cerca de 8.000 *pixels* localizados na superfície cortical externa e medial foram predefinidos para cada hemisfério em conjunto com vetores tridimensionais perpendiculares à superfície cerebral. Para cada *pixel* o algoritmo busca o valor mais alto ao longo do vetor correspondente até uma profundidade de 6 *pixels* (13,5mm) e atribui esse valor ao *pixel* de superfície. Os conjuntos de *pixels* de superfície extraídos para cada indivíduo são então utilizados para as análises subsequentes.

Para compensar diferenças quantitativas causadas pela dose e distribuição de material radioativo administrado em cada exame é aplicado um processo de normalização. Essa normalização é obtida mediante a divisão do valor de cada *pixel* de superfície pelo valor médio obtido em uma região cerebral que é reconhecidamente menos afetada pela doença em estudo. O NEUROSTAT torna possível a normalização pelas regiões talâmica, pontina e cerebelar ou pela média global.

O uso mais frequente do NEUROSTAT envolve a comparação da imagem de um indivíduo com um grupo de controle. Essa análise é feita *pixel* a *pixel* mediante o cálculo do Z-score, que representa o desvio padrão do metabolismo representado em cada *pixel* de superfície quando comparado com o grupo normal. O Z-score é calculado da seguinte maneira (equação 1):

$$Z\text{-}score_{(x,y,z)} = \frac{Cmed_{(x,y,z)} - P_{(x,y,z)}}{Cdp_{(x,y,z)}} \quad (1)$$

Onde x,y,z representam as coordenadas estereotáticas de cada *pixel* de superfície; $Cmed$ e Cdp representam, respectivamente, a média e o desvio padrão da atividade em um *pixel* do grupo controle, e P representa a atividade em um *pixel* no paciente estudado. Em razão da ordem da subtração, valores de Z-score positivos correspondem a uma redução do metabolismo no paciente.

A atividade em cada *pixel* de superfície e os respectivos Z-scores podem ser representados visualmente por meio de oito orientações padrões: lateral direita e esquerda, medial direita e esquerda, superior, inferior, anterior e posterior, possibilitando ao usuário identificar facilmente alterações (**Figura 18.8**). Por meio de suas coordenadas estereotáticas, *pixels* de superfície podem ser agrupados em conjuntos e o Z-score médio pode ser obtido para diferentes áreas cerebrais. Esses valores podem ser usados como índices diagnósticos objetivos para diversas doenças neurológicas.

Rotina de processamento

Para melhores resultados é necessário que as imagens PET ou SPECT sejam manualmente alinhadas antes da primeira etapa, de modo que a comissura anterior (CA) esteja na origem da imagem e a posterior (CP) esteja aproximadamente no mesmo eixo horizontal. Uma vez que a CA e a CP são constituídas por substância branca e portanto não podem ser claramente identificadas na imagem de ^{18}F-FDG PET, a cabeça do núcleo caudado, o putâmen e o tálamo são estruturas anatômicas que devem ser usadas como referência para sua localização (veja o desenho esquemático mostrando a correlação no PET e na RNM da posição da CA e CP com as estruturas citadas – **Figura 18.9**).

O NEUROSTAT aceita imagens volumétricas em formato DICOM (.dcm) ou Interfile[19] (.hdr/.img). Imagens PET frequentemente são salvas como múltiplos arquivos DICOM, cada um correspondendo a uma fatia. Para importar essas imagens no NEUROSTAT é necessário convertê-las para um único arquivo volumétrico. A página do programa disponibiliza a ferramenta Scomb (Nihon Medi-Physics, Japan) para esse fim.

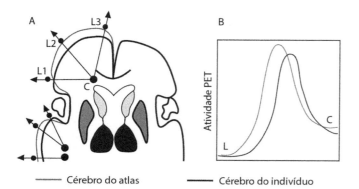

Figura 18.7 Desenho esquemático dos pontos de referência centrais e superficiais predefinidos e curvas de perfil para deformação não linear. **A** Exemplo de um ponto central predefinido *C* e marcos de superfície correspondentes *L1* a *L3* em coordenadas estereotáticas. **B** Curvas de perfil da atividade PET no atlas e no indivíduo, medidos ao longo da linha entre *C* e *L*. O algoritmo corresponde a essas duas curvas, alterando a dimensão horizontal da curva do indivíduo para maximizar a correlação. (Adaptada de Minoshima, 1993).

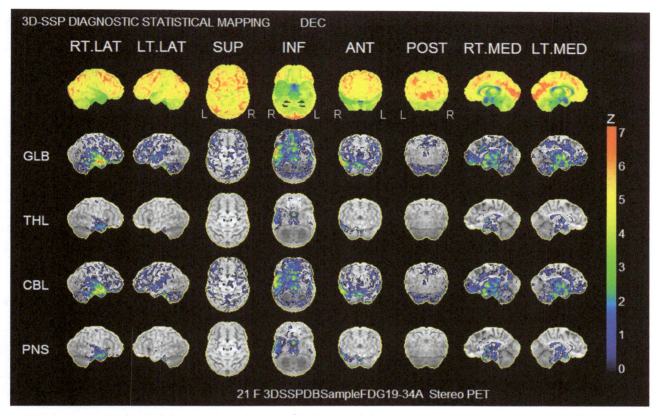

Figura 18.8 Representação da atividade em cada *pixel*-de-superfície (primeira linha) e os respectivos *Z-scores* de hipometabolismo gerados pelo NEUROSTAT para diferentes regiões de normalização. (GLB: global; THL: tálamo; CBL: cerebelo; PNS: ponte nas oito projeções do 3D-SSP; RT.LAT: lateral direita; LT.LAT: lateral esquerda; SUP: superior; INF: inferior; ANT: anterior; POST: posterior; RT.MED: medial direita; LT.MED: medial esquerda; L: esquerda; R: direita.) Esta paciente é portadora de epilepsia de lobo temporal direito. Observe o hipometabolismo evidente na região do foco epiléptico.

Todo processamento no NEUROSTAT é feito por meio de comandos que podem ser digitados individualmente ou salvos em arquivos *batch* para criar uma rotina de processamento automatizada. Mais informações sobre os comandos e exemplos de rotinas de processamento podem ser obtidas no manual do programa.

A interface gráfica iSSP torna possível processar imagens PET e SPECT no NEUROSTAT sem a necessidade de digitar comandos em um terminal. O programa inclui bancos de dados de indivíduos normais para os radiotraçadores IMP, HMPAO, ECD e FDG, além da possibilidade de criação de um banco customizado. Está disponível ainda uma imagem SPECT de exemplo para testar o programa. Um resumo da rotina de processamento no iSSP está representado na **Figura 18.10**.

O *download* da versão mais recente do NEUROSTAT/iSSP pode ser obtido gratuitamente em https://neurostat.neuro.utah.edu/. Para completar a instalação é necessário solicitar, via *e-mail*, uma chave (*keycode*) com validade de 1 ano.

O resultado da análise tanto no NEUROSTAT como no iSSP consiste nos seguintes arquivos:

1. ****DEC.tif:** imagem mostrando o *Z-score* da região com atividade reduzida quando comparado ao banco de dados.
2. ****INC.tif:** imagem mostrando o *Z-score* da região com atividade aumentada quando comparado ao banco de dados.
3. ****RAW.tif:** imagem original que foi analisada.
4. ****AP.tif:** imagem para controle da detecção correta da linha intercomissural (linha CA-CP) – os cortes 1, 3 e 5 representam o paciente, enquanto os cortes 2, 4 e 6 representam o mapa.
5. ****STR.tif:** imagem com cortes transversais paralelos à linha intercomissural antes da estandardização anatômica.
6. ****WTR.tif:** imagem com cortes transversais paralelos à linha intercomissural após estandardização anatômica.
7. ****B:** pasta contendo os arquivos binários para visualização no iSSP Viewer ou análises posteriores.

Mais informações sobre o uso do iSSP podem ser obtidas no manual fornecido com o programa.

MACHINE LEARNING

Este capítulo até o momento apresentou técnicas tradicionais univariadas de análise de imagens funcionais que seguem o modelo linear generalizado.[20] Essas técnicas

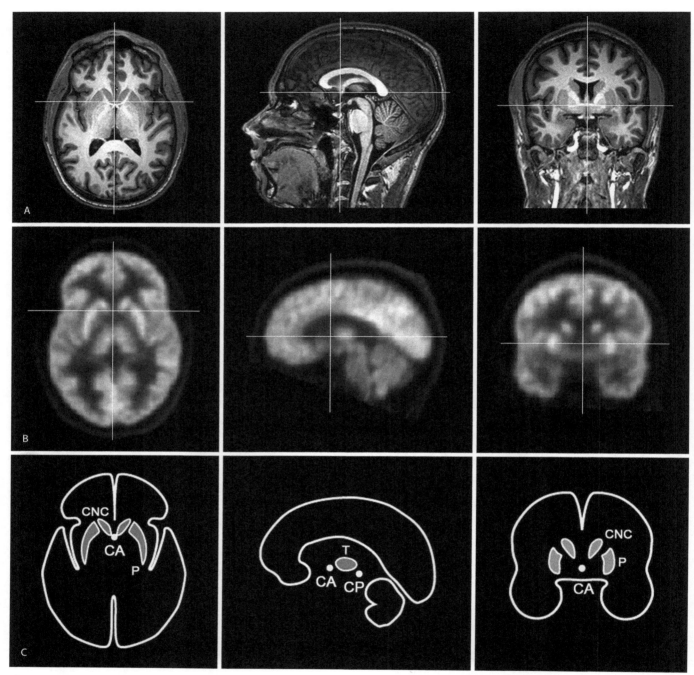

Figura 18.9 Posição da comissura anterior (*CA*) e posterior (*CP*) no cérebro: **A** Imagem de RNM. **B** Imagem de ^{18}F-FDG PET. **C** Desenho esquemático destacando as estruturas de referência: cabeça do núcleo caudado (*CNC*), putâmen (*P*) e *tálamo* (*T*).

analisam cada *voxel* individualmente, levando em consideração cofatores que podem explicar potencialmente a variação estatística dos dados. O resultado geralmente é apresentado como *clusters* de *voxels* que se comportam de maneira similar com base em um contraste de interesse. Apesar de produzir resultados consistentes para *voxels* que correspondem fortemente à função de regressão utilizada ou cujos *voxels* adjacentes se comportam de maneira similar, esse modelo é incapaz de detectar variações sutis, mas que ocorrem em um padrão organizado e regular em determinada região cerebral.[21]

Diante dessa realidade, nos últimos anos neurocientistas deixaram de perguntar "esse *voxel* se comporta de maneira diferente em duas condições?" para perguntar "o padrão de atividade em uma região cerebral contém informação suficiente para diferenciar entre duas condições?". Essa mudança de paradigma marcou a introdução de classificadores de *machine learning*[22,23] na análise de neuroimagens. A expressão *machine*

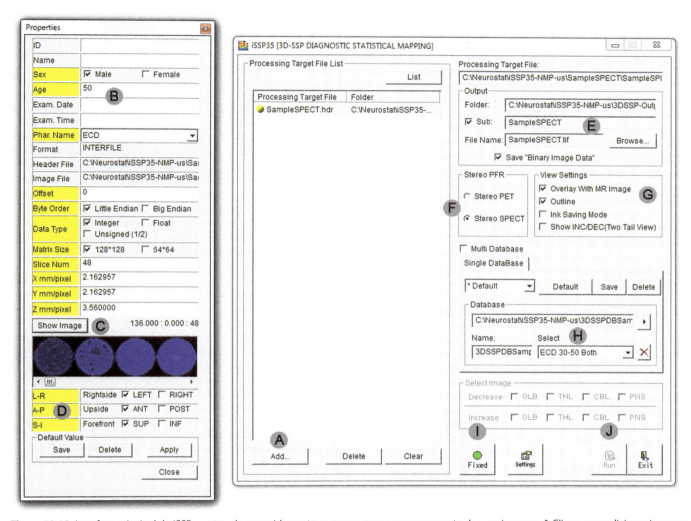

Figura 18.10 Interface principal do iSSP mostrando resumidamente os passos para o processamento de uma imagem. **A** Clique para adicionar imagens no formato *Interfile* ou DICOM volumétrico. **B** Defina os parâmetros obrigatórios e opcionais. **C** Clique para visualizar a imagem e confirmar o posicionamento correto (use os comandos em **D** para modificar a imagem). **E** Escolha a pasta e o nome para os resultados. **F** Escolha imagem SPECT ou PET. **G** Defina opções de visualização dos resultados. **H** Escolha o banco de dados para comparação (compatível com o radiotraçador utilizado, sexo e idade do sujeito estudado). **I** Clique para "fixar" as informações. **J** Clique para processar as imagens.

learning compreende o estudo de algoritmos computacionais que se aprimoram automaticamente mediante a experiência.[5] Uma das grandes vantagens desses algoritmos é a capacidade de extrair informações relevantes de uma pequena quantidade de dados altamente dimensionais e ruidosos – o que é o caso de neuroimagens funcionais e estruturais, cujo número de *voxels* pode chegar à ordem de 10^8.[24]

O problema solucionado pelo *machine learning* é essencialmente um problema classificatório, isto é, envolve a diferenciação entre estados cerebrais mediante a separação de um grupo de observações em subgrupos com características estatísticas distintas. Convém destacar que não apenas condições com um substrato fisiológico conhecido podem ser estudadas, mas novos paradigmas podem ser explorados com base em sua assinatura neurofisiológica. Além disso, uma hipótese sobre os processos cerebrais relevantes para a classificação é gerada automaticamente pela máquina.

De um ponto de vista abstrato, um classificador é uma função capaz de particionar um grupo de objetos em diversas classes. Desse modo, a função do algoritmo de *machine learning* é encontrar uma regra que atribui uma observação x a uma de diversas classes. Nesse caso, x corresponde a um vetor N-dimensional obtido a partir dos dados de neuroimagem.

A título de exemplo, imaginemos o conjunto de dados bidimensionais representado na **Figura 18.11A**. Os pontos pretos correspondem ao grupo +1 e os brancos correspondem ao grupo –1. O classificador, nesse caso, corresponde a uma função de decisão linear representada por um hiperplano separador que é parametrizado pelo seu vetor normal W e seu termo de bias b. Observe na **Figura 18.11B** que vários hiperplanos podem ser usados para separar os dois grupos (h1-h3), porém apenas um o faz com margem máxima (**Figura 18.11C**). São exatamente os parâmetros desse hiperplano que o algoritmo de *machine learning* busca en-

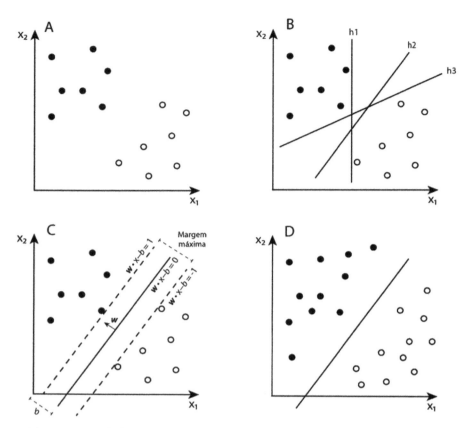

Figura 18.11 Figura esquemática representando dados no *machine learning*. **A** Um conjunto de dados bidimensionais compostos por um grupo de pontos pretos (+1) e outro grupo de pontos brancos (−1). **B** Os hiperplanos h1, h2 e h3 são capazes de separar os dois grupos, porém apenas o h2 o faz com margem máxima. **C** Função de decisão linear parametrizada por seu vetor normal *W* e seu termo de bias *b*. **D** A aplicação da função de decisão a novos dados torna possível classificá-los como pertencentes ao grupo +1 ou −1.

contrar. Uma vez estabelecidos, é possível aplicar a função de decisão a novos dados e classificá-los como pertencentes ao grupo +1 ou −1 (**Figura 18.11***D*).

No caso de neuroimagens, o algoritmo precisa lidar com um número de dimensões correspondente ao número de *voxels* da imagem. Por isso, é interessante remover *voxels* extracerebrais ou ainda limitar a análise à substância cinzenta, branca ou a uma região cerebral de interesse, um processo conhecido como *feature selection*. Isso torna o algoritmo mais eficiente e remove ruído dos dados.

Para computar os parâmetros de uma função de decisão linear, isto é, o vetor normal *W* e o bias *b*, se destacam os algoritmos lineares *Sparse Fisher's Discrimant analysis* (FDA)[25] e *Linear Programing Machines* (LPM),[26] que são capazes de obter soluções esparsas, isto é, onde a maioria dos valores de *W* se torna zero. Desse modo, além da solução do problema classificatório, o algoritmo é capaz de fornecer uma lista das variáveis (ou *voxels*, nesse caso) que são mais relevantes para a solução da tarefa de classificação.

Para classificações não lineares se destacam os métodos de aprendizado baseados em *kernel*. Em última instância, esses métodos aplicam uma função de decisão linear, porém em um espaço conhecido como *feature space*, que é definido por um *kernel* apropriado não linear. Como o *feature space* possui mais dimensões que espaço original dos dados (*input space*), é possível definir uma função de decisão linear que é não linear no espaço original (veja a **Figura 18.12**). Dentre os métodos *kernel* podem ser citados: *Support Vector Machines* (SVM),[26,27] *Kernel Fisher Discriminant*[25] ou *Kernel Principal Component Analysis.*[28]

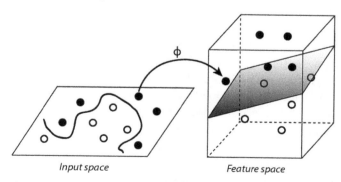

Figura 18.12 Figura representando esquematicamente como uma função *kernel* φ pode transformar um problema classificatório não linear em um problema linear mediante a projeção dos dados do espaço original (*input space*) para um espaço com maior número de dimensões (*feature space*).

A seleção do melhor método de *machine learning* deve ser fundamentada no desempenho do modelo, isto é, quão bem o modelo se generaliza e, portanto, quão acurado ele será para novos dados. No âmbito do *machine learning*, a abordagem mais frequentemente empregada é a validação cruzada (*cross-validation*). Basicamente, esse processo consiste em separar uma amostra de dados em diferentes grupos, sucessivamente treinando o modelo em um grupo e aplicando em outro. Os diversos esquemas disponíveis para esse fim se diferenciam basicamente pelo modo como os dados são particionados. O erro de validação (medida inversa do desempenho do modelo) pode ser estimado como a média ao longo das diversas rodadas de validação cruzada. Um esquema alternativo de validação cruzada é o *leave-one-out cross-validation*. Como o nome indica, todas as amostras de dados, exceto uma, são utilizadas para o treinamento e o modelo é então validado nessa amostra deixada de fora. O processo é repetido para todas as amostras. Apesar de ser computacionalmente intenso, esse método fornece uma medida quase imparcial do desempenho do modelo de *machine learning*.

Rotina de processamento

A análise de imagens funcionais por meio do *machine learning* se inicia com a definição do paradigma neurofisiológico a ser estudado (p. ex., metabolismo cerebral durante o repouso). Em seguida é realizada a aquisição dos dados de acordo com o paradigma escolhido (p. ex., por meio de ^{18}F-FDG PET). Os dados são então preprocessados com o objetivo de remover artefatos e normalizar os dados. O mesmo pré-processamento aplicado no SPM ou 3D-SSP também pode ser utilizado aqui. Em seguida, as imagens são transformadas em vetores numéricos que podem ser analisados pelos algoritmos *machine learning*. A etapa de processamento envolve a seleção das características relevantes (*feature selection*), seguida do processo classificatório. Por fim, o desempenho do modelo é estimado mediante validação cruzada.

O processamento pode ser feito em diversos ambientes de programação, como o Matlab (MATLAB and Statistics Toolbox Release 2012b, The MathWorks, Inc., Natick, Massachusetts, United States) ou *software* R.[29] Diversas bibliotecas contendo algoritmos de *machine learning* estão disponíveis para os dois programas.

Referências

1. Davatzikos C, Paragios N. Deformable medical image registration: a survey. IEEE Transactions on Medical Imaging 2013; 32(7):1153-90.
2. Bajcsy R, Kovacic S. Multiresolution elastic matching. Computer Vision, Graphics and Image Processing 1989; 46:1-21.
3. Christensen G, Rabbitt R, Miller M. "3D brain mapping using a deformable neuroanatomy", Physics in Medicine and Biology 1994; 39:609-18.
4. Cootes TF, Taylor CJ, Cooper DH, Graham J. "Active shape models – their training and application". Computer Vision and Image Understanding 1995; 61:38-59.
5. Friston K, Ashburner J, Kiebel S, Nichols T, Penny W. Statistical Parametric Mapping: The Analysis of Functional Brain Images. London: Academic Press, 2007.
6. Viola P. Alignment by maximization of mutual information. International Journal of Computer Vision 1997; 24(2):137-54.
7. Machado A, Gee J, Campos M. Visual data mining for modeling prior distributions in morphometry. IEEE Signal Processing Magazine 2004: 21(3):20-7.
8. Bender R, Lange S. Adjusting for multiple testing: when and how? Journal of Clinical Epidemiology 2001; 54:343-9.
9. Bonferroni CE. Teoria statistica delle classi e calcolo delle probabilità. R Istituto Superiore di Scienze Economiche e Commerciali di Firenze 1936; 8:3-62.
10. Sidak Z. Rectangular confidence regions for the means of multivariate normal distributions. Journal of the American Statistical Association 1967; .62:626-33.
11. Benjamini B, Yekutieli D. The control of the false discovery rate in multiple testing under dependency. The Annals of Statistics 2001; 29(4):1165-88.
12. Pesarin F, Salmaso L. A review and some new results on permutation testing for multivariate problems. Statistics and Computing 2012; 22(2):639-46.
13. Minoshima S, Frey KA, Koeppe RA, Foster NL, Kuhl DE. A diagnostic approach in Alzheimer's disease using three-dimensional stereotactic surface projections of fluorine-18-FDG PET. J Nucl Med Off Publ Soc Nucl Med 1995; 36(7):1238-48.
14. Talairach J, Tournoux P. Co-planar stereotaxic atlas of the human brain [Internet]. Thieme New York:; 1988 [cited 2013 Feb 25]. Available from: http://www.thieme.de/detailseiten/9783137117018.html.
15. Minoshima S, Berger KL, Lee KS, Mintun MA. An automated method for rotational correction and centering of three-dimensional functional brain images. J Nucl Med 1992; 33(8):1579-85.
16. Minoshima S, Koeppe RA, Mintun MA et al. Automated detection of the intercommissural line for stereotactic localization of functional brain images. J Nucl Med 1993; 34(2):322-5.
17. Steinmetz H, Fürst G, Freund HJ. Cerebral cortical localization: application and validation of the proportional grid system in MR imaging. J Comput Assist Tomogr 1989; 13(1):10-9.
18. Minoshima S, Koeppe RA, Frey KA, Kuhl DE. Anatomic standardization: linear scaling and nonlinear warping of functional brain images. J Nucl Med 1994; 35(9):1528-37.
19. Todd-Pokropek A, Cradduck TD, Deconinck F. A file format for the exchange of nuclear medicine image data: a specification of Interfile version 3.3. Nucl Med Commun 1992; 13(9):673-99.
20. Friston KJ. Statistical parametric mapping: the analysis of funtional brain images. 1st ed. Amsterdam; Boston: Elsevier/Academic Press, 2007.
21. Kriegeskorte N, Goebel R, Bandettini P. Information-based functional brain mapping. Proc Natl Acad Sci U S A 2006; 103(10): 3863-8.
22. Lemm S, Blankertz B, Dickhaus T, Müller K-R. Introduction to machine learning for brain imaging. NeuroImage 2011; 56(2):387-99.
23. Pereira F, Botvinick M. Information mapping with pattern classifiers: a comparative study. NeuroImage 2011; 56(2):476-96.
24. Mitchell TM, Hutchinson R, Niculescu RS et al. Learning to decode cognitive states from brain images. Mach Learn 2004; 57(1-2):145-75.
25. Mika S, Rätsch G, Weston J, Schölkopf B, Smola A, Müller K-R. Constructing descriptive and discriminative nonlinear features:

rayleigh coefficients in kernel feature spaces. IEEE Trans Pattern Anal Mach Intell 2003; 25(5):623-33.
26. Muller K, Mika S, Ratsch G, Tsuda K, Scholkopf B. An introduction to kernel-based learning algorithms. IEEE Trans Neural Netw 2001; 12(2):181-201.
27. Vapnik VN. The nature of statistical learning theory. New York: Springer, 1995.
28. Schölkopf B, Smola A, Müller K-R. Nonlinear component analysis as a kernel eigenvalue problem. Neural Comput 1998; 10(5): 1299-319.
29. R Development Core Team. R: a language and environment for statistical computing [Internet]. Vienna, Austria: R Foundation for Statistical Computing; 2013. Available from: http://www.R--project.org.

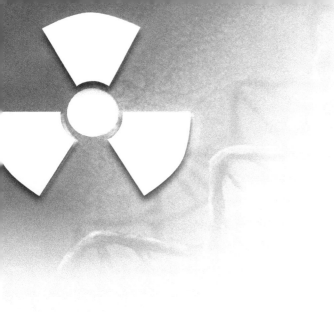

Índice Remissivo

A
Abdome
- radiografia simples panorâmica, 213
- técnicas radiológicas, 200

Análogos
- pirimidina, 36
- purina, 36

Antebraço, técnicas radiológicas, 180
Antepé, técnicas radiológicas, 188
Antineutrino, 11
Aparelhos de raios X, 141
- cabeçote, 142
- estativa, 142
- gerador de raios X, 143
- mesa e mural, 141
- painel de comando, 142
- tubo de raios X, 144

Articulação
- acromioclavicular, técnicas radiológicas, 186
- temporomandibular, técnicas radiológicas, 209

Átomo, 3
- núcleo atômico, 4

B
Bexiga, 213
Bile, 219
Biodistribuição e dosimetria de radiofármacos para diagnóstico, 113-127

C
Câncer, 45
- evasão do sistema imunológico, 47
- mama, detecção precoce, 231
- reprogramação metabólica, 46

Captura eletrônica, 11
Ciclo celular, 23
Cisto mamário, 234

Cistografia retrógrada, 216
Clavícula, técnicas radiológicas, 187
Colangiografia
- intraoperatória, 221
- transepática percutânea, 221

Colangiopancreatografia endoscópica retrógrada, 220

Coluna, técnica radiológica
- cervical, 201
- lombossacra, 203
- torácica, 202

Conversão interna, 12
Costelas, técnicas radiológicas, 199
Cotovelo, técnicas radiológicas, 181
Crânio e sela turca, técnicas radiológicas, 205

D
Datação por carbono-14, 345
- atmosfera terrestre, 345
- curiosidades, 348
- limitações das técnicas, 348
- produção de carbono-14 por ações antropogênicas, 348
- radiação cósmica, o ciclo do carbono e a física da datação, 346
- técnicas, tipos, 347

Decaimento gama, 11
Defeito de massa, 5
Densidade óptica, 158
- fatores de controle, 158

Densitometria óssea, 253
- controle de qualidade, 258
- métodos de avaliação, 258
- osteoporose, 253
- radioproteção, 258
- realização do exame, 256
- tecnologia DXA, 255

Desintegração
- alfa, 10

- beta, 10
- radioativa, 8

Detectores de radiação ionizante, 59
- características gerais, 60
- cintilação, 65
- filmes dosimétricos, 71
- gasosos, 61
- semicondutores, 73
- termoluminescentes, 68

DNA, reparo, 25
- danos às bases, 26
- pontes de hidrogênio desfeitas, 26
- quebra do esqueleto açúcar-fosfato, 26

Dosimetria de radiofármacos para diagnóstico, 113
- fatores de conversão de doses absorvidas em órgãos e tecidos, 121
- garantia de qualidade, 114
- modelos de compartimentos, 114
- - deposição óssea, 116
- - fígado e vias biliares, 116
- - rins-bexiga, 115
- - sistêmicos para radiofármacos, 117
- - trato gastrointestinal, 116
- - vesícula biliar, 116
- mulheres em idade reprodutiva, 113

E
Efeitos
- Bystander da radiação, 47
- Compton, 15
- fotoelétrico, 15
- produção de pares, 16
- Rayleigh, 16

Eixo vertebral, técnicas radiológicas, 201
Elétrons, 4
Emissão de nêutrons, 13
Enema opaco, 226
Energia, 3
Esofagograma, 222

383

Espalhamento coerente, 16
Espectro eletromagnético, 19
Estabilidade nuclear, 5
Exames radiológicos contrastados, 211-230
- fluoroscopia, 211
- sistema
- - biliar, 219
- - digestivo, 221
- - - enema opaco, 226
- - - esofagograma, 222
- - - REED (e do esôfago, estômago e duodeno), 222
- - - trânsito intestinal, 225
- - reprodutor feminino, 218
- trato urinário, 212
- - anatomia e fisiologia básicas, 212
- - cistografia retrógrada, 216
- - pielografia retrógrada, 216
- - radiografia simples panorâmica do abdome, 213
- - uretrocistografia miccional, 217
- - uretrografia retrógrada, 217
- - urografia excretora, 214

F
Face e ossos da face, técnicas radiológicas, 207
Fêmur, técnicas radiológicas, 194
Fibroadenoma da mama, 234
Fígado, 219
Filmes dosimétricos, 71
Física das radiações, 1
- atenuação dos fótons com a matéria, 18
- átomo, 3
- estabilidade nuclear, 5
- interação da radiação com a matéria, 14
- matéria e energia, 3
- modelos atômicos, 1
- produção de raios X, 14
- radiação, 6
- radioatividade, 7
Fissão nuclear, 12
Fluoroscopia, 211
Fótons, atenuação com a matéria, 18

G
Ginecomastia, 233

H
Hipertrofia juvenil da mama, 233
Histerossalpingografia, 218

I
Imagem, formação
- analógica, 150
- contraste, 165
- definição, 161

- digital, 154
- - amostragem e quantização, 163
- - compressão, 166
- - definição, 161
- - filtros de suavização e realce, 170
- - formatos, 166
- - histogramas, 167
- - percepção visual, 161
- - - adaptação ao brilho, 162
- - - bandas de Mach, 163
- - - contraste simultâneo, 163
- - - fisiologia da visão, 162
- - ruídos e artefatos, 168
- - técnicas de processamento, 161
- distância, 149
- parâmetros geométricos, 149
- resolução, 165
- tempo, 149
- tensão, 148
Inflamações da mama, 234
Ionização, 4
Irradiação
- alimentos, 335
- - desperdício dos alimentos, 335
- - dosimetria e verificação da irradiação, 342
- - efeitos, 340
- - equipamentos utilizados, 336
- - exemplos de produtos, 344
- - legislação nacional, 343
- - níveis de dose e tipos de tratamento, 338
- - princípios físicos, 336
- contaminação, 50
Isóbaros, 5
Isômeros, 5
Isótomos, 5
Isótopos, 5

J
Joelho, técnicas radiológicas, 193
Joule, 3

L
Lei de Bergonie e Tribondeau, 22

M
Machine learning, 377
Mama, 232
Mamografia, 231-252
- anatomia mamária, 232
- atlas BI-RADS ACR-2013 (*breast imaging-report and data system*), 244
- controle de qualidade, 245
- convencional, 236
- digital, 236
- história, 231
- patologias benignas, 234
- - alterações fibrocísticas, 234

- - cisto mamário, 234
- - fibroadenoma, 234
- - papiloma intraductal, 234
- - tumor filoide, 234
- patologias malignas, 234
- rastreamento mamográfico e detecção precoce do câncer de mama, 231
- sinais e sintomas, 233
- - anormalidades congênitas, 233
- - ginecomastia, 233
- - hipertrofia juvenil ou virginal, 233
- - inflamações, 234
- - mastalgia, 233
- sistemas, 235
- técnica radiológica, 238
- tomossíntese mamária, 238
Mamógrafo, 235
Mandíbula, técnicas radiológicas, 208
Mão, dedos e punho, técnicas radiológicas, 176-180
Massa, 3
Mastalgia, 233
Matéria, 3
- atenuação dos fótons, 18
- interação com radiação, 14
- - eletromagnética, 15
- - partículas carregadas, 17
Medidores nucleares, 357
Meios de contraste em radiologia, 129
- iodados, 129
- - classificação, 129
- - farmacocinética, 131
- - histórico, 129
- - iso-osmolares, 130
- - métodos dialíticos, 135
- - propriedades físico-químicas, 130
- - reações adversas, 132
- - uso de metformina, 134
- ressonância magnética, 135
- - gravidez e lactação, 139
- - histórico, 135
- - íon gadolínio, 135
- - reações adversas, 137
- - suscetibilidade magnética, 135
Membros, técnicas radiológicas
- inferiores, 187
- superiores, 176
Modelos atômicos, 1
- Bohr, 2
- Dalton, 1
- Erwin Schroedinger, 3
- Rutherford, 2
- Sommerfeld, 3
- Thomson, 1
Morfometria, 371
Morte celular, 41
- apoptose, 42
- autofagia, 42
- catástrofe mitótica, 42

- necrose, 42
- senescência, 42

N
Négatrons, 4
NEUROSTAT, 375
Neutrino, 11
Nêutrons, 4, 21
- emissão, 13
Núcleo atômico, 4

O
Ombro/escápula, técnicas radiológicas, 183
Orbital, 3
Osteoporose, 253

P
PACS (sistema de comunicação e arquivamento de imagens) e ferramentas avançadas, 77
- arquitetura, 87
- atual – evolução, 78
- considerações, 92
- diagrama de fluxo, 91
- DICOM, 82
- - classes de serviço, 82
- - *health level seven*, 83
- - *printing* (impressão), 83
- - sistema de informação hospitalar (HIS), 85
- - sistema de informação radiológica, 83
- - *status* de procedimento das modalidades (MPPS), 83
- - storage (armazenamento), 82
- - *worklist* (lista de trabalho), 82
- dimensionamento, 92
- escolha, critérios, 82
- história, 77
- regulamentação, 85
Papiloma intraductal da mama, 234
Pé e dedos, técnicas radiológicas, 187, 189, 190
Pelve (bacia), técnicas radiológicas, 196
Perfilagem radiativa de poços, 358
Perna, técnicas radiológicas, 192
Pielografia retrógrada, 216
Pirâmides renais, 213
Pósitrons, 4
Potássio, 353
Produção
- de pares, 16
- de raios X, 14
Proteção radiológica, 49-74
- controle
- - áreas de serviço, 56
- - ocupacional, 57
- detectores de radiação ionizante, 59
- fatores físicos, 58

- fundamentos básicos, 49
- grandezas de radioproteção, 51
- - físicas ou primárias, 52
- - operacionais, 54
- - proteção ou limitantes, 52
- legislação nacional e internacional, 51
- noções de cálculo de blindagem para fótons, 59
- princípios, 55
Prótons, 4

Q
Quadril, técnicas radiológicas, 195

R
Radiação, 6
- alfa, 20
- aplicações não médicas, 323-369
- - datação por carbono-14, 345
- - irradiação de alimentos, 335
- - radioatividade natural, 349
- - radiografia aplicada ao estudo e à preservação de bens culturais, 323
- - radiologia industrial, 356
- beta, 21
- cósmica, 350
- definição, 19
- efeitos, 38, 43, 47
- - biológicos, 43
- - lesão por ruptura da ponte de hidrogênio, 38
- - lesão por ruptura entre o esqueleto açúcar-fosfato, 38
- - lesões ocorridas nas bases, 38
- - morte celular, 41
- espectro eletromagnético, 19
- frenagem, 14
- ionizante, 6, 20, 22, 45
- - detectores, 59
- - fontes, 50
- matéria, interação, 14
- não ionizante, 6, 20
- sistema biológico, ação, 21
- - ciclo celular, 23
- - influência dos fatores físicos e químicos, 26-36
- - lei de Bergonie e Tribondeau, 22
- - mecanismo de reparo do DNA, 25
- - sensibilidade, 22
- terrestre, 351
Radiação, 7
- artificial, 7
- física, 1
- natural, 7
Radioatividade, 7
- conversão interna, 12
- decaimento gama, 11
- desintegração
- - alfa, 10

- - beta, 10
- - radioativa, 8
- emissão de nêutrons, 13
- fissão nuclear, 12
- natural, 349
Radiobiologia, 19-48
- ação da radiação no sistema biológico, 21
- câncer, 45
- efeitos da radiação, 38, 47
- espectro eletromagnético, 19
- reparo, repopulação, reoxigenação e redistribuição (4R), 37
- resposta celular às radiações, 37
Radiocirurgia, 319
Radiofarmácia, 95-110
- conceito, 95
- marcação, métodos, 101
- produção de radionuclídeos, 96
- radiofármacos
- - biodistribuição e dosimetria para diagnósticos, 113
- - controle de qualidade, 103
- - dosimetria, 113
- - fatores de conversão de doses absorvidas em órgãos e tecidos, 121
- - garantia de qualidade em procedimentos diagnósticos, 114
- - modelos de compartimentos, 144
- - mulheres em idade reprodutiva, 113
- - preparação, 100
- - principais, 106
Radiofármacos, ver Radiofarmácia
Radiografia
- aplicada ao estudo e à preservação de bens culturais, 323
- - esculturas e pinturas, 325
- - histórico, 323
- - instrumentação, 324
- industrial, 360
- - digital, 367
- simples panorâmica do abdome, 213
Radiologia
- convencional: tecnologia analógica e digital, 141
- crânio e sela turca, 205
- densidade óptica, 158
- esqueleto axial, 198
- face e ossos da face, 206
- filtros, delimitadores e grade, 146
- - delimitadores, 147
- - grade antidifusora, 148
- - radiação espalhada, 147
- - sistema de filtragem, 147
- formação da imagem, 148
- - corrente, 149
- - distância, 149
- - parâmetros geométricos, 149

386 | Índice Remissivo

- - tempo, 149
- - tensão, 148
- industrial, 356
- - Brasil, 356
- - práticas, 357
- - proteção, 367
- meios de contraste, 129
- - iodados, 129
- - - classificação, 129
- - - farmacocinética, 131
- - - histórico, 129
- - - meios de contraste iso-osmolares, 130
- - - métodos dialíticos, 135
- - - reações adversas, 132
- - - uso de metformina, 134
- - ressonância magnética, 135
- - - gravidez e lactação, 139
- - - histórico, 135
- - - íon gadolínio, 135
- - - reações adversas, 137
- - - suscetibilidade magnética, 135
- membros
- - inferiores, 187
- - superiores, 176
- sistema de geração de raios X, 141
- - aparelho de raios X, 141
- - formação dos raios X, 146
- sistema receptor de imagem, 150
- - analógica, 150
- - digital, 154
- técnicas, 175-209
- terminologia, 175
Radionuclídeos
- antropogênicos, 7
- cosmogênicos, 350
- primordiais, 351
- - potássio, 353
- - tório, 353
- - urânio, 352
- primordiais, 7
Radioprotetores, 36
Radiossensibilizadores, 36
Radioterapia, 297
- conformacional tridimensional, 316
- controle de qualidade, 319
- convencional ou bidimensional, 315
- distribuição de dose e curvas de isodose, 307
- equipamentos de teleterapia, 298
- equipe, 298
- estereotática fracionada, 319
- guiada por imagem (IGRT), 318
- indicações clínicas, 297
- intensidade modulada, 317
- modalidades de tratamento, 315
- posicionamento e imobilização, 315
- princípios radiobiológicos do fracionamento, 303

Radioterapia, 37
- câncer, 45
Radônio e seus produtos de decaimento, 353
- efeitos sobre a saúde, 355
Raios
- cósmicos, 349
- gama, 21
- X, 14, 21
- - aparelhos, 141
- - formação, 146
- - geração, 141
- - imagem, formação, 148
Reações fotonucleares, 16
REED (estudo radiológico do esôfago, estômago e duodeno), 222
Rins, 213

S
Sistema biológico, ação da radiação, 21
- influência dos fatores
- - biológicos, 22
- - físicos, 26
- - químicos, 33
Statistical parametric mapping, 371

T
Técnicas radiológicas
- abdome, 199
- articulação temporomandibular, 209
- coluna
- - cervical, 201
- - lombossacra, 203
- - torácica, 202
- costelas, 199
- crânio e sela turca, 205
- face e ossos da face, 206
- membros inferiores, 187
- - antepé, 188
- - fêmur, 194
- - joelho, 193
- - pé e dedos, 187, 189
- - perna, 192
- - quadril, 195
- - tornozelo, 190
- membros superiores, 176
- - antebraço, 180
- - articulação acromioclavicular, 186
- - clavícula, 187
- - cotovelo, 182
- - ombro/escápula, 183
- - punho, mão e dedos, 176-180
- - úmero, 182
- tórax, 198
Terminologia radiológica, 175
Tomografia
- computadorizada, 261
- - características da imagem, 265

- - equipamento, 262
- - histórico, 261
- - parâmetros de controle, 264
- - protocolos de aquisição, 267
- - uso de contraste, 270
- emissão de pósitrons (PET), 273
- - acurácia da quantificação de atividade, 293
- - acurácia do registro PET e TC, 289
- - aspectos práticos, 294
- - calibrador de dose e influência do tempo nos exames, 285
- - contraindicações, 294
- - controle de qualidade, 284
- - correções da aquisição, 280
- - correções, 281
- - cristal, 274
- - fotomultiplicadoras, 276
- - fração de espalhamento, contagens perdidas e eventos aleatórios, 290
- - instruções após o exame, 294
- - modelos de equipamentos e detecção, 276
- - normalização, 281, 286
- - preparo do paciente, 294
- - processo de aniquilação e LOR, 273
- - qualidade da imagem, 291
- - quantificação do valor padronizado de captação, 281
- - reconstrução das imagens, 278
- - reconstrução iterativa, 280
- - resoluções, 287
- - retroprojeção filtrada (FBP), 279
- - sensibilidade, 290
- - tecnologia, 273
- - temperatura, 284
- - teste diário, 286
Tomossíntese mamária, 238
Tórax, técnicas radiológicas, 198
Tório, 353
Tornozelo, técnicas radiológicas, 191
Trabalho, 3
Trânsito intestinal, 225
Tubas uterinas, 218
Tumor filoide da mama, 234

U
Úmero, técnicas radiológicas, 182
Urânio, 352
Ureteres, 213
Uretra, 213
Uretrocistografia miccional, 217
Uretrografia retrógrada, 217
Urografia excretora, 214
Útero, 218

V
Vesícula biliar, 220